科学出版社普通高等教育案例版医学规划教材

案例版

供临床、预防、基础、口腔、麻醉、影像、药学、检验、护理、法医、眼视光等专业使用

眼 科 学

第3版

主　编　管怀进　颜　华

副主编　朱蓉嵘　徐　军　梅立新

编　者　（以姓氏笔画为序）

王勤美　温州医科大学附属眼视光医院

朱蓉嵘　南通大学医学院

刘　丹　锦州医科大学

刘　伟　华中科技大学同济医学院附属协和医院

刘　勇　陆军军医大学

李永平　中山大学中山医学院

李明新　徐州医科大学

张　明　四川大学

徐　军　锦州医科大学

高自清　蚌埠医学院

桑爱民　南通大学医学院

梅立新　皖南医学院

管怀进　南通大学医学院

颜　华　天津医科大学

编写秘书　朱蓉嵘　南通大学医学院　　张明雪　天津医科大学

数字编委　陈　佳　南通大学医学院　　韩　琪　天津医科大学

喻建锋　南通大学医学院

科 学 出 版 社

北 京

郑 重 声 明

为顺应教学改革潮流和改进现有的教学模式，适应目前高等医学院校的教育现状，提高医学教育质量，培养具有创新精神和创新能力的医学人才，科学出版社在充分调研的基础上，首创案例与教学内容相结合的编写形式，组织编写了案例版系列教材。案例教学在医学教育中，是培养高素质、创新型和实用型医学人才的有效途径。

图书在版编目（CIP）数据

眼科学：案例版/管怀进，颜华主编．—3版．—北京：科学出版社，2024.6

科学出版社普通高等教育案例版医学规划教材

ISBN 978-7-03-073672-7

Ⅰ.①眼…　Ⅱ.①管…②颜…　Ⅲ.①眼科学–高等学校–教材　Ⅳ.①R77

中国版本图书馆CIP数据核字（2022）第203563号

责任编辑：王锞韫　胡治国/责任校对：宁辉彩

责任印制：张　伟/封面设计：陈　敬

科学出版社出版

北京东黄城根北街16号

邮政编码：100717

http://www.sciencep.com

涿州市般润文化传播有限公司印刷

科学出版社发行　各地新华书店经销

*

2006年9月第　一　版　开本：850×1168　1/16

2024年6月第　三　版　印张：24 1/2

2024年6月第十七次印刷　字数：800 000

定价：139.00元

（如有印装质量问题，我社负责调换）

前　　言

眼科学是临床医学的一个重要组成部分，是医学生的必修课程之一。近三十多年来，一方面，眼科学发展迅猛，新理论、新知识、新技术、新方法、新疗法层出不穷；另一方面，医学的教学方法和手段不断更新，以多媒体教学、网络教学为代表和以问题为导向的新的教学模式越来越被广大师生所接受。为适应新形势下眼科学教学改革和发展的需要，在第 2 版的基础上科学出版社组织我们编写了本版案例式教材《眼科学》。

目前已有不少眼科学教材相继出版。但我们编写的案例式教材有其特殊性，最主要的特色在于教材中增加了临床真实病例的介绍，将典型病例分析有机地贯通于眼病的病因与发病机制、临床表现、检查与诊断、治疗与预防以及预后的理论讲解当中，用案例引导教学，理论联系实际，既丰富了教学内容，又有助于提高学生们的学习兴趣、学习效率和实践能力。而且本教材采用了大量图表和彩色编排，使读者对疾病的认识一目了然，同时满足了多媒体和网络线上教学的需要。另外，本版教材还增加了教学数字资料，让学生能够更加容易地理解学习内容。

本教材以临床医学专业本科生为重点教学对象，兼顾预防医学、基础医学、口腔医学、麻醉学、影像学、药学、检验、护理学、眼视光学等专业的学生。可满足教育部制定的眼科学基本教学要求、全国执业医师资格考试的需求、硕士研究生入学考试的需求。

编写时，我们注重突出“三基”（基础理论、基本知识、基本技能）内容，力求体现“五性”（思想性、科学性、先进性、启发性、适用性）要求。

全书共 24 章，可满足医学院校眼科学理论教学和见习、实习教学的需要。

在本教材的编写过程中，朱蓉嵘老师为组织编写、编辑加工付出了辛勤劳动，陆志荣老师编写了眼科有关正常值部分的内容，吴莹、周天球等老师为本书绘制了部分线条图。在本版案例式教材《眼科学》出版之际，我们衷心感谢所有参与第 1、第 2 版《眼科学》的编写、审定和编辑、出版的人员。对在本版编写过程给予不少帮助的喻建锋、王勇、俞莹、陈佳等在此一并致谢。

编写案例式《眼科学》教材在我国属于先例。尽管我们组织了有相当眼科学专业知识和教学经验的教师一起努力，但由于水平有限，教材中难免存在不足之处。恳望使用本教材的师生、眼科同道和其他读者批评指正。

管怀进

2024 年 3 月 18 日

目　录

第一章　绪　论

【学习要点】

1. 掌握眼科学的学习目的与方法。
2. 熟悉眼科学的研究范畴和主要目标。
3. 了解眼科学与其他医学学科的关系。眼科学的发展简史与现状。

第一节　眼科学及其与医学的关系

一、眼科学的研究范畴和目标

眼科学（ophthalmology）是研究眼球、眼附属器及视路等视觉器官的生物学、组织解剖、生理功能、胚胎发育，尤其是眼病的病因、发病机制、病理改变、临床表现、诊断治疗、流行病学、预防保健、护理和康复的一门医学科学。视觉器官的解剖结构与生理功能的精细性及复杂性，眼病检查、诊断和治疗手段的特殊性，使得眼科学早已成为一门独立的医学课程和临床专科。

眼科学是医学科学，特别是临床医学的重要组成部分。眼科学的研究范畴是在整个医学发展历史中形成并不断发展变化的（表 1-1）。现代眼科学不但要研究眼病的诊断、治疗与预防，而且要研究眼病的发生发展规律、转归与预后。

表 1-1　眼科学的研究范畴

分类	研究内容
基础眼科学	眼的分子生物学、细胞生物学、病原生物学、免疫学、病理学、遗传学、药理学等
临床眼科学	眼病的检查技术、诊断与鉴别诊断、治疗与护理等
预防眼科学	眼病流行病学、防盲与眼健康、眼病康复等

视功能是影响人类生存质量的最重要的因素之一。眼是人体中最重要的感觉器官，用于接收外界光线的刺激，并将光冲动传送到大脑视觉中枢而形成视觉。人从外界环境接收的各种信息中，80%～90% 的信息是由视觉通道输入的。视觉质量显然与个体的生活、学习、工作能力密切相关。由于眼的结构精细，即使轻微病损，都有可能引起视觉功能减退，从而给个人、家庭和社会造成极大的损失。2010 年 WHO 调查数据显示，全球视力受损人数达到 2.53 亿人，盲人约 3600 万人；我国视力受损人数达到 7551 万人，其中低视力人数达到 6726 万人，盲人 825 万人。因此，防治眼病具有十分重要的意义。眼科学的主要目标就是保护人类的视觉器官、促进人类的视觉健康，使人人享有眼保健，享有看见的权利。

二、眼科学与其他医学学科的关系

眼科学与基础医学及临床其他学科都相互渗透并紧密联系。

眼科学与基础医学的关系十分密切。随着现代生物医学的迅速发展，基础医学各学科和眼科学的内容相互渗透、相互推动。分子生物学、细胞生物学、组织胚胎学、解剖学、生理学、生物化学、病原微生物学、免疫学、病理学、遗传学、药理学、流行病学和影像医学等所取得的成就，有助于阐明眼病的病因与发病机制，提高眼病的防治水平。而眼科学所取得的成就，又丰富了上述基础学科的内容。正是由于眼科学与其他学科之间的互相渗透和相互促进，眼科学出现了许多新的分支和边缘学科，如眼分子生物学、视觉生理学、眼遗传学、眼病理学、眼免疫学、眼流行病学等，促进了眼科学和其他相关学科的共同发展。

眼科学与临床其他学科的关系也较为密切。视觉器官病变与全身其他系统疾病常有密切联系和相互影响。视觉功能的减退或丧失会影响人的生理、心理和其他系统的功能，导致其他心因性、病理性疾病，进而影响人的生存质量甚至寿命。许多全身疾病如高血压、糖尿病、神经系统疾病等在眼部有特殊表现，应用裂隙灯显微镜、检眼镜等可直接观察到眼部血管和病变，应用荧光素血管造

笔记栏

影（FFA）、光学相干断层扫描血管成像（OCTA）等技术还可了解眼底血管等的循环状况，从而为全身疾病的诊断和治疗提供十分有益的帮助。

第二节 眼科学的发展简史与现状

眼科学的产生和发展得益于医学的不断进步。我国中医眼科学历史悠久且成就辉煌，曾领先欧美数百年甚至千年。早在殷武丁时代，就有包括“疾目”的甲骨文卜辞。我国现存的第一部药书《神农本草经》中，已有70多种眼科用药的记载。隋代的《诸病源候论》记载了不少眼病。隋唐间出现了第一部眼科专著《龙树菩萨眼论》。隋唐以后，中医针拨白内障的手术已屡见于史籍。宋代设立的太医局已将眼科独立，成为9个医学专科之一。元朝的《原机启微》是一部眼病专著，介绍了眼病病原及治疗。明清的《审视瑶函》《目经大成》等眼病专著的内容更为丰富。

西医眼科学始于16世纪文艺复兴时代。欧洲眼科学最早起源于法国。在17世纪，人们认识了眼的屈光成像原理；18世纪出现了白内障摘除术。不过，直到19世纪，眼科学才真正脱离外科而成为一门独立的学科。1851年，德国的Helmholtz发明了检眼镜，推动了眼科划时代的进步。而瑞典的Gullstrand Allvar发明了裂隙灯显微镜、直接检眼镜、双目间接检眼镜、简约眼相关参数等，开启了现代眼科学的百年辉煌历程，Gullstrand Allvar也因此获得了诺贝尔生理学或医学奖。19世纪，一些眼科学家还相继研究了调节、屈光、色觉和色盲的机制。20世纪生物医学的迅猛发展，促进了眼科学的进一步发展，人们相继发明了多种诊治眼病的器械和方法，如眼压计、外路视网膜脱离复位术、角膜移植术等。20世纪50年代出现了白内障摘除联合人工晶状体植入术、巩膜灼瘘术；60年代发明了眼底荧光素血管造影术和电生理诊断技术，并应用超声波进行眼部测量和诊断眼病，应用激光治疗多种眼病，开展了眼显微手术，如标准小梁切除术、晶状体超声乳化术；70年代出现了自动视野计，开展了玻璃体手术；80年代开始了角膜屈光手术；而90年代已应用了图像分析技术、超声生物活体显微镜、像差检查技术。近年来，角膜共焦生物显微镜、光学相干断层扫描（OCT）、视网膜视神经分析、飞秒激光等新技术新疗法不断应用于眼科（图1-1～图1-6），显著提高了眼病诊治水平，使众多以往难以治愈的眼病患者得以重见光明（表1-2）。

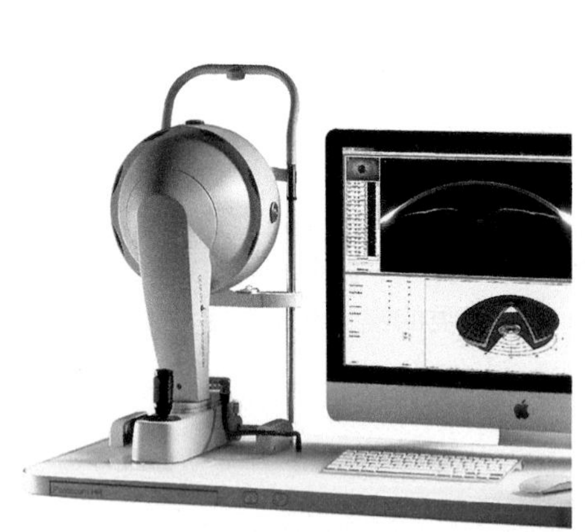
图1-1 眼前段图像处理系统

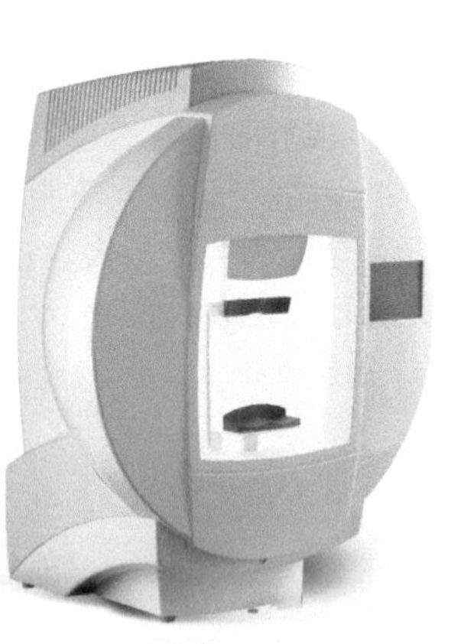
图1-2 Octopus视野计

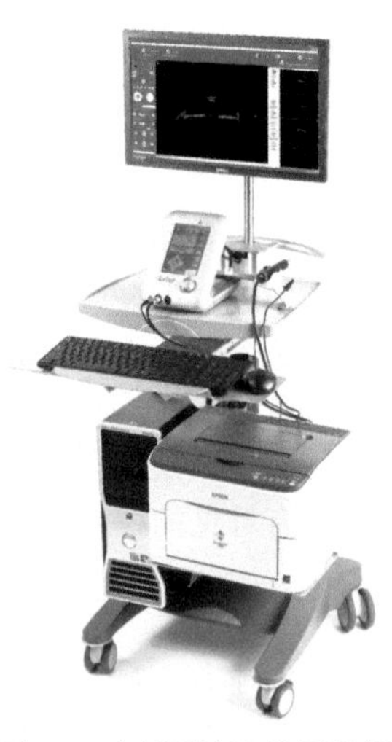
图1-3 全景超声生物显微镜

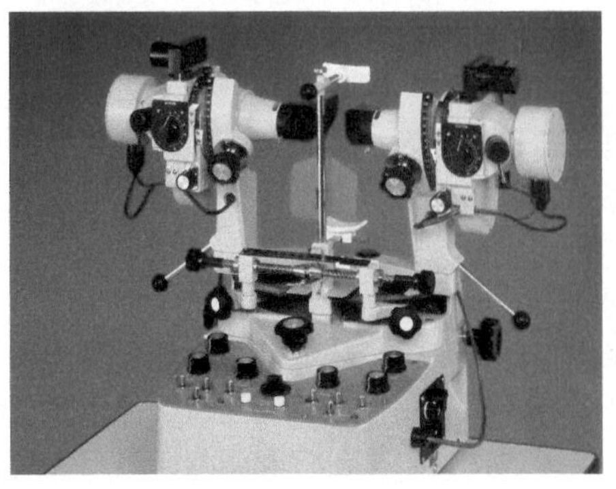
图1-4 同视机

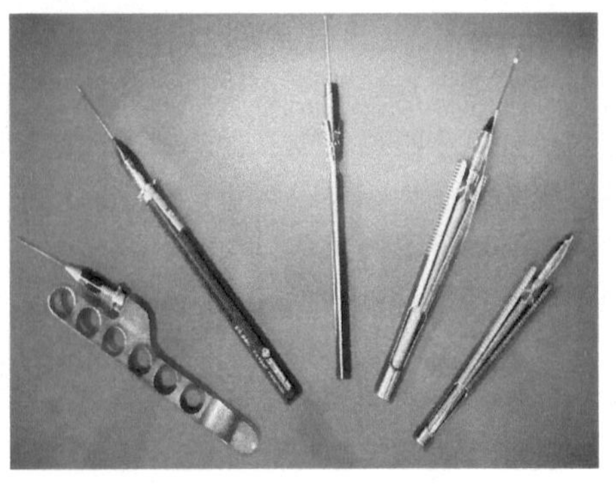
图1-5 眼科显微器械

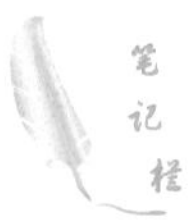
笔记栏

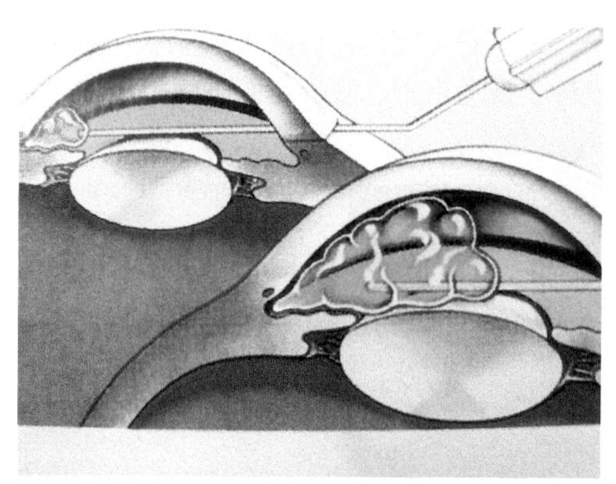

图 1-6 前房注射黏弹剂

表 1-2 眼科学发展简史

时代	眼科学进展
16 世纪	西医眼科学始于 16 世纪文艺复兴时代
17 世纪	认识了眼的屈光成像原理
18 世纪	白内障摘除术
19 世纪	眼科脱离外科，真正独立成为专科
	1851 年德国的 Helmholtz 发明了检眼镜
	瑞典的 Gullstrand Allvar 发明了裂隙灯显微镜、直接检眼镜、双目间接检眼镜、简约眼相关参数
	研究了调节、屈光、色觉和色盲的机制
20 世纪	
50 年代	白内障摘除联合人工晶状体植入术、巩膜灼瘘术
60 年代	眼底荧光素血管造影术、电生理诊断技术、超声波眼部测量、激光治疗多种眼病，开展了眼显微手术如标准小梁切除术、晶状体超声乳化术
70 年代	出现了自动视野计，开展了玻璃体手术
80 年代	角膜屈光手术
90 年代	图像分析技术、超声生物活体显微镜、像差检查技术
21 世纪	角膜共焦生物显微镜、OCT、视网膜视神经分析、飞秒激光技术

现代西医眼科学是在 19 世纪初由传教士从西方传入我国的。1835 年美国 Parker 医生在广州开设广东眼科医院（后更名为广州博济医院），我国最早的西医眼科医师关竹溪就任职于该院。1918 年，北京协和医学院将眼科与耳鼻喉科分开，成立了眼科学系。1924 年，李清茂教授翻译出版《梅氏眼科学》，开始系统地介绍现代眼科学，培训眼科医生。1929 年，华西协合大学（现名为四川大学华西临床医学院）成立了我国第一所眼耳鼻喉科医院。1937 年，我国成立了中华医学会眼科学会（现名为中华医学会眼科学分会）。

1949 年后，我国眼科学得到了快速发展。1950 年，我国眼科界重组了中华医学会眼科学会，创办了《中华眼科杂志》。不过，20 世纪 50 年代初期，全国眼科医师仅有百余人。著名眼科学家毕华德、林文秉、周诚浒、高文翰、陈耀真、罗宗贤、石增荣、郭秉宽、毛文书、张晓楼等，积极开展眼科教学和眼病防治工作，编写了眼科学教材，培养了大量眼科人才。仅 1959 年，眼科专科医师的人数已比 1949 年增加了 10 倍。1955 年，我国汤飞凡和张晓楼教授首次成功分离和培养出沙眼衣原体，为沙眼防治做出了重大贡献。同时，全国范围内的沙眼防治工作也取得了显著成绩。20 世纪 90 年代，我国已有眼科医师 22 000 名。除了大城市的医院设立眼科外，各省（自治区、直辖市）、各地区医院都设立了眼科和（或）眼科医院、眼库和眼病防治研究机构。全国大多数的县级医院设立了眼科，甚至一些更基层的医院也配备了眼科医师。

20 世纪七八十年代，特别是我国改革开放后，眼科学发展更为迅猛。先后编辑了《医学百科全书·眼科学》及眼科各个专业的几十种专著，定期出版了 15 余种眼科期刊（图 1-7、图 1-8）。中华

笔记栏

医学会眼科学分会陆续成立了防盲、青光眼、白内障人工晶状体、角膜病、眼底病、眼免疫、眼病理、眼视光学、斜视与小儿眼科、视觉生理、眼外伤眼眶病和眼整形等学组，眼科学术会议和学术交流越来越频繁。

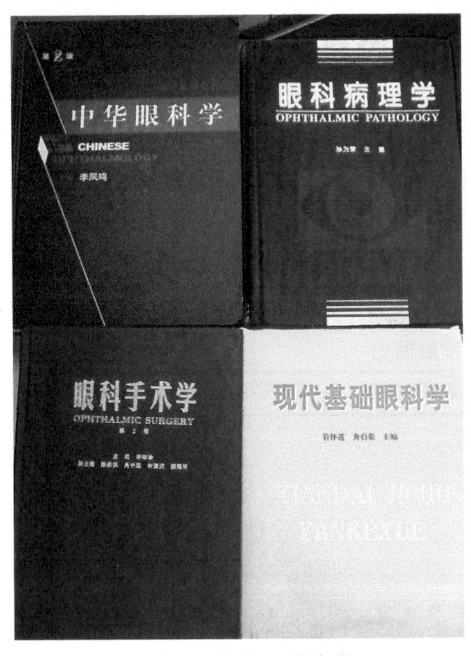

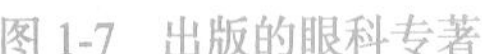
图 1-7　出版的眼科专著

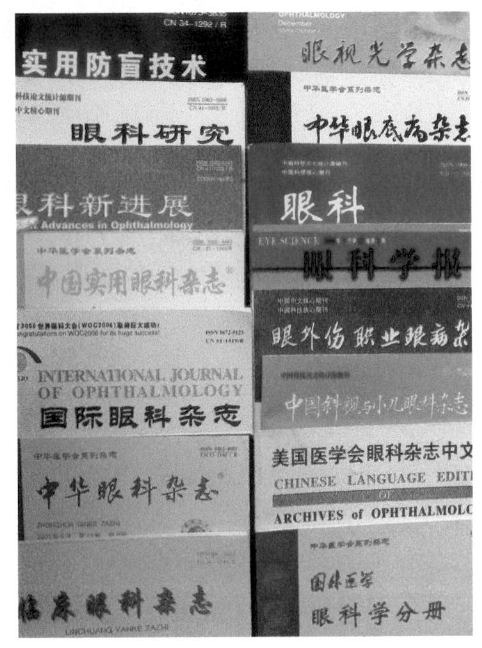

图 1-8　出版的眼科杂志

近 20 多年来，在中华医学会眼科学分会、中国医师协会眼科医师分会的领导和全国广大眼科工作者的共同参与下，我国的眼科学进一步发展壮大。中华医学会眼科学分会相继加入了国际眼科学联盟、国际眼科理事会、亚洲太平洋地区眼科学会等国际知名学术机构，国内外眼科学术和技术交流进一步加强，我们在国际眼科界已取得一定的“话语权”。我国的赵家良教授、赵堪兴教授、黎晓新教授、王宁利教授、姚克教授等被评选为国际眼科科学院院士。全国眼科学术会议规模空前，学术交流频繁。很多医院引进了国外先进技术和设备，开展了如白内障摘除联合人工晶状体植入术、玻璃体切割术和准分子激光手术等，国产眼科显微手术器械、手术显微镜、人工晶状体、激光机、超声检查仪、超声乳化仪、玻璃体视网膜手术系统等设备和眼科用药也已经广泛应用于临床（图 1-9～图 1-16）。目前，我国眼病的诊断与治疗水平已经与国际接轨；中国眼科医师掌握了世界眼科界的主要技能，积累了大量临床资料与经验。与此同时，眼科的基础研究工作也得到了重视，在眼的分子生物学、分子遗传学、细胞生物学、胚胎发育、超微结构、免疫学、病理学等研究方面开展了大量的工作，取得了令人瞩目的成绩。

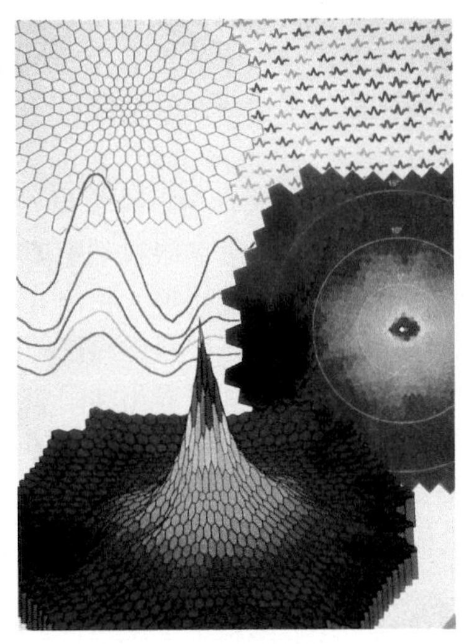
图 1-9　多焦电生理图

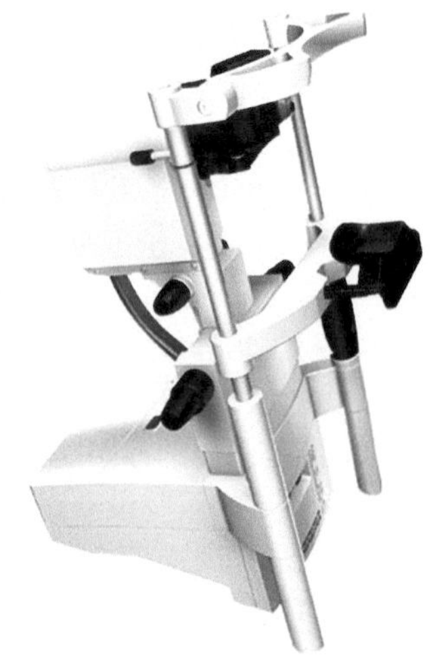
图 1-10　角膜共聚焦显微镜

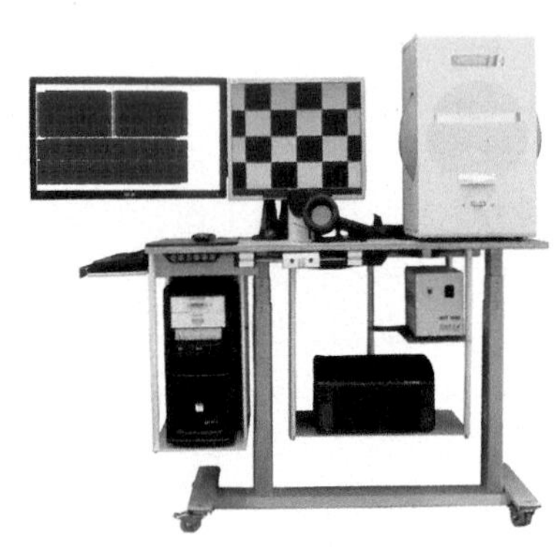
图 1-11　电生理仪

笔记栏

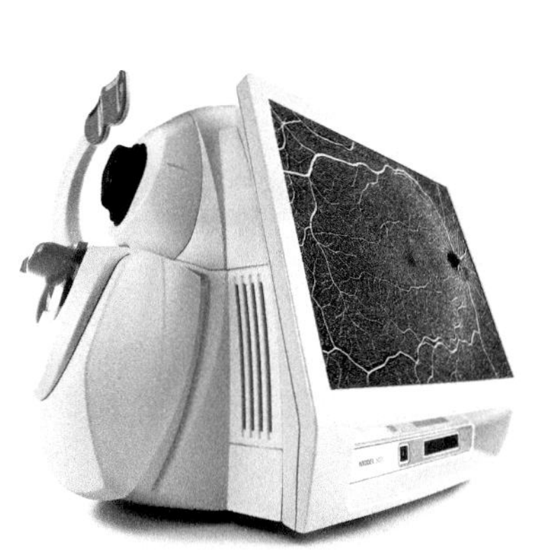

图 1-12 广角 OCTA

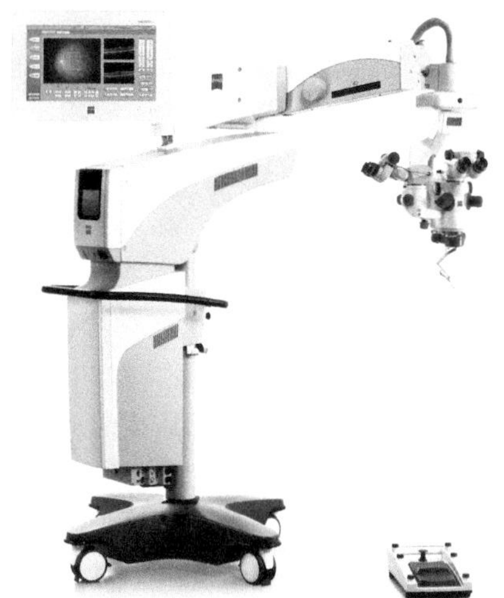

图 1-13 OCT 导航显微镜

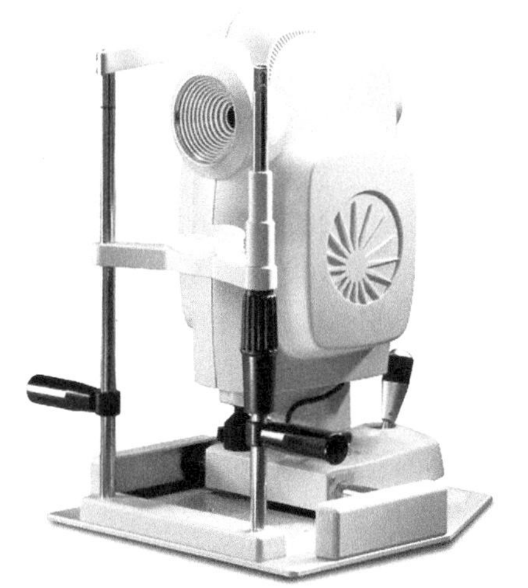

图 1-14 Itrace 视觉功能分析仪

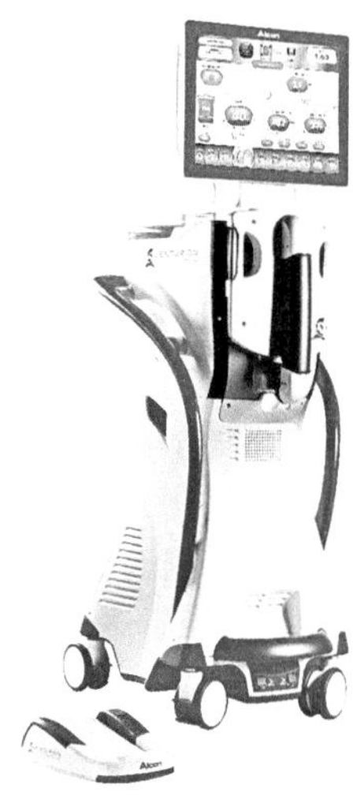

图 1-15 智能晶状体超声乳化术系统

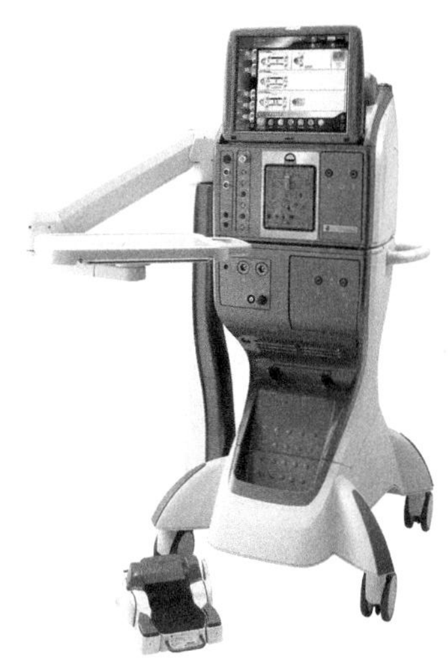

图 1-16 全功能玻璃体视网膜手术系统

在防盲治盲方面，1984 年，卫生部成立了全国防盲指导组，制定了全国眼保健和防盲规划，进行了盲和视力损伤的流行病学调查，开展了以大规模的白内障手术复明工作为中心的防盲治盲工作，白内障年手术量由 1988 年前的 10 万例提高到了 2020 年的 383 万例（图 1-17）；2018 年每百万人口白内障手术例数超过 2660，达到中等发达国家的水平。

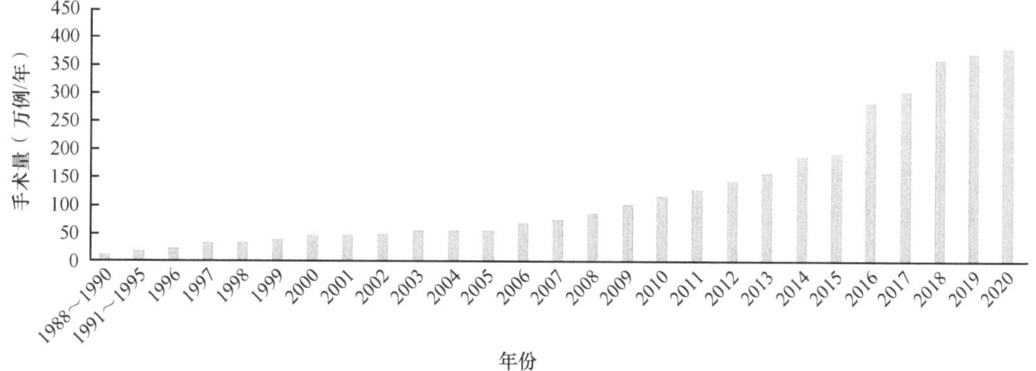

图 1-17 我国白内障的年手术量变化

当今生物医学科技发展中最引人注目的是人类基因组学的成就。人类基因组计划的成果，使人

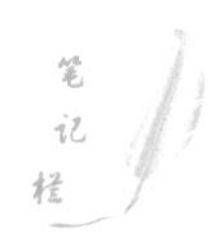

类第一次从分子水平阐明了人类自身的生命现象。它对于眼科学也必将带来革命性的影响。细胞工程学，特别是干细胞的保存、增殖及应用，也将引发眼科学领域的重大革命。虽然我国眼科学的发展已取得了很大的成就，但与发达国家相比，还存在着差距，特别是在基础研究方面。显然，眼科学的发展离不开包括医学生在内的人才培养。我们需要积极培养高质量的眼科专业人才，提高眼科医师的整体水平和创新能力。

第三节　学习眼科学的目的与方法

一、学习眼科学的目的

高等院校的医学生除少部分从事眼科及眼视光学专业外，大部分将成为其他专科的医师或从事其他与医学有关的工作。然而，无论将来从事哪种工作，学习眼科学都可为今后从事临床、教学、科研工作打下基础。学习眼科学主要是为了掌握眼科学的基本理论、基本技术、基本技能；能够熟悉常见眼病的诊断、治疗和预防方法；对急重眼病进行初步处理；熟悉哪些眼病应当转给眼科治疗；了解全身疾病在眼部的表现及其对全身疾病诊断、治疗的可能帮助。所以，即使将来成为非眼科专业医师，掌握眼科学知识也有助于自身的医疗实践和医疗安全。

二、学习眼科学的方法

学习眼科学的基本方法包括理论联系实际、基础联系临床的学风及局部联系全身的观念、动态的发展的观念。当然还要树立科学的动态发展的观念。

1. 理论联系实际、基础联系临床的学风　医学生学习眼科学时，不仅要熟悉教材、掌握理论，而且还要充分利用眼球模型、组织标本、眼病图谱、影像资料理解和记忆视器的组织解剖结构与生理功能及疾病的临床表现；在此基础上，全面综合分析本教材特别提供的眼病案例，基础理论联系眼病患者的临床实际，生动而准确地掌握患者的病史、症状、体征，在思考典型案例的过程中熟练掌握常见眼病的诊断、鉴别诊断与治疗原则，了解先进的检查技术和治疗方法。此外，通过临床见习和实习，进一步巩固和融会贯通眼科学基本知识。

2. 局部联系全身的观念　人体是一个完整的统一体，眼部是整体的一部分。眼与全身在结构和功能上是相互联系、相互影响的，即所谓“牵一发而动全身”。视觉器官与全身其他系统关系密切，相互影响。许多全身疾病常有甚至首先有眼部的表现，临床上常可根据眼部的一些特征如眼底微动脉瘤、角膜色素（Kayser-Fleischer，K-F）环等，协助其他临床学科做出正确诊断和预后估计。有些疾病如糖尿病的首发症状出现在眼部，忽视眼部表现可能会导致漏诊、误诊。另外，有些眼病常伴有全身表现，如原发性闭角型青光眼急性发作时，可有剧烈头痛、恶心、呕吐等症状，可能会误诊为神经科疾病、胃肠道疾病，而延误青光眼的治疗，导致患者丧失视功能。有些其他临床专科疾病的诊治可能对眼部产生不利的影响，如胃肠道疾病、全身麻醉时使用阿托品类药物及解痉药物，有可能使具有闭角型青光眼解剖因素的人青光眼急性发作。

3. 动态的发展的观念　眼科学和其他自然学科一样，都是在不断发展之中。人们对眼病的认识越来越丰富和深化，过去和现在未知的问题将被逐步阐明。总之，揭示视觉器官本质，征服眼病，保障人类视觉健康的研究是永无止境的。

> **视窗**　眼科学是临床医学中组织器官最精细、专科设备最精良、诊疗效果最优秀、发展变化最迅速的学科之一。眼科历来以“金眼科”而著称，社会效益和经济效益都十分显著。
>
> 我国在针拨白内障、夜盲症诊治、沙眼衣原体发现、眼病的中医防治等方面都做出了世界性的贡献。随着现代分子生物学、光电与信息技术的突飞猛进，眼病的基因与蛋白质研究、干细胞与组织工程、诊断与治疗仪器都已取得了长足发展，新技术新疗法层出不穷，使眼病的防治水平得到了进一步的提高。
>
> 我国目前虽有3万多名眼科医师，但大多数集中在城市大中型医院，且其中不少医师的技术水平还有待培训提高，现有队伍尚不能满足我国防盲治盲的迫切需求，眼科界需要培养更多的医学生成为光明天使。

笔记栏

【思考题】

1. 眼科学包括哪些研究内容？
2. 为什么说眼科学与其他医学学科的关系十分密切？
3. 医学生为什么要学习眼科学？如何学习？

（管怀进）

笔记栏

第二章　眼的组织解剖与生理

【学习要点】

1. 掌握眼表上皮、眼球结构及功能、眼部的血液供应及房水循环途径。
2. 熟悉眼肌的分类及功能、眼部的神经支配及视路。
3. 了解眼眶及泪器的解剖。

眼为视觉器官，由一对接收外界视觉信息并转化为神经冲动的眼球、传递神经冲动的视路和分析处理神经冲动产生视觉图像的视觉中枢组成。就解剖及功能而言，视觉器官可人为地分为四部分：①眼表结构（ocular surface）：位于眼球表面，包括上下睑缘间到眼球前面的整个黏膜上皮衬里，分为结膜和角膜两部分，外观表现为开口于睑裂的浅囊袋状物，其袋底以相对固定的角膜为中心，外连接能被推动的结膜囊，主要作用为保护眼球。②眼球：视觉器官的主体部分，接收外来视觉的信息。③视觉传导系统：视网膜神经节细胞发出的神经纤维通过视神经、视交叉、视束、外侧膝状体，最后到达视皮质中枢。④眼眶及内容物：为视觉器官主体眼球提供“安居环境”，通俗来说即为眼球所居住的“房子”，内有一些“供水供电”系统，如负责眼部营养供应的血管，支配眼球运动、负责感觉的神经、眼外肌和眶脂肪等。也有人传统地将视觉器官分为以下三个部分：①眼球；②眼附属器（包括眼睑、泪器、结膜、眼外肌、眼眶）；③视路和视觉中枢。

第一节　眼表结构与泪器

一、眼睑与结膜

（一）眼睑

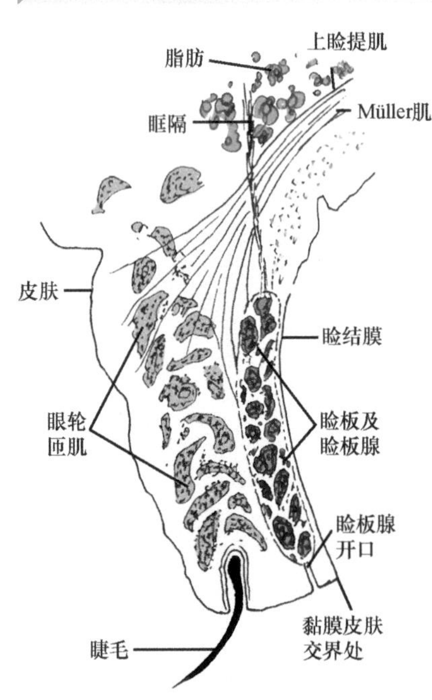

图 2-1　眼睑示意图

1. 解剖　眼睑（eyelids）位于眼部最前端，分为上、下睑，覆盖于包括眼球在内的整个眶缘及眼球的前面。上睑的上界以眉弓为界，下界为上睑缘；下睑的上界为下睑缘，下界与面部皮肤相连续，无明确的分界。睁开眼时，上、下睑间呈一横的宽梭形裂隙，称为睑裂（palpebral fissure），成人睑裂平均水平宽度为27.88mm，高度为7.54mm。正常情况下，上睑缘遮盖角膜上缘下1.5～2.0mm，下睑缘则与角膜下缘相切。上、下睑在外侧端相连，连接处为锐角，称为外眦角；上、下睑鼻侧端相连处为内眦角，内眦角处的上、下睑并没有完全相连，而是呈钝圆形角度，中间有一椭圆形肉样隆起，称为泪阜（lacrimal caruncle），结构上近似于皮肤。泪阜内侧与眼球间为一小弯，称为泪湖。泪湖的颞侧见一半月形皱襞样物，称为半月皱襞（plica semilunaris）。上、下睑缘宽2mm，内侧的边缘呈直角紧贴眼球表面，外侧边缘钝圆，睑缘（palpebral margin）皮肤与黏膜交界处外观像一条灰色的线，称为灰线。眼睑前缘能见到睫毛，后缘下有一行排列整齐的细小孔眼，为睑板腺导管的开口，挤压时有一些黄白色油脂状物流出（图2-1）。

2. 组织结构　眼睑分为五层结构：①眼睑皮肤。②皮下组织：疏松的结缔组织，易发生水肿。③肌层：含横纹肌、平滑肌，前者为眼轮匝肌和上睑提肌，后者为米勒（Müller）肌。④纤维层：为致密的纤维结缔组织，即睑板，内有皮脂腺，称为睑板腺。⑤睑结膜层：覆盖在眼睑内面的结膜组织。

（二）结膜

笔记栏

1. 解剖　结膜（conjunctiva）根据其覆盖的位置不同分为睑结膜、穹窿结膜和球结膜（图2-2）。

其为一完整的半透明膜状物，透过结膜能见到其下的血管：①睑结膜（palpebral conjunctiva）：覆盖在上、下睑的内面，与睑板粘连甚紧，不能推动。上睑结膜距睑缘（palpebral margin）2mm处见一平行的浅沟，称睑板下沟（subtarsal sulcus），外来异物常在此处停留。②穹窿结膜（fornical conjunctiva）：睑结膜与球结膜相交的部分，为上、下睑结膜分别与球结膜之间的连续环状凹陷，内侧受阻于泪阜和半月皱襞，其环状连续性中断。人为将其分为三部分，即上穹窿、下穹窿和外穹窿。上穹窿相当于上睑深面眶上缘水平、距上方角膜缘8～10mm。下穹窿位于下睑结膜深面、距下方角膜缘8mm。外穹窿距外侧角膜缘14mm，深5mm，达眼球赤道部稍后处。③球结膜（bulbar conjunctiva）：为覆盖在眼球表面薄而透明的膜。球结膜不仅与其下的疏松组织相连，推动时易于移动，而且富于弹性，结膜下注射药物时球结膜明显伸长可呈半圆形膨胀。但距角膜缘3mm范围内的球结膜与其下的巩膜粘连甚紧，称为角膜缘部结膜，手术中往往以镊子夹住此处固定眼球。

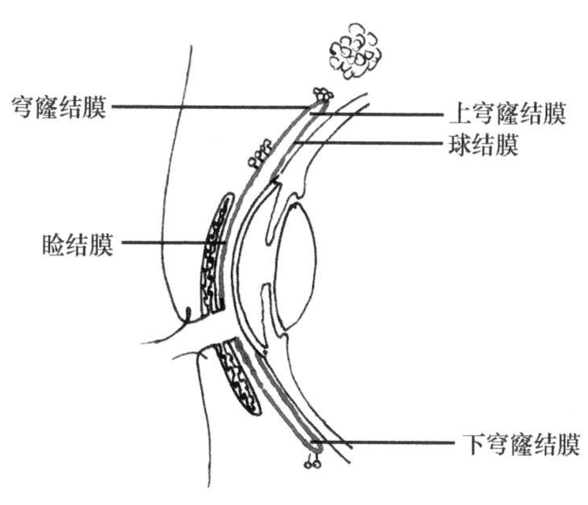

图2-2　结膜示意图

2. 组织结构　结膜由上皮和其下的基质层构成。结膜上皮：从睑缘由非角化的鳞状上皮逐渐过渡到非角化的黏膜上皮，以黏膜上皮为主。不同区域细胞层次不一，多为2～3层细胞，基底层的细胞呈矮柱状或扁平状，核与表面平行；表层为矮柱状细胞，核与表面垂直；中间为多边形或卵圆形细胞，其内见一些形似杯状、内含HE染色呈阳性的黏液样物，为杯状细胞（图2-3）。杯状细胞分布在表浅的两层细胞间，开口于结膜表面，穹窿处及附近的睑、球结膜有较多杯状细胞存在。靠近睑缘的睑结膜层次较厚，可达5层细胞，此处无杯状细胞。邻近角膜缘结膜变为复层扁平上皮，可伴有乳头形成，后者在新生儿及幼儿多见。上皮下为一层疏松的纤维组织和血管，间有少许淋巴细胞。

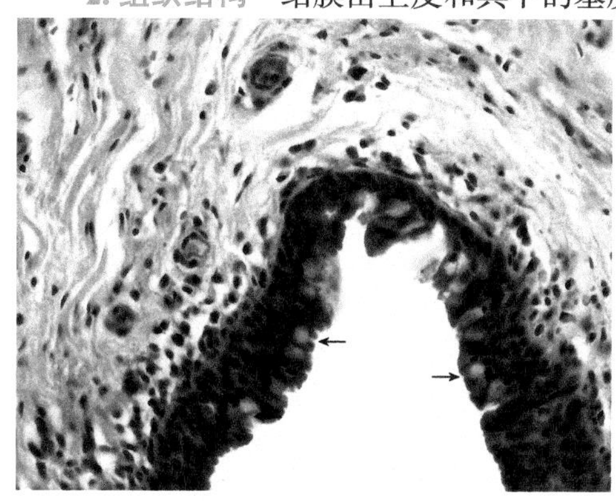
图2-3　穹窿结膜（HE染色）：杯状细胞（←）

二、泪膜与相关的腺体

（一）泪膜的结构与生理

泪膜衬覆整个结膜囊及覆盖角膜表面，由泪腺、睑板腺、结膜上皮的杯状细胞产生，具有润滑与保护结膜囊特别是角膜上皮的作用，并有辅助角膜屈光的功能，组织学上分为三层。

1. 前层　厚度为0.1μm的脂性液体，由睑板腺所分泌的脂质及胆固醇脂构成，其作用是使泪膜的黏度增加，阻止泪液的蒸发，泪膜中脂质层对维持泪膜的稳定十分重要，并形成一个栅栏，防止睑缘皮肤皮脂的污染，其所含的脂肪酸与黏蛋白形成复合物，具有抗微生物的作用。

2. 中层　由泪腺分泌、厚度为6～7μm的水样液体层，内含葡萄糖、蛋白质、无机盐离子和纤维生长因子等物质，水分占98.2%，具有保持角膜恒定的湿度，营养和维护角膜透明性的作用。

3. 后层　厚0.02～0.05μm，含有丰富黏蛋白的黏液层，具有营养及湿润角膜的作用。来源：①结膜上皮杯状细胞分泌的黏蛋白，为泪膜黏液层中黏蛋白的主要来源；②结膜和角膜的鳞状上皮也能产生黏蛋白，为泪膜黏液层中黏蛋白的第二大来源；③泪腺及副泪腺所分泌的液体中含少量黏蛋白。新的观念认为中层、后层内容混合在一起构成一层胶样液体。

（二）眼表结构相关的腺体

1. 泪腺（lacrimal gland）

（1）解剖：泪腺位于眼球颞上方，根据所处位置的不同，分为眶部和睑部。泪腺眶部为泪腺的上部，位于眼眶外上方的泪腺窝中，泪腺的睑部为眶部的1/3大小，多位于睑结膜上，一部分位于Müller肌附近，其前缘在上穹窿结膜外侧的稍上方。正常情况下难以见到或触及，但一些病理状态下如泪腺下垂、泪腺炎性假瘤或其他肿瘤、米库利兹综合征时可以触及。泪腺眶部的导管需经过泪腺的睑部，如手术不慎将泪腺的睑部误切除，极有可能等于将整个泪腺切除，发生眼干燥症。穹窿

笔记栏

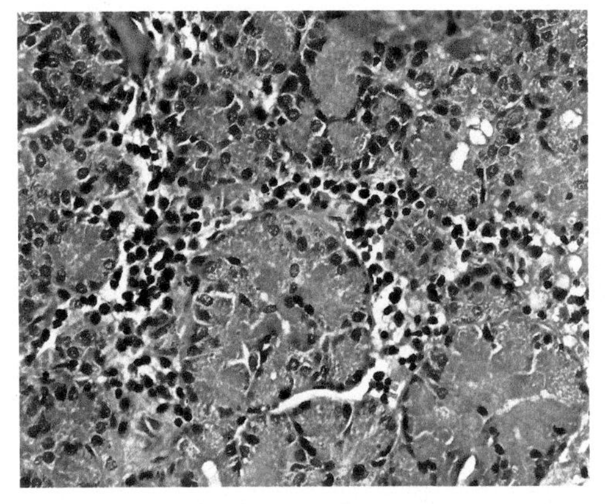
图 2-4 泪腺组织

结膜下尚可有副泪腺（Krause 腺和 Wolfring 腺），结构同于泪腺腺体。

（2）组织结构与生理：泪腺的结构相似于腮腺，腺体由小叶群组成，每个小群似针尖大小，腺体与周围的脂肪组织无明显分界。镜下：泪腺腺体为双层细胞环绕一腔的管状腺（图 2-4）、外环绕基底膜。双层细胞内为腺上皮细胞，呈立方、柱状或卵圆形，体积大，核圆形位于基底，胞质内较多红染淡嗜碱性的分泌颗粒；外层为环绕腺上皮的细长梭形扁平细胞，表达平滑肌蛋白，具有收缩功能，其收缩有助于腺上皮的分泌；中央腔内为低密度物质或红染的分泌物。腺体间有时能见到少量淋巴细胞聚集。腺泡的分泌液通过小叶间管、再经较大的导管入排泄管。正常成人泪腺中存在表达 P63 蛋白的腺上皮干细胞，泪腺上皮损伤再生源自泪腺上皮干细胞。泪腺的功能为分泌泪液。

2. 睑板腺（tarsal gland） 为管 - 泡全浆分泌的腺体，分布于睑板内，由腺泡和导管构成，与毛囊无任何联系。上睑有 30 ～ 40 个睑板腺，下睑有 20 ～ 25 个睑板腺。腺体呈球形、多个分叶状结构围绕着腺体中央的导管，导管开口于睑缘。其性质与蔡斯（Zeis）腺相同，属于皮脂腺，分泌皮脂。镜下见组成腺体的腺泡为圆形、椭圆形，分叶状，连续切片可发现每个腺泡通过一小管与腺体中央的导管相连。组成腺泡的细胞根据形态及分化状态可分为三类（图 2-5）。

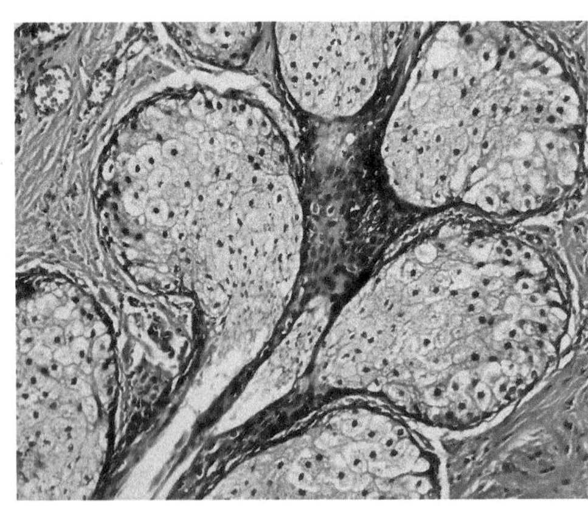
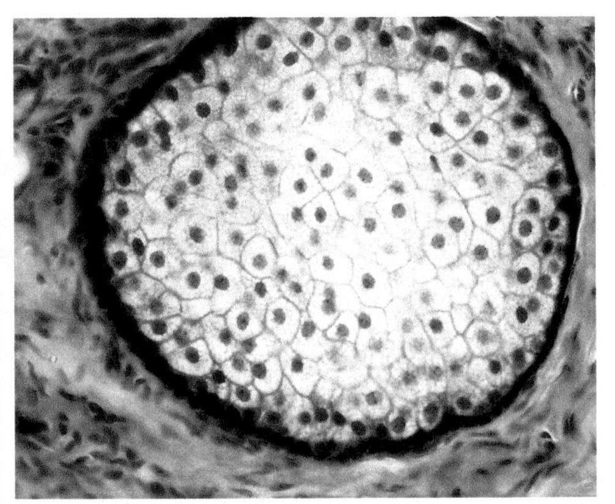
图 2-5 睑板腺

（1）外围的边缘层细胞：为单层细胞，细胞形态较小，为椭圆形、矮柱状，胞质内未能见到脂滴空泡，用表面外胚层干细胞标记物 P63 单克隆抗体对其进行免疫组织化学检查发现腺泡中只有这层细胞的部分细胞核被染成阳性，证明其为腺泡的干细胞，为分化细胞的祖细胞，是分化细胞的细胞来源库，能进行分裂活动。

（2）主体的分化细胞：为腺泡的主要细胞，其性质是终末分化细胞，分布在中央大部分区。细胞体积较大，大于 20μm，圆形或卵圆形，细胞核小，也呈圆形，位于中央或一侧的周边，胞质内含许多脂滴空泡，冷冻切片脂肪染色能确认空泡内为脂滴。

（3）过渡型细胞：分布于腺泡的周边部，由腺泡外围的干细胞层依次向内扩展，形态由小逐渐变大，位于腺泡干细胞与分化细胞之间，与分化细胞边界不一定很清楚，一旦出现脂滴空泡即为分化细胞。

（4）腺体导管：终末导管为角化的鳞状上皮衬里。腺体分泌时腺泡中央分化细胞变性、释放脂肪到腺腔，再将脂肪送到腺体的中心收集管。睑板腺分泌的皮脂样物通过导管开口排放到睑缘，在皮肤黏膜交界的皮肤面处形成一个蓄存池，通过睑板腺开口排出。

眼睑的瞬目运动负责将睑缘处的睑板腺分泌物送到眼表面。眼睑关闭时，每个眼睑独立的蓄存池，将油脂物在睑缘接合的皮肤处蓄成一小池。当眼睑开放时，上述形成的小池中脂肪再进入眼表的泪膜中。

3. Zeis 腺 为相邻于睫毛毛囊的皮脂腺，腺主体结构同睑板腺，但体积小、开口于毛囊。

4. 莫尔（Moll）腺　为发育不良的汗腺，呈螺旋状，切面形似汗腺，由矮柱状单层柱状细胞围成的管腔，外可由细长梭形细胞和基底膜环绕；排泄管为两层细胞，开口于睫毛根部间的皮肤表面、睫毛内或 Zeis 腺腺管内。

三、泪　器

泪器（lacrimal apparatus）由分泌泪液的泪腺、副泪腺和排泄泪液的泪道（包括泪点、泪小管、泪囊及鼻泪管）构成（图 2-6）。严格来说，结膜囊为泪液暂时储存及发挥功能的地方，实为泪器的主要部分，即泪液由泪腺等腺体产生，汇聚在结膜囊内，行使其功能，之后再经泪点、泪小管、泪囊和鼻泪管达鼻腔排出，部分由结膜囊蒸发出去。

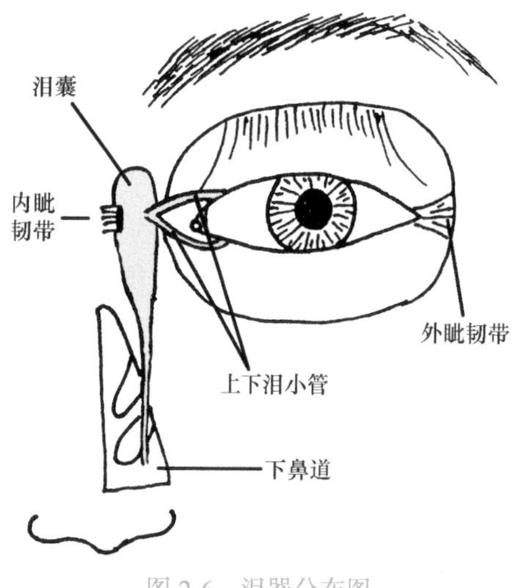

图 2-6　泪器分布图

（一）泪点

上下眼睑各有一个泪点（lacrimal punctum），位于睑缘内侧，为色泽略白稍隆起的圆形或卵圆形小口，直径为 0.15 ～ 0.30mm，为泪小管连通结膜囊的开口。

（二）泪小管

泪小管（lacrimal canaliculus）为连通泪点与泪囊的小管，每侧上、下各一根，直径为 0.5 ～ 0.8mm，分为垂直部和水平部。上、下泪小管到达泪囊前先合并成一根泪总管再进入泪囊，开口于泪囊上部外侧、距泪囊顶 2.5mm 左右处，与睑内眦韧带处于同一水平。组织结构：泪小管为复层扁平上皮围成的管腔，其下为富有弹性的真皮样组织，外环绕一些眼轮匝肌的肌纤维。

（三）泪囊

泪囊（lacrimal sac）位于眶内壁的前壁、泪骨和上颌骨额突所构成的泪囊窝中，外观呈倒置的梨形，上方为一盲端，下方开口逐渐变细延续到鼻泪管中。泪囊内为一容积为 20mm^3 的腔隙，但注入量可高达 120mm^3。前后宽 4 ～ 8mm，左右宽 2 ～ 3mm，长约 12mm。组织结构：泪囊由两层上皮构成，浅层呈柱状，部分区域有杯状细胞或黏液腺，深层细胞扁平。黏膜下为纤维组织，内有弹性纤维。

（四）鼻泪管

鼻泪管（nasolacrimal duct）为泪囊逐渐变细延伸到下鼻道的连续部分，全长为 18mm，开口于下鼻道。

第二节　眼　　球

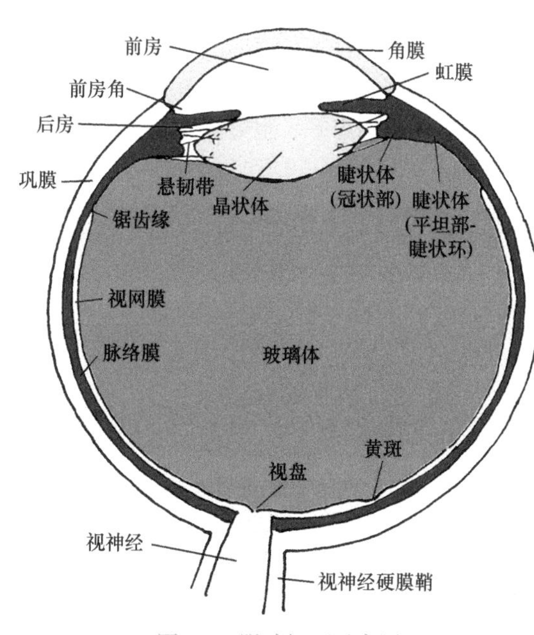

图 2-7　眼球切面示意图

眼球（eye ball）近似球形（图 2-7），为人体最重要的感觉器官，具有成像和将光能转换成电信号的功能，人类 70% ～ 90% 的外界信息由眼球获取。眼球分为两部分：眼球壁和眼球内容物。

一、眼　球　壁

（一）眼球壁外层——纤维膜

眼球壁的最外层为纤维层，前 1/6 是透明的角膜，后 5/6 为瓷白色不透明的巩膜，二者之间为角膜缘。

1. 角膜（cornea）

（1）解剖：角膜位于眼球最前端，为质地坚韧而富有弹性的透明组织，表面呈圆形、稍向前凸。角膜的直径随年龄改变略有不同，新生儿时期，为 9 ～ 10mm，1 岁时其直径已接近成年人。成年人角膜横径平均为 11.5 ～ 12mm，垂直径为 10.5 ～

笔记栏

11mm，女性比男性平均小0.1mm。角膜直径大于13mm及小于10mm者应视为病理性大、小角膜。角膜中央4mm直径范围前后表面彼此完全平行，几乎呈球形弧度，称为视区或光学区。这个区域平均厚度为0.52mm。角膜周边部略为扁平，其前、后表面不再完全平行，厚度平均增加到0.65mm。老年人周边部角膜厚度逐渐变薄，近视眼角膜厚度也有变薄趋势。3岁以下的儿童角膜厚度常超过正常的成年人。

（2）组织结构：角膜由5层结构组成。

1）上皮层：角膜上皮由5～6层无角化的复层扁平上皮细胞构成。光镜下构成角膜上皮的细胞形态不一：表层为扁平、梭形细胞，共2～3层细胞，细胞排列致密且不规则；中层由2～3层多边形的翼状细胞构成；深层为单层矮柱状的基底细胞。基底部的细胞膜下尚有一层极薄的基底膜，HE染色不易见到，但用PAS可清晰显示出一紫红色线条。扫描电镜：角膜上皮扁平细胞表面有丰富的微绒毛存在（图2-8）。透射电镜：表层的扁平细胞表面见一些细胞微突起，为扫描电镜下见到的微绒毛（图2-9），核短梭形，部分细胞核消失，细胞呈低电子密度。

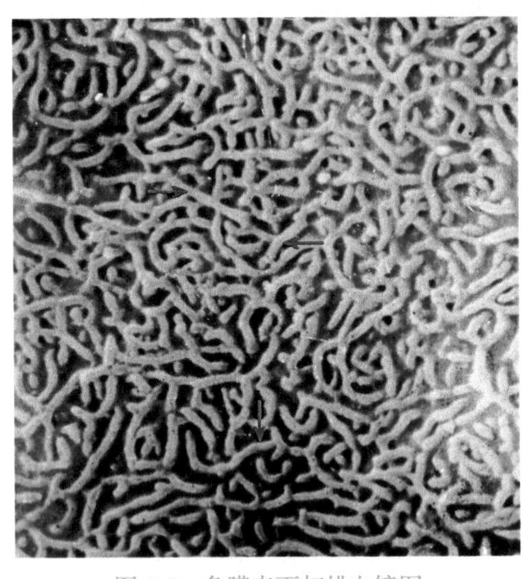

图2-8 角膜表面扫描电镜图
↓微绒毛

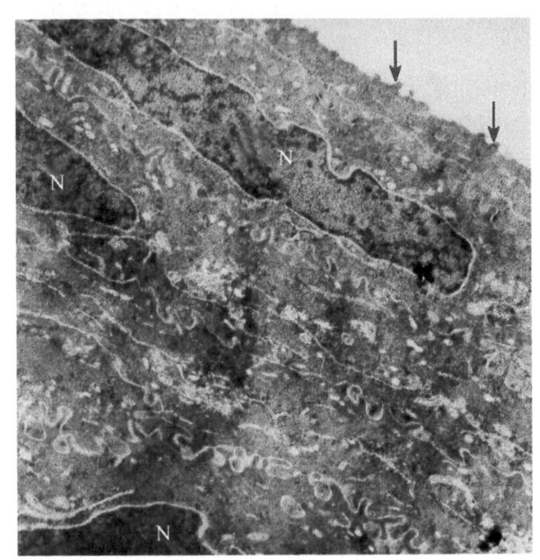

图2-9 角膜上皮透射电镜图
↓微绒毛，N. 细胞核

2）前弹力层：光镜下该层为位于上皮下的一层透明无细胞结构的均质膜（图2-10），厚8～14μm。电镜下前弹力层由排列不规则的直径为16～24μm、粗细不均的胶原纤维构成，深层胶原纤维与浅层实质层胶原纤维相混合。

3）实质层：为角膜的主要部分，占角膜厚度的90%，由胶原纤维、角膜细胞及细胞外基质构成，胶原纤维排列成与角膜表面几乎平行的板层状结构，每个板层厚1.5～2.5μm，共有200～250层，各层间由糖胺聚糖等物质黏合而紧密重叠，邻近各层纤维又呈一定角度或呈直角交错。角膜细胞为胶原纤维间的细长梭形细胞，与角膜表面平行排列，电镜下细胞扁平、胞突细长，核呈短梭形或不规则形，胞质内有一些核糖体、粗面内质网（图2-11）。

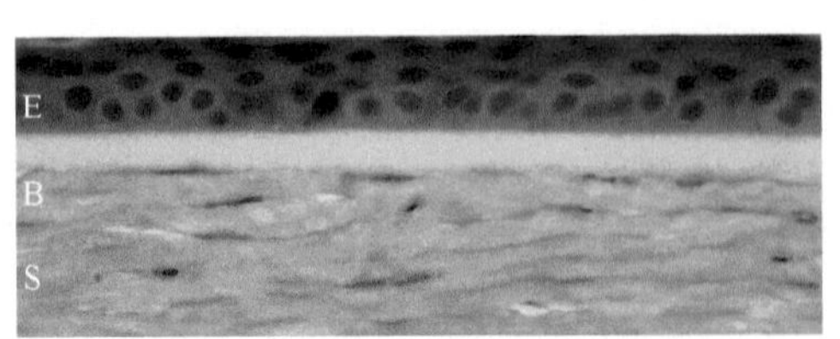

图2-10 角膜浅层图
E. 上皮层；B. 前弹力层；S. 实质层

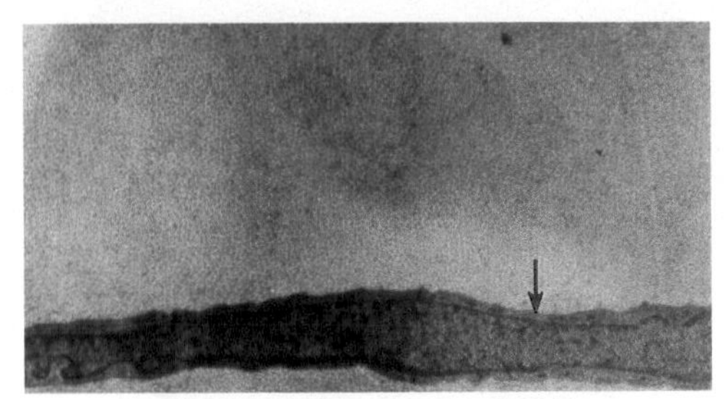

图2-11 角膜实质层透射电镜图
↓角膜实质细胞

4）后弹力层：位于角膜实质层后的一层基底膜，由内皮细胞分泌产生。光镜下该层为无细胞结构、淡嗜伊红的均质物（图2-12），PAS染成紫红色。随年龄增加而均匀一致地增厚，其厚度出生

笔记栏

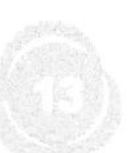

时为 3 ～ 4μm，成年人则为 8 ～ 10μm，老年人可达 20 ～ 30μm，周边部尚可形成局限性增厚、向后突向前房的滴状突结构。后弹力层终止于前房角的 Schwalbe 线处，部分后弹力层组织进入虹膜的梳状韧带。电镜下（图 2-13）后弹力层分前、后两层：前层厚 1 ～ 4μm，占后弹力层的 1/3 厚度，此层胶原纤维呈网状排列、具有周期带状结构，这部分在胎儿期开始形成，其厚度终身不变；深层无周期带状结构，由纤细的颗粒物质构成，占后弹力层的 2/3 厚度，其厚度随着年龄增大而增加。

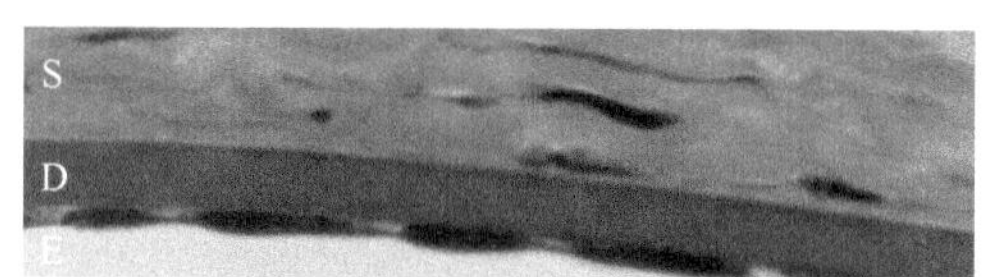

图 2-12　角膜后部分图片

S. 实质层；D. 后弹力层；E. 内皮细胞层

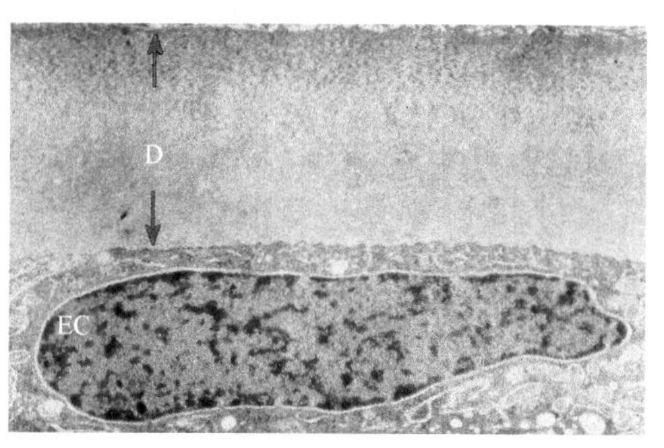

图 2-13　角膜透射电镜图

D. 后弹力层；EC. 内皮细胞

5）内皮细胞层：由覆盖后弹力层后表面的单层多边形细胞构成（图 2-14）。锥虫蓝 + 茜素红内皮细胞活体染色或内皮显微镜观察，内皮细胞为多角形细胞，平均细胞表面面积约 400μm^2，细胞呈镶嵌排列，隐约见核为圆形或肾形，位于细胞中央（图 2-15）。扫描电镜：六角形或多边形的内皮细胞中央可微隆起，表面可有一些散在的微绒毛状物存在。透射电镜：细胞呈短梭形或长方形，相邻细胞胞突镶嵌，呈紧密连接，核呈梭形或不规则形，胞质中有较多线粒体、粗面内质网和核糖体。

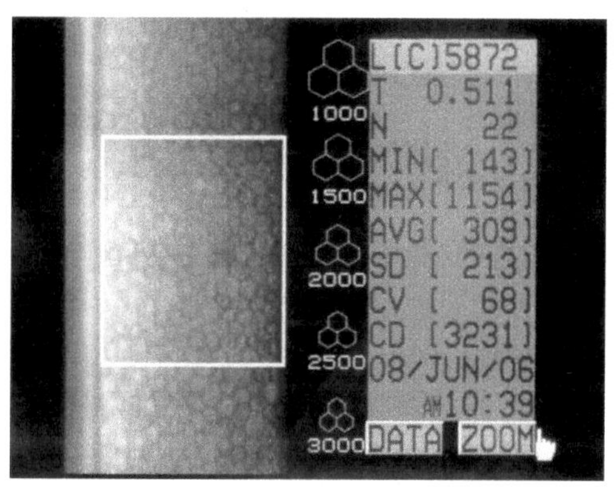

图 2-14　角膜内皮镜检查角膜内皮

图 2-15　锥虫蓝 + 茜素红角膜内皮细胞染色

（3）生理功能：角膜为屈光间质的重要组成部分，屈光力为 +43D。角膜本身没有血管，其营养来自角膜缘血管网、眼内前房中的房水及泪膜。角膜代谢所需的氧气主要来源于眼表面的空气，其次为角膜缘血管网及房水。角膜有非常丰富、源自三叉神经眼支的神经末梢分布，这些神经从角膜周围进入实质层，穿过前弹力层后位于上皮细胞间，故炎症时角膜的刺激症状非常明显。角膜的透明是保证视觉形成的重要条件，其透明有赖于角膜无血管、上皮无角化、实质层纤维呈板层状排列并且非常整齐，上皮与内皮的结构和功能完整性没有受到破坏。如角膜内皮的结构及功能发生改变，角膜会发生含水量的变化而出现水肿；虹膜前粘连在角膜中央破坏的角膜内皮处，相对应的角膜上皮下及浅层实质将会出现钙质沉着，即角膜带状变性。实质层纤维排列紊乱，为角膜瘢痕组织的主要特点。

2. 角膜缘（limbus）　为环绕角膜边缘的角膜和巩膜的移行区，宽约 1mm，由透明的角膜和不透明的巩膜组成，其组织学及解剖结构不完全同于角膜及巩膜，表现为：

（1）角膜缘的上皮层较厚，可达 10 ～ 12 层细胞，细胞排列不规则，基底部略呈波浪状。基底细胞较小，胞质少，核染色较深。该区一部分不表达 AE_5 但表达 P63 的基底细胞被认为是干细胞（图 2-16），为角膜上皮细胞在生理性修复和病理性增殖的细胞源泉。

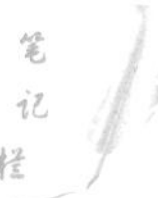

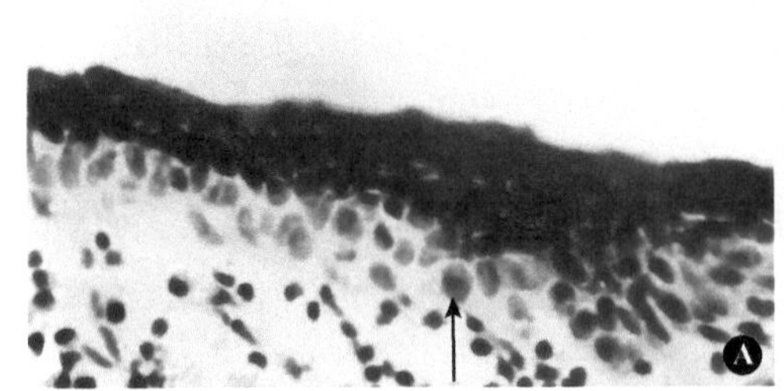
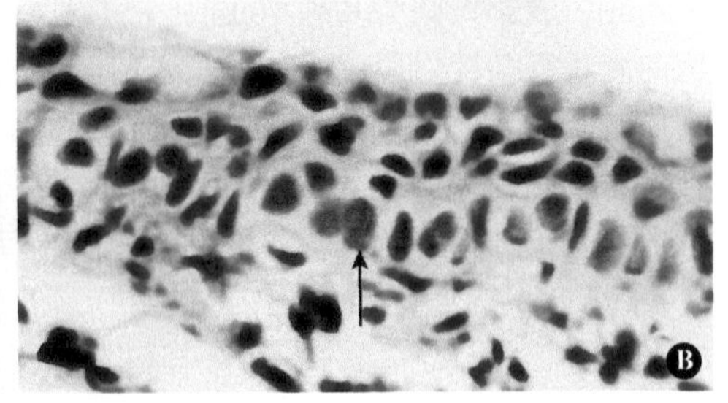

图 2-16 角膜缘

A. AE_5 染色，上皮基底细胞为阴性反应（↑）；B. P63 染色，干细胞呈阳性反应（↑）

（2）上皮下缺乏前弹力层，为疏松的纤维组织，该纤维组织向后与巩膜表面的眼球筋膜相接，内有角膜缘的血管网分布。

（3）角膜缘的实质层分为两部分：前部为混合的角巩膜部，后部是纯巩膜部，二者共同构成前房角的前壁，实质层纤维排列不规则，失去正常角膜实质的板层结构。

（4）角膜缘处深面为前房角。角膜缘处后弹力层延续为虹膜梳状韧带。

3. 巩膜（sclera）

（1）解剖：巩膜的厚度及部位不同个体差异较大，随年龄变化。出生时巩膜较薄，其内葡萄膜的颜色透出使巩膜呈淡蓝白色，成年人巩膜眼肌附着处最薄，约 0.3mm，角膜缘处为 0.6 ～ 0.7mm，赤道向后逐渐增厚，后极处达 1mm。巩膜向前与角膜缘相接，其后在视神经进入眼球内处与硬脑膜相连，视盘处横跨视神经形成筛板样纤维。巩膜外为 Tenon 囊覆盖，两者间为巩膜上腔。巩膜内血管较少，为睫状前、后动脉的分支，但供应眼内组织的血管相当一部分通过巩膜，如睫状前血管在近直肌附着处穿过，睫状后长和后短血管及神经在视神经周围进入眼内，赤道处尚有涡状静脉通过。巩膜内缺淋巴管。

（2）组织结构：巩膜由上巩膜、巩膜实质和棕色层构成。上巩膜由疏松排列的胶原纤维、糖胺聚糖和少量成纤维细胞构成，偶见少量色素细胞，内有一些血管。巩膜实质由一些交织、紧密排列成束的胶原纤维构成，有少许成纤维细胞存在。棕色层位于巩膜深层相邻脉络膜处，由疏松排列的胶原纤维、弹力纤维及一些树突状的色素细胞构成。

（3）生理功能：巩膜为眼球成形的重要结构，主要作用为保护眼内结构。巩膜也是一些眼外肌止端的附着点。巩膜组织内血管相对较少，代谢缓慢，一些病变过程较长。

（二）眼球壁中层——葡萄膜或血管膜

眼球壁的巩膜与视网膜之间的一层棕黑色膜，为眼球壁的第二层膜，颜色似葡萄而称为葡萄膜（uvea），因其组织内血管丰富称为血管膜（vascular tunic），含色素量较多也称为色素膜。依据所处的位置及功能不同分为三部分：虹膜、睫状体和脉络膜。

1. 虹膜（iris）

（1）解剖：虹膜位于葡萄膜最前端，为一直径约 12mm 的圆盘状膜状物，由睫状体前部向内伸展到晶状体表面，其根部附着于睫状体，为虹膜最薄弱处，外伤及手术易损伤虹膜根部使之发生离断。虹膜中央有一孔，直径为 2.5 ～ 4.0mm，称为瞳孔（pupil）。瞳孔的大小受多种因素的影响，通常女性瞳孔大于男性；近视眼患者瞳孔较正视眼和远视眼患者的瞳孔大；婴儿的瞳孔开大肌尚未完全发育，故瞳孔较小，以后随年龄增加瞳孔变大，在青春期瞳孔最大，之后随年龄增大瞳孔又逐渐变小。正常人中约 25% 的人瞳孔不等大，一般相差 0.4mm。瞳孔缘呈花边状黑色的环，由虹膜色素上皮形成，瞳孔收缩与开大时，其边缘在晶状体表面来回滑动。虹膜厚薄不均并形成凸起和凹陷的条纹，呈放射状排列，称为虹膜纹理。距瞳孔缘约 1.5mm 处有一隆起的环状条纹，为虹膜卷缩轮，此环将虹膜分为两部分：卷缩轮以外部分为睫状区，卷缩轮以内部分为瞳孔区。邻近卷缩轮或在睫状区周边处，虹膜表面有一些小凹陷，为虹膜隐窝。虹膜近瞳孔缘的基质内有瞳孔括约肌，此肌宽约 1mm，呈环状，其作用为收缩瞳孔。虹膜后层有放射状排列的肌纤维，称为瞳孔开大肌，具有开大瞳孔的作用。三叉神经的分支呈网状分布于虹膜，接受感觉；瞳孔括约肌由动眼神经支配；瞳孔开大肌则由颈交感神经的分支支配。瞳孔括约肌和开大肌在神经、体液的作用下不断地开大和缩小，通过改变瞳孔大小来调节进入眼内的光线。

笔记栏

（2）组织结构：虹膜由前向后分为5层结构（图2-17）。

1）内皮细胞层：位于虹膜的前表面，为角膜内皮细胞层向后的连续，在一些动物中虹膜内皮细胞层是连续的一层组织，但内皮细胞层是否存在于人类仍有争议，一些人认为内皮细胞层与瞳孔膜一起萎缩，遗留下瞳孔表面的隐窝。

2）前界膜：并非一层真性膜结构，实为基质浅层浓缩变得致密后形成的虹膜前界，由排列较致密的色素细胞、纤维细胞和胶原纤维组成，内无血管，虹膜隐窝处无内皮细胞及前界膜存在，虹膜血管壁可与前房接触。前界膜终止于虹膜根部或少部分呈丝状、带状沿小梁网巩膜血管膜部的内侧面延续，甚至可达后弹力层止端，为前房角镜下所见到的虹膜突。

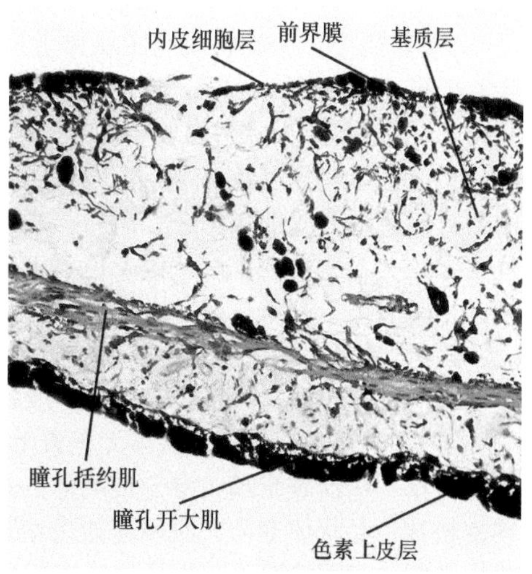

图2-17　虹膜

3）基质层：虹膜的主要部分，由疏松排列的结缔组织构成，内有丰富的色素细胞、纤维细胞、血管、神经。血管壁周围常围有较厚的胶原纤维，呈明显的增厚；血管内皮细胞呈连续性紧密连接，细胞之间无窗孔，是血-房水屏障的重要部位。基质深层近瞳孔缘处有瞳孔括约肌分布，该肌为平滑肌，宽0.75～1mm。基质中的色素细胞从形态上可分为两类：一种为具有分支的梭形细胞，其细胞突起与相邻的细胞突相吻合，核为卵圆形，胞质中有黄色或棕褐色的圆形色素颗粒，多位于实质的浅深层、血管及括约肌的周围；另一种为圆形、类似于上皮样细胞，大小不一，无明显细胞突起，胞质中有深棕黑色、较大的圆形色素颗粒，与虹膜色素上皮细胞相似，脱色素处理后方可见到细胞核，核小，呈圆形，位于中央或偏向一侧，多分布于瞳孔括约肌附近。

4）后界膜：由一薄层平滑肌构成，紧贴虹膜色素上皮层的前面，即瞳孔开大肌。

5）色素上皮层：与睫状体上皮相连，双层排列的色素上皮细胞，前层细胞呈扁平梭形，与瞳孔开大肌无明显分界；后层细胞为多边形或立方形，体积较大。两层细胞均含有棕黑色的色素颗粒，光镜下难以区分其层次。

（3）生理功能

1）让光线仅从瞳孔区集中进来，并阻挡外界过多的光线，使虹膜后的眼球内成为天然的“暗室”，利于成像。

2）瞳孔括约肌和瞳孔开大肌在神经、体液的作用下不断地开大和缩小，通过改变瞳孔大小来调节进入眼内的光线。

3）光学系统上的光栅装置，瞳孔大小改变也可间接调节角膜、晶状体等屈光间质所致的球面差和色差，使得成像更清晰。

4）虹膜组织内丰富的血管除提供营养外，也参与房水的代谢。

2. 睫状体（ciliary body）

（1）解剖：位于虹膜与脉络膜之间，沿眼球矢状面剖开眼球见睫状体呈三角形，前部与小梁网、虹膜根部相连，后端在锯齿缘处与脉络膜相接。其前部2mm范围较隆起，称为睫状冠（corona ciliaris）；其内面形成70～80个指向晶状体赤道区的突起，为睫状突（ciliary process），具有分泌房水的作用；后部长4mm，范围较平坦，为平坦部（pars plana）。睫状体外侧部分为睫状肌，包括子午线状、放射状和环状肌纤维。

（2）组织结构：睫状体的睫状冠部由外向内分为：

1）睫状体上腔：睫状体外侧与巩膜连接处附着较疏松，形成一潜在性组织腔隙，此腔隙与脉络膜上腔相连。

2）睫状肌：为平滑肌，根据走行方向不同分为子午线状、放射状、环状三种不同的肌纤维。子午线状肌纤维位于睫状体外侧，由后向前逐渐变细、附着巩膜突或伸入小梁网内，向后延伸到脉络膜上腔，此肌收缩牵拉巩膜突和小梁网组织有助于小梁网间隙和巩膜静脉窦（施莱姆管）扩大，利于房水的循环及排出。环状肌纤维位于睫状体前内侧、虹膜根部后，呈环状走行，该肌收缩可使晶

笔记栏

状体悬韧带松弛。放射状肌纤维分布于环状肌纤维和子午线状肌纤维之间，斜行向内、后呈放射状散开。

3）基质层：为睫状肌与睫状体上皮层之间一层菲薄的疏松结缔组织，内含纤维细胞、色素细胞、少量毛细血管。

4）玻璃膜：为脉络膜玻璃膜的延续，位于色素上皮层下。

5）睫状体上皮层：分两层，色素上皮层和无色素上皮层。色素上皮层位于无色素上皮层下，前面与虹膜色素上皮前层相连，向后与视网膜色素上皮层连续。细胞呈多边形或立方状，胞质含较多色素颗粒。无色素上皮层：位于色素上皮的表面、睫状体的最内面，前面与虹膜色素上皮深层细胞相连，向后止于视网膜锯齿缘，细胞呈立方或矮柱状，胞质内无黑色素颗粒。

6）内界膜：是视网膜内界膜的延续，由纤细的纤维构成。睫状环的组织结构与睫状冠相似，但无突起，血管较细，睫状肌仅有子午线状肌纤维。

（3）生理功能：①睫状体无色素上皮产生和分泌房水，维持正常的眼内压。②睫状体无色素上皮能分泌一些糖胺聚糖，参与玻璃体的构成。③睫状肌收缩参与眼调节，即睫状肌收缩，晶状体悬韧带松弛，晶状体变凸，眼屈光能力增加。④无色素上皮部分细胞具有多向分化潜能，即为干细胞或祖细胞，病理情况下较易分化为成纤维细胞、参与纤维增殖膜的形成。

3. 脉络膜（choroid）

（1）解剖：脉络膜是始于视网膜锯齿缘，止于视盘旁，位于视网膜与巩膜间、覆盖眼球后部的一层血管膜。除在视盘周围与巩膜附着较紧外，其他部位与巩膜附着疏松，但与视网膜色素上皮附着较紧。眼球后极部有睫状后短神经通过巩膜分布于脉络膜，形成神经丛，但无感觉神经存在。脉络膜的厚度与血管的数量、充盈程度及部位有关，前部较薄，后极部较厚，脉络膜血管来自眼动脉的睫状后长动脉和后短动脉。睫状后短动脉在眼球后极部视神经旁有 10 ～ 12 支小支，穿过巩膜形成脉络膜血管；睫状后长动脉分成 2 支，在视神经内、外两侧穿过巩膜，向前到达睫状体，各分 2 支，形成虹膜大动脉环，其分支主要供应虹膜睫状体，此外，睫状后长动脉还分出返回支供应前部脉络膜；静脉汇成 4 ～ 6 支涡静脉，在眼球赤道部稍后上、下直肌旁穿出巩膜，达眼静脉，最后注入海绵窦。

（2）组织结构：脉络膜由外向内分为 5 层结构。

1）脉络膜上腔：巩膜与脉络膜之间附着较松，由纤维结缔组织束黏着，二者之间形成潜在的腔隙，称为脉络膜上腔。血管及神经通过此腔隙达脉络膜，内还含有胶原纤维、弹力纤维、色素细胞和平滑肌纤维。

2）大血管层：由睫状后短动脉和互相吻合的静脉构成，管腔间有黑色素细胞、纤维细胞。沿巩膜面平切到脉络膜至少可见到三种黑色素细胞：上皮样细胞、梭形细胞和细长梭形细胞。上皮样细胞体积较大、大小不一，圆形或卵圆形，胞质内充满深黑色的色素颗粒，不脱色素难以看清细胞核。

3）中血管层：与大血管层无明显分界，仅血管较细、黑色素细胞较少。梭形细胞和细长梭形细胞胞质内尽管也有色素颗粒，但量较少，为棕褐色。

4）毛细血管层：为一层毛细血管构成，与大、中层血管层分界明显，无色素细胞存在。脉络膜毛细血管为具有窗孔的毛细血管。一些研究表明，脉络膜的供血呈区域性分布，脉络膜的动脉从大到小呈扇形逐渐分支，形成一些互相分割的毛细血管小叶。一个小叶呈圆形或卵圆形，由毛细血管前小动脉、毛细血管网和毛细血管后小静脉构成。仅在黄斑下和视盘周围脉络膜毛细血管缺乏明显的小叶状结构，在这些部位脉络膜毛细血管相互连接形成一单层血管网。

5）玻璃膜：位于视网膜色素上皮与脉络膜之间，PAS 能见到该膜染成紫红色。电镜下此膜分为 5 层：由内向外依次为色素上皮基底膜、内胶原带、弹力层、外胶原带、脉络膜毛细血管基底膜。

（3）生理功能：①营养功能：约 90% 的眼内血液分布于脉络膜，其中毛细血管层占 70%，担负整个视网膜外 5 层的营养供应，为黄斑区中央凹唯一的营养来源。②暗室作用。

（三）眼球壁内层——视网膜（retina）

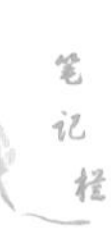
笔记栏

1. 解剖 视网膜为位于眼球壁内层透明的膜状物，内为玻璃体腔，外侧紧贴脉络膜，前始于锯齿缘，后止于视盘。视网膜前缘与睫状体扁平部无色素上皮交界处称为锯齿缘（ora serrata）。视网膜上较有特征性的结构为视盘和黄斑。

（1）视盘（optic papilla）：为 1.5mm 淡红色圆盘状结构，神经纤维与血管通过处，此处没有视细胞，为生理盲点。视盘中能见到 4 对发自视网膜中央血管的血管分支，从视盘发出由粗变细达视网膜周边。

（2）黄斑（macula lutea）：视网膜后极部 2mm 的浅漏斗状小凹区，中央距视盘颞侧缘 3mm，在视盘水平线的稍下方，中央有一小凹，称为黄斑中央凹（fovea centralis）（图 2-18）。

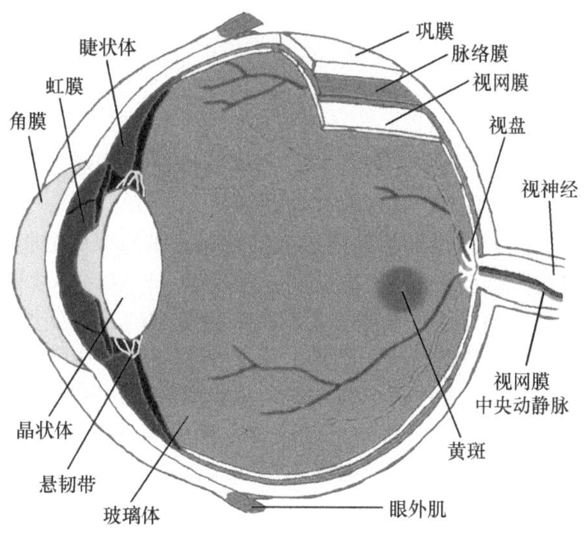

图 2-18　眼球壁示意图

2. 组织结构　视网膜由外向内共由十层结构构成（图 2-19 ～图 2-21）：视网膜色素上皮、杆锥体层、外界膜、外颗粒层、外丛状层、内颗粒层、内丛状层、节细胞层、神经纤维层和内界膜。分布于视网膜内的各层结构均具有不同的功能，其结构完整是保证视网膜行使其功能的基本条件。

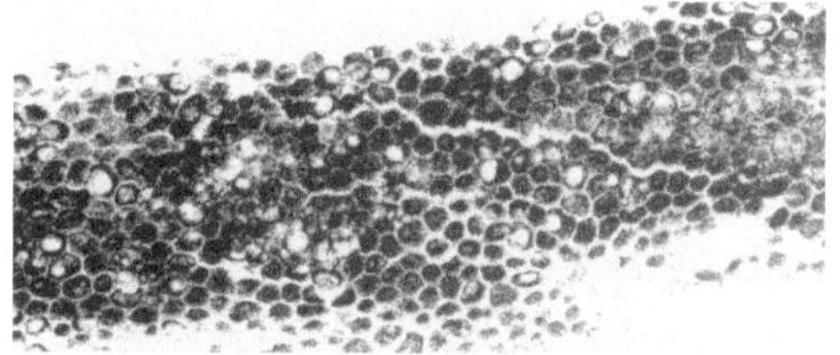
图 2-19　视网膜色素上皮平切片（HE 染色）

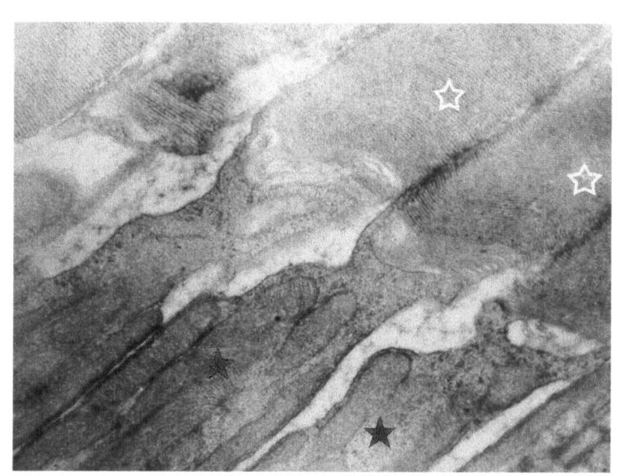
图 2-20　视网膜内外节电镜图（☆外节；★内节）

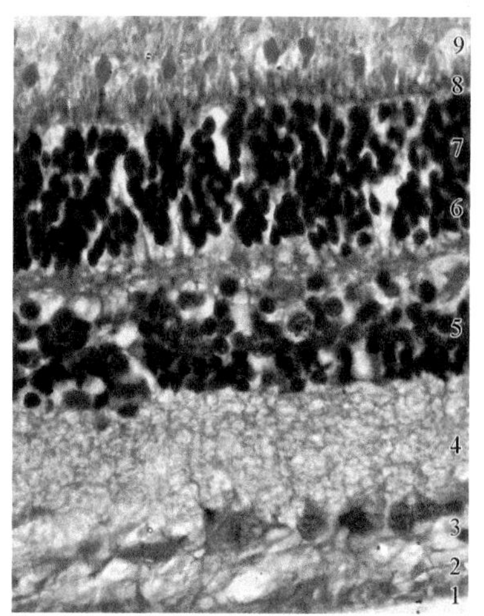

图 2-21　视网膜（HE 染色）
1. 内界膜；2. 神经纤维层；3. 节细胞层；4. 内丛状层；5. 内颗粒层；6. 外丛状层；7. 外颗粒层；8. 外界膜；9. 杆锥体层

（1）视网膜色素上皮（retinal pigment epithelium，RPE）：位于神经上皮视网膜和脉络膜间，为单层的椭圆形、立方形或多角形细胞，胞质内含较多色素颗粒。核呈圆形或椭圆形，位于细胞中央。此层细胞不仅与脉络膜共同起暗室作用，尚具有吞噬功能，负责吞噬、处理变性衰老的杆锥体膜盘碎片。病理情况下可增生、向内迁移，并化生为纤维细胞参与视网膜增殖性病变的构成。视网膜

笔记栏

色素上皮细胞缝隙连接内有黏着小带，细胞间的侧突相互嵌合、细胞外的玻璃膜与脉络膜毛细血管的内皮细胞形成血-视网膜外屏障，限制脉络膜血管内的水溶性分子、大分子等进入视网膜及眼内，视网膜得以保持透明。

（2）杆锥体层：为视杆细胞和视锥细胞向外伸出的突起，即由内、外节构成。视杆细胞伸出的突起呈较细的杆状，称为杆体；杆体又分为外节、内节两部分，外节呈圆柱状，内节比外节稍粗。视锥细胞伸出的突起呈尖端向外的锥形或葫芦状，称为锥体，其数量明显少于杆体，也分为内节、外节两部分。

（3）外界膜：并非真性的膜状物，为光感受器内节连结及 Müller 胶质细胞胞突的终止点。

（4）外颗粒层：为视锥、视杆细胞的胞体及核所在地。视杆细胞核圆、染色偏深。视锥细胞核较大、卵圆形、染色偏淡，核的位置紧贴外界膜，非连续性单层排列，数量较视杆细胞少，胞质相对丰富，细胞内侧伸出一细长的轴突，其末端称为圆锥足。

（5）外丛状层：视杆细胞和视锥细胞向内形成的轴突末端与双极细胞的树突形成的连结，间有 Müller 纤维穿越和水平细胞的突起伸入，交织成网，外观呈一网状区，故称为外丛状层。

（6）内颗粒层：为双极细胞、水平细胞、无长突细胞及 Müller 胶质细胞的胞核及胞体所在地，双极细胞为内颗粒层的主体，核呈圆形或卵圆形。水平细胞靠近外丛状层分布，细胞发出的突起平行于内界膜走向，止于外丛状层。无长突细胞靠近内丛状层分布，突起构成内丛状层一部分。

（7）内丛状层：为双极细胞轴突和神经节细胞树突构成的一网状结构区，穿插有无长突细胞的远侧突起、Müller 纤维、视网膜血管分支。

（8）节细胞层：为神经节细胞的胞体所在处，间有星状胶质细胞的胞体分布。

（9）神经纤维层：由神经节细胞的轴突、Müller 纤维和星状胶质细胞的突起构成。

（10）内界膜：为 Müller 纤维及星状胶质细胞突起止于玻璃体后界膜所致。视网膜组织内有较多的胶质细胞，包括星形胶质细胞、Müller 细胞、微小胶质细胞和少突胶质细胞，这些胶质细胞在视网膜内起支持、营养、参与视觉信息传导的作用，使视网膜内不同神经元发出的细胞突起彼此隔离不发生干扰，便于确保视觉成像的精确性；此外，还参与炎症及免疫反应，为视网膜增殖性病变的主要成分之一；视网膜内层血管周围胶质细胞与毛细血管的内皮细胞间的紧密连接一起形成血-视网膜内屏障。

黄斑区的结构有别于视网膜。中央凹无视杆细胞、内颗粒层、节细胞层、神经纤维层和 Müller 纤维。中央凹周围：神经节细胞较多，多排成 5 ～ 7 行；外丛状层也较其他部位的视网膜厚，形成 Henle 纤维层；锥体较多，杆体逐渐消失。

3. 生理功能 构成视网膜的神经元为三级神经元：光感受器细胞（视杆细胞和视锥细胞）、双极细胞和神经节细胞。不同的细胞发挥不同的功效，共同完成视觉神经冲动的产生，并将之传给视路。光线经眼的屈光系统到达视网膜上，视网膜光感受器层的外节负责将光信息转换为电信号，即神经冲动，经过视神经纤维汇聚到视盘构成视神经的主要结构进入视路系统，最后到视觉中枢成像。

视杆细胞负责暗视觉和无色视觉，视杆细胞外节含有的视紫红质由顺视黄醛和视蛋白结合而成，在光的作用下视紫红质漂白褪色，分解为全反-视黄醛和视蛋白，全反-视黄醛又在视黄醛还原酶及辅酶Ⅰ作用下，转变为无活性的全反-维生素 A，后者经血入肝转变为顺-维生素 A。顺-维生素 A 通过血流到达视网膜，在视黄醛还原酶及辅酶Ⅰ作用下，变为具有活性的顺-视黄醛。如缺乏维生素 A 或相应的酶，视紫红质再生的过程将会发生障碍，出现夜盲。视锥细胞负责明视觉和色觉，视锥细胞内含有视紫蓝质、视紫质和视青质，为另一种维生素 A 醛及视蛋白合成，在光的作用下起色觉作用。

视网膜组织内仍潜伏一些视网膜干细胞或祖细胞，具有双向或多向分化的潜能，负责视网膜组织损伤修复，在一些增殖性病变中起了一定作用，也是视网膜肿瘤发生的靶细胞。

二、眼球内容物

眼球内容物分为三部分，即房水、晶状体和玻璃体。

1. 房水（aqueous humor） 为清澈透明的液体，充满于前房和后房中。前房（anterior chamber）：位于角膜后，为由角膜内皮、小梁网、睫状肌前端、虹膜、瞳孔区晶状体共同围成的腔隙，容积约 0.2ml。前房的深度随年龄、屈光状态及疾病的不同发生变化，正常情况下中央最深，成人约 3.0mm，向周边逐渐变薄，近似一个弦弓形。后房（posterior chamber）：位于虹膜后，由晶状体、虹膜、

笔记栏

睫状体围成。眼球子午线切面观，后房近似三角形，尖端指向晶状体前的瞳孔缘，基底部面向睫状体，由睫状突和突间底部的无色素上皮围成。前壁为虹膜色素上皮，后壁为晶状体及晶状体悬韧带。前房和后房内均充满房水。房水为睫状突无色素上皮细胞分泌至后房，通过瞳孔进入前房再流到前房四周的前房角，大部分进入小梁网，再经施莱姆管、集液管到房水静脉进入血液循环。一小部分房水经虹膜隐窝吸收，或经巩膜上腔排出或沿中央玻璃体管到视盘周围吸收排出。房水的主要功能为维持眼内压和营养作用，如房水通道受阻，房水在眼内聚积，将会导致眼内压增高，发生青光眼（图 2-22、图 2-23）。

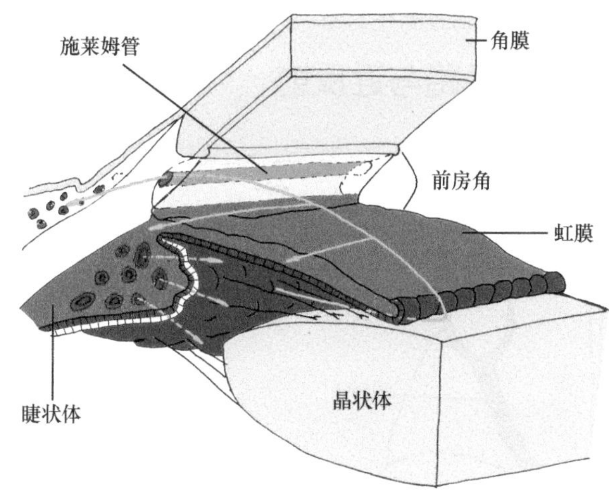

图 2-22　眼前段示意图

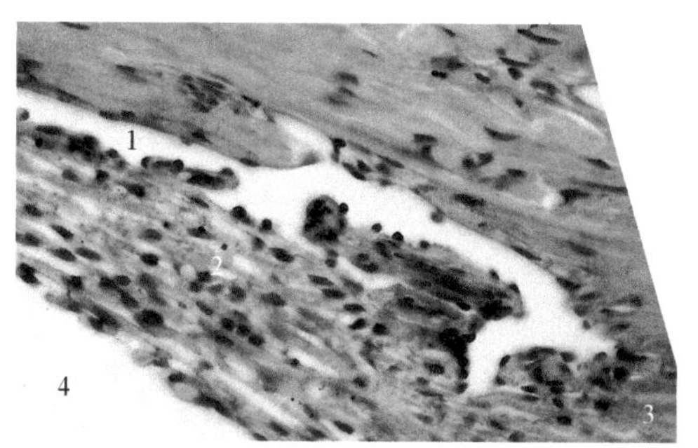

图 2-23　前房角小梁网

1. 施莱姆管；2. 小梁网；3. 巩膜突；4. 前房

前房角（angle of anterior chamber）：为环绕前房周边的环形结构，由角膜、巩膜突、睫状肌前端、虹膜共同构成。

2. 晶状体（lens）　为一透明的双凸面的圆盘物，直径为 9 ～ 10mm，厚 4 ～ 5mm。位于后房，通过晶状体悬韧带固定于玻璃体窝中，并与睫状体发生联系。晶状体前面弯曲半径为 10mm，后面弯曲半径为 6mm。前弯曲面的顶点为前极，后弯曲面的顶点为后极；前后两面相交处的弧度部分为晶状体赤道部。组织学晶状体由晶状体囊膜、上皮细胞、晶状体皮质和不同的晶状体核构成。晶状体囊膜为环绕晶状体一圈、无结构的细胞外基底膜样物，外观上相似角膜后弹力层。晶状体前囊下有一单层的上皮细胞，呈卵圆形或立方状，达赤道部逐渐变成梭形，延续到赤道后 1mm。在赤道区向晶状体内迁移，形成新的晶状体纤维，即晶状体皮质（图 2-24）。晶状体内的纤维实为伸长的晶状体细胞，源于赤道部的细胞。最早的晶状体纤维为晶状体泡后壁的上皮向前生长、延伸充满晶状体泡内所构成，随着发育，赤道区的晶状体细胞不断供应新的晶状体纤维，将原纤维挤向晶状体中心，逐渐造成晶状体内一个分层的弧形结构；根据晶状体内纤维密度的不同，分为周边部的晶状体皮质和中央部的晶状体核部。晶状体纤维在前面和后面终止处形成“Y”形缝合线。

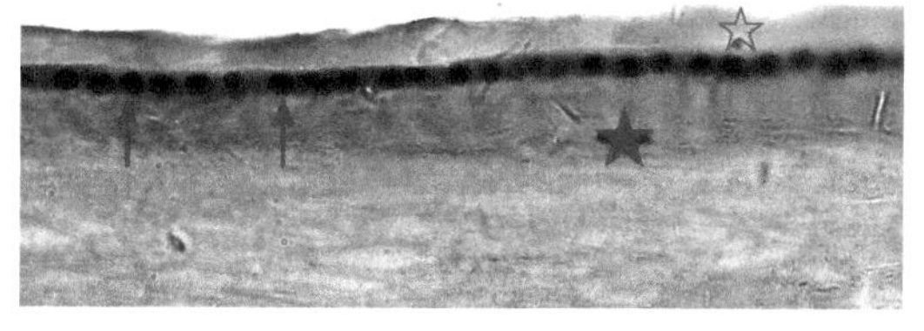

图 2-24　晶状体（☆前囊膜；↑上皮层；★皮质）

晶状体是眼球屈光间质的重要组成部分，屈光指数为 1.44，外界光线通过晶状体后将发生折射，投射到视网膜，此外尚可吸收部分紫外线保护视网膜；眼的调节功能主要是由晶状体完成的。

3. 玻璃体（vitreous body）　玻璃体腔占眼球内后 4/5，前以晶状体后界面和晶状体悬韧带为界，侧面为睫状体及视网膜，后以视盘为中心的视网膜为界。内为无色透明、稠度稍大于卵白的胶样物，称为玻璃体；成人玻璃体液约为 4.5ml。玻璃体化学成分上由 98% 的水和 2% 的胶原和蛋白聚糖构成。玻璃体分为玻璃体皮质、中央玻璃体和中央管（Cloquet 管）三部分，玻璃体前侧与邻近锯齿缘处的睫状体扁平部的无色素上皮黏附甚紧，难于剥离，称为玻璃体基底部；锯齿缘前 2mm 处即玻璃体基底部向晶状体后面延伸部分称为玻璃体皮质或前界膜。玻璃体中央由前到后有一条形似漏斗的腔隙，为玻璃体透明管，并非真性管腔，实为发育过程中玻璃体血管萎缩所留下的痕迹，管壁为玻璃体浓缩、凝聚而成。玻璃体中央前方与晶状体呈圆环形粘连，但附着不紧，其他处仅与视网

笔记栏

膜内界膜稍稍附着，并没有实质性的黏附。玻璃体后界膜指自玻璃体基底部开始向后玻璃体与视网膜内界膜相依处，视盘四周与内界膜黏附较紧。组织学上将玻璃体分为较致密的界膜和中央大部分由极细的原纤维构成的中央部分。界膜除锯齿缘外均为浓缩的玻璃体；锯齿缘为睫状体无色素上皮产生的纤维素样嗜伊红的条状或丝状物，病理情况下这些纤维素样物极易作支架提供给睫状体无色素上皮细胞迁移化生或炎症细胞附着。

玻璃体具有屈光和支撑视网膜的功能。玻璃体内无血管，靠房水和葡萄膜提供营养，代谢非常缓慢，不能再生，外伤或手术所造成的玻璃体缺失由房水取代。玻璃体内蛋白聚糖解聚或液化，形成玻璃内的飘浮物，出现临床上的“飞蚊症”，常见于近视患者和年长者。

第三节 视路、瞳孔反射径路与近反射

一、视 路

视路（visual pathway）包括六部分：视神经、视交叉、视束、外侧膝状体、视辐射、视皮质（或纹状区）（图 2-25）。

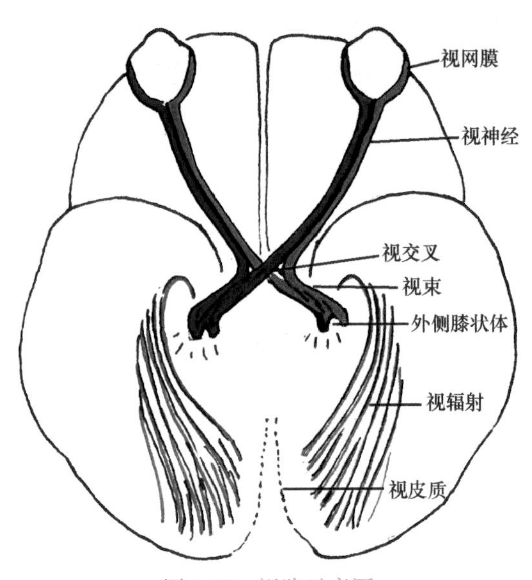

图 2-25 视路示意图

（一）视神经（optic nerve）

视神经分眼内段、眶内段、管内段、颅内段，视神经全长为 50mm，其中眼内段 0.7 ～ 1.0mm、眶内段 25 ～ 30mm、管内段 6mm、颅内段 10 ～ 16mm。

1. 眼内段 起自视盘，止于视神经出巩膜处。眼内直径为 1.5mm，止端巩膜出口处为 3mm。该处视神经为无髓神经纤维。

2. 眶内段 指巩膜后孔与视神经管的眶口这一段。视神经穿出巩膜后变为有髓神经纤维。入视神经管前视神经被眼外肌的起端包绕，其中上直肌、内直肌的起端与视神经距离最近，黏附在视神经鞘上。故球后视神经发生炎症如球后视神经炎时可波及眼外肌，眼球运动时发生疼痛。

3. 管内段 指视神经行于神经管内的部分，长 6 ～ 9mm。视神经的鼻侧为蝶窦或后筛窦，有时发育较好的蝶窦或后筛窦可扩展到蝶骨小翼或整个蝶骨，视神经完全被鼻旁窦包围。视神经与鼻旁窦间仅隔一层菲薄的骨板，如骨板吸收，视神经与神经鞘膜直接位于窦内。在视神经管内，软脑膜、蛛网膜和硬脑膜紧密包围视神经，最外的硬脑膜又出现分层，其外层同时构成视神经管的骨膜。视神经管内视神经与鼻旁窦间这种紧密相连的解剖关系，使得鼻旁窦的一些病变常诱发视神经病变的发生。

4. 颅内段 进入颅内到视交叉的这一段视神经。

视神经的组织学：视神经主要由神经纤维和神经胶质细胞构成，外围有神经鞘膜。神经纤维绝大多数为视网膜神经节细胞发出的轴突，另外还有少许瞳孔反射纤维和大脑到眼部的运动纤维。神经胶质主要是星形胶质细胞，少量的少突神经胶质细胞和小神经胶质细胞。神经鞘膜分为三层：硬脑膜、蛛网膜和软脑膜。硬脑膜由较致密的纤维组织束组成，内含纤维细胞和胶原纤维束；蛛网膜为一层菲薄的膜，中间为少量纤维束、内外衬有内皮细胞样的脑膜细胞，蛛网膜发出一些小梁状细丝

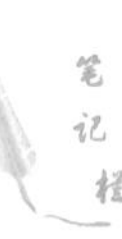
笔记栏

与软脑膜相连；软脑膜的结构相似于硬脑膜，其发出一些中隔进入视神经内，将其内的神经纤维分成许多纤维束；从横断面看软脑膜发出间隔将视神经隔成 800 ～ 1200 束。硬脑膜与蛛网膜间、蛛网膜与软脑膜间各存有一间隙，分别称为硬脑膜下间隙和蛛网膜下间隙，并分别与颅内硬脑膜下腔和软脑膜下腔相通。当颅内水肿，蛛网膜下腔液体增多时，易进入视神经蛛网膜下间隙，出现视盘水肿。

（二）视交叉

视交叉（optic chiasm）为双眼视神经后端相互连接处，呈膨大、扁平、近似长方形的外观，厚 3 ～ 5mm，横径约 12mm，前后径为 8mm，位于垂体窝的上面、脚间池的前面、蝶骨视交叉沟的上方。视交叉前方为大脑前动脉及前交通动脉，后方与第三脑室毗邻，两侧为颈内动脉。来自视网膜颞侧的神经纤维经视交叉的外侧缘达同侧视束，不发生交叉；视网膜鼻侧神经纤维发生交叉、过中线达对侧视束。鼻下象限纤维在视交叉前下方行进，于对侧视神经与视交叉处向前做前弓弯曲，形成交叉前膝，入对侧视束；鼻上象限的纤维进入视交叉后，起初向后行达同侧视束起始部，形成向后的弓形弯曲，为交叉后膝，再沿交叉后缘达对侧视束。临床上一侧视神经与视交叉连接处受损时不仅出现患眼全盲，还会发生对侧眼颞上象限视野缺失。黄斑区纤维一半交叉，一半不交叉。

（三）视束

视束（optic tract）为视路中视交叉后、行走于大脑白质内的源于视交叉分出的神经纤维束，长 40 ～ 50mm。视束的前段位于大脑下方表面；中段居回钩和大脑脚间；后段分布在海马裂的深层，下面为海马回。一侧视束损伤，将会出现患侧眼鼻侧偏盲，对侧眼颞侧偏盲。

（四）外侧膝状体

外侧膝状体（lateral geniculate body）位于视束的后端、大脑脚外侧、脑后结节下方。冠状切面：外侧膝状体呈倒立的心形。水平切面：前端为视束的终止处；外侧是内囊的豆状核后部；内侧是内侧膝状体；后方为海马回。来自于视束的神经纤维止于外侧膝状体的节细胞，与其树突发生联系，节细胞发出的神经轴突进入视辐射。

（五）视辐射

视辐射（optic radiation）为外侧膝状体到枕叶之间的视路部分。视路在外侧膝状体内已发生神经元的更换。视辐射中除了来自外侧膝状体的视纤维外，尚有从枕叶皮质到外侧膝状体、丘脑的纤维和动眼神经的纤维。

（六）视皮质

视皮质（visual cortex）区即纹状区，又称第 1 视区或布罗德曼（Brodmann）皮质 17 区，大部分位于大脑枕叶内侧距状沟上方和下方的皮质，由距状沟将其分为上、下两部分，另外小部分可伸展到枕叶外侧的半月状沟内。视觉冲动投射到第 1 视区，经整合后产生视觉，故纹状区为视觉的最高中枢。

一侧视束、外侧膝状体、视辐射、纹状区发生损伤时，临床上均出现对侧同向性偏盲；一侧视束、外侧膝状体损伤时，视野的保留区与缺损区呈直线分界，黄斑区中心视力也失去一半；如仅伤及一侧辐射及纹状区，黄斑区视力仍保留，视野的保留区与缺损区并非直线状的界线分明，称为黄斑回避。

二、瞳孔反射径路

强光照射一眼，不仅照射眼瞳孔缩小，对侧非照射眼瞳孔也缩小，此现象称为瞳孔对光反射。光照射眼的瞳孔缩小称为直接对光反射；非照射眼的瞳孔缩小为间接对光反射。光反射的感受器也分布在视网膜的杆体和锥体中。瞳孔反射纤维源自神经节细胞发出的部分轴突，进入视神经内，一部分在视交叉内进入对侧视束，大部分不交叉进入同侧视束。瞳孔反射纤维发生交叉，故切断一侧视束时，瞳孔的直接对光反射和间接对光反射均不消失。在进入外侧膝状体前对光反射纤维离开视束，经四叠体上丘臂进入中脑顶盖前区，交换神经元后，新发出的纤维一部分与同侧缩瞳核（埃丁格 - 韦斯特法尔核，E-W 核）联系，另一部分交叉到对侧 E-W 核。两侧 E-W 核发出的神经纤维随动眼神经进入眼眶，止于睫状神经节，节内交换神经元后发出的纤维随睫状短神经入眼球并分布于瞳孔括约肌。

三、近　反　射

注视近物时，除瞳孔变小外，同时发生双眼球内聚的辐辏和晶状体的调节作用。反射的传入纤维沿视路到达视皮质，视皮质发出的纤维经枕叶 - 中脑束到 E-W 核，再沿动眼神经，经巩膜表面或

笔记栏

巩膜导管内的副神经节内交换神经元后，发出的纤维分布于瞳孔括约肌、睫状肌和内直肌。

第四节　眼眶与眼外肌

一、眼　　眶

眼眶（orbit）位于头颅正面正中线两侧、两个近似对称的四边锥形骨性腔窝，由上颌骨、腭骨、额骨、蝶骨、颧骨、筛骨和泪骨组成（图 2-26）。眶口呈四方形，眶尖指向后内侧，内有圆形的视神经管通向颅中窝。眼眶内为脂肪充填，内有眼外肌及筋膜，一些血管和神经经过眼眶达相应部位。

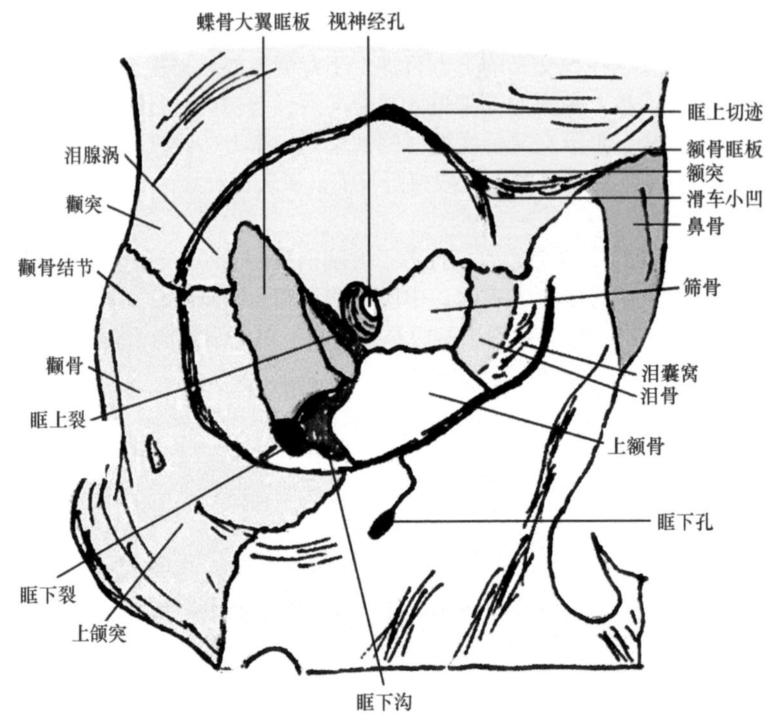

图 2-26　眼眶正面观

（一）骨性眼眶的构成

眼眶含有四壁：眶内侧壁、眶外侧壁、眼眶顶壁和眶底，四壁的衔接处并非锐利的角度，而是呈分界不确切的圆形边界；两侧眼眶的内侧壁近似两个平行面，但外壁间呈 90° 角。眼眶最宽处为眶缘后 1.5cm 处。眼眶轴的方向并非正前，而是从后向前、向外和稍向下。

1. 眼眶顶壁　由额骨的三角形眶板和蝶骨小翼组成，呈三角形、面朝下，其上有泪腺窝、滑车小凹。泪腺窝为眶顶前外方一均匀的凹陷，为泪腺所在处。滑车小凹位于眶内上角、离眶缘 4mm 处的一小凹陷或切迹，为上斜肌反折的附着处。眶顶上方为颅腔、额窦。

2. 眶内侧壁　与正中平面近似平行，为由前向后的一长方形面，由上颌骨额突、泪骨、筛骨纸板、蝶骨体组成，筛骨纸板所占区域最大。内壁的前部能见到由上颌骨额突和泪骨组成的泪囊窝。泪囊窝前界为前嵴，后界为后嵴，上方界线欠清，下方与骨性鼻泪管相连，外界为泪骨钩，后者为泪后嵴到泪前嵴间的圆形弯曲。眶内壁为眼眶四壁中最薄之处，0.2 ～ 0.4mm，又称为“纸样板”。纸板及上半部泪囊窝的内侧毗邻筛窦，泪囊窝的下半部内侧为中鼻道，内壁后部内侧面为蝶窦。

3. 眶底　面向上近似三角形，由上颌骨眶面、颧骨眶面和腭骨的眶突组成。其下为上颌窦，两者的骨板为 0.5 ～ 1.0mm。

4. 眶外侧壁　呈基底向前的三角形，为眶壁中最厚的部分，由蝶骨大翼的眶面和颧骨眶面组成。其外侧前部为颞窝，外侧后部是颅中窝和大脑颞叶。

（二）眼眶上的裂隙、孔及窝

组成眼眶的各骨间形成一些间隙或通道，与临床关系密切。

1. 眶上裂（superior orbital fissure）　为位于眶顶与眶外壁间、蝶骨大翼与蝶骨小翼间的裂口，长约 22mm，为眼眶和颅中窝间最大的通道。有第Ⅲ、Ⅳ、Ⅴ对脑神经的第一支和第Ⅵ对脑神经通过。

笔记栏

2. 眶下裂（inferior orbital fissure）　眶底与眶外侧壁之间，始于视神经孔外下方、近眶上裂内端处，向前、向外扩展，长约 20mm，前端止于眶下缘约 20mm 处。有三叉神经（第Ⅴ对脑神经）第二支、颧神经、蝶腭神经节的眶支、眼下静脉至翼丛的吻合支经过。

3. 视神经孔或视神经管（optic foramen or canal）　自颅中窝达眶尖，是由蝶骨小翼两根形成的管状结构，长 4 ～ 9mm，宽 4 ～ 6mm，前方开口呈卵圆形，视神经及眼动脉由颅中窝通过神经管达眶尖入眶。

4. 眶上孔（supraorbital foramen）　为眶上缘内 1/3 与外 2/3 交界处上的一小孔，眶上神经和眶上动脉经过眶上孔。

5. 泪腺窝（fossa for lacrimal gland）　眼眶外上角的一浅窝，泪腺位于该处。

6. 滑车凹（trochlear fovea）　眶上壁前内侧，上斜肌的肌腱附着处。

7. 泪囊窝（fossa for lacrimal sac）　眶内壁前部的一卵圆形窝，由泪骨和上颌骨的泪沟构成，为泪腺所在的位置。前缘称泪前嵴（anterior lacrimal crest），后缘为一纵嵴，称为泪后嵴（posterior lacrimal crest）；前、后泪嵴为泪囊手术的重要标志。

（三）眶隔与脂肪

1. 眶骨膜　硬脑膜在视神经孔处分为两层：内层包绕视神经，为视神经的硬脑膜；外层向眶骨内表面延伸，附在眶壁上，成为眶骨膜。

2. 眶隔　眼眶前面为眶隔封闭，眶隔起自眶缘的眶骨膜与颅骨膜相延续增厚的部分，即缘弓，为向眶中央扩展与睑板相连续的一层纤维膜组织，位于眼轮匝肌深面，一面与眶缘的骨膜连续，另一面与睑板相衔接。眶隔厚度不一，外侧部分较内侧、上方较下方厚及坚硬。眶隔为一层可活动的纤维组织，参与眼睑的运动。

3. 眶脂肪　眶内较多脂肪组织充填于眼眶内，支撑及润滑眼球。

二、眼　外　肌

1. 总腱环　指眶尖部四条直肌起始处所形成的漏斗状、环样结构，即 Zinn 总腱环。环内因上、下方两条肌腱样物增厚，称为上腱带和下腱带。上腱带附着在蝶骨体上，为整个上直肌和部分内、外直肌的起始处。下腱带附着在视神经孔与眶上裂之间的蝶骨小翼下根处，为整条下直肌和部分内、外直肌的起始处（图 2-27）。

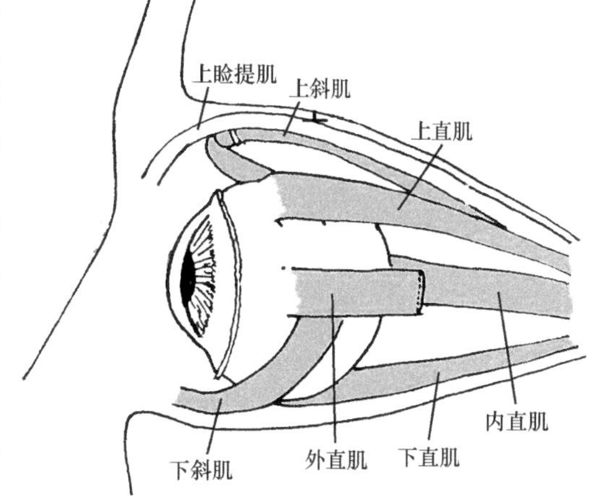

图 2-27　眼外肌示意图

2. 内直肌　起始于视神经孔内下方的上、下腱带和视神经鞘。沿眶内壁前行，附着于距鼻侧角膜缘 5.5mm 的巩膜中。为眼外肌中最大的一条肌肉，其作用为单纯地使眼球内转。拮抗肌为外直肌。

3. 外直肌　始于眶尖总腱环，沿眼眶外壁前行，附着于距颞侧角膜缘 6.9mm 的巩膜处。其作用为单纯地使眼球外转。拮抗肌为内直肌。

4. 上直肌　在视神经外上方处起始于眶尖的总腱环（Zinn 纤维环）的上部和视神经鞘，起始处位于上睑提肌下方、内外直肌之间，沿上睑提肌下方向前向外，与视轴呈 25° 角前行，止于距角膜上缘 7.7mm 处的巩膜上。其主要作用为使眼球上转，兼有使眼球内收、内旋的功能，并协助上睑提肌使睑裂开大。

5. 下直肌　始于视神经孔下方的总腱环下缘的下腱带中部。向前并稍向外、与视轴呈 25° 角沿眶底前行，附着于距下方角膜缘 6.5mm 的巩膜处。此肌收缩的主要作用为使眼球下转，兼有内收和外旋的作用，为直肌中最短的一条肌肉。

6. 上斜肌　始于视神经孔的内上方，于眶顶与眶内侧壁间前行达滑车处反折，向后向外转，与视轴呈 55° 扇形附着于眼球赤道后、外上象限的巩膜上。其主要作用是使眼球下转，兼有外展和内旋的作用，为最细长的一条眼外肌。

7. 下斜肌　始于眶前方眶下缘稍后、鼻泪管上端开口的外侧和上颌骨眶面的小凹陷处，向后向外、与视轴呈 50°，于下直肌和眶底之间走行，在外直肌下以非常短的肌腱附着眼球后外下象限的巩膜处，其后端距视神经鼻侧约5mm。其主要作用为使眼球上转，兼有外展和外旋的作用。

8. 上睑提肌 始于神经孔前上方的蝶骨下翼下，于眶顶与上直肌间向前行，眶隔之后约10mm处呈膜样扇形散开达全眶宽度，附着于：①穿过眼轮匝肌达上睑沟及其下方的皮肤；②少数纤维附着于睑板前面及下部；③上穹窿结膜。其功能为开上睑。拮抗肌为眼轮匝肌。

9. Müller 肌 始于上穹窿结膜后的上睑提肌下方，起始处宽15～20mm，逐渐增宽，附着在上睑板上缘，其作用为开睑。

第五节 眼部血管与神经

一、眼部的血管分布

眼部的血管供应绝大部分属于颈内动脉的分支，如眼动脉、眶下动脉分支和脑膜中动脉的眶支，其中眼动脉为最主要的动脉。颈外动脉的面部血管仅供应部分眼睑和泪囊。眼球的血管来自两个体系：视网膜血管和葡萄膜血管。视网膜血管为视网膜中央动静脉。葡萄膜的血管有睫状后长短动脉、涡静脉和睫状前动静脉（图2-28～图2-30）。

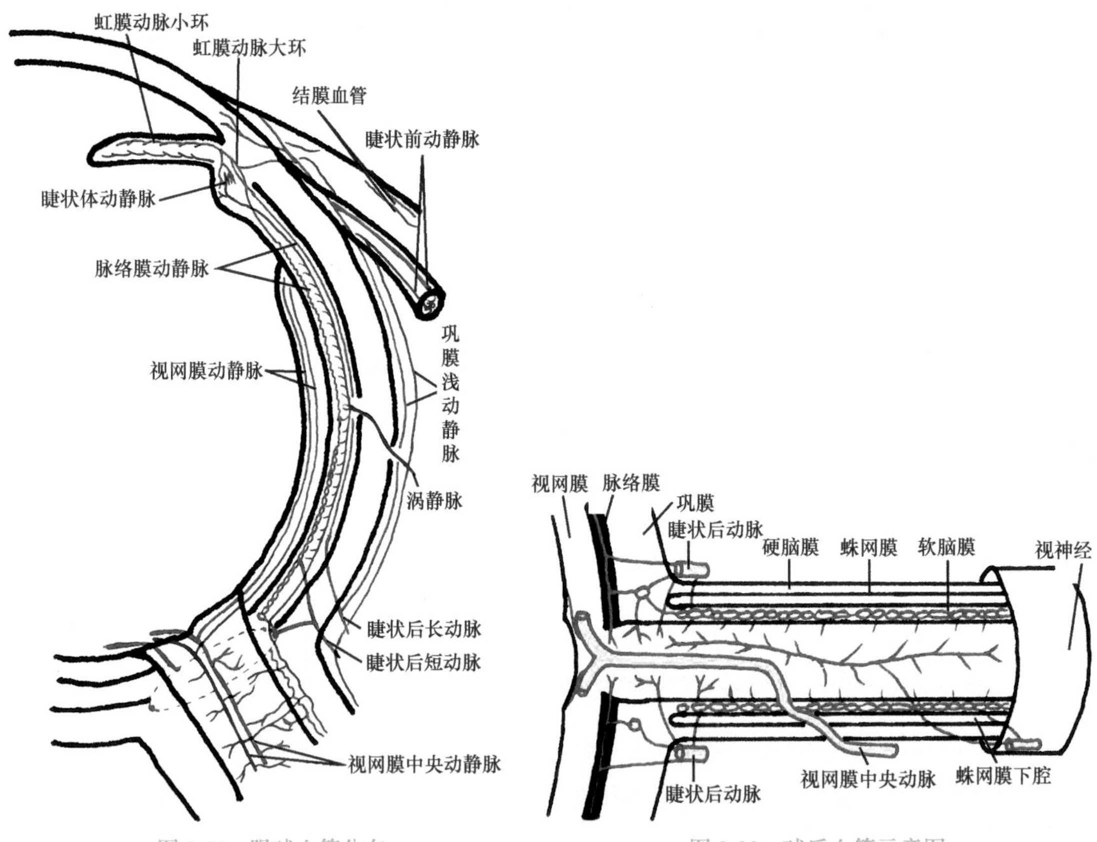

图2-28 眼球血管分布

图2-29 球后血管示意图

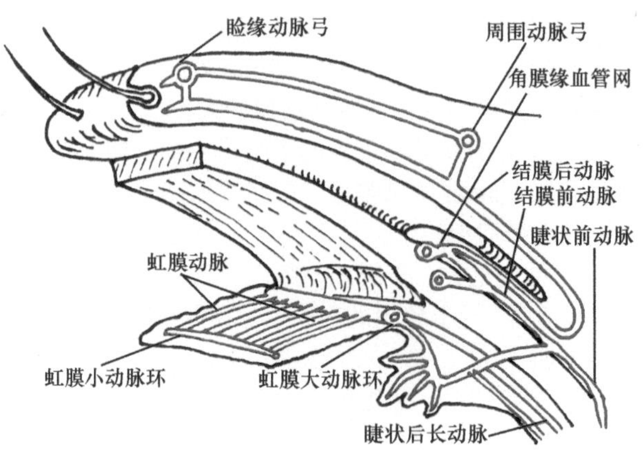

图2-30 眼睑及眼前段血管分布示意图

笔记栏

（一）动脉系统

1. 眼动脉

（1）泪腺动脉：为眼动脉分出的第一支血管，从颞侧绕过视神经至其上方，在眼眶外上方上直肌和外直肌间前行，向泪腺、上直肌和外直肌分出一些分支，再穿过眶隔至眼睑分出上、下睑外侧动脉。泪腺动脉与相邻皮肤处的其他血管和脑膜中动脉有吻合支存在。泪腺动脉主要供应泪腺、上直肌、外直肌和眼睑。

（2）视网膜中央动脉（central retinal artery）：为眼动脉在视神经管口处发出的分支。视网膜中央动脉在视盘处分出两条分支动脉：视盘上动脉和视盘下动脉，视盘上、下动脉各又分出 3 支分支：鼻支、颞支和黄斑支，分别称为鼻上支、鼻下支、颞上支、颞下支、黄斑上支和黄斑下支。视网膜动脉为终末动脉，从视盘发出后血管由粗变细、走行在视网膜神经纤维层，发出的毛细血管网分布在视网膜内颗粒层以内的内 5 层视网膜，供应其营养。视网膜外丛状层以外的结构由脉络膜血管系统供应营养。

（3）肌动脉：起自眼动脉，为眼动脉发出的 1 ～ 2 支主干或多个分支，达各眼外肌，供应眼外肌的血液。

（4）睫状前动脉（anterior ciliary artery）：供应上、下、内、外四条直肌的肌动脉于前端穿出肌腱，形成 7 ～ 8 支睫状前动脉，距角膜缘 3 ～ 4mm 的位置穿过巩膜入眼内，于邻近虹膜根部的睫状体内与睫状后长动脉的分支相吻合，组成虹膜大动脉环负责虹膜和睫状体的血液供应。另外，睫状前动脉也向球结膜发出分支，后者称为结膜前动脉，供应角膜缘部结膜的血液，并发出分支与结膜后动脉相吻合。

（5）睫状后动脉（posterior ciliary artery）：眼动脉发出 1 ～ 2 个主干，达眼球后方视神经四周分出 20 多个细小支穿入眼球，为睫状后短动脉，进入脉络膜；上述分支中鼻侧、颞侧还各发一支睫状后长动脉，在视神经两侧略较睫状后短动脉偏前的位置斜穿过巩膜，沿巩膜与脉络膜间的脉络膜上腔前行达脉络膜前部，与睫状前动脉吻合形成虹膜大动脉环，分布于睫状体和虹膜，并发出部分返支达脉络膜前部。

（6）筛后动脉：与筛后神经伴行的细小动脉，经筛后孔离开眼眶达鼻腔后上部及筛窦后小房。

（7）筛前动脉：与筛前神经伴行，经筛前孔达颅前窝，行于筛板与硬脑膜之间，达鼻腔前上部、额窦、筛窦前小房和中小房。

（8）眶上动脉：眼动脉行自视神经上方时发出的一较粗的分支，靠近上睑提肌及上直肌内侧前行，再转到上睑提肌上方与眶上神经一起经眶上孔或眶上切迹出眶，分布于额部、顶部头皮和上睑处。

（9）睑内侧动脉：眼动脉在滑车下方发出的分支，分上、下两支，分别经睑内侧韧带上、下方进入上、下眼睑，走行在眼轮匝肌与睑板间，并与睑外侧动脉吻合，分布于上下眼睑、泪阜和泪囊。

2. 眶下动脉 上颌动脉发出后经眶下裂进入眼眶，走行于眶下沟、眶下管，从眶下口出眶，分支分布于下直肌、下斜肌、泪囊和下睑。

3. 脑膜中动脉 在颅内发出眶支从眶上裂入眶，与泪腺动脉吻合。

详细眼部动脉分布见图 2-31。

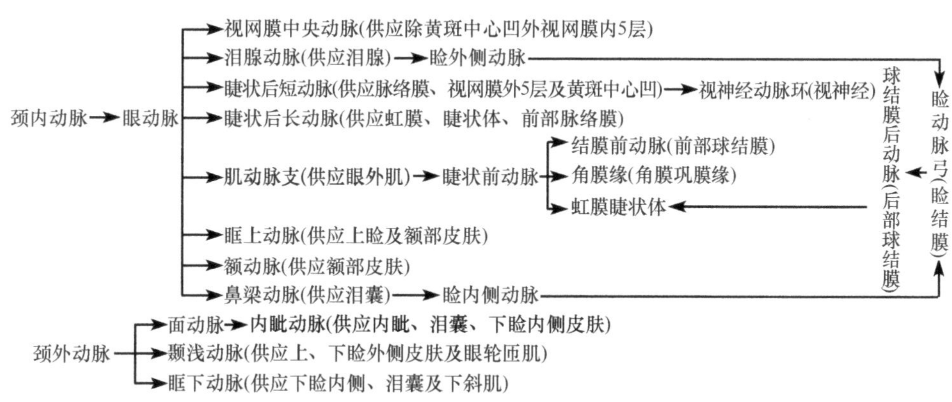

图 2-31 眼部血管分布图

笔记栏

（二）眼部静脉回流

眶内的静脉血经过三个回流方向进入血液循环：向后，经眶上裂至海绵窦，为主要的回流方向；向后下，眶下裂至颞下窝内的翼静脉丛；向前与内眦静脉及面静脉相连。眼球的静脉回流系统为：

1. 视网膜中央静脉（central retinal vein，CRV） 与视网膜中央动脉伴行，收集视网膜内5层的血液，经眼上静脉（superior ophthalmic vein）或直接回流至海绵窦（cavernous sinus）。

2. 涡静脉（vortex vein） 大的有4～6条，上下各二，分别在上、下直肌两侧眼球赤道后方穿出巩膜。收集眼球部分虹膜、睫状体和全部脉络膜的血液，经眼上静脉、眼下静脉回流至海绵窦。

3. 睫状前静脉（anterior ciliary vein） 收集虹膜、睫状体及巩膜的血液。上半部静脉经眼上静脉，下半部静脉经眼下静脉入海绵窦。眼下静脉经眶下裂与翼静脉丛（pterygoid venous plexus）相吻合。

二、眼部的神经分布

眼部的神经主要来自第Ⅴ对脑神经（三叉神经）的眼神经、睫状神经节第Ⅲ对脑神经（动眼神经）、第Ⅵ对脑神经（展神经）和第Ⅳ对脑神经（滑车神经）。

（一）三叉神经

三叉神经由感觉根和运动根组成，两根均始于脑桥外侧面的中部，前行达颞骨岩上缘处被软脑膜及蛛网膜包绕，在岩上窦小脑幕的附着缘下方穿过硬脑膜，呈丛状入半月神经节，被硬脑膜包绕。半月神经节为三叉神经节的感觉神经节，其外侧为脑膜中动脉，内侧是海绵窦、颈内动脉、滑车神经和展神经，上面为海马回钩和颞叶，下面有岩浅大小神经、三叉神经的运动根，后者支配咀嚼的6块肌肉，与半月神经节没有联系。半月神经节依次发出三叉神经的三个分支：眼神经、上颌神经和下颌神经。眼神经由半月神经节发出后进入海绵窦，分为三个分支：泪腺神经、额神经和鼻睫神经通过眶上裂入眶。

（1）泪腺神经：沿外直肌上缘到泪腺，入泪腺前先发出一吻合支到颧神经，再发出一些细支进入泪腺，穿过泪腺和眶隔达结膜和皮肤，支配泪腺、结膜及皮肤。

（2）额神经：眶顶中央分为滑车上神经和眶上神经，前者的分支分布于前额下部正中线附近的皮肤、上睑和结膜；后者分布于前额和头顶的皮肤、上睑及结膜。

（3）鼻睫神经：入眶后，经眼眶、眶颅管、颅前窝再分布到鼻腔及面部，其间鼻睫神经分为以下分支：睫状神经节长根、睫状长神经、筛后神经和滑车下神经。睫状长神经为感觉神经，鼻睫神经在经过视神经上方时发出此神经，向前与睫状短神经吻合穿过巩膜，前行于巩膜与脉络膜间，分布于巩膜、睫状体、虹膜、角膜及角膜缘部的结膜。滑车下神经的分支分布于内眦四周的结膜及皮肤、鼻根、泪囊、泪小管和泪阜。

（二）睫状神经节

睫状神经节（ciliary ganglion）位于眼眶后部、外直肌和视神经之间，距视神经孔约10mm，为略呈针头大小、红色的四边形小体。睫状神经节的前缘发出睫状短神经，与睫状长神经吻合，发出分支到视神经、眼动脉，于视神经四周穿入巩膜。睫状神经节的后缘有三根：

1. 长根 鼻睫神经入眶时发出的一细长神经，为感觉根。

2. 短根 支配下斜肌的神经分支，为运动根，其纤维达瞳孔括约肌和睫状肌。

3. 交感根 发自于颈内动脉周围的交感神经丛，其中含有血管收缩的纤维支配眼球的血管，尚可有瞳孔开大肌的交感纤维。

（三）动眼神经

动眼神经的起始处为10～15支小根，这些小根大部分来自大脑脚内侧的动眼神经沟，靠近外侧小部分来自大脑脚腹侧；从起始处出来后小根即合成神经干在颅后窝由软脑膜包围，在脚间池内于大脑后动脉和小脑上动脉之间向前向下前行，在鞍背突稍后到神经穿硬脑膜之间由蛛网膜包绕。穿过硬脑膜达海绵窦内近外侧壁分布，外下方与滑车神经和三叉神经第一、二支毗邻，展神经和窦内的颈内动脉在动眼神经的内下方，并接受来自三叉神经第一支和颈内动脉周围的交感神经吻合支，进入眶上裂前分为上支和下支，下支较上支大，分支处滑车神经从动眼神经上方横过。动眼神经的上、下两支从总腱环内、外直肌两头之间经过眶上裂入眶，上支向内从视神经上方越过，在上直肌中、后1/3交界处下面进入上直肌和上睑提肌；下支分支分别进入内直肌、下直肌和下斜肌，到下斜肌的分支又发出一粗短的分支达睫状神经节，支配瞳孔括约肌和睫状肌。除外直肌、上斜肌外，其

笔记栏

他眼外肌均由动眼神经支配，故动眼神经损伤后将会出现患侧上睑下垂，眼球向下外侧固定不能转动、轻度外突，瞳孔扩大，对光反射消失，患者出现复视及视近物模糊。

（四）滑车神经

滑车神经支配上斜肌。滑车神经于小脑幕游离缘和附着缘间穿过硬脑膜进入海绵窦内，分布在外侧壁，其内下方有展神经和颈内动脉，外下方为三叉神经第一、二支，内上方为动眼神经。滑车神经从眶上裂宽部的上缘入眶，沿眶骨膜下方、上睑提肌及上直肌的上方向前向内走行，呈扇形分出 3 ～ 4 支分布在上斜肌中。滑车神经损伤后患眼向内下注视时，患眼运动受限出现复视，下楼梯时症状明显。

（五）展神经

展神经支配外直肌。展神经起始处为 7 ～ 8 支小根构成的束状，源于脑桥下缘和锥体隆起间，小根需经过一段距离才汇聚成神经干，部分小根甚至要到硬脑膜处方可入神经干，受软脑膜包绕。展神经干在枕骨与脑桥间向上向外前行，于枕骨斜坡穿出硬脑膜，行于硬脑膜下，向前在岩下窦的下方入海绵窦，从总腱环内通过眶上裂入眶，达外直肌。展神经受到损伤时，会出现眼球外转运动障碍、内斜与复视。

眼部神经分布详见表 2-1。

表 2-1　眼部神经分布简表

部位			神经
眼睑	上睑	内侧皮肤	滑车上神经、眶上神经
		中间皮肤	眶上神经
		外侧皮肤	泪腺神经、眶上神经
	下睑	内侧皮肤	眶下神经、滑车下神经
		中间皮肤	眶下神经
		外侧皮肤	眶下神经、颧颞神经、颧面神经
	眼轮匝肌	上部	面神经颞支
		下部	面神经颧支
	提上睑肌		动眼神经
	上、下睑板和 Müller 肌		交感神经
泪器	泪腺		泪腺神经（传导其感觉）、交感神经和副交感神经（调节泪液分泌活动）
	泪囊		滑车下神经
	鼻泪管	上部	滑车下神经
		下部	上牙槽神经
结膜	上睑结膜	外侧部的大部分	眶上神经睑支
		外侧部的小部分	睑外侧神经（泪腺神经末支）
		内侧部	滑车下神经睑支
		泪阜、结膜半月襞	滑车下神经睑支
	下睑结膜		眶下神经睑支
	球结膜		睫状长神经、睫状短神经
	穹窿结膜		分布于睑、球结膜的神经分支共同支配
眼外肌	外直肌		展神经
	上斜肌		滑车神经
	上、下、内直肌和下斜肌		动眼神经
虹膜、睫状体血管平滑肌和瞳孔开大肌			鼻睫神经、睫状长神经（交感神经纤维）
瞳孔括约肌、睫状肌			动眼神经（副交感神经纤维）
脉络膜血管平滑肌			睫状短神经（交感神经纤维）
角膜、巩膜前部、虹膜、睫状体			睫状长神经、鼻睫神经（传导其感觉）
巩膜后部、脉络膜			睫状短神经（传导其感觉）

笔记栏

【思考题】

1. 试述眼表上皮结构特点、眼球壁与眼球内容物。
2. 简述视网膜的结构及功能。
3. 眼内组织 - 血屏障有哪些？试述其组织学结构及功能。
4. 眼前段的血液供应有哪些？
5. 房水循环途径有哪些？

（李永平）

笔记栏

第三章　眼的胚胎发育

【学习要点】

1. 掌握人胚眼、晶状体与视网膜的发育。
2. 熟悉眼表上皮、玻璃体的发育。
3. 了解眼睑、眼眶、眼肌的发育。

人或动物的生命是从一个细胞，即受精卵开始的，从这种意义上来说人体的发育就是受精卵发育的过程，这个过程是无数次一连串的细胞分裂增加细胞数量和在增加细胞数量的同时进行着不断的、一级比一级更高的细胞分化的结果。所有的子代细胞都继承了母细胞的全部基因，每个细胞都保持了发育为个体的全部遗传信息，即细胞的全能性。然而在卵裂后期及更迟的阶段分离出来的胚胎细胞却不能独立发育成完整的个体，说明随着胚胎发育的进展，增殖后的细胞逐步出现了差异，有的基因仍继续表达，有的基因关闭消失或沉默下来，细胞发育的全能性受到了限制，这些被允许表达的基因，就代表了细胞决定。机体的发育并非通过简单的细胞分裂增殖来堆积，细胞的增殖使胚胎的细胞数量增加，细胞的决定与分化则使增殖后的细胞发生质的改变，从而使细胞群体出现差异，导致了各种组织和器官的发生。为了使各种组织细胞排列规则、有序，数量与功能相一致，发育过程中细胞凋亡为不可缺少的步骤，后者清除了发育过程中过多增殖无序的细胞，故整个胚胎发育过程实际上就是细胞逐级决定与有序定向分化的过程，这个过程伴随细胞凋亡的产生。

眼作为一个视觉器官，具有特殊的视觉功能，具有多个胚层的组织，即属于脑组织一部分的视网膜及视神经源于神经外胚层、眼表上皮及晶状体发生于表面外胚层、来源于神经嵴的中外胚层（mesectoderm）产生了眼球壁的纤维层及血管层等。一个器官内体现了明显不同的蛋白质表达，其差异很大，与其独特、精细、复杂、多样的视觉功能相一致。如要对这些差异有所了解，就要掌握眼发生的胚胎过程。

第一节　胚眼的形成

人胚第3周，位于神经管前端的神经褶在未闭合时，前脑泡两侧出现一对视沟（optic sulcus），在视神经管闭合的过程中，视沟向外膨出一对小泡，称视泡（optic vesicle）。第4周时，原始视泡继续向上扩大，与表面外胚层的距离越来越近，最后组成视泡的神经外胚层（neural ectoderm），与其上的表面外胚层相接触，这一接触诱导和启动了整个眼部的多个组织发育，视泡与表面外胚层的接触对整个眼组织的发育起了非常重要或关键的作用，表现在以下几个方面。

（1）视泡的套入形成视杯，后者形成视网膜等结构；视杯外层诱发毛细血管进入，环绕色素上皮分布，触发了眼球壁葡萄膜的形成。

（2）表面外胚层中央上皮形成的晶状体泡，随视杯的内陷，入视杯内开始发育（图3-1）。

（3）晶状体泡的内陷全面触发了视泡前段中外胚层，即外胚间充质（ectomesenchyme）细胞分裂、增殖、向中央迁移和重新布局分化，进入晶状体泡与表面外胚层间，诱发包括角膜、巩膜在内的眼球纤维壁由前向后开始发育。

（4）视泡前的表面外胚层中央内陷、两侧向前突起，启动了眼前面眼表结构的发育。故视泡与表面外胚层的接触为胚眼形成的原始动力。

什么是胚眼呢？人胚胎第4周，视泡与其前方的表面外胚层细胞接触，受表面外胚层细胞的诱导渐渐向内凹陷形成双层壁的视杯（optic cup）。视杯内、外两层之间的腔隙变窄，两层间为潜在性缝隙，最后消失。临床上发生的视网膜脱离即在此处发生，为视网膜内9层与视网膜色素上皮之间的分离。视杯外层形成视网膜色素上皮层；视杯前缘向晶状体泡前方伸展，成为视网膜的睫状体部与虹膜部，即视网膜盲部。睫状体部内层分化为无色素上皮，外层分化为色素上皮；而虹膜部内层则分化为色素上皮，外层的色素上皮则分化形成虹膜的平滑肌，即瞳孔括约肌和瞳孔开大肌。视杯内层的大部分发育为视网膜视部，通称视网膜。视泡变大时，视泡后端即连接视泡与脑之间部分变

笔记栏

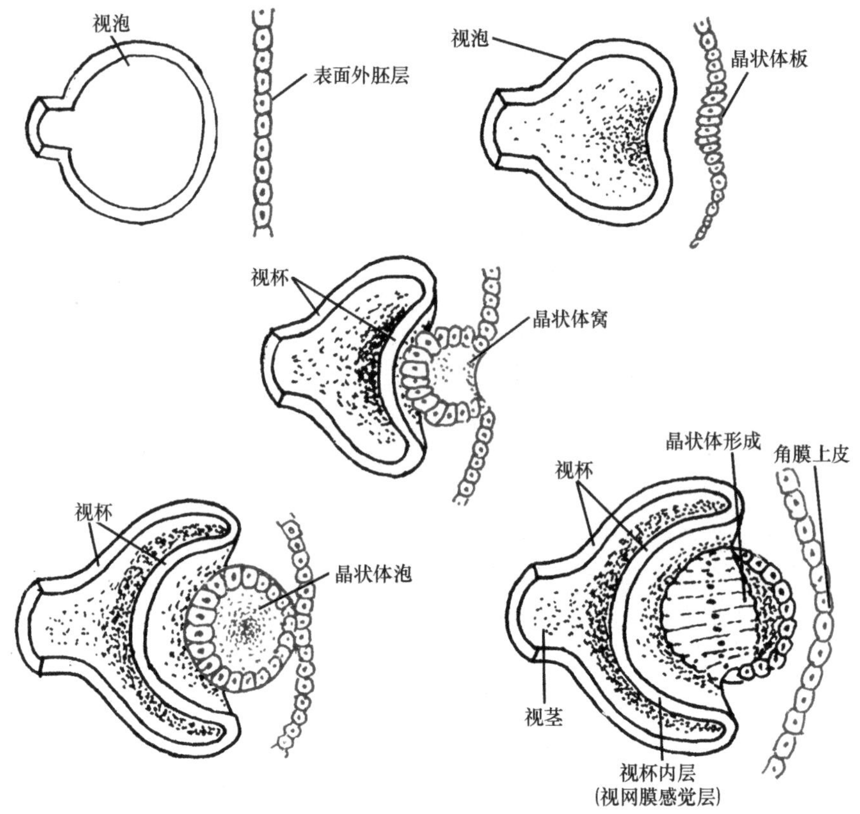

图 3-1　视杯及晶状体的形成

窄，其狭窄部分为视柄（optic stalk）。当视泡内陷成视杯时，视柄腹面也相应内陷形成一条纵行裂隙，称脉络膜裂（choroid fissure），也称为视裂（optic fissure）或胚裂（fetal fissure），玻璃体动脉（hyaloid artery）及邻近的间充质细胞经此裂进入视杯（图 3-2，图 3-3）。视泡各部生长速度不等，当视泡远端和下方停止生长时，其他部分如视杯边缘仍快速生长包围晶状体上方及两侧，逐渐凹陷形成胚裂。第 8 ～ 9 周时胚裂闭合。视柄内以后随着胶质细胞的长入及视网膜神经节细胞发出神经纤维的定向迁入，成为视神经。

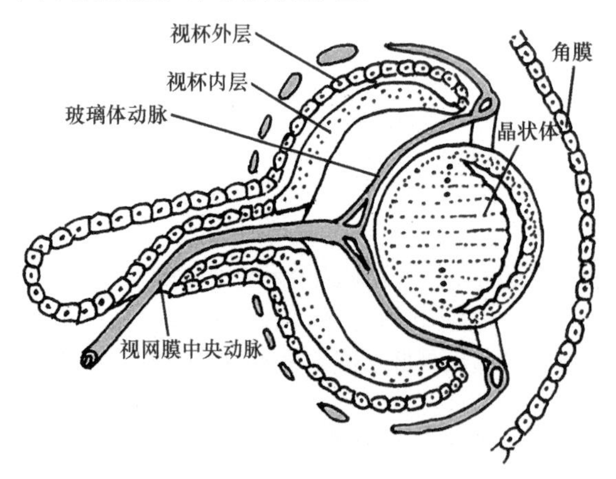

图 3-2　人胚眼 7 周示意图

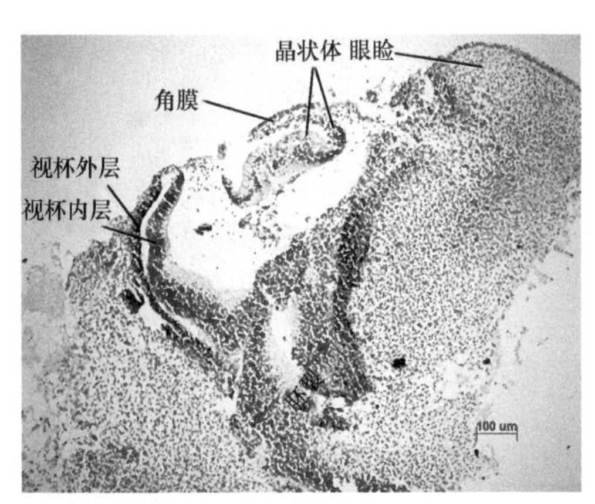

图 3-3　人胚眼 7 周胚裂尚未闭合

视泡内陷的同时，一方面与视泡接触的表面外胚层局部增厚形成了晶状体板，晶状体板内陷成晶状体泡，后者随视泡内陷坠入视杯内发育成晶状体。另一方面，视杯外围源于中胚层或中外胚层的血管侵入环绕视杯外分布，发育成眼球葡萄膜；视杯前端外围源自神经嵴的细胞及间充质细胞聚积，分化成睫状肌、小梁网、角膜内皮、巩膜等。同时，表面外胚层重新布局，并伴随着邻近的中外胚层及随血管而来的间充质细胞的迁移、运动，眼睑褶突开始形成，相应的表面外胚层发育为包括角膜、结膜上皮在内的眼表上皮。胚裂闭合时，眼部各组织已具雏形，称为胚眼（图 3-4）。

笔记栏

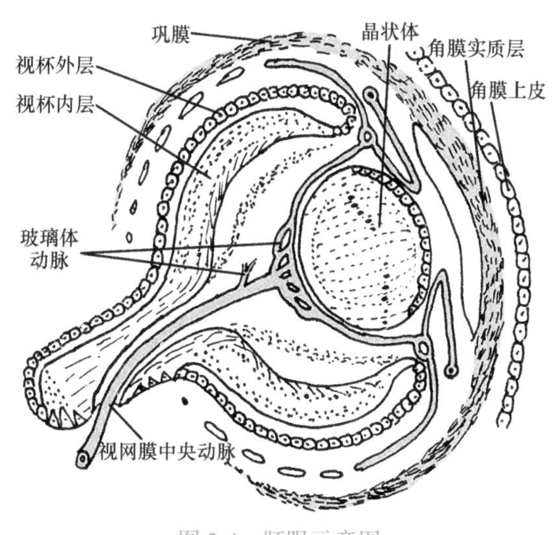

图 3-4　胚眼示意图

第二节　眼睑和眼表结构的发育

视泡与表面外胚层接触时，接触处表面外胚层受原始动力的驱使，伴随着视杯形成、晶状体泡内陷入视杯中，原视泡前面一定范围的表面外胚层也不同程度内陷。视泡前方两侧的体表外胚层由视泡周围伸入的中外胚层诱导，略向前突起形成一环形皱褶，皱褶外表面仍为一层外胚层覆盖，产生表皮及皮肤附件的原基；内为中外胚层组织，产生皮下组织、睑板结缔组织和肌纤维的原基，但睑板腺为表面外胚层起源。事实上，伴随眼表面外胚层向前或向外形成突起的皱褶，原中央区或皱褶内的眼表面外胚层向内凹入，分化出角膜和球结膜上皮的始基，进一步分化成角膜上皮和球结膜上皮，并形成一囊状腔隙即结膜囊（图 3-5）。杯状细胞出现的时间为出生后。

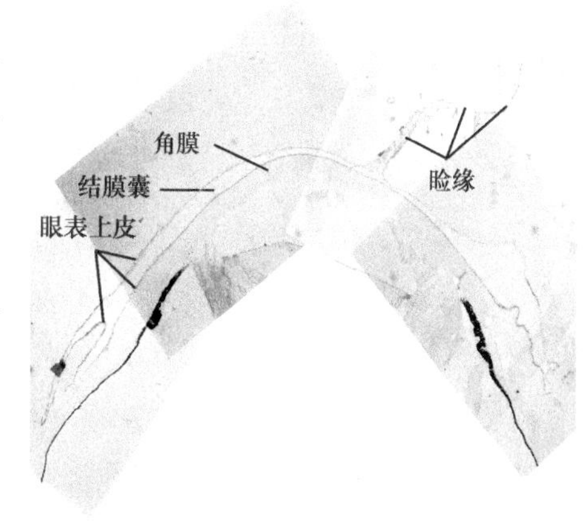

图 3-5　眼表结构示意图

眼睑形成最初，眼睑褶环绕眼球，所以眼睑为环形，之后向中央生长，在角膜中央水平线上彼此相连，形成上、下睑和内外眦。当胚胎 3 个月时（31mm），上、下睑缘彼此相接触，内外两端开始粘连；胚长 35mm 时已完全粘在一起。直到胎儿第 5 个月末，上、下睑缘又开始从鼻侧分开，到第 6 个月完全分开。

胚胎 32mm 时出现半月皱襞；58mm 时形成泪阜；胚胎第 9 周在睑缘部即有毛囊发育，以后分化为睫毛；毛囊襞分化出 Moll 腺和 Zeis 腺；胎儿 73mm 时，睑板腺形成，其周围中外胚层组织变为致密，形成纤维性睑板。泪腺的发育：泪腺起源于 6 ～ 8 个结膜囊颞侧上皮分离出来的萌芽，7 ～ 8 周时出现，3 ～ 4 岁时发育完成。故泪腺上皮与 Moll 腺和 Zeis 腺一样均起源于表面外胚层。

由此可见，组成眼表结构的角膜、球结膜及附着在眼睑内面的睑结膜上皮和相应的腺体，如泪腺、睑板腺和 Zeis 腺等均来自表面外胚层，起源于眼的表面外胚层祖细胞，拥有一共同祖先——眼表上皮干细胞，后者指产生和分化形成眼表上皮，包括结膜、角膜上皮和泪腺、睑板腺、Zeis 腺等的祖细胞，表达 P63。从发育和起源学的角度，有必要将眼表结构看成一个整体。如外来各种原因或疾病导致眼表上皮干细胞障碍，引起眼表结构的完整性受到破坏或泪膜发生质和（或）量的改变，将会出现一系列的病理变化，临床上出现干眼等症状，统称为眼表疾病。

第三节　眼球的发育

一、眼球壁的发育

（一）眼球壁纤维膜的发育

包括角膜、巩膜在内的眼球壁为眼球成形的关键。眼球壁纤维膜的发育始于晶状体泡与表面外

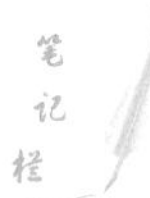

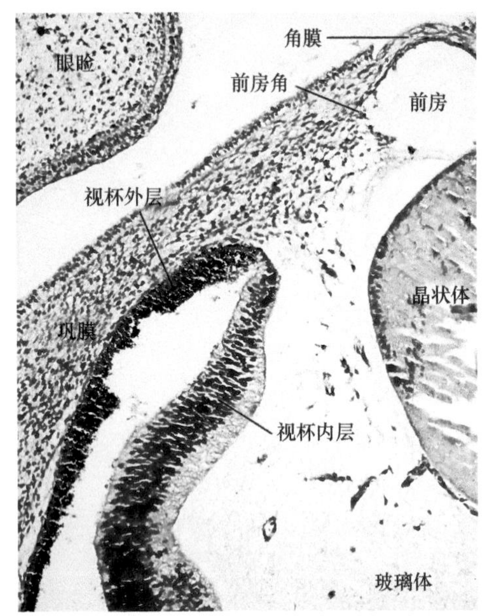

图 3-6　人胚第 12 周胚眼

胚层的分离。晶状体泡脱离表面外胚层坠入视杯中，这一过程全面触发了视杯外前段两侧中外胚层起源及伴随血管侵入的间充质细胞分裂、增殖、分化和重新布局：迅速长入晶状体泡和表面外胚层间，形成一薄层组织，为角膜实质的原基，该薄层组织向后环绕视杯延伸形成巩膜，故眼球纤维膜的发育是由前向后开始的（图 3-6）。

1. 角膜的发育　始于晶状体泡脱离表面外胚层时，晶状体前面的眼表面外胚层受晶状体泡的诱导，细胞增殖、分化和重新布局形成角膜上皮的原基，此时仍为一层细胞。人胚第 7 ～ 8 周（30mm），角膜上皮分为前、后两层，前层为一层扁平梭形细胞，深层为一层矮柱状或立方形细胞，有一段时间角膜上皮维持两层不变，直到第 5 个月后期，原两层间再出现一层多角形细胞。出生时角膜上皮已达四层；生后 4 ～ 5 个月才有第 5 层或第 6 层上皮细胞。

（1）前弹力层的发育：胚胎第 4 ～ 5 个月，在角膜上皮与实质层间，即上皮下能见到一层菲薄的半透明、低密度的均质物，为前弹力层，该结构并非角膜上皮细胞产生的，而是浅层实质细胞受角膜上皮影响而分泌的一些细纤维物质。

（2）实质层的发育：视泡内陷形成视杯的同时，邻近表面外胚层与视泡内陷间的中外胚层起源的外胚间充质细胞伸入表面外胚层与晶状体及视杯前缘间。起初这些细胞表现为星状、稀疏，间有低密度的透明区。第 3 个月时，角膜上皮下与内皮细胞间已能见到细胞束存在。外胚间充质细胞增殖分化的同时，产生特定的胶原纤维和其他基质物，星状细胞逐渐分化、细胞数减少、形态和排列也趋向规则，核变小，其细胞长轴与眼表面平行，最后发育为成熟的长梭形角膜实质细胞。

（3）后弹力层的发育：为内皮细胞分泌产生的细胞基底膜样物，初为一线状物，随着厚度的增加，胚胎第 4 个月外观上已清晰显出。电镜下后弹力层分为两层，浅层为胚胎期形成，深层从出生后到老都在不断增厚，其变化为一非常缓慢的过程。

（4）角膜内皮的发育：源自分布在视杯前缘外侧、神经嵴起源的细胞，向角膜后表面的迁移分化，与小梁网内皮细胞起源相同。第 7 ～ 8 个月形态接近成人。出生后角膜内皮难以再生，病变所致角膜内皮小范围的缺损常通过邻近角膜内皮细胞变形、体积变大进行填补，大范围的内皮缺损不能修复将发生角膜水肿和大泡性角膜病变。

2. 巩膜的发育　胚胎第 7 ～ 8 周视杯前缘的外侧出现致密的梭形细胞束，该细胞束逐渐增大并向后延伸，第 9 周这层纤维膜已达眼后的大部分区域，呈一环状包绕视杯，视杯前缘处贴得较紧，向后逐渐远离视杯，视杯后留有较宽的低密度区，该区域为视杯内的结构及葡萄膜发育提供了充足的空间。第 12 周后极部仍有部分巩膜缺乏。第 13 ～ 14 周时大部分巩膜已形成，内除巩膜纤维细胞外，还有较多纤维束。巩膜与葡萄膜间留有一间隙供睫状血管及神经伸入。

3. 角膜缘与小梁网的发育　胚胎第 2 个月的后期，随着角膜的发育，角膜缘的雏形已出现，此时一束排列较为紧密的梭形细胞束紧靠视杯前端外侧分布，随着角膜、前段巩膜形成，其与视杯间的这些细胞分别形成睫状肌与前房角，较早时的前房角为一些排列较密的细胞（图 3-7），并由此衍生角膜内皮细胞。第 17 ～ 18 周已能见到三角形的结构。第 19 周呈现小梁间隔带、网眼，施莱姆管结构清晰（图 3-8）。

（二）眼球葡萄膜的发育

1. 虹膜的发育

（1）虹膜上皮的发育：胚胎第 8 ～ 10 周，前房角位置为一堆梭形细胞，已有血管条索及外胚间充质细胞伸入晶状体前面，部分血管沿两侧伸入晶状体后，少许达玻璃体腔，此时视杯前缘神经上皮与色素上皮连接处为单层细胞，并没有真正意义上的虹膜存在。胚胎第 12 周视杯前缘色素上皮过渡到无色素上皮，转弯处及内层前段单层细胞均有色素颗粒，色素上皮细胞体积较大、为无色素上皮细胞的 5 ～ 7 倍。传统的经典观点认为虹膜的色素上皮后层来源于睫状体上皮的无色素上皮，色素上皮前层来源于睫状体的色素上皮，事实上并非如此。发育初时，视杯前缘向前行，先形成睫状

笔记栏

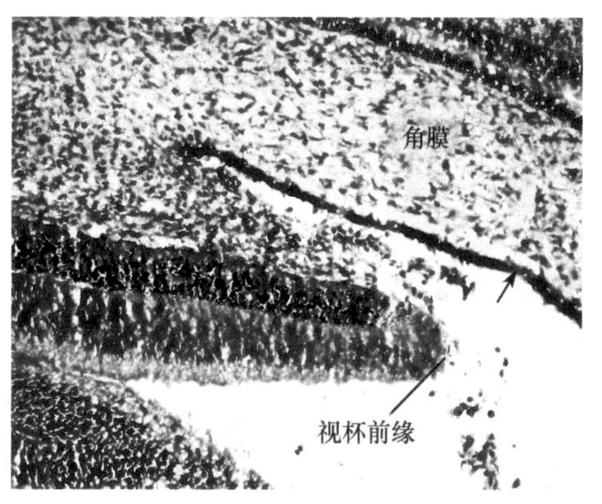

图 3-7　人胚第 8 周眼前段，角膜内皮（↑）（HE，100×）

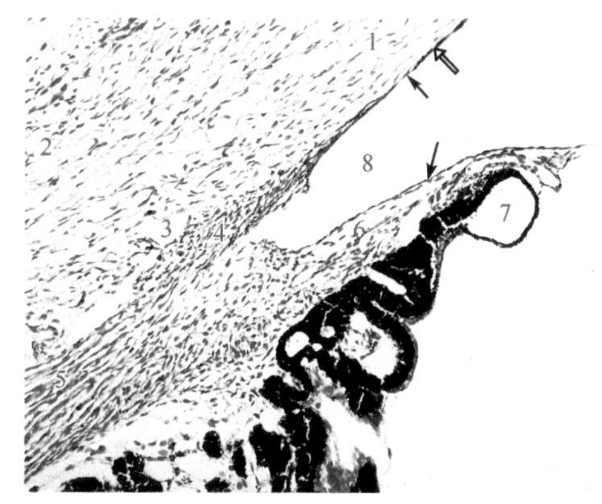

图 3-8　人胚第 19 周前房角（vimentin，200×）
1. 角膜；2. 巩膜；3. 施莱姆管；4. 小梁网；5. 睫状肌；6. 虹膜；7. 边缘窦；8. 前房；虹膜内皮层（单箭头）；角膜内皮（双实心箭头）

体的色素上皮和非色素上皮，进一步发展，随着睫状体结构中睫状突的发育产生，睫状体前缘紧贴晶状体前表面向前移动，呈一囊袋或泡样向前移行（图 3-8），即边缘窦，前缘均为色素上皮细胞。移行的尖端双层上皮均为色素上皮，前缘的前层色素上皮形成虹膜色素上皮的前层，前缘的后层色素上皮细胞形成虹膜色素上皮的后层，睫状体的无色素上皮并没有参与虹膜色素上皮的构成。确切地说，视杯前缘具有色素颗粒的细胞前行形成了虹膜的色素上皮细胞的两层结构，并非无色素上皮重新产生色素形成虹膜色素上皮的后层细胞。

（2）虹膜基质及肌肉的发育：由紧贴视杯前缘存在的一些外胚间充质细胞和随血管长入的间充质细胞发育而来，外胚间充质细胞分化成色素细胞；间充质细胞产生纤维细胞。至于虹膜表面的内皮细胞层是否真正存在仍有一定的争议，但在胚胎发育过程中确实见到这层结构与角膜内皮细胞有一定的联系，一些病理状态下也能见到角膜内皮细胞及后弹力层向后延伸达虹膜表面，为神经嵴起源。瞳孔括约肌和瞳孔开大肌源自虹膜前层色素上皮，第 3 个月末瞳孔侧出现瞳孔括约肌。第 6 个月末出现瞳孔开大肌。胚胎第 3 个月时，间充质细胞随虹膜血管进入瞳孔区，在瞳孔区形成一层纤维血管膜，为瞳孔膜，后者在第 6 个月时开始退化，第 8 个月完全消失。如果消失得不完全，则为瞳孔膜残留。

2. 睫状体（ciliary body）的发育　尽管视杯出现较早，视杯前缘早期变化较明显，但视杯的发育并不代表睫状体发育的开始。睫状体的发育应是在胚胎第 11 ～ 12 周，此时结构上已能见到芽状的小突起（图 3-9）。

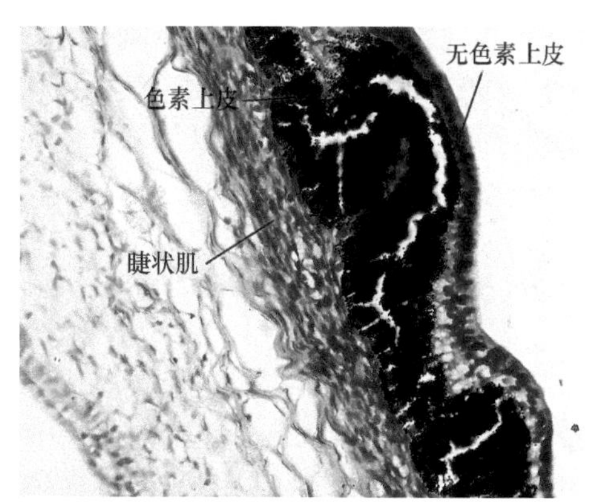

图 3-9　人胚第 12 周睫状体（HE，200×）

（1）睫状体上皮：发育早于虹膜，始于胚胎视网膜雏形的建立，即胚胎第 11 ～ 12 周。第 6 个月的胎儿无色素上皮细胞间顶部出现紧密连接，表明血 - 房水屏障发育。

（2）睫状肌的发育：睫状肌为视杯前部外侧的神经嵴细胞分化而来，细胞体积变大、变成梭形，胞质越来越丰富，发展成睫状肌，并与小梁网和角膜内皮有共同的发育联系或祖先。睫状肌的发育与瞳孔括约肌和瞳孔开大肌不同，后两者起源于视杯而来的神经外胚层。早在胚胎第 12 周，相当于睫状肌的分布区，梭形细胞核内已表达平滑肌蛋白（SMA），但细胞质内并没有 SMA 的表达，第 13 ～ 14 周结构上已清晰显示睫状肌梭形细胞束的存在，最先分化出外侧纵行肌，胚胎第 15 周的眼球中已能清晰见到睫状肌的结构，明显表达 SMA。胚胎第 4 个月在顺子午线切片上已显示出成体睫状体呈底向前、尖朝后的三角形。胚胎第 6 个月，锯齿缘与睫状肌前边处于一个水平面上，第 8 个月锯齿缘接近睫状肌的中部，成人锯齿缘位于睫状肌后端的后面。

3. 脉络膜的发育　视杯形成后，疏松的网状区环绕视杯，内有一些毛细血管和梭形、星状、具有细胞突起的细胞分布，血管内有一些有核的红细胞。胚胎第 10 周，毛细血管紧贴色素上皮分布，切片上为一串珠状毛细血管腔，这些毛细血管为视杯结构提供了发育所需的营养，也是葡萄膜的始

笔记栏

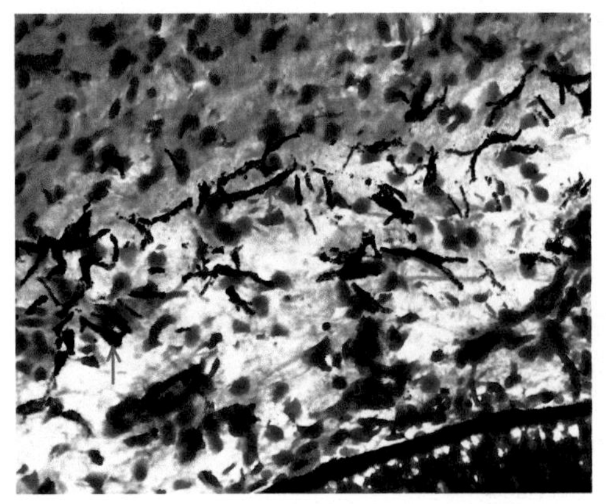

图 3-10 人胚第 28 周脉络膜色素细胞（↑）（HE，200×）

基。胚胎第 4 ～ 5 个月，除色素上皮外的毛细血管外，尚能见到一些管腔较大的血管，紧贴巩膜深层开始出现色素细胞。起初色素细胞少，其内黑色素颗粒数量也少，色素为一些淡棕黄色、类似脂褐素，以后才逐渐增多（图 3-10），但即便出生后脉络膜完全呈现类似成人的黑色素细胞并不多，细胞排列也不紧密，说明了出生后才是黑色素细胞发育成熟的重要时期。

（三）视网膜发育

人胚第 4 周时，原始视泡与其上的表面外胚层接触后即启动视杯的形成，向下套入形成外观形似一杯形的双层结构。基于视杯分化成视网膜、睫状体、虹膜的色素上皮及瞳孔括约肌和开大肌等，从这种意义上来说，视杯是产生视网膜的重要结构，没有视杯形成，也就不可能有视网膜存在，但视杯仍不能说是视网膜的雏形。

1. 视网膜色素上皮的发育 视网膜色素上皮源于视杯外层，第 4 周时视杯外层色素上皮层为假复层上皮，胞质内尚无明显的色素颗粒，第 5 周时胞质内出现色素颗粒。胚胎第 7 ～ 8 周外层色素上皮前后厚度基本一致，仍为假复层。胚胎第 9 ～ 10 周视杯外层由厚变薄，色素上皮由视杯前缘假复层约 4 层细胞逐渐向后过渡到单层细胞。胚胎第 11 ～ 12 周视杯外层色素上皮在形成锯齿缘稍前处出现一褶突，由此为界，向前形成睫状体及虹膜，向后形成视网膜。此褶突标记视网膜雏形的正式开始，褶突后的色素上皮均为单层色素上皮细胞，称为视网膜色素上皮。早期视网膜色素上皮细胞向四周伸出一些不规则的细小突起，逐渐发育成相邻的细胞间突起相互嵌合，并与视网膜内的神经上皮联系，胚胎第 9 个月视网膜色素上皮细胞伸出的突起包绕视锥、视杆细胞的外节，少部分达内节。

2. 视网膜神经上皮的发育 胚胎第 6 ～ 8 周，源自室管膜上皮的视杯内层一些区域能见到两层细胞，外层为原始的神经母细胞层，此层细胞排列致密、核深染；内层细胞排列较疏松，间有网眼及细胞突起。胚胎第 10 ～ 11 周，全层视网膜均为外层神经母细胞层，早期的内层细胞大部分消失，因此这些细胞不能视为视网膜神经节细胞发育的开始。

（1）内界膜的发育：内界膜为胶质细胞突起末端相互连接与细胞外基质一起构成的线状结构，发育时间视胶质细胞而定。内界膜出现时间与视网膜星状胶质细胞发生同步，最早为胚胎第 13 周，第 25 周随着 Müller 胶质细胞内侧突起附着其上，内界膜较为成熟。内界膜实为由星状胶质细胞和 Müller 胶质细胞的内侧突起终止处的连接与其表面的细胞外基质物构成。

（2）神经节细胞层：胚胎第 12 周，伴随着视杯外层色素上皮褶突出现，其后视网膜细胞增多，并出现分层。

1）外层神经母细胞层：核垂直排列，短梭形、长椭圆形，染色较深，核排列拥挤，似未分化的细胞，间有少许圆形分化的细胞核。

2）内层分化的细胞：核染色淡，更均质，平行色素上皮细胞（或内界膜）方向横行排列，呈圆形、卵圆形，细胞体积增大、胞质丰富，细胞排列疏松。赤道区后可分为三层：内为无细胞层、中间为分化细胞层、外为神经母细胞层。经免疫组织化学鉴定，部分分化细胞的核已表达神经节细胞标志物——神经元核抗原（neuronal nuclei，NeuN），说明神经节细胞已开始分化。胚胎第 15 周时神经节层较多细胞表达 Neuronal nuclei，主要为核阳性。

（3）神经纤维层：随着神经节细胞的出现，节细胞与内界膜间出现一些网眼式的神经纤维层，但并非真正意义上的神经纤维层，一些为星状胶质细胞的突起，神经纤维免疫组织化学染色确定神经纤维层最早始于胚胎第 18 ～ 19 周，此时少量的节细胞胞质出现了阳性的神经纤维，随着发育的进行，神经纤维逐渐增多。

（4）内丛状层的发育：取决于神经节细胞树突发育，也受制于内颗粒层双极细胞、无长突细胞的发育。尽管内丛状层远比外丛状层发育早，但确定准确时间似乎较外丛状层困难，理由如下：

1）视杯出现时，内层首先出现室管膜细胞，即外层神经母细胞层和深部的无细胞丛状层，此结构易与内丛状层相混，无细胞丛状层消失的时间也影响内丛状层的判断。

2）胚胎第 11 周视杯内层由前缘向后，内层无细胞区由明显逐渐变薄，相当于赤道区变为不明显，

笔记栏

全层视网膜均为外层神经母细胞层，第12周时丛状层的变化相反，前部邻近锯齿缘处无丛状层，向后丛状层增厚，能见到外层神经母细胞和分化的细胞。免疫组织化学突触蛋白染色胚胎第12周节细胞、内丛状层及神经母细胞层的内侧缘部分细胞阳性表达。故第12周很可能是内丛状层发育的开始。

（5）外丛状层的发育：尽管神经母细胞层出现分化细胞的分层趋势时间较早，但外丛状层的出现应在第24～26周，此时，已见到内、外颗粒层的雏形。后极部视网膜神经母细胞层同时向外侧巩膜侧和内侧缘分化迁移，两者间出现一条不完全的带状略呈网状的结构，此时外丛状层尚为雏形，仍处于初期，尚未完全成形或发育成熟，其一是内、外颗粒层尚未完全分开，其二是外丛状层仍为非连续的状态，内部仍有较多细胞核存在。免疫组织化学突触蛋白染色，第25周视网膜周边部出现外丛状层细胞以外的神经母细胞为阳性反应，后极部已出现不完全外丛状层，呈现一条清晰的阳性带状区，证明为外丛状层（图3-11）。成熟的外丛状层应是在胚胎第27～28周。

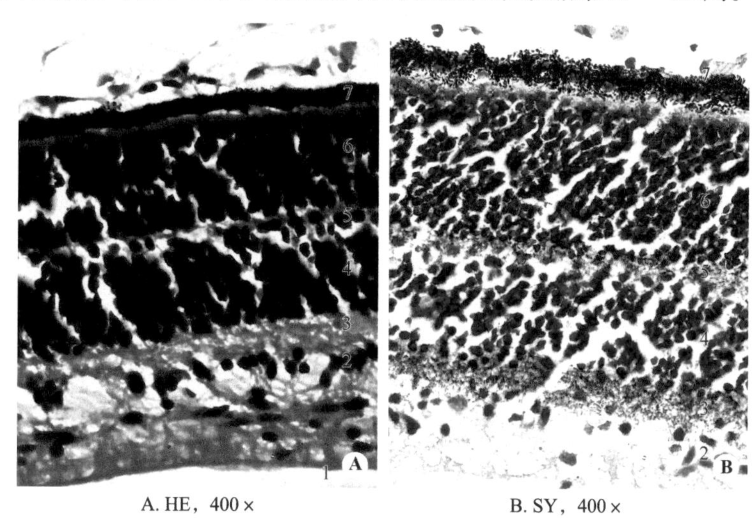

A. HE，400×　　B. SY，400×

图3-11　人胚第25周视网膜组织

1. 内界膜；2. 神经节细胞层；3. 内丛状层；4. 内颗粒层；5. 外丛状层；6. 外颗粒层；7. 色素上皮层

（6）外界膜：第28周出现完整的外界膜。

（7）杆锥体层：用Opsin免疫组织化学染色，外颗粒层以外的杆锥体层最早表达Opsin的时间为胚胎第24～25周。

黄斑区发育较晚，从第7～8个月开始分化，至出生后6个月才发育完成。

3. 胶质细胞发育

（1）星状胶质细胞：胶质纤维酸性蛋白（GFAP）为星状胶质细胞最具有特征性的标志物，但在视网膜发育过程中的早期，即视杯阶段，视杯内层所有细胞均表达GFAP，不仅视网膜，眼球壁其他已出现的结构和眼眶内出现的各种组织起源的细胞均呈阳性反应。胚胎抗原表达具有多面性，这阶段GFAP不能作为胶质细胞分化的标志物。此时，无真正意义上的胶质细胞存在。GFAP铺平片免疫组织化学染色最早发现胶质细胞为胚胎第13周时，胶质细胞仅出现在视盘旁的视网膜内层。第15周视网膜已清晰见到内界膜、内丛状层、节细胞层、神经纤维层，但绝大部分区域GFAP染色呈阴性反应。第19周切片见视神经和视盘周围出现较多GFAP阳性的胶质细胞，后极部部分区域也有星状胶质细胞。第25周阳性细胞位于后极部大部分区域神经纤维层和节细胞层、一些毛细血管壁周围。故星状胶质细胞的发育由后到前，源于视柄内的祖细胞，即视神经，并非视网膜祖细胞（图3-12）。

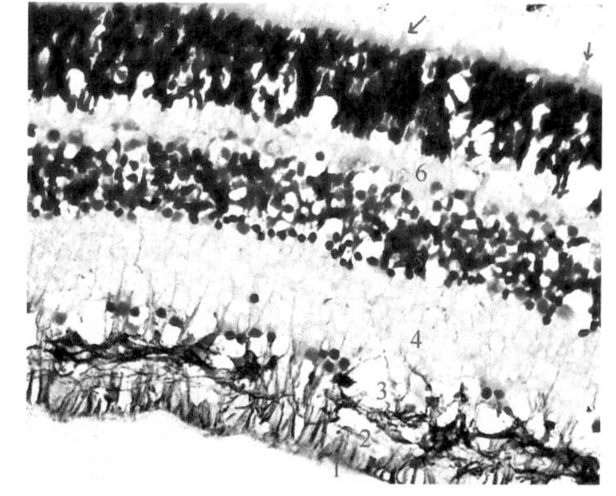

图3-12　人胚第25周视网膜组织（GFAP，400×）

1. 内界膜；2. 神经纤维层；3. 神经节细胞层；4. 内丛状层；5. 内颗粒层；6. 外丛状层；7. 外颗粒层；杆锥体外段出现（箭头）

（2）Müller胶质细胞：波形蛋白（vimentin）为视网膜Müller胶质细胞较具有特征性的标志物。胚胎第15周

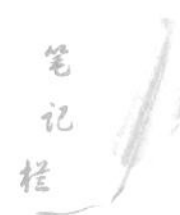

视杯内层神经母细胞层中间部分细胞质中波形蛋白呈弱阳性表达，第25周时（图3-13）视网膜神经节细胞层、内丛状层及内颗粒层有许多呈丝状的阳性表达，近似平行地垂直于内界膜排列，个别丝状物到达外颗粒层。第28周时，长丝状、杆状的阳性突起由内界膜直达外界膜，贯穿视网膜大部分区域，内界膜附着处呈锥形，外界膜也呈阳性反应。Müller胶质细胞尽管开始发育时间出现较早，但到第28周才完全成熟。胚胎发育至第6～7个月时，为视网膜发育的一个重要阶段，不仅Müller胶质细胞经历了大规模的迅速生长、迁移和成熟，完整构建视网膜支架。同时，视细胞分化出内、外颗粒层，外界膜和杆锥体层也在这段时间发育成熟。Müller胶质细胞是否发育成熟将直接影响视网膜内、外颗粒层及杆锥体层分化，故Müller胶质细胞在光感受器细胞发育分化成熟过程中可能起了很重要的作用。

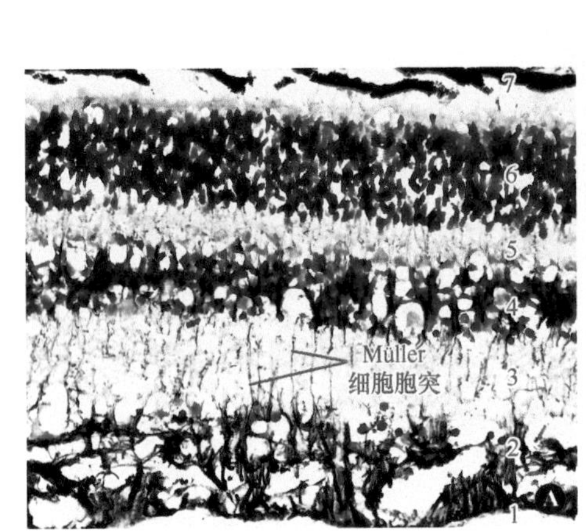

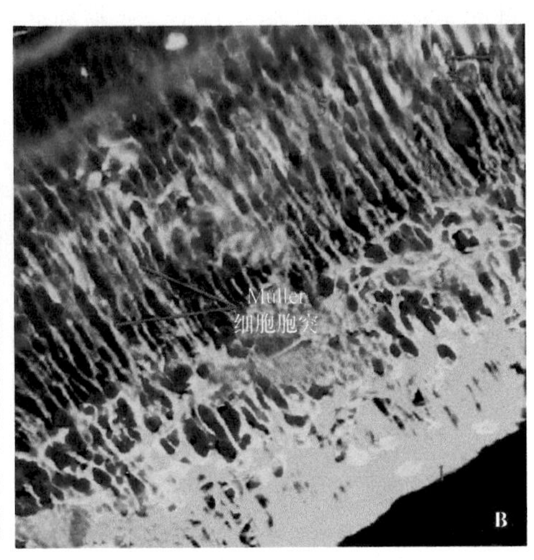

图3-13　人胚第25周视网膜组织（vimentin，400×）

1. 内界膜；2. 神经节细胞层；3. 内丛状层；4. 内颗粒层；5. 外丛状层；6. 外颗粒层；7. 色素上皮层

尽管原始的室管膜细胞开始转变为具有分化成视网膜上述各种细胞潜能的视网膜祖细胞或干细胞，而不是小脑神经元或其他组织干细胞的时间并不是十分清楚，机制也了解甚少，但起源于视网膜祖细胞的视网膜各种细胞的发生遵循严格的时空顺序：最早为神经节细胞和水平细胞，其次为无长突细胞，再后为视杆细胞、双极细胞、视锥细胞，Müller胶质细胞出现最晚。神经母细胞在空间上沿着“由中央到周边”或“由后向前”和“由内侧到外侧”的发育途径继续分化成新的功能细胞，但神经母细胞层分化出神经节细胞后，其分化并非由内侧到外侧发展，而是内外侧同时进行内、外颗粒层的发育与分化，内、外颗粒层完全分离后出现外丛状层。各种细胞的出现并非单一的事件，相互间互相诱导和影响，像瀑布一样呈阶梯式进行，发生时间部分又相互重叠，即便是同时起步，成熟的时间也不完全相同，故视网膜组织内各细胞发育的时空顺序分界并非绝对清晰。

（四）视神经的发育

视神经为视网膜神经节细胞发出的轴突向眼球后极延伸、聚积到视柄内而成。原视柄内外层细胞增殖、迁移和凋亡，发育成视柄内的胶质细胞，构成了视神经的支架，最早的胶质细胞于胚胎第13周出现，第18周时已能清晰见到视柄内胶质细胞环绕的网眼。神经纤维的出现最早在胚胎第18～19周（图3-14）。第5个月时，远端开始出现髓鞘，向眼球方向延伸，止于巩膜筛板区，出生后3个月发育成熟。视神经的髓鞘则是由脑部沿视神经向眼侧生长，一般出生时即止于视盘之后。视神经逐渐向中枢神经系统方向生长，在垂体前形成视交叉。

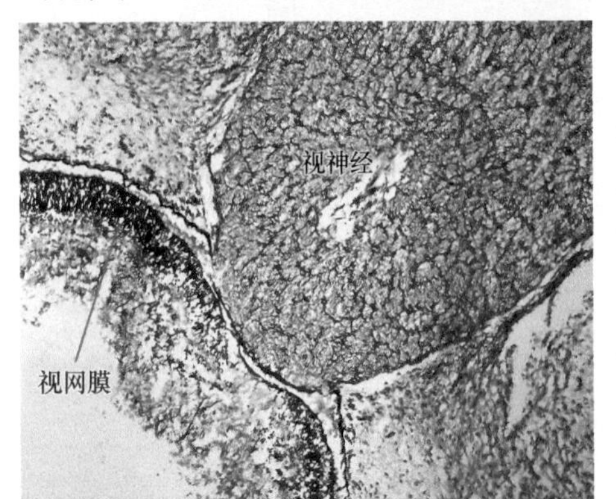

图3-14　人胚第19周视神经（HE，40×）

二、眼球内容物的发育

（一）晶状体的发育

当视泡与表面外胚层接触时，其表面的体表外胚层受视泡的诱导，两胚层接触处的体表外胚层细胞迅速分化、形成矮柱形的细胞，厚度也增加，但增加的厚度并不是细

笔记栏

胞增生引起的细胞层次的增加，而是细胞分化其形态发生了变化，由椭圆形变成了柱状，为其高度改变所致。增厚的眼表面外胚层为晶状体板，后者是晶状体形成的原基。同时接触处以外的眼表面外胚层细胞均发生迅速的分裂、增生，并向中央即晶状体板迁移，细胞在接近晶状体板之前形态并没有发生明显分化的改变，达晶状体板区才发生分化，为晶状体板和后面形成晶状体泡的细胞来源。晶状体板中心部分向下陷，形成晶状体窝。伴随着晶状体窝的下陷，晶状体窝进一步扩大，其边缘收缩形成一蒂与表面外胚层相连的泡状结构，称晶状体泡，在第 4 周末或第 5 周初该泡与表面外胚层脱离，并随视泡的凹陷而进入视杯。所以组成晶状体窝和晶状体泡的细胞来自表面外胚层（图 3-15～图 3-17）。

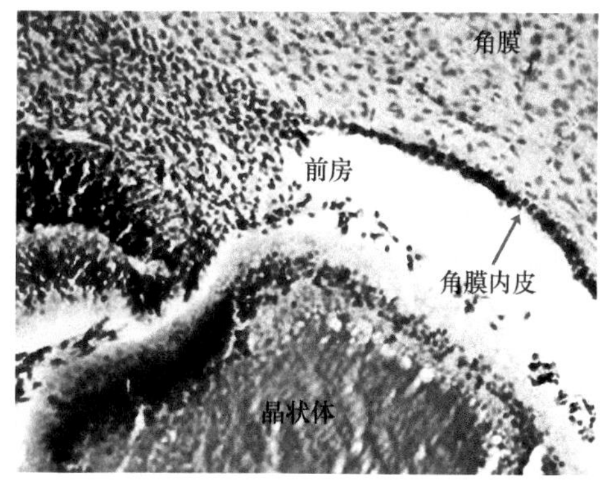

图 3-15　人胚第 11 周眼前段（HE，100×）

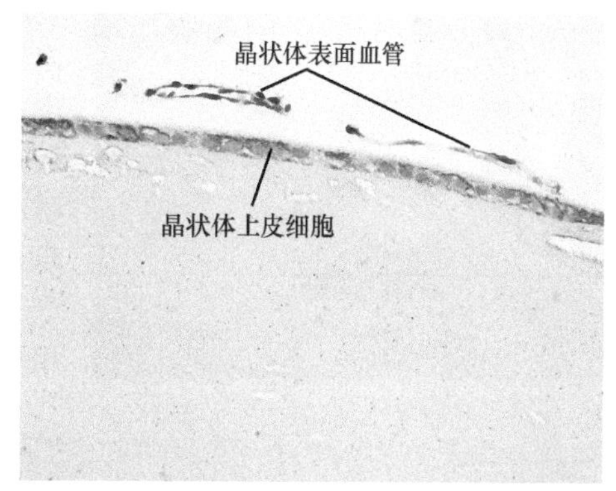

图 3-16　人胚第 19 周晶状体（vimentin，100×）

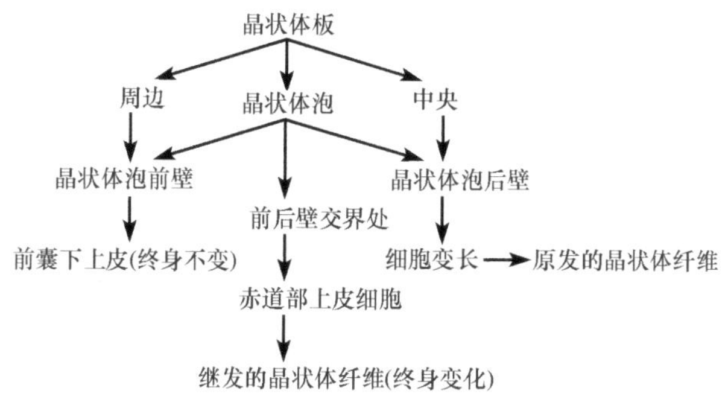

图 3-17　晶状体的发育

（二）玻璃体的发育

玻璃体的发育经历了三个时期，即原始玻璃体、第二玻璃体和第三玻璃体。

1. 原始玻璃体（primary vitreous body）　是早期一种不确定的玻璃体形式，为视杯和晶状体间存在的细胞间质，这些物质的产生为晶状体泡形成过程中晶状体泡脱离表面外胚层时附加产生的一些细胞外基质物，可能由表面外胚层、晶状体上皮分泌。此外，随同进入、分布在晶状体周围的纤维血管组织共同构成了原始玻璃体。故原始玻璃体又称为原纤维性或血管性玻璃体。

2. 第二玻璃体（secondary vitreous body）　胚胎第 4 周到第 3 个月，视杯内层细胞所产生的一些物质进入玻璃体内，称为第二玻璃体。第二玻璃体无血管，随着第二玻璃体的增多，逐渐将原有血管的原始玻璃体推向眼内中央和晶状体后，在纵轴前后方向堆积、浓缩成玻璃体管，即 Cloquet 管，内有玻璃体动脉通过。第一与第二玻璃体间并没有明显的分界，是相对疏松转为较紧密结构的过渡区。

3. 第三玻璃体（tertiary vitreous body）　胎儿第 4 个月开始，由睫状体神经上皮细胞产生的一些微小纤维，浓聚成纤细的纤维结构，即第三玻璃体，起于睫状体突起的低谷区，止于晶状体囊膜，即晶状体悬韧带，其作用为支撑晶状体。

第四节　骨性眼眶、眼外肌和眶脂肪的发育

一、骨性眼眶的发育

眼眶发育始自视杯周围的外胚间充质细胞。早期的眼眶为一些间充质细胞、血管和疏松的低密

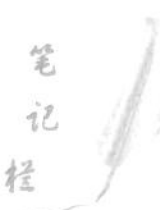

度的细胞外基质物。随着胚眼的发育，周围的外胚间充质细胞及随血管长入的间充质细胞由疏松转为相对紧密，具有规律、定向分布的特点，第5周时已显示了眼眶界线的轮廓，即间充质细胞环绕视杯呈三个分区：邻近色素上皮为疏松区，远距离处为相对致密区，两者间为过渡区。疏松区为一些毛细血管和梭形、星状具有细胞突起的细胞分布，为葡萄膜的始基。其外的过渡区为巩膜的始基。相对致密区，外观上表现为一束细胞，逐渐产生一些骨母细胞分泌基质，形成各类眶骨。

二、眼外肌的发育

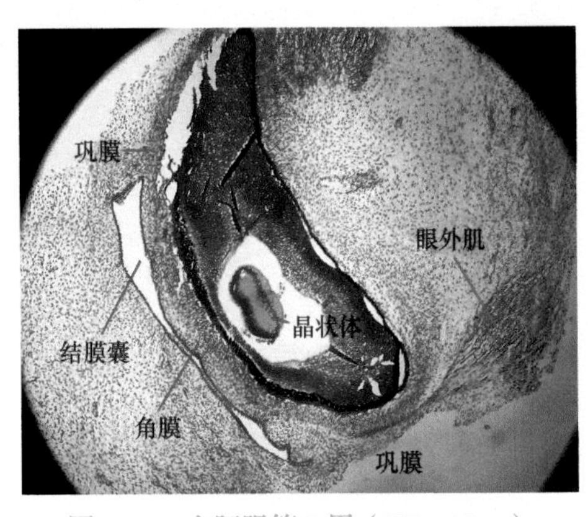

图 3-18 人胚眼第9周（HE，10×）

胚胎第4周，源自下颌突的中胚层发生上直肌、下直肌和内直肌；其后在邻近上、下颌突之间的中胚层分化出外直肌和上斜肌。切片上胚眼周围最早能见到肌母细胞出现在胚胎第6周，表现为细胞体积增大，胞质红染，并表达了肌动蛋白；第8周显示梭形的肌细胞并出现明显的肌束，由少数纤维细胞隔开；第3个月时肌肉已被纤维束隔开（图3-18），大体上已能分辨出起于神经孔处、止于眼球赤道稍前的巩膜处。第4个月，眼眶及眶内容物的相互关系已确立，眼外肌除其大小外已与新生儿相似。

三、眶脂肪的发育

最早见到的脂肪母细胞在胚胎第6～7周，此时外观上尚没有明显的含脂滴的空泡，脂肪母细胞仅是一些胞质略丰富的梭形、不规则、圆形细胞，但苏丹Ⅲ染色在胞质内能显示出红色脂肪存在。第8周已能见到少许小团状脂肪母细胞；小团状脂肪母细胞进一步分化、发展，扩展成脂肪小叶，其间出现纤维间隔及毛细血管，充填眼眶，第4个月已出现明显的脂肪组织，由纤维隔分开。

总之，眼的发育机制是非常复杂的，其中仍有许多奥秘有待我们进行更深入的探索、发掘和认识。只有了解眼发生的基本原理、掌握其规律，我们才有可能对一些较为常见的眼病的发生机制有清楚的了解。如用最近提出的“视网膜母细胞瘤组织内存在肿瘤干细胞”来解释肿瘤的发生学，就离不开眼胚胎学；胚胎干细胞系的建立极大地推动了成体干细胞的研究并应用于临床的组织工程。作为临床医学生学习胚胎学最直接的作用就是：①认识组织的起源，了解病变的发展方向；②便于了解先天性眼部疾病发生的机制，正确地与一些进行性疾病相鉴别，作出正确的诊断。

【思考题】

1. 什么是眼表上皮干细胞？
2. 人胚眼是如何形成的？
3. 简述晶状体的发育。
4. 简述视网膜的发育。

（李永平）

笔记栏

第四章　眼科检查与诊断

【学习要点】

1. 掌握视力、视野概念，视力的检查与记录，眼病的诊断与鉴别诊断原则，眼科病历的书写原则。
2. 熟悉视野检查、色觉检查及暗适应检查。
3. 了解眼科常用的特殊仪器检查。

眼科检查主要包括视功能检查及眼部形态学检查，是眼病诊治中的重要环节。客观体征是眼病诊断的主要依据，当然，眼病的诊断除依据体征和检查外，详细询问病史也是十分必要的，因而本章一并述及眼科病史的采集。

第一节　眼科病史采集

一、病史采集

详细、认真地采集眼科病史是眼病诊治的基础，全面、系统地询问病史可以为诊断提供第一手资料，也可以与患者进行适当的沟通，取得患者的理解与信任。采集病史并进行记录时，应两眼分别进行，一般先右眼后左眼，以免混淆。此外，还必须注意询问其全身情况。眼科病史采集须按下列顺序进行询问和记录。

1. 一般情况　包括姓名、性别、年龄、职业、籍贯、民族、婚姻、地址、电话等。

2. 主诉　包括患眼眼别、最主要的自觉症状及持续的时间。记录时，要求用简明扼要的语言描述该患者的具有特征性的主要症状和时间，一般不宜用诊断或检查结果代替症状。如急性细菌性结膜炎患者“双眼红、晨起封眼 2 天”，白内障患者“右眼无痛性渐进性视力下降 2 年”，原发性急性闭角型青光眼患者“右眼红、胀痛、视力障碍 2 天，伴头痛、呕吐”，视网膜脱离患者“左眼拉幕样视物障碍 5 天”，眼外伤患者“右眼被钢丝弹伤后流血、视物不见 3 小时”等。一般来说，主诉与诊断密切联系，主诉要求能够引出第一诊断。

3. 现病史　包括患者的起病情况、有无诱因、眼病症状的性质与变化、有何伴随症状、病情经过、是否治疗、效果如何。例如，青光眼患者，可以询问发病前有无情绪激动、疲劳、长时间阅读、暗室停留时间过长等诱因，有无头痛、恶心、呕吐等伴随症状，既往有无眼痛、虹视、雾视等症状，经过休息能否缓解，已经应用过哪些药物进行治疗及效果如何等；视网膜脱离患者，询问有无外伤、重体力劳动史，起病前有无眼前飞蚊、飘浮物、闪光感，视野缺损开始的部位，既往有无近视、戴眼镜及其度数等；白内障患者，起病前有无外伤史，视力下降发生的时间和程度，询问有无眼红、眼痛史，既往有无近视、夜盲、糖尿病、葡萄膜炎、长期服药等相关病史。

4. 既往史　过去有无类似病情、其他眼病或全身病，如有无高血压、糖尿病、肾脏病、心脏病、呼吸和消化系统疾病，尤其是眼科手术患者要特别注意有无全身病史，以判断有无手术禁忌证及药物禁忌。有无外伤、手术史。有无药物、食物过敏史。预防接种情况。

5. 个人史　了解个人的工作、居住情况、生活习惯，可以帮助诊断和预防一些地方性眼病。职业与工作条件及有无工业毒物、粉尘、放射性物质接触史，有无烟酒等嗜好，有无治疗史。儿童需要询问出生史，有无母孕期患病史，是否早产，有无吸氧、产伤史，喂养情况，智力发育情况等。

6. 生活史、家族史　根据病情需要，了解有关的情况。如家族成员中有无类似病例，父母亲是否近亲结婚等。

二、眼病常见症状

一般眼病患者的自觉症状主要有以下三个方面：

1. 视力障碍　突然或逐渐地视力下降，看远或看近不清楚，视物变形（黄斑疾病）、变小、变色，夜盲，单眼或双眼复视，视野缩小，眼前固定或飘动的黑影等。

2. 感觉异常　如眼部刺痛、胀痛、痒、异物感、畏光等。眼部刺激征有眼痛、眼红及畏光、流

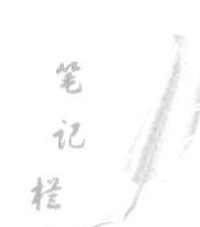

泪，常见于角膜炎症、外伤、急性虹膜睫状体炎、急性闭角型青光眼等。

3. 外观异常 如眼部畸形、位置异常、眼部肿胀、新生物、充血、出血、分泌物、瞳孔发白等。

第二节 视功能检查

视功能检查包括视觉心理物理学检查（如视力、视野、色觉、暗适应、立体视觉、对比敏感度）及视觉电生理检查两大类。

一、视 力

视力，即视锐度（visual acuity），主要反映黄斑的视功能，可以分为远视力和近视力，后者为阅读视力。矫正视力，即验光试镜后的视力，临床诊断及视残评定的等级一般以矫正视力为标准。临床上通常将 1.0 的视力作为正常视力。世界卫生组织的标准规定，患者双眼中视力较好眼的矫正视力低于 0.3 为低视力，低于 0.05 为盲。日常生活视力，即日常生活中经常戴或不戴眼镜的视力，它可以反映受检者对视力的需求程度。在眼病流行病学调查中，通常采用日常生活视力作为指标。

（一）视力表的设计及种类

1. 视力表的设计原理 视力测定就是测定人能够认识物体形状的最小的视网膜上的成像。人眼能分辨出两点间最小距离时的视角即 1′ 视角，它是外界物体两个端点与眼结点的延长线在眼前形成的夹角，相当于视网膜上 4.96μm 的距离。而黄斑中央凹处视锥细胞的直径仅为 1.0 ～ 1.5μm，所以要分辨两个点必须在视网膜上有两个以上视锥细胞兴奋，而在它们的中间至少还要有一个不兴奋的视锥细胞。国际标准视力表 1.0 的标准，就是可以看见 1′ 视角空间变化的视标的视力。不论是远视力表，还是近视力表，它们 1.0 视力的视标都是按照 1′ 视角的标准设计的（图 4-1）。

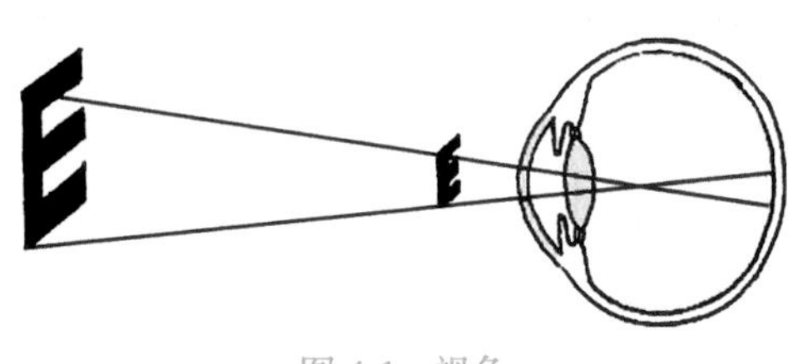
图 4-1 视角

2. 视力的表示方法 视力计算公式为 $V=d/D$，V 为视力，d 为实际看见某视标的距离，D 为正常眼应当能看见该视标的距离。国际标准视力表上 1.0 及 0.1 行的视标分别为 5m 及 50m 处检测 1′ 视角的视标。如果在 5m 处才能看清 50m 处的视标，代入上述公式，其视力 =5m/50m=0.1。有些国家不采用小数表示法，而是直接按上述公式的分数表示。如将视力表置于 6m（或 20 英尺）处，其视力记录为 6/6 或 20/20，计算小数为 1.0。

3. 视力表的种类

（1）国际标准视力表：这是我国以往通用的视力表，采用小数表示法，但是它存在着视标增进率不均及视力统计不科学的缺点，在眼病发展、治疗等研究时难以比较效果。例如，视标 0.1 比 0.2 行大 1 倍，而视标 0.9 行比 1.0 行仅大 1/9，视力从 0.1 提高到 0.2 困难，而视力从 0.9 提高到 1.0 容易。

（2）对数视力表：20 世纪 60 年代后期，我国缪天荣设计了对数视力表，将视标阶梯按倍数递增，视力计算按数字级递减，使相邻两行视标大小的恒比为 1.26。它解决了以往视力表存在的视标增进率不均、视力统计不科学的缺点，利于科研统计，但是它采用的是 5 分记录法，不如分数及小数记录法容易理解。所以，现代视力表的视标设计通常采用对数分级，而记录时几种方法均采用。

目前国外临床试验采用的标准视力检查方法是美国糖尿病视网膜病变早期治疗研究（Early Treatment-Diabetic Retinopathy Study，ET-DRS）的视力表，其视力检查采用对数视力表，视标增进率为 1.26，共 14 行，每行 5 个字母，每隔 3 行视角增加 1 倍。检查距离 4m，从最大的字母第一行逐字识别，识别一个字母为 1 分。全部识别为满分 100 分，相当于视力 2.0。如能正确读出≥ 20 个字母（视力＞ 0.2 时），计分为读出的字母个数 +30 分；当视力＜ 0.2 时，在 1m 处检查。计分为 4m 时正确读出的字母数加上在 1m 处正确读出的字母数。如在 1m 处不能正确读出字母，则记录为光感或无光感。

（3）近视力表：现在我国比较通用的近视力表是徐广第标准视力表和 Jaeger 近视力表。前者是徐广第参照国际标准远视力表的标准研制的，1.0 为 1′ 视角的视标，这样可以使远、近视力表标准一致，便于临床使用。后者表上有大小不同的 7 行字，每行字的侧面有号数，从最小的视标 J_1 到最大的视标 J_7，此近视力表与标准远视力表的分级难以对照。

笔记栏

4. 视标的种类 1′ 视角视标是指视标的笔画或笔画间的空隙为 1′ 视角，其整个视标为 5′ 视角。

视标的形态有多种，最常见的视标为 Snellen “E” 形、英文字母或阿拉伯数字，还有 Landolt 带缺口的环形视标、儿童使用的简单图形视标等。

（二）视力检查法

1. 注意事项　视力表须有充足的光线照明。1.0 这一行与被检眼在同一高度。远视力检查的距离为 5m，近视力检查的距离为 30cm。检查视力时两眼分别进行，一般先查右眼后查左眼，也可以先查健眼后查患眼。用手掌或遮眼板遮盖另眼，但不要压迫眼球。先查裸眼视力，再查戴镜眼的矫正视力。

2. 远视力检查与记录

（1）检查者用指示杆指在视力表的视标下方，嘱受检者说出或用手势表示该视标的缺口方向（图 4-2），逐行检查，找出受检者的最佳辨认行并记录，如右眼 1.2、左眼 1.5。如果一行中的视标识别超过一半，可以用该行减去未辨认的视标数表示，如 0.8^{-2}；如果一行中的视标识别不到一半，可以用上一行加上本行辨认的视标数表示，如 0.6^{+2}。

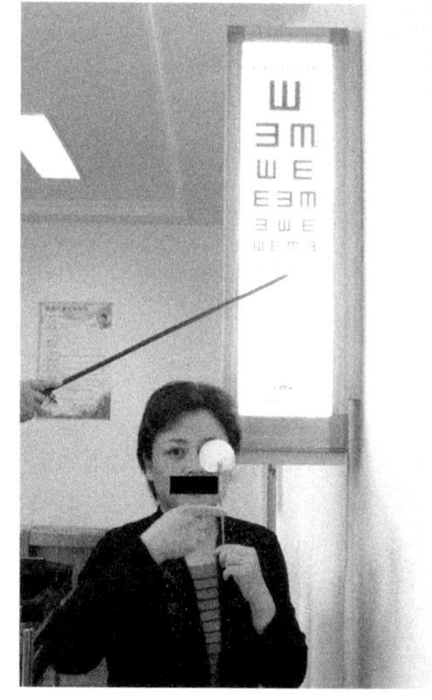
图 4-2　远视力检查

（2）低于 0.1 的视力检查：如果在 5m 处连最大的视标（0.1 行）也不能识别，则嘱患者逐步向视力表走近，或用 0.1 视标逐渐移近，直到识别视标为止。此时，再根据 $V=d/D$ 的公式计算，如在 2m 处才看清 50m（0.1 行）的视标，其实际视力应为 V=2m/50m=0.04。如受检者视力低于 1.0 时，须加针孔板检查，如视力有改进，则可能是屈光不正，戴小孔镜可降低屈光不正的影响，因此查小孔视力可作眼病筛查的手段。

（3）指数（counting fingers，CF）：如走到视力表 1m 处仍不能识别最大的视标，则检查指数。嘱受检者背光而坐，检查者伸出不同数目的手指，指间宽度同手指宽，检查距离从 1m 开始，逐渐移近，直到能正确辨认为止，并记录该距离，如“指数 /20cm”（图 4-3）。

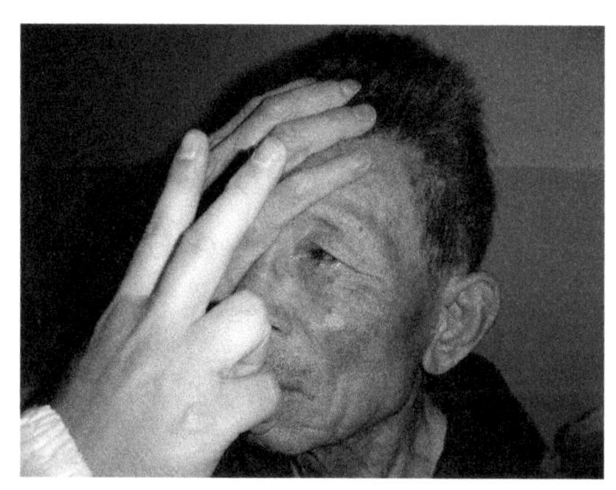
图 4-3　指数检查

（4）手动（hand movement，HM）：如在 5cm 处仍不能识别指数，则检查手动。在被检眼的前方轻轻摆动检查者的手，并逐渐移近，直到能准确判断手是否在摆动为止，并记录该距离，如“手动 /10cm”。

（5）光感（light perception，LP）：如果眼前手动不能识别，则检查光感。在暗室中用手电筒或蜡烛光照射被检眼，另眼须用手掌捂紧不让透光，测试患者眼前能否感觉光亮，记录“光感”或“无光感”（no light perception，NLP）。并记录看到光亮的距离，一般到 5m 为止。对有光感者还要检查光源定位，嘱患眼向前方注视不动，检查者在被检眼 1m 处，上、下、左、右、左上、左下、右上、右下变换光源位置，用“+”“–”表示光源定位的“阳性”“阴性”。并用红、绿镜片检查色觉，以了解视功能情况。

3. 近视力检查　在充足照明下，将近视力表放在距眼 30cm 处逐行检查，并且记录所能看清的最小一行的视力。如果在 30cm 处不能看清最大字符，可以移近或移远检查，但要记录实际距离，如 J_1（20cm）。检查远、近视力可以大致了解患者的屈光状态，同时还可以比较正确地评估患者的活动及阅读能力。例如，近视眼患者，近视力检查结果好于远视力结果；老视或调节功能障碍的患者近视力差，但远视力正常；有些患者虽然远视力很差而且不能矫正，但如将书本移近眼前仍可阅读书写。

4. 儿童视力检查　检查小于 3 岁、普通视力检查不能合作的患儿视力时，需要耐心诱导和观察。新生儿有追随光及瞳孔对光反射；1 月龄婴儿有主动浏览周围目标的能力；3 个月时可双眼集合注视手指。交替遮盖法可发现患眼：当遮盖患眼时患儿无反应，而遮盖健眼时患儿试图躲避。

视动性眼球震颤（optokinetic nystagmus，OKN），是目前检测婴幼儿视力的常用方法。将黑白条栅测试鼓置于婴儿眼前。在转动鼓时，婴儿双眼先是随着测试鼓顺向转动，随后骤然逆向转动，因此，称为视动性眼球震颤。逐渐将测试鼓条栅变窄，直到被检婴儿不产生视动性眼球震颤为止，即为婴儿的评估视力。视觉诱发电位检查可以客观地记录闪光刺激对视皮质的诱发电位。

二、立体视觉

立体视觉也称深度觉，是人眼感知物体的立体形状及不同物体之间相互远近关系的能力。立体视觉一般须以双眼单视为基础。许多职业要求有良好的立体视觉，如驾驶交通工具、机械零件精细加工、绘画雕塑等，所以立体视觉常作为招收飞行员体检项目。

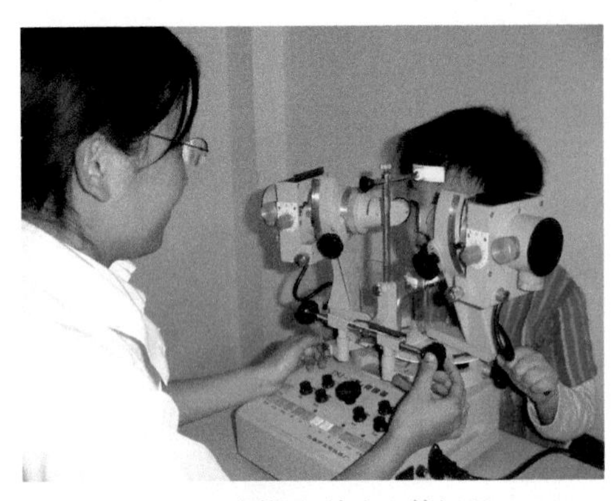
图 4-4 同视机检查立体视觉

立体视觉可以利用同视机或大型弱视镜检查（图 4-4），或采用立体视觉检查图谱等进行检查。

三、色觉

色觉障碍可以分为先天性和获得性两种，前者是一种性连锁遗传的先天异常，后者可发生于某些视神经损害、视网膜疾病。色觉障碍按照其轻重程度可以分为色盲和色弱。色盲有红色盲、绿色盲、全色盲等不同种类，最常见者为红色盲或绿色盲。一些职业对色觉要求较高，如交通运输、美术、化学、建筑、医学等，所以在就业、入学、军检时要检查色觉。

色觉检查属于主觉检查，有以下几种方法。

1. 假同色图 也称色盲本。色盲本的设计原理是正常人以颜色来辨认图形，色盲者只能以颜色的明暗来判断。在同一副色彩图中，既有相同亮度、不同颜色的斑点组成的图形或数字，也有不同亮度、相同颜色的斑点组成的图形或数字，因此色觉障碍者会读错图形或数字。检查须在充足的自然光线下进行，图表距眼 0.5m，应在 5 秒内读出。能够正确认出，但表现出困难或辨认时间延长者为色弱。

2. FM100 色彩试验及 D-15 色盘试验 嘱患者按色调将有色棋子依次排列，根据其排列顺序正常与否来判断有无色觉障碍及其性质与程度。

3. 色盲检查镜 利用将红光与绿光适当混合能形成黄光的原理，根据受检者调配红光与绿光的比例是否合适，判断其有无色觉障碍及其性质与程度。

四、暗适应

暗适应（dark adaptation）检查可以反映光觉的敏感度是否正常。当眼从强光下进入暗处时，起初一无所见，随后逐渐能看清暗处的物体，这种对光敏感度逐渐增加并达到最佳状态的过程，称为暗适应。暗适应检查可以对“夜盲”这一主觉症状进行量化评价，用以诊断各种可引起夜盲的疾病，如视网膜色素变性、维生素 A 缺乏症等。

常用的暗适应检查方法有对比法和暗适应计检查。常使用的是 Goldmann-Weeker 半球形暗适应计，用以测定暗适应曲线和阈值。测定暗适应过程中能被感知的光刺激强度逐渐减弱的变化，可以得到暗适应曲线。正常人最初 5 分钟的光敏感度提高很快，以后渐慢，8 ～ 15 分钟时提高又加快，15 分钟后又减慢，直到 50 分钟左右达到稳定的高峰。在 5 ～ 8 分钟处的暗适应曲线上可见转折点，代表视锥细胞暗适应过程的终止，此后完全是视杆细胞的暗适应过程。

五、视野

视野（visual field）是指一眼向前方固视不动时所能看见的空间范围，相对于视力的中心视力而言，它反映的是周边视力。距注视点 30° 以内的范围称为中心视野，30° 以外的范围为周边视野。视野对人的工作及生活有很大影响，视野狭小者不能驾车或从事较大范围活动的工作。世界卫生组织规定视野小于 10° 者，即使视力正常也属于盲。许多眼病及神经系统疾病可以引起视野的特征性改变，所以视野检查对于这些疾病的诊断有重要意义。

（一）视野的检查方法

笔记栏

1. 视野检查的种类 分动态及静态视野检查。

（1）动态视野检查：为传统的视野检查法，采用不同大小的视标，从周边不同方位向中心移动，记录下患者刚能感受到视标出现或消失的点，这些光敏感度相同的点构成了某一视标检测的等视线，由几种不同视标检测的等视线可以绘成类似等高线的“视野岛”。该检查适用于周边视野的检查，检查速度快，但小的、旁中心相对暗点发现率低。

（2）静态视野检查：在视屏的各个设定点上，由弱至强增加视标亮度，记录患者刚能感受到的亮度即为该点的视网膜敏感度或阈值。电脑控制的自动视野计，可以使定量静态视野检查更快捷、规范。

2. 常用的视野检查法

（1）简单对比法：此法以检查者的正常视野与受检者的视野作比较，以确定受检者的视野是否正常，常用于没有视野计时的简单排查。检查时，检查者与患者面对面而坐，距离约 1m，受检者背光，分别检查两眼。检查右眼时，受检者遮左眼，右眼注视医生的左眼；而医生遮右眼，左眼注视受检者的右眼。医生将手指置于自己与患者的中间等距离处，分别从上、下、左、右各方位向中央移动，患者发现手指出现时即告之，这样医生就能以自己的正常视野比较患者视野的大致情况。此法操作简便，不需仪器，但是不够精确，而且无法记录供以后对比。

（2）平面视野计：是比较简单的动态检查中心 30° 视野的方法。采用黑色屏布 1m 或 2m，中心为注视点，屏两侧水平径线 15° ～ 20°，用黑线各缝一个竖圆表示生理盲点。用不同大小的视标进行检查，并绘出各自的等视线。适合于发现较小的中心视野的缺损。

（3）弧形视野计：是比较简单的动态周边视野计。其底板为 180° 的弧形板，半径为 33cm。被检眼注视中心目标，遮盖另一眼。检查者用一带柄的 3mm 或 5mm 视标沿着弧的内侧面由周边慢慢向中心移动，记录受试眼看见视标出现或消失的点时弧上标示的角度（图 4-5）。依次检查 12 个径线，然后在视野图上将其连接画线，与正常的视野比较即可发现视野中的暗点。此法操作简便，但是需要患者很好地配合。

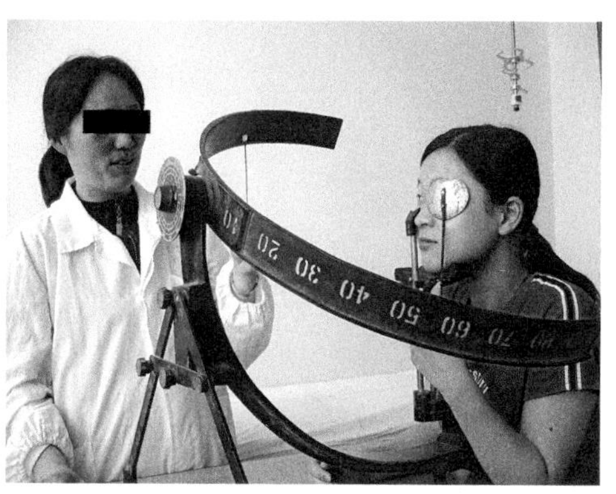

图 4-5　弧形视野计检查周边视野

（4）Goldmann 视野计：为半球形视屏投光式定量视野计，半球屏的半径为 30cm，背景光为 31.5asb，视标的大小及亮度都以对数梯度变化。视标面积是以 0.6 对数单位（4 倍）变换，共 6 种。视标亮度以 0.1 对数单位（1.25 倍）变换，共 20 个光阶。可以检查周边和中心视野，又可以进行动态和静态检查。

（5）自动视野计：是电脑控制的静态定量视野计，有针对青光眼、黄斑疾病、神经系统疾病的特殊检查程序，能自动监控被检眼固视的情况，能对多次随诊的视野进行统计学分析，提示视野缺损是改善还是恶化（图 4-6）。

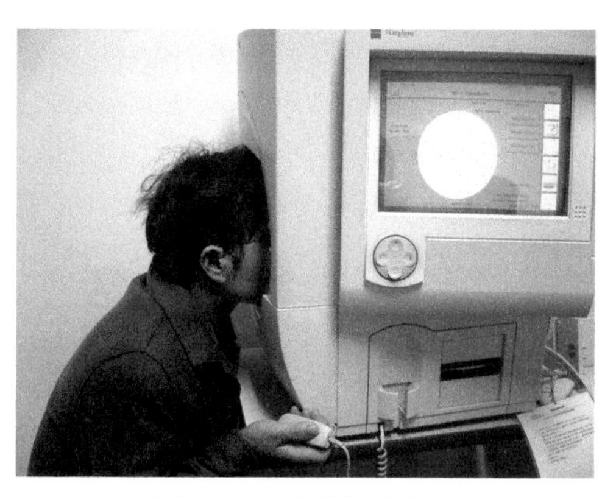

图 4-6　自动视野计检查

自动视野计的检查方法有三大类：①阈上值检查，为视野的定性检查，分别以正常、相对暗点或绝对暗点表示。此法检查快，但可靠性较低，主要用于眼病筛查。②阈值检查，为最精确的视野定量检查，但是每只眼约检查 15 分钟，患者易疲劳。③快速阈值检查，如趋势导向视野检查（TOP）程序通过智能趋势分析，减少了检查步骤，每只眼检查仅需 5 分钟。

自动视野计结果判断时需要注意以下几点：①虽然由电脑程序控制视野的检测过程，无人为操作的偏差，但是自动视野初次检查的可靠性较差，应该进行复查，如视野暗点能重复出来才能确诊缺损；②孤立一点的阈值改变意义不大，相邻几个点的阈值改变才有诊断意义；③视野中央部分正常变异小，周边部分正常变异大，所以中央 20° 以内的暗点多为病理性的，视野 25° ～ 30° 上、下方的暗点常为眼睑遮盖所致，30° ～ 60° 视野的正常变异大，临床诊断视野缺损时需谨慎；④有的视野计有缺损的概率图，此图可辅助诊断。

笔记栏

（二）正常视野

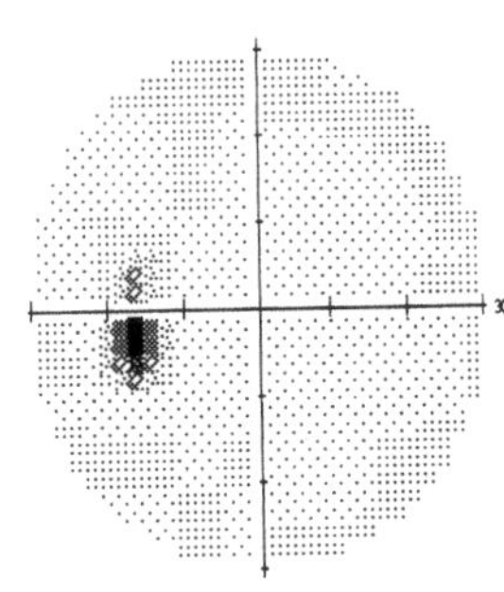
图 4-7　生理盲点

正常人动态视野的平均值为：上方 56°，下方 74°，鼻侧 65°，颞侧 91°。生理盲点是视盘在视野屏上的投影，呈椭圆形，它的中心位于注视点颞侧 15.5° 水平中线下 1.5° 处，其垂直径为 7.5°±2°，横径为 5.5°±2°（图 4-7）。生理盲点的大小及位置因人而稍有差异。在生理盲点的上、下缘见到的有狭窄的弱视区，是视盘附近大血管的投影。

（三）病理性视野

在视野范围内，除生理盲点外，出现其他任何暗点均为病理性暗点。

1. 暗点　①生理盲点扩大：常见于视盘水肿，视盘缺损，有髓神经纤维，高度近视（图 4-8）。②中心暗点：位于中心注视点，常见于黄斑部病变，球后视神经炎，中毒性、家族性视神经萎缩（图 4-9）。③弓形暗点：多为视神经纤维束的损伤，常见于视盘先天性缺损、视盘玻璃疣、有髓神经纤维、缺血性视神经病变及青光眼等（图 4-10）。④环形暗点：常见于视网膜色素变性、青光眼（图 4-11）。

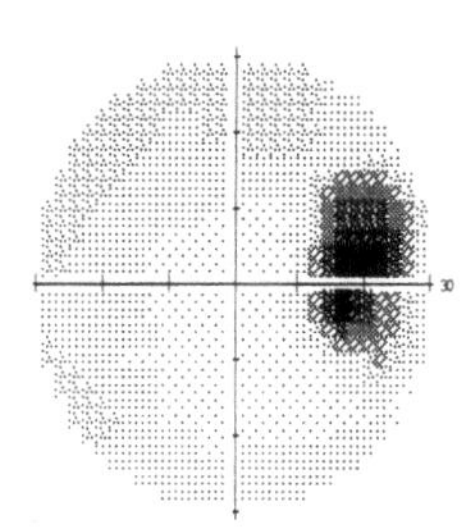
图 4-8　生理盲点扩大

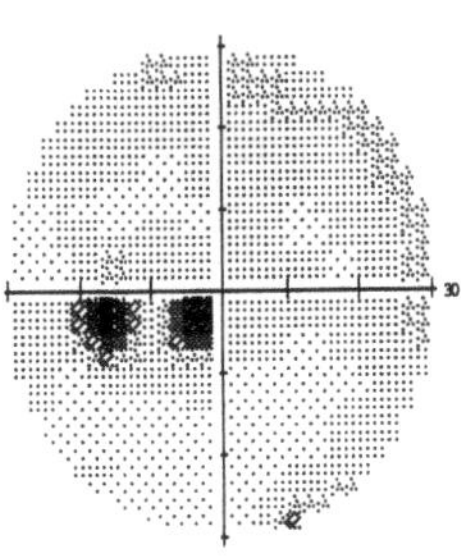
图 4-9　中心暗点

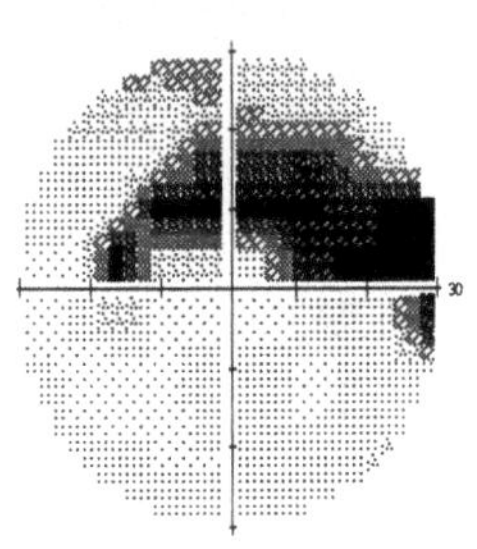
图 4-10　弓形暗点

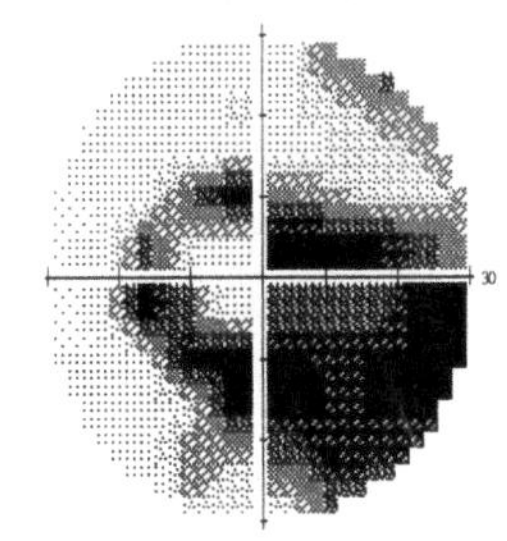
图 4-11　环形暗点

2. 偏盲　以注视点为界，视野的一半缺损称为偏盲。它对视路疾病的定位诊断极为重要（详见第十七章）。

（1）同侧偏盲：多为视交叉以后的病变所致。有部分性、完全性和象限性同侧偏盲（图 4-12、图 4-13）。部分性同侧偏盲最多见，缺损边缘呈倾斜性，双眼可对称、也可不对称。上象限性同侧偏盲，见于颞叶或距状裂下唇的病变；下象限性同侧偏盲，则为视放射上方纤维束或距状裂上唇病变所引起。同侧偏盲的中心注视点完全二等分者，称为黄斑分裂，见于视交叉后视束的病变。偏盲时，注视点不受影响，称为黄斑回避，见于脑皮质疾病。

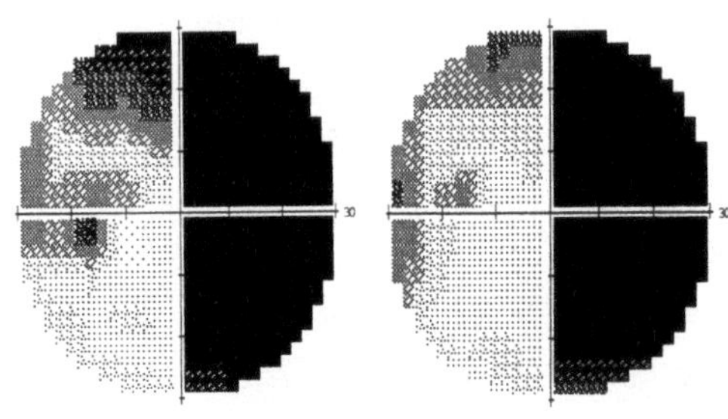
图 4-12　同侧偏盲

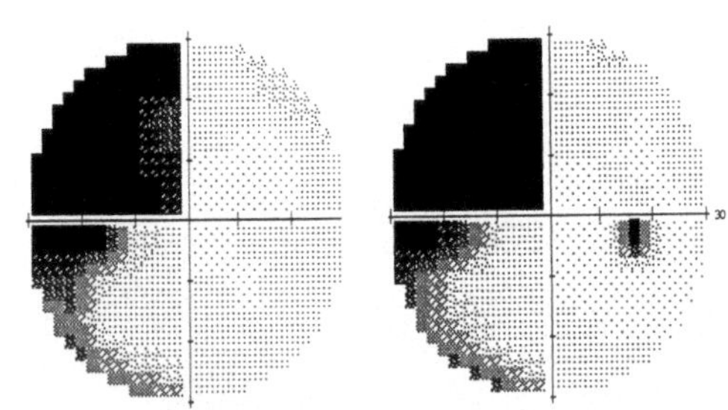
图 4-13　象限性同侧偏盲

（2）颞侧偏盲：为视交叉病变所引起，程度可不等，从轻度颞上方视野缺损到双颞侧全盲。最常见于垂体肿瘤引起的视交叉损害（图 4-14）。

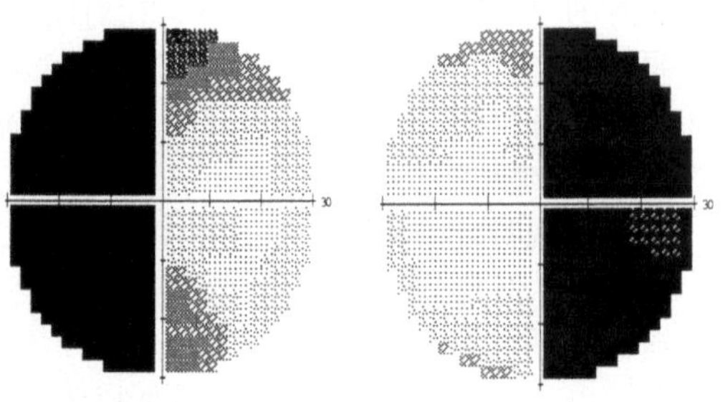
图 4-14　颞侧偏盲

（3）扇形视野缺损：①扇形尖端位于生理盲点，为视网膜中央动脉阻塞或缺血性视神经病变（图 4-15）；②扇形尖端位于中心注视点为视路疾病；③象限盲：为视放射的前部损伤；④鼻侧阶梯：为青光眼的早期视野缺损。

笔记栏

3. 向心性视野缩小　严重时呈管状视野（图 4-16），常见于视网膜色素变性、青光眼晚期、球后视神经炎（周围型）、周边部视网膜脉络膜炎等。癔症性视野缩小时有颜色视野颠倒、螺旋状视野收缩等现象。

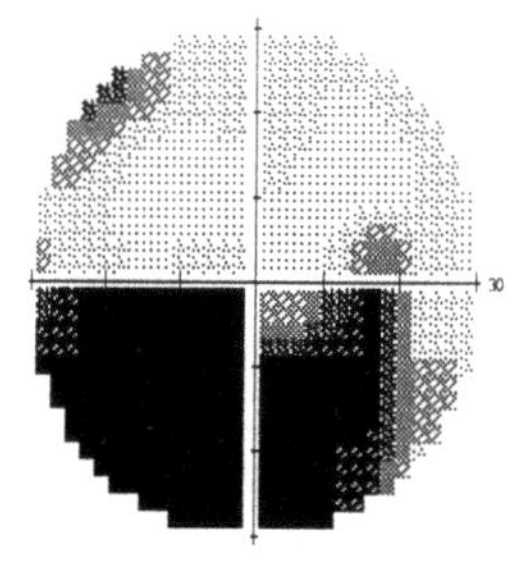

图 4-15　扇形视野缺损

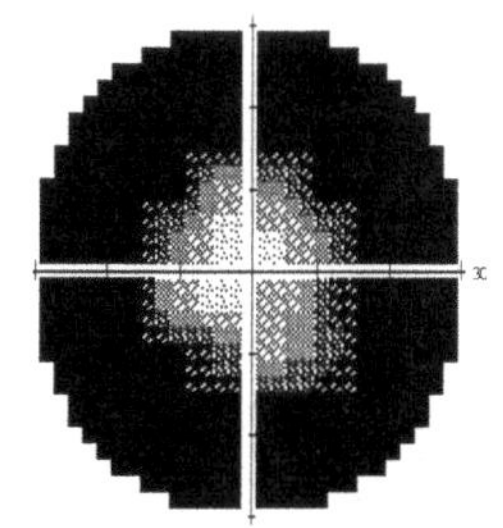

图 4-16　向心性视野缩小

六、对比敏感度

对比敏感度是在一定对比度下视觉系统对不同大小物体的分辨力，是除视力外测定形觉功能的一个重要指标。视力检查反映的是高对比度（黑白反差明显）状态下人眼的分辨能力，而日常生活中物体间明暗对比并没有如此强烈。例如，某些眼病识别白纸黑字视力表正常，而难以识别灰纸黑字的视力表。对比敏感度检查引入调制传递函数（modulation transfer function，MTF）的概念，根据灰度调制曲线的变化制成宽窄、明暗不同的条栅图作为检查表，以此反映空间、明暗对比二维频率的形觉功能。其调制曲线的宽度变化反映条栅的空间函数，调制曲线的高度变化反映条栅的明暗对比函数。某些疾病进行的视力检查在正常范围，而对比敏感度检查的曲线可出现异常，特别是其高空间频率段的明暗分辨力下降，这样可以更早地发现眼病，也可用于白内障患者术后的视力预后判断。

七、视觉电生理检查

常用的临床电生理检查包括：视网膜电图（electroretinogram，ERG）、眼电图（electrooculogram，EOG）和视觉诱发电位（visual evoked potential，VEP）。各种视觉电生理检测方法及其波形与视网膜各层组织的关系概述见表 4-1。

表 4-1　视网膜组织结构与相应的电生理检查

电生理检查项目	代表的视网膜组织结构
EOG	视网膜色素上皮
ERG 的 a 波	视网膜光感受器
ERG 的 b 波	视网膜双极细胞、Müller 细胞
ERG 的 OP 波	视网膜无长突细胞
图形 ERG	视网膜神经节细胞
VEP 和图形 ERG	视神经

（一）视网膜电图

ERG 记录闪光或图形刺激视网膜后的动作电位。通过改变背景光、刺激光及记录条件，分析 ERG 不同的波，可以辅助诊断各种视网膜疾病。

1. 闪光 ERG　主要由一个负相的 a 波和一个正相的 b 波组成，叠加在 b 波上的一组小波为振荡电位（oscillatory potential，OP）。a 波来自光感受器层，是光刺激后发生的最初反应；而 b 波则代表了内核层的电活动；OP 波代表无长突细胞的电活动。闪光 ERG 的各波改变，具有不同的临床意义。①b 波下降、a 波正常：提示视网膜内层功能障碍，见于先天性静止性夜盲症Ⅱ型、小口病（延长暗适应时间，b 波可恢复正常）、青少年视网膜劈裂症、视网膜中央动脉或静脉阻塞等。②a 波和 b 波均下降：反映视网膜内层和外层均有损害，见于视网膜色素变性、玻璃体积血、脉络膜视网膜炎、全视网膜光凝后、视网膜脱离、铁质或铜质沉着症，以及药物中毒等。③ERG 视锥细胞反应异常、

笔记栏

视杆细胞反应正常：见于全色盲、进行性视锥细胞营养不良。④ OP 波下降或消失：见于视网膜缺血状态，如糖尿病视网膜病变、视网膜中央静脉阻塞的缺血型和视网膜静脉周围炎等。

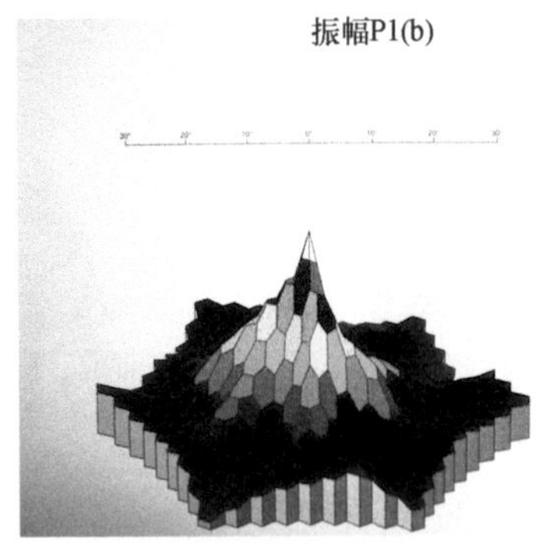

图 4-17 多焦 ERG 检查

2. 图形 ERG 由 P1（P-50）的正相波和其后 N1（N-95）的负相波组成。图形 ERG 的起源与神经节细胞的活动密切相关，它的正相波有视网膜其他结构的活动参与。开角型青光眼（图形 ERG 的改变早于图形 VEP），黄斑病变等眼病时图形 ERG 异常。

3. 多焦点 ERG 闪光 ERG 反映的是整个视网膜的功能，图形 ERG 主要反映黄斑部的功能，而多焦点 ERG 能同时记录中央 30° 视野内 100 多个视网膜位点上的 ERG 波。它通过三维立体图表示不同视网膜位点的功能电位图，如果结合眼底视网膜的形态检查，有利于诊断视网膜疾病及判断视网膜手术后的功能恢复（图 4-17）。

（二）眼电图

EOG 记录的是眼的静息电位（不需额外光刺激），产生于视网膜色素上皮。暗适应后眼的静息电位下降，此时最低值称为暗谷，转入明适应后眼的静息电位上升，逐渐达到最大值，即光峰。产生 EOG 的前提是视网膜光感受器细胞与色素上皮的接触及离子交换，所以 EOG 异常可见于视网膜色素上皮、光感受器细胞疾病、中毒性视网膜疾病。一般情况下，EOG 反应与 ERG 反应一致，EOG 可用于某些不接受ERG角膜接触镜电极的儿童受检者。

（三）视觉诱发电位

从视网膜到视皮质任何部位神经纤维的病变，都可产生异常的VEP。视皮质外侧纤维主要来自黄斑区，因此VEP 也是判断黄斑功能的一种方法。临床主要应用于：①视路疾病的诊断，常表现为 P-100 波潜伏期延长、振幅下降；②鉴别伪盲，如主观视力下降而 VEP 正常，则提示非器质性损害；③对屈光间质混浊患者预测术后视功能等，如白内障术前检测；④检测弱视的治疗效果；⑤判断婴儿和无语言能力儿童的视力（图 4-18）。

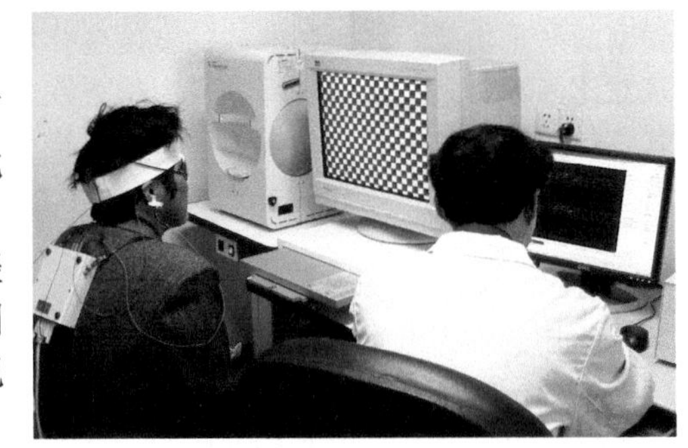

图 4-18 图形 VEP 检查

第三节 眼部检查

一、眼附属器检查

（一）眼睑

观察有无红肿、淤血、气肿、瘢痕或肿物；有无内翻或外翻；两侧睑裂是否对称；上睑提起及睑裂闭合是否正常。睫毛是否整齐、方向是否正常，有无变色、脱落，根部有无充血、鳞屑、脓痂或溃疡等。

（二）泪器

注意泪点有无外翻或闭塞；泪囊区有无红肿、压痛或瘘管，压挤泪囊有无分泌物自泪点溢出。对溢泪症，可采取下列方法检查泪道有无阻塞。

1. 泪道冲洗 用小注射器套上 6 号钝针头，向下泪点注入生理盐水，如患者诉有水流入口、鼻或咽部，表示泪道可通过泪液。

2. 荧光素钠试验 将 1% ～ 2% 荧光素钠液滴入结膜囊内，2 分钟后擤涕，如带绿黄色，即表示泪道可以通过泪液。

3. X 线碘油造影或超声检查 可进一步了解泪道阻塞的部位及泪囊大小，以便进行手术设计。

4. 干眼的检查 干眼由泪液分泌减少或其成分异常引起。可采用相关临床检查与辅助检查明确诊断。

（1）泪河高度：结膜囊滴入荧光素钠，在裂隙灯显微镜下观察角结膜表面光带与下睑缘光带交界处的泪液液平，正常值为 0.3 ～ 0.5mm，泪河可以初步反映泪液的分泌量。

（2）希尔默（Schirmer）试验

1）Schirmer Ⅰ试验：用以检查泪液基础分泌情况，方法是用一条 5mm×35mm 的滤纸，将一端折弯 5mm，置于下睑内侧 1/3 结膜囊内，其余部分悬垂于皮肤表面，轻闭双眼，5 分钟后测量滤纸被泪水渗湿的长度（图 4-19）。若检查前点了表面麻醉药，该试验主要评价副泪腺的作用，短于 5mm 为异常；如不点表面麻醉药，则评价泪腺功能，短于 10mm 为异常。

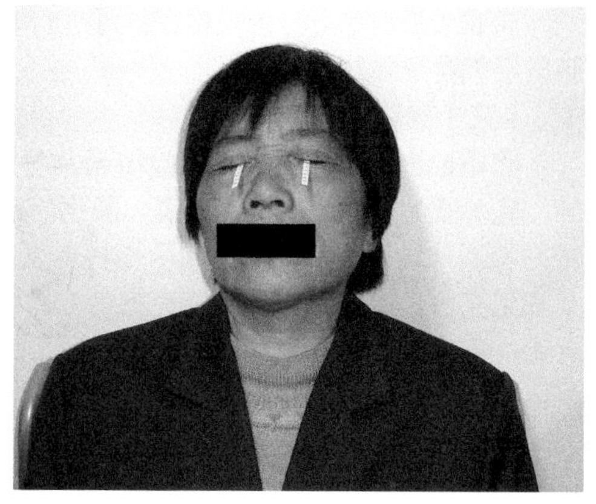

图 4-19 Schirmer 试验

2）Schirmer Ⅱ试验：检查泪液的反射性分泌情况，方法是用一棉棒（长 8mm，顶端宽 3.5mm）沿鼻腔颞侧壁平行向上轻轻插入鼻腔，刺激鼻黏膜，然后放置滤纸（方法同 Schirmer Ⅰ试验），5 分钟后取出滤纸，记录被泪水渗湿的长度，一般≥ 10mm/5min 为正常。

（3）酚红棉丝试验：用酚红制的棉丝测定泪河的泪液量。方法：在光线暗淡的环境中，将 70mm 长的棉丝置于结膜囊外 1/5 处，吸收泪液的棉丝由黄色变成红色，患者可以正常瞬目，15 秒后测量红色棉丝的长度，正常值为 16.7mm，低于 9mm 可诊断为干眼。酚红棉丝试验能够较好反映泪液基础分泌功能。

（4）泪膜破裂时间（breaking up time，BUT）：通过裂隙灯钴蓝色滤光片观察，在球结膜颞下方滴 2% 荧光素钠一滴，嘱患者眨眼数次，使荧光素均匀分布在角膜上，再睁眼凝视前方，不得眨眼，检查者从患者睁眼时起立即持续观察患者角膜，同时开始计时，直到角膜上出现第一个黑斑（泪膜缺损）时为止（图 4-20）。如短于 10 秒则表明泪膜不稳定。

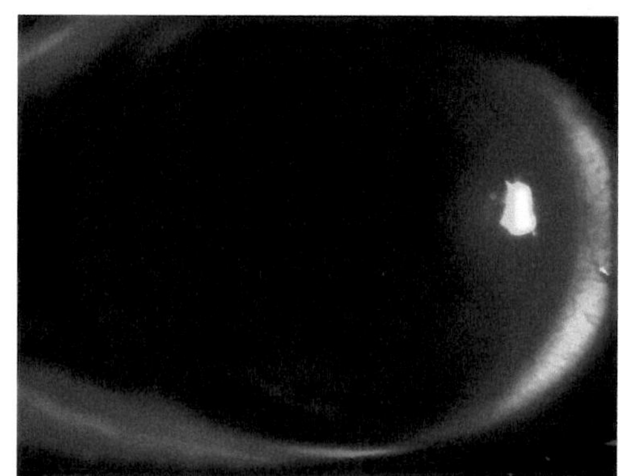

图 4-20 BUT 检查

角膜上白圈内出现第一个黑斑

（5）眼表面活体细胞染色

1）角膜荧光素染色：使用荧光素试纸条法，荧光素溶解于泪液，在钴蓝色滤光片下观察，正常角膜上皮不被染色，不完整的上皮能够被染色。荧光素染色评分采用 12 分法：角膜分为 4 个象限，每个象限 0 ～ 3 分，0 分：无染色，1 分：≤ 30 个点状染色，2 分：＞ 30 个未融合点状染色，3 分：存在角膜点状染色融合、丝状物与溃疡等。

2）虎红染色：检查方法与荧光素试纸条法相同，健康的角结膜上皮不被染色，退化或者坏死的角结膜上皮及未被正常黏蛋白层覆盖的上皮能够被染色。虎红染色评分：评估鼻侧睑裂区球结膜、颞侧睑裂区球结膜与角膜 3 个区域，每个区域 0 ～ 3 分，0 分：无染色，1 分：少量散在点状染色，2 分：没有融合的较多点状染色，3 分：存在片状染色。

3）丽丝胺绿染色：退化或者坏死的角结膜上皮及未被正常黏蛋白层覆盖的角结膜上皮能够被丽丝胺绿染色，其评分标准与虎红染色相同。

（6）泪液渗透压：利用渗透压测量仪检测泪液渗透压。泪液渗透压如大于 312mOsm/L 则可诊断为干眼。该方法特异性好，对早期干眼的诊断具有重要意义。

（7）泪液蕨类试验：在室温条件下，采集下穹窿部泪液，涂在玻片上，室温干燥 48 小时内进行结晶图像分析。正常人具有良好蕨类形成，黏蛋白缺乏者如类天疱疮、Stevens-Johnson 综合征，蕨类减少甚至消失。

（8）角膜地形图检查：检测角膜表面规则性；与正常人相比，干眼患者角膜表面规则参数明显增高，与干眼的严重程度成正比。

（9）泪液清除率：可利用荧光光度测定法检测，了解泪液清除有无延迟。

（10）干眼仪或泪膜干涉成像仪检测：检测泪液脂质层有无异常，活检及印迹细胞学检查结膜杯状细胞的形态及密度，上皮鳞状化生与角膜上皮结膜化的情况。

笔记栏

（11）眼表综合分析仪检查：可进行非侵入式泪膜破裂时间、泪河高度测量，以及睑板腺拍摄、脂质层观察及眼红分析等。

（三）结膜

将眼睑向上下翻转，检查睑结膜及穹窿结膜，注意其颜色，以及是否透明光滑，有无充血、水肿、乳头肥大、滤泡增生、瘢痕、溃疡、睑球粘连，有无异物或分泌物。

检查球结膜时，以拇指和示指将上、下睑分开，嘱患者向上、下、左、右各方向转动眼球，观察有无充血，特别注意区分睫状充血（其部位在角膜周围）与结膜充血（其部位在球结膜周边部），有无疱疹、出血、异物、色素沉着或新生物。

（四）眼球位置及运动

注意两眼直视时，角膜位置是否位于睑裂中央，高低位置是否相同，有无眼球震颤、斜视。眼球大小有无异常，有无突出或内陷。

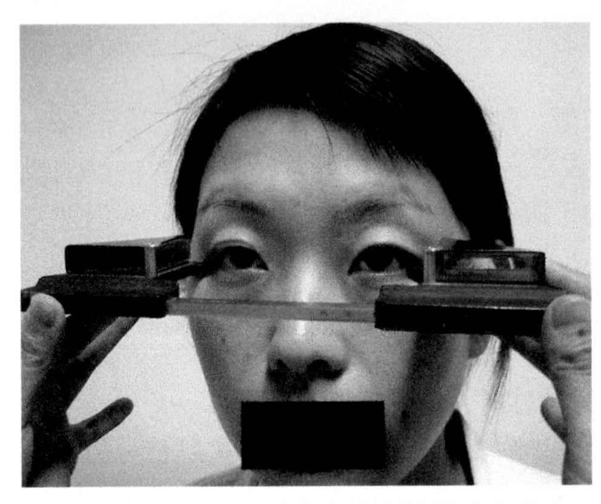
图 4-21 Hertel 眼球突出计测量眼球突出度

1. 简单比较法 检测眼球突出的简单方法，是让患者采取坐位，头稍后仰，检查者站在患者背后，用双手示指同时提高患者上睑，从后上方向前下方看两眼突度是否对称。

2. Hertel 眼球突出计测量法 将眼球突出计的两端卡在受检者两侧眶外缘，嘱其向前平视，从反光镜中读出两眼角膜顶点投影在标尺上的毫米数（图 4-21）。我国人眼球突出度的正常平均值为 12 ～ 14mm，两眼差不超过 2mm。

检查眼球运动时，嘱患者向上、下、左、右及右上、右下、左上、左下八个方向注视，以了解眼球向各方向转动有无障碍。

（五）眼眶

观察两侧眼眶是否对称，眶缘触诊有无缺损、压痛或肿物。

二、眼球前节检查

检查眼球前段常用的简单方法是斜照法，即一手持带有聚光灯泡的手电筒，从眼的侧方距眼约 2cm 处，聚焦照明检查部位，另一手持 13D 的放大镜置于眼前，检查角膜、前房、虹膜及晶状体。现在一般都采用裂隙灯显微镜进行检查。

（一）角膜

检查角膜大小、弯曲度、透明度及表面是否光滑，有无异物、新生血管及混浊（瘢痕或炎症），有无角膜后沉着物（keratic precipitates，KP）。

角膜荧光素染色：为了查明角膜上皮有无缺损及角膜混浊是否为溃疡，可用消毒玻璃棒蘸无菌的 1% ～ 2% 荧光素钠液涂于下穹窿结膜上，过 1 ～ 2 分钟后观察，黄绿色的染色可显示上皮缺损的部位及范围。

角膜弯曲度检查：最简单的方法是观察 Placido 板在角膜上的影像有无扭曲。嘱受检者背光而坐，检查者一手持板，将板的正面向着被检眼睑裂，通过板中央圆孔，观察映在角膜上黑白同心圆的影像。正常者为规则而清晰的同心圆，呈椭圆形者表示有规则散光，扭曲者表示有不规则散光。若测定角膜的曲率半径及屈光度，以便配戴眼镜或进行屈光手术、人工晶状体植入术，则须用角膜曲率计或角膜地形图检查。

角膜感觉的检查可以发现角膜感觉减退的患者，多见于疱疹病毒所致的角膜炎或三叉神经受损者。常用的方法有以下两种：

（1）棉丝检查法：可以从消毒棉签中拧出一条丝，用其尖端从被检眼侧面移近并触及角膜，如不引起瞬目反射，或两眼所需触力有明显差别，则表明角膜感觉减退，多见于疱疹病毒所致的角膜炎或三叉神经受损者（图 4-22）。

（2）Cochet-Bonnet 角膜知觉计检查法：Cochet-Bonnet 角膜知觉计所用的尼龙纤维直径为 0.12mm，长度从 0 ～ 60mm 可以调节，对角膜的压力为 11 ～ 200mg/0.0113mm^2，每递减 5mm，用每

笔记栏

一纤维长度测定角膜压力 3 次，3 次中有 2 次出现眨眼动作即为阳性，有阳性反应的最大纤维长度即为角膜知觉的阈值。检查时，令患者取坐位向正前方注视，或向要检查的各方向轻转眼球，用尼龙纤维垂直触到角膜，直至使线变弯到刚可看出的弯度（大约偏斜 5°），先用最长 60mm 的尼龙纤维试验，如无感觉，再用缩短 5mm 的长度试验，依此类推，直到患者感到有纤维的接触；有感觉和无感觉相差不大于 5mm 为正常。如用 30mm 者无感觉，而用 25mm 者即有感觉，结果则为正常，如 30mm 无感觉，15mm 始有感觉则为知觉减退。可先试角膜中央，后试周边部或其他部位。

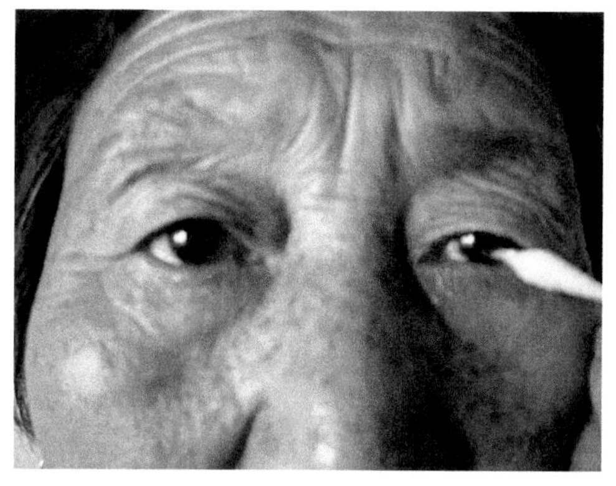
图 4-22　棉丝检查法检查角膜感觉

（二）巩膜

检查巩膜有无黄染、充血、结节及压痛。

（三）前房

检查前房深度，房水有无混浊、积血、积脓。将手电光从外眦外侧照向内眦，如鼻侧虹膜全被照亮，为深前房，如鼻侧虹膜仅被照亮 1mm 或更少，则为浅前房，有发生闭角型青光眼的潜在危险。

（四）虹膜

观察颜色、纹理，有无新生血管、色素脱落、萎缩、结节、肿物、异物，是否与角膜前粘连或与晶状体后粘连，有无根部离断及缺损，有无震颤（晶状体脱位）。

（五）瞳孔

两侧瞳孔是否等大、形圆，位置是否居中，边缘是否整齐。正常成人瞳孔在弥散自然光线下，直径为 2.5 ～ 4mm；幼儿及老年人稍小。瞳孔检查是生命体征观察中的重要组成部分，检查其大小和各种反射对于视路及全身性疾病的诊断具有重要意义。

1. 直接对光反射　在暗室内用手电筒照射被检眼，该眼瞳孔迅速缩小。此反应需要该眼瞳孔反射的传入和传出神经通路共同参与。

2. 间接对光反射　在暗室内用手电筒照射另侧眼，被检眼瞳孔迅速缩小。此反应只需要被检眼瞳孔反射的传出途径参与。

3. 相对性传入性瞳孔功能障碍（relative afferent pupillary defect，RAPD）　亦称 Marcus-Gunn 瞳孔。例如，左眼传入性瞳孔障碍，用手电筒照射右（健）眼时，双眼瞳孔缩小，患眼瞳孔由于间接对光反射而缩小；随后移动手电筒照在左（患）眼上，双眼瞳孔不缩小或轻微收缩，因左眼传入性瞳孔障碍；以 1 秒间隔交替照射双眼，健眼瞳孔缩小，患眼瞳孔扩大。这种体征特别有助于诊断单眼的黄斑病变或视神经炎等眼病。

4. 集合反射　先嘱受检者注视一远方目标，然后嘱其立即改为注视 15cm 处自己的示指，这时两眼瞳孔缩小。

5. Argyll-Robertson 瞳孔　直接对光反射消失而集合反射存在。这种体征可见于神经梅毒。

（六）晶状体

观察晶状体有无混浊、有无脱位。

三、眼球后节检查

（一）玻璃体

检查玻璃体有无混浊、液化、浓缩、积血、积脓、异物、寄生虫、新生血管、变性、脱离及增殖性病变等。

（二）眼底

观察视盘大小、形状（有无先天发育异常）、颜色（有无视神经萎缩）、边界（有无视盘水肿、炎症）和病理性凹陷（青光眼），有无视网膜水肿、出血、渗出、坏死、萎缩、色素异常、脱离，视网膜血管改变，有无黄斑水肿、出血、渗出、色素异常、裂孔、脱离、新生血管等。

笔记栏

第四节 眼科常规仪器检查

一、裂隙灯活体显微镜检查

（一）裂隙灯活体显微镜及用途

裂隙灯活体显微镜（slit-lamp biomicroscope）由两个系统组成，即供照明用的光源投射系统，以及供观察用的光学放大系统。用它可在强光下放大 10 ～ 16 倍检查眼部病变，不仅能使表浅的病变看得十分清楚，而且可以调节焦点和光源宽窄，形成光学切面，检查眼球深部组织病变及其前后位置。若附加前置镜、接触镜、前房角镜、三面镜，还可检查前房角、玻璃体和眼底。再配备前房深度计、压平眼压计、照相机等，用途更为广泛。

（二）操作方法

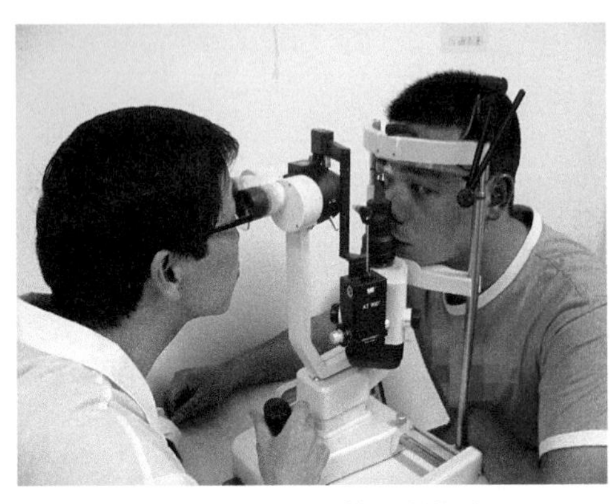

图 4-23 裂隙灯活体显微镜检查

裂隙灯显微镜的操作方法很多，有直接焦点照射法、间接照射法、后部照射法、弥散光线照射法、角膜缘散射照射法、镜面反光照射法等，以直接焦点照射法最常用（图 4-23）。将灯光焦点与显微镜焦点对在一起，将光线投射在结膜、巩膜或虹膜上，可见一个境界清楚的照亮区，可以细微地观察该区的病变。将裂隙灯光线照在透明的角膜或晶状体上，形成六边形的光学切面，借此可以观察其弯曲度、厚度，有无异物或角膜后沉着物，以及角膜各层情况，有无浸润、溃疡等病变及其层次和形态；将裂隙灯光线照在晶状体上，形成光学切面，可以观察其弯曲度、厚度、混浊的部位和形态，有无异物、囊膜破裂等；将光线调成细小光柱射入前房，若见角膜与晶状体之间有一乳白色的光带，即为房水闪辉，又称丁铎尔现象，系房水中蛋白质增加或细胞渗入所致；再将焦点向后移，还可观察到玻璃体前 1/3 内的病变。为观察眼底的病变，可加用前置镜检查。

二、前房角镜检查

（一）前房角及前房角镜

1. 前房角 由前壁、后壁及两壁所夹的隐窝三部分组成。前房角的结构：①前壁最前为 Schwalbe 线，为角膜后弹力层终止处，呈白色、有光泽、略微突起；②继之为小梁网，上有色素附着，是房水排出的通路，巩膜静脉窦即位于它的外侧；③前壁的终点为巩膜突，呈白色；④隐窝是睫状体前端，呈黑色，又称睫状体带；⑤后壁为虹膜根部。

2. 前房角镜（gonioscope） 前房角的各种结构必须利用前房角镜，通过光线的折射（用直接前房角镜）或反射（用间接前房角镜、配合裂隙灯活体显微镜）才能查见（图 4-24）。前房角镜检查是青光眼防治工作中的常用方法，也可以诊断前房角的细小异物、新生物及新生血管等病变。

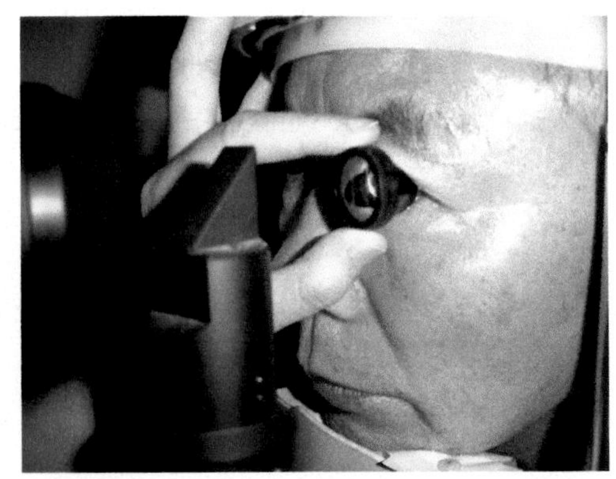

图 4-24 前房角镜检查前房角情况

（二）前房角镜的检查方法

常用的前房角镜为间接前房角镜，中央为一凹面镜，内有一斜面为 64° 的反射镜，可以将光线发射到前房角隐窝。检查前先滴表面麻醉剂，前房角镜接触角膜的凹面滴以甲基纤维素或抗生素眼药水，检查者以左手手指轻轻分开患者上、下睑，嘱患者稍向上注视，检查者用右手持前房角镜轻轻置于患者角膜缘下方，再嘱患者稍向下注视，将镜凹面紧贴角膜，然后用裂隙灯直接焦点照明法检查前房角，旋转前房角镜以检查各部位情况。查毕，滴抗生素眼药水。

笔记栏

（三）前房角宽窄与开闭的临床描述

判断前房角的宽窄与开闭对青光眼的诊断、分类、治疗及预防具有重要意义。常用的前房角分类法有：

1. Scheie 分类法　在眼球处于原位时（静态），能看见前房角的全部结构者为宽角，否则为窄角。并进一步将窄角分为 4 级，即静态能看到睫状体带者为窄Ⅰ，能看到巩膜突者为窄Ⅱ，能看到前部小梁者为窄Ⅲ，只能看到 Schwalbe 线者为窄Ⅳ。小梁被虹膜根部贴附粘连为前房角堵闭，否则为前房角开放（图 4-25）。

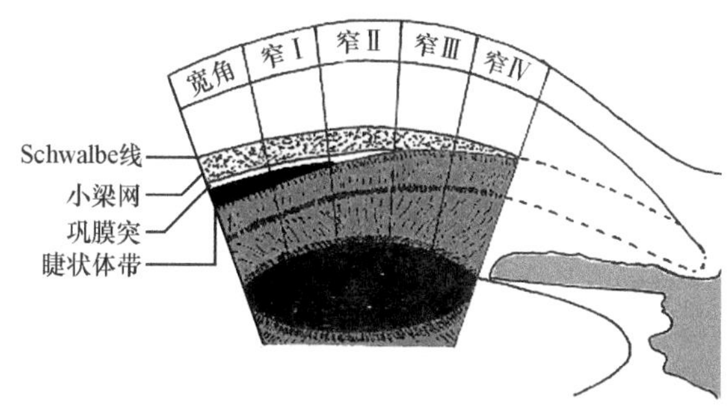

图 4-25　前房角的 Scheie 分类法

2. Shaffer 分类法　按所见虹膜平面与小梁表面所形成的夹角分类，此角＞ 20° 为宽角，不可能发生闭角型青光眼；＜ 20° 为窄角，有前房角关闭的可能，且此角越窄，发生闭角型青光眼的可能性越大。该分类法着重评价前房角的几何角度，并考虑到了前房角潜在的关闭情况，由于比较简单而被广泛应用。

3. Spaeth 分类法　该方法更加强调前房角的三维结构，其分类系统包括：①虹膜根部在眼球壁附着的位置；②虹膜附着点的宽度或几何角度；③靠近前房角的周边虹膜形态；④前房角色素的浓度；⑤有无虹膜膨隆、周边粘连等异常。

三、检眼镜检查

常用的检眼镜（ophthalmoscope）有直接和间接两种。

（一）直接检眼镜检查

所见眼底为正像，放大约 16 倍。通常可不散瞳检查，若需详细检查则应散瞳，但在散瞳前要先了解前房的深浅、排除青光眼。检查最好在暗室中进行。检查受检者的右（左）眼时，检查者站在受检者的右（左）侧，用右（左）眼进行检查（图 4-26）。检查顺序及内容如下：

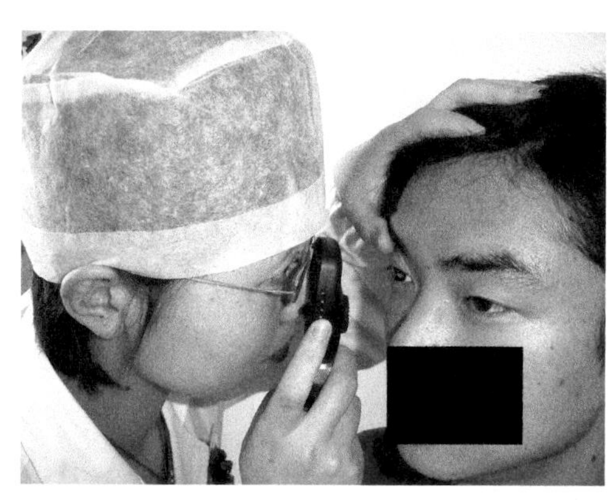
图 4-26　直接检眼镜检查

1. 透照法　用于观察眼的屈光间质有无混浊。将镜片转盘拨到 +8 ～ +10D，距被检眼 10 ～ 20cm。正常时，瞳孔区呈橘红色反光。若屈光间质有混浊，则红色反光中出现黑影；此时嘱患者转动眼球，如黑影移动方向与眼动方向一致，表明其混浊位于晶状体前方；反之，则位于晶状体后方，如不动则在晶状体。

2. 眼底检查　将转盘拨到“0”处，距被检眼 2cm 处，因检查者及受检者屈光状态不同，需拨动转盘直到看清眼底为止。嘱患者向正前方注视，检眼镜光源经瞳孔偏鼻侧约 15° 可检查视盘，再沿血管走向观察视网膜周边部，最后嘱患者注视检眼镜灯光，以检查黄斑部。

3. 眼底检查记录　应记录视盘大小、形状（有无先天发育异常）、颜色（有无视神经萎缩）、边界（有无视盘水肿、炎症）和病理凹陷（青光眼），视网膜血管的管径大小、是否均匀一致、颜色、动静脉比例（正常为 2 ∶ 3）、形态、有无搏动及交叉压迫征；黄斑部及中央凹对光反射情况；视网膜有无出血、渗出、色素增生或脱失，描述其大小形状、数量等（图 4-27）。对明显的异常可在视网膜图上绘出。

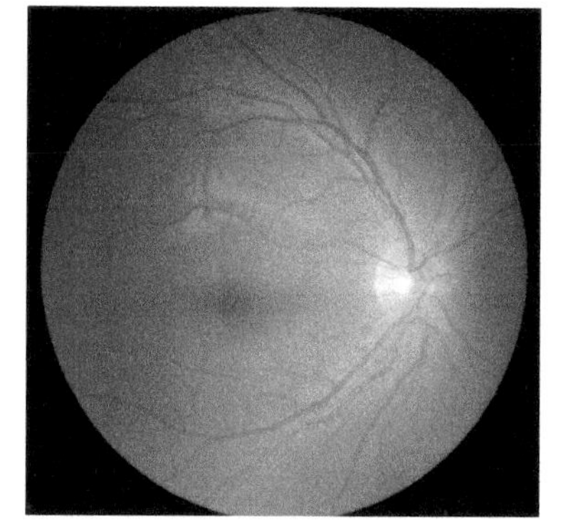
图 4- 27　正常眼底图

（二）双目间接检眼镜检查

所见眼底为倒像，放大 4 倍，可见范围大，具有立体感，一般需散瞳检查。

1. 检查方法　检查在暗室中进行。受检者平卧于检查台上，

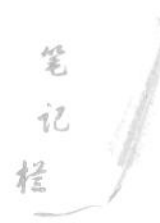

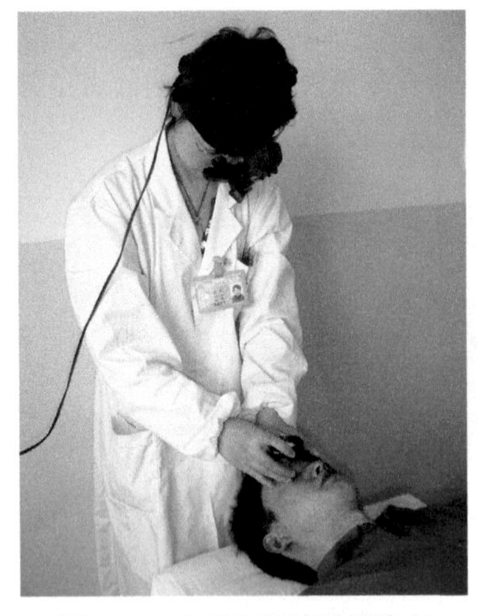

图 4-28 双目间接检眼镜检查

检查者站立在检查台旁或坐于检查台的床头。检查者戴上双目间接检眼镜，扭紧头带，接通电源，调整好瞳孔距离及反射镜的位置。开始 1 ～ 2 分钟内先在较弱的光线下不用物镜检查，此时在被检眼的红光背景上可以看清角膜、晶状体和玻璃体的混浊。被检眼明适应后，令被检眼直接注视光源。检查者左手拇指与示指持 +20D 物镜，置于被检眼前 5cm 处，以环指牵拉眼睑并固定于眼眶缘（图 4-28）。依次检查眼底的后极部、近周边部，辅以巩膜压迫器，可看到远周边部，有利于查找视网膜裂孔。将检查结果绘于眼底图上。

2. 优点及适应证 间接检眼镜具有照明度强、可视范围大、立体感、可以示教、能在较远距离检查眼底、可以在直视下进行手术操作的优点。主要适用于：①各类原发性、继发性视网膜脱离；②各类眼底疾病所致的隆起不平者，如肿物、炎症、渗出和寄生虫等；③屈光间质透明时的眼内异物，尤其是睫状体扁平部异物；④屈光间质欠清或高度屈光不正，用直接检眼镜观察眼底困难等。

四、三面镜检查

利用三面镜检查可以更加清楚、全面地了解眼底情况。三面镜的三个反射镜面的倾斜度分别为 75°、67°、59°，借助这三个镜面，转动此镜，可以看清眼底各个部位，包括前房角。所见的眼底物像为反射像。镜的中心有适合于眼球弧度的凹陷，可以看清视盘和黄斑区；75° 镜可以检查眼底赤道部至眼底 30° 之间的部分；67° 镜可以检查眼底赤道部至周边部；59° 镜可以看见玻璃体与眼底极周边部、前房角。

检查前应充分散瞳，先滴表面麻醉剂，三面镜接触角膜的凹面滴以甲基纤维素或抗生素眼药水，放于结膜囊内，使凹面紧贴角膜，然后以较小角度（但不是 0°）投射光线照射，分别用三面镜三个反光镜面观察眼底（图 4-29）。可以应用光学切面作直接焦点照射，用以判断病变的空间关系，鉴别病变的性质，如区分黄斑囊肿或黄斑裂孔；也可以利用脉络膜反射的光线作后方反光照射，用以显示眼底轻微的光学改变；还可以采用间接照射法，用以鉴别视网膜的细小囊肿等。

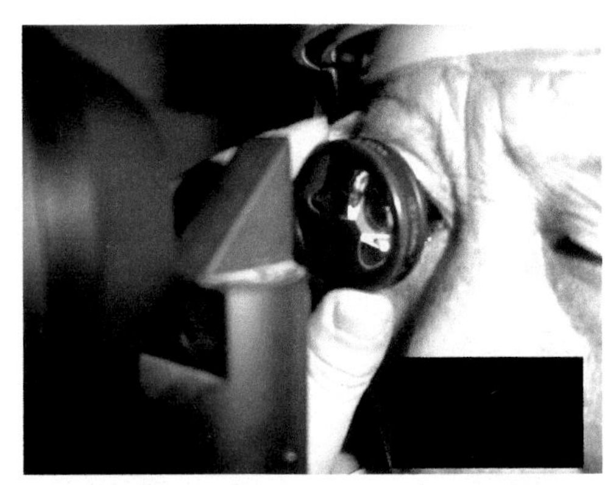

图 4-29 三面镜全面检查眼底情况

五、眼压测量

眼压测量（tonometry）包括指测法及眼压计测量法。

（一）指测法

指测法是最简单的定性估计眼压的方法，需要一定的临床实践经验。测量时，嘱患者两眼向下注视，检查者将两手示指尖放在上眼睑皮肤面，两指交替轻压眼球，像检查波动感那样感觉眼球的张力，估计眼球硬度。初学者可触压自己的前额、鼻尖及嘴唇，粗略感受高、中、低 3 种眼压。记录时以 T_n 表示眼压正常，用 T_{+1} ～ T_{+3} 表示眼压增高的程度，用 T_{-1} ～ T_{-3} 表示眼压稍低的程度。

（二）眼压计测量法

眼压计分为压陷式、压平式两类。①压陷式：如 Schiotz 眼压计，是用一定重量的眼压测杆将角膜压出凹陷，在眼压计重量不变的条件下，压陷越深，其眼压越低。其测量值受眼球壁硬度的影响。②压平式：是用足够力量将角膜压平，根据角膜压平的面积或压力大小又可分为两种。一种为固定压平面积，看压平该面积所需力的大小，所需力小者眼压亦小。压平式眼压计测量眼压时，使角膜凸面稍稍变平而不下陷，眼球容积改变很小，因此不受眼球壁硬度的影响，如 Goldmann 压平眼压计。另一种为固定压力（眼压计重量不变）看压平面积，压平面积越大，眼压越低，如 Maklakow 压平式眼压计，这种眼压计测量时，对眼球容积的影响较大，所测得的眼压值受到眼球壁硬度的影响。

笔记栏

1. Schiotz 眼压计　目前在我国应用仍较广泛。患者仰卧低枕，滴 0.5% 丁卡因 2 ～ 3 次，一面在试板上试测指针是否指零，并用酒精棉球擦拭底板待干。测量时，嘱患者举起左手伸出示指作为注视点，使角膜处于水平正中位置，检查者右手持眼压计，左手拇指及示指分开上下睑固定于眶缘上，不可使眼球受压。将眼压计底板垂直放在角膜中央，先用 5.5g 砝码读出指针读数，如读数小于 3，则需更换 7g 或 10g 砝码，重复测压一次，记下刻度数（图 4-30）。由刻度读数查表得出眼压的实际数字，检查完毕滴抗生素眼药水。此眼压计为压陷式，其刻度的多少取决于眼压计压针压迫角膜凹陷的程度，所以测出的数值受到眼球壁硬度的影响。对眼球壁硬度显著异常者（如高度近视眼），会给出比实际偏低的数据。用两个砝码测量后，查表校正，可消除眼球壁硬度造成的误差。

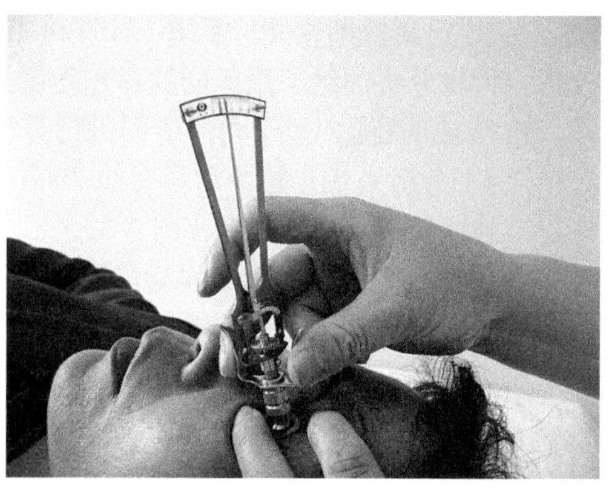

图 4-30　Schiotz 眼压计测量眼压

2. Goldmann 压平眼压计　是目前国际上用以测量眼压的"金标准"眼压计。它附装在裂隙灯活体显微镜上，用显微镜观察，坐位测量（图 4-31）。滴 0.5% ～ 1% 丁卡因 2 ～ 3 次，用消毒荧光素纸条轻轻接触被检眼下穹窿结膜囊内 2 ～ 3 秒或滴 0.25% 荧光素钠滴眼液，瞬目 2 ～ 3 次使角膜表面泪膜染色，受检者头部固定于裂隙灯下颌托上，将钴蓝色滤光玻璃置于裂隙灯光前方，将测压头转至裂隙灯目镜正前方，采用低倍目镜观察，将测压螺旋先转至 1g 刻度位置，再将裂隙灯向前移动，使测压头接近角膜，可见角膜面两个鲜绿色荧光素反光半环，调整裂隙灯的高度使这两个半环上下、左右对称，继续将裂隙灯向前推移，直至两个半环清晰，捻转测压螺旋，使上下对称的两个半环的内界刚好相接触，记录所用重量即为眼压值。该眼压计属于压平眼压计，在测量时仅使角膜压平而不下陷，所以不受眼球壁硬度的影响。但是近来的研究发现，中央角膜的厚度会影响其测量的眼压数值。如中央角膜厚，眼压值会高估；中央角膜薄，眼压值低估。Perkin 眼压计为手持式压平眼压计，检查时不需裂隙灯显微镜，受检者取坐位、卧位均可。

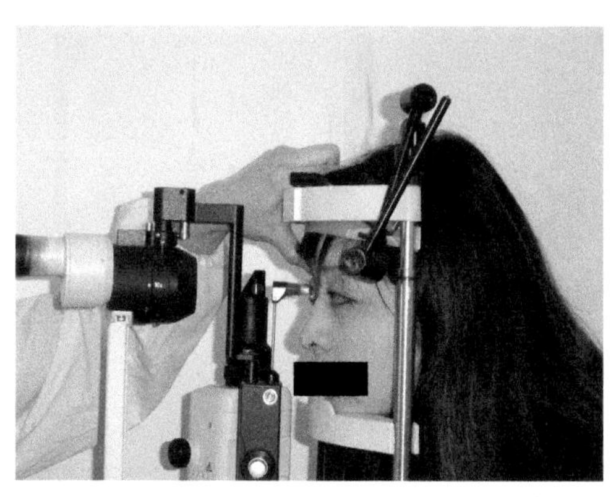

图 4-31　Goldmann 压平眼压计检查

3. 非接触眼压计　原理是利用可控的空气脉冲，其压力具有线性增加的特性，使角膜压平到一定的面积（直径 3.06mm），通过监测系统感受角膜表面反射的光线，并记录角膜压平到某种程度的时间，将其换算为眼压值。此法器械不接触角膜，不需麻醉，操作简便，而且可以避免交叉感染或角膜上皮损伤，故对大规模眼压普查尤为适用（图 4-32）。缺点是所测数值不够准确。

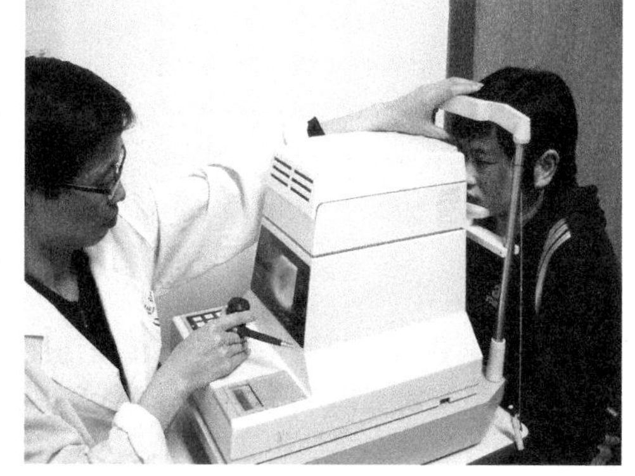

图 4-32　非接触眼压计测量眼压

第五节　眼科特殊仪器检查

一、角膜地形图仪

计算机辅助的角膜地形图仪检查能够精确地分析整个角膜表面形态和曲率的变化，使人们可以系统地、客观地、精确地分析角膜的性状。角膜地形图仪由以下几个部分组成。

（1）Placido 盘投射系统：将 28 ～ 34 个圆环均匀地投射到从中心到周边的角膜表面上，使整个角膜均处于投射分析范围之内。

（2）实时图像监测系统：投射在角膜表面的环形图像可以通过实时图像监测系统进行实时图像观察、监测和调整等，使角膜图像处于最佳状态下进行摄影，然后将其储存以备分析。

笔记栏

（3）计算机图像处理系统：计算机先将储存的图像数字化，应用已设定的计算公式和程序进行分析，再将分析的结果用不同的彩色图像显示在荧光屏上，同时，数字化的统计结果也一起显示出来。角膜地形图是对整个角膜表面进行分析，其中每一投射环上均有256个点计入处理系统。

（4）分析系统：整个角膜有约7000个数据点进入分析系统。由此可见，角膜地形图具有系统性、准确性和精确性等特点（图4-33）。

角膜地形图可以应用于诊断角膜散光；早期诊断亚临床期圆锥角膜（图4-34）；用于角膜屈光手术的术前检查和术后疗效评价；根据手术前检查的角膜地形图，来指导现代白内障手术以减少手术诱发的散光，并通过手术切口中和术前散光；对角膜移植术后的角膜散光作出准确的诊断，指导矫正角膜移植术后的散光；计算出屈光不正患者配镜所需的曲度和度数，指导配戴角膜接触镜等。

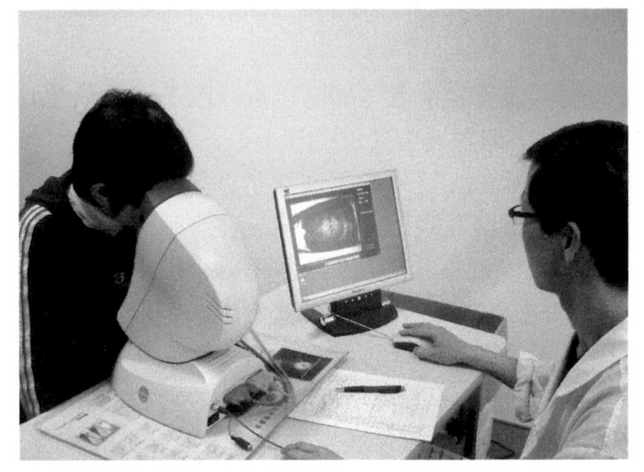

图4-33 角膜地形图仪检查角膜表面的形态

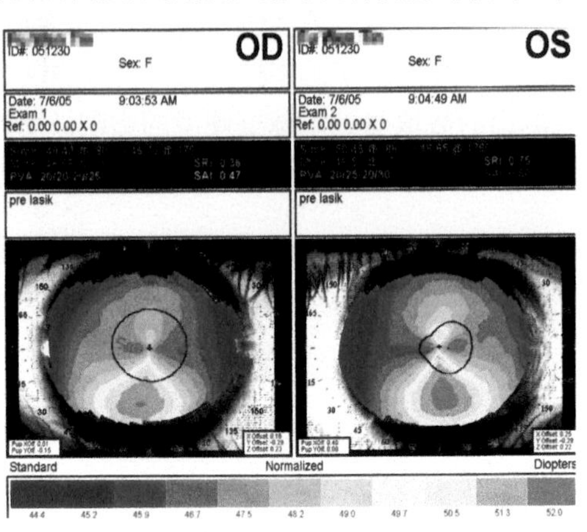

图4-34 圆锥角膜的角膜地形图表现

二、角膜内皮镜

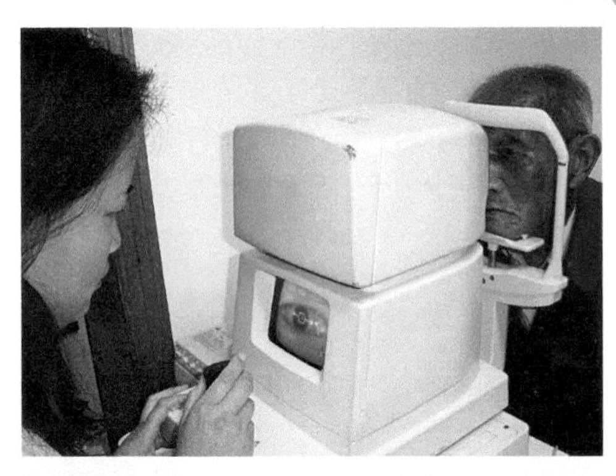

图4-35 角膜内皮镜检查

角膜内皮镜可记录角膜内皮细胞的形态、排列状况及计数，有利于角膜内皮功能的评价（图4-35）。正常人30岁前，平均细胞密度为3000～4000个/mm²，50岁左右2600～2800个/mm²，大于69岁为2150～2400个/mm²。角膜内皮镜可以对角膜内皮细胞状态进行分析处理，主要应用于圆锥角膜、青光眼、眼内炎症、眼外伤等眼病的临床诊断和病情评价，分析角膜移植、白内障等手术前后角膜内皮细胞的变化，判断手术效果等。

三、角膜共焦生物显微镜

角膜共焦生物显微镜是一种无损伤性的检查方法，利用共焦激光对活体角膜进行不同层面的扫描，可精确显示角膜各层的超微结构，实时的三维图像显示可以用于活体角膜病研究，并可储存记录（图4-36）。主要用于无创伤角膜感染（尤其是真菌性及棘阿米巴角膜炎等）的快速诊断和疗效监测、准分子激光原位角膜磨镶术或角膜移植术的术前术后定量检测、眼干燥症和角结膜烧伤的角膜状态随访、外科手术或角膜成形术后再生状况随访、准分子激光原位角膜磨镶术术后神经纤维的愈合情况随访、配戴角膜接触镜的角膜状态随访、角膜厚度的自动测量等。

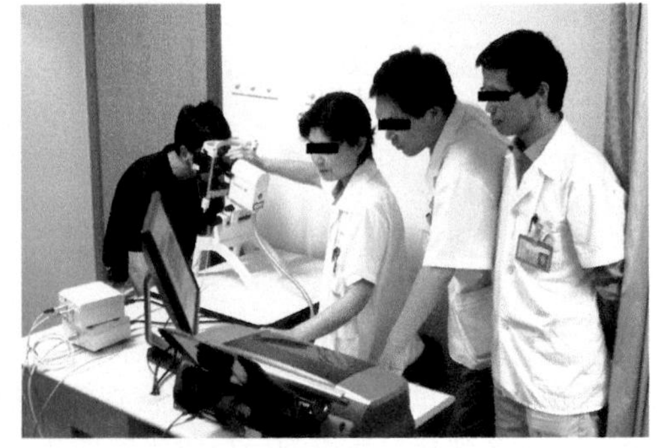

图4-36 角膜共焦生物显微镜检查

四、波前像差仪

笔记栏

人眼并非理想的光学系统，由于角膜和晶状体的光学性能并不完美，因此人眼存在着各种像差，

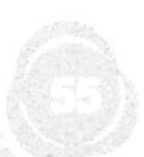

如球差、慧差、像散、场曲等，它们是影响人眼视觉质量的主要因素。点光源发出的球面波经光学系统后形成的波形，与理想的球面波比较，可以发现两者存在偏差，称为波前像差。波前像差仪可以测定整个眼球的像差，包括近视、远视及规则性散光等低阶像差和慧差、球差等高阶像差（图 4-37）。在波前像差引导下进行个体化的角膜切削，犹如对每个人“量体裁衣”，使治疗精度与效果明显提高。

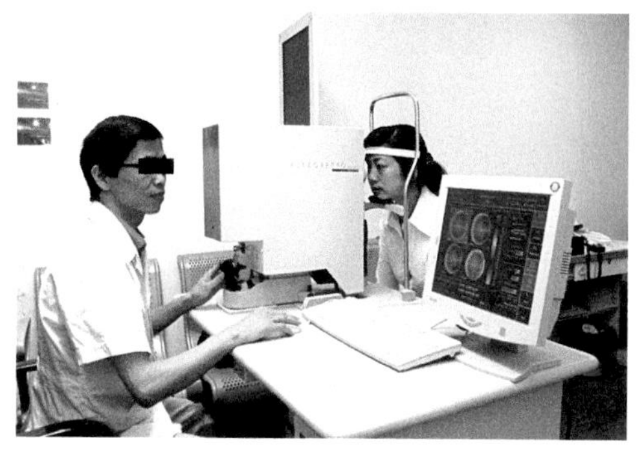

图 4-37　波前像差仪检查

五、超声生物显微镜

超声生物显微镜（ultrasound biological microscope，UBM）是 20 世纪 90 年代出现的一种新的眼科无创伤超高频超声诊断方法，其工作原理与其他超声检查基本相同，最大的区别在于其频率为 40 ～ 100MHz，分辨率高达 20 ～ 40μm，但其穿透力只有 4mm，因此仅可对表浅的组织进行检查，水浴检查法是获得理想图像的最佳检查方法（图 4-38）。UBM 不仅可以清晰地显示角膜的各层结构，同时可对各层结构的厚度进行定量测量；可以清晰显示前部巩膜，探及类似鹰嘴样强回声光带的巩膜突，测量前房角大小、前房深度，间接推算小梁结构；对虹膜、睫状体、后房、晶状体、悬韧带、周边玻璃体均可进行细致观察。可以发现眼前段的任何微小病变，如有助于眼外伤微小异物的诊断和眼前段肿瘤及外伤的诊断；可对青光眼的分类标准（尤其是闭角型青光眼、睫状环阻滞型青光眼）提供形态学改变的新依据；同时可以应用于眼表疾病、眼内人工晶状体、周边玻璃体疾病、眼外肌等疾病的诊断，角膜移植和角膜屈光性手术的术前诊断、人工晶状体袢异位，评价外伤，显示混浊角膜后的异常和角膜，巩膜疾病的区分等。能准确发现睫状体离断的裂口和确定其范围，有助于手术计划的制订；能客观地反映并记录前段玻璃体视网膜疾病的改变、滤过泡、虹膜睫状体囊肿所致的局部前房角闭锁等。

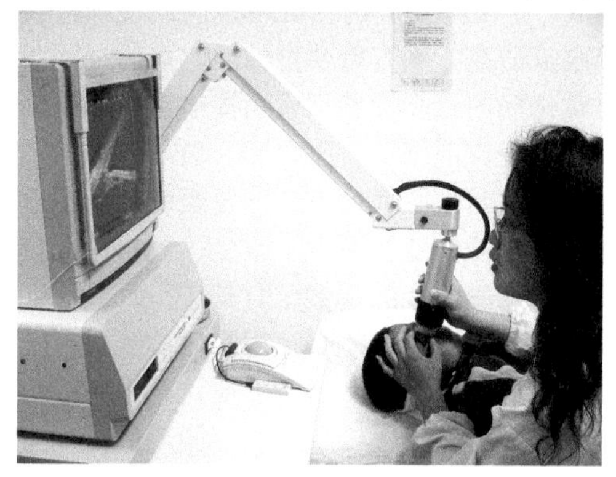

图 4-38　超声生物显微镜水浴检查法检查前房角

六、视网膜厚度分析仪

视网膜厚度分析仪（retinal thickness analyzer，RTA），是一种综合的眼科诊断设备，它通过多信息的成像方式，可以再现视网膜和视盘的形态，进行全面的视网膜厚度分析、视盘地形图分析及光学横断面检查（图 4-39 ～图 4-42）。适用于黄斑水肿、青光眼、年龄相关性黄斑变性、糖尿病视网膜病变、视网膜裂孔和脱离等眼病的诊断及视网膜病理如黄斑裂孔、囊样变、黄斑前膜等的全面观察，尤其是可以早期探测神经组织细胞的丢失及黄斑水肿。它的厚度地形图与眼底图对应，可以对眼底病变进行客观、定量的诊断和随访，操作简单，而且结果还可以重复，有利于眼病标准化的资料库管理。

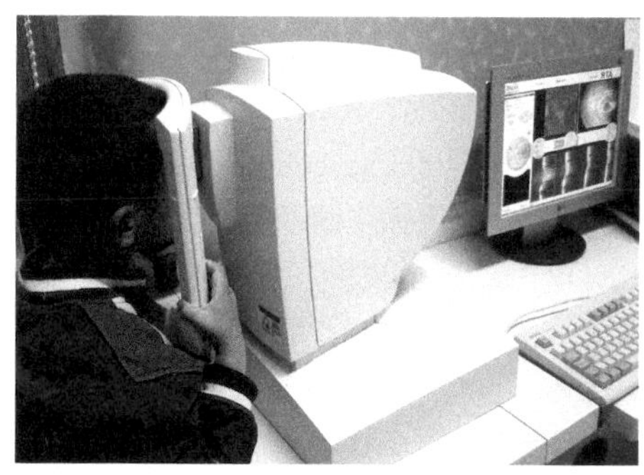

图 4-39　视网膜厚度及青光眼分析仪检查视盘、黄斑情况

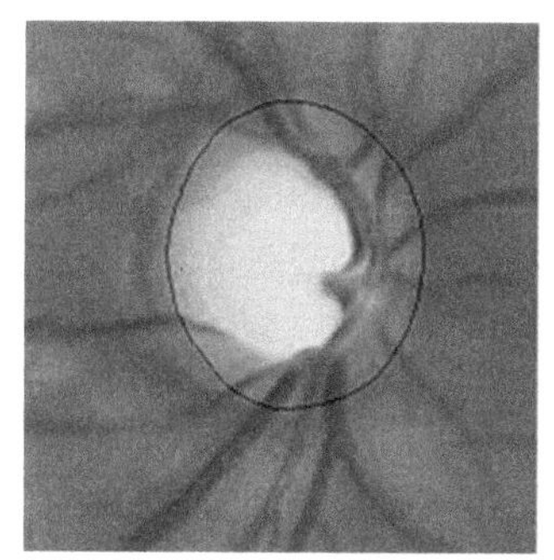

图 4-40　RTA 可以再现视盘形态

笔记栏

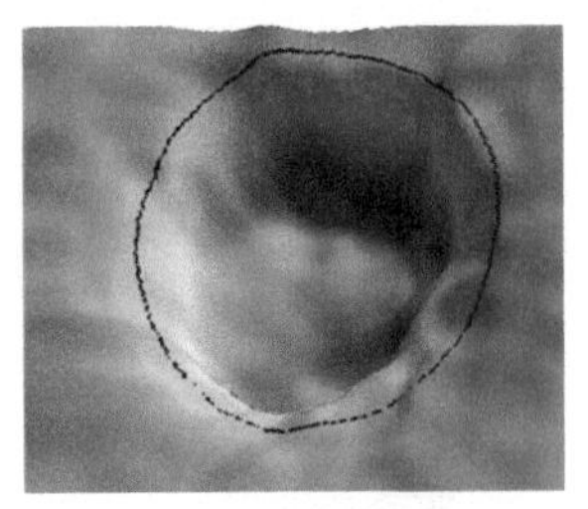

图 4-41 RTA 进行视盘地形图分析

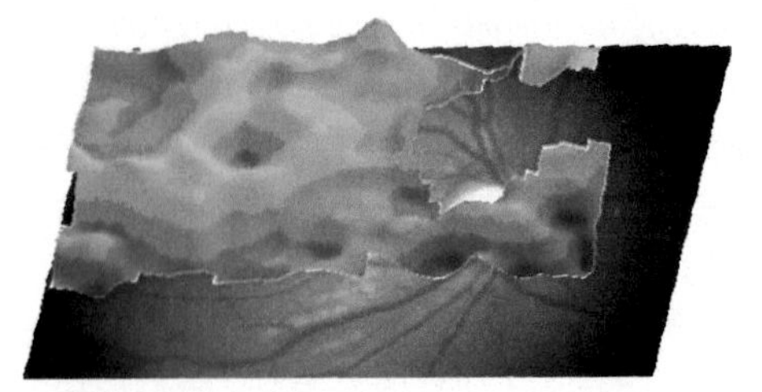

图 4-42 RTA 进行视网膜厚度分析

七、光学相干断层成像和光学相干断层扫描血管成像

（一）光学相干断层成像

光学相干断层成像（optical coherence tomography，OCT）是一种非接触式、非侵入性眼科影像诊断技术，进行视网膜断层扫描的工作原理类似 B 超，不同的是 OCT 采用的是 850nm 波长的激光扫描，而 B 超采用的是声频扫描。它通过各种组织对光的反射吸收及其散射能力的不同对组织进行断层成像，以清晰分辨组织结构，其轴向分辨率高达 10μm。在视网膜疾病、黄斑疾病、视神经疾病、青光眼等临床研究方面有重要价值。它可为视网膜疾病，尤其是黄斑病的诊断及鉴别诊断提供有价值的依据，如黄斑裂孔、黄斑前膜、黄斑水肿、玻璃体黄斑牵引综合征等，弥补了其他眼底检查方法及眼底荧光造影的不足，可以观察细微病变的形态学改变，如根据对特发性黄斑裂孔的形态学改变的观察，对其进行临床分期（图 4-43）；可直接进行组织测量，对眼底病变进行定量分析，如黄斑裂孔大小、视网膜厚度变化、视网膜神经纤维层厚度变化、神经上皮或色素上皮脱离的范围及高度、脉络膜新生血管膜大小等；可以发现一些极微小的眼底病变，如小的视网膜色素上皮或神经上皮脱离、轻度的黄斑水肿等；可以区分视网膜色素上皮脱离与神经上皮脱离，可以鉴别血性与浆液性脱离；可为黄斑前膜、黄斑裂孔、黄斑下脉络膜新生血管膜、玻璃体黄斑牵引综合征等手术适应证的选择提供有价值的资料，如病变范围、与周围组织关系等，脉络膜新生血管膜位于色素上皮下或色素上皮上等，亦可作为评价手术治疗是否成功的依据之一；可以追踪某些病变的变化及治疗效果，如黄斑水肿治疗后的反应等；可以发现一些疾病的特征性变化，如 Stargardt 病、视网膜劈裂等；可用于探讨某些疾病的发病机制，如先天性视盘小凹合并的黄斑病变、特发性黄斑裂孔的发生机制等。

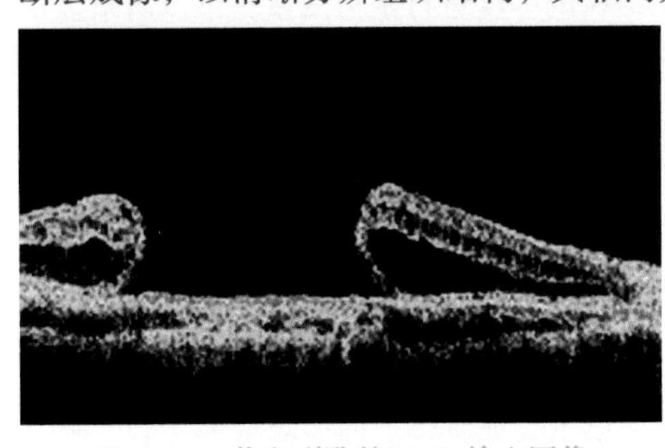

图 4- 43 黄斑裂孔的 OCT 检查图像

（二）光学相干断层扫描血管成像

光学相干断层扫描血管成像（optical coherence tomography angiography，OCTA）是一种新的非侵入性的成像技术，主要用于分析、评估黄斑区和视盘结构的特征。该技术检测血管内红细胞的运动，通过相同位置的对比反映血流变化，经过信号放大与数字化处理，获得视网膜各个层次的血管结构图像。与荧光素血管造影（fundus fluorescence angiography，FFA）相比，OCTA 是一种 3D 成像方式，能够清晰显示视网膜与脉络膜血管结构，OCTA 不需要注射造影剂，避免了过敏反应。OCTA 同时也存在一些运动伪影、投射伪影、分层伪影及遮蔽效应等局限性。

目前，OCTA 主要用于：

（1）年龄相关性黄斑变性（age-related macular degeneration，AMD）：识别新生血管的类型，定量分析新生血管的面积和血管密度，评估抗血管内皮生长因子（vascular endothelial growth factor，VEGF）药物治疗的适应证与效果；鉴别活动与不活动的纤维化脉络膜新生血管。

（2）糖尿病视网膜病变（diabetic retinopathy，DR）：显示视网膜毛细血管瘤、毛细血管大小与形态、黄斑水肿、微血管异常、缺血性糖尿病黄斑病变、新生血管等病变，还可以定量毛细血管灌注密度图。

（3）视网膜动脉阻塞：清晰显示毛细血管无灌注区与毛细血管细节。

（4）视网膜静脉阻塞：评估黄斑无血管区范围、黄斑水肿、毛细血管无灌注区和新生血管。

（5）2 型黄斑毛细血管扩张症：评估毛细血管扩张程度、新生血管形成及纤维化程度。

笔记栏

（6）成人型卵黄样黄斑营养不良：显示不同时期卵黄样病变的改变，清晰显示可能存在的脉络膜新生血管。

（7）高度近视：有效显示近视性脉络膜新生血管，评价抗 VEGF 药物治疗的效果。

（8）青光眼：确定视盘及盘周血管密度，评估血管灌注损伤。

（9）其他：葡萄膜炎，眼肿瘤，放射性视网膜病变，眼前节血管异常等。

八、眼底血管造影

眼底血管造影是将造影剂从肘静脉注入人体，利用特定滤光片的眼底照相机拍摄眼底血管及其灌注的过程。它可分为 FFA 及吲哚菁绿血管造影（indocyanine green angiography，ICGA）两种，前者是以荧光素钠为造影剂，主要反映视网膜血管的情况，是常用的眼底血管造影方法；后者以吲哚菁绿为造影剂，反映脉络膜血管的情况，有助于发现早期的脉络膜新生血管、渗漏等（图 4-44）。

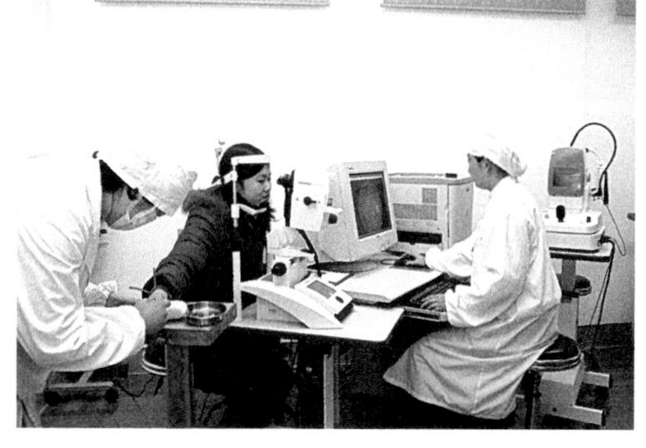
图 4-44　眼底荧光血管造影检查

（一）眼底荧光素血管造影

1. 眼底荧光素血管造影分期　正常人臂 - 视网膜循环时间在 10 ～ 15s。

根据荧光染料在血管内循环的荧光造影图，可以分为脉络膜期（又称动脉前期，脉络膜地图状荧光，从视盘早期荧光到动脉层流）、动脉期（从动脉层流到动脉充盈）、动静脉期（从动脉充盈到静脉层流）、静脉期（从静脉层流到静脉充盈）和晚期（注射荧光素 5 ～ 10 分钟后）等 5 期（图 4-45）。

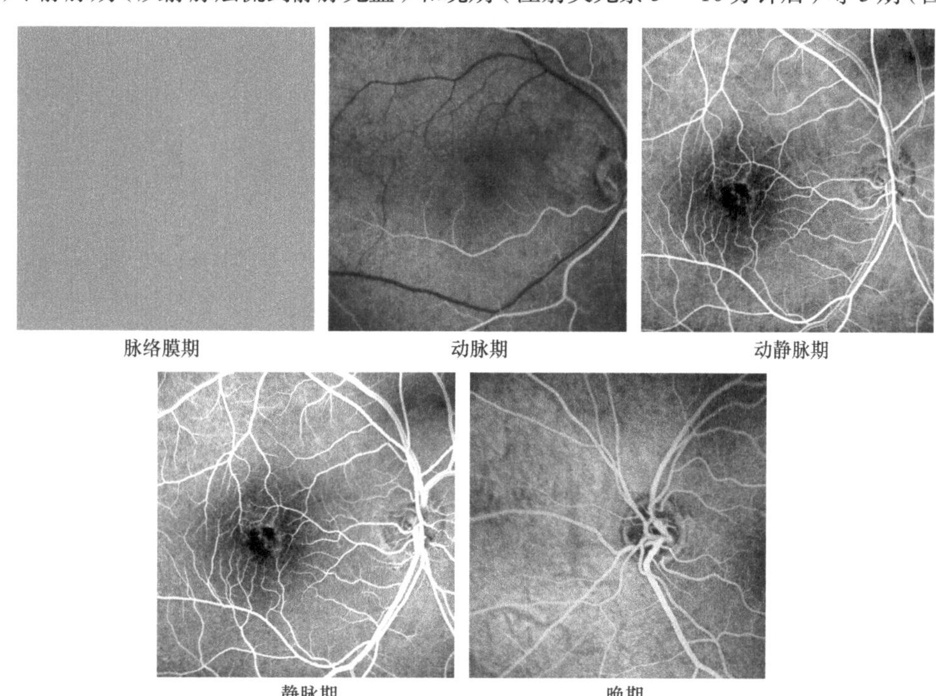

图 4-45　眼底荧光素血管造影的分期

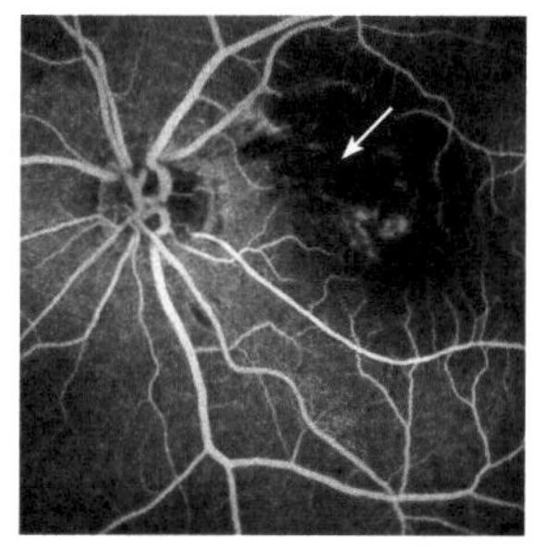
图 4-46　荧光遮蔽

2. 异常眼底荧光形态

（1）弱荧光

1）荧光遮蔽：正常的脉络膜或视网膜荧光被前面的混浊物质（如血液、色素）遮蔽，使荧光明显减低或消失，常见于玻璃体或视网膜前出血（图 4-46）。

2）充盈缺损：由于血管灌注不良或阻塞导致血管内无荧光充盈所致的弱荧光，如无脉病、颈动脉狭窄、眼动脉或视网膜中央动脉阻塞。视网

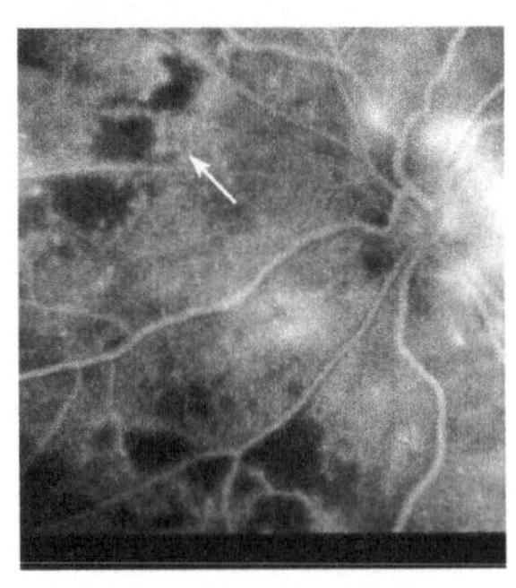
图 4-47　无灌注区

膜静脉病变可致静脉充盈不良。如果毛细血管闭塞则可形成大片无荧光的暗区，称为无灌注区，常见于糖尿病视网膜病变、视网膜静脉阻塞缺血型患者等（图 4-47）。

（2）强荧光

1）透见荧光：又称窗样缺损，由于视网膜色素上皮萎缩和先天性色素上皮减少，而透见后面的脉络膜荧光呈强荧光。特点：①在荧光造影早期出现，与脉络膜同时充盈，造影晚期随着脉络膜染料的排空而减弱或消失。②在造影晚期，其荧光的形态和大小无变化。

2）异常血管及其吻合：眼底的异常血管如新生血管、动静脉吻合支、血管迂曲扩张、微动脉瘤等（图 4-48），常见于视网膜静脉阻塞、糖尿病视网膜病变、视网膜前膜、先天性血管扩张、视盘水肿、视盘炎等。新生血管可以发生在视网膜或视盘上，并可伸入玻璃体内，或视网膜下。越新鲜的新生血管，渗漏荧光素越强。视网膜新生血管主要由视网膜缺血所致，常见于糖尿病视网膜病变、视网膜静脉阻塞、视网膜静脉周围炎等；视网膜下新生血管常见于年龄相关性黄斑变性等。

3）渗漏、池样充盈和组织染色：渗漏是由于视网膜毛细血管内皮细胞的通透性改变和色素上皮屏障受到破坏而使染料渗入组织间隙，特点是出现在造影晚期（图 4-49）。黄斑血管渗漏常表现为囊样水肿（图 4-50）。荧光染料在组织间隙内蓄积，称为池样充盈，又称为积存，荧光形态和亮度随时间的进展扩大并增强，荧光维持时间可达数小时之久。见于视网膜脱离、色素上皮脱离及囊样黄斑水肿等。荧光素由血管渗出后，进入周围组织使之染色，称为组织染色，又称为着色，多表现为晚期强荧光，如玻璃疣染色、黄斑瘢痕染色。

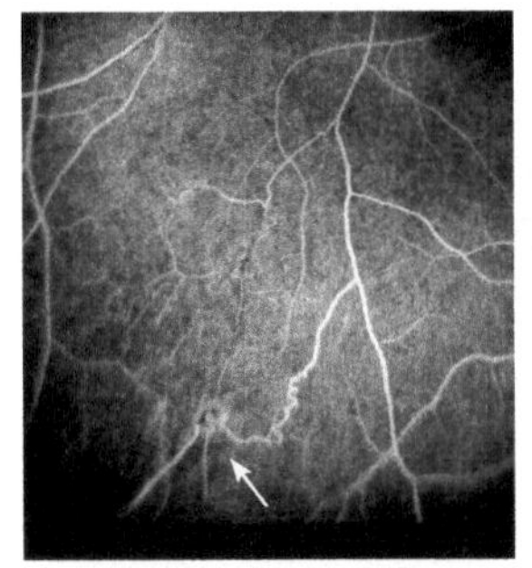
图 4-48　异常血管吻合

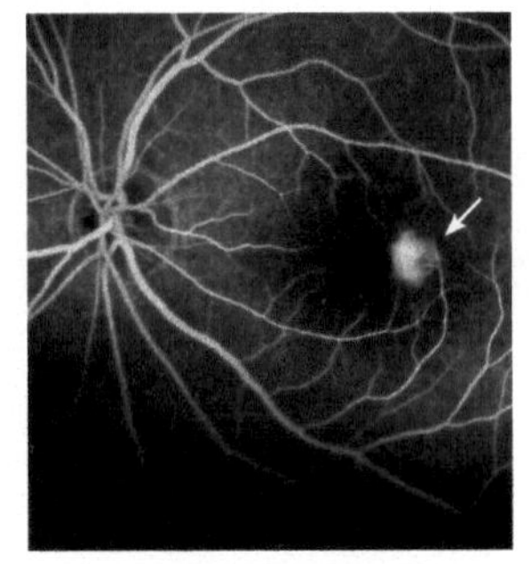
图 4-49　渗漏

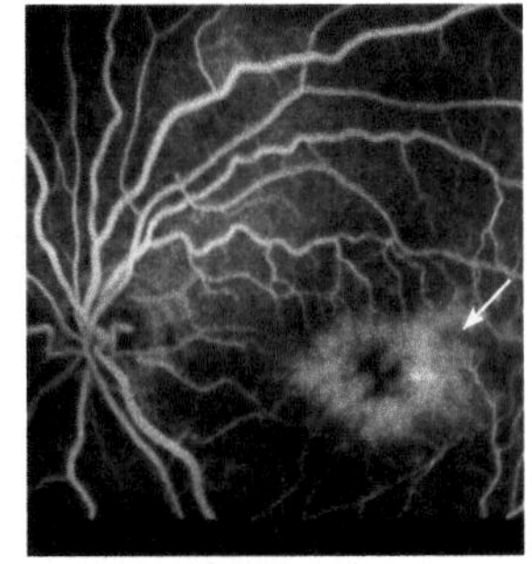
图 4-50　囊样黄斑水肿

（二）吲哚菁绿血管造影

FFA 能显示视网膜血液循环的情况，但显示脉络膜血液循环情况不理想。所以 ICGA 采用吲哚菁绿为染料，用近红外光作为激发光源，通过高速摄影，获得眼底特别是脉络膜血液循环的动态图像。主要用于年龄相关性黄斑变性、糖尿病视网膜病变、眼内肿瘤、脉络膜视网膜病变、色素上皮病变、近视眼等疾病的临床诊断和治疗（图 4-51）。

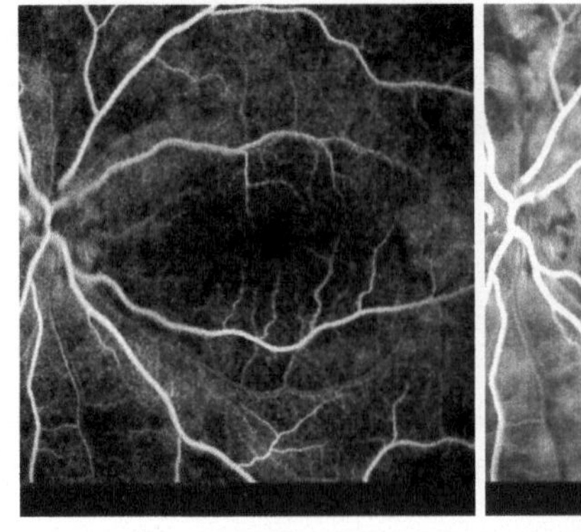
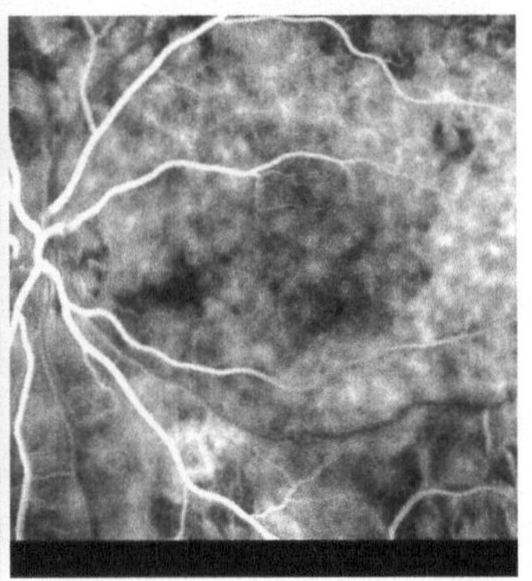
图 4-51　FFA（左）和 ICGA（右）（福格特 - 小柳 - 原田综合征患者）

笔记栏

第六节　眼科影像学检查

一、眼科超声检查

超声诊断是利用声能的反射特征，形成图像，来观察人体解剖结构和病理变化的一种诊断方法。由于超声诊断对人体无创伤、无痛苦、无危害，不受眼屈光间质混浊的影响，迅速、简便，可重复检查，尤其是眼科专用超声诊断仪的频率高、灵敏度好、分辨力强，而且随着仪器的不断改进提高，超声诊断在眼科的应用日益广泛。眼科常用超声扫描仪分为A型和B型，近年彩色超声多普勒也已用于眼科。

1. A型超声波检查　眼用A型超声是将探头置于眼前，声束向前传播，根据声波的时间与振幅的关系，显示探测组织每个声学界面的回声，以波峰形式、按回声返回探头的时间顺序依次排列在基线上，以波峰的高度表示回声强度，回声越强，波峰越高，构成与探测方向一致的一维图像，其测距精确，定位准确性较高，轴向分辨力高，可显示前房深度、晶状体厚度、玻璃体腔长度和眼轴长度，用于眼活体结构测量；角膜厚度测量仪可用于角膜厚度的测量，用于角膜屈光手术前角膜厚度的检测；A型超声对球后视神经和眼肌不能测量。目前许多A型超声都输入了人工晶状体计算公式，当测量眼轴和角膜曲率后，可自动转入人工晶状体计算模式，得出所需的人工晶状体的精确度数（图4-52）。

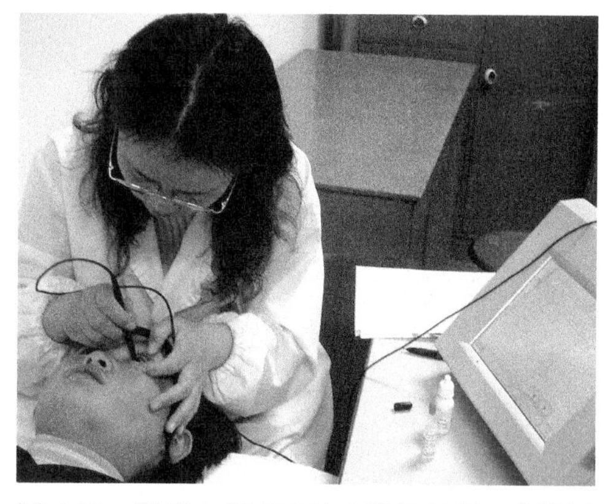

图4-52　眼用A型超声检查眼轴长度、角膜厚度等

2. B型超声波检查　通过扇形或线阵扫描，将界面反射回声转为大小不等、亮度不同的光点形式显示，光点明暗代表回声强弱，回声越强，光点越亮，回声形成的许多光点在示波屏上构成一幅局部组织的二维声学切面图像。实时动态扫描可提供病灶的位置、大小、形态及与周围组织的关系，对所探测病变获得直观、实际的印象。当屈光间质不透明时，B型超声探测是了解眼内情况的方法之一。最常用于玻璃体混浊、视网膜脱离、脉络膜脱离、眼内（眶内）肿瘤及眼外伤和眼部异物的诊断、定位及这些疾病治疗中及治疗后的随访（图4-53）。临床主要应用于：

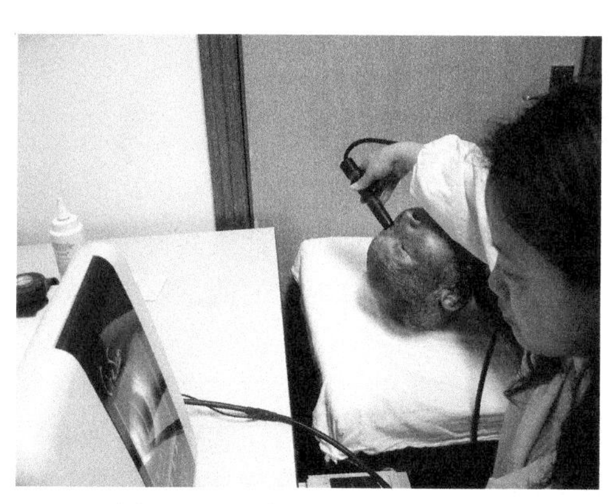

图4-53　眼部B型超声波检查

（1）可以明确显示玻璃体的病理状况与视网膜的联系，显示视网膜脱离的范围及有无增殖膜牵引，了解是否伴有脉络膜脱离，因此对玻璃体手术时机、选择适应证、制订手术方案、选择手术入路和手术效果的估计均有重要价值。

（2）对眼内异物的诊断、磁性与非磁性鉴别及异物与球壁关系的定位方面，优于X线，无论是金属和非金属，特别是对透X线的非金属异物，如玻璃、木头、石块、塑料等都能清晰显影。

（3）可以检查白瞳症、眼底隆起物、眼球萎缩、原因不明的视力减退和高眼压、可疑眼内寄生虫和后巩膜炎、术后浅前房。

（4）各种原因引起的眼球突出，如肿瘤、炎症、血管病及假性眼球突出。

（5）可疑眼球筋膜炎、原因不明的眼球运动障碍。

（6）泪囊区、眼睑和眶缘肿物及眼肌和视神经的测量。

（7）可疑眶内血肿、气肿、炎症、肿瘤、囊肿、血管畸形、动静脉直接交通等。

3. 彩色多普勒成像（color Doppler imaging，CDI）　眼用彩色多普勒是应用多普勒效应，即波源与接收器之间存在相对运动，则波的频率可发生明显变化，这种变化是波在运动物体表面反射频率与入射频率之间的差，即多普勒频移。眼用彩色多普勒就是通过测量多普勒频移来对血流频谱进行分析，因此对一些眶内血管性疾病具有更高的准确性和可靠性。眼用彩色多普勒包括CDI、彩色多普

笔记栏

勒能量图（CDE）、脉冲波多普勒（PW）。CDI是利用多普勒原理，将血流特征以彩色的形式叠加在B型灰阶图上，红色表示流向探头的血流（常为动脉），蓝色为背向探头的血流（常为静脉）。以血流彩色作为指示，进行定位、取样及定量分析。可检测眼动脉、视网膜中央动脉、睫状后动脉血流及眼内、眶内肿瘤等。眼用彩色多普勒用来诊断如下疾病：①血管性疾病，如视网膜中央动脉阻塞、视网膜中央静脉阻塞、缺血性视神经病变、眼缺血综合征、颈动脉海绵窦瘘、眼眶静脉曲张、眼内动静脉畸形、眼上静脉血栓形成、低眼压性青光眼；②眼内肿瘤，如视网膜母细胞瘤、视网膜血管瘤、脉络膜良恶性肿瘤；③眶内肿瘤，如海绵状血管瘤、静脉性血管瘤、淋巴管瘤、横纹肌瘤、泪腺混合瘤、视神经胶质瘤、脑膜瘤、炎性假瘤等。眼用彩色多普勒可以作为肿瘤的诊断和鉴别诊断及检测放疗疗效的一种重要辅助工具。

二、眼部X线检查

眼部X线检查主要用于眼球突出、眼眶外伤、眶内和眼内异物及泪道疾病的检查。采用卡氏（Caldwell）、瓦氏（Water）位可以观察眼眶、眶底、眶上裂、额窦、筛窦、上颌窦等处病变，瑞氏（Wright）位可以显示视神经孔、后组筛窦及眶内壁、眶顶和额窦的病变。采用直接定位法、生理学定位法、薄骨定位法和无骨定位法可以进行异物定位。通过注入造影剂使泪道系统显影，可以诊断鼻泪管阻塞、发育不良或肿瘤。

三、眼科CT检查

计算机断层扫描（computer tomography，CT）是利用X线、超声波、同位素等作为能源，通过被检部位的扫描和电子计算机的重建而得到断层图像。可能的成像面有轴向、冠状位、重建冠状位和重建矢状位。可用于观察软组织或骨性结构。每次扫描的层厚通常为3mm，检查视神经则用1.5mm厚度。造影剂可用于血管结构的评估，在正常的毛细血管的屏障作用被破坏时，会产生明显的渗漏。CT扫描适应证：①眼球突出，原因不明的眼肌麻痹，眼球运动异常伴眼球震颤、眼内肿瘤；②眼眶病变，包括肿瘤、急慢性炎症及血管畸形等；③眼外伤眶骨骨折；眼内、眶内异物，无论金属和非金属高密度异物均可显示和定位；④不明原因的视力障碍、视野缺损、视盘水肿、视神经萎缩等，探查视神经和颅内占位性病变。

四、眼科MRI检查

磁共振成像（magnetic resonance imaging，MRI）原名称为核磁共振。因为“核”在医学中有不稳定和放射性之嫌，故近年来统称为磁共振成像。它是利用磁共振原理（当置于强磁场中的原子核被特定频率的电磁波所激发，使其吸收能量，由低能级跃迁到高能级，这种现象称磁共振。随后被激发的核子还将回到原来的状态，同时释放能量）将这种来自人体氢原子核释放的能量以电磁波形式探测到，输入电子计算机后，经处理得出人体的断层图像。

MRI同CT一样，具有无痛、无危险、灵敏度高、对肿瘤及神经学的诊断及治疗计划的制订意义重大。同时MRI含有独特的化学结构信息，被认为比超声、CT具有更大的潜在优越性，但它对软组织的钙化斑却很难显示，对骨折线及骨破坏也不能直接显示。通过射频探测病变，用于眼内、眶内及颅内病变的诊断。因其穿透力强，又利用质子密度、质子流动情况，以及T_1、T_2等因素获得丰富的信息，所以在发现病变和确定病变性质、位置及其周围组织的关系上，其灵敏度优于CT；而且因骨质缺水，质子密度很低，可消除骨质的干扰与伪影，特别适于检测各段视神经及眼相关的脑神经病变。但禁忌探测磁性异物及心脏起搏器。

第七节　眼病的诊断与病历书写

一、眼病的诊断与鉴别诊断原则

诊断是对人的健康状况或所患疾病的诊察与判断。诊察即调查研究、了解情况，它包括医护人员运用正确的诊断技术，通过问诊、体格检查、实验室检查及其他各种器械检查，收集必要的、准确的临床资料；判断是将所收集的资料，运用正确的临床思维方法进行综合、分析、推理，做出符合客观实际的结论。这是诊断的两个紧密相连、不可分割的过程。这一过程要经过“调查研究，收集资料；分析综合，形成假设；临床实践，验证或修正诊断”这样三个基本步骤，并且相互渗透、

笔记栏

反复进行。

眼病同全身其他系统、器官的疾病一样，诊断也要经过这三个基本步骤，但是又具有其特殊性。当询问病史时，要不断地思考分析患者各种症状之间、主要症状与伴随症状之间的内在联系，可能与何种疾病有关，应再重点进行哪些体格检查和必要的实验室及特殊仪器检查以排除其他疾病，这样再进行综合、分析、推理、判断，从而得出正确的诊断。掌握眼病诊断的原则，正确运用诊断步骤，可以防止误诊、漏诊，提高诊断水平。

（一）诊断步骤

1. 搜集资料　为了收集必要的和准确的临床资料，必须掌握正确的收集资料的方法，注意收集的资料一定要具有真实性、系统性和全面性，这是对疾病进行正确综合、分析、推理判断的先决条件。它包括详细地询问病史、系统的体格检查和相应的实验室及器械检查。

（1）详细询问病史：详尽而完整的病史可以为诊断提供第一手资料，但症状不等于疾病，应透过症状这个主观感觉异常的现象，结合眼科学知识，从病理生理、病理解剖的深度去认识疾病的本质。各种疾病都有其发生、发展及演变过程的特点和规律。只有掌握了疾病的特点和规律，才能通过现象认识其本质。如患者主诉眼痛时，要询问眼痛的部位、性质、伴随症状（如视力下降、头痛等）、出现的时间等，如眼眶痛见于眶上神经痛、鼻窦炎、眶骨膜炎、眶蜂窝织炎等；眼睑痛见于睑腺炎、眼睑脓肿、眼睑疱疹等；眼球痛可以由结膜、巩膜和浅层巩膜、眼球筋膜炎症、虹膜睫状体炎、角膜炎、眼内炎、青光眼、电光性眼炎等病引起；眼球后痛见于球后视神经炎、蝶窦炎、眶内肿瘤等疾病，所以正确了解眼痛的发病情况可以帮助诊断。病史采集要全面系统、真实可靠，还要能够反映疾病的进程和动态。因此，医生在采集病史时，必须系统地询问，以了解现病史与既往史、个人史等各项内容之间的相互关系，否则就不能收集到完整的资料，这也是引起判断错误的原因之一。

（2）系统的体格检查：体格检查是采集病史后调查研究的下一个步骤。通过体格检查，可解决大部分临床诊断问题。医生检查发现的异常客观表现称为体征。对眼科患者进行体检时，既要系统地全面检查，又应抓住重点仔细检查眼部的体征。边查边问，边想边查，验证核实，融会贯通，以保证资料的完整性、真实性和准确性。要注意患者叙述的症状与某些体征的内在联系。如视力下降的患者，在体检时，应重点检查屈光间质的情况，如角膜、晶状体、玻璃体有无混浊，视网膜有无水肿、出血、渗出、脱离，黄斑中心反光是否存在，有无出血、水肿、裂孔等，如果出现这些体征，要分析其可能的病因，如糖尿病、高血压、外伤等，并进行相关检查。因此，全面系统的体格检查，是非常重要的。

（3）相应的实验室与器械检查：根据病史及体检提供的线索，有目的和针对性地选择实验室及器械检查，无疑使临床诊断更为及时准确。如测量眼压排除青光眼；荧光素血管造影了解眼底血管的情况；B 型超声、CT 及 MRI，可以清楚地显示某些眼眶或眼内占位性病变等。这些技术的应用在一定程度上成为临床工作水平的体现。但应注意，这都只是反映疾病本质的一些现象，这些现象必须与病史、体格检查发现的体征等联系在一起，才能正确认识各种疾病的本质，从而做出正确的判断。

2. 分析综合，做出初步诊断　一方面，通过问诊、体格检查和实验室及器械检查所取得的资料，形成印象，这需要医务人员头脑中有经教育和自身经验获得的一系列疾病的诊断特征，并进行综合归纳、分析比较，去粗取精，去伪存真，由此及彼，由表及里，总结患者的主要问题，比较其与哪些疾病的症状、体征、病情相近或相同。另一方面，疾病的临床表现往往复杂多变，不同的疾病，可以表现出某些共同的症状或体征；而同一疾病在不同的阶段或个体上却又存在差异。因此，在进行综合、分析、推理判断时，要分清主次，抓住重点，找出关键性表现，作为初步诊断的线索。将各临床表现综合起来，考虑具有此类表现的疾病有哪些，然后根据它们之间的其他不同特点，逐一进行鉴别，排除那些证据不足的疾病，使推测的范围逐渐缩小，最后找出比较合乎客观实际的诊断。例如，眼红、眼痛、畏光、流泪，可见于急性结膜炎、角膜炎、急性前葡萄膜炎、急性闭角型青光眼的患者，那么进行视力检查，急性结膜炎患者视力正常可以排除，检查角膜的情况可以排除角膜炎，检查角膜后沉着物的形态、瞳孔的大小和眼压的情况可以区分急性前葡萄膜炎和急性闭角型青光眼，这样可以得出初步的诊断。初步诊断往往带有某种程度的臆断成分，这是由于在认识疾病属性的过程中，医务人员只发现了某些自己认为特异的部分，这部分征象受到其认识水平的限制，而

笔记栏

且病情发展不充分也会影响其判断，因此，印象或初步诊断只能作为进一步诊断的前提或试验性治疗的方向。

3. 验证或修正诊断 初步诊断是否正确，要在临床实践中作进一步验证。特别是在处理病程长且病情复杂的情况时，更要客观、细致地观察病情变化，提出疑问，然后查阅文献资料，或展开讨论，解决疑难问题，得出正确的结论。如有新的发现、新的检查结果，则需要认真反思，予以解释，确认是支持诊断还是刚好为否定诊断。如初步诊断被否定，则要根据问诊、体检提出新的诊断，或安排必要的检查，以确定诊断或排除诊断。对于经过多种检查一时不能确诊的疑难病例，进行试验性治疗是可行的。但它必须是针对性强、疗效可靠、观察评价指标明确的疗法，不可随意使用。如急性闭角型青光眼的病例经过缩瞳、高渗剂和β-肾上腺素受体阻滞剂的应用，患者眼压下降，患者眼痛缓解，视力改善，那么就验证了初步诊断，可以帮助考虑下一步的治疗如手术、激光等。

（二）诊断思维方法及原则

诊断思维方法是指对疾病的现象进行调查研究、分析综合、判断推理等过程中的一系列思维活动，由此认识疾病、判断鉴别，做出决策的一种逻辑方法。一般包括模型辨认、穷尽推理和假说演绎等方法。

在疾病的诊断过程中，必须牢记以下几项临床思维的基本原则：

1. 实事求是的原则 在诊察患者时，必须尽力掌握第一手资料，尊重事实、认真观察、实事求是地对待客观临床资料。绝不能诱导式地询问病史，或者无中生有，牵强附会。

2. “一元论”原则 即单一病理学原则，就是尽量用一个疾病去解释多种临床表现的原则。在临床实际中，同时存在多种关联性不大的疾病的概率是很少的。在面对纷繁复杂的临床表现时，应尽量用一个病去概括或解释疾病的多种表现。但也不能勉强解释。

3. 用发病率和疾病谱观点选择诊断的原则 在几种诊断可能性同时存在的情况下，要首先考虑常见病、多发病的诊断，其次再考虑罕见病的诊断，这种选择原则符合概率分布的基本原理，可以减少误诊的机会。

4. 首先考虑器质性疾病的诊断原则 诊断时往往首先考虑器质性疾病，然后再考虑功能性疾病，以免延误器质性疾病的治疗，错失时机，给患者带来不可弥补的损失。例如，对一个眼外伤后眼痛的患者，即使眼内炎的概率大大低于外伤性虹膜睫状体炎，但由于考虑到其严重性，眼内炎还是应该作为第一个要排除的问题。

5. 首先考虑可治疾病的原则 诊断时应首先考虑可以治疗的疾病，以便早期、及时地予以恰当的处理。如一突然视力障碍的患者，眼底检查发现黄斑出现樱桃红时，应首先考虑视网膜中央动脉阻塞的诊断，因为及时急救处理，可以挽救部分视力。

（三）完整的疾病诊断

1. 诊断内容 一般应包括病因诊断、病理解剖诊断和病理生理诊断。病因诊断是按致病因子做出的诊断，如细菌性结膜炎、病毒性角膜炎等。因其能说明疾病的基本病因，对治疗、预防有重要指导意义，列在首位。病理解剖诊断是按病变的部位、范围、性质及组织结构改变做出的诊断，列在第二位，如虹膜睫状体炎、黄斑裂孔等。病理生理诊断是患病后机体功能状态改变的诊断，如视网膜脱离、视神经萎缩等，列在第三位。在临床工作中，并非对所有疾病都能做出这样完整的诊断。因此，临床上也可依其中一项或两项做出诊断，如糖尿病性视网膜病变、增生性玻璃体视网膜病变等。

2. 排列顺序 如同时患有多种疾病，则应分清主次。主要疾病在前，即患者就诊的主要疾苦，其余按重要性依次排列。在发病机制上与主要疾病有关的疾病称为并发症，列于主要疾病之后；与主要疾病无关而同时存在的疾病称伴发病，排在最后。

临床综合诊断内容和格式举例如下：

诊断：左眼孔源性视网膜脱离（PVRC 级）
双眼高度近视
双眼并发性白内障
右眼翼状胬肉

（四）临床常见的误诊、漏诊原因

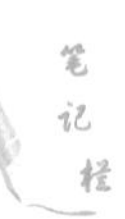

1. 病史资料不完整，不确切。病史未能反映疾病的进程和动态，以及个体的特征，因而难以作为诊断的依据，也可能是由于资料失实，分析取舍不当，导致误诊、漏诊。如眼内异物的患者，如

果不询问患者的职业、有无外伤史，细小的异物有可能在起病之初没有眼痛、视力下降、眼部的炎症等征象而漏诊。

2. 观察和检查不细致。临床观察和检查中遗漏关键征象，不加分析地引用他人的诊断或单纯地依赖于辅助检查结果，都可能得出错误的结论，也是误诊的重要因素。如眼内异物的患者，如果没有仔细检查眼部的伤道，如果异物很小，X 线检查有可能没有发现异物，假使不再做进一步的检查，那么就会导致漏诊。

3. 先入为主，主观臆断，妨碍了客观而全面地搜集和分析资料。某些个案的经验或错误的印象占据了思维的主导地位，致使判断偏离了疾病的本质。

4. 过度依赖辅助检查。检验结果、辅助检查结果误差或解释错误，而简单套用其他辅助科室的诊断，可导致误诊、漏诊。

5. 医学知识不足，缺乏临床经验。对一些病因复杂、临床罕见疾病的知识匮乏，经验不足，又未能及时有效地学习各种知识，是构成误诊的另一常见原因。如葡萄膜炎的患者，要注意检查有无脑膜刺激征，有无听力障碍、白癜风、毛发变白等，以排除福格特 - 小柳 - 原田综合征，否则延误正规的治疗，会导致疾病的反复发作，并且出现一些并发症，影响预后。

二、眼科病历书写原则

病历是诊疗工作中形成的文字、符号、图表、影像、切片等资料的总和，是医务人员通过问诊、查体、辅助检查、诊断、治疗、护理等医疗活动获得的有关资料，并且进行归纳、分析、整理而形成的医疗工作记录。它是临床医疗工作过程的全面记录，反映了患者的发病、病情演变、转归和诊疗情况，是临床医师进行正确诊断、治疗和制订预防措施的科学依据。病历既是医疗质量和学术水平的反映，又是医疗、教学和科研工作的基础资料，也可作为健康保健档案和医疗保险依据，它作为具有法律效力的医疗文件又是医疗事故和纠纷处理的重要依据材料，因此，编写完整而规范的病历是必须掌握的一项临床基本功，眼科医师必须以极其负责的精神和实事求是的态度，严谨认真地书写病历。

病历包括门诊病历和住院病历。门诊病历是患者在就诊时医生书写的病历，要求简明扼要，重点突出；住院病历包括住院病历、入院记录、病程记录。住院病历要求内容系统而完整，要求在患者入院后 24 小时内完成，一般都由实习医师书写。入院记录为完整住院病历的简要形式，要求重点突出、简明扼要，并且在入院 24 小时内完成，由住院医师书写。病程记录是指患者在整个住院期间病情发展变化和诊治过程的全面记录。另外，还有会诊记录、转科记录、出院记录、死亡记录、手术记录等。

眼科病历书写首先要遵循病历书写规范中的一般要求。如果医院已经使用电子病历，需要按照电子病历要求的格式进行录入、书写。

1. 内容要真实　病历必须客观地、真实地、准确地反映病情和诊疗经过，不能臆想和虚构。内容的真实来源于认真而仔细的问诊，全面而细致的体格检查，辩证而客观的分析及正确、科学的判断。

2. 格式要规范　病历具有特定的格式，必须按规定格式进行书写。应当使用蓝、黑墨水或碳素墨水书写，需要复写的资料可以用蓝色或黑色油水的圆珠笔书写。书写工整、清楚；书写不超过格线；标点符号正确；在书写过程中，如果出现错字、错句，应在错字、错句上用双横线标示，不得采用刀刮、胶粘、涂黑、剪贴等方法抹去原来的字迹。

3. 描述要精练，用词要恰当　要运用规范的汉语和汉字书写病历。要使用通用的医学词汇和术语，力求精练、准确，避免使用俚语俗词。如“眼屎”应记为“眼分泌物”，“视物重影”可记为“复视”，视网膜脱离的典型表现是“拉幕样视物障碍”，年龄相关性白内障的典型表现是“无痛性渐进性视力下降”等。

4. 书写要全面，病历各项都应填全，不可遗漏。字迹要清晰、工整，不可潦草和涂改。凡作记录或经上级医师修改后，必须注明日期和时间，并签全名，以示负责。

眼科病历书写又具有其特殊性：

（1）要注明眼别。无论是在主诉、现病史中，还是在查体、诊断中，都要注明是左眼还是右眼、双眼，两眼病情及检查结果分别记录，以免混淆，手术前还要反复核对，尤其是眼球摘除手术时更要注意。

笔记栏

（2）不要忽略全身检查。由于眼病与其他系统的疾病关系密切，所以不要只关注眼部病史和检查，还要进行全面、系统的全身病史询问和体检。

（3）注意健眼的检查与记录。有一些眼病往往双眼发病，如原发性急性闭角型青光眼患者一眼为急性发作期时，另一眼处于临床前期；一眼发生视网膜脱离时，另一眼也要进行详细的眼底检查，了解有无视网膜变性、干性裂孔，以便早期发现、早期治疗；一眼发生糖尿病视网膜病变时，另一眼也往往有相似的改变。所以要注意认真检查并记录。

【思考题】

1. 如何检查视力并记录？
2. 门诊遇到的眼病患者如何采集病史并检查？
3. 眼病的诊断与鉴别诊断原则有哪些？
4. 眼科病历书写与其他学科相比有哪些特点？

（朱蓉嵘）

第五章 眼病治疗

【学习要点】

1. 掌握眼科常用给药方式；眼科无菌操作技术。
2. 熟悉眼科药物动力学；几种常见眼病的手术治疗方法。
3. 了解眼科常用药物；常用眼病激光治疗方法。

第一节 概 述

眼病治疗是眼科的一项重要内容。目前眼病治疗方法主要有药物、手术和激光。随着科学技术的不断发展和高新技术应用于眼科领域，使得用于眼科检查和治疗的新药不断推出，用于治疗眼病的手术和激光设备不断更新，使更多眼病得到了较好治疗。

药物治疗在整个眼病治疗中具有重要的地位。某些眼病需长期应用药物治疗，如原发性开角型青光眼、眼干燥症和角膜移植术后等；某些眼病即使经手术治疗可以治愈，但术后短期内仍需药物辅助治疗，以消除或减轻手术并发症，如白内障手术后的药物辅助治疗；激光治疗眼病后也同样需要药物辅助治疗，以控制治疗后并发症。

眼科药物治疗应掌握药物的作用机制，药物在眼组织的吸收、分布和排出过程，药物疗效、适应证和禁忌证，以及了解全身或局部用药后的不良反应等。局部药物治疗体现了眼科的特殊性，药物可直接到达眼组织而发挥作用。影响药物通透角膜的因素有很多，包括角膜结构、药物结构和性质及滴眼液配方等。滴眼液中的药物主要分布在眼前节组织；结膜下注射药物除眼前节组织获得较高药物浓度外，晶状体和玻璃体也有一定药物浓度；球后注射药物主要分布在眼后节组织和视神经；全身用药则药物浓度在血流量丰富的眼组织较高。为了延长药物在结膜囊滞留时间及延长其作用时间，新型眼部给药系统受到人们的关注，包括缓释药物制剂、膜控释药系统和眼植入剂等。对于眼科药物治疗，应熟练掌握药物的各种性能，正确灵活运用局部与全身两种治疗手段。

1960 年 Maiman 发明了世界上第一台激光器后，由于激光具有单色性、方向性、相干性、极化性和高强度等特点，很快被应用于眼科。激光可通过热效应、光化学效应、强电场和压强作用，以及不同原理来治疗不同眼病。此外，激光还用于眼病检查和眼内激光纤维内镜系统。激光扫描检眼镜可获得高分辨率数字图像，扫描范围接近 200 度视网膜，无须散大瞳孔，效果良好；眼内激光纤维内镜系统是一个集成像、照明和光凝为一体的装置，术中既能观察又能切割和光凝。总之，激光在眼科领域的作用越来越引起人们的重视。

手术治疗是眼科疾病治疗中的重要组成部分。很多眼病如白内障、青光眼、视网膜脱离、玻璃体积血和眼肿瘤等，单纯依靠内科治疗是无法彻底解决的，必须依靠眼外科的干预。20 世纪 60 年代中期以来，随着显微手术技术的不断发展，使眼科手术治疗又增加了一个新的手段。显微手术是指在手术显微镜下进行操作的一门技术，目前已在眼科手术中得到广泛应用。显微手术的优势在于操作更加精细和准确，组织损伤减少，提高了疗效，扩大了手术适用范围，增强了眼科医师的能力。

作为一名眼科医生，要想熟练掌握眼科显微手术技术，除了要熟悉传统眼科手术的基本知识和技能，还要全面掌握眼科显微手术的各项原则和要领，以及熟悉眼解剖。开始操作前要反复进行显微手术基本功训练。作为一名合格的眼科手术医生，应做到在手术前全面熟悉病史，完成各种必要检查，严密周全地制订手术方案。顺利完成眼科显微手术，还需要有良好的显微手术器械，以及手术护士的密切配合。此外，眼科医生和手术护士都要熟悉并掌握仪器设备的功能、使用方法及故障处理，以保证手术顺利完成。

第二节 眼病的药物治疗

一、概 述

（一）眼科药物剂型

眼科药物剂型包括滴眼液、眼膏、眼用注射液和新型眼部给药系统等。不同眼科药物剂型对眼

笔记栏

的作用强度、速率及不良反应有所不同。

1. 滴眼液和眼膏 这两种剂型均要求无刺激性或刺激性较小，并且无菌。

（1）滴眼液：滴眼液的 pH 和渗透压对药物稳定性、疗效及刺激性有较大影响。正常泪液的 pH 为 7.2 ～ 7.4，滴眼液中加入缓冲物质调节溶液 pH，使其与泪液 pH 相近。滴眼液的渗透压要求尽量与泪液等渗。滴眼液中加入抑菌剂可防止滴眼液使用过程中被细菌污染。为保持某些易氧化药物的稳定性，在滴眼液中常加入适当抗氧化剂，如亚硫酸钠、亚硫酸氢钠或维生素 C 等。某些药物的水溶液极不稳定，配成水溶液后 1 周左右即失效，因此可在使用前将药片投入溶液中，摇匀后使用。

（2）眼膏：是指供眼用的灭菌软膏。眼膏在结膜囊内滞留时间长，有长效作用，能减轻眼睑对眼球的摩擦。眼膏属于灭菌制剂，必须在无菌条件下制备。

2. 眼用注射液 注射方法包括眼周注射和眼内注射。眼周注射药液应与小剂量静脉注射液要求相同。但某些细胞毒性大、对局部组织刺激性强的药物，不宜作眼周注射。眼内注射液应不含防腐剂和抗氧化剂等有害眼内组织的化学物质。

3. 新型眼部给药系统

（1）缓释药物制剂：在普通滴眼液内加入黏性赋形剂，使溶液黏滞度增加，延长药液在结膜囊内的滞留时间，从而延长作用时间。

（2）膜控释药系统：是将药物溶入高分子膜内，制成膜状缓释剂型，置入结膜囊内，借助泪液的作用，缓慢释放药物。

（3）植入剂：是一类将药物包裹或掺入高分子聚合物中，并制成不同形状，然后植入眼组织的新剂型。药物从这种制剂中缓慢定量释放，具有长效治疗作用。

（二）眼科常用的给药方式

眼科常用的给药方式包括局部和全身给药，每种方式各有不同的药物代谢动力学特点。局部给药方式包括眼局部外用、眼周注射和眼内注射。全身给药方式包括口服、肌内注射和静脉注射。

眼局部外用是指将滴眼液滴入结膜囊或将眼膏涂入结膜囊内。这种方法简便易行，但药液滴入结膜囊内易流失，维持时间短，利用度低；而眼膏则作用缓慢而持久。眼周注射是指将药液直接注入球结膜下、球筋膜下或眼球后，药物可以缓慢吸收并作用时间较长。眼内注射是将药液直接注入眼球内，如前房或玻璃体内。眼内注射的危险性较大，除非极其严重的眼内感染，而且在其他给药途经治疗无效时才考虑使用。口服、肌内注射和静脉注射给药与其他临床学科方法相同。

（三）眼科药物动力学

眼科药物动力学主要研究眼组织对药物的吸收、分布和清除的规律。

1. 滴眼液和眼膏 利用度取决于结膜囊内药物动力学、角膜对药物的通透性及药物在眼内的吸收、分布和代谢。

（1）结膜囊内药物动力学：结膜囊内的药物首先与泪液混合，然后通过角膜向眼内转运。泪液的分泌与排出、泪液的容量及分布对结膜囊内药物的吸收起着决定作用。在结膜囊内已与泪液混合的药液，只有一小部分进入眼内，大部分随泪液从泪小管排出或经眼睑及结膜血管吸收进入血液，因此滴眼液的生物利用度很低。正常结膜囊最多可容纳约 20μl 药液，此时生物利用度最大，不同药物两次点眼的间隔时间以 5 ～ 10 分钟为宜。眼膏起效时间和高峰时间比水溶液缓慢，但维持时间较长。

（2）角膜对药物的通透性：各种因素均可影响角膜对药物的通透性，包括角膜的结构和功能、药物的结构和性质及滴眼液配方。角膜上皮层、基质层和内皮层构成对药物的通透屏障，其中以上皮层最重要。小分子量的水溶性物质和离子主要通过角膜上皮细胞间隙进入眼内，能够通过的最大颗粒直径是 1.0 ～ 2.5nm，大于此直径的药物对角膜的通透性受化学结构、物理性质、药液浓度及溶媒特性等因素影响。对完整的角膜来说，理想通透性的药物应具有双相溶解度，既溶于水，又溶于油。此外，滴眼液 pH、浓度和黏滞度均可影响药物透入的量和作用时间。

（3）药物在眼内的吸收、分布和代谢：滴眼液点眼后只有约 10% 进入眼内，其余大部分经结膜和鼻腔黏膜吸收进入血液。减少滴眼液全身吸收的方法：①点眼后闭合眼睑并压迫泪囊区 3 分钟；②局部用收缩血管药可减少药液经结膜和鼻腔黏膜血液吸收；③增加药液黏稠度可延长药液在眼部

笔记栏

的作用时间；④药物前体衍生物可提高某些药物的眼内吸收。滴眼液主要作用于眼前节组织。药物在眼内的代谢分为两步，第一步为氧化、还原或水解过程；第二步为结合过程。绝大多数药物经过代谢后失去药理活性，并提高极性和水溶性，从而有利于排出眼外和体外。

2. 眼周注射 可使药物不通过结膜和角膜上皮屏障而进入眼内。药物进入眼内可分为两步，第一步在巩膜下浸润扩散，第二步从巩膜进入前房或玻璃体。结膜下注射可使药物在眼前节获得较高浓度，球后注射可使药物能更多地到达眼后节和视神经等处。

3. 眼内注射 可使药物迅速到达作用部位，并控制病情发展。眼内注射抗生素治疗感染性眼内炎是一种较常用的有效治疗方法。由于眼组织耐受抗生素的量很小，因此应注意注射药物的剂量。

4. 全身给药 全身用药后药物首先进入血液，并随血液循环至眼内各组织。药物在眼内的通透性受生物利用度、血清蛋白结合率和血 - 眼屏障等影响。

（1）生物利用度：是指药物的有效成分吸收进入血液循环的性能，包括药物的吸收速率和吸收量。生物利用度高，则进入眼内的药量增多。

（2）血清蛋白结合率：进入血液循环的药物不同程度地与血清蛋白结合，形成药物 - 血清蛋白复合体。此复合体分子量大，不能透过毛细血管壁进入组织内，因此药物血清蛋白结合率高的药物眼内通透性差。但如果药物具有高度脂溶性，药物与血清蛋白结合率虽高，但结合疏松，仍能有良好的眼内通透性。

（3）血 - 眼屏障：血液内的药物抵达眼组织后，需通过血 - 眼屏障进入眼内。药物通过这一屏障的能力取决于药物的化学结构、分子大小和脂溶性。血 - 眼屏障的破坏可大大提高药物的眼内通透性。

（四）影响药物作用的因素

1. 给药途径 不同给药途径可以影响药物在眼内的分布，进而影响药物疗效。

（1）全身用药：全身给药后，血流量丰富的组织药物浓度高，如结膜、虹膜、睫状体、视网膜及脉络膜等。因此，全身给药对于治疗上述眼组织病变疗效较好。口服是最常用的全身给药方法，但吸收较慢，且易受胃肠道内容物影响。静脉注射给药可以准确迅速地达到有效血浆浓度。肌内注射吸收缓慢，但作用持久。

（2）眼局部用药：滴眼液和眼膏是眼科最常用的局部给药方法。但滴眼液作用时间短，易流失，生物利用度低。结膜下注射可使药物能在眼前节获得较高浓度，球后注射可使药物能更多地到达眼后节及视神经。眼内注射可使药物在眼内迅速达到有效浓度，特别是在其他给药途径不能使药物在局部达到有效浓度或存在严重感染性疾病时，此方法效果更好。

2. 联合用药与药物相互作用 临床上联合应用两种或两种以上药物可取得较好的疗效，并减少不良反应。但不恰当的联合用药，也会因药物相互作用而使疗效降低，甚至出现意外的毒性反应。

3. 生理因素

（1）年龄：对药物作用的影响主要表现在婴幼儿和老年人。婴幼儿的药物代谢或排泄功能尚未发育完善，而老年人则有所减退。因此，婴幼儿和老年人用药时应考虑这一因素。

（2）时间：生物的多种生理活性常表现出昼夜节律，药物作用也同样呈昼夜节律，因此给药治疗时也应注意此特点。

（3）营养状态：营养不良的患者对药物作用较敏感，对药物毒性反应的耐受性较差。

二、眼科常用药物

（一）眼科检查用药

1. 荧光素钠 主要用于检查结膜和角膜上皮有无缺损、角膜炎或角膜溃疡及眼底血管造影。局部应用方法为将玻璃棒蘸少许 1% ～ 2% 荧光素钠溶液涂于下方结膜囊内，或浸润荧光素钠眼科检测试纸置于下方结膜囊内，并让患者闭眼片刻，然后进行观察。如果角膜有浸润或溃疡，则在病变部位呈绿色；如果角膜或青光眼结膜滤过泡有细小渗漏，则可见线状绿色液体自漏口流出。眼底血管造影时，将 10% ～ 20% 荧光素钠 5ml 静脉注射，或按 10 ～ 30mg/kg 静脉注射，于 4 秒内快速注射完毕，并进行眼底照相。

2. 1% 玫瑰红 是荧光素的四碘四氯衍生物，水溶液为紫红色，无荧光。可将坏死、变性组织和黏性分泌物染成深红色，用于角膜炎、结膜炎、干燥性角膜炎和角膜上皮缺损的检查和诊断。如将

笔记栏

荧光素钠和玫瑰红联合应用，可同时了解组织的正常细胞和病变细胞，红色为变性和坏死组织，绿色为上皮缺损。

3. 吲哚菁绿　为水溶性三碳氰染料，含5.0%～9.5%碘化钠，水溶液呈深绿色。通过眼底造影，检查脉络膜疾病和某些视网膜疾病。检查前按0.5～1.0mg/kg将吲哚菁绿用蒸馏水稀释至1～2ml，在5秒内经肘正中静脉快速注射，然后注入3～5ml生理盐水，同时行眼底照相。

（二）局部麻醉药

详见本章第三节“眼病的手术治疗”。

（三）抗感染药物

1. 抗细菌的滴眼液及眼膏

（1）抗革兰氏阳性菌

1）杆菌肽：主要对革兰氏阳性菌有杀菌作用，对螺旋体及淋球菌有抑制作用。用于治疗葡萄球菌属、溶血性链球菌和肺炎链球菌等敏感菌所致的结膜炎。500U/ml杆菌肽每日点眼2～3次。1000U/ml杆菌肽常与0.1%～0.2%多黏菌素B和0.5%新霉素混合，称为多抗眼液，对革兰氏阴性菌也有作用，每日点眼4～6次。

2）0.5%金霉素眼膏：抗菌谱与青霉素相同，尤其对耐青霉素和四环素的葡萄球菌有效，每日使用2～3次。

（2）抗革兰氏阴性菌

1）0.3%妥布霉素：妥布霉素为水溶性氨基糖苷类抗生素，具有广谱抗革兰氏阳性菌和革兰氏阴性菌的作用。适用于治疗外眼和眼附属器敏感菌株感染，如结膜炎、角膜炎和角膜溃疡等。每4小时点眼1次，严重者可每小时点眼1次。

2）0.3%妥布霉素与0.1%地塞米松混悬液和眼膏：兼具抗生素和糖皮质激素的作用。主要适用于预防手术感染和细菌感染引起的炎症反应。对于树枝状角膜炎、角膜上皮不完整、真菌感染和过敏者应禁忌使用。滴眼液每4～6小时点眼1次，病情严重者可每2小时1次。眼膏可睡前使用。该药使用最好不超过2周。

（3）对革兰氏阳性菌和阴性菌均有效的广谱抗生素

1）0.5%左氧氟沙星与0.3%氧氟沙星：为氟喹诺酮类抗生素，具有抗菌谱广、杀菌作用强和耐药性小等特点。用于葡萄球菌属、链球菌、肺炎球菌、棒状杆菌属、铜绿假单胞菌、嗜血流感杆菌、Koch-Weeks杆菌和Morax-Axenfeld双杆菌等感染的眼病，如睑缘炎、睑腺炎、结膜炎、角膜炎和角膜溃疡或术后感染等。每日点眼3次。

2）0.1%利福平：对革兰氏阳性菌、革兰氏阴性菌及沙眼衣原体和某些病毒如腺病毒、牛痘病毒等均有抑制作用。主要用于结核杆菌和耐青霉素的金黄色葡萄球菌引起的眼部感染。每日点眼3～4次。

（4）10%～30%磺胺类药物：对葡萄球菌、链球菌、肺炎球菌、Koch-Weeks杆菌、Morax-Axenfeld双杆菌、沙眼衣原体和放线菌有效。临床用于治疗细菌性结膜炎和角膜炎。每日点眼2～3次。

（5）0.5%硫酸锌：对Morax-Axenfeld双杆菌疗效较好。用于治疗沙眼、慢性结膜炎和睑缘炎，消炎和止痒作用显著，但刺激性较大，少数患者不能耐受。每日点眼3～4次。

2. 抗病毒药物

（1）碘苷：又称疱疹净，毒性大，水溶性低，通透性差，易产生耐药，目前已少用。通常为0.1%滴眼液和0.5%眼膏。每日点眼3次。

（2）阿昔洛韦：是抗疱疹病毒的有效药物。临床常用0.1%阿昔洛韦滴眼液和3%眼膏。滴眼液每2小时点眼1次，眼膏每日2次。口服药物剂量为200mg/次，每日5次。

（3）更昔洛韦：为合成的核苷类抗病毒药物，在体内可抑制疱疹病毒的复制，包括单纯疱疹病毒、水痘-带状疱疹病毒、EB病毒和巨细胞病毒等，尤以对缺乏胸苷激酶的耐药毒株及巨细胞病毒的作用显著。此外，对乙肝病毒、腺病毒及疱疹病毒-6型亦有较强作用。滴眼液每日点眼3～4次，眼膏睡前使用。

（4）1%三氟胸腺嘧啶核苷：抗病毒作用强。每2小时点眼1次，连续使用1周。1%眼膏每日使用5次，连续使用3周。

笔记栏

3. 抗真菌药物

（1）多烯类抗真菌药：为广谱抗真菌药，主要有两性霉素B、那他霉素滴眼液。临床常用0.1%～0.3%两性霉素B滴眼液，每日点眼1～3次。应用5%那他霉素治疗真菌性角膜炎的最佳开始剂量为每次1滴，每1～2小时1次，滴入结膜囊内。3～4天后改为每次1滴，每天6～8次。治疗一般要持续14～21天或者一直持续到活动性真菌性角膜炎消退。

（2）咪唑类抗真菌药：抗菌谱广，主要为氟康唑。临床常用0.5%～1%滴眼液，每半小时或1小时点眼1次。结膜下注射5～10mg/次。全身用药包括口服或静脉给药，一般200mg/d。

（3）嘧啶类抗真菌药：主要用于治疗念珠菌、隐球菌等所致的感染，主要为1%氟胞嘧啶滴眼液。每半小时或1小时点眼1次。全身用药包括口服或静脉给药，口服给药一次1000～1500mg，一日4次；静脉给药，一日100～150mg/kg，分2～3次给药。

（四）抗炎药物

非特异性抗炎药物有两大类：①糖皮质激素性抗炎药，此类药物临床较常用，具有减少炎性渗出、抗过敏和免疫抑制作用。②非甾体抗炎药。

1. 糖皮质激素　可降低组织中毛细血管渗透性和细胞渗出，抑制成纤维细胞生长。其抗炎作用是非特异性的，可治疗眼部的各种炎症和变态反应性疾病。长期大剂量应用糖皮质激素可引起眼部不良反应，如激素性青光眼、白内障、眼球突出、葡萄膜炎和黄斑水肿等。此外，糖皮质激素还可延缓创伤愈合，诱发眼部感染及角膜溃疡等。因此，目前提倡微量激素（如0.001%地塞米松）点眼治疗，既可保持良好的抗炎作用，又可减轻或避免糖皮质激素引起的并发症，但对于深层炎症（如巩膜炎和角膜基质炎）和内眼炎症治疗无效时，需采用较高浓度糖皮质激素治疗方能奏效。现简要介绍糖皮质激素滴眼液。

（1）0.5%醋酸可的松滴眼液：用于治疗过敏性结膜炎、巩膜炎及急性虹膜睫状体炎等。每日点眼3次。长期频繁点眼可引起青光眼和白内障。树枝状角膜炎应慎用此药，对于单纯疱疹性或溃疡性角膜炎应禁忌使用。眼部细菌性或病毒性感染时，应与抗生素联合使用。

（2）0.1%地塞米松：抗炎作用较强，易穿透角膜进入眼内。用于治疗角膜基质炎、深层巩膜炎、虹膜睫状体炎或细菌性眼内炎。每2～4小时点眼1次，一般用药不超过2周。长期频繁点眼可引起激素性青光眼，因此用药期间应注意观察眼压变化。

（3）0.02%或0.1%氟甲松龙：药物吸收良好，作用迅速，有较强的抗炎作用，导致眼压升高的危险性较小。0.02%适用于治疗外眼炎症，如睑缘炎、结膜炎、角膜炎和巩膜炎等。0.1%主要用于治疗眼前节炎症，如虹膜睫状体炎。该药使用为每日点眼4次。有过敏史及病毒或真菌感染者不宜使用。

（4）0.1%醋酸氟美松龙：具有抑制机械、化学或免疫因素所致的炎症反应，如结膜炎、角膜炎和虹膜睫状体炎，同时也用于矫治放射状角膜切开术和准分子激光屈光性角膜切削术术后炎症反应。每日点眼4次。该药禁用于急性单纯疱疹性角膜炎及结核杆菌或真菌引起的角结膜炎。

（5）1%醋酸泼尼松龙：用于治疗结膜、角膜及其他眼前节组织炎症。在治疗开始的24～48小时，可每小时点眼1次，以后减为每日点眼2～4次。在治疗时不宜突然停药，应逐渐减量。眼部继发真菌和病毒感染时，应禁用此药。过量使用可引起全身性副作用。

2. 非甾体抗炎药

（1）普拉洛芬滴眼液：为常用非甾体抗炎药，主要用于外眼及眼前节炎症的对症治疗（眼睑炎、结膜炎、角膜炎、巩膜炎、浅层巩膜炎、虹膜睫状体炎、术后炎症）。临床常用剂量为每次1～2滴，每日4次。根据症状可以适当增减次数。

（2）双氯芬酸钠滴眼液：为常用非甾体抗炎药，用于治疗葡萄膜炎、角膜炎、巩膜炎，抑制角膜新生血管的形成，治疗眼内手术后、激光滤帘成形术后或各种眼部损伤的炎症反应，抑制白内障手术中缩瞳反应；用于准分子激光屈光性角膜切削术后止痛及消炎。临床常用剂量为一日4～6次，一次1滴；眼科手术用药：术前3小时、2小时、1小时和0.5小时各点眼一次，一次1滴。白内障术后24小时开始用药，一日4次，持续用药2周；角膜屈光术后15分钟即可用药，一日4次，持续用药3天。

（3）溴芬酸钠滴眼液：与双氯芬酸钠结构类似，但是效果更好，不良反应更少，其消炎、镇痛、抗过敏作用显著，对结膜炎、眼睑炎、手术炎症的治疗作用非常确切，且患者耐受性更好，副

笔记栏

作用少，依从性高。

常用的非甾体抗炎药还包括氟比洛芬钠、酮咯酸氨丁三醇、吲哚美辛、奈帕芬胺等，临床效果均显著，安全性高。

（五）散瞳药物

1. 0.5%～1.0% 硫酸阿托品 作用机制为阻断胆碱能神经节后纤维支配的效应器官，使副交感神经的冲动不能传导，从而麻痹瞳孔括约肌和睫状肌，具有较强的散瞳和麻痹眼的调节作用。用于治疗虹膜睫状体炎，每日点眼 2～3 次。用于 12 岁以下儿童验光时，应提前 3 天点眼，每日点眼 3 次。此外还可用于治疗假性近视。

2. 0.25%～0.5% 氢溴酸东莨菪碱 作用机制与阿托品相似，散瞳、调节麻痹和抑制分泌的作用比阿托品强 1 倍，但持续时间短。用于治疗虹膜睫状体炎和白内障术前及验光前散瞳，以及对阿托品过敏者。每日点眼 2～3 次。青光眼及青光眼可疑者禁用，前列腺肥大患者慎用。

3. 2% 氢溴酸后马托品 为合成的抗胆碱药，作用机制与阿托品相似，使瞳孔括约肌和睫状肌麻痹，引起散瞳和调节麻痹，比阿托品效力快而弱。适用于 12 岁以上、40 岁以下散瞳验光。散瞳前每 5 分钟点眼一次，共 3 次。一般 48 小时内瞳孔恢复正常。青光眼及青光眼可疑者禁用，前列腺肥大患者慎用。

4. 0.5% 复方托吡卡胺 散瞳作用迅速，点眼 5～15 分钟开始散瞳，15～90 分钟瞳孔最大，可持续 1～1.5 小时，5～10 小时瞳孔恢复正常。适用于检查眼底和人工晶状体植入术后散瞳。闭角型青光眼患者禁用。

5. 2.5%～5.0% 盐酸去氧肾上腺素 类似肾上腺素功能，散瞳作用快，维持时间短，约 6 小时，不影响调节。用于眼底检查、激光治疗眼底病和白内障术前散瞳。高血压、心脏病患者慎用或不用此药。

（六）缩瞳药物

1. 1% 和 2% 毛果芸香碱 又称匹罗卡品，作用机制为兴奋胆碱能神经节后纤维，增加副交感神经功能，使瞳孔括约肌收缩、瞳孔缩小。每日点眼 2～6 次。一般给药后 10～15 分钟开始起作用，1 小时后眼压下降最明显，药效持续 4～8 小时。闭角型青光眼急性发作期可局部频繁点眼，第 1 小时每 10 分钟点眼 1 次，共 6 次；第 2 小时每 15 分钟点眼 1 次，共 4 次，以后根据患者眼压变化情况调整点眼次数。其不良反应主要有调节性近视及眶周和眉弓部疼痛，甚至引起睫状环阻滞性青光眼。

2. 0.25%～1.00% 毒扁豆碱 作用机制为抑制胆碱酯酶，使胆碱能神经递质——乙酰胆碱聚集，增加副交感神经功能，缩小瞳孔。每日点眼 4～6 次，点药后 10～30 分钟起效。因使用后常产生虹膜炎症和疼痛，故临床上已很少使用。

（七）降眼压药物

1. 高渗剂

（1）甘露醇：适用于各种类型青光眼急性发作或局部药物治疗效果不佳者。每次按 1～2g/kg 静脉给药，给药后 20～30 分钟眼压开始下降，1～2 小时作用最大，可维持 3～4 小时。对于成年人，临床上常用 20% 甘露醇注射液 250～500ml/ 次，按 3～10ml/min 静脉滴注，并根据全身情况，一般控制在 30～45 分钟内滴完。甘露醇不宜长期使用，同时应注意电解质紊乱和肾功能损害。

（2）甘油：为口服高渗剂，一般用生理盐水配成 50% 溶液。口服剂量为 1.0～1.5g/kg，给药后 10～15 分钟眼压开始下降，30 分钟作用最大，可维持 4～6 小时。一般成年人每次口服 100～150ml。糖尿病患者慎用。

（3）异山梨醇：为口服高渗剂，口服剂量为 1.5～2.0g/kg，给药后 30 开始起效，1 小时后效果最佳，可维持 3～5 小时。可用于糖尿病患者。

2. 碳酸酐酶抑制剂 作用机制为直接抑制睫状体上皮细胞中的碳酸酐酶，使房水分泌量减少，达到降低眼压的目的。

（1）乙酰唑胺：为口服药物，一般首次口服剂量为 500mg，用药后 1～1.5 小时眼压开始下降，2～4 小时眼压下降最显著，药效可持续 6 小时左右。当眼压降至正常水平后，乙酰唑胺可减至 125～250mg/ 次，每日 2～4 次，维持眼压在正常水平。副作用为尿路结石，四肢、颜面及口周麻木感，以及电解质平衡失调等，因此该药不宜长期服用。

笔记栏

（2）醋甲唑胺：为口服药，口服后吸收迅速，给药后1～2小时即可达到最高血药浓度。初始用药时，每次用25mg，一日2次。早、晚饭后各服一片。血浆消除半衰期为14小时，约25%在给药期间以原型从尿中排出。适用于慢性开角型青光眼、继发性青光眼。也适用于急性闭角型青光眼的术前治疗。在下列情况下禁止用醋甲唑胺：血清钾、钠水平偏低，严重肾、肝疾病或功能不全，肾上腺衰竭及高血氯性酸中毒。闭角型青光眼的患者应禁止长期服用醋甲唑胺，虽然可降低眼内压，但也会引起器质性的闭角。副作用包括感觉异常，尤其是四肢末端的麻木感；听力障碍或耳鸣；疲劳；不适；食欲减退；味觉失常；胃肠功能紊乱如恶心、呕吐和腹泻；多尿；间断性嗜睡和意识模糊。也可能会出现代谢性酸中毒和电解质紊乱。短暂性的近视也有报道，当减少或停止本品治疗后，这种现象会减退。

（3）1%布林佐胺：为局部用碳酸酐酶抑制剂，每日点眼2次，有些患者每天3次时效果更佳。其不良反应为偶有视物模糊、灼烧感或刺痛、异物感及眼部充血等。

3. β-肾上腺素受体阻滞剂

（1）0.25%和0.5%噻吗洛尔：是非选择性β受体阻滞剂，对β_1受体和β_2受体效应器均产生抑制作用。每日点眼1～2次。点眼后30分钟～1小时眼压开始下降，2小时达到最大降压效果，可维持24小时。其不良反应为过敏性睑结膜炎和浅层点状角膜病变。哮喘和心力衰竭患者慎用。

（2）0.25%和0.5%左布诺洛尔：是非选择性β受体阻滞剂。每天点眼1～2次。点药后1小时眼压开始下降，2～6小时降眼压作用最大，可维持24小时。

（3）0.25%和0.5%倍他洛尔：对β_1受体有良好的抑制作用，对β_2受体有轻度阻断作用，故哮喘或其他阻塞性肺疾病患者也可使用。使用时每天点眼1～2次。点眼后30分钟产生降眼压效果，2小时达高峰，可维持12小时。

（4）0.5%、1%和2%卡替洛尔：为非选择性β受体阻滞剂。每日点眼1～2次。点眼后1小时眼压开始下降，2～4小时眼压下降最显著，可维持12～24小时。

4. 肾上腺素受体激动剂　可同时兴奋α和β受体。

（1）1%肾上腺素：为β_2受体激动剂，主要是促进房水经小梁网及葡萄膜巩膜通道排出，用药早期会增加房水的产生，随着用药时间的延长，又可抑制房水的产生。这类药品不影响瞳孔括约肌的调节功能，但会导致瞳孔散大，故禁用于闭角型青光眼。

（2）0.2%酒石酸溴莫尼定：为α_2受体激动剂，可同时减少房水的生成和促进房水经葡萄膜巩膜通道排出。该类药物具有高度的α_2受体选择性，不引起瞳孔散大，且具有视神经保护作用。

5. 前列腺素类药物　0.005%拉坦前列素：作用机制是增加房水经葡萄膜巩膜通道引流。与缩瞳剂和其他降眼压药物联合使用具有良好的降眼压作用。点眼后3～4小时眼压开始下降，8～12小时达高峰，可维持24小时以上。最佳点眼时间为晚间睡觉前，每日1次。不良反应为点药后局部充血、角膜点状浸润和虹膜颜色加深等。

6. 拟副交感神经药物　主要有拟胆碱能药物如毛果芸香碱，胆碱酯酶抑制剂如毒扁豆碱和碘依可酯。详见缩瞳药。

（八）用于抗青光眼手术的抗代谢药物

1. 丝裂霉素C　是从头状链霉菌培养滤液中分离提取的一种广谱抗肿瘤抗生素，可使细胞DNA解聚，阻碍DNA复制，抑制肿瘤细胞分裂。使用方法为将1～2mg丝裂霉素C溶解在5ml蒸馏水中，用一小块手术吸水海绵浸润在0.2～0.4mg/ml的丝裂霉素C溶液中备用。在小梁切除手术中，当巩膜瓣准备完，将浸有丝裂霉素C的海绵置于巩膜瓣下3～5分钟后移走，再用250ml生理盐水冲洗，此后进行小梁切除术。丝裂霉素C主要适用于：①有结膜瘢痕，眼外滤过手术失败者；②伤口过度增生者；③葡萄膜炎继发青光眼者；④严重视神经损伤和视野缺损者；⑤年轻患者（50岁以下）和新生血管性青光眼患者。

2. 氟尿嘧啶　作用机制为抑制胸腺嘧啶核苷酸合成酶，阻断脱氧嘧啶核苷酸转换成胸腺嘧啶核苷酸，干扰DNA合成；此外对RNA的合成也有抑制作用。适用于难治性青光眼滤过手术后滤过泡有瘢痕倾向者，可手术中或手术后使用。手术中使用的方法同丝裂霉素C；手术后使用方法是在远离结膜滤过泡的球结膜进针，并将药物注射在结膜滤过泡下，第1周每日1次，以后隔日1次。

（九）白内障药物治疗

白内障药物治疗只能起到延长或维持晶状体透明时间，但不能从根本上去除白内障。目前治疗

笔记栏

白内障的药物包括抗氧化损伤药物、醌型学说药物等。

1. 抗氧化损伤药物 氧化损伤是老年性白内障形成的重要机制，抗氧化损伤是维持晶状体透明和防止白内障形成的重要手段。

（1）谷胱甘肽：是由谷氨酸、胱氨酸和甘氨酸组成的三肽，能够保护晶状体蛋白不被氧化，避免蛋白聚集，并且能使已经发生聚集的晶状体蛋白二硫键（—S—S）解离，是维持晶状体透明的主要成分。本药为外用滴眼液，每日点眼 3 ～ 5 次。不良反应为眼局部刺激感、瘙痒感、结膜充血和一过性视物模糊等，停药后即好转。

（2）维生素 C：可保护晶状体免受过多的过氧化物阴离子毒害。维生素 C 一般为口服，也可将其注射液滴入结膜囊后，再用其他辅助治疗以促使药物吸收。

（3）维生素 E：具有较强的抗氧化作用，保护细胞膜免受氧化损害。临床常为口服药物。

（4）维生素 A：是一种脂溶性物质，包括视黄醇、视黄醛和视黄酸，具有较强的抗氧化作用，并且也是维生素 E 抗氧化作用过程中的辅助成分。临床上可联合应用维生素 A、维生素 E 和维生素 C，保护晶状体免受氧化损伤，达到防治白内障的目的。

2. 醌型学说药物 醌亚氨酸可与晶状体内的可溶性蛋白巯基（—SH）发生氧化，导致晶状体混浊，这一机制称为醌型学说。有些药物与晶状体可溶性蛋白的亲和力比醌体强，并且不会发生变性，可用于防止白内障形成，这类药包括卡他灵和白内停。

（1）卡他灵：是一种氧化还原剂，可保护 ATP 酶活性，防止脂质过度氧化。此外，它还是一种抗氧化剂和醛糖还原酶抑制剂，对糖尿病性白内障也有一定疗效。每日点眼 3 ～ 5 次。用药过程中极少数患者出现轻微眼部刺痛。

（2）白内停：主要用于老年性白内障。每日点眼 3 ～ 5 次。该药不良反应为偶有弥漫性表层角膜炎、睑缘炎、结膜充血、刺激感和瘙痒等。

3. 糖尿病性白内障治疗药物 糖尿病性白内障发病机制是房水中糖成分浓度增加，晶状体吸收水分，导致细胞肿胀和变性，使晶状体混浊。根据此机制研制出的药物有糖醛还原酶抑制剂，包括阿司他丁、依帕司他、泊那司他、索比尼尔、苄达赖氨酸和托瑞司他等。

4. 甲状腺素碘塞罗宁滴眼液 又名内障清，主要成分是甲状腺素和三碘甲状腺原氨酸。本品具有抗实验性硒白内障的药理作用。能增加晶状体整体透明度，减轻核混浊，减轻晶状体纤维破坏程度，减轻其对晶状体上皮细胞内含巯基（—SH）的钾钠三磷酸腺苷酶损害程度。使用前充分摇匀，每次 1 滴，每日 4 次；长期使用者每次 1 滴，每日 1 ～ 2 次或遵医嘱。

（十）眼用润滑剂

1. 甲基纤维素类 黏滞度高，并且有较好的润滑眼表作用。主要有 0.5% 和 1% 羧甲基纤维素、0.3% ～ 2.0% 羧丙基甲基纤维素，适用于严重眼干燥症，如 Sjögren 综合征。每日点眼 3 ～ 4 次。

2. 0.1% 透明质酸 因其带负电荷，可吸收大量水分，因此用于润滑眼表。还可与纤维连接蛋白结合，促进角膜上皮细胞连接和伸展，从而促进角膜上皮修复。主要用于治疗泪液缺乏性眼干燥症。每日点眼 3 ～ 4 次。

3. 1.4% 聚丙烯醇 通过降低泪液渗透压，修复角膜上皮。用于泪液缺乏性干眼的治疗。每日点眼 3 ～ 4 次。

4. 0.1% ～ 0.3% 卡波母 为一种高分子化合物，由连接于聚烯醚上的丙烯酸聚合物构成。用于减轻眼干燥症患者的症状和体征。每日点眼 3 ～ 4 次。

5. 0.1% 右旋糖酐 较少单独使用，多与其他润滑药配伍使用。每日点眼 3 ～ 4 次。

第三节　眼病的手术治疗

一、手术室的基本要求

眼科手术特别是内眼手术，对无菌条件要求极高。因此，对于眼科手术室的位置、布局、设备、消毒及无菌操作等必须要有严格的规定。

（一）手术室位置

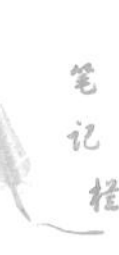

眼科手术室尽可能设在较高楼层，此环境安静、清洁、通风和干燥。手术室应与放射科、检验科、病理科和血库等相邻。手术室地面、墙壁及天花板应采用坚硬、防火、防潮和少孔隙的材料，

地面有一定的倾斜度及排水系统，利于冲洗和消毒。窗户要具备双层，闭合紧密、遮光，保证手术室暗环境。手术室应安装自动感应门，以减少手术感染机会。

（二）手术室布局

手术室布局要合理，应将手术室划分为非限制区、半限制区和限制区三部分，各区及各区清洁工具应严格分开，不得交叉使用。无菌手术间和一般手术间要分开。

（三）手术室设备

1. 手术显微镜 应放置在清洁和干燥的地方，用完后立即用专用防尘罩遮盖。如手术显微镜镜头沾有灰尘、血迹、液体或油污，不能直接用棉织物或手擦拭镜头，应使用擦镜纸蘸少许无水乙醇和乙醚的混合剂擦拭。在移动手术显微镜时，应先把横臂及显微镜收拢，避免不必要的碰撞。

2. 显微手术器械 眼科显微手术器械精密，易于损坏，必须认真保养和维护。为延长显微手术器械使用寿命，保证手术者在手术显微镜下完成精细操作，在使用及保养中应该注意：①非显微手术不能使用显微手术器械；②使用显微手术器械过程中应轻拿轻放，不得相互碰撞；③显微手术器械与非显微手术器械应分开清洗及保存；④手术结束后，显微手术器械上的污物用蒸馏水冲洗干净，用纱布擦干，并在刀刃和关节处涂少许液体石蜡；⑤带有利刃的显微手术器械不用时应尖端套上塑料管，放入专用的手术器械盒内，以防器械损伤。

3. 手术床、手术椅及器械台 眼科医生在进行显微手术时，需采取坐位，稳定、舒适的姿势对于减轻长时间手术疲劳非常重要，因此对于手术床和手术椅有较高的要求。手术床应能上、下升降，以适应不同手术者及助手的高度。手术椅最好能旋转，手术者能通过脚踏调节手术椅高度，且能前后移动。器械台置于患者胸前，其上放置常用器械，便于术者随时取用，如需要器械较多的手术，可以在术者和助手之间另摆放一器械台，放置其他手术器械。

4. 空气调节系统 手术室内应有暖气和空调设备，使手术室的温度保持在 22 ～ 26℃，相对湿度在 50% ～ 60%。空气调节设备还可通过滤过器将室外新鲜空气输入室内，防止外界病原微生物进入手术室。此外，层流技术可以使过滤后的空气从手术室的一侧匀速通过手术室，避免手术室空气污染。

5. 电源 手术室应保证充足的电源供应。为避免手术过程中突然停电，手术室除公用电源外，还应设置紧急备用的供电装置。应急电源与公用电源间装有自动转换器，以保证电源不中断。手术室还应备有手电筒和应急灯以备急需。

6. 其他设备 除上述手术设备及器械外，手术室内还应有物品架、常用药品柜、麻醉和吸氧设备、监护仪、吸引器、钟表、阅片灯箱、落地灯、无影灯及污物桶等。

（四）手术室及器械消毒

1. 手术室空气消毒 减少空气中灰尘及细菌数量，是降低手术感染和器械污染的关键，是手术室消毒的重要环节。手术室空气消毒的常用方法有紫外线照射和 0.2% 过氧乙酸喷洒。

2. 手术显微镜消毒 较理想的手术显微镜消毒方法，是在手术前用一次性无菌外套将手术中可能接触到的手术显微镜部位罩起来。

3. 显微手术器械消毒 选择消毒方法时，应考虑在有效杀灭致病微生物的同时，不损伤手术器械。

（1）高压蒸汽灭菌法：为首选灭菌方法，当蒸汽压力为 104.0 ～ 137.3kPa 时，温度可达 121 ～ 126℃，维持 30 分钟，即能杀死包括细菌芽孢在内的一切细菌，达到灭菌目的，但不适用于橡胶管等不耐高温的物品消毒。

（2）低温灭菌法：用于处理不耐受湿热的医疗器械与物品。常用的方法包括戊二醛、酸化水、过氧乙酸、环氧乙烷灭菌、过氧化氢低温等离子体灭菌、低温蒸汽甲醛灭菌等。

（五）无菌操作技术

1. 手术人员术前准备

（1）一般准备：手术者进入手术室后，首先更换手术专用清洁衣裤及拖鞋，戴口罩和帽子，口罩必须遮盖鼻孔，帽子应罩住全部头发。患上呼吸道感染、手臂皮肤破损或化脓性感染的人员不能进入手术室。

（2）手臂消毒：刷手顺序应从指尖开始，特别注意甲缘、甲沟和指蹼的刷洗，两臂交替向上刷

笔记栏

洗，一直到肘上10cm处。刷洗后，手指应朝上、肘朝下，用清水冲洗手臂，保持拱手姿势，手臂不应下垂，也不可再接触未消毒物品。

（3）穿无菌手术衣和戴无菌手套

1）穿无菌手术衣：将手术衣打开，双手提起衣领两角，将双手插入衣袖内，两臂前伸，由巡回护士协助穿上。随后两臂交叉将腰带后递，由巡回护士从后边将腰带系紧。

2）戴无菌手套：由巡回护士打开手套包，术者左手捏住手套套口翻折部取出手套，先将右手插入手套内，再将戴好手套的右手指插入左手手套翻折部，帮助左手插入手套内，将手套翻折部套住手术衣袖口。用无菌生理盐水冲洗手套外面的滑石粉。

2. 患者手术区消毒

（1）术眼表面麻醉后，用肥皂水清洗术眼周围皮肤，生理盐水冲洗结膜囊。

（2）术眼局部以0.5%安尔碘Ⅲ型消毒液棉球消毒3次，每次自睫毛根部开始，围绕睑裂向四周扩展。消毒范围：上方至眉弓上1.5cm，下方至鼻尖及上唇，颞侧至耳前，鼻侧超过鼻中线。

（3）用包头巾包住患者术眼侧耳际及非手术眼，用孔巾暴露术眼并遮盖头及前胸，最后铺带孔的中单。

3. 无菌操作规则

（1）手术者穿无菌手术衣、戴无菌手套后，术者双手不能低于腰部和高于肩部。

（2）手术中如手套破裂或接触到有菌物体，需立即更换。

（3）传递灭菌器械时，不得从头上或背后传递。

（4）灭菌器械污染后，重新灭菌方可使用。

（5）术者交换位置时，应背对背，以防污染。

（6）如无菌巾、布单被浸湿，应加盖干的无菌巾。

（7）手术进行中严禁频繁出入手术间和经常走动，以降低感染机会。

二、眼科麻醉

选择适当的麻醉方法和采取正确的麻醉操作，对顺利完成眼科手术具有非常重要的作用。眼科常用的手术麻醉方法包括局部麻醉和全身麻醉。

（一）局部麻醉

局部麻醉包括表面麻醉、浸润麻醉和神经阻滞麻醉。局部麻醉具有操作简单、安全性高、术后恢复快及并发症少等优点，因此大部分眼科手术均采用此种麻醉方法。

1. 表面麻醉 是眼科最常使用的一种麻醉方法，适用于结膜、角膜、虹膜及晶状体等手术，常与结膜下或球后麻醉联合使用。

（1）麻醉药物

1）0.5%爱尔卡因：含盐酸丙氧苯卡因和氯苄烷胺。点眼后20秒左右起效，麻醉程度深，可持续15～20分钟。该药对角膜上皮毒性小，可使术中保持角膜清亮，有利于手术观察。

2）0.4%奥布卡因：点眼后10～24秒起效，麻醉程度深，可持续9～13分钟。对瞳孔直径、眼压和眼的调节功能没有影响，对角膜上皮损伤极小。

3）0.5%～1%盐酸丁卡因：点眼后约1分钟起效，10～20分钟效果最佳，可持续20～40分钟。对角膜上皮损伤轻。如对盐酸丁卡因过敏，可改用利多卡因。

4）其他麻醉药物，如利多卡因、奥布卡因、布大卡因和甲哌卡因，均有表面麻醉作用。

（2）表面麻醉方法：嘱患者向上方注视，将下眼睑拉向下方，将药液滴入下方结膜囊内，然后闭合上、下眼睑。通常每3～5分钟点眼1次，共3次，即达到表面麻醉效果。此外，对于特殊部位的治疗，可采用接触麻醉法，即用棉签蘸取麻醉药，直接接触麻醉部位，半分钟即可达到麻醉效果，如泪点麻醉。

2. 浸润麻醉和神经阻滞麻醉

（1）麻醉药物：根据分子结构不同，麻醉药分为酯类和酰胺类。酯类麻醉药主要包括可卡因、盐酸丁卡因和普鲁卡因。酯类麻醉药起效快，作用时间短。酰胺类麻醉药主要包括利多卡因、丁哌卡因和甲哌卡因，毒性较酯类麻醉药大，作用时间长。

1）普鲁卡因：是较常用的低毒性局部麻醉药。浸润麻醉浓度为0.25%～0.50%，神经阻滞麻醉

笔记栏

浓度为 1% ～ 2%。该药注射后 1 ～ 3 分钟起效，可维持 45 ～ 60 分钟，麻醉作用强。少数患者有过敏反应，因此用药前应先做过敏试验。

2）利多卡因：是常用的低毒性局部麻醉药。浸润麻醉浓度为 0.5% ～ 1.0%，神经阻滞麻醉浓度为 1% ～ 2%。该药麻醉效果可维持 1 ～ 2 小时。对普鲁卡因过敏者可改用此药。如在每毫升利多卡因中加入 7.5 ～ 15U 透明质酸酶，可使利多卡因麻醉作用起效更快。

3）丁哌卡因：浸润麻醉浓度为 0.125% ～ 0.25%，神经阻滞麻醉浓度为 0.25% ～ 0.5%。该药作用迅速而持久，注射后 5 ～ 11 分钟起效，可维持 4 ～ 7.5 小时，但毒性较强。

（2）浸润麻醉方法：浸润麻醉是通过将麻醉药注入手术部位各层组织中，麻醉神经末梢，从而产生麻醉作用。适用于眼睑、结膜、泪器、眼眶和眼肌等手术。

1）球结膜下麻醉：将针尖斜面朝上平行于角膜缘刺入球结膜并注入麻醉药。应避免刺伤表层巩膜血管引起球结膜下出血。

2）穹窿结膜下麻醉：部分眼睑手术，如睑板和睑结膜手术需做穹窿结膜下麻醉。注射麻醉药前，先将眼睑翻转，于穹窿部平行于睑缘进针，并推注麻醉药。如注射时遇到阻力，应高度怀疑针尖刺入睑板内。

3）上直肌麻醉：嘱患者向下看，同时将上睑提起，充分暴露眼球上半部，将 25mm 长针的针尖斜面朝向巩膜，于上直肌额侧刺入 Tenon 囊，然后将 1ml 麻醉药注入眼球赤道后上直肌肌腹周围。

（3）神经阻滞麻醉方法：神经阻滞麻醉是将麻醉药注射到神经干或神经丛周围来产生麻醉作用，如眼轮匝肌麻醉、球后麻醉和眶下神经阻滞麻醉等。神经阻滞麻醉技术要求高，除了要求术者熟悉局部组织解剖结构和技术操作熟练外，还要求其具有一定临床经验，方能获得满意的麻醉效果。

1）眼轮匝肌麻醉：适用于部分内眼手术，如白内障摘除手术和角膜移植手术。眼轮匝肌麻醉可暂时麻痹眼轮匝肌和眼外肌，降低肌张力和眼睑对眼球的压力，减少术中并发症。眼轮匝肌麻醉方法包括范林特（Van Lint）法、奥布赖恩（O'Brien）法和阿特金森（Atkinson）法。

2）球后麻醉：适用于内眼手术和眼球摘除手术等。球后麻醉除具有麻醉作用外，还有降低眼压的作用。麻醉时患者仰卧，嘱患者向鼻上方注视，用长 35 ～ 40mm 针头在眶下缘外、中 1/3 交界处，经皮肤紧靠眶下壁处垂直刺入眶内（图 5-1），进针约 20mm 越过眼球赤道或针尖碰到骨壁后，将进针方向改为向鼻上倾斜 30° 继续进针（图 5-2），使针尖到达视神经和外直肌之间，回抽无血后，向肌锥内推入麻醉药。一般深度不超过 35mm，注射药量不超过 3ml。注射完毕，轻压注射部位，并用消毒棉球遮盖。

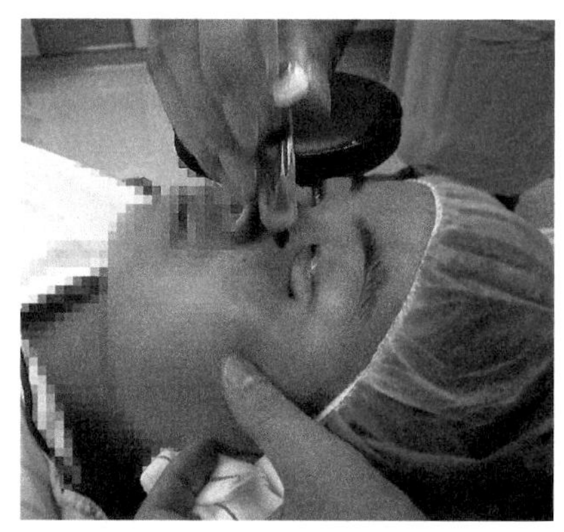

图 5-1 垂直进针

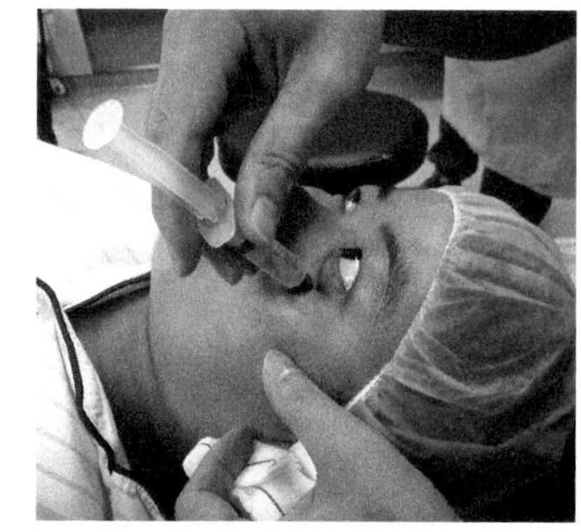

图 5-2 向鼻上倾斜 30° 继续推进

3）球周麻醉：是将麻醉药注射到肌锥外的眼球周围软组织内，让药物自行扩散到肌锥内达到麻醉作用。方法：用利多卡因和丁哌卡因混合剂作为麻醉剂，6 号注射针配 10ml 注射器，于眶上缘内 1/3 与外 2/3 交界处进针，垂直刺入眼眶内，进针深度为 2.0 ～ 2.5cm，回抽无血后，注入麻醉药 2 ～ 3ml，然后边缓慢退针边注入麻醉药 1 ～ 2ml，在此点注射可麻醉上直肌、内直肌和上斜肌及内上方球旁组织；于眶下缘外 1/3 与内 2/3 交界处，用同样方法进针 2.0 ～ 2.5cm，注入麻醉药 2 ～ 3ml 后即退出注射针，此点注射可麻醉下直肌、外直肌和下斜肌等。

笔记栏

（4）不良反应

1）毒性反应：当血液中麻醉药浓度超过机体耐受能力时，可发生毒性反应。毒性反应与麻醉药物剂量过大、浓度过高、吸收过快及麻醉药不慎注入血管内等因素有关。主要表现为中枢神经系统和心血管系统症状。

2）过敏反应：主要表现为用药后出现荨麻疹、丘疹、皮肤瘙痒、哮喘性呼吸和低血压等。轻度过敏反应在停药或用抗过敏药物处理后，症状即可缓解或消失。

3）球后注射意外：包括球后出血、暂时或永久性无光感、眼外肌暂时麻痹、脑干麻痹等。

（二）全身麻醉

在局部麻醉不能进行手术的情况下，如手术范围大或时间长、患者精神紧张或为儿童患者，可采用全身麻醉。全身麻醉前应排除全身麻醉禁忌证。全身麻醉具体要求：①麻醉前 12 小时内禁食，4 小时内禁饮；②手术前 0.5 ～ 1 小时肌内注射苯巴比妥 0.1g 或地西泮 10mg 或异戊巴比妥 0.1g，使患者镇静；③使用抗胆碱能药物如阿托品、东莨菪碱等，减少呼吸道黏液分泌；④准备好全麻设备及全麻术后护理。

三、眼科显微手术基本操作技术

显微手术的诞生，使宏观眼科手术操作提高到微观精细眼科手术操作，给传统的手术基本操作技术带来变革。显微眼科手术通过显微镜的放大作用和对精细显微器械的准确使用，使手术操作更加精细，大大提高了手术成功率，减少了术后并发症，并获得满意效果。

眼科显微手术基本技术的要求和操作要点是稳、准、轻、巧。对眼组织的切开、切除和修复要做到对位准确和精细，使眼组织的损伤减小到最低限度。

（一）眼组织切开

在手术显微镜下切开眼组织时应选用钻石刀、剃须刀片或一次性切开刀。同时还要遵循以下原则：①手术刀应垂直于切口平面，一次完成全长切口；②分层切开时，应沿原切口进刀，逐步加深切口深度直至全层；③切开时尽量在较高放大倍数下操作，以便提高准确性。

（二）眼组织缝合

1. 缝针使用 用持针器夹住缝针的中后部，进针时沿着针的自然弧度轻微旋转，使针向前方推动并从切口对侧所预期的部位穿出。当针尖露出 2mm 时，松开持针器，夹持穿出的针身，沿针的自然弧度轻轻旋转拔出缝针及缝线。

2. 缝合切口 显微缝合主要有间断缝合和连续缝合两种方法。在显微镜下缝合时，必须注意每针间距要均匀一致、松紧适度，以免术后创口不平整和伤口对合过紧或过松等。缝针距切口边缘的距离应根据不同组织和不同手术情况而定，一般为 1.0 ～ 1.5mm，两侧相等。缝合角膜中央区时，边距应为 0.75 ～ 1.00mm。显微缝合的深度与缝线有关，一般为切口深度的 2/3 ～ 3/4，缝合过浅或错位均影响创口愈合。缝线间距以 1.0 ～ 1.5mm 为宜。

3. 缝线打结 在低倍镜下，左手用直镊夹住距切口有一定距离的长线端缝线，右手持显微持针器，将其置于长、短两线头所构成的“U”形缝线区内。用直镊夹住长线并在显微持针器上绕 2 ～ 3 圈，移动显微持针器，靠近并夹住短线头，并将其拉至操作者一侧，同时左手用直镊将长线头拉向对侧，将线结拉成直线并与切口垂直，拉紧线结达到合适张力，同时在缝线方向以看不到张力线为宜。此时将远端的缝线拉向操作者，以锁上第一个线结。再将显微持针器移向长线端，直镊仍夹住长线头在显微持针器上绕 1 圈，移动显微持针器，靠近并夹住短线头，并将其拉向对侧，同时将直镊拉向操作者，完成第二个线结。第一线结与第二线结平行并紧密相贴，同法完成第三或第四个线结。打结完毕后，将线结拉向创口的一侧。在线结上方 1mm 处剪断缝线，将缝线埋于切口周围组织中，并轻微向外拉线结，以减少缝线张力。

4. 埋藏线结 间断缝合的单线结，可通过轻拉线结进入针道内埋藏起来。方法为剪断线结后，用无齿组织镊将线结沿切线方向拉向切口的一侧并向下旋转，使线结埋于组织深部。若通过旋转不能埋入线结，则试将缝线拉向相反方向使之埋入。线结埋入组织后，可向相反方向轻拉线结，以利于将来拆除缝线。

四、常见眼病的手术方法

（一）角膜移植手术

1. 板层角膜移植手术

（1）手术适应证：用于治疗角膜后弹力层和内皮细胞层正常而角膜表面和前基质层的病变。主要用于治疗角膜外伤性瘢痕、角膜多发异物、角膜变性、角膜肿瘤、蚕蚀性角膜溃疡和角膜化学烧伤等。

（2）手术禁忌证：包括结膜炎、慢性泪囊炎、眼干燥症，以及全身情况不能耐受手术和获得性免疫缺陷病患者。

（3）手术步骤

1）植床制备：根据角膜病变大小，选用合适环钻，尽量钻取包括全部病变在内的角膜组织。深度视病变累及程度而定，最深可达角膜后弹力层。

2）制作大小、形状、厚度与植床相吻合的植片，将植床和植片用10-0尼龙线间断缝合12～16针，线结埋藏于层间并旋转至角膜缘侧。

3）手术结束时，结膜囊内涂妥布霉素地塞米松眼膏。术后局部用抗生素点眼，每日4次；第1周用糖皮质激素点眼，每日5～10次，以后逐渐减量。

4）拆线：常规于术后3～6个月拆角膜缝线。如发现血管长入缝线区或缝线已松，可酌情提早拆除该处缝线。

（4）并发症：术中并发症主要为植床穿破和角膜厚度不均匀。术后并发症包括角膜缝线提前脱落、移植片溃疡、排斥反应、原发病复发、感染及层间角膜混浊等。

2. 穿透性角膜移植手术

（1）手术适应证：包括圆锥角膜、角膜瘢痕、大泡性角膜病变和角膜营养不良等。

（2）手术禁忌证：包括结膜炎、慢性泪囊炎、眼干燥症、眼内活动性炎症、青光眼、视网膜或视神经功能异常，以及全身情况不能耐受手术和获得性免疫缺陷病者。

（3）供体角膜准备：供体年龄以3～50岁为最佳。在温度较低的情况下，死亡时间与取材时间可延长至12小时以内。否则，取材时间应缩短至6～8小时以内。供体角膜保存方法有短期、中期和长期之分。

（4）手术步骤

1）术前半小时口服乙酰唑胺500mg。局部麻醉后加压眼球以降低眼压。

2）做上下直肌牵引缝线及Flieringa环，固定眼球。缩瞳后定位光学中心。

3）根据角膜病变范围决定植床直径，一般为7～8mm。植床钻切时，在钻切到角膜1/2～3/4厚度时，用穿刺刀穿刺前房，前房注入卡米可林缩瞳和黏弹剂恢复前房。用角膜剪剪下角膜。

4）根据植片直径应大于植床0.25mm制备植片。

5）用10-0尼龙缝线间断或连续缝合角膜植片和植床。

6）手术完毕，结膜囊内涂妥布霉素地塞米松眼膏，包扎术眼。术后局部应用抗生素滴眼液，每日4次；糖皮质激素滴眼液，每日5～10次，维持1周，每日4～6次维持1个月。术后14天，局部开始应用环孢素A滴眼液，每日4次，持续1年。

7）术后6个月根据角膜曲率和角膜地形图，拆除角膜缝线；术后1年全部拆完。

（5）并发症：术中并发症包括眼内压过高、角膜或虹膜出血、晶状体损伤、植床边缘不整齐、植孔偏位和脉络膜上腔出血等。术后并发症包括切口漏水、虹膜前粘连、继发性青光眼、白内障、排斥反应和感染等。

（二）白内障手术

1. 小切口白内障囊外摘除联合人工晶状体植入术

（1）手术适应证：晶状体核比较硬的老年性白内障及伴有硬核的各种类型先天性白内障。

（2）手术禁忌证：晶状体脱位或半脱位及伴有全身或局部疾病不宜作白内障摘除术者。

（3）手术步骤：2%利多卡因球后及眼轮匝肌麻醉。开睑器开睑，做上直肌牵引缝线固定眼球。黏弹剂覆盖角膜，有效碘含量0.45%～0.55%的聚维酮碘原液0.5ml消毒结膜囊，时间90秒，生理盐水冲洗聚维酮碘及黏弹剂。做以穹窿部为基底的结膜瓣（图5-3），切口长约6.0mm，电凝止

笔记栏

血（图 5-4）。于角膜缘后 2mm 做巩膜隧道切口，进刀后在板层巩膜内潜行，直至透明角膜内 1mm（图 5-5）。于 2 点位置在透明角膜上做辅助切口（1.5mm×1.5mm）。于上方隧道切口进穿刺刀并切穿前房（图 5-6），向前房注入黏弹剂。用撕囊镊行前囊连续环形撕囊（图 5-7），直径约 5.5mm。水分离晶状体核（图 5-8）。扩大切口，使外口长 5.5mm，内口长 6.5 ～ 7.5mm。将注水圈匙注进晶状体核与后囊之间，边注水边将晶状体核娩出（图 5-9），注吸皮质（图 5-10）。前房及囊袋内注入黏弹剂，植入后房型人工晶状体。

（4）并发症：术中并发症包括后囊膜破裂、玻璃体脱出、晶状体核或碎片沉入玻璃体腔及脉络膜上腔出血等。术后并发症包括眼内感染、前房积血、人工晶状体偏位、葡萄膜炎、瞳孔上移、继发性青光眼、囊样黄斑水肿和后发性白内障等。

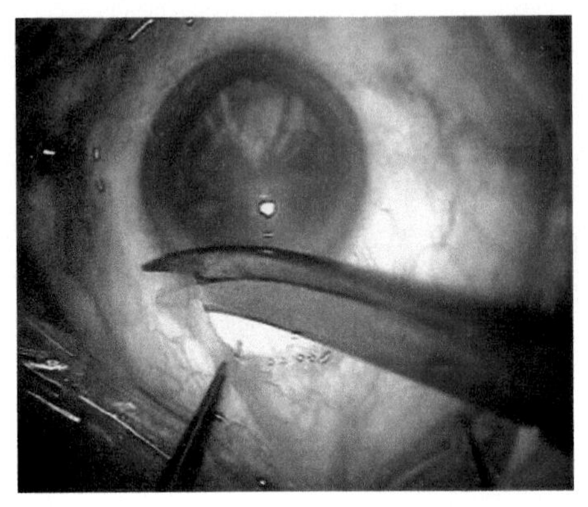

图 5-3　制作以穹窿为基底的结膜瓣

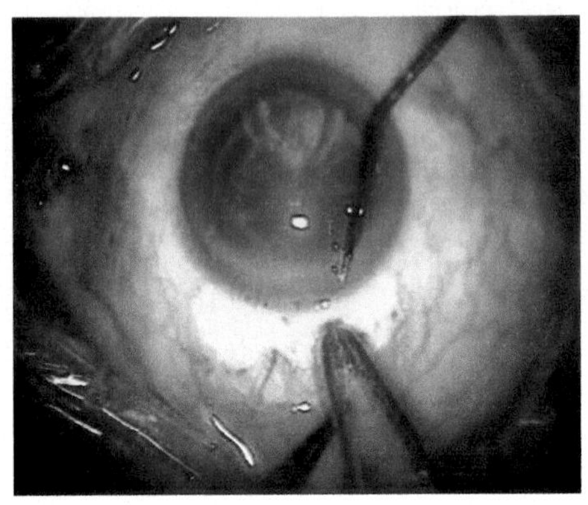

图 5-4　电凝止血

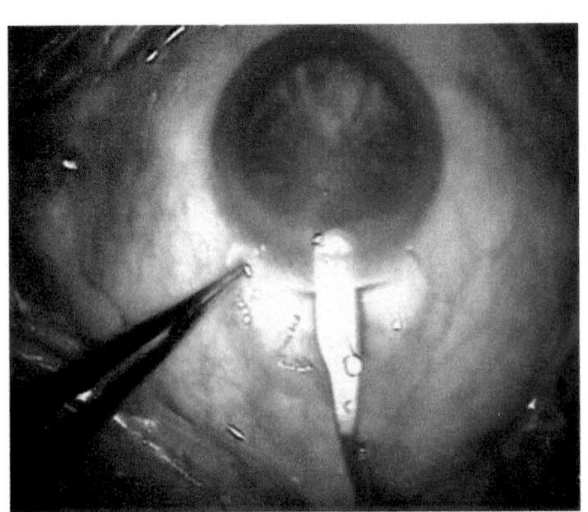

图 5-5　巩膜隧道切口

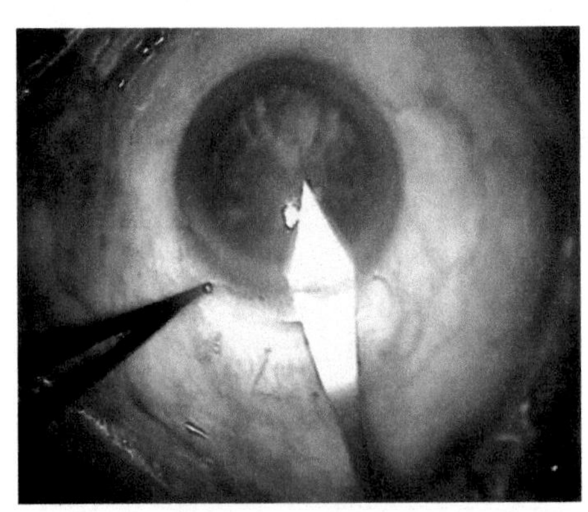

图 5-6　穿刺前房

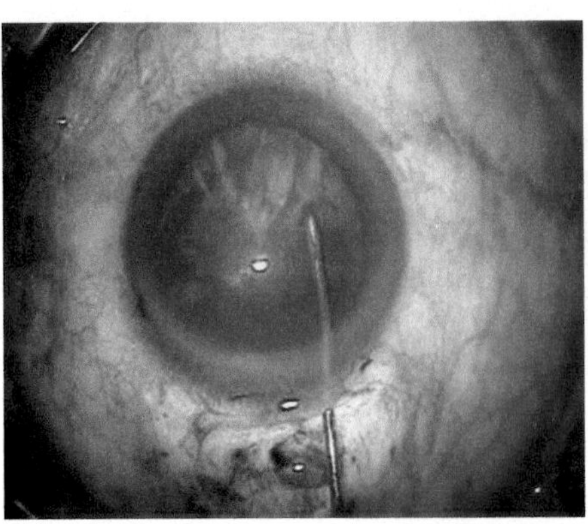

图 5-7　连续环形撕囊

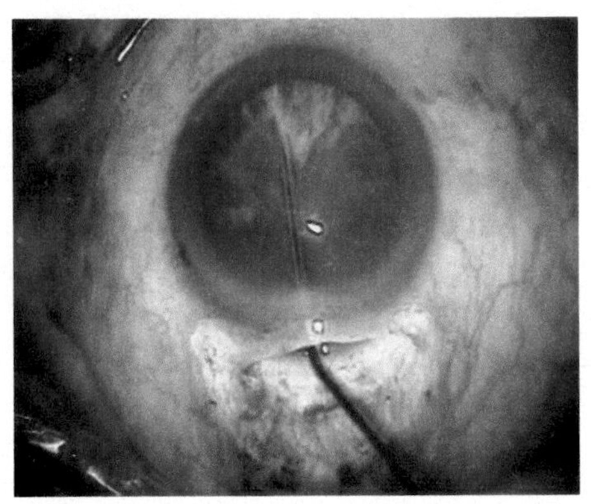

图 5-8　水分离晶状体核

笔记栏

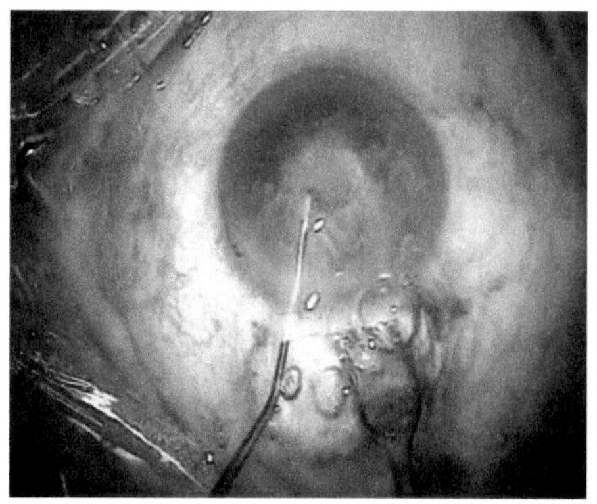

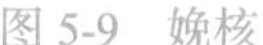
图 5-9 娩核

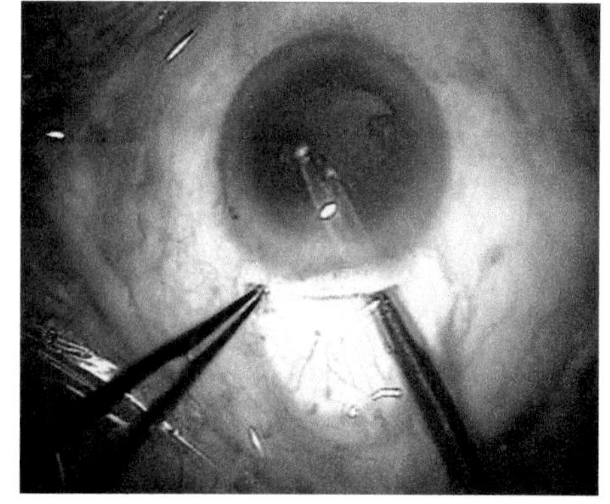

图 5-10 注吸皮质

2. 晶状体超声乳化术联合人工晶状体植入术

（1）手术适应证：角膜内皮细胞正常，前房深度正常，晶状体核中等硬度以下。

（2）手术禁忌证：角膜内皮变性，浅前房，小瞳孔，晶状体核硬化明显。

（3）手术步骤：采用局部浸润麻醉或角膜表面麻醉。开睑器开睑，固定眼球，做结膜瓣。距角膜缘约 2mm 做巩膜隧道切口，或角膜缘内 1mm 颞上（右眼）或鼻上（左眼）做透明角膜切口（图 5-11）。在前房切开前，于 2 点位置做一平行于虹膜面的透明角膜辅助切口（图 5-12）。前房注入黏弹剂（图 5-13），行晶状体前囊膜连续环形撕开，直径比人工晶状体的光学直径小 0.5mm（图 5-14）。行晶状体核水分离。用超声乳化仪将晶状体核粉碎成乳糜状后吸出（图 5-15），注吸皮质。前房注入黏弹剂，将人工晶状体植入囊袋内（图 5-16）。

（4）并发症：基本同小切口白内障囊外摘除联合人工晶状体植入术。

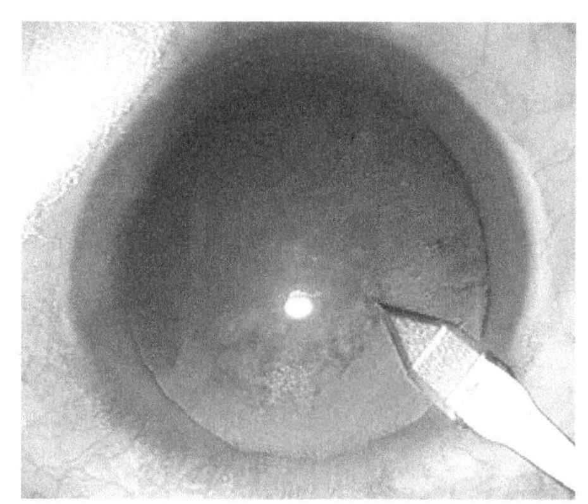

图 5-11 透明角膜切口

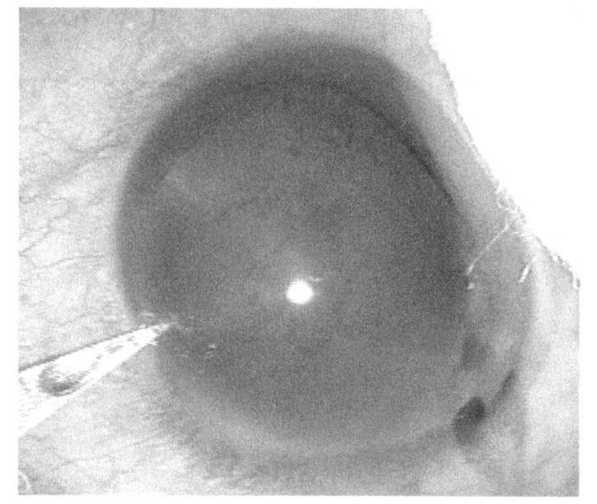

图 5-12 辅助角膜切口

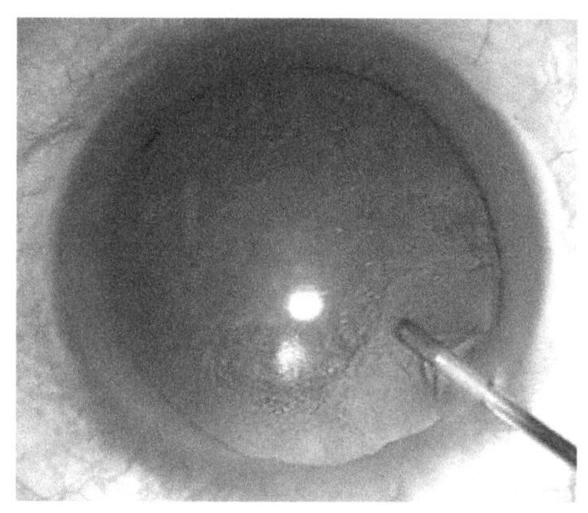

图 5-13 注入黏弹剂

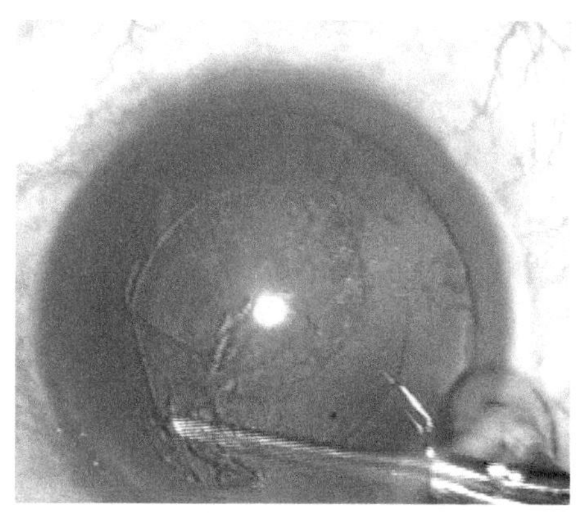

图 5-14 连续环形撕囊

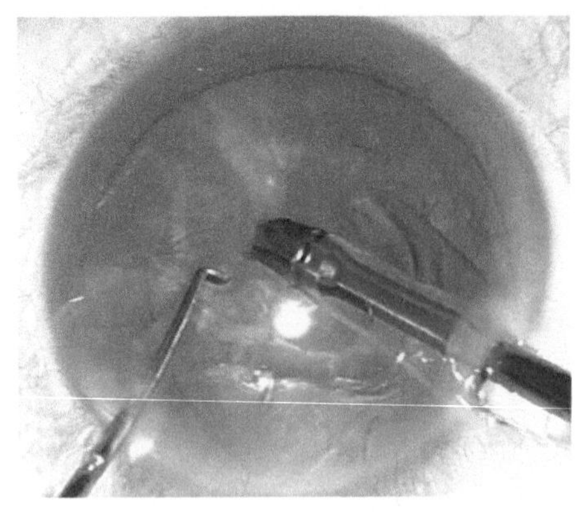

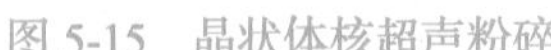

图 5-15　晶状体核超声粉碎

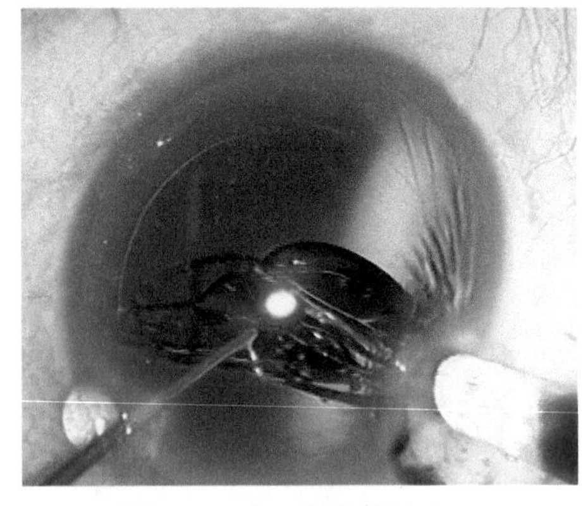

图 5-16　人工晶状体植入

（三）小梁切除术

1. 适应证　适合做眼外滤过性手术的开角型青光眼、闭角型青光眼及某些继发性青光眼，如葡萄膜炎、假性剥脱及新生血管性青光眼等。

2. 手术步骤　采用表面或球后麻醉，对于小儿则采用全身麻醉。开睑器撑开眼睑，作上直肌牵引缝线固定眼球。作以角膜缘为基底或穹窿部为基底的结膜瓣（图 5-17），宽约 8mm，电凝止血。距角膜缘 5mm，作 4mm×4mm 或 4mm×5mm 板层巩膜瓣，深约巩膜 1/2，向角膜缘剖分并达角膜缘内 1mm 处（图 5-18）。于 2 点位置透明角膜内另作一辅助切口（图 5-19）。在巩膜瓣下作一 3mm×1mm 深层巩膜切口，前方进入角膜组织 1mm（图 5-20），后方位于白色巩膜带与灰蓝色小梁带交界处，并将此深层巩膜瓣切除，同时完成周边虹膜切除（图 5-21）。将浅层巩膜瓣恢复原位缝合四针（图 5-22）。从角膜辅助切口向前房注入平衡液以恢复前房（图 5-23），缝合结膜瓣（图 5-24）。结膜囊涂妥布霉素地塞米松，包扎术眼。

3. 并发症　术中并发症包括结膜瓣或巩膜瓣不完整、前房积血、晶状体损伤、周边虹膜切除不全、玻璃体脱出及脉络膜上腔出血等。术后并发症包括浅前房或无前房、脉络膜脱离、睫状环阻滞性青光眼、前房及脉络膜上腔出血、滤过泡不形成或出现滤过泡瘘、白内障及眼内炎等。

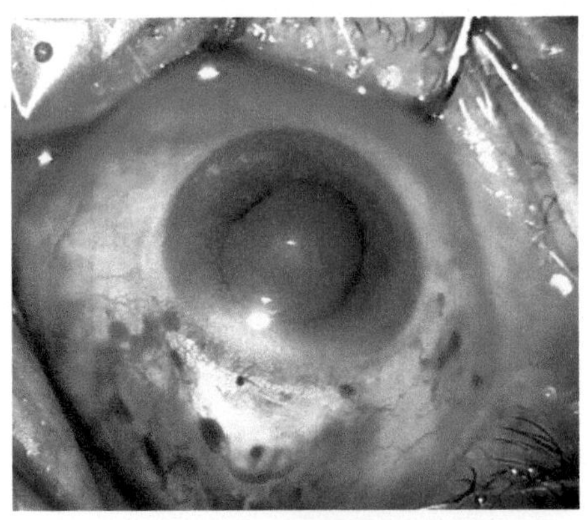

图 5-17　结膜瓣

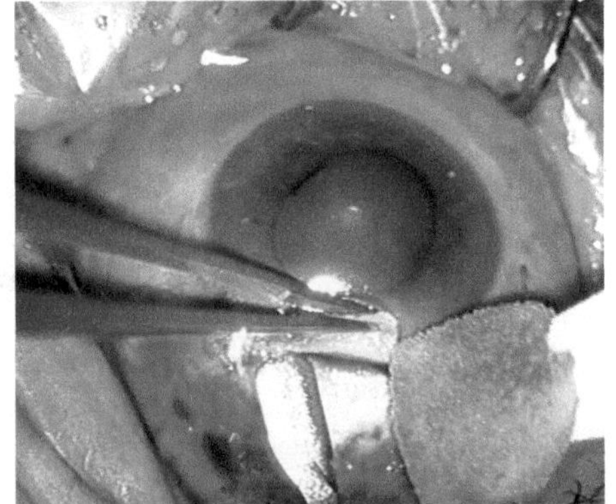

图 5-18　板层巩膜瓣

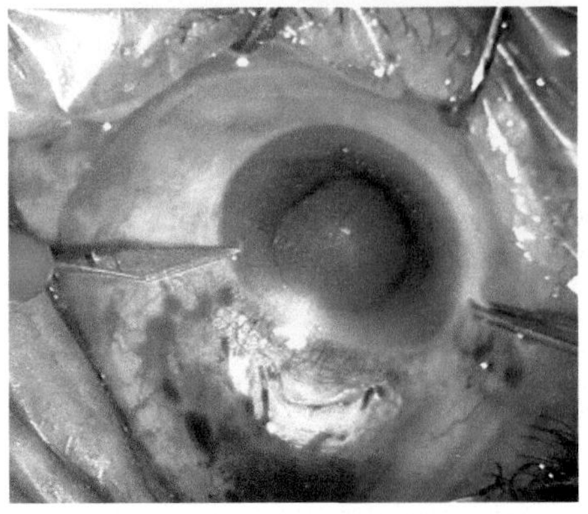

图 5-19　辅助切口

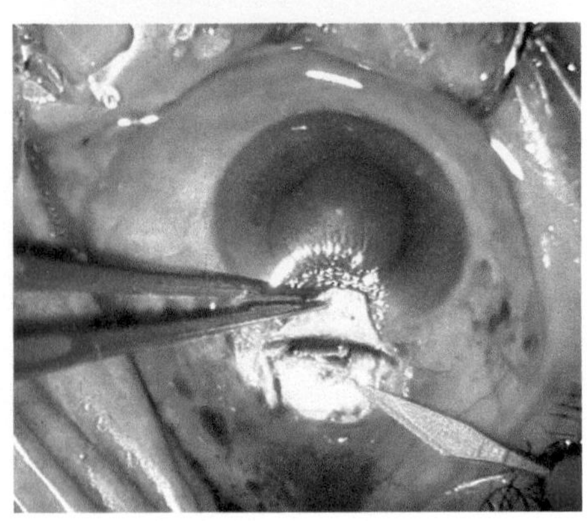

图 5-20　深层巩膜切口

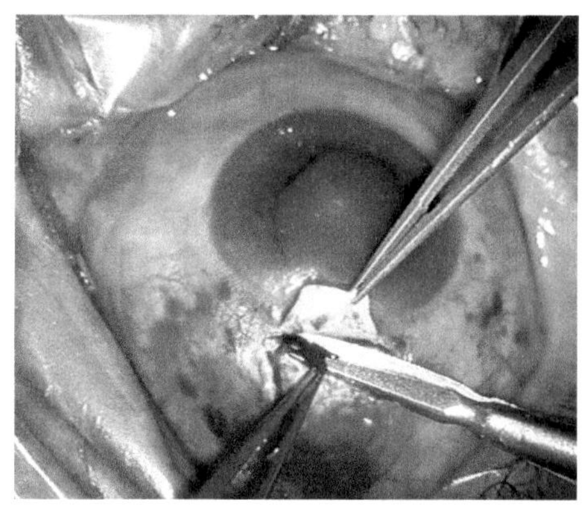

图 5-21 周边虹膜切除

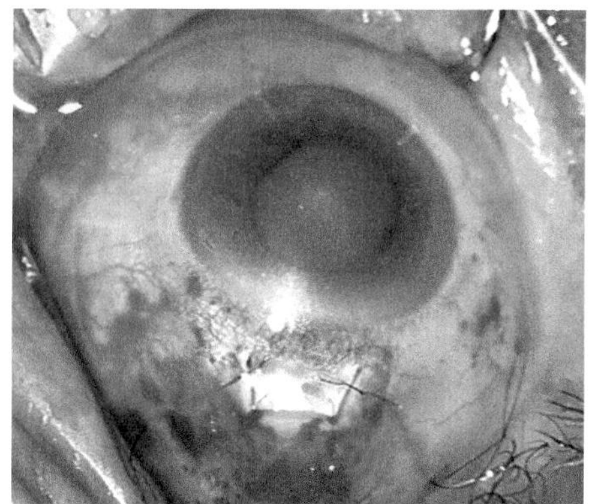

图 5-22 缝合巩膜瓣

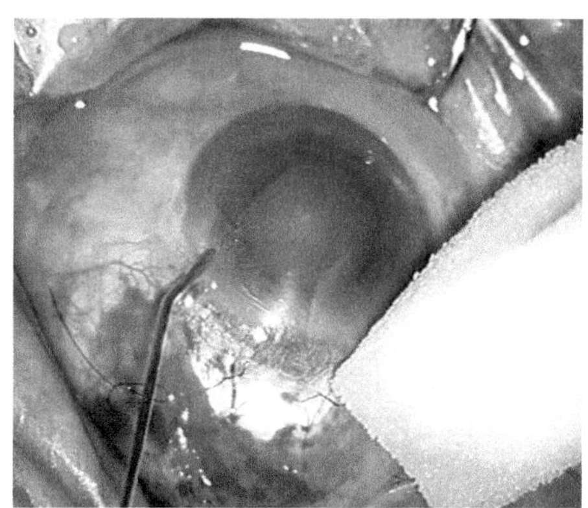

图 5-23 恢复前房

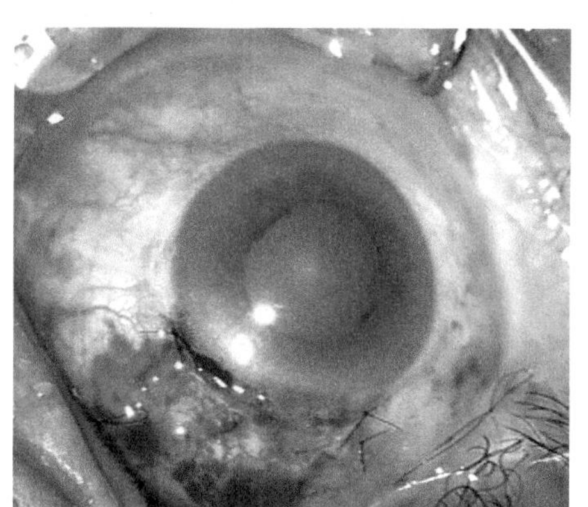

图 5-24 缝合结膜瓣

（四）孔源性视网膜脱离手术

对于不伴有或伴轻至中度增生性玻璃体视网膜病变的孔源性视网膜脱离，临床上主要采用冷凝、巩膜外垫压、巩膜外放液及眼内填充物等联合手术进行治疗。

1. 手术适应证 ①视网膜裂孔为 1 个或多个，裂孔分布一般不超过 2 个象限。②视网膜脱离范围为一个或多个象限，无视网膜固定性皱褶。③无明显玻璃体牵拉。④对一些比较复杂的孔源性视网膜脱离，如伴有较明显玻璃体浓缩和增生，则应做环扎术。

2. 手术步骤

（1）传统手术方法：局部麻醉后，开睑器开睑。剪开球结膜，分离筋膜至赤道后，暴露巩膜。用 0 号丝线牵引直肌。在间接检眼镜辅助下找到裂孔，将冷冻头置于相对应于裂孔位置的巩膜并轻压，开始冷冻，直到裂孔周围视网膜刚刚变白色为止。用 5-0 丝线或尼龙线在相当于裂孔部位的巩膜做褥式缝合，深度达巩膜厚度 1/2，将硅胶带置于缝线下，使裂孔位于硅胶带范围内。在硅胶带范围内，选择视网膜隆起最高的部位，并避开血管及神经，放视网膜下液，结扎巩膜缝线。如果结扎巩膜缝线后眼压仍过低，则向眼内注入惰性气体或消毒空气，使眼压正常。

（2）内外路联合手术方法：局部麻醉后，开睑器开睑。剪开球结膜，分离筋膜至赤道后，暴露巩膜。用 0 号丝线牵引直肌（图 5-25）。10：30 点方向角巩膜缘后 3.5mm 处插入光导纤维（图 5-26），通过 RESIGHT 眼底观察系统查找裂孔（图 5-27），将冷冻头置于相对应于裂孔位置的巩膜并轻压，开始冷冻，直到裂孔周围视网膜刚刚变白色为止。用 5-0 丝线或尼龙线在相当于裂孔部位的巩膜做褥式缝合，深度达巩膜厚度 1/2，将硅胶带置于缝线下，使裂孔位于硅胶带范围内（图 5-28）。在硅胶带范围内，选择视网膜隆起最高的部位，并避开血管及神经，放视网膜下液（图 5-29），结扎巩膜缝线（图 5-30）。封闭光导纤维处巩膜切口。如果结扎巩膜缝线后眼压仍过低，则向眼内注入惰性气体或消毒空气，使眼压正常。

笔记栏

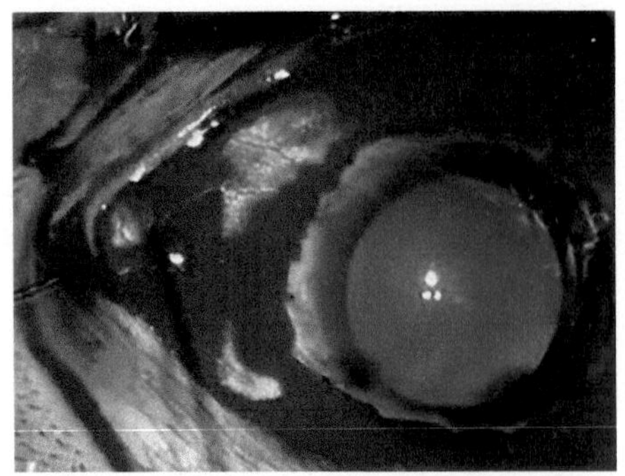
图 5-25 牵引直肌

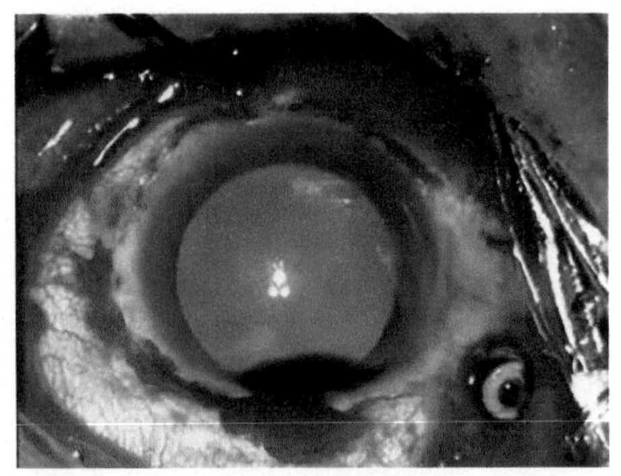
图 5-26 插入光导纤维

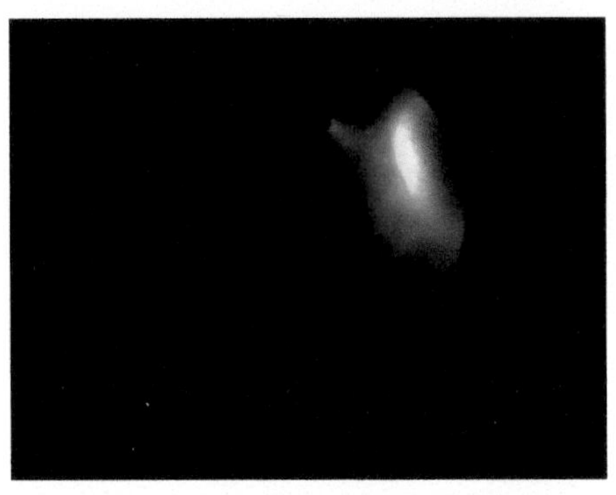
图 5-27 RESIGHT 眼底观察系统查找裂孔

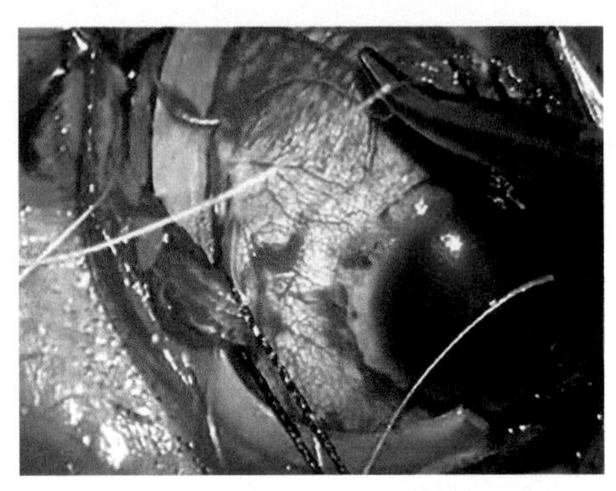
图 5-28 裂孔处放置硅胶带

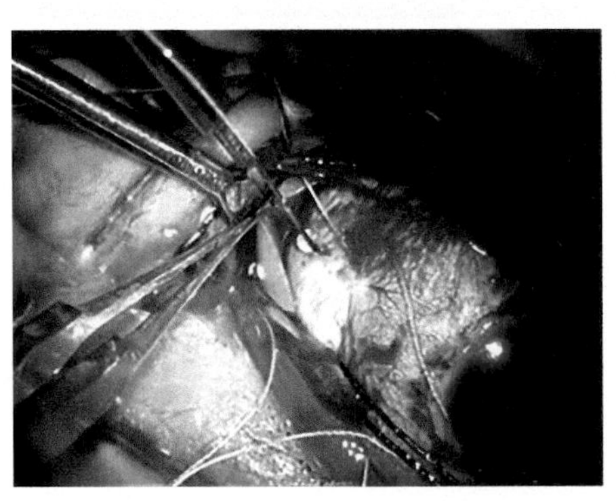
图 5-29 放视网膜下液

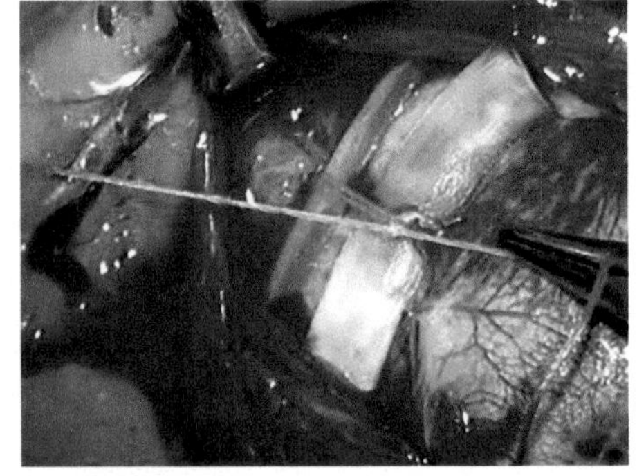
图 5-30 结扎巩膜缝线

3. 并发症 术中并发症包括瞳孔缩小、巩膜穿通、低眼压、高眼压、视网膜或脉络膜出血、视网膜嵌顿、医源性视网膜裂孔及脉络膜上腔出血等。术后并发症包括眼内感染、渗出性视网膜脱离、脉络膜脱离、继发性青光眼、眼前节缺血、加压物脱出或前移、复视和继发性黄斑前膜等。

（五）玻璃体切割术

1. 手术适应证 包括严重眼球穿通伤，眼内异物，眼内积血，眼内炎，伴有严重增生性玻璃体视网膜病变的视网膜脱离，伴有卷边的巨大裂孔所致的视网膜脱离，增生性糖尿病视网膜病变，黄斑裂孔，晶状体全脱位及恶性青光眼等。

2. 手术步骤 常规采用局麻，小儿则采用全麻。在颞上、鼻上及颞下三个象限距角膜缘 3.5mm 处各作巩膜标准切口（小儿为角膜缘后 2.5 ～ 3.0mm）。由颞下切口置入并固定灌注头，颞上及鼻上象限切口分别进入切割头及光导纤维（图 5-31）。通过 RESIGHT 眼底观察系统观察玻璃体及视网膜。首先切除中央部玻璃体，然后向后及周边部切除玻璃体。根据玻璃体视网膜病变不同，退出切割头更换其他眼内器械，如剥膜钩、眼内剪、异物镊或笛针。为使视网膜复位，术中注入重水或直接进行气 - 液交换，用笛针将玻璃体腔和视网膜下液全部排出。根据视网膜病变需要，行视网膜激光光凝或冷凝治疗。手术结束时根据病变需要决定眼内填充惰性气体或硅油，或无任何特殊填充物。关闭巩膜切口，缝合结膜。

笔记栏

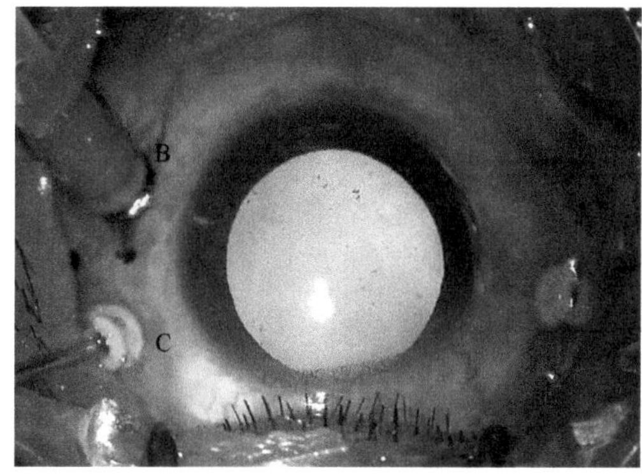

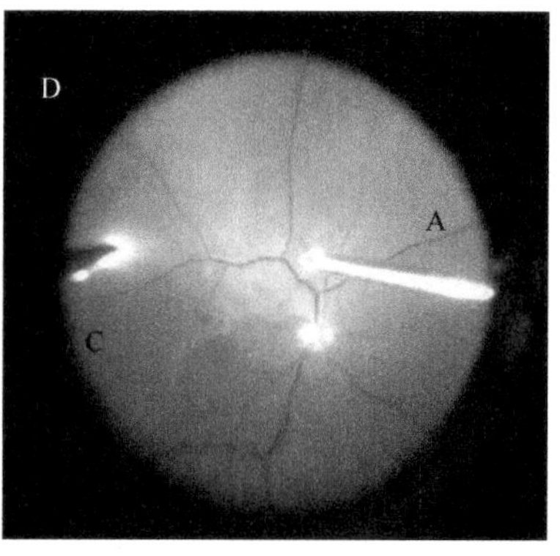

图 5-31　玻璃体切割手术示意图

A. 切割头；B. 灌注管；C. 光导纤维；D. RESIGHT 眼底观察系统检查眼底

3. 并发症　包括巩膜切口位置及大小不当，晶状体损伤，视网膜损伤，角膜上皮损伤，继发性青光眼，眼内感染和眼球萎缩等。

第四节　眼病的激光治疗

一、眼科激光概述

（一）眼科激光器种类

眼科激光器种类很多，可根据激光工作物质、激光波长、激光工作方式和作用机制进行分类。按激光工作物质将激光器分为固体、液体、气体和半导体激光器；按激光波长将激光器分为可见光、紫外光和红外光激光器；按激光工作方式将激光器分为连续、脉冲、准连续激光器；按激光作用机制将激光器分为光凝、光分裂及光切割、光动力疗法及弱激光理疗激光器等。

光凝激光器是利用激光的热效应，造成组织凝固、蒸发、气化及炭化。根据此机制，临床上应用的激光器有红宝石激光器、氩离子激光器、氪离子激光器、半导体激光器、染料激光器、Nd：YAG 激光器、Nd：YAG 倍频激光器、Q- 开关 Nd：YAG 倍频激光器、Ho：YAG 激光器、CO_2 激光器及高能脉冲 CO_2 激光器等。

光分裂及光切割激光器是利用激光的离子化效应或者光化学效应分裂和切割组织。根据此机制，临床上应用的激光器有 Q- 开关 Nd：YAG 激光器、锁模 Nd：YAG 激光器、Nd：YLF 激光器、准分子激光器及 Er：YAG 激光器。

光凝激光器和光切割激光器在功能方面有交叉，如光凝激光器也可用来切割含有色素的组织。而一些新型激光器，虽然用作光切割激光器，但其作用原理与热效应有一定关系，如 Er：YAG 激光器的光热切割作用，就是利用了局部高温和组织蒸发来切割含水的有色素组织。

激光光动力疗法是通过特定波长的激光对血管内光敏剂进行照射，被激发的光敏剂电子从基态跃迁到激发态，再回到基态并产生单态氧，从而对周围组织造成损伤。临床常用的激光器有氩离子激光、氪离子激光和染料激光。

弱激光刺激疗法目前较少使用，因此不再详述。

（二）眼科激光发展史

1945 年，德国 Gerd Meyer-Schwickerath 发现，人观看日食时所造成的黄斑损伤，很像透热疗法治疗后产生的视网膜脉络膜瘢痕，由此他研制了一台太阳光光凝器，并成功地进行了眼底光凝治疗试验。

1956 年，Meyer-Schwickerath 改用氙弧光，并将其聚焦后照射在视网膜裂孔周围，成功地产生了视网膜脉络膜光凝斑，从而开创了眼科光凝治疗。

1960 年，Maiman 用红宝石作为工作物质制造出第一台激光器。1961 年 Zaret 用红宝石激光在兔眼进行虹膜打孔和视网膜光凝试验。1963 年 Campbel 等用改进后的红宝石激光器对多种眼病进行治疗，尤其在封闭视网膜裂孔方面取得了较好的效果。1970 年 Beetham 和 Aiello 用红宝石激光对增生性糖尿病性视网膜病变进行光凝治疗，为全视网膜光凝治疗奠定了基础。

1968 ～ 1971 年 L'Esperance 等开始氩激光研究。由于眼底的黑色素及血红蛋白对氩激光有很高

笔记栏

的吸收率，因此疗效比红宝石激光好。氩离子激光器及多波长光凝激光器在临床的迅速普及，使眼科激光光凝疗法逐渐进入成熟阶段。

20 世纪 70 年代初期，Krasnov 首次用巨脉冲的 Q- 开关红宝石激光击穿小梁网和晶状体前囊膜，证明高峰值能量的脉冲激光可以切开眼内组织，从而开辟了激光治疗眼病的新领域。

20 世纪 80 年代初，Q- 开关 Nd：YAG 激光器问世，该激光可切开后发性白内障、虹膜打孔及松解前部玻璃体条带等。因此，很快得到普及和推广。

准分子激光是 20 世纪 70 年代发展起来的一种新型激光器，80 年代初开始用于眼科。它利用光化学效应进行组织切割，具有切削面整齐、深度准确、可预测性好及不损伤邻近组织等优点，因此在眼科屈光手术方面得到了广泛应用。

二、常用眼科激光治疗

（一）激光虹膜切除术

1. 适应证 包括前房角未形成永久性粘连的急、慢性闭角型青光眼；虹膜切除术未切全层者；瞳孔阻滞引起的闭角型青光眼；原发性闭角型青光眼的对侧眼；通过激发试验确诊的青光眼等。

2. 光凝方法 治疗前用 1% 毛果芸香碱缩瞳，对闭角型青光眼可同时口服降眼压药。表面麻醉后，放置用于激光治疗的前房角镜。虹膜切除的位置一般选在鼻上或颞上方周边部虹膜小凹或其他较薄部位。

氩激光虹膜切除术是利用虹膜色素吸收激光能量原理，氩激光具有光凝组织和减少虹膜出血的作用。氩激光虹膜切除术分两步进行，首先在准备虹膜切除的区域做 4 ～ 6 个光凝斑（激光能量为 200 ～ 300mW，光凝斑为 500μm，曝光时间为 0.5 秒），呈菱形排列，然后在菱形区的中心，用较大功率的激光击穿虹膜（激光能量为 600 ～ 1000mW，光凝斑为 50μm，曝光时间为 0.1 ～ 0.2 秒）。

Q- 开关 Nd：YAG 激光虹膜切除术是应用激光切割原理，与虹膜色素多少关系不大，穿通虹膜力量强，但容易出血。激光能量因激光器和虹膜厚度不同而不同，可为 3 ～ 10mJ，脉冲数为 1 ～ 6。

氩激光联合 Nd：YAG 激光行虹膜切除术效果好，并发症少。首先用氩激光在准备虹膜切除的部位光凝，使虹膜变薄并防止出血，然后用 Nd：YAG 激光击穿虹膜。治疗后用糖皮质激素滴眼液点眼，同时观察眼压及虹膜击穿孔是否畅通。

3. 并发症 包括虹膜炎、前房积血、虹膜切除孔闭合、局限性晶状体混浊及一过性高眼压等。

（二）激光小梁成形术

激光小梁成形术是通过对小梁网非穿通性氩激光烧灼，使受烧灼的小梁网收缩，加大小梁网间隙，从而使房水排出增加，达到降低眼压的目的。

1. 适应证 包括药物不能控制的原发性开角型青光眼、高眼压症、假性囊膜剥脱性青光眼和色素性青光眼等。

2. 光凝方法 激光小梁成形术光凝斑一般分为四级，一级为灰白色，二级有小泡形成，三级有大泡形成，四级为小梁网撕裂。

表面麻醉后，用 Goldmann 三面镜的 59° 小半圆镜观察前房角并行激光治疗，激光治疗部位为色素性和非色素性小梁交界处。激光参数设定为光凝斑直径 50μm，曝光时间 0.1 秒，功率 500 ～ 800mW。功率大小主要依据局部组织反应，一般从小功率开始逐渐增大，直到产生满意效果。前房角光凝范围为 180° ～ 360°，需要 50 ～ 100 个光凝斑，分 2 次进行，两次间隔 4 周。如青光眼病情严重，每次可光凝 90°，分 4 次完成。治疗后用糖皮质激素滴眼液点眼，同时观察眼压变化。

3. 并发症 包括一过性视物模糊、暂时性高眼压、角膜水肿、虹膜炎、小梁网及前房积血及周边虹膜前粘连等。

（三）激光晶状体后囊膜切开术

随着白内障囊外摘除术、超声乳化术及后房型人工晶状体植入术的开展，术后晶状体后囊膜混浊逐渐增多。先天性白内障囊外摘除术，几乎所有儿童手术后 2 年内均发生后囊膜混浊。Nd：YAG 激光后囊膜切开术，可使患者重新恢复术后最佳视力。

笔记栏

1. 适应证 白内障囊外摘除术或超声乳化术后，后囊膜混浊明显并显著影响视力。

2. 禁忌证 ①角膜瘢痕、表面不规则或水肿。②虹膜睫状体炎。③高度近视眼有视网膜脱离的潜在危险。④患者不能配合，易损伤人工晶状体时。⑤囊样黄斑水肿。

3. 光凝方法 对于白内障摘除无人工晶状体植入眼，应根据晶状体后囊情况，采取不同激光后囊膜切开方法。对有张力的晶状体后囊，激光切开的位置应与张力线相垂直，每次都应打在张力线上。通常首先从12点开始，然后向6点方向进行，再根据激光孔大小，可另在3点、9点方向补激光。对无明显张力的晶状体后囊，除上述方法外，也可采用三角形切开法，即从12点开始分别切至4点和8点。对有人工晶状体眼的后囊切开，要注意避免损伤人工晶状体，把激光焦点放在后囊膜稍后一点，利用激光向前辐射冲击波作用将后囊膜击穿。在操作时要注意从较小能量开始（1～2mJ），聚焦要准确，后囊膜切开大小根据不同需要有所不同。激光后局部用糖皮质激素点眼。如眼压升高，则用降眼压药物对症治疗。

4. 并发症 术中并发症包括人工晶状体损伤、角膜水肿、虹膜损伤和出血等。术后并发症包括眼压升高、虹膜炎、囊样黄斑水肿、视网膜脱离和瞳孔阻滞性青光眼等。

（四）激光人工晶状体前膜切开术

白内障囊外摘除术或超声乳化术联合人工晶状体植入术后，有一部分患眼在瞳孔区人工晶状体表面附着蛋白质、成纤维细胞及巨噬细胞增殖等，形成人工晶状体前膜，导致视力下降，虹膜后粘连、瞳孔膜性阻滞和眼压升高等。Nd：YAG激光人工晶状体前膜切开术，可减轻并发症并恢复视力。

1. 适应证 ①白内障术后人工晶状体前膜形成，经药物治疗1周仍无效者。②前膜形成并显著影响视力。③前膜阻滞瞳孔并继发青光眼。

2. 禁忌证 ①角膜瘢痕、表面不规则或水肿。②患者不能配合激光治疗。③虹膜睫状体炎。

3. 光凝方法 在激光人工晶状体前膜时，为避免损伤人工晶状体，应把激光聚焦于人工晶状体前表面稍前一点。首先从人工晶状体纤维蛋白膜与虹膜粘连最薄弱处开始，然后围绕瞳孔缘行360°切除，切下的前膜可以被吸收。激光单脉冲能量应根据前膜厚度而定，一般先从低能量（1～2mJ）开始并逐渐增加，直至击穿前膜。治疗后局部用糖皮质激素点眼。如眼压升高，则用降眼压药物对症治疗。

4. 并发症 包括高眼压、虹膜炎、虹膜少量出血和人工晶状体损伤等。

（五）视网膜静脉阻塞的光凝治疗

1. 适应证

（1）非缺血性视网膜静脉阻塞：光凝目的是减轻视网膜水肿和出血，防止并发症发生。该病晚期并发症最常见的是囊样黄斑水肿、黄斑裂孔及视网膜萎缩等。及时光凝治疗可减少并发症发生。

（2）缺血性视网膜静脉阻塞：光凝目的是破坏处于缺血缺氧状态的视网膜，减少组织耗氧和新生血管生长因子释放，防止新生血管形成和促使新生血管消退。

2. 光凝方法

（1）非缺血性视网膜静脉阻塞：如果血管渗漏明显，视网膜水肿严重，则采用轻度全视网膜光凝，大约需要600个光凝斑；如同时伴有黄斑水肿，可先行格栅光凝。光斑直径200～500μm，曝光时间0.1～0.3秒，功率200～400mW，以视网膜出现中度灰白色反应为准。

（2）缺血性视网膜静脉阻塞：对分支静脉阻塞，根据眼底荧光血管造影显示的无灌注区位置进行局部弥漫性光凝。如伴有囊样黄斑水肿，则在弥漫性光凝之前行黄斑格栅光凝。对缺血性视网膜中央静脉阻塞，采用全视网膜弥漫性光凝治疗。光斑直径200～500μm，曝光时间0.1～0.2秒，功率200～500mW，以视网膜产生中度灰白色反应为准。全视网膜光凝治疗分3～4次完成。

3. 并发症 广泛过度光凝可引起脉络膜渗出及周边视网膜水肿。

（六）糖尿病视网膜病变的光凝治疗

全视网膜光凝（panretinal photocoagulation，PRP）是糖尿病性视网膜病变最常用的激光治疗方法，目的是破坏视网膜缺血缺氧区。目前最常用的是氩激光和氪激光，激光能量以视网膜深层出现灰白色光凝斑为宜。黄斑部光凝宜选用绿光，以减少黄斑区黄色素吸收；对白内障、玻璃体混浊及视网膜水肿严重者，可选用穿透力较强的氪红。

1. 适应证 增生性糖尿病视网膜病变和增生前期糖尿病视网膜病变。

2. 光凝方法 表面麻醉后，将激光治疗使用的三面镜置于角膜表面。调整激光参数，光凝斑直径为200～500μm，曝光时间0.2秒，功率从较低开始逐渐加大，直到产生灰白色光凝斑为止。光凝

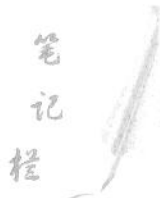

斑之间距离为 1 个光凝斑大小。靠近后极部选用较小光斑，周边部则用较大光斑。光凝范围是从视盘外 1 个视盘直径到赤道附近的宽环形区，同时保留视盘黄斑束且颞侧上、下血管弓之间的后极部不做光凝。全视网膜光凝需要 1200 ～ 1600 个光凝斑，分 3 ～ 4 次完成（图 5-32、图 5-33）。

3. 并发症 包括中心视力暂时下降，视野轻度缩小，暗视力受损，渗出性视网膜脱离和视网膜出血等。

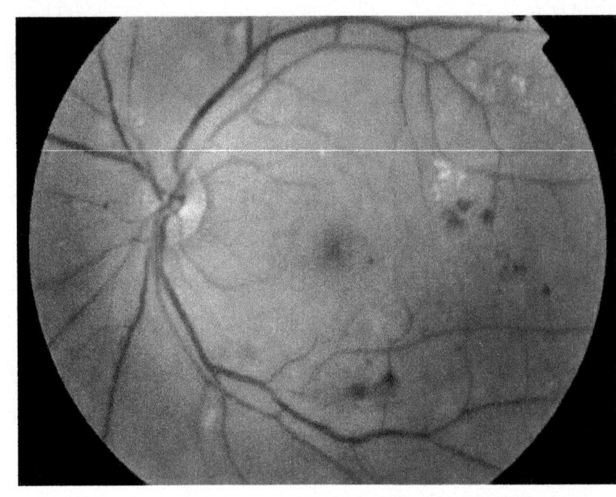

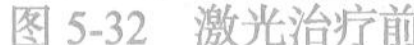

图 5-32 激光治疗前

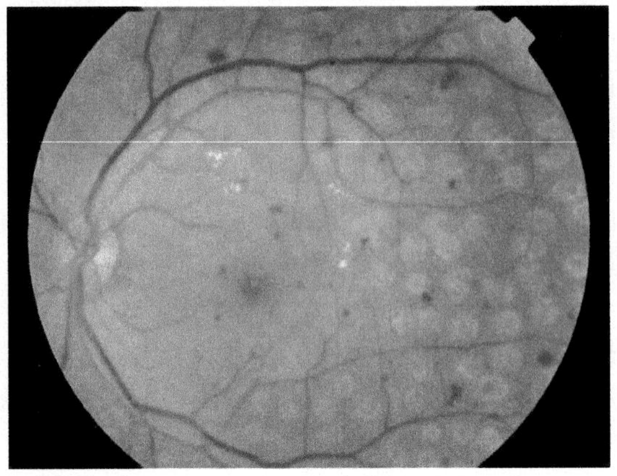

图 5-33 激光治疗后

（七）光动力疗法治疗黄斑中央凹下脉络膜新生血管

光动力治疗（photodynamic therapy，PDT）是一种在光敏剂参与下，以激光为照射光源的光化学反应，是一种治疗年龄相关性黄斑变性的非侵入性的新方法。目前采用的全身光敏染料有血卟啉衍生物（hematoporphyrin derivative，HPD）、苯甲酰卟啉衍生物（benzoporphyrin derivative，BPD）、维替泊芬（verteporfin）、镥替沙啉（lutetium texaphyrin，LuTex）及罗他泊芬（SnET2）等。光敏剂对新生血管有较强的亲和力，当用特定波长激光照射血管内光敏剂时，被激发的光敏剂的电子从基态跃迁到激发态，再回到基态并产生单态氧，对周围组织造成损伤，导致脉络膜下新生血管萎缩。

1. 适应证 ①各种原因引起的脉络膜新生血管。②其他眼部新生血管性病变，如角膜新生血管或虹膜新生血管等。

2. 禁忌证 对光敏剂过敏、肝病活动期、心血管疾病和高血压等。

3. 术前准备 ①常规检查视力。②详细检查眼底并行眼底荧光血管造影或联合吲哚菁绿血管造影。③测量并计算病变大小和体表面积，计算所需光敏剂量。

4. 操作步骤 ①根据治疗需要，选择和配制光敏剂，剂量为 6mg/m^2 或 12mg/m^2。②设置光敏激发仪的各项参数。③通过输液泵按照预定速度，经肘静脉注入光敏剂。④在给予光敏剂后 15 ～ 30 分钟，向脉络膜新生血管区域发射波长为 690nm 的激光。治疗范围应超过病变边缘 300 ～ 500μm。

5. 并发症 暂时性视物模糊，脉络膜新生血管复发，输液时一过性背痛及局部注射部位反应等。

（八）屈光手术

屈光手术是指能够改变眼的屈光状态或病理过程的各种手术。如巩膜屈光手术、角膜缘屈光手术、角膜屈光手术、晶状体屈光手术、放射状角膜切开手术、准分子激光屈光性角膜切削术及准分子激光原位角膜磨镶术等。现简要介绍有关激光治疗屈光不正的手术方法。

1. 准分子激光屈光性角膜切削术（photorefractive keratectomy，PRK） 是用准分子激光切削角膜前表面，重塑角膜曲率，达到治疗近视屈光不正的目的。

（1）手术适应证：年龄在 18 周岁以上，近视稳定 2 年以上，无急性结膜炎、角膜炎、角膜变性、葡萄膜炎、青光眼和黄斑变性等，同时还应排除艾滋病、糖尿病及结缔组织病。如患者手术前戴角膜接触镜，则在停戴 2 周或 2 周以上接受激光治疗。

（2）术前检查：包括远、近视力及矫正视力，屈光状态，裂隙灯和眼底检查，眼压，角膜厚度，角膜地形图，角膜知觉和对比敏感度等。

（3）手术步骤：双眼每隔 5 分钟滴 1% 盐酸丁卡因、0.5% 爱尔卡因或 1% 利多卡因 1 次，共 3

笔记栏

次。用纱布遮盖非手术眼。开睑器开睑，标记角膜上皮刮除区，用机械刮除法、酒精去除法或激光法去除角膜上皮，然后开始激光治疗。准分子激光角膜切削过程中，手术者应密切观察激光切削范围和中心位置，确保激光切削位于中心部位。取下开睑器，无菌纱布包眼，亦可戴一次性软性接触镜。术后 24 小时复查，点抗生素滴眼液，如角膜上皮完全愈合可开始用糖皮质激素滴眼液。

（4）并发症：术中并发症包括刮除角膜上皮不完全、切削偏心和输入屈光度数错误等。术后早期并发症包括角膜上皮愈合延迟和角膜炎。术后中、晚期并发症包括屈光异常如过矫、欠矫或散光，屈光度数回退，角膜中央岛或最佳矫正视力下降，角膜雾状混浊及激素性高眼压等。

2. 准分子激光原位角膜磨镶术（laser in situ keratomileusis，LASIK）　是通过自动板层角膜切削仪切出一个厚度为 130μm 或 160μm、直径为 8mm 左右的带蒂角膜瓣，根据近视度数用准分子激光对角膜基床切削，再将角膜瓣复位的过程。

（1）手术适应证：同准分子激光屈光性角膜切削术。

（2）手术禁忌证：包括单纯疱疹性角膜炎、严重眼附属器疾病、眼干燥症、严重视网膜病变、全身结缔组织病及自身免疫性疾病等。

（3）术前检查：同准分子激光角膜切削术术前检查，但应特别注意眼眶、角膜曲率、角膜地形图及角膜厚度检查。

（4）手术步骤：表面麻醉后，开睑器开睑，标记角膜。确认角膜板层刀装置正确并能正常工作后，将吸附环置于角膜中央，踩下脚踏，负压吸引。确认眼压无误后，在林格液冲洗下，推进板层刀，制作角膜瓣。角膜基床吸附干燥后，行准分子激光角膜切削，切削后将角膜瓣复位。取下开睑器，嘱患者反复瞬目，以确保角膜瓣黏合牢固。术后第 1 天行常规裂隙灯检查，根据角膜基质愈合和视力恢复情况，决定糖皮质激素用量。

（5）并发症：术中并发症包括不完整角膜瓣，游离角膜瓣，角膜瓣位置偏离，角膜切穿，薄角膜瓣，“洗衣板”现象，角膜血管翳出血及角膜瓣层间异物残留等。术后并发症包括感染，屈光异常如欠矫、过矫或散光，角膜上皮植入，屈光度数回退，角膜瓣溶解，激素性高眼压，继发角膜膨隆，角膜混浊及最佳矫正视力下降等。

第五节　眼病的其他治疗

一、眼药使用方法

（一）滴眼液的使用方法

嘱患者头稍向后仰，眼向上注视，左手将下睑向下方牵引，暴露下穹窿部，右手持滴眼液水瓶，距离眼 2～3cm，滴 1 滴于下穹窿内（图 5-34），将下睑轻轻向上提起，使药液充满整个结膜囊，用无菌干棉球拭干溢出的滴眼液，轻轻闭眼 3 分钟。在滴阿托品时，应在滴药的同时压迫泪点 3 分钟，以减少药物全身吸收引起的中毒。此外，应避免同时滴两种或两种以上药物；如同时滴两种或两种以上药物，应间隔 5～10 分钟。

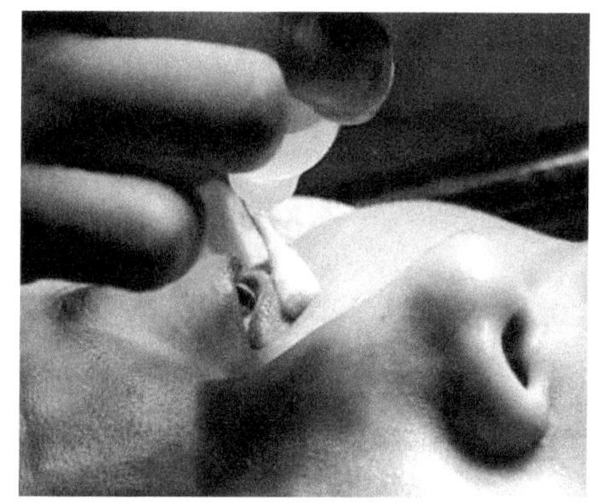

图 5-34　滴眼液点眼

（二）眼膏使用方法

用消毒棉签轻轻将下睑向下牵引，嘱患者向上注视，将眼膏涂于下穹窿部，嘱患者轻闭眼，轻轻按摩眼睑，使眼膏均匀布满结膜囊内。

二、结膜囊冲洗方法

患者坐位或卧位，头略倾向冲洗侧，嘱患者手持受水器。用手指分开上下眼睑，另一手持洗眼壶，距离眼 10cm 左右，先冲洗眼睑皮肤，然后稍抬高洗眼壶冲洗结膜囊。冲洗过程中，让患眼向各个方向转动，同时翻转上睑，充分冲洗穹窿结膜（图 5-35）。冲洗完毕，拭干眼睑皮肤，取下受水器。

笔记栏

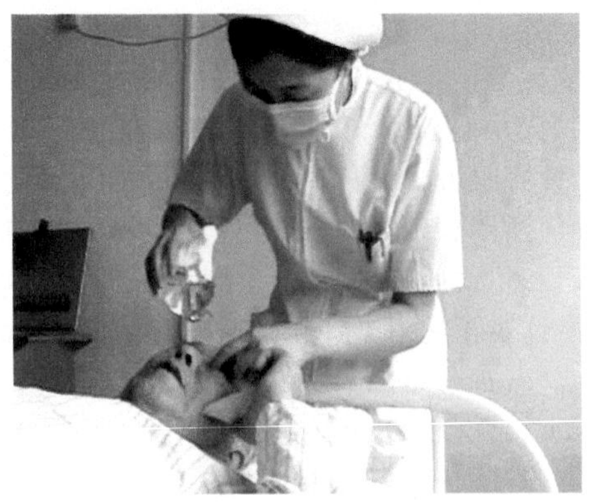

图 5-35　结膜囊冲洗

三、泪道探通、扩大和冲洗方法

泪道探通、扩大和冲洗是用于检查泪道通畅状态及治疗泪道阻塞性疾病的方法，也可作为治疗泪道炎症的给药途径。

治疗方法为将表面麻醉剂滴于泪点或用浸透表面麻醉剂的棉签置于泪点 3 分钟。让患者眼球转向外侧，如经下泪点冲洗，则用拇指牵拉下眼睑向外，暴露泪点，将泪道冲洗针头从泪点插入泪小管垂直部，捻转前进 1 ～ 2mm 后（图 5-36），将冲洗针头后端向外转至水平位，继续向前推进，然后冲洗泪道（图 5-37）。

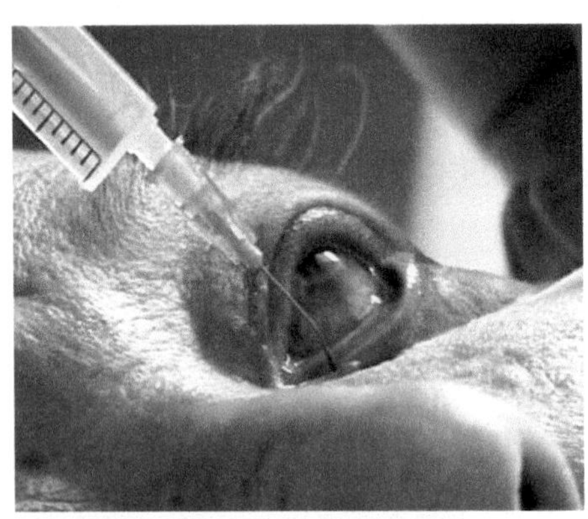

图 5-36　冲洗针头垂直插入

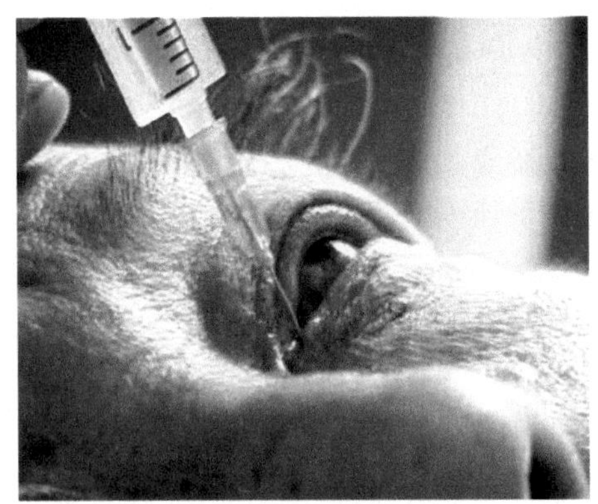

图 5-37　冲洗针头转至水平位

【思考题】

1. 影响眼科药物作用的因素有哪些？
2. 如果让你研制一种治疗用的滴眼液，你会从哪些方面考虑？
3. 简述眼科患者手术区消毒的方法和消毒范围。
4. 谈谈你所了解的眼科手术。
5. 简述滴眼液和眼膏的使用方法。

（颜　华）

笔记栏

第六章 眼 睑 病

【学习要点】

1. 掌握睑腺炎、睑缘炎、睑板腺囊肿、眼睑各种位置异常疾病的概念、分类、病因及诊治方法。
2. 熟悉病毒所致睑皮炎的诊断与治疗。
3. 了解眼睑其他先天性异常。

第一节 概 述

眼睑（palpebra）是视觉器官的组成部分，位于眼球之前，遮盖眼眶出口。眼睑呈帘状结构，分上、下睑两部分，上睑较下睑宽大（图 6-1）。眼睑由薄层皮肤、肌肉和纤维组织组成，功能在于保护眼内的精细结构。眼睑皮下组织疏松，又无脂肪组织，常因炎症刺激发生明显的水肿。此外，眼睑血供丰富，组织破损后容易修复，但眼睑血管与眼眶及颜面血管均有广泛联系，静脉本身无瓣膜，故面部及眼睑的化脓性病灶易通过血管向眶内、颅内扩散而引起严重后果。

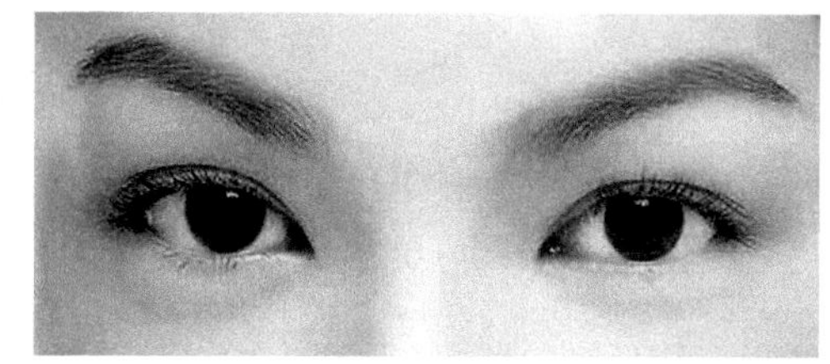

图 6-1 正常眼睑

眼睑常见的疾病主要有炎症、位置与功能异常、先天性异常和肿瘤等。由于眼睑在面部占据特殊的位置，眼睑的形态常影响人的容貌，因此，治疗眼睑病时，必须注意保持眼睑的完整性以及与眼球的正常关系，恢复正常的生理功能。尤其是在清创处理眼睑外伤时，不要切除皮肤，缝合时应按解剖结构分层进行。

第二节 眼睑炎症

眼睑皮肤是人体最薄的皮肤组织，暴露在外，皮肤组织疏松，血管和腺体丰富，且各种腺体大多开口于睑缘部位及睫毛毛囊根部，易受外界因素的侵袭，是各种炎症的好发部位。

一、过敏性皮炎

眼睑皮肤接触各种致敏原发生的过敏反应称为过敏性皮炎。该病是皮肤对致敏原的异常免疫反应，以瘙痒为特征，包括接触性皮炎和眼睑湿疹。

【病因】 过敏性皮炎多由于滴入或涂布某些药物，如抗生素溶液、抗病毒溶液、表面麻醉剂、阿托品、碘胺药物等，或使用某些化妆品、染发剂、清洁剂等化学物质所引起。

【临床表现】 自觉症状主要为痒感及烧灼感。急性期眼睑突然红肿，活动受限，严重时不能正常开闭。皮肤出现丘疹、疱疹或渗液。慢性期红肿减轻，渗液减少，睑皮肥厚粗糙，呈苔藓状，表面有痂皮及鳞屑脱落。睑结膜时有肥厚及充血（图 6-2）。

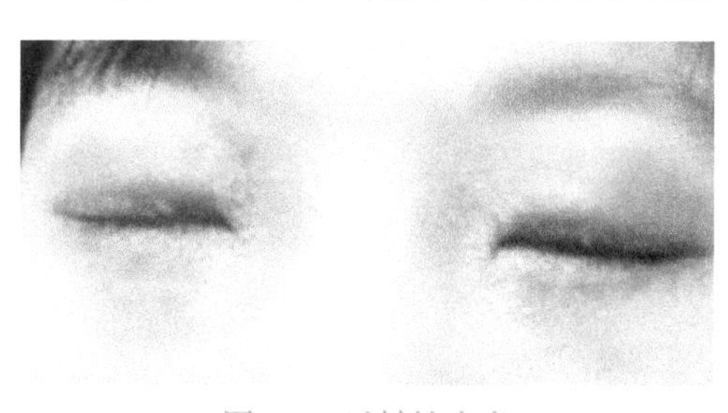

图 6-2 过敏性皮炎

【诊断】 眼睑皮肤呈湿疹样损害。一般有红斑、丘疹、水疱、渗出、鳞屑形成和结痂的演变过程。局部充血水肿明显但无疼痛和压痛。有眼部用药或接触化学性物质的病史。

【治疗】 立即去除致敏原。急性期可行生理盐水等冷湿敷。用含糖皮质激素的滴眼液及眼膏点眼。全身服用维生素 C 及抗组胺药物等。严重者可口服泼尼松，每次 0.75mg，每日 3 ～ 4 次。注意戴镜防护，以减少强光刺激，减轻症状。患者不需眼包扎。

二、睑 缘 炎

睑缘炎（blepharitis）是一种非常常见的眼表疾病，病因很复杂。它是睑缘表面、睫毛毛囊及其腺体组织的亚急性或慢性炎症。由于睑缘为眼睑皮肤和睑结膜的汇合区域，无论哪一方面的病变都可累及眼睑。睑缘部位富于腺体组织和脂肪性分泌物，在它经常暴露的过程中，容易沾上尘垢和病菌，从而易致感染。临床上主要分为鳞屑性、溃疡性和眦部睑缘炎三种类型。

（一）鳞屑性睑缘炎

【病因】 鳞屑性睑缘炎的病因至今尚不明了。可能与睑板腺的分泌功能旺盛有关。屈光不正、视觉疲劳、营养不良和长期使用劣质化妆品也可能诱发本病。

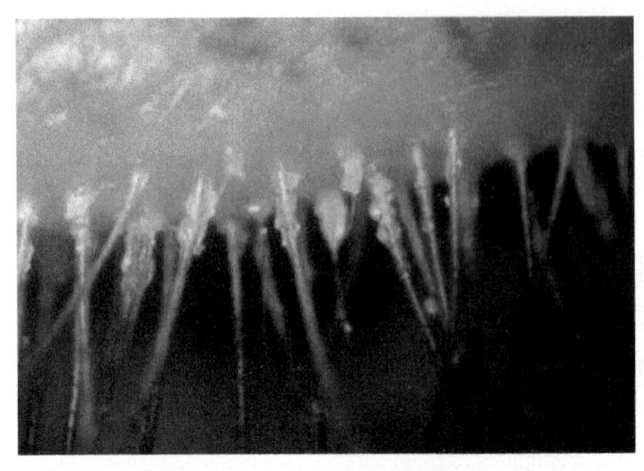

图 6-3 鳞屑性睑缘炎

【临床表现】 鳞屑性睑缘炎表现为睑缘充血，睫毛及睑缘表面附着鳞屑，睑缘表面有点状皮脂溢出。皮脂集于睫毛根部，形成黄色蜡样分泌物，干燥后结痂，状如涂蜡（图 6-3）。鳞屑与痂皮去除后，露出充血的睑缘表面，但无溃疡或脓点。睫毛容易脱落，但可再生。患者自觉眼痒、刺痛和烧灼感。如炎症长期不愈，则可导致睑缘逐渐肥厚，后唇成钝圆形，使睑缘不能与眼球紧密接触，泪点肿胀外翻，发生溢泪，并常伴有慢性结膜炎。

【治疗】 ①寻找和去除病因，避免一切刺激因素。如有屈光不正，应予以矫正。如有慢性全身性疾病应同时进行治疗，注意营养和体育锻炼，以提高机体抵抗力。②保持眼部干净，用生理盐水或 3% 硼酸溶液清洁睑缘，去除皮屑。涂抗生素眼膏及糖皮质激素类眼膏，如四环素可的松眼膏等，每日 2 ～ 3 次。痊愈后可每日 1 次，至少持续 2 周，以防复发。伴有结膜炎者应同时点抗生素滴眼液。

（二）溃疡性睑缘炎

【病因】 溃疡性睑缘炎是睫毛毛囊及其附属腺体的慢性或亚急性化脓性炎症。大多由金黄色葡萄球菌感染引起。多见于营养不良、贫血或有全身慢性病的儿童。鳞屑性睑缘炎遭受感染后可转变为溃疡性。引起鳞屑性睑缘炎的各种诱因多同时存在。

【临床表现】 眼痒、刺痛和烧灼感等症状较鳞屑性睑缘炎更为严重。睑缘充血，有更多的皮脂，睫毛根部散布小脓疱，有痂皮覆盖，干痂常将睫毛黏结成束。去除痂皮后，有脓液渗出，露出睫毛根端和浅小溃疡。睫毛毛囊因感染而遭破坏，睫毛随痂皮剥落而脱落，不能再生，形成秃睫。溃疡愈合后，瘢痕组织收缩，邻近睫毛乱生，如倒向角膜，可引起角膜损伤，产生疼痛、畏光等症状。患病日久及反复发作，可引起慢性结膜炎和睑缘肥厚变形、外翻，溢泪，下睑湿疹等（图 6-4）。

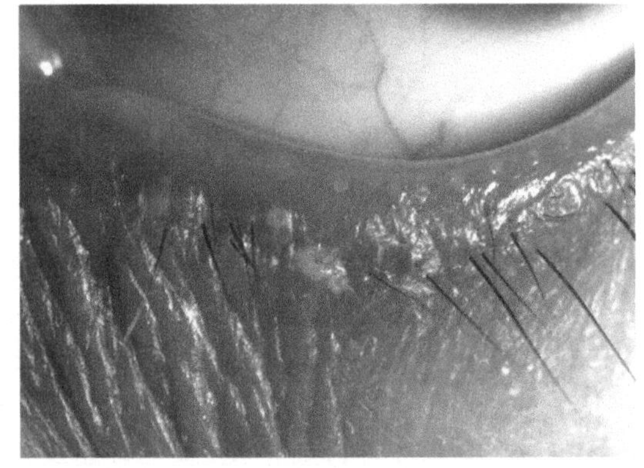

图 6-4 溃疡性睑缘炎

【治疗】 ①消除诱因。②清洁睑缘。每天用生理盐水或 3% 硼酸溶液清洗睑缘，去除脓痂和已经松脱的睫毛，引流毛囊中的脓液。局部用抗生素滴眼液、涂抗生素眼膏。③痊愈后，应持续治疗 2 ～ 3 周，不应立即停药，以防复发。

（三）眦部睑缘炎

【病因】 眦部睑缘炎为多由 Morax-Axenfeld 双杆菌感染引起的眦部睑缘慢性炎症，也可能与维生素 B_2 缺乏有关。

【临床表现】 病变多为双侧，主要发生于外眦部。主要症状为刺痒感。外眦部睑缘和外眦部皮肤充血、肿胀、浸渍糜烂。局部伴有结膜炎症，表现为充血、肥厚、有黏性分泌物。严重者内眦部也受累，偶尔伴点状角膜上皮炎。

【治疗】 ①注意个人卫生，每日清洁睑缘。②使用 0.25% ～ 0.5% 硫酸锌滴眼液，每日 3 ～ 4 次。③使用磺胺类药物、庆大霉素、妥布霉素、新霉素和氯霉素滴眼剂，每日 4 次，局部涂抗生素

笔记栏

眼膏 2～3 次。④口服维生素 B_2 或复合维生素 B 可能有所帮助。

三、睑 腺 炎

案例 6-1

患者，女性，21 岁，因右眼红痛 3 天于 2006 年 3 月 28 日就诊。

患者于 3 天前突然发现右上眼皮红肿，触之疼痛，并逐渐加剧。睁眼受限，无发热、寒战、头痛。近期有粘涂睫毛膏史。

体格检查：T 36.9℃，P 74 次 / 分，R 18 次 / 分，BP 110/70mmHg。全身未检出异常。视力：右眼 1.0，左眼 1.2，右上睑外侧红肿。近眦部睑缘处触及一硬结，压痛，皮肤表面见一脓点，并有波动感。外侧球结膜轻度水肿。右侧耳前淋巴结肿大压痛。左眼未检及异常。

问题：该患者诊断何病？请给出治疗建议。

睑腺位于眼睑组织的深部，但开口于睑缘处，它的感染大多由于葡萄球菌通过睑腺在睑缘的开口处进入腺体，引起炎症。眼睑腺体的细菌性感染称为睑腺炎（hordeolum），也称麦粒肿，俗称“挑针眼”。眼睑皮脂腺（Zeis 腺）或汗腺（Moll 腺）感染者称外睑腺炎，睑板腺被感染者称内睑腺炎。

（一）外睑腺炎

【病因及临床表现】 外睑腺炎，系葡萄球菌感染引起，最常见的是金黄色葡萄球菌。局部有红、肿、热、痛等急性炎症典型表现，炎症反应主要集中在睫毛根部。初起时痒感逐渐加剧，睑局部水肿、充血，有胀痛、压痛感（图 6-5）。近睑缘处可摸到硬结，发生在外眦部者疼痛特别显著，可引起外侧球结膜反应性水肿。2～3 日后，睫毛根部有黄色脓点，积脓一经穿破皮肤，向外排出，红肿迅速消退，疼痛随之减轻。若致病菌毒性强烈，炎症由一个腺体扩展到其他腺体，可形成多个脓点，有时伴有恶寒、发热、头痛等全身中毒症状。耳前淋巴结肿大并有压痛。

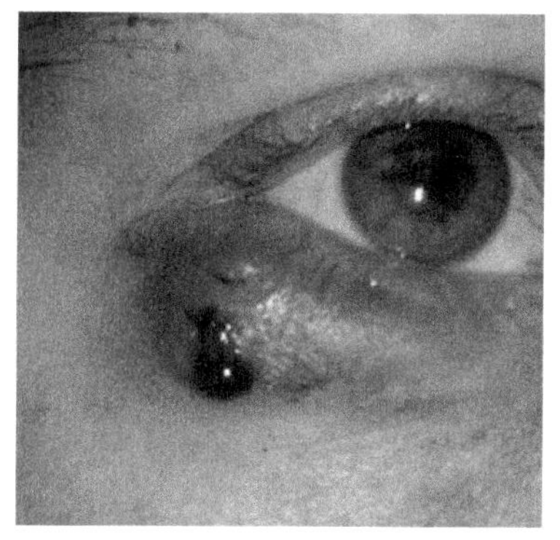

图 6-5 外睑腺炎

【诊断与鉴别诊断】 眼睑局部红、肿、痛，触及硬结有压痛，且红、肿主要位于皮肤面，脓肿在皮肤面穿破者即可诊断为外睑腺炎。细菌培养及药物敏感试验可协助病因诊断和选择敏感药物。外睑腺炎需与眼睑慢性肉芽肿相区别，后者常由外睑腺炎不正确治疗迁移而来，病变无明显疼痛，常见睫毛根部慢性局限性充血、隆起、边界清楚。

案例 6-1 诊断

1. 病史特点 右眼突然红痛 3 天，进行性加重。无发热、寒战、头痛。有粘涂睫毛膏史。

2. 临床特点 右上睑外侧红肿，睑缘处触一硬结，有压痛。皮肤表面有一脓点，有波动感。外侧球结膜水肿，右侧耳前淋巴结肿大压痛。左眼检查正常。

3. 临床诊断 右上睑外睑腺炎。

【治疗】 ①炎症早期未化脓以前，局部热敷，每日 3～4 次，每次 15～20 分钟，促进炎症消散。②使用抗生素滴眼液，每日 4～6 次，局部和结膜囊内涂抗生素眼膏，以便控制感染。③当脓肿形成后，即可切开排脓，切口与睑缘平行以免眼轮匝肌受损，愈后瘢痕不明显。如果脓肿较大，应放置引流条。④出现全身症状时应及早全身使用抗生素。

案例 6-1 治疗

1. 切开排脓。切口在皮肤面，与睑缘平行。切排后局部涂布抗生素眼膏。

2. 患眼结膜囊内点 0.3% 氧氟沙星滴眼液，每天 2～3 次。

笔记栏

（二）内睑腺炎

【病因及临床表现】 内睑腺炎为睑板腺的急性化脓性炎症。其病因同外睑腺炎。内睑腺炎因受紧密的睑板组织限制，一般范围较小，其临床症状（眼睑红肿）不如外睑腺炎来得猛烈。睑结膜面局限性充血、肿胀，2 ～ 3 日后其中心形成黄色脓点，多可自行穿破睑结膜而痊愈。如果致病菌毒性剧烈，或患者抵抗力低下，则在脓液尚未向外穿破前，炎症扩散，侵犯整个睑板而形成眼睑脓肿。整个眼睑红肿，波及同侧颜面部。眼睑不能睁开，触之坚硬，压痛明显，球结膜反应性水肿剧烈，可暴露于睑裂之外（图 6-6）。

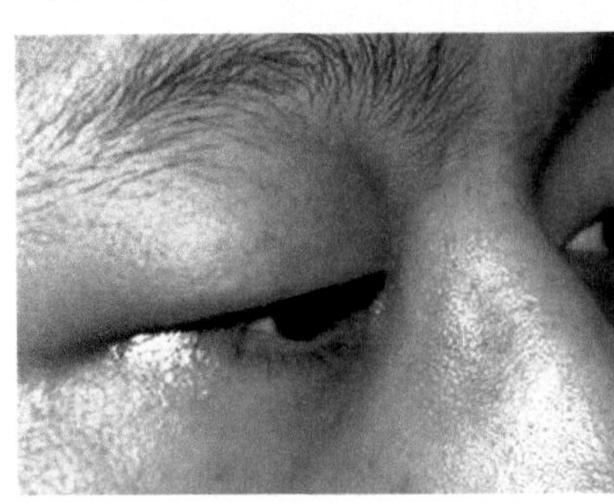 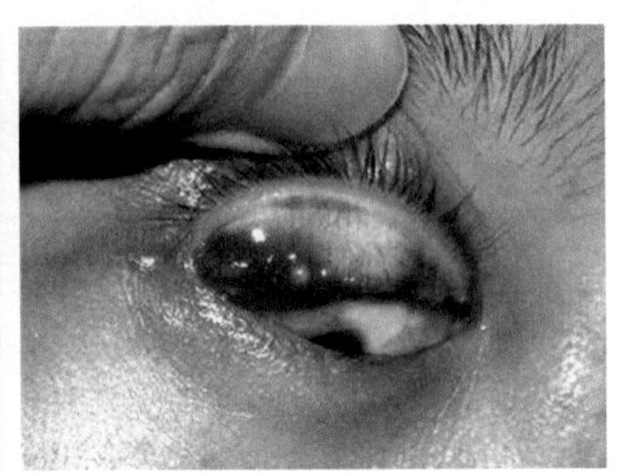

图 6-6 内睑腺炎

【诊断与鉴别诊断】 根据患者病史和眼睑的改变，容易做出诊断。但内睑腺炎需与睑板腺囊肿相鉴别，后者是睑板腺内的一种无痛性结节，界线清楚，相应结膜面呈紫红色充血，可透见淡蓝色囊肿。

【治疗】 内睑腺炎治疗基本同于外睑腺炎。值得区别的是，内睑腺炎切开排脓时，其切口常在睑结膜面，与睑缘相垂直，以免过多地伤及睑板腺管。不论内、外睑腺炎，都应注意在脓肿尚未充分形成时，不要切开，更不能挤压排脓，否则由于眼睑和面部的静脉无瓣膜，会使感染扩散，导致眼睑蜂窝织炎，甚至败血症或海绵窦化脓性血栓。一旦发生这种先兆，应尽早全身使用足量的敏感抗生素。

四、睑板腺囊肿

案例 6-2

患者，男性，16 岁，因左眼长硬结 40 天，于 2018 年 1 月 20 日就诊。

患者于 40 天前无意间发现左上眼皮触及一硬块，不红、不痛。硬块未见增长，仅上眼皮稍有沉重感。

体格检查：T 37.0℃，P 88 次 / 分，R 20 次 / 分。全身未检及异常。左眼视力 1.0，上睑正中皮肤隆起，无红肿，皮下扪及一硬块，如黄豆大小，边界清楚，与皮肤无粘连，质地中等，无压痛，对应处的睑结膜局限性暗红色充血。眼前节及眼底未见异常。右眼未检及异常。

问题：该患者诊断何病？如何明确诊断？请给出处理建议。

睑板腺囊肿（chalazion）又称霰粒肿，是一种睑板腺无菌性慢性肉芽肿炎症。它由一纤维结缔组织包囊，囊内含有睑板腺分泌物及包括巨噬细胞在内的慢性炎症细胞浸润。

【病因】 由于睑板腺排出管道阻塞，腺体的分泌物潴留在睑板内，对周围组织产生慢性刺激而引起。

【临床表现】 多见于儿童或青少年，可能与其睑板腺分泌功能旺盛有关。一般多发生于上睑，也可上、下睑或双眼并发；可以是单个出现，也可新旧病灶交替出现。其主要特点为病程进展缓慢，眼睑皮下触及圆形硬块，边界清楚，与皮肤无粘连，大小不一，较大者可使皮肤隆起，无压痛（图 6-7）。患者无明显不适，或仅有沉重感，严重者可引起上睑下垂。在正对肿块的睑结膜表面，结膜呈紫红色或灰红色，小的囊肿可以自行吸收。但一般情况下，肿块长期不变或逐渐长大，质地变软，也可自行破溃，排出胶样内容物，在睑结膜引起肉芽组织生长，状如蘑菇状息肉，亦可在皮下形成暗紫红色的肉芽组织。当睑板腺囊肿继发感染时，即形成内睑腺炎。

笔记栏

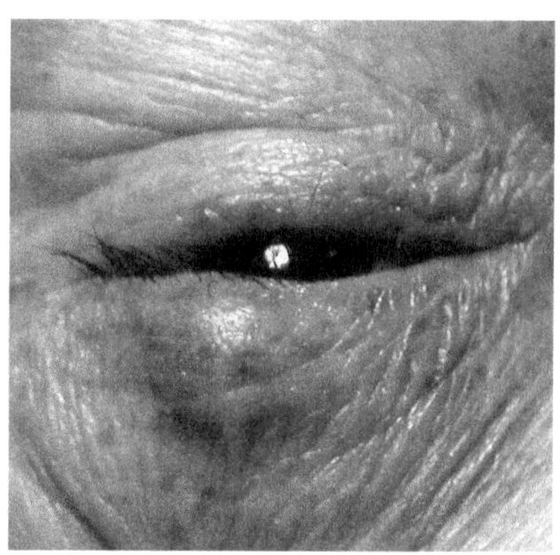
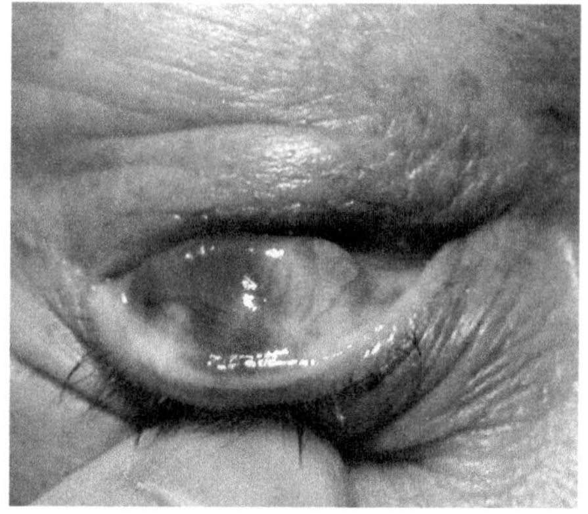

图 6-7 睑板腺囊肿

案例 6-2 临床表现

患者，男性，16 岁，发现左眼长硬块 40 天。眼部检查：左上睑皮肤稍隆起，无红肿，皮下扪及一硬块，如黄豆大小，边界清，与皮肤无粘连，质地中等，相应睑结膜面局限性暗红色充血。

【诊断】 根据患者无明显疼痛、眼睑硬结，可以诊断。对于复发性或老年人的睑板腺囊肿，需与睑板腺癌相区别，后者为坚实肿块，患者年龄多在 40 岁以上，女性多见，应将切除物进行病理检查。

案例 6-2 诊断

1. 患者，男性，16 岁，此年龄期睑板腺分泌功能旺盛。
2. 病史特点 无意间发现左眼长硬块 40 天，硬块无明显增大，上眼皮稍有沉重感。
3. 临床特点 左眼视力 1.0，上睑正中皮肤稍隆起，无红、痛，皮下扪及一硬块，如黄豆大小，边界清楚，与皮肤无粘连，质地中等，对应睑结膜暗红色充血。
4. 临床诊断 左上眼睑睑板腺囊肿。

【治疗】 ①小而无症状的睑板腺囊肿无须治疗，有时可自行吸收或通过局部热敷促进其吸收。②较大者则需施行手术。在局麻或全麻下，用睑板腺囊肿镊子夹住囊肿部位的眼睑翻转之，在睑结膜面切开结膜，切口与睑缘垂直，刮除囊肿内容物，并向两侧分离和剥离囊膜壁，将囊肿完整摘出，以防复发（图 6-8）。

案例 6-2 治疗

1. 手术完整切除囊肿。术毕要压迫止血 10 分钟，包封术眼，翌日去除。
2. 术后结膜囊内点抗生素滴眼液 2 ～ 3 天，每天 2 ～ 3 次。

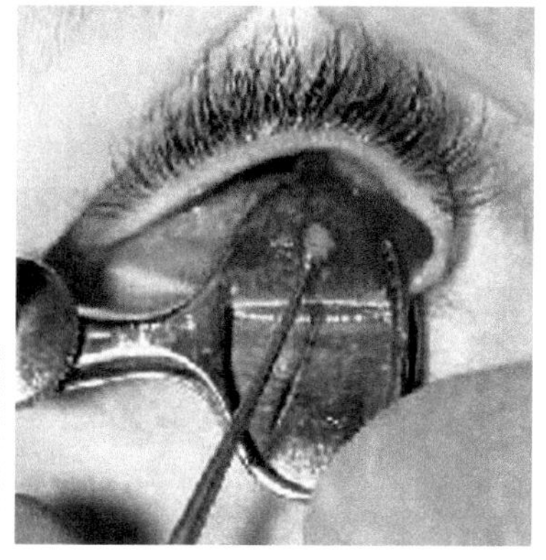

图 6-8 睑板腺囊肿刮除

五、其他眼睑炎症

（一）单纯疱疹病毒性睑皮炎

【病因】 单纯疱疹病毒性睑皮炎由人单纯疱疹病毒 I 型感染所致。病毒通常存于人体内，当发热、上呼吸道感染、紧张劳累后或身体抵抗力下降时，便趋活跃。因发热性疾病常可致病，故又名热性疱疹性睑皮炎。大多数单纯疱疹病毒性睑皮炎为复发型。

【临床表现】 病变侵犯上、下睑，以下睑为多见，与三叉神经眶下支分布范围相符合，初发时出现多个或簇状半透明小疱组成的疱疹，疱内含有透明黄色液体，易于破溃，局部有充血、水肿。发病时，有刺痒、疼痛与烧灼感，约在 1 周内充血减退，肿胀减轻，水疱干涸吸收，以后结痂脱落，

笔记栏

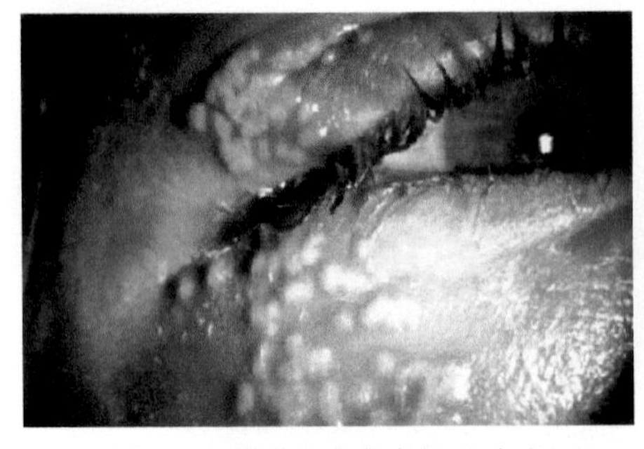
图 6-9 单疱疱疹病毒性睑皮炎

不留痕迹，但可复发。如发生在近睑缘部位，可向眼球蔓延，累及角膜，严重者有耳前淋巴结肿大（图 6-9）。

【治疗】 ①早期应用 3% 阿昔洛韦眼膏或 0.5% 碘苷眼膏。晚期结痂后无需其他治疗。②结膜囊内点抗病毒滴眼液，防止蔓延至角膜。③严重者可全身应用阿昔洛韦。④保持眼部清洁，防止继发感染。

（二）带状疱疹病毒性睑皮炎

【病因】 带状疱疹病毒性睑皮炎是由于带状疱疹病毒感染了三叉神经的半月神经节或三叉神经第一支所致，是一种较为严重的睑皮肤病变。

【临床表现】 发病前常有轻重不等的前驱症状，如发热等，继则在三叉神经分布区域内出现剧烈的疼痛，数日后，患侧面部出现成簇透明小疱，此疱基底发红，疱群之间的皮肤正常，疱疹分布于前头部、额部及上睑皮肤，病变局限于一侧，不越过睑和鼻部中心界限（图 6-10）。水疱初为透明液体，继则混浊化脓，形成深溃疡，约 2 周后疱疹干涸结痂脱落，由于病变深达真皮层，愈后留下永久性的皮肤凹陷性瘢痕，并有色素沉着。炎症消退后，皮肤感觉数月后才能恢复。带状疱疹除眼睑侵犯外，常可同时累及角膜与虹膜，当鼻睫神经受累，鼻翼出现疱疹时，发生带状疱疹性病毒性角膜和虹膜炎的可能性更大。

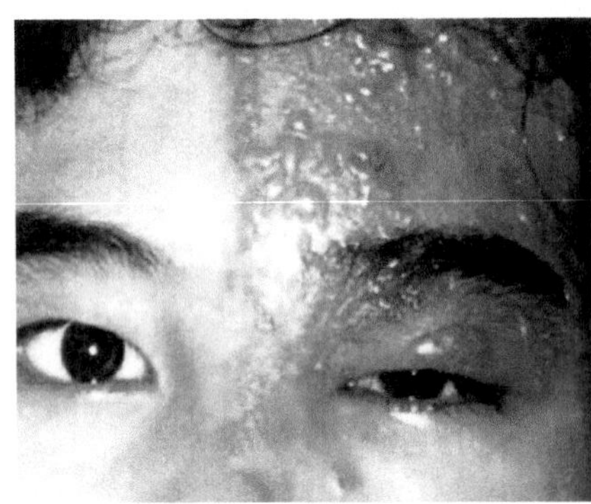
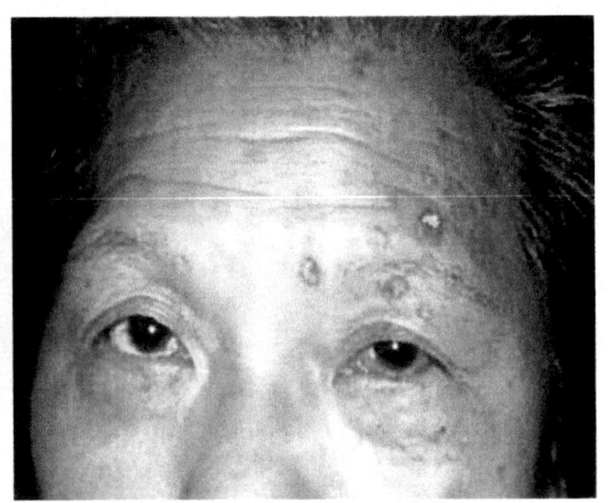
图 6-10 带状疱疹病毒性睑皮炎

【治疗】 ①注重休息，避光，提高机体抵抗力，给予止痛及镇静剂。②疱疹破溃但无继发感染，可涂 3% 阿昔洛韦眼膏或 0.5% 碘苷眼膏。如有继发感染，加用抗生素溶液湿敷。③重症患者须全身应用阿昔洛韦和抗生素等。④同时伴有角膜炎或虹膜炎者，需积极对症处理。

（三）眼睑麻疹

【病因及临床表现】 麻疹（measles）是由传染力较强的麻疹病毒引起的一种急性传染病，冬末春初流行，儿童发病率高。眼睑麻疹发生于麻疹发热 3 ～ 4 天后的发疹期，其皮疹先出现于发际耳后和颈部，渐及眼睑和面部。从上向下蔓延，皮疹为玫瑰色斑丘疹，大小不一，疹间有正常皮肤。皮疹退时（也是自上而下顺序），出现糠状鳞片脱屑，遗留棕色色素沉着，1 ～ 2 周消失。麻疹患儿常伴有维生素 A 缺乏症，轻者角膜干燥，重者角膜软化。

【治疗】 休息、营养、避光、适温、通风。注意面部清洁，减少并发症，给予大量维生素 A 及其他维生素预防角膜并发症。

（四）眼睑真菌感染

【病因及临床表现】 眼睑表层皮肤组织的真菌感染，多由念珠菌、小孢子菌、发癣菌等引起，环形皮癣为其特征。可因感染出现溃疡，眉毛和睫毛脱落（愈后可再生），睑皮充血水肿，以睑缘部为显。眼睑深层皮肤真菌感染以孢子丝菌病为代表，睑缘部出现炎性结节，伴有肉芽组织增生，溃烂后可形成溃疡。病程缓慢，无疼痛，可侵犯眼眶甚至眼球。

【治疗】 有长期应用抗生素及激素病史的患者，停用上述药物。局部应用制霉菌素软膏等抗真菌眼膏。增强体质，提高免疫力。

（刘 伟）

笔记栏

第三节 眼睑位置异常

眼睑的正常位置表现在它与眼球的相互关系上。在正常情况下，眼睑的位置是：①上、下睑紧贴于眼球表面，中间留一潜在性毛细管空隙，随着瞬目动作，泪液借空隙的毛细管吸力，向内眦部流动，并湿润眼球表面。②上、下睑缘垂直，各自保持与眼球表面相适应的弯度，上、下睫毛排列整齐，充分伸展指向前方，阻挡灰尘、汗水等侵入眼内，不触及角膜。③上、下睑能紧密闭合，睡眠时不暴露角膜。④上睑可充分上举至瞳孔上缘的适当高度而不影响视力。⑤上、下泪点贴靠在泪阜基底部，保证泪液顺利进入泪道。眼睑位置的异常可致其功能异常，进而造成眼球损害。

一、倒 睫

【病因】 倒睫（trichiasis）是指睫毛向后生长，以致触及眼球的不正常状况。凡引起睑内翻的各种原因，均能造成倒睫。沙眼是其主要致病原因，特别是瘢痕期沙眼，因为结膜收缩变短，睑板变厚弯曲，牵引眼睑游离缘向后转折引起倒睫。此外，睑缘炎、睑腺炎、烧伤、睑外伤、手术后在眼睑游离处形成的瘢痕，都可转变睫毛方向，形成倒睫。

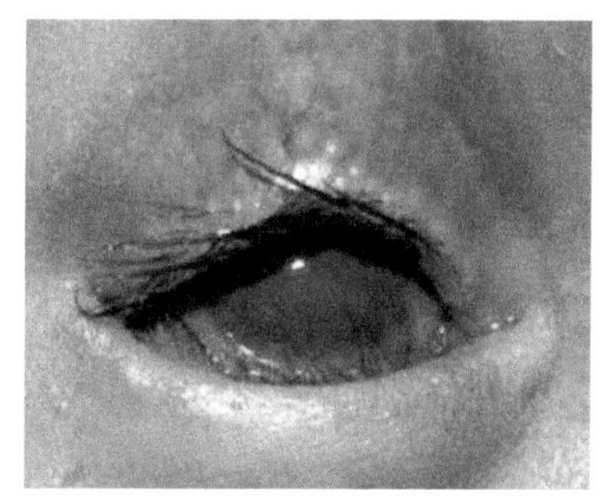

图 6-11 睑内翻伴倒睫

【临床表现】 倒睫多少不一，有时仅一、二根，有时一部分或全部都转向后方。倒睫摩擦结膜和角膜，患者常有眼痛、流泪、畏光、异物感、新生血管、角膜上皮角化甚至形成角膜溃疡（图 6-11）。

【治疗】 对少数和分散的倒睫，可用拔睫镊拔除，重新长出时，予以重拔。在显微镜下切开倒睫部位去除毛囊，或行电解法破坏倒睫的毛囊，是较为彻底的治疗办法。如倒睫数量较多，则应手术矫正，其方法类似睑内翻矫正术。

二、睑 内 翻

睑内翻（entropion）是指睑缘向眼球方向内卷的一种位置异常。当睑内翻达到一定程度时，睫毛也倒向眼球。因此，睑内翻和倒睫常同时存在。根据不同发病原因，睑内翻分为先天性与后天性两大类。前者为婴幼儿，只发生在下眼睑近内眦部，后者主要为瘢痕性与痉挛性。

（一）先天性睑内翻

【病因及临床表现】 先天性睑内翻多见于婴幼儿，女性多于男性，临床上常见。常为双侧。大多由患儿内眦赘皮、睑缘部轮匝肌过度发育或睑板发育不全所致。有时婴幼儿比较胖，加之鼻根发育欠饱满，亦能造成下睑内翻。由于婴幼儿睫毛细软，刺激症状一般不明显（图 6-12）。

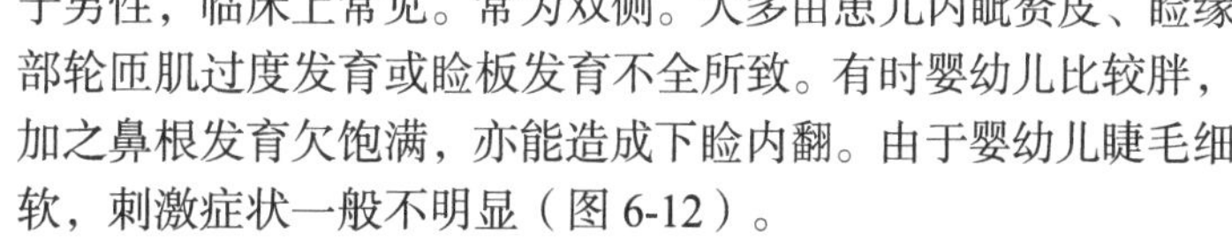

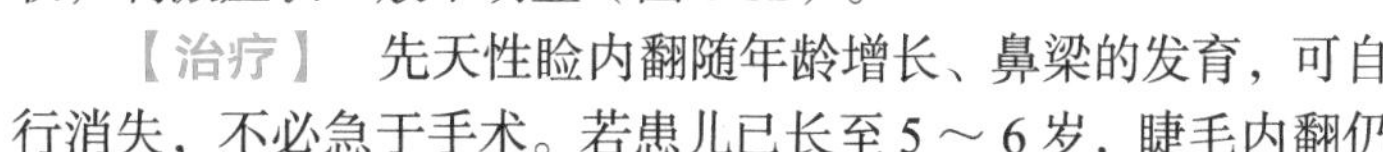

图 6-12 先天性睑内翻

【治疗】 先天性睑内翻随年龄增长、鼻梁的发育，可自行消失，不必急于手术。若患儿已长至 5～6 岁，睫毛内翻仍未消失，严重刺激角膜、流泪，可考虑手术治疗。

（二）瘢痕性睑内翻

【病因及临床表现】 瘢痕性睑内翻由睑结膜及睑板瘢痕性收缩引起，上、下睑均可见，最主要是沙眼瘢痕期。此外，结膜炎等疾病之后均可引起。患者畏光、流泪、刺痛、眼睑痉挛等刺液症状明显。睑缘向眼球方向卷曲，倒睫摩擦角膜，角膜上皮脱落，若继发感染，可形成角膜溃疡。迁延不愈者有新生血管生长，视力下降（图 6-13）。

【治疗】 瘢痕性睑内翻须手术矫正。常用手术有睑板楔形切除术（改良霍茨手术）、睑板切断术及睑结膜瘢痕松解唇黏膜移植术。

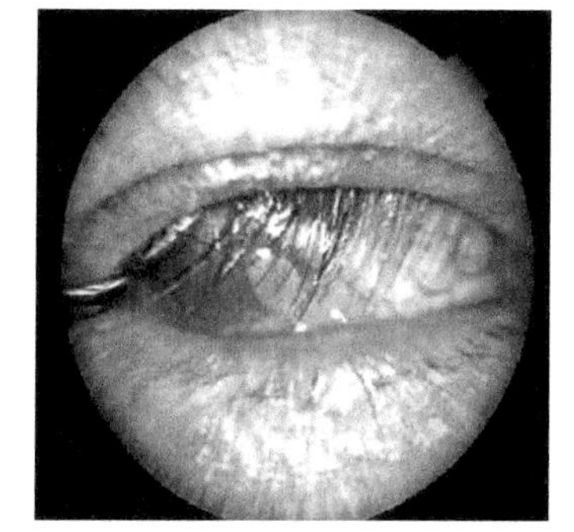

图 6-13 沙眼瘢痕性睑内翻伴上睑倒睫

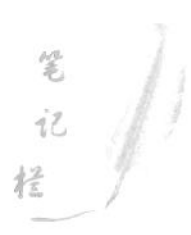

（三）老年性睑内翻

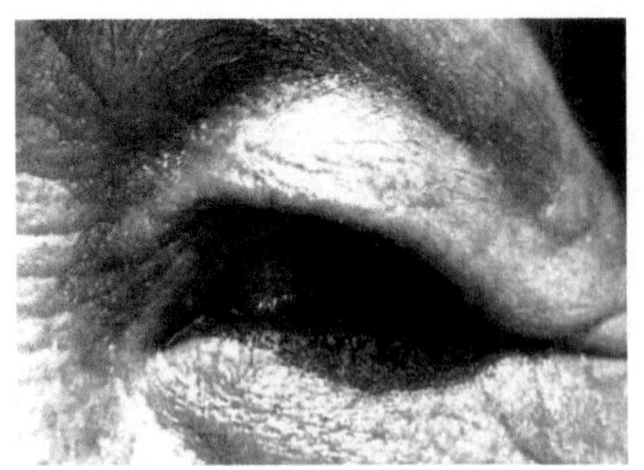
图 6-14 老年性睑内翻

【病因及临床表现】 老年性睑内翻常发生于下睑，老年人多见。目前认为主要由于下睑缩肌无力，眶隔和下睑皮肤松弛失去牵制睑轮匝肌的收缩作用；又可因老年人眶脂肪减少，眼睑后面缺乏足够的支撑所致（图 6-14）。此外，过紧的长期眼部包扎，也可引起此病。其临床表现，基本同于瘢痕性睑内翻。

【治疗】 包扎过紧者应解除包扎。可试行肉毒杆菌毒素局部注射。若无效可行手术矫正。手术方法甚多，主要是适当切除睑缘附近的皮肤，加强其紧张性，同时剪除或剪断部分眼轮匝肌纤维，以减弱其作用。

（四）痉挛性睑内翻

【病因及临床表现】 痉挛性睑内翻是由于炎症刺激引起睑轮匝肌特别是近睑缘的轮匝肌反射性痉挛，以致睑缘向内倒卷形成睑内翻（图 6-15）。下睑板薄而窄，发生痉挛机会多，上睑板较宽，发生较少。这种内翻是暂时的，眼睑本身无病变，一旦炎症消退、痉挛即消除，眼睑可恢复原位。

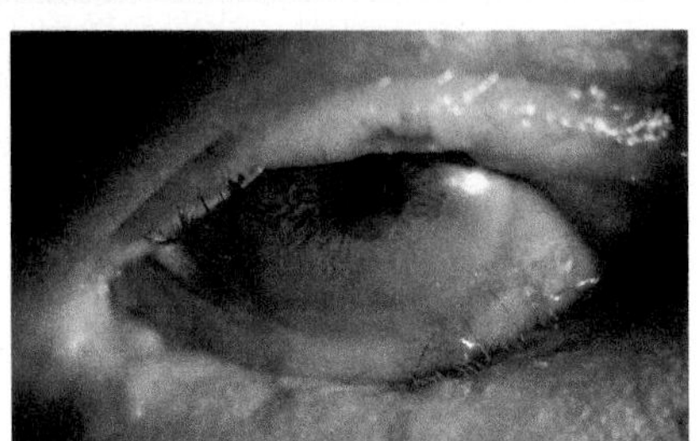
图 6-15 痉挛性睑内翻

三、睑 外 翻

睑外翻（ectropion）是睑缘离开眼球，向外翻转的反常状态。轻者仅靠近内眦部的下睑缘离开眼球表面，但由于破坏了眼睑与眼球之间的毛细管作用而导致溢泪。重者则整个下睑缘外翻，不能正常贮留泪液在内眦角，但睑裂能完全闭合。严重者，暴露的睑结膜干燥粗糙，高度肥厚，发生过度角化，睑裂常闭合不全，角膜失去保护，角膜上皮干燥脱落，引起暴露性角膜炎及溃疡，造成视力下降。

根据不同病因，睑外翻分以下几种：

（一）先天性睑外翻

先天性睑外翻比较少见。常发生在新生儿，多伴有其他先天异常，多见上睑，可为单侧，也可为双侧。患者常伴有结膜水肿，甚至脱垂于睑裂外。结膜暴露遭受刺激，可引起眼轮匝肌痉挛，进而使外翻的上睑不能自行复位。

【治疗】 先天性外翻，少数病例于生后 3 ～ 4 周内自行消失，否则应行手术矫正。

（二）瘢痕性睑外翻

瘢痕性睑外翻临床上最为常见，多由于眼睑皮肤在创伤、烧伤、化学伤、眼睑溃疡、睑缘骨髓炎或睑部手术后遗留的瘢痕收缩所致（图 6-16）。大面积的面部烧伤所造成的睑外翻给眼球带来的危害性最为严重。

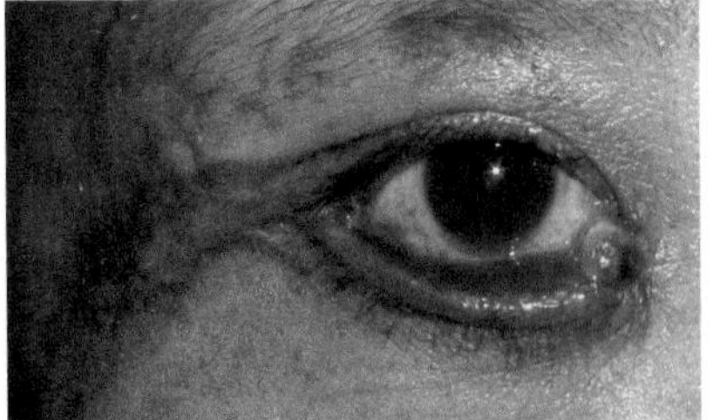
图 6-16 瘢痕性下睑外翻

【治疗】 患者有流泪、刺激和暴露性角膜病变，应尽快手术治疗。然而，通常手术时间至少在伤后 6 个月才进行。因为，早期瘢痕内和其周围残留的成纤维细胞增生活跃，过早手术易增多瘢痕形成。瘢痕性睑外翻的治疗原则为增加眼睑前层的垂直长度，消除睑缘垂直方向的牵引力等。一般自体游离植片术是矫正瘢痕性睑外翻最常用的手术方法。

（三）老年性睑外翻

老年性睑外翻仅限于下睑。常由于老年人眼睑皮肤、外眦韧带松弛，眼轮匝肌功能减退，致使眼睑不能紧贴眼球，并因下睑本身的重量使之下坠而引起。外翻引起的溢泪使患者常向下拭揩泪液，进一步加重下睑外翻（图 6-17）。

【治疗】 老年性睑外翻多行“Z”形皮瓣矫正，或采用“V”“Y”成形术。

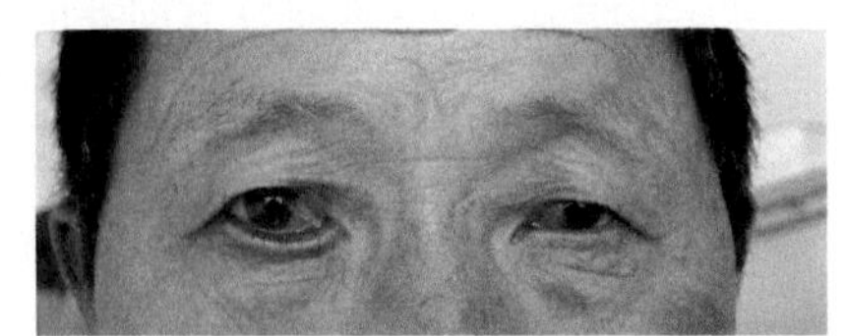
图 6-17 老年性睑外翻

笔记栏

（四）麻痹性睑外翻

麻痹性睑外翻限于下睑。由于面神经麻痹，眼轮匝肌收缩功能丧失，因下睑本身的重量而发生下垂，造成睑外翻（图 6-18）。

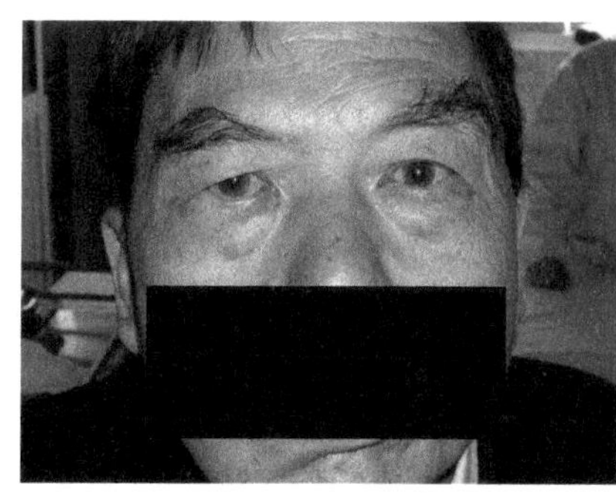
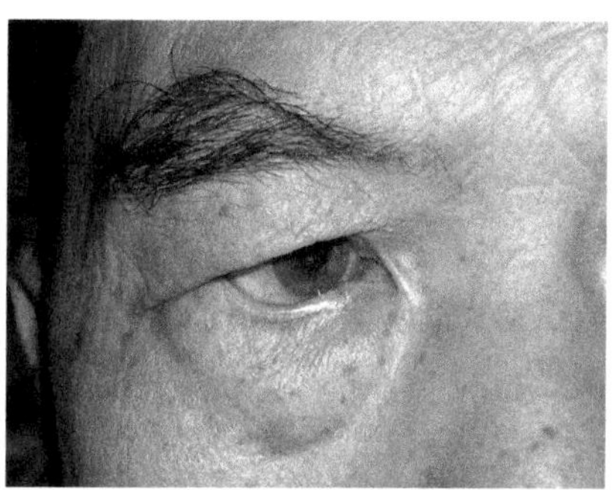

图 6-18 麻痹性睑外翻

【治疗】 麻痹性睑外翻的治疗关键在于面瘫的治疗，面瘫治愈外翻即可好转。可用眼膏、牵拉眼睑以保护角膜和结膜，或作暂时性睑缘缝合术。

四、上睑下垂

案例 6-3

患儿，男性，6 岁，因双眼睁不大 6 年于 2015 年 12 月 18 日就诊。

患儿自出生后家长即发现其双眼睁不大，随着年龄增长无明显改善，常常皱额抬眉，仰首视物。无外伤史。患儿足月顺产，母乳喂养，生于当地，其母身体健康，无孕期患病史。其父亲和叔叔有类似病史。父母非近亲婚配。

体格检查：T 37℃，P 80 次 / 分，R 20 次 / 分，体重 25kg。发育正常，神志清。心肺检查（-），患儿双眼视力均为 0.8，双上睑缘均遮挡瞳孔 1/3，提上睑肌肌力右眼为 5mm，左眼为 7mm。双眼结膜不充血，角膜清亮，前房深浅正常，虹膜正常，瞳孔圆，直径 3mm，对光反射灵敏，晶状体透明，眼底检查无异常，眼压正常。双眼球位置正常，运动正常，无震颤，Bell 现象存在。

问题：1. 该患者诊断为何病？

2. 在明确诊断之前，应做哪些检查？

3. 如何治疗？

上睑下垂（ptosis）系指提上睑的肌肉——提上睑肌和 Müller 肌的功能不全或丧失，以致上睑部分或全部下垂。正常人双眼自然睁开平视时，上睑缘位于角膜上缘和未经散瞳的瞳孔上缘之间。上睑下垂时上睑缘低于这个界线。轻者不遮盖瞳孔，只影响外观，重者则部分或全部遮盖瞳孔而影响视功能。后者若发生在幼儿，不及时矫治会造成弱视。

根据不同病因，上睑下垂分为以下几种。

（一）先天性上睑下垂

【病因】 先天性上睑下垂主要原因是动眼神经核发育不全或提上睑肌发育不全所致，是一种常染色体显性或隐性遗传病。

案例 6-3 病因

1. 患儿，男性，6 岁，自出生后即发现双眼睁不大。
2. 其父亲和叔叔有类似病史，提示与遗传有关。

【临床表现】 先天性上睑下垂是上睑下垂中最常见的类型，其人群发病率为 0.12%，患者出生时就不能将睑裂睁开到正常程度，睑裂变窄常为双侧。可为单纯性上睑下垂，或伴有其他先天异常如小睑裂、内眦赘皮、眼外肌麻痹等。可引起不同程度的视力障碍。为了克服上睑对视线的遮挡以看清物体，患者常皱额抬眉，结果额皮横皱、额纹加深，眉毛高竖（图 6-19）。双侧上睑下垂患

笔记栏

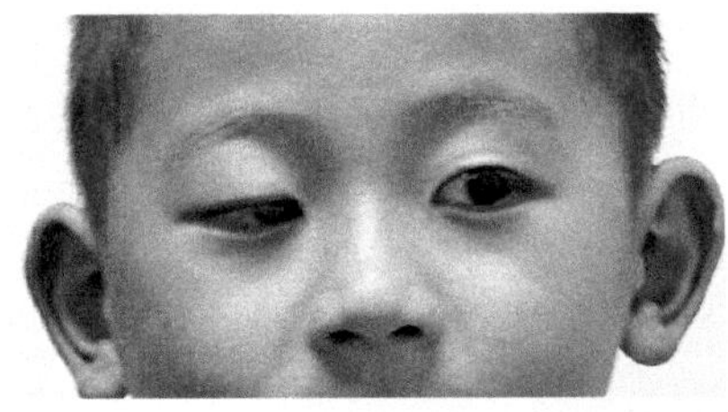
图 6-19 先天性上睑下垂

者，尚需仰首视物，形成一种仰头抬颏（“望天”）的特殊姿态。严重者可导致脊柱后弯等畸形发生。

案例 6-3 检查

1. 体格检查 全身检查无异常。

2. 眼部检查 双眼视力均为 0.8，双上睑遮挡瞳孔 1/3，提上睑肌肌力右眼为 5mm，左眼为 7mm。

【诊断】 根据病史及临床明显症状，一目了然，有特殊的外观形态，易于诊断。

案例 6-3 诊断

1. 患儿，男性，6 岁，双眼睁不大 6 年。

2. 病史特点 自幼双眼睁不大，随着年龄增长无改善，常皱额抬眉，仰首视物。足月顺产，无外伤史。其父亲和叔叔有类似病史。

3. 临床特点 双眼视力 0.8，双上睑缘遮盖瞳孔 1/3。提上睑肌右眼为 5mm，左眼为 7mm。双眼前、后段无异常改变，眼球位置及运动正常。Bell 现象存在。

4. 临床诊断 双眼先天性上睑下垂。

【治疗】 以手术治疗为主。单侧下垂且遮盖瞳孔者宜尽早手术，以防形成弱视。要注意测定上睑下垂程度和提上睑肌肌力，以选择合适的手术方式。一般提上睑肌肌力≥ 5mm 时，行提上睑肌缩短术，肌力≤ 3mm 则选择额肌悬吊术或自体阔筋膜悬吊术。

案例 6-3 治疗

该患儿 6 岁且提上睑肌肌力中等，上睑下垂中度。于 2015 年 12 月 20 日在全麻下行提上睑肌缩短术。

（二）神经源性上睑下垂

【病因及临床表现】 由动眼神经或神经核受损所致的动眼神经麻痹性上睑下垂，下垂程度较显著，常为单侧性。可伴有其他眼外肌麻痹，使眼球运动受限，并伴有瞳孔散大，时有复视。由交感神经麻痹引起的上睑下垂，程度较轻，单侧多见。患侧下睑睑缘位置高于健侧并伴有瞳孔缩小、眼球内陷、半面无汗、皮肤温度升高等症状，构成霍纳综合征。此外，大脑皮质病变、癔症等亦可引起上睑下垂。

【治疗】 先行病因或药物治疗，治疗无效后再行手术矫治。

（三）机械性上睑下垂

【病因及临床表现】 机械性上睑下垂是眼睑本身的病变，如肿瘤、淀粉样变、严重沙眼、炎症水肿、外伤、组织增殖（象皮病）等所致。除直接破坏提上睑肌及 Müller 肌外，由于病变使眼睑肥大，引起机械性下垂。

【治疗】 积极治疗各种致病原因。

（四）肌源性上睑下垂

【病因及临床表现】 肌源性上睑下垂常见于重症肌无力及进行性眼外肌麻痹。重症肌无力引起的上睑下垂随疲劳而加重，早晨比下午为轻，并伴有其他眼外肌无力现象，眼球运动受限（图 6-20）。注射新斯的明后，症状显著改善。此症多发生于 20 ～ 50 岁患者。

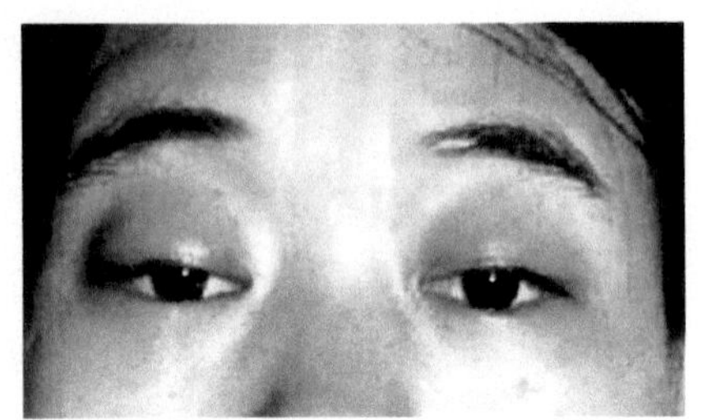
图 6-20 重症肌无力性上睑下垂

【治疗】 针对病因治疗重症肌无力。

五、眼睑闭合不全

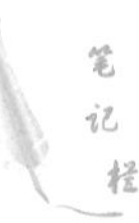

眼睑闭合不全亦称兔眼（lagophthalmus），是指上、下睑不能完全闭合，导致部分眼球暴露。

【病因】 ①最常见原因为面神经麻痹造成的眼轮匝肌麻痹，使下睑松弛下垂。②各种原因引

起的瘢痕性睑外翻。③眼球突出，超过眼睑所能遮盖的程度。如甲状腺相关性眼病、先天性青光眼、角巩膜葡萄肿和眼眶肿瘤、眶蜂窝织炎等，引起眼眶容积与眼球大小比例失调。④全身麻醉或重度昏迷时发生功能性眼睑闭合不全。少数正常人睡眠时，睑裂亦可留一缝隙，但角膜不会暴露，称生理性兔眼。

【临床表现】 轻度者因闭眼时眼球会反射性上转（Bell现象），只有球结膜暴露，引起充血、干燥、肥厚及过度角化（图6-21）。重度者因角膜暴露，表面干燥，引起暴露性角膜炎，甚至角膜溃疡穿孔。大多数患者眼睑不能紧贴眼球，引起溢泪。

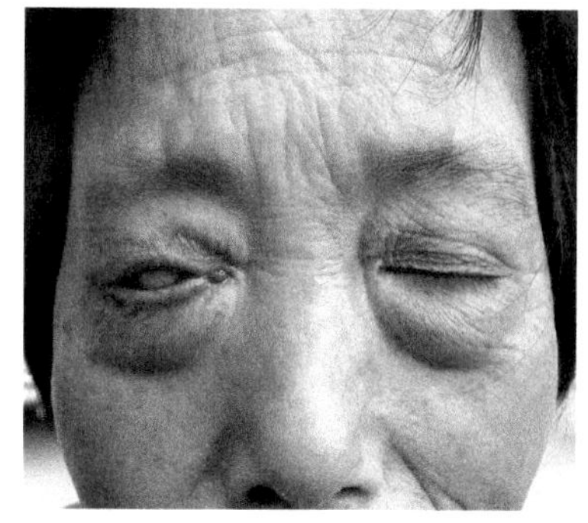

图6-21 眼睑闭合不全

【治疗】 ①首先应治疗病因。可针刺治疗面神经麻痹，手术矫正睑外翻，放射治疗垂体及眼眶组织以制止甲状腺相关眼病的眼球突出，或行眼眶减压术。②如果病因一时不能去除，应及早采取局部治疗措施，保护眼球。轻者结膜囊内涂抗生素眼膏，然后牵引上下睑使之相互靠拢，再用眼垫遮盖。或用“湿房”保护角膜。③估计长时间不能恢复者，可考虑睑缘缝合术。

第四节 眼睑先天异常

一、双行睫

双行睫（distichiasis）为正常睫毛根部后方相当于睑板腺开口处生长一排多余睫毛，也称副睫毛。

【病因】 先天性睫毛发育异常，可能为显性遗传。

【临床表现】 副睫毛数目少者有3～5根，多者20余根。常见于双眼上下睑，亦有只发生于双眼下睑或单眼者。多数副睫毛细软短小、色素少，少数与正常睫毛相同。排列规则，直立或向内倾斜。常有角膜刺激症状。

【治疗】 ①如副睫毛触及角膜不多，刺激症状不变，可涂眼膏或戴软性接触镜保护角膜。②如多数副睫毛摩擦角膜，刺激症状重，可用电解破坏其毛囊后拔除，或切开缘间部加以分离，暴露出副睫毛的毛囊，直视下逐一切除，再将缘间部切口的前后唇对合复位。

二、眼睑缺损

先天性眼睑缺损（blepharocoloboma）罕见。

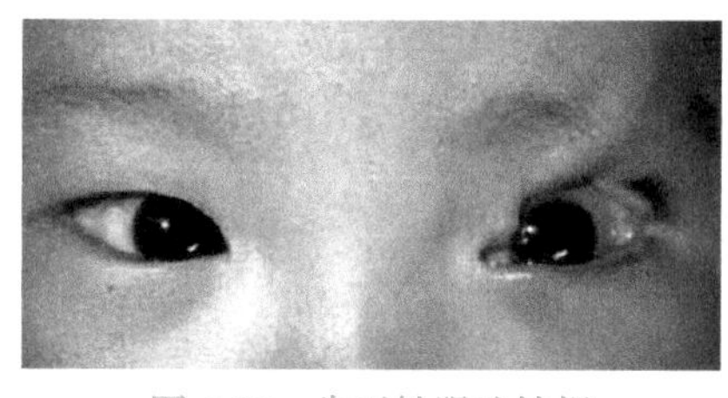

图6-22 先天性眼睑缺损

【临床表现】 常为单眼，发生于上睑，大多呈三角形缺损，基底在睑缘，也有呈梯形或横椭圆形（图6-22）。缺损部位大多位于眼睑中央偏内侧。如缺损较大，可使角膜失去保护而发生干燥或感染。

【治疗】 手术修补可达到保护角膜或改善面容的目的。

三、内眦赘皮

内眦赘皮（epicanthus）是遮盖内眦部垂直的半月状皱褶，是比较常见的先天异常。在所有种族3～6个月的幼儿中常见，亚洲人更为多见。内眦赘皮的病因可能是与面部骨骼发育不全有关。本病为常染色体显性遗传。

【临床表现】 多为双侧。皮肤皱褶起于上睑，呈新月状绕内眦部走行，至下睑消失。少数患者由下睑向上伸延。患者两眼距离较远，鼻梁低平。内眦赘皮遮盖内眦部和泪阜，部分鼻侧巩膜不能暴露，常误认为是内斜视（图6-23）。

【治疗】 轻者不需治疗，为美观可行整形术。

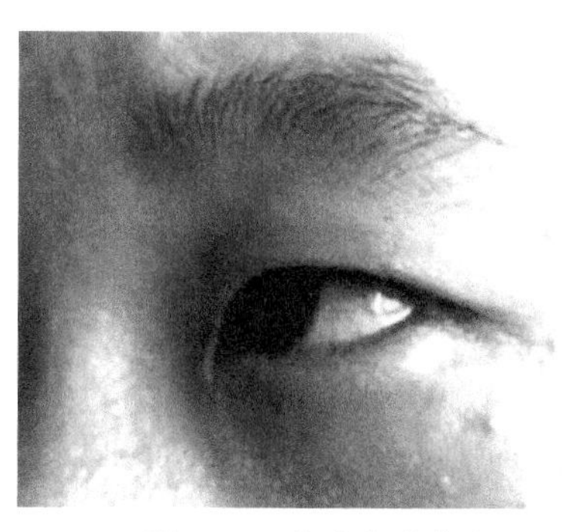

图6-23 上睑内眦赘皮

四、小睑畸形

先天性小睑畸形亦称先天性睑裂狭窄综合征，特征为睑裂较小，为常染色体显性遗传。

【临床表现】 患者睑裂左右径及上下径皆较正常明显变

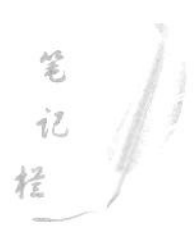

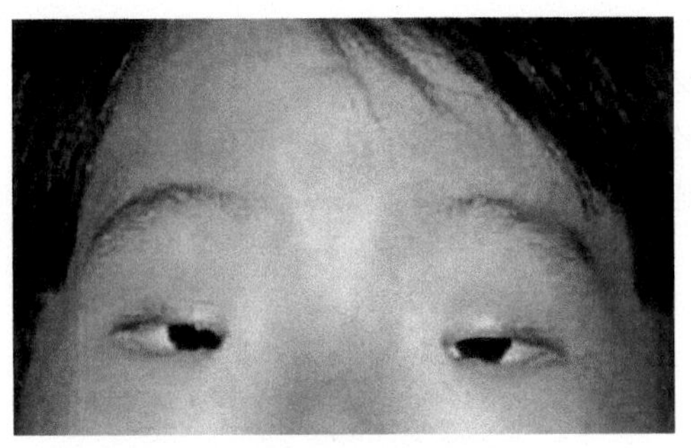
图 6-24 先天性睑裂狭窄综合征

小。有的横径仅 13mm，上下径仅 1mm。同时还伴有上睑下垂，逆向内眦赘皮、内眦距过远、下睑外翻、鼻梁低平、上眶缘和颜面发育异常，呈现一种十分特殊的面容（图 6-24）。

【治疗】 分期行整形手术。

视窗 眼睑松弛综合征（floppy eyelid syndrome，FES）是一种近年来才被认识的疾病，主要发生于肥胖的中年男性，表现为上睑松弛，容易翻起，有慢性眼部刺激症状，以及乳头性结膜炎。眼睑是主要受影响的组织，结膜、角膜也经常有受累，这些改变对局部治疗效果差，严重者出现角膜溃疡甚至穿孔，严重影响视功能。

光镜及电镜观察发现 FES 的组织病理改变主要为睑板腺囊样变性、鳞状化生，以及异常角化、肉芽肿形成慢性结膜炎、乳头性结膜炎和睑板腺功能障碍（包括肉芽肿形成）。FES 的发病机制还没有完全阐释清楚，许多研究表明，促弹性组织降解的酶的增量调节（基质金属蛋白酶、中性粒细胞弹性蛋白）及瘦素水平的增高可能参与了 FES 的发病。研究表明，FES 患者多伴发阻塞性睡眠呼吸暂停（obstructive sleep apnea，OSA），可能归因于面部结缔组织的异常。

FES 的治疗：①药物治疗，局部用药如润滑剂、类固醇、抗生素。②眼垫治疗，被作为一线治疗，通常将硬性、透气的眼垫，贴于患侧眼，避免睡觉时对该侧眼睑的压迫，也可有效地避免睡眠时上睑自发性外翻。③减肥。④手术治疗，行外侧 1/3 眼睑的楔形切除术来矫正眼睑的松弛，能明显改善症状。

眼科医生应该提高对 FES 的认识，在诊断和治疗眼表疾病时应考虑本病的可能，这样才能使 FES 得到早期诊断和治疗，避免眼睑及角膜病变的进一步加重，从而避免对视力造成威胁。此外，眼睑弹性异常的界定还需较客观的标准，对睑板弹性蛋白降解、睑板腺功能障碍及 OSA 与眼睑松弛的关系的进一步研究将有助于揭示 FES 的发病机制。

【思考题】

1. 鳞屑性、溃疡性、眦部睑缘炎的病因、临床表现有何不同？
2. 带状疱疹睑皮炎和单疱疱疹病毒性睑皮炎如何鉴别？
3. 试述睑内翻和睑外翻的类型和形成机制。
4. 上睑下垂的类型有哪些？各种类型的病因是什么？

（桑爱民）

第七章 泪器病

【学习要点】

1. 掌握慢性泪囊炎的诊断方法和处理。
2. 熟悉溢泪的原因和检查方法，溢泪和流泪概念。
3. 了解新生儿泪囊炎的原因及治疗。

第一节 概 述

泪器（lacrimal apparatus）在结构上可分为泪液分泌系统和泪液排出系统（图 7-1）。泪液分泌系统主要由主泪腺、副泪腺、结膜杯状细胞等外分泌腺组成，专司泪液分泌。主泪腺的分泌是由精神或物理刺激引起，分泌大量泪液，可溢出睑缘。主泪腺的神经支配来自脑桥的泪腺核。副泪腺仅约分泌 1/10 的泪液，但仍有重要作用。副泪腺被称为“基础分泌腺”，当主泪腺不分泌时，副泪腺的分泌可以保护角膜。泪液分泌系统疾病主要包括泪液缺乏、高泪液分泌及泪腺炎。泪液排出系统包括泪点、泪小管、泪囊和鼻泪管。泪液经眼睑瞬目运动均匀地分布于角膜，并聚于内眦部，经排出系统排出。泪液排出系统疾病主要包括泪道堵塞和泪道感染。

泪器病的主要症状是流泪。当泪道排出受阻，泪液流出眼睑称为溢泪（epiphora），当泪液分泌增多，排出系统来不及排走泪液而流出眼睑外，称为流泪（lacrimation）。

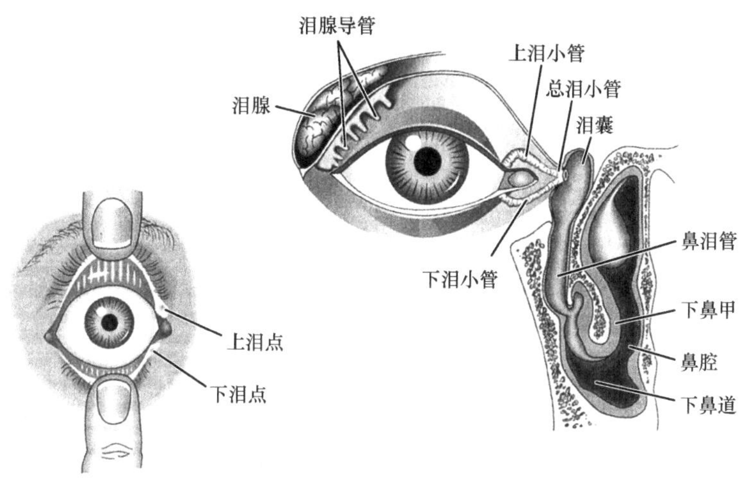

图 7-1 正常泪腺、泪道结构图

第二节 泪液排出系统疾病

泪液排出系统由泪点、泪小管、泪总管、泪囊和鼻泪管组成，炎症、肿瘤、外伤及先天异常或位置异常等各种因素的侵袭均可导致泪道结构不全或功能障碍，致泪液不能排出。

一、泪道阻塞

泪道阻塞常发生在泪点、泪小管、泪总管和鼻泪管等部位。

【分类与病因】

（1）泪点阻塞：可由于先天性狭窄、闭塞或缺如引起，或因炎症如睑缘炎、结膜炎等以及外伤、烧伤造成瘢痕性阻塞引起，也可因异物或脱落睫毛阻塞泪小管开口处，致使泪液不能进入泪道引起。此外，眼睑及泪点位置异常使泪点不能接触泪湖，也使泪液不能排出。

（2）泪小管阻塞：较为常见，通常发生在泪小管内侧段进入泪囊或泪总管处。先天畸形，泪小管黏膜肿胀或炎症后瘢痕形成创伤等（包括不适当的探通），结石或异物，泪小管周围组织及眼睑或结膜深部炎症病变引起的瘢痕，外伤性泪小管断裂等均为其致病原因。

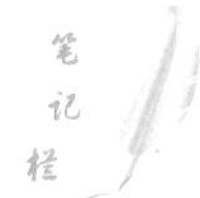

（3）泪总管阻塞：上下泪小管汇合成泪总管进入泪囊，除有泪小管阻塞的病因外，继发于泪囊炎的感染也是其阻塞的重要因素。

（4）鼻泪管阻塞：最常发生在泪囊及鼻泪管连接部位，病变遍及鼻泪管大部或全部。鼻泪管下口的先天畸形、外伤、泪囊炎或泪囊周围炎、泪囊或泪囊周围肿瘤、异物、骨鼻泪管阻塞、鼻部手术后瘢痕收缩等因素均可导致鼻泪管阻塞。

【临床表现】 主要症状为溢泪。患者常拭泪，可造成下睑外翻，加重溢泪症状。泪液长期浸渍，下睑及面颊部皮肤可发生湿疹，并可引起慢性结膜炎。溢泪可致不适感且影响容貌，常分为婴儿型和成人型。前者主要是婴儿鼻泪管下端发育不完全，没有完成管道化，或留有膜状物阻塞。后者多见于中老年人，因功能性或器质性泪道阻塞所致。功能性溢泪者泪道无明显阻塞，主要因眼轮匝肌松弛，泪液泵作用减弱或消失，泪液排出障碍，出现溢泪。各种因素致泪道阻塞或狭窄引起的溢泪均属器质性。

【检查方法】 一般情况下泪道检查的顺序应当是：首先检查泪点大小、形态和位置是否正常，是否与眼球接触，有无泪点外翻；触诊内眦部及下方软组织和鼻泪管骨质有无异常；再检查泪道下端开口即下鼻道有无阻塞、肿瘤、炎症或萎缩；检查泪道功能。

检测泪道排出功能，确定器质性泪道阻塞部位的方法有以下几种：

（1）染料试验：将 1 滴 2% 荧光素钠溶液滴入结膜囊内，2 分钟后，结膜囊内色液消失，而在鼻内出现染色液，如泪道通畅，试验阳性；如 5 分钟后染色液仍不出现，说明泪道有阻塞，试验阴性。

（2）泪道冲洗术：既是检查方法，如果用抗生素溶液冲洗，也兼有治疗作用（见图 5-36、图 5-37）。表面麻醉后，用泪管扩大器扩大泪点，用钝圆针头从泪点推注生理盐水，根据冲洗液体流向，判断有无阻塞及阻塞部位。①冲洗无阻力，液体顺利进入鼻腔或咽部，表明泪道通畅；②冲洗液完全从注入原路返回，为泪小管阻塞；③冲洗液自下泪点注入，由上泪点返回，为泪总管阻塞；④冲洗有阻力，但有部分冲洗液流入鼻腔，为鼻泪管狭窄；⑤冲洗液自上泪点反流，同时有黏液或脓性分泌物，为鼻泪管阻塞合并慢性泪囊炎。

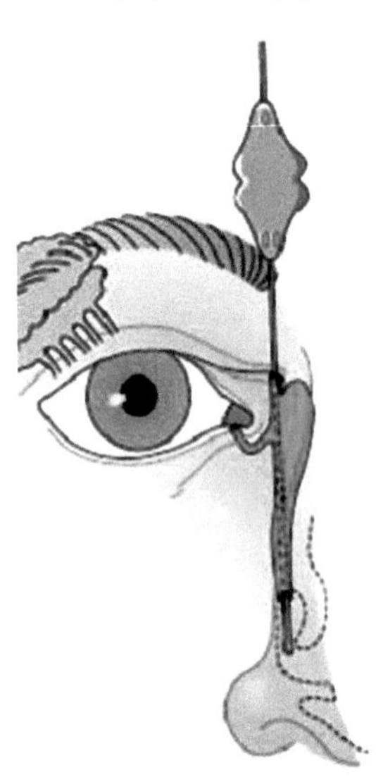

图 7-2 泪道探通术

（3）泪道探通术：用于诊断，也用于治疗。诊断性泪道探通有助于证实上泪道阻塞的部位，治疗性泪道探通主要用于婴幼儿泪道阻塞（图 7-2）。

（4）X 线检查：有两种方法，即①骨鼻泪管照片；②碘油造影，用以显示泪囊大小及阻塞部位。

【治疗】 针对病因治疗，具体方法有以下几种。

（1）婴儿道阻塞或狭窄：观察数月，部分患儿鼻泪管可自行开通而愈；或指压按摩泪囊区，促使鼻泪管下端开放。若保守治疗无效，6 个月后考虑泪道探通术。

（2）泪点狭窄、闭塞：用泪点扩张器扩张，或泪道探针探通。

（3）泪点缺如：行泪点再造术。

（4）睑外翻、泪点位置异常：行手术矫正睑外翻。

（5）泪道阻塞：试行泪道硅胶管留置治疗；或行激光治疗泪道阻塞，术后辅以置管。

（6）鼻泪管狭窄：行泪囊鼻腔吻合术。

二、泪道感染

（一）慢性泪小管炎

慢性泪小管炎临床上较少见，以下泪小管居多，常为单侧，多见于成年人。结膜囊细菌下行感染或泪囊炎上行感染均可引起泪小管炎。泪小管周围组织的炎症，如睑腺炎、睑板腺囊肿、丹毒、蜂窝织炎、脓肿等也常蔓延至泪小管。临床上可为脓性、沙眼性、结核性和真菌性泪小管炎等。常见的致病微生物有沙眼衣原体、放线菌、白念珠菌和曲霉菌等。

【临床表现】 患者有轻微的眼红、不适、溢泪，少量分泌物。内侧睑缘肿胀、充血，泪点突起，压迫泪小管时常有分泌物溢出（图 7-3）。值得注意的是，当泪小管部分阻塞时，症状多不明

笔记栏

显，往往会漏诊。另外，泪囊摘除后，仍能从泪小管挤压出脓性分泌物，证明感染仍然存在。这些因素常引起内眼手术术后感染。

【治疗】 用抗生素溶液行泪道冲洗，病情严重者可行泪小点和泪小管切开搔刮凝结物，用抗生素滴眼液治疗。亦可行人工泪道吻合术。

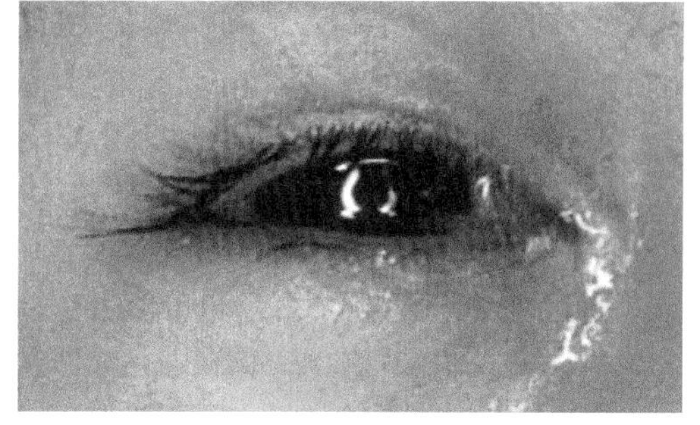

图 7-3 泪小管炎

（二）泪囊炎

1. 急性泪囊炎

【病因】 急性泪囊炎多数是在慢性泪囊炎基础上突然发生，与侵入的细菌毒力或机体抵抗力下降有关。最常见的致病菌为金黄色葡萄球菌，偶尔是β- 溶血性链球菌，儿童常为流感嗜血杆菌。

【临床表现】

（1）发作突然，初起时泪囊区皮肤红肿坚硬。

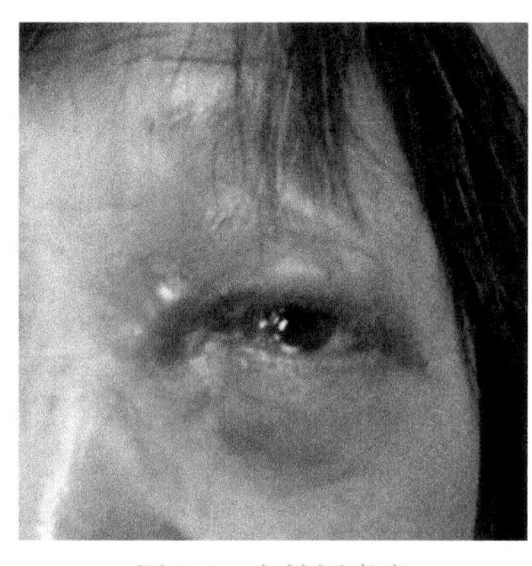

图 7-4 急性泪囊炎

（2）患眼结膜充血水肿、流泪不适，结膜囊内有大量黏脓性分泌物。

（3）颌下淋巴结肿大有压痛。

（4）炎症可蔓延至下睑、鼻根及颊部，甚至引起眼蜂窝织炎，严重者有畏寒、发热等全身不适。

（5）数日后红肿局限，继则软化，皮肤变黄破溃，脓液排出，炎症减轻。

（6）有时可形成泪囊瘘管，初时排出为脓液，后为泪水，长期不愈（图 7-4）。

【治疗】 初期以抗炎为主，全身给予足量抗生素治疗，局部热敷、超声波理疗等。当脓肿形成，应切开排脓，放置橡皮引流条。伤口愈合，炎症完全消退后，按慢性泪囊炎处理。

2. 慢性泪囊炎

案例 7-1

患者，女性，58 岁，农民，因左眼流泪 1 年于 2016 年 2 月 6 日来院就诊。

患者于 1 年前开始左眼流泪，近 1 个月来拭泪时有脓性分泌物流出。眼红、不痛，视物无障碍，无畏寒、发热史，无外伤史，绝经 6 年。

体格检查：一般情况良好，心肺检查（–），咽部不红，扁桃体不肿大，双下鼻甲肥大，鼻中隔偏曲，双眼视力 1.0，左下睑内眦部皮肤潮红、粗糙，挤压泪囊区，有黄色黏液样分泌物自下泪点流出。左睑结膜充血明显，角膜清亮，前房深浅正常，虹膜无异常，瞳孔圆，对光反射敏感，晶状体透明，眼底动脉硬化Ⅰ级。右眼未检及异常。双泪道冲洗，右泪道通畅，左眼冲洗液自上、下泪点反流，伴有黄色黏液样分泌物。

问题：

1. 该患者诊断为何种眼病？
2. 为明确诊断，该患者还需要进行哪些辅助检查？
3. 该患者如何进行治疗？

慢性泪囊炎为泪囊炎中最常见者，多见于绝经期的中老年女性。单侧发病较多。

【病因】

（1）鼻泪管狭窄或阻塞，致泪液滞留于泪囊内，伴发细菌感染。

（2）沙眼、泪道外伤、下鼻甲肥大、鼻炎、鼻中隔偏曲为其诱因。

（3）常见致病菌为肺炎球菌和白念珠菌。

案例 7-1 病因

1. 患者，女性，58 岁，绝经 6 年。

2. 体格检查发现双鼻甲肥大，鼻中隔偏曲。

【临床表现】 首要症状是溢泪。患眼结膜充血，下睑皮肤湿疹样改变，挤压泪囊区，有黏液或黏液脓性分泌物自泪点反流至结膜囊。泪道冲洗时，冲洗液反流，伴有黏液脓性分泌物。若分泌物大量潴留，泪囊扩张后可形成泪囊黏液囊肿。

案例 7-1 辅助检查

1. 体格检查 一般情况可，双下鼻甲肥大，鼻中隔偏曲。

2. 眼部检查 双眼视力 1.0，左下睑内眦部皮肤潮红、粗糙，挤压泪囊区，有黄色黏液样分泌物自下泪点溢出，左睑结膜充血明显，眼前、后节无异常。双泪道冲洗，右眼泪道通畅，左眼冲洗液自上、下泪点反流，且伴有黄色黏液样分泌物流出。

【诊断】 根据病史及体征，易于诊断。

案例 7-1 诊断

1. 患者，女性，58 岁，左眼流泪 1 年余。

2. 病史特点 左眼流泪 1 年余，伴脓性分泌物 1 个月。无畏寒、发热、外伤史。

3. 临床特点 双下鼻甲肥大，鼻中隔偏曲。左下睑皮肤潮红、粗糙，挤压泪囊区有黄色黏液样分泌物，左睑结膜充血（++）。泪道冲洗，冲洗液自上、下泪点反流，伴有黄色黏液样分泌物流出。

4. 临床诊断 左眼慢性泪囊炎。

【治疗】 一般是保守治疗无效时，才考虑手术治疗。

（1）药物治疗：点抗生素滴眼液，注意使用前先挤出分泌物。药物治疗只能控制或减轻炎症，不能治愈。

（2）病因治疗：对于由结膜炎、鼻腔及鼻窦炎引起者，应积极治疗原发病。

（3）泪道冲洗及探通：轻度早期泪囊炎、抗生素冲洗泪道有助于消除脓液，脓肿消失后，可试行泪道探通术，少数病例可望好转。在泪囊内存有脓液的情况下绝对禁忌泪道探通。

（4）手术治疗：手术是治疗慢性泪囊炎最有效的手段。任何手术均以开通阻塞的鼻泪管为目的。常用手术方法有泪囊鼻腔吻合术、内镜下泪囊鼻腔吻合术、泪囊摘除术、激光泪道成形术等。

案例 7-1 治疗

在全身麻醉下行内镜下左泪囊鼻腔吻合术。术后流泪好转，泪道冲洗通畅。

3. 先天性泪囊炎

【病因】 先天性泪囊炎是由于新生儿先天性泪道发育障碍所造成。常见者为鼻泪管下端被先天性残膜所封闭，或管腔被上皮细胞残屑阻塞，极少数因鼻部畸形、鼻泪管骨性管腔狭窄所致。因泪液和泪囊内分泌物无法排出，微生物得以在盲道中贮积和繁殖，遂形成泪囊炎。

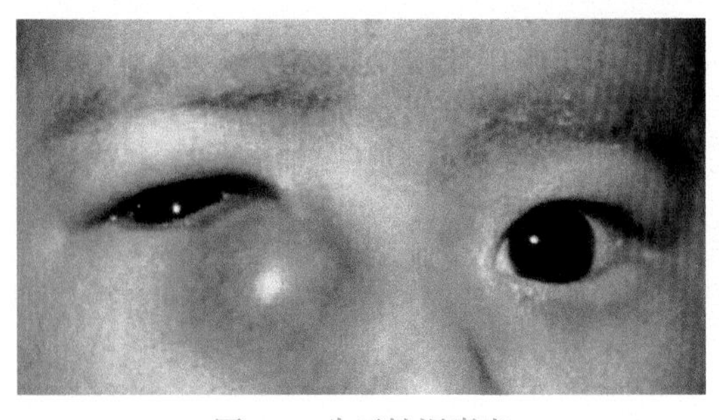

图 7-5 先天性泪囊炎

【临床表现】 多数在出生后 1 个月左右，少数在生后 6 个月发生溢泪，多为单侧，病情缓慢，症状较轻。有时泪囊部稍隆起，结膜充血，压迫泪囊可自泪点排出黏液或脓性分泌物，向后向下挤压，分泌物亦可自鼻腔排出后自愈（图 7-5）。严重者可造成泪道瘢痕性闭塞，也有形成泪囊黏液肿者，但化脓者罕见。

【治疗】

1. 按摩泪囊及泪道冲洗 用示指沿上泪道按摩泪囊，并向鼻腔方向加压，每日进行数次。按摩后于

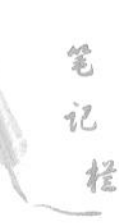

笔记栏

结膜囊内点抗生素滴眼液。此法对膜组织封闭者效果较好，有时偶然加压即可使闭合的膜穿破而愈。另外，可用生理盐水冲洗泪道，利用注入水的压力将膜冲破。

2. 探通法　如果加压和冲洗均未生效，可用探通法。在出生后 6 个月内用此法治疗均有效果。

第三节　泪液分泌系统疾病

一、泪液分泌异常

（一）泪液分泌过多

泪液分泌过多称为流泪。常为阵发性，患者自觉不适，影响美观。

【病因及临床表现】

1. 原发性流泪　由于泪腺本身疾病如泪腺囊肿等引起的流泪罕见，应注意与泪道阻塞相鉴别。

2. 药物性流泪　副交感兴奋剂和胆碱酯酶抑制剂均可使泪液分泌增加。

3. 中枢或精神性流泪　情绪激动、悲伤、狂笑、疼痛可引起流泪。

4. 神经性流泪

（1）三叉神经刺激引起反射性流泪，如三叉神经炎、角膜或结膜的化学性或物理性刺激、眼部疾病、眼疲劳和调节疲劳等因素引起的流泪。

（2）视觉刺激引起流泪：如强光刺激，常为双侧流泪。

（3）面神经刺激引起流泪：如强行分开痉挛性眼睑，鼻咽部、上颌窦和后组筛窦的炎症刺激流泪。

（4）味觉反射性流泪：当见到食物时流泪，俗称“鳄鱼泪”。

5. 症状性流泪　多见于一些全身性疾病，如脊髓痨、震颤麻痹、甲状腺功能亢进等。

【治疗】　尽可能去除病因，特别是眼部及眼周病变。如原因不明或原因不能去除可试用麻黄素溶液滴眼，如无效，可行全部或部分泪腺切除等措施以减少泪腺的分泌。

（二）泪液分泌过少

泪液分泌过少常引起难治的角膜结膜炎。

【病因及临床表现】

1. 先天性泪液分泌过少　由先天性无泪腺等先天异常引发。

2. 原发性泪液分泌过少　一切引起泪腺萎缩的疾病都可导致泪液分泌过少。如老年性泪腺萎缩、特发性泪腺萎缩、化脓性泪腺炎、泪腺肿瘤晚期等。

3. 神经性泪液分泌过少　三叉神经和面神经麻痹分别阻断了流泪反射的传入和传出路径，致使泪液分泌减少。

4. 中毒性泪液分泌过少　泪腺分泌细胞在阿托品中毒、肉毒中毒时直接受到损伤所致。

【治疗】　①封闭上、下泪点，减少泪液流失。②滴用人工泪液改善症状。

二、急性泪腺炎

急性泪腺炎临床上较少见。常为单侧，多见于儿童和青年。

【病因】　急性泪腺炎一般多为细菌、病毒等病原体感染所致。以金黄色葡萄球菌或淋病双球菌常见。病原体可经泪腺外伤口或邻近组织炎症蔓延而来，也可以由远处化脓性病灶转移而来，或来源于全身感染。还可作为淋病、麻疹、腮腺炎等传染性疾病的并发症。

【临床表现】　急性起病时眶外上方局部肿胀、疼痛、睑裂缩小，甚至不能睁眼。上睑水肿呈“S”形弯曲，耳前淋巴结肿大。泪腺部可扪及肿块，有压痛。患眼结膜充血、水肿，有黏性分泌物（图 7-6）。急性泪腺炎一般预后好，可自行缓解，但也可形成脓肿。

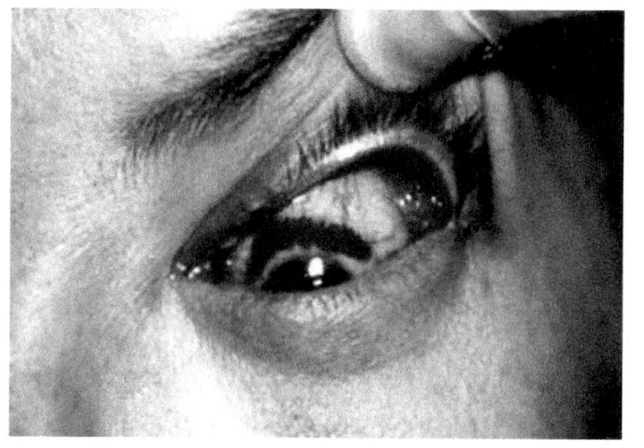

图 7-6　急性泪腺炎

【治疗】　根据病因和症状治疗。

（1）全身应用抗生素或抗病毒药物治疗细菌或病毒感染。

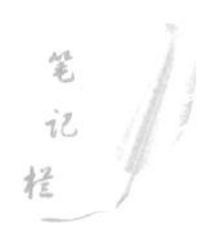

（2）局部热敷、超声波等物理治疗减轻炎症。

（3）脓肿形成时应及时切开引流。睑部泪腺炎和眶部泪腺炎化脓后应分别通过结膜和皮肤切开排脓。

三、慢性泪腺炎

【病因】 慢性泪腺炎可以是急性泪腺炎的后遗症，也可以一开始就表现为泪腺的慢性炎症。淋巴瘤、白血病、结核病、梅毒、沙眼等均为致病因素，偶见类肉瘤引发。

【临床表现】 病变多为双侧，病程进展缓慢，没有疼痛。检查可见上睑外侧肿胀，轻度上睑下垂，在外上眶缘下可扪及一质地较硬、分叶、可活动的包块，无压痛。眼球被推向下内方，注视上外方时有复视。睑部泪腺炎者，分开眼睑，在结膜下可见肿块。

【治疗】 针对病因和原发病治疗。明确诊断需病理检查。

视窗 内镜下泪囊鼻腔吻合术

慢性泪囊炎为眼科常见病症，以往均采用鼻外径路行泪囊鼻腔吻合术，手术操作复杂，创伤大，易造成面部瘢痕。鼻内镜下经鼻内行泪囊鼻腔造孔术具有进路设计合理，方法简便快捷，损伤小，面部无瘢痕，可避免鼻外手术损伤内眦部血管、韧带，保留了原有的泪囊功能；术中以钩突为后界，可避免眶内损伤。此外，术中可同时处理鼻腔、鼻窦病变，为治疗慢性泪囊炎的各种手术失败后的再手术提供机会。几年来，国内外学者积极探讨经鼻内镜下泪囊鼻腔吻合术的有效性。最新研究表明，慢性泪囊炎病变引起阻塞的患者施行显微鼻内镜下泪囊鼻腔吻合术，术后 1 年随访，有明显治疗效果的患者达 91.3%。国内学者的研究也表明，急性化脓性泪囊炎患者实施鼻内镜下泪囊鼻腔造孔术，泪囊鼻腔吻合成功率为 90%，而传统鼻外径路行泪囊鼻腔吻合术仅为 65%。这些结果表明，与传统手术相比鼻内镜下泪囊鼻腔造孔术具有明显的优点。

【思考题】

1. 简述泪道阻塞的发生部位、临床表现、检查方法和治疗。
2. 简述先天性泪囊炎的病因及临床表现和治疗。
3. 简述急慢性泪腺炎的病因、临床表现和治疗原则。

（桑爱民）

笔记栏

第八章　眼表疾病

【学习要点】

1. 掌握眼表与眼表疾病的概念；泪膜的构成及眼干燥症的诊断、表现及治疗。
2. 熟悉角膜缘干细胞与结膜干细胞。

第一节　概　　述

一、眼表的解剖与生理

眼表（ocular surface）的解剖学界限是起始于上、下睑缘间的眼表面结构，包括结膜上皮、角膜上皮和角膜缘上皮（图 8-1）；胚胎学上均由表皮外胚叶发生；组织学上都是无角化的复层上皮，相互连续，通过特殊的结构与其下的基质层相连；在功能上，这一组织构成了眼的第一道外屏障。眼表的黏膜上皮和附着其上的泪膜，两者密不可分，眼表的黏膜上皮需要稳定的泪膜层保护；而泪膜的形成则需要黏膜上皮的参与。

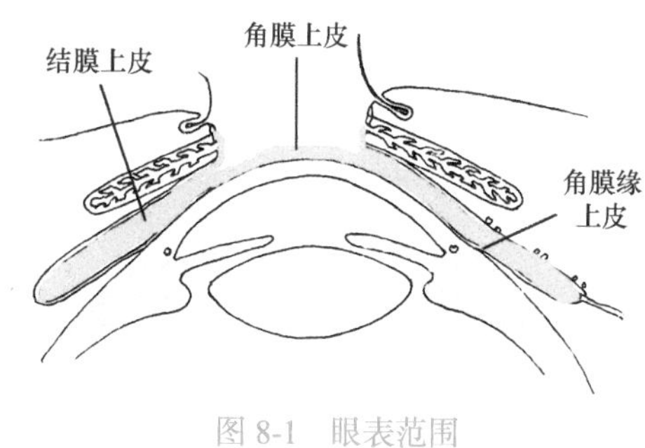

图 8-1　眼表范围

维持眼表稳定的因素：①泪液的质与量正常，才能形成正常的泪膜；②正常表型的角膜、结膜上皮，眼表上皮下的基质微环境能使干细胞的增生与分化正常；③眼睑结构完整、功能正常；④神经支配及反射功能正常，包括三叉神经第一支、面神经中交感神经和副交感神经能维持眼睑非随意运动对眼表的保护。

1. 眼表上皮　可分为角膜部分（角膜眼表）和结膜部分（结膜眼表），来源于各自的干细胞。干细胞（stem cell）是存在于生物体内的少数未分化细胞，其细胞周期长，具有极大的细胞增殖潜能。

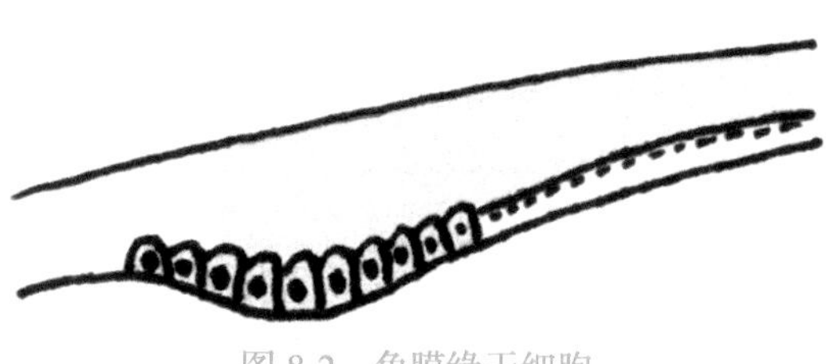
图 8-2　角膜缘干细胞

角膜上皮代谢旺盛，再生能力强，损伤后较快修复，且不遗留瘢痕。角膜上皮的再生与修复能力源于角膜缘处上皮基底细胞层的角膜缘干细胞（图 8-2），由于干细胞不断增殖、分化和迁移，使角膜上皮成为高度分化、可以迅速进行自我更新的组织。在正常人角膜缘处有呈放射状排列的色素线条，宽约 1mm，是由上皮下含有血管的上皮乳头状皱褶构成，称为 Vogt 栅栏。在该结构内存在着角膜缘干细胞，是角膜上皮细胞增殖与分化的源泉。角膜缘干细胞在分裂后，一部分分化成角膜上皮基底细胞，向上移行，并由角膜周边向中央移行，最终变成角膜表层上皮。角膜缘邻近的结缔组织及丰富的血管网、淋巴管和细胞因子构成了角膜缘微环境，维持着角膜缘干细胞的正常功能。正是由于角膜缘干细胞的存在，结膜上皮不能长入角膜，角膜表面的上皮才能以角膜上皮表型存在。如果角膜缘 Vogt 栅栏区结构遭到破坏或发育不良，就会造成角膜缘干细胞的缺失或功能障碍，导致角膜上皮结膜化及角膜新生血管形成，临床上称为角膜缘功能障碍或角膜缘缺陷症。

结膜上皮和其间夹有的杯状细胞均来源于结膜干细胞，结膜干细胞分布于睑缘和穹窿部，也有研究认为其均匀地分布于眼表。这些生发中心的损伤可影响眼表上皮的修复和更替。杯状细胞和结膜上皮细胞分泌的黏蛋白是泪膜的重要组成部分，光滑的结膜是眼睑和角膜之间的保护膜，结膜的延展性可以调节泪液分布并带走外源性物质和眼表细胞的代谢产物，松弛的结膜会引起泪液动力学的变化，破坏泪膜的稳定性。

2. 泪膜　是涂布于正常眼表面的一层液态膜，稳定的泪膜是维持眼表健康的基础，组成泪膜各层的量和质的正常及泪液动力学的正常是维持其稳定性的关键，泪膜厚 7 ～ 10μm，其构成从外向内分别为（图 8-3，表 8-1）：①脂质层（表层），由睑板腺、Zeis 腺分泌，为单层脂质层，可减少泪液蒸发，保证闭睑时的水密状态。②水液层（中层），主要由泪腺和副泪腺分泌而来，富含盐类和

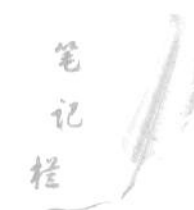

蛋白质。③黏蛋白层（内层），由结膜杯状细胞分泌的黏蛋白、结膜非杯状细胞分泌和角膜上皮细胞表达的跨膜蛋白构成，含有多种糖蛋白，其基底部分嵌入角结膜上皮细胞的微绒毛之间，降低表面张力，使疏水的上皮细胞变为亲水，确保水液能均匀地涂布于眼表，维持湿润的眼表环境。瞬目及眼球运动对泪液的分布起重要作用。最近的一些研究认为泪膜厚约 40μm，脂质层下为水液 - 黏蛋白混合层，且大部分由黏蛋白凝胶构成。

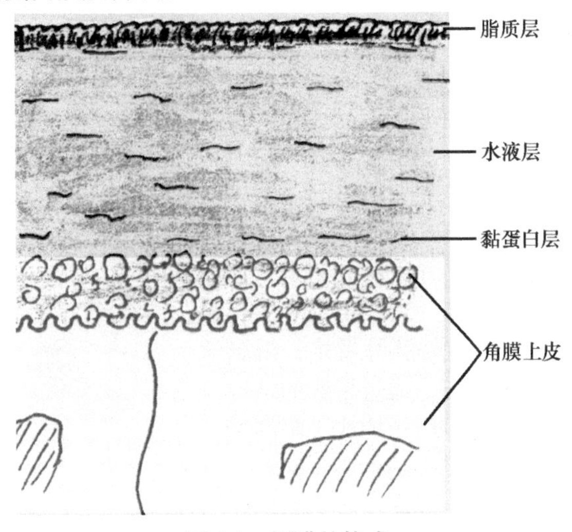

图 8-3　泪膜的构成

表 8-1　泪膜的基本结构（从外向内）

名称	来源	作用
脂质层（表层）	睑板腺、Zeis 腺	减少泪液蒸发，保证闭睑时的水密状态
水液层（中层）	泪腺和副泪腺	维持湿润的眼表环境
黏蛋白层（内层）	结膜杯状细胞等	使疏水的上皮细胞变为亲水，水液附着

泪膜的主要功能：①填补角膜上皮层不规则的界面，保证其光滑的屈光面；②湿润和保护角膜和结膜上皮，避免摩擦；③通过物理冲刷及内含的抗菌成分抑制微生物的生长；④为角膜提供氧气及营养物质；⑤含有大量的蛋白质和细胞因子，调节角膜和结膜的多种细胞功能。

3. 泪液　总量约 7.4μl，以 12% ～ 16%/min 更新，pH 6.5 ～ 7.6，渗透压 296 ～ 308mOsm/L。泪液的成分：①蛋白质，包括白蛋白、球蛋白、溶菌酶。泪液中还含有 IgA、IgG、IgE 等免疫球蛋白，以 IgA 含量最多，由泪腺中的浆细胞分泌。②电解质，泪液中 K^+、Na^+、Cl^- 浓度高于血浆，使正常眼表形成一个特殊的电解质环境，在泪液与血清、泪液与房水之间构成电解质梯度。③其他成分：葡萄糖（5mg/dl）、尿素（0.04mg/dl）。

泪液动力学包括以下四个过程。①泪液的生成：泪液的成分包括睑板腺分泌的脂质、泪腺和副泪腺分泌的水液及眼表上皮细胞分泌的黏蛋白。②泪液的分布：泪液通过眼睑的瞬目动作扩散至整个眼表面，而瞬目动作依赖于瞬目反射弧的完整，包括正常的角膜知觉、眼睑解剖结构及第Ⅴ、Ⅶ对脑神经的支配。③泪液的蒸发：脂质层在调节泪液从眼表面正常蒸发的过程中起重要作用。④泪液的清除：泪液大部分会聚于半月皱襞内外沟，通过泪点虹吸，经泪道系统排入鼻腔。以上四个环节是维持泪膜正常的基础。

二、眼表疾病的概念

眼表疾病是近年来眼科学新的研究领域，起源于对角膜病的深入研究。角膜是眼球的窗口，因其高度透明性和屈光作用，一直是眼科研究的重点，对其组织结构、生理功能和病理变化已经有了较为深入的了解。近年来，由于角膜缘干细胞、结膜干细胞的发现及对其生物学性质的深入了解，结合泪液学研究的进展，扩展了角膜病的研究范畴，形成了眼表疾病这一新的研究领域。眼表疾病的概念是 Nelson 于 1980 年提出的，泛指角结膜眼表结构与功能的疾病。严重的泪膜缺损或不稳定可引起角结膜上皮的角化和鳞状上皮化生；眼表上皮的病变也会引起泪膜的异常，如结膜杯状细胞缺乏，即使泪液量正常也可引起眼干燥症。眼表上皮与泪膜的完整性，对于维持眼表面的健康和保证角膜清晰的光学特性具有重要的意义，广义的眼表包括眼表上皮和泪膜（泪液），它们共同构成了眼表特殊的微环境，是一个不可分割的整体。临床上将眼表疾病与泪液疾病结合起来考虑，才能使疾病的诊断和治疗获得理想的效果，因此，广义的眼表疾病应包括角结膜浅层疾病和泪膜异常性疾病，也称为眼表泪液疾病。

第二节 眼表损伤性疾病

案例 8-1

患者，男性，45 岁，因双眼氨水溅入，视物不清 10 天，于 2004 年 8 月 15 日来眼科就诊。

10 天前，患者倒氨水时不慎溅入双眼及面部，当时双眼刺痛难忍，回家后用清水洗脸，症状稍减轻，当晚眼痛加重，右眼红肿明显，睁眼困难，视物不清。次日到当地医院五官科就诊，门诊接诊医师立即给患者双眼点表面麻醉药物，用生理盐水清洗双眼，收入病房，给予滴眼液、眼膏、静脉滴注药物治疗，具体药物不详，但因右眼视物仍不见，来本院就诊。患者近日无感冒、发热病史，无全身传染病接触史及药物过敏史。无遗传病史。

体格检查：全身系统检查未发现异常体征。眼部检查：右眼视力手动 /30cm，左眼视力 0.6，眼压正常，右眼睑红肿，结膜充血水肿，角膜缘结膜苍白，分泌物不多，角膜水肿混浊，房水不清，虹膜纹理不清，瞳孔圆，晶状体和眼底看不清。左眼睑轻度水肿，结膜充血，角膜中下部局限性混浊，上皮缺损，房水清，虹膜纹理清，瞳孔圆，对光反射灵敏，晶状体透明，眼底未见异常，如图 8-4 所示。

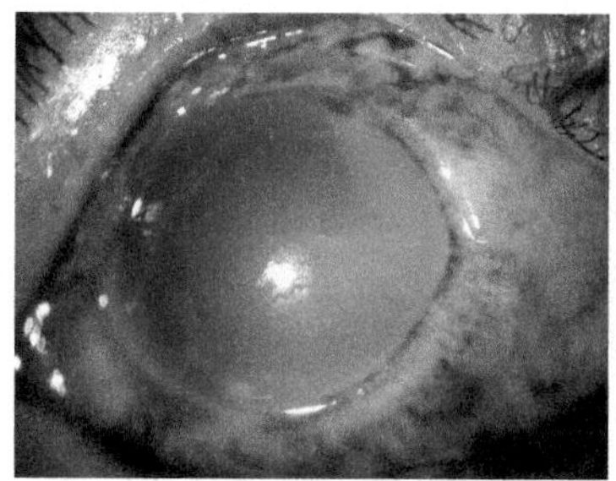 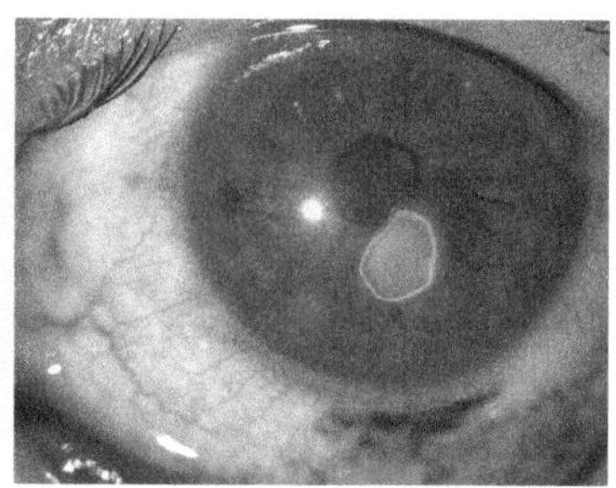

图 8-4 案例 8-1 双眼图像

问题：1. 你应做何诊断和紧急处理？

2. 该患者哪些眼表组织受到了损伤？可能会造成哪些后遗症?

3. 为预防后遗症的发生应做什么处理？

眼表稳定的泪膜和眼表上皮下健全的基质微环境，共同调控眼表上皮干细胞的增生与分化，从而维持眼表的健康状态。其中任一环节发生损害，都将引起眼表疾病。

【病因】 引起泪膜和（或）角膜缘干细胞损伤的常见原因有以下几种。①外伤性：化学伤、热灼伤、中毒、辐射伤；②医源性创伤：多次手术或冷凝治疗、放射线、抗代谢药物的毒性、药物中的防腐剂；③感染：角膜接触镜性角膜炎、病原体感染；④基质微环境损坏：先天性虹膜缺失、边缘性角膜炎或溃疡、翼状胬肉或假性胬肉、泪液异常、特发性疾病；⑤角膜神经支配异常：神经麻痹性角膜炎；⑥慢性炎症性疾病：慢性角膜结膜炎、慢性角膜缘炎、神经营养性角膜病变；⑦免疫性炎症：Stevens-Johnson 综合征、眼瘢痕性类天疱疮和类风湿关节炎等；⑧眼表肿瘤：尤其是恶性肿瘤，如鳞状细胞癌等。

案例 8-1 病因

10 天前，患者倒氨水时不慎被溅伤双眼及面部，氨水极可能进入眼部引起损伤。

【临床表现】

1. 症状 由于病因不同，症状各异。轻者仅表现为眼部不适，或眼痛、畏光、流泪等，很快缓

笔记栏

解，重者疼痛明显，不敢睁眼，视力明显下降，如果未及时治疗，可能引起眼内感染，出现眼内炎的症状。

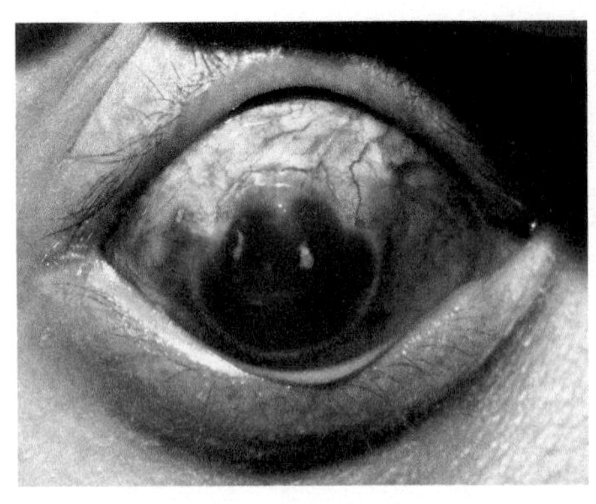

图 8-5 角膜上皮结膜化

2. 体征 按病理性质及临床表现，可分为两种类型。

（1）角膜上皮结膜化：病因为角膜缘干细胞功能衰竭，病理特征是正常角膜上皮被结膜上皮侵犯和替代，表现为不同程度的结膜上皮长入角膜、新生血管形成、角膜慢性炎症、持续性角膜溃疡、纤维细胞侵入、假性胬肉形成（图 8-5）。可分为两型：Ⅰ型有明确的病因，如化学伤和热烧伤、免疫性疾病、多次眼表手术或冷凝、抗代谢药物的毒性、角膜接触镜所致角膜病、严重微生物感染等；Ⅱ型没有明确病因，表现为角膜缘上皮细胞随着时间逐渐丧失功能，目前认为可能原因是角膜缘干细胞所处的基质微环境异常导致细胞调控异常。

（2）角结膜上皮角化：病因为泪膜异常或角结膜炎症导致结膜杯状细胞消失。病理特征是非角化上皮向病理性角化化生。临床表现为干眼、结膜充血，角结膜失去正常光泽、增厚水肿，角膜出现丝状物、角化、反复发生上皮糜烂、持续性溃疡、穿孔、白斑、新生血管翳等；结膜皱褶、乳头增生、睑球粘连，最终导致视力下降甚至失明。

【诊断】 根据病史、眼部表现，眼表损伤性疾病不难诊断。通过印迹细胞学方法检查角结膜上皮，可以判定眼表上皮细胞的终末表型。

案例 8-1 诊断

1. 病史 患者有双眼氨水溅入史。

2. 症状 患者双眼刺痛难忍，右眼红肿明显，睁眼困难，视物不清。

3. 体征 眼部检查见右眼视力手动 /30cm，左眼视力 0.6，右眼睑红肿，结膜充血水肿，角膜缘结膜苍白，角膜水肿混浊，房水不清，虹膜纹理不清，瞳孔圆，晶状体和眼底看不清。左眼睑轻度水肿，结膜充血，角膜中下部局限性混浊，上皮缺损，其他未见明显异常。

临床诊断：双眼表碱烧伤。

【治疗】 治疗原则：①去除病因、治疗并发症；②保护仍存活的角膜缘干细胞及正常的角膜上皮细胞；③自体或异体角膜缘干细胞移植；④保护和重建眼表基质和与泪膜有关的组织。

1. 药物治疗 ①免疫抑制剂：可以抑制眼表慢性炎症或眼表移植物的免疫排斥反应，常用药物有糖皮质激素、环孢素 A、他克莫司（FK506）等；②促进上皮修复：如表皮生长因子（EGF）、碱性成纤维细胞生长因子（bFGF）等生长因子及自体血清；③减轻角膜基质自溶：胶原酶抑制剂，如半胱氨酸、金属蛋白酶抑制剂等；④广谱抗生素：用于预防继发感染；⑤治疗眼干燥症药物。

2. 手术治疗 严重的眼表损伤如化学伤或热灼伤常造成眼表的结构异常，单纯药物治疗及传统的角膜移植术很难奏效。近年来，对眼表上皮细胞分化及创伤愈合机制有了新的认识，特别是角膜缘干细胞理论的形成，指导临床医生创新和改进了许多治疗眼表疾病的手术方式，这类手术统称为眼表重建术，其目的在于恢复眼表完整性及其上皮细胞的正常表型，以提高后期复明性角膜移植术的成功率。广义的眼表重建术包括结膜眼表重建、角膜眼表重建、泪膜重建和眼睑重建。其中角膜眼表重建尤为重要，常用的方法有角膜缘干细胞移植术、羊膜移植术和板层角膜移植术。

（1）角膜缘干细胞移植术：目的在于重建角膜缘，恢复角膜上皮增殖和移行的动力源。角膜缘移植材料来源于自体同一眼或对侧眼，或自体培养干细胞及同种异体角膜缘组织。该手术已成功地应用于复发性翼状胬肉、角膜缘缺陷导致的角膜新生血管化及烧伤等引起的角膜上皮持续性缺损患者的治疗。

（2）羊膜移植术：羊膜取自胎盘，是人两层胎膜的内层，正常羊膜薄而透明，最初被用于覆盖皮肤烧伤患者的创面。1995 年 Kim 和 Tseng 首次将羊膜移植到兔眼化学烧伤模型的角膜表面，术后使角膜上皮化生。此后，羊膜在眼表重建中被广泛应用，对其作用机制有了新的认识。羊膜具有以下特性：①羊膜基底膜与眼表上皮基底膜组织成分相似，可以促进上皮细胞的黏附移行，诱导上皮化生；②羊膜可以分泌多种生长因子，促进上皮生长；③羊膜含有神经生长因子和 P 物质，对角膜神经有营养作用；④羊膜可以抑制白细胞介素的分泌，调整炎症趋化因子表达，诱导多核白细胞凋亡，降低角膜基质金属蛋白酶 1、2、9 的表达，从而减轻角膜炎症反应，抵抗角膜溶解；⑤通过抑制转化生长因子 β 的 mRNA 表达，来抑制成纤维细胞的活性，减少角膜瘢痕形成；⑥羊膜中含有抗新生血管化蛋白，对新生血管有一定的抑制作用；⑦羊膜未发现 HLA-A、HLA-B、HLA-C 及 DR 抗原和 β_2 微球蛋白的表达，抗原性很低，同种异体移植反应小。临床上羊膜取材和制备都十分便捷，是目前眼表重建术中使用十分理想的材料。羊膜可以作为角膜上皮和结膜的替代物参与眼表重建；作为眼表遮盖物使用，可以保护新生上皮组织免受瞬目时眼睑的刮擦，同时减少炎症细胞和泪液蛋白与角膜基质的接触，减轻角膜炎症反应，抑制眼表组织的瘢痕化和新生血管化。另外，羊膜还是目前较理想的角膜缘干细胞培养和移植的载体。

案例 8-1 治疗

1. 右眼羊膜移植术，术后点糖皮质激素滴眼液，如图 8-6 所示。
2. 双眼点自体血清、贝复舒滴眼液。
3. 双眼点抗生素滴眼液。

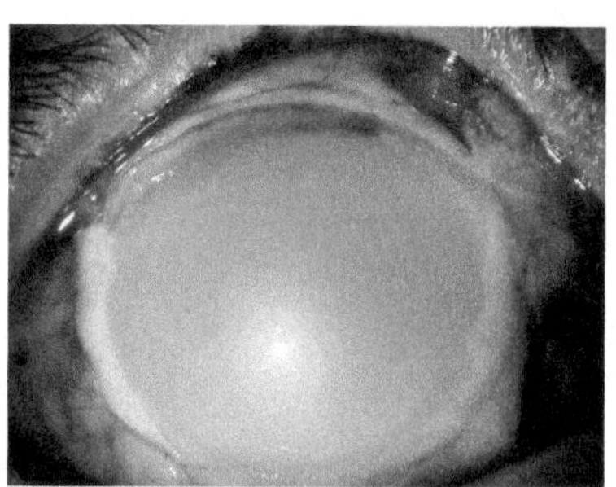

图 8-6 案例 8-1 羊膜移植术后所见

案例 8-1 小结

1. 患者有明显的眼部强碱烧伤的病史。
2. 急救治疗的关键是彻底清洗眼表，必要时应行前房穿刺冲洗和球结膜下冲洗。
3. 碱能溶解脂肪和蛋白质，渗透到眼表组织深层和眼内，使细胞分解坏死，尤其对角膜缘干细胞和结膜干细胞有毁灭性的破坏。
4. 保护眼表上皮，保存和恢复角膜缘干细胞和结膜干细胞功能，重建眼表，是预防后遗症的关键，羊膜移植术是目前首选的治疗手术。

（3）板层角膜移植术：是一种部分厚度的角膜移植手术。术中剥离切除角膜前部的病变组织，置换相应厚度的透明角膜移植片，以达到光学及治疗双重目的（图 8-7）。只要病变未达到后弹力层者，均可行板层角膜移植术来改善眼表，患者术后可恢复视力。

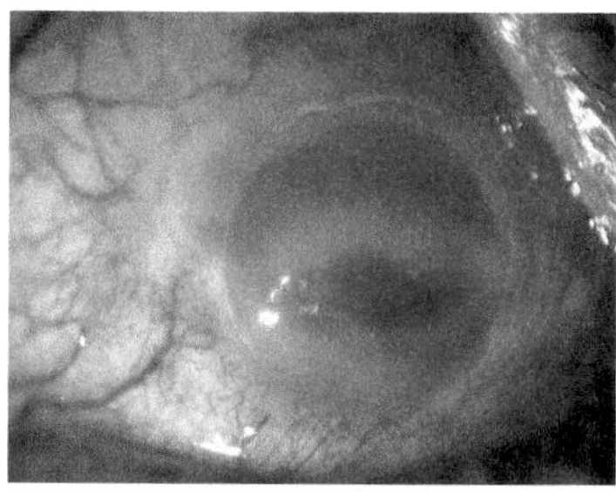 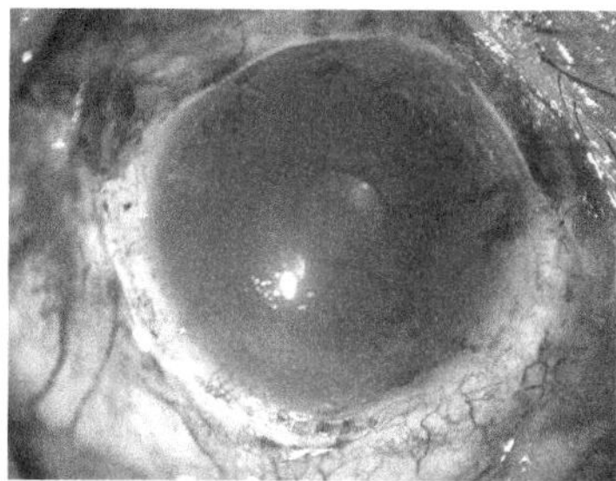 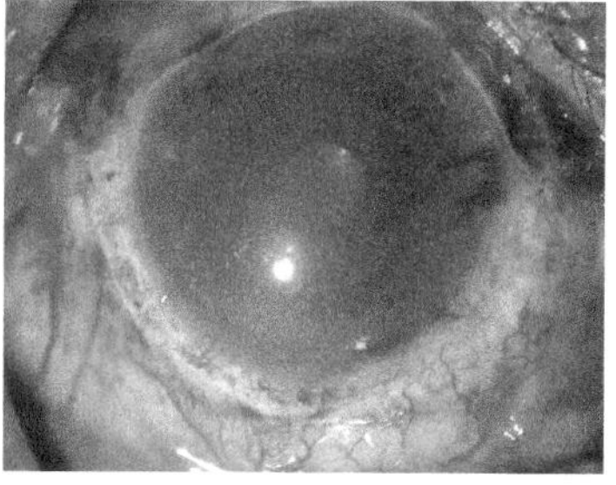

图 8-7 角膜碱烧伤，行板层角膜移植手术前（左）、术后 3 天（中）、术后 1 周（右）

笔记栏

第三节 眼干燥症

眼干燥症是一类疾病的总称，包括各种原因引起的泪液质或量异常，或泪液动力学异常，导致泪膜不稳定及眼表组织病变，表现为眼部不适等。

【病因】 眼干燥症病因繁多，病理过程复杂，常见的有自身免疫性疾病（如Sjögren综合征、Stevens-Johnson综合征等）、眼部热化学伤和其他原因引起眼表上皮、上皮下基质、泪腺或泪腺管等产生的病理改变。

【分类】 目前干眼的诊断分类标准尚未统一，1995年美国干眼研究小组提出将干眼分为两型：①泪液生成不足型，是指因泪腺疾病或功能不良所致的干眼，又称水液缺乏型干眼（aqueous tear deficiency，ATD），又可进一步分为Sjögren综合征所致干眼症（SS-ATD）及非SS-ATD（表8-2）；②蒸发过强型，主要指睑板腺功能障碍（Meibomian gland dysfunction，MGD）所致的干眼。

表8-2 干眼的分类（1995年美国干眼研究小组）

泪液生成不足型	蒸发过强型
非Sjögren综合征	睑板腺功能障碍
泪腺疾病（原发或继发）	眼睑炎、睑缘炎
泪液分泌障碍	眼睑的瞬目功能异常
角膜敏感性降低	视屏终端综合征
其他	眼睑缺损或闭合异常
Sjögren综合征	眼睑-眼球配合异常

按病因，干眼可分为：①水液缺乏型干眼（ATD），主要由于泪腺分泌功能低下所致，可以是先天性的（如先天性无泪腺症等），亦可是后天因素造成的（如一些自身免疫性疾病、感染、外伤、药物中毒等），或因手术所致（如PRK和LASIK降低了角膜敏感性，可以引起干眼症状）；②黏蛋白缺乏型干眼，如Stevens-Johnson综合征、眼类天疱疮、沙眼、眼部化学伤、热烧伤所致的干眼；③脂质缺乏型干眼，主要因睑板腺功能障碍引起；④泪液动力学异常型干眼，因眼睑的瞬目功能异常，使泪液不能均匀涂布所致；⑤混合型干眼（表8-3）。

表8-3 干眼的分类（按病因）

分型	病因
水液缺乏型干眼（ATD）	泪腺分泌功能低下（先天、病理、手术）
黏蛋白缺乏型干眼	眼表上皮细胞受损
脂质缺乏型干眼	睑板腺功能障碍
泪液动力学异常型干眼	眼睑的瞬目功能异常、结膜松弛、泪液排出延缓
混合型干眼	上述两种或两种以上原因

【临床表现】 常见的症状有眼部干涩感、异物感、刺痛感、烧灼感、痒及畏光、视物模糊、视疲劳、眼红、有黏丝状分泌物等，可伴有口干、关节痛等全身症状（Sjögren综合征）。诱发或加重因素不一。

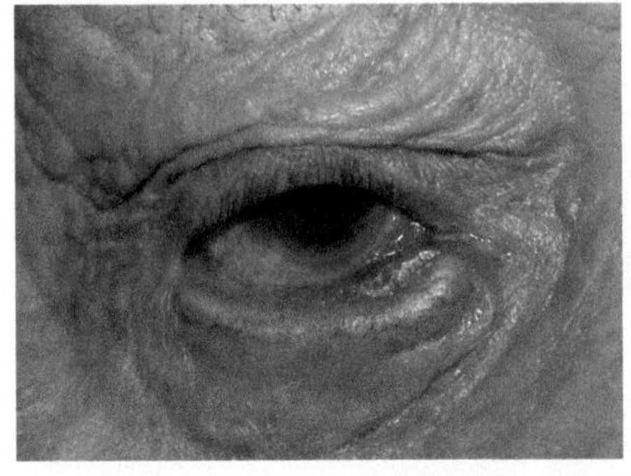
图8-8 眼干燥症

【诊断】 通过裂隙灯显微镜检查、临床试验、实验室检查结合病史等有助于眼干燥症的诊断。

1. 裂隙灯显微镜检查 ①泪河线宽度：正常为0.5～1.0mm，≤0.35mm可诊断为干眼；②角膜改变：丝状物、角化、溃疡、穿孔、白斑、新生血管翳等；③泪膜中及下穹窿部有碎屑物；④睑球粘连；⑤结膜：充血、失去正常光泽、增厚水肿、皱褶、乳头增生；⑥眼睑检查，有无MGD；⑦结膜堆积：该体征提示泪液动力学异常（图8-8）。

笔记栏

2. 临床试验 ①Schirmer Ⅰ、Ⅱ试验：正常为10～15mm/5min，＜10mm/5min为低分泌，

< 5mm/5min 为干眼；②泪膜破裂时间（BUT）：正常为 10 ～ 45 秒，< 10 秒为泪膜不稳定；③荧光素染色：着色提示角膜上皮缺损，通过染色有利于观察泪河高度；④虎红及丽丝胺绿染色：失活变性细胞和缺乏黏蛋白包裹的角结膜上皮细胞着染，对于早期病例的诊断更为敏感。

3. 实验室检查

（1）泪液渗透压：≥ 312mOsm/L 可诊断眼干燥症。

（2）泪液乳铁蛋白：可反映泪液分泌功能，其正常值为（1.46±0.32）mg/ml，69 岁以前< 1.04mg/ml 或 70 岁以后< 0.85mg/ml 可诊断眼干燥症。

（3）泪液溶菌酶含量：溶菌区< 21.5mm^2 或含量< 1200μg/ml 可诊断眼干燥症。

（4）泪液蕨类（羊齿状物）试验（TFT）：反映泪液电解质、糖蛋白含量和比例，黏蛋白缺乏者（如眼类天疱疮、Stevens-Johnson 综合征）蕨类减少甚至消失。

（5）泪液清除率（TCR）：反映泪液清除速率，应用荧光光度测定法检测。

（6）活检及印迹细胞学检查：了解眼表上皮细胞表型，眼干燥症患者眼表上皮细胞 HE 染色表现为结膜杯状细胞密度降低、细胞核质比增大、上皮细胞鳞状化生、角膜上皮结膜化。通过细胞计数可间接评估病变的严重程度。

（7）血清学检查：用于诊断自身免疫性疾病（如 Sjögren 综合征等）。

（8）其他：角膜地形图检查可了解角膜表面规则性；干眼仪或泪膜干涉成像仪可了解泪膜脂质层异常；泪液蒸发仪可测定泪液蒸发情况。

【治疗】 干眼是目前世界最为常见的眼表疾病，不同类型和不同严重程度的干眼，其治疗方法和目的亦不同，对于轻度干眼患者主要是缓解眼部不适的症状，而严重干眼则主要是保护视功能，减少并发症。治疗原则为消除病因，补充泪液，缓解炎症。

（1）干眼的主要治疗措施（表 8-4）

1）病因治疗：寻找病因，针对病因进行治疗是提高眼干燥症治疗效果的关键。由全身性疾病，尤其是自身免疫性疾病引起者，应会同相关科室医生共同对原发病进行治疗。长期全身应用某些药物可引起干眼，如镇静药、解痉药等，长期使用多种滴眼剂也可引起干眼，应停用这些药物，有些干眼的发生和加重与其生活和工作环境有关，如长期在空调环境内或电脑前工作、夜间驾车，瞬目频率减少，眼表暴露面扩大，泪液蒸发增加，使亚临床的眼干燥症患者出现干眼症状，因此，应注意改善工作与生活环境。吸烟、游泳、化妆品等引起的干眼应消除相应的诱因。

2）泪液替代治疗

A. 自体血清：最好的泪液替代物是自体血清，其成分与正常泪液最接近，并含有多种生物活性物质，如表皮生长因子、维生素 A、转化生长因子 β 及纤维连接蛋白等。但是由于血清制备复杂，来源有限，易于污染，不能长期保存，限制了临床使用。但在重度干眼，常规应用人工泪液无效者，用自体血清仍有较好的治疗效果。

B. 人工泪液：人工泪液的应用始于 1908 年，是治疗眼干燥症的一线药物。临床上常用的人工泪液有透明质酸钠滴眼液、羧甲基纤维素钠滴眼液、右旋糖酐 -70 滴眼液、聚乙二醇 -400 滴眼液、聚乙烯醇滴眼液等。人工泪液种类较多，各种人工泪液的成分、含量、作用机制、优缺点不尽相同，根据干眼的类型、程度及药效，正确地选择和调整用药。对于轻度干眼患者，选择黏稠度较小的人工泪液，既能达到治疗效果，又不会引起一过性视物模糊；中、重度干眼患者可选择黏稠度较大的人工泪液，延长药物在眼表面存留时间，减少用药次数；对于眼表面炎性反应较重、泪液动力学异常或脂质层异常患者选用不含有防腐剂的人工泪液，以减少防腐剂对眼表面上皮细胞的影响。还有些人工泪液含有抗炎、促进角膜上皮修复，或可以逆转上皮细胞化生的作用，在选用时应综合考虑。滴眼次数最好每天不超过 6 次，过频的滴眼可能破坏泪膜结构，加快泪液的蒸发。

3）保留泪液：延长泪液在眼表面的停留时间是治疗干眼的另一重要方法。常用的方法：

A. 防止蒸发：戴硅胶眼罩、湿房镜或潜水镜，提供一个密闭的眼环境，使眼表面的空气流动减少，阻止泪液的蒸发，以达到保存泪液的目的。尤其对于角膜暴露的患者疗效好。

B. 配戴角膜接触镜：轻症干眼患者应用治疗性角膜接触镜、浸水软镜，配合人工泪液治疗可取得良好效果，尤其是伴有丝状角膜炎的患者。

C. 泪点栓子植入和泪点封闭：可以减少泪液经泪道系统排出（图 8-9）。泪点栓子根据其在泪

笔记栏

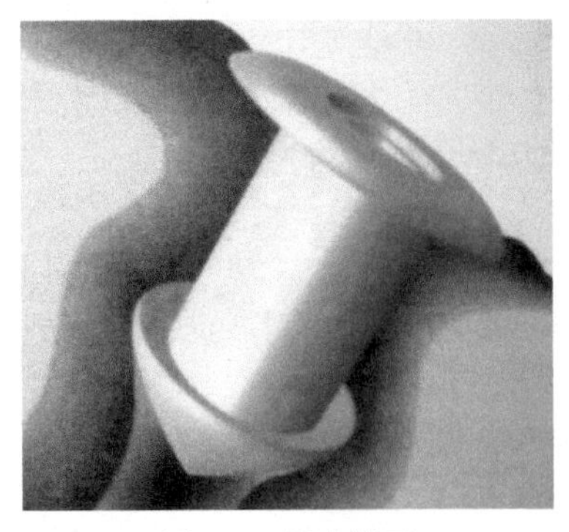
图 8-9 泪点栓子

小管内的放置时间分为临时性和永久性两种，临时性泪点栓子采用胶原材料，根据胶原的不同溶解时间不同，一般在 10 ～ 90 天内溶解吸收；永久性泪点栓子采用硅胶或高分子材料制成，不吸收。泪点栓子对轻中度干眼患者的疗效较好，可明显减少人工泪液的使用频率，增加角膜接触镜配戴的耐受性。对于较严重的干眼患者若使用泪点栓子无溢泪，可施行泪点封闭术，封闭的方法有热烧灼、手术切除、激光封闭等。

4）增加泪液分泌：有些药物具有增加泪液分泌的作用，但也存在副作用及临床疗效不确定等缺点，目前主要用于重度干眼患者。常用的药物有：①盐酸溴己新，口服每次 16mg，每天 3 次，连续服用 2 ～ 3 个月。②拟胆碱能药物可促进腺体的分泌，口服盐酸毛果芸香碱，9mg，每天 3 次，连续 1 个月以上；或新斯的明，15mg，每天 3 次。③局部应用 3.0mmol/L 的 3- 异乙酸 -1- 甲基黄嘌呤（3-isobutyl-1-methylxanthine，IBMX），可通过增加细胞内 cAMP 或 cGMP 水平而刺激副泪腺的分泌，应用 4 周后可明显降低患者泪液的渗透压，对眼干燥症有一定疗效。④雄激素：绝经期后妇女眼干燥症的发病率明显升高，研究发现绝经期后妇女血液循环中雄激素与雌激素水平均降低，而这些血清中的激素是局部分泌组织敏感性激素的前体。泪腺中有雄激素的受体，动物实验表明雄激素降低是泪腺分泌功能降低的重要因素，雄激素的作用机制可能为下调免疫活性，对上皮细胞促进某些特殊基因的表达，促进蛋白质的合成，对某些分泌过程有放大作用，可以改善泪腺和睑板腺的分泌功能。临床观察发现通过补充具有活性的雄激素来治疗 Sjögren 综合征及非 Sjögren 综合征的眼干燥症均有疗效，由于全身应用此类激素可能导致严重的副作用，在选择治疗前应充分掌握适应证。

5）抑制眼表面炎性反应：干眼对眼表面的共同影响是引起炎性反应，这种炎性反应是基于免疫的非感染性炎性反应，由细胞因子介导，其发生的原因可能与性激素水平降低、淋巴细胞凋亡减少及眼表面轻微摩擦所致的损伤 - 愈合反应有关。眼表面炎性反应的程度与干眼症状的严重程度呈正相关。免疫抑制剂抗炎治疗只适用于有眼表面炎性反应的中、重度干眼。主要药物：①糖皮质激素滴眼液（如甲泼尼龙滴眼液），以 0.1% 浓度较好，重度干眼患者可用 0.5% 浓度，每天 1 ～ 3 次，视病情轻重而定，炎性反应减轻后应及时减少用药。应用不当可加重干眼症状或引起激素副作用。②环孢素 A（cyclosporine A，CsA）：1994 年开始局部用于干眼的治疗，其作用机制为抑制泪腺腺泡细胞和结膜杯状细胞的凋亡，促进淋巴细胞凋亡，抑制眼表面炎性反应。临床试验表明，局部滴用 0.05% ～ 0.1% CsA，每天 2 次，治疗 6 个月后，患者眼表面炎性标志物 IL-6、CD11a 及 HLA-DR 的表达明显降低，杯状细胞密度明显增加。0.05% CsA 对眼部的刺激性很小，患者易于耐受。③ FK506：其抑制眼表面炎性反应的机制与 CsA 基本相同，作用更强，副作用较小，适用于 CsA 治疗无效的严重干眼患者。

6）手术治疗：适用于常规治疗方法效果不佳，且有可能导致严重视功能损害的重度干眼患者。治疗方法有腮腺导管移植或自体游离颌下腺移植，自体游离颌下腺的分泌量适中，其成分与泪液相近，且含有表皮生长因子等，移植的远期效果十分理想。对于因化学伤、热烧伤或全身黏膜性疾病所导致的严重黏蛋白缺乏型干眼患者，也可试行自体鼻黏膜移植，以增加功能性杯状细胞，改善黏蛋白分泌，有利于水液附着。

表 8-4 眼干燥症的主要治疗措施

方法	治疗措施
病因治疗	查找病因，针对眼部或全身病因进行治疗
泪液替代治疗	自体血清、人工泪液
保留泪液	防止蒸发（眼罩），角膜接触镜，泪点栓子或封闭
增加泪液分泌	盐酸溴己新、拟胆碱能药物、IBMX、雄激素
抑制眼表面炎性反应	糖皮质激素、环孢素 A、他克莫司
手术治疗	腮腺导管移植、自体游离颌下腺移植、羊膜移植

笔记栏

（2）不同类型干眼的治疗措施

1）水液缺乏型干眼（ATD）：此类患者除了有明显的干眼症状外，检查还发现泪液分泌不足，表现为泪河条变窄、Schirmer 试验示泪液分泌减少、泪膜破裂时间缩短及眼表面上皮损害（虎红或荧光素染色阳性）。治疗措施：依严重程度依次采用下列方法，①局部应用人工泪液。②泪点栓子植入，用于需要长期滴用人工泪液且每天滴药次数较多（3 次以上）的患者。③促进泪液分泌，可用于局部应用人工泪液和泪点栓子植入效果不佳的患者。④免疫性炎症抑制剂，适用于有严重眼表面炎性反应的干眼患者，一旦炎性反应控制应及时停用。⑤自体血清的应用，可用于常规药物治疗无效且有角膜上皮愈合不良的患者。⑥手术治疗，对于经所有保守治疗无效的重症患者，可行自体游离颌下腺移植治疗。⑦全身疾病的治疗，如果干眼为全身疾病表现（如 Sjögren 综合征），应与相应科室联合治疗原发病及其合并症。

2）蒸发过强型干眼（LTD）：其病因主要是泪膜脂质层的质或量的异常，如睑板腺功能障碍、眼睑炎、睑缘炎等，眼睑缺损或闭合异常或长期从事电脑操作所引起的视屏终端综合征患者，因瞬目次数减少、睑裂暴露大、泪液蒸发增加所导致的干眼也属此类。

治疗措施：①清洁眼睑，包括热敷、按摩和擦洗。眼睑局部湿热敷，每天早、晚各 1 次，每次 10 ～ 20 分钟，使眼表温度高于睑板腺脂质的熔点，有利于脂质的流动。用手指在眼睑表面近睑缘处做旋转性按摩，可促进腺体内分泌物的排出。采用蘸有 $NaHCO_3$ 溶液或抗生素滴眼液的棉签沿睑缘擦洗，使睑缘及睑板腺清洁，有利于脂质排出。②口服抗生素。口服四环素 250mg，每天 4 次，或多西环素 50mg，每天 2 次，连续数周。此两种药物为亲脂性药物，可通过抑制细菌脂肪酶的生成而减少脂肪酸的合成。长期服药应注意药物副作用，8 岁以下儿童、孕妇及哺乳期妇女慎用。③局部药物的应用。应根据眼睑、睑缘及眼表面炎症的致病菌种类选用敏感的抗生素滴眼液，眼表面炎性反应严重的干眼患者可短期局部使用糖皮质激素滴眼液，干眼症状严重或有角膜上皮及泪膜异常的患者需同时应用人工泪液。④脂质替代治疗。理论上可用于睑板腺脂质分泌不足的患者。⑤雄激素的应用：有研究报道全身和局部补充雄激素治疗睑板腺功能障碍可获得良好疗效。

3）黏蛋白缺乏型干眼：主要由眼表上皮细胞受损而引起，包括眼表面的化学伤、热烧伤、角膜缘功能障碍。由于黏蛋白缺乏，尽管泪液的量可以是正常的，患者仍发生角膜上皮的更替及修复异常。轻度干眼患者可局部应用不含保存剂的人工泪液，或行泪点栓子植入。眼表面有炎性反应者，在临床密切观察下局部试用糖皮质激素滴眼液或免疫抑制剂治疗。严重者需行眼表重建术，以恢复眼表面的正常解剖结构和功能，手术方法有角膜缘干细胞移植术、羊膜移植术、自体结膜移植术等。

4）泪液动力学异常型干眼：包括瞬目异常、泪液排出延缓、结膜松弛症等。治疗方法：①人工泪液，主要是稀释和冲洗眼表面的炎性反应产物。②糖皮质激素滴眼液、免疫抑制剂或抗组胺眼药，控制眼表面的炎性反应。③睡前戴治疗性角膜接触镜或用眼膏；④手术治疗，结膜松弛症患者应切除多余球结膜，使结膜贴附眼表面。

5）混合型干眼：由上述两种或两种以上原因引起的干眼，是临床最常见的类型。按以下方法逐步进行治疗：①补充人工泪液。②泪点栓子植入。③糖皮质激素滴眼液或免疫抑制剂治疗。④刺激泪液分泌。⑤应用自体血清。⑥治疗相关全身性疾病。⑦性激素治疗。⑧手术治疗，行自体游离颌下腺移植。

第四节 睑板腺功能障碍

睑板腺功能障碍（Meibomian gland dysfunction，MGD）指睑板腺的分泌功能异常所引起的病变，包括睑板腺分泌的质和量的异常，是临床常见又易被忽视的眼病，双侧发病，主要引起非特异性的眼部刺激症状。睑板腺是全身中最大的皮脂腺，在其排泄管的侧管壁布满腺泡，腺泡内充满皮脂腺上皮细胞，腺泡边缘的细胞内无脂肪，能进行分裂，分裂后向内移，细胞体扩大，呈多角形，开始分泌脂肪，当细胞体内充满脂肪物质时，细胞破裂，细胞残壳和分泌物一同入排泄管，侧管较小，由 3 ～ 4 层方形上皮覆盖。垂直走向的大导管较大，由 5 ～ 6 层复层鳞状上皮构成，表面常有角化。脂肪物质在排泄管内储积，使管壁扩张，当储积至一定量时，借助于瞬目时眼轮匝肌收缩产生的挤压性动力，使脂肪物质排出，均匀涂布于泪膜水液层表面，形成脂质层，具有防止泪液过快蒸发的作用。如果水液层缺乏，脂肪物质对角膜和结膜上皮会产生一种化学刺激。

笔记栏

【病因】 睑板腺分泌的脂质物排出受阻，滞留于腺管内和睑板腺开口，对睑缘、角膜和结膜产生刺激或引起泪膜脂质相对不足所致的干眼，已知的原因有：

（1）年龄因素：随年龄的增长，睑板腺腺管上皮角化增加，管腔变窄，使睑板腺分泌物排出阻力增加。

（2）神经内分泌因素：雄激素促进睑板腺分泌；而肾上腺素抑制睑板腺分泌。

（3）细菌感染：最常见为慢性葡萄球菌感染，细菌产生的酶类可分解睑板腺脂质，引起脂质分泌的质与量的异常。

（4）油性皮肤、酒糟鼻或脂溢性皮炎、特应性皮炎可合并有睑板腺分泌旺盛。

（5）角化不良：银屑病、红斑狼疮等。

【临床表现】 中老年多见，眼部不适症状表现不一，常见的有灼热感、刺痒感、胀痛、异物感、流泪等。裂隙灯下检查睑板腺开口处可见淡黄色泡状物，严重者睑板腺开口外凸，呈黄白色，挤压后排出较黏稠的脂质分泌物，其质地可为稀黄奶油状、白色颗粒状或牙膏状。有时睑板腺开口被脂质栓堵塞形成小疱，需用针挑开才能挤出分泌物。葡萄球菌感染者，睫毛根部出现环形红疹，眼睑缘充血，有结痂。脂溢性者，脂质物沿睫毛形成套袖样外观。眼表表现为泡沫状泪膜，轻度结膜充血，角膜下部上皮点状病变，荧光素染色着色。

【诊断】 本病常被误诊为慢性结膜炎，主要原因是没有用裂隙灯细致检查睑板腺开口。对主诉眼部不适、诊断不清、治疗效果不明显者，应考虑本病，仔细检查不难确诊。

【治疗】 眼睑缘和睑板腺开口的清洁尤为重要。翻转眼睑，用玻璃棒从睑板根部向睑缘刮压睑结膜面；或在皮肤面用棉签或手指按摩眼睑，有助于睑板腺液由开口排出。用蘸有抗生素滴眼液或温和清洁剂的棉签擦洗清洁睑缘。眼局部热敷，每日 2 次，每次 10 ～ 20 分钟。白天滴不含防腐剂的人工泪液或抗生素滴眼液，睡前涂红霉素或四环素可的松眼膏。顽固病例还可口服抗生素，成人可选用四环素 250mg，每日 4 次；或多西环素 50 ～ 100mg，每日 2 次，连续服用数周，孕妇和哺乳期妇女慎用。儿童可口服红霉素。

【思考题】

1. 什么是眼表疾病，有哪些临床表现？
2. 眼干燥症如何诊断与治疗？
3. 泪膜由哪些结构组成？
4. 试述角膜缘干细胞的位置和作用。
5. 羊膜在眼表重建手术中的用途有哪些？

（高自清）

笔记栏

第九章　结　膜　病

【学习要点】

1. 掌握结膜炎的临床表现、诊断、治疗原则及预防；沙眼的临床表现、分期及并发症。
2. 熟悉急性结膜炎的鉴别诊断。

第一节　概　　论

一、应用解剖与生理

结膜（conjunctiva）始于上、下睑的睑缘后部，终止于角膜缘，是覆盖于眼睑后表面和眼球前表面的一层半透明黏膜组织，分为球结膜、睑结膜和穹窿结膜三部分（图 9-1）。睑结膜覆盖于眼睑的内表面，与睑板结合紧密，难以分离；球结膜位于前部巩膜表面，与眼球前表面结合疏松；两者的移行部分为穹窿结膜。在组织学上结膜分为上皮层和黏膜下基质层，上皮层含有大量的杯状细胞（约占结膜上皮细胞基底细胞数的 10%），主要分布在睑结膜和球结膜的鼻下区域，是泪膜黏蛋白的主要来源，对于稳定泪膜起重要作用。泪腺排泄管开口于上穹窿结膜的颞侧部，穹窿结膜下还有副泪腺（如 Krause 腺、Wolfring 腺），参与分泌泪液。结膜基质层不仅含有血管和淋巴管，还含有抗原呈递细胞。除此之外，结膜还含有免疫球蛋白、中性粒细胞、淋巴细胞、肥大细胞、浆细胞等，这些免疫细胞共同组成了结膜相关淋巴样组织（conjunctival-associated lymphoid tissue，CALT），具有吸附、收集和传递抗原的功能。淋巴细胞与黏膜上皮细胞之间通过生长因子、细胞因子和神经肽介导的调节信号相互作用，促进调节性免疫应答的发生。因此，结膜不仅具有眼表物理屏障作用，还可借助 CALT 促进免疫应答的发生。

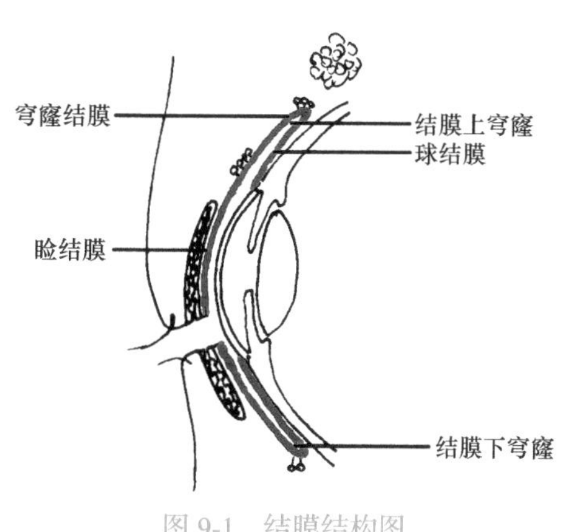

图 9-1　结膜结构图

眼结膜表面大部分暴露于外界，易受外界环境的刺激和损伤，结膜上皮细胞损伤通常在 1 ～ 2 天内可修复，而结膜基质层的修复与新生血管的生成数量、炎症反应程度、组织更新速度等因素有关，在修复过程中常伴有成纤维细胞增生，分泌胶原，形成瘢痕。结膜囊内有适宜的温度与湿度，易受病原微生物感染而发生炎症，结膜炎症性病变统称为结膜炎。结膜病最常见的是结膜炎，其次为变性疾病。

二、结膜炎概述

结膜炎（conjunctivitis）是常见的外眼病。眼表的特异性和非特异性免疫防护机制使结膜具有一定的抗感染能力，但当这些防御能力减弱或外界致病因素增强时，则引起结膜的炎症性病变，表现为结膜血管扩张、渗出和炎症细胞浸润。

【病因】　结膜炎的病因可分为两大类。

（1）微生物性：常见的病原微生物有以下几种。①细菌，如金黄色葡萄球菌、肺炎球菌、流感嗜血杆菌、淋球菌、脑膜炎双球菌等；②病毒，如人腺病毒、肠道病毒 70 型等；③衣原体，如沙眼衣原体等。偶有真菌、寄生虫、立克次体等引起的结膜炎。病原微生物不仅可以经空气、灰尘、水或污染的手、毛巾、用具等外源性途径传染而来，还可由内源性感染所致，也可因为邻近组织的病变波及，如眼睑、泪器、角膜、巩膜、眼眶、鼻腔、鼻旁窦等的炎症。

（2）非微生物性：由机械性、物理性（如风沙、烟尘、紫外线、红外线、热、辐射、电等）、化学性（如医用药品、酸、碱及有毒气体等）等物质的刺激而来。部分结膜炎可由超敏性免疫性反应引起，如过敏性结膜炎、泡性结膜炎、春季结膜炎等。少数结膜炎因营养缺乏等与机体内因相关的病变引起，如肺结核、梅毒、甲状腺病等。

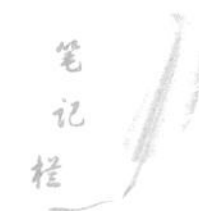

【分类】 结膜炎按病因可分为感染性、免疫性、化学性或刺激性、全身疾病相关性、继发性和原因不明性结膜炎。感染性结膜炎最常见，按病原体不同又可分为细菌性、病毒性、衣原体性。按病程可分超急性、急性（病程少于3周）、慢性（病程超过3周）结膜炎。按组织的病变形态可分为乳头性、滤泡性、膜性/假膜性、瘢痕性和肉芽肿性结膜炎。按病因可分为感染性、免疫性、化学性（刺激性）、全身疾病相关性、继发性和不明原因性结膜炎。

【临床表现】 结膜炎的主要自觉症状有眼部异物感、灼热感、发痒、疼痛、畏光、流泪、分泌物增多等。主要体征有结膜充血、水肿、结膜表面渗出物、滤泡、乳头增生、假膜、真膜、肉芽肿、假性上睑下垂、结膜下出血和耳前淋巴结肿大等。

（1）结膜充血：是结膜炎的最常见、最主要的体征，睑结膜和球结膜均充血，结膜充血应与睫状充血鉴别（表9-1），睫状充血是眼球前节炎症性病变的主要体征。睑结膜充血为弥漫性（图9-2）；球结膜充血呈鲜红色（图9-3），越靠近穹窿部充血越显著。充血的血管是结膜表层血管充血，推动球结膜时，充血的血管可随之移动。结膜囊滴入0.1%肾上腺素后充血消失。充血也可局限于球结膜的某一部位，称为局限性充血，如泡性结膜炎。

表9-1 结膜充血与睫状充血的鉴别

鉴别点	结膜充血	睫状充血
充血血管	浅层结膜血管	深层前睫状血管
部位特点	以穹窿部最显著	以角膜周围最显著
颜色	鲜红	紫红
形态	血管呈网状，粗而弯曲，互相吻合，压迫褪色，可随结膜移动	血管细直，不分支，不吻合，压迫不褪色，不随结膜移动
滴血管收缩剂	充血消失或减轻	充血不减轻
疾病	结膜疾病	角膜炎、虹膜睫状体、巩膜疾病及青光眼

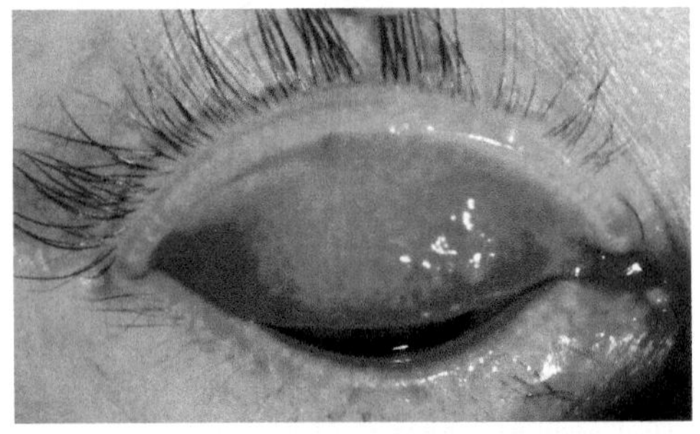

图9-2 睑结膜弥漫性充血

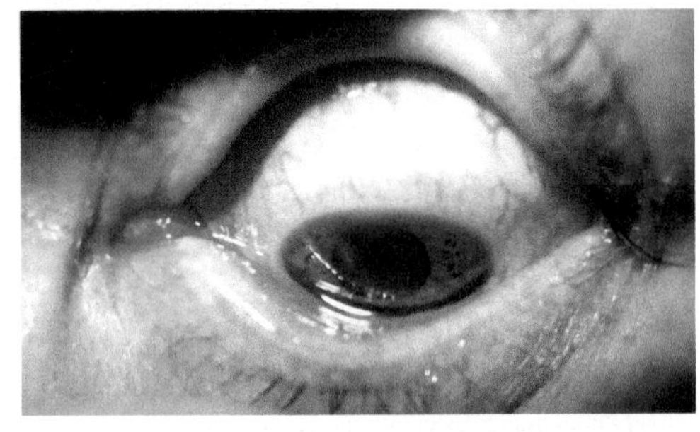

图9-3 球结膜充血

（2）结膜水肿：结膜炎使结膜表层血管充血、扩张、渗出，由于睑结膜与其下睑板连接紧密，水肿仅表现为透明度降低；球结膜与穹窿结膜的结膜下组织结构疏松，血管渗出液积聚其中，可引起结膜高度水肿隆起。严重水肿时，球结膜可突出于睑裂外，使眼睑闭合困难，甚至引起眼睑红肿。除炎症外，眶静脉损伤或淋巴回流受阻等也可以引起结膜非炎症性水肿。

（3）结膜分泌物：分泌物由泪液、睑板腺分泌物、黏液、脱落的上皮细胞、病原微生物、血管的渗出物及漏出物构成。临床上主要根据分泌物的性状来诊断结膜炎和判定其病因，如细菌性结膜炎的分泌物常呈浆液性、黏液性和脓性，清晨上、下睑缘和睫毛常被分泌物黏着，大量的脓性分泌物是淋球菌性结膜炎的特征性表现；病毒性结膜炎分泌物呈水样或浆液性；过敏性结膜炎或眼干燥症者分泌物较少，常呈黏稠丝状。

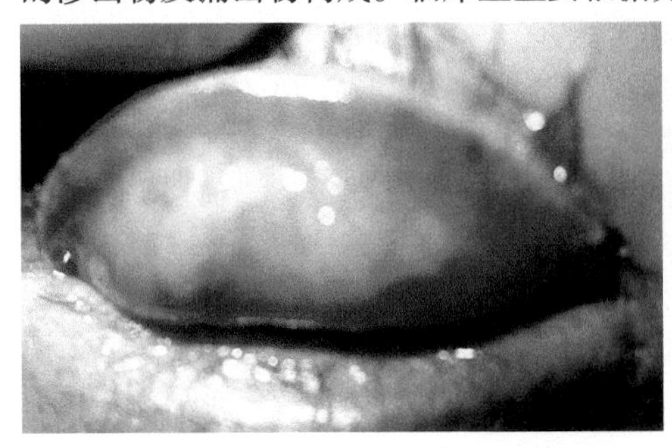

图9-4 结膜炎时分泌物增多

急性炎症时，分泌物较多，为黏液、黏液脓性或膜性，刺激症状也较重；慢性炎症时，分泌物减少，且多呈丝状或泡沫状，附着在睑缘及眦部（图9-4）。

（4）结膜下出血：一些严重的结膜炎（如腺病毒所

笔记栏

致的流行性结膜炎、肠道病毒所致的流行性出血性结膜炎、Koch-Weeks 杆菌所致的急性结膜炎等），除结膜充血外，还可能出现点状或片状的球结膜下出血。这是炎症引起小血管破裂或管壁渗透性增加所致。

（5）乳头增生：为长期慢性炎症的结果。炎症迁延时，睑结膜上皮表面有小红点状突起，呈细小乳头状或天鹅绒状外观，称为乳头增生。乳头为结膜上皮的过度增生，是结膜炎症的一种非特异性体征，多发生于上、下睑结膜。裂隙灯下见乳头中央处有扩张的毛细血管到达顶端，并呈轮辐样散开。直径大于 1mm 者，称为巨大乳头。

（6）滤泡形成：滤泡是睑结膜下的腺样组织受刺激后引起的淋巴系增殖，为结膜上皮下淋巴细胞局限性增生集聚，呈半球状隆起，外观光滑，其中央有一胚心，滤泡基底部有血管绕行、滤泡中央无血管为其特点。滤泡常见于上睑结膜和下穹窿结膜，是某些结膜炎的相对特异性的炎症反应体征，具有鉴别与诊断意义，多见于衣原体性、病毒性、一些寄生虫引起的结膜炎或药物性结膜炎（图 9-5）。

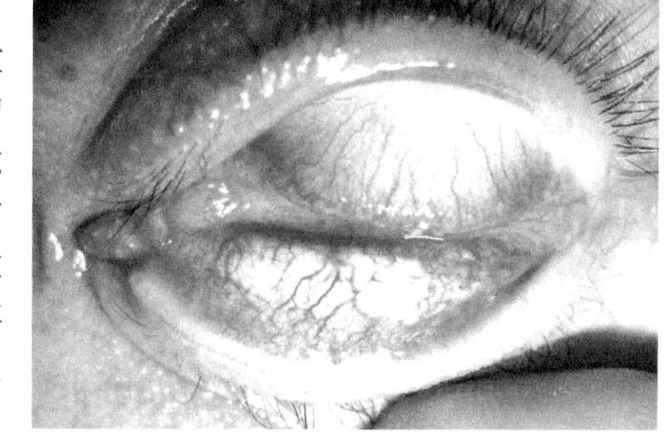

图 9-5　结膜滤泡形成

（7）睑结膜的假膜或真膜：由病变结膜渗出的富有纤维蛋白的渗出物，混合脱落的结膜上皮细胞、白细胞和病原体形成，在睑结膜表面凝结成假膜或真膜。假膜与下层结膜上皮组织结合疏松、容易剥离，主要发生于幼小儿童，常见于腺病毒性结膜炎、新生儿包涵体性结膜炎、链球菌性结膜炎（图 9-6）。真膜与下层结膜组织结合坚固，累及整个上皮，强行剥离时易出血，创面粗糙，常见于白喉杆菌性结膜炎。

（8）耳前淋巴结肿大：多伴有压痛，常见于病毒性结膜炎，是与其他结膜炎的重要鉴别点，但在疾病早期或轻症者可无此症状。

（9）结膜肉芽肿：一般是由结膜上皮下增生的纤维血管组织和单核细胞、巨噬细胞共同构成。常见于睑板腺囊肿自行破溃，在睑结膜表面形成舌状肉芽。一些内源性疾病，如梅毒、猫抓病、肉瘤病、帕里诺眼 - 腺综合征等，也表现为结膜肉芽肿，组织活检有助于原发病的诊断。帕里诺眼 - 腺综合征以单眼肉芽肿性结膜炎和局部滤泡增殖为特征，多伴有下颌下或耳前淋巴结肿大、发热等其他全身表现。在慢性结膜炎（尤其是沙眼）的基础上，结膜可发生一种肿瘤形式的浆细胞浸润，称为结膜浆细胞瘤（图 9-7）。多发生在穹窿结膜，呈淡红色结节，可相互融合或重叠成腊肠状，表面光滑，不引起溃疡。手术切除后易复发。组织学检查发现其表面为一层鳞状上皮，上皮细胞间有少量白细胞和淋巴细胞，上皮下为纤细的结缔组织网，其间隙内有密集的浆细胞。

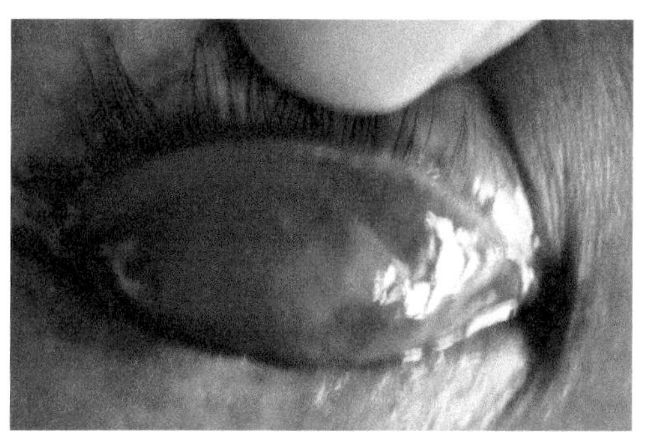

图 9-6　睑结膜表面假膜

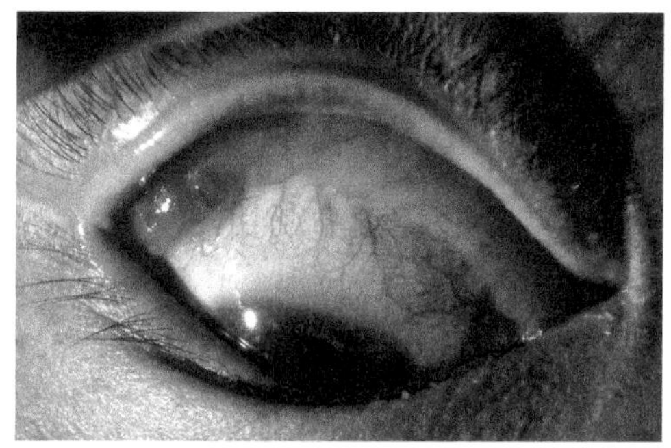

图 9-7　结膜浆细胞瘤

（10）结膜瘢痕：结膜基质层损害可遗留结膜瘢痕，表现为线状、星状或花边状的上皮纤维化。沙眼的特异性瘢痕病变是角膜缘滤泡瘢痕化（Herbert 小凹）及上睑板下沟处结膜纤维化（Arlt 线），可引起睑内翻和倒睫。结膜瘢痕化可使结膜穹窿变浅，严重的结膜瘢痕化表现有结膜穹窿消失、上皮角质化及睑球粘连。

【诊断】　依据患者自觉症状和睑球结膜充血、结膜囊分泌物增多、乳头增生、滤泡形成等临床体征可诊断结膜炎和区分其基本类型。对于微生物性结膜炎，病原学诊断和确定敏感药物尤为重要，除要仔细观察结膜病变、分泌物外，还要进行实验室检查及了解流行病学情况。实验室检查有细胞学检查、病原体的培养与鉴定，以及血清学和免疫学等检查。

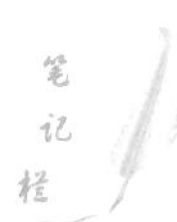

（1）细胞学检查：不同类型的结膜炎会引起不同的细胞反应，作结膜分泌物涂片或结膜刮片时，结膜刮片的位置应选择在炎症最明显部位，当病变累及睑结膜时，上睑结膜是首选的结膜刮片取材的区域。革兰氏染色可以分辨细菌种属，吉姆萨染色可以鉴别细胞类型和形态。多形核白细胞增多一般见于细菌性感染。嗜酸性粒细胞增多常见于过敏性结膜炎及春季结膜炎。单核细胞增多特别是淋巴细胞占多数，常见于病毒性结膜炎。细胞质内包涵体则为沙眼或包涵体性结膜炎。眼干燥症则可见角化上皮细胞增多。

（2）病原学检查：结膜炎的病原学检查是非常重要的，及早作出病因诊断，有助于正确治疗，在传染性结膜炎中尤为必要。通过结膜分泌物涂片可以判定细菌或真菌的种类，进一步分离培养作药物敏感试验，指导临床用药。病毒分离多适用于病毒性结膜炎暴发流行时的流行病学研究，但其技术复杂，价值昂贵，耗时长，因此不能在临床上广泛应用。其他血清学检查及抗原检测方法也可以用于结膜炎，如荧光抗体染色法、血清抗体效价检测、酶的免疫测定法。应用基因芯片、DNA 探针特别是聚合酶链反应（PCR）等检测病原体基因具有快速敏感、阳性率高等特性。

【治疗】 治疗原则：去除病因，控制炎症，阻止其蔓延扩散。以局部药物治疗为主，必要时辅以全身治疗。

（1）滴眼液滴眼：是治疗结膜炎的最基本给药途径。急性期患者，应每 1 ～ 2 小时滴眼 1 次。病情好转后可酌情减少滴眼次数。对于微生物性结膜炎，应选择敏感的滴眼液，必要时做病原体培养和药物敏感试验指导用药。病情严重患者在未获得药物敏感试验结果前可使用两种或多种抗生素滴眼液滴眼。为防止健眼感染，两眼同时用药，先点健眼，头偏向患侧，勿使患眼分泌物流入健眼。

（2）眼膏涂眼：眼膏在结膜囊内停留较久，能发挥持续的治疗作用，缺点是涂用后附于角膜表面影响视力，故以睡前用药为宜。结膜炎不宜包扎患眼，因包扎会阻碍分泌物排出，并使结膜囊内温度升高，促进致病菌的繁殖。

（3）清洗结膜囊：清洁冲洗也是重要的治疗手段，可以清除结膜囊内的分泌物和病原体。常用的冲洗剂有生理盐水、3% 硼酸水，每天 1 ～ 2 次。冲洗液切勿流入健眼，以防止交叉感染。

（4）全身治疗：严重结膜炎（如淋菌性或衣原体性结膜炎）除眼部用药外，还必须全身使用抗生素或磺胺制剂。

【预防】 传染性结膜炎可造成流行性感染，传染途径多为接触传播，隔离和预防是阻断传播的有效方法。平时养成良好的个人卫生习惯，勤洗手，勤剪指甲，不用手揉眼和衣袖擦眼，不用别人的手帕、毛巾，最好流水洗脸。加强公共场所（如学校、医院、幼儿园、理发店、游泳池）的卫生管理。发现“红眼”患者时，应进行隔离，对患者用过的脸盆、毛巾应及时煮沸消毒。医务人员检查患者后要洗手消毒，防止交叉感染。

第二节 细菌性结膜炎

案例 9-1

患儿，男性，10 岁。因双眼红、痛、流泪 3 天，于 2005 年 3 月 2 日由其母亲带来眼科就诊。

患儿 3 天前不明原因出现右眼红，次日波及左眼，近 2 日眼红加重，有刺痛感，晨起分泌物多，睁眼困难，需用毛巾清洗后方能睁眼。患儿的父亲 1 周前去外地开会，回来后觉双眼有异物感、发红，自认为与旅途劳累有关，未就诊和治疗，进一步询问得知，开会期间其宾馆同室者有眼红表现，且患儿一家有共用一脸盆洗脸和同床睡觉的习惯。患儿为小学生，近日无感冒、发热病史，无全身传染病接触史及药物过敏史，为第一胎第一产，足月顺产，定期做计划免疫。其父母非近亲婚配、无遗传病病史。

体格检查：T 37℃，P 80 次 / 分，R 20 次 / 分，全身系统检查未发现异常体征。眼部检查：双眼视力 1.0，眼压正常，双眼睑轻度红肿，结膜充血明显，轻度红肿，下穹窿有少量黏液脓性分泌物，睑结膜表面有白色膜状物，用湿棉签拭去后睑结膜表面无出血。角膜透明，上皮光滑，KP 阴性，前房适中，房水清，虹膜纹理清，瞳孔圆，光反应灵敏，晶状体透明，眼底检查未见异常。

问题：

1. 假如你是应诊医生，首先考虑做何诊断？
2. 做哪些实验室检查有助于该患儿的诊断和治疗？
3. 明确诊断后应如何处理，对本病的预防你有什么建议？

笔记栏

一、急性或亚急性细菌性结膜炎

急性或亚急性细菌性结膜炎（acute or subacute bacterial conjunctivitis），又称急性卡他性结膜炎（acute catarrhal conjunctivitis），由细菌感染引起，是一种常见的传染性眼病，俗称“红眼病”。多发生于春秋季节，可流行于学校、工厂等集体场所，也可散发感染。急性发病，潜伏期为 1 ～ 3 天，两眼同时或间隔 1 ～ 2 天发病。发病 3 ～ 4 天达到病情最重，以后逐渐减轻，病程 2 ～ 3 周。

【病因】 最常见的致病菌有表皮葡萄球菌、金黄色葡萄球菌、流感嗜血杆菌（春夏季节多见）、肺炎球菌（冬季多见）、Koch-Weeks 杆菌（流感嗜血杆菌Ⅲ型）等。

【临床表现】 自觉异物感、烧灼感、刺痛感、畏光，常因眼睑肿胀和分泌物较多，晨起睁眼困难。结膜充血，以睑结膜及穹窿结膜最明显，可合并眼睑红肿、球结膜水肿、结膜下出血点。分泌物多，呈黏液或黏液脓性，重者在睑结膜表面形成乳白色假膜。病变较少累及角膜，一般不影响视力（图 9-8）。

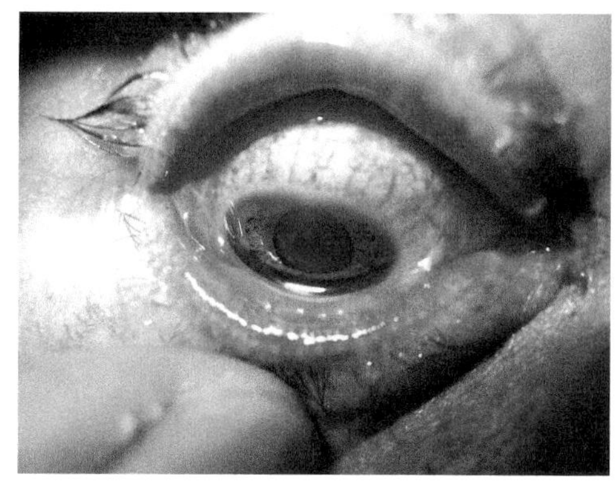

图 9-8 急性结膜炎

案例 9-1 临床表现

1. 患儿的症状为右眼先红，波及左眼，逐渐加重，有刺痛感，晨起分泌物多，睁眼困难。
2. 体征有双眼睑轻度红肿，结膜充血明显，轻度水肿，有黏液脓性分泌物，睑结膜表面白膜拭去无出血（为假膜）。而双眼视力、眼压正常，角膜透明，眼内未发现异常，可以排除内眼病。

【诊断】 根据临床表现、分泌物涂片或结膜刮片检查发现大量多形核白细胞及致病菌，不难诊断。对于严重或顽固性病例，应进行细菌培养和药物敏感试验，指导治疗。

案例 9-1 诊断

1. 儿及其父亲均有“红眼病”的接触史，共用脸盆和卧具促使疾病的传播。
2. 春秋季是“红眼病” 的多发季节，从接触到发病潜伏期 1 ～ 3 天，也符合本病特点。
3. 患儿的症状为右眼先红，波及左眼，逐渐加重，有刺痛感，晨起分泌物多，睁眼困难。
4. 体征有双眼睑轻度红肿，结膜充血明显，轻度水肿，有黏液脓性分泌物，睑结膜表面白膜拭去无出血（为假膜）。而双眼视力、眼压正常，角膜透明，眼内未发现查异常，可以排除内眼病。
5. 结膜囊分泌物涂片或结膜刮片检查发现大量多形核白细胞及革兰氏染色阳性致病菌。

临床诊断：双眼急性细菌性结膜炎。

【治疗】

（1）局部抗生素治疗：根据致病菌选择最有效的抗生素滴眼液，每 1 ～ 2 小时一次，晚间涂以抗生素眼膏，儿童难以点滴眼液，以涂抗生素眼膏治疗为主。致病菌不明者应先使用广谱抗生素，明确致病菌属后改用敏感药物。革兰氏阳性菌感染者，常用 0.25% 氯霉素、0.1% 利福平、15% 磺胺醋酰钠滴眼液或红霉素眼膏；革兰氏阴性菌感染者，常用 0.4% 庆大霉素、0.3% 妥布霉素、0.3% 环丙沙星、0.3% 氧氟沙星滴眼液或眼膏。治疗必须及时、彻底，在症状基本消退后，仍应继续点药 1 ～ 2 周，以防转成慢性或复发。

细菌性结膜炎的病原治疗见表 9-2。

表 9-2 细菌性结膜炎的病原治疗（局部用）

病原	宜选药物	可选药物	备注
淋病奈瑟球菌	环丙沙星，氧氟沙星	大观霉素	可用大量生理盐水或 1 ： 10 000 高锰酸钾溶液冲洗结膜囊

笔记栏

续表

病原	宜选药物	可选药物	备注
脑膜炎球菌	环丙沙星，氧氟沙星	大观霉素	可用大量生理盐水或 1 ∶ 10 000 高锰酸钾溶液冲洗结膜囊
流感嗜血杆菌	氧氟沙星	庆大霉素，环丙沙星	眼部分泌物较多时宜用生理盐水冲洗结膜囊
肺炎链球菌	红霉素，左氧氟沙星	杆菌肽 - 多黏菌素	眼部分泌物较多时宜用生理盐水冲洗结膜囊
结膜炎杆菌	氧氟沙星	庆大霉素，环丙沙星	眼部分泌物较多时宜用生理盐水冲洗结膜囊
金黄色葡萄球菌	红霉素，氧氟沙星	杆菌肽 - 多黏菌素	眼部分泌物较多时宜用生理盐水冲洗结膜囊
Morax-Axenfeld 双杆菌	氧氟沙星	庆大霉素，环丙沙星	眼部分泌物较多时宜用生理盐水冲洗结膜囊
变形杆菌属	氧氟沙星	庆大霉素，环丙沙星	眼部分泌物较多时宜用生理盐水冲洗结膜囊
大肠埃希菌	氧氟沙星	庆大霉素，环丙沙星	眼部分泌物较多时宜用生理盐水冲洗结膜囊
假单胞菌属	妥布霉素	环丙沙星	眼部分泌物较多时宜用生理盐水冲洗结膜囊

注：摘自卫生部等三部局发布的《抗菌药物临床应用指导原则》（2004 年）。

（2）冲洗结膜囊：急性结膜炎分泌物过多，可用生理盐水或 3% 的硼酸水冲洗，每日 2 ～ 3 次。冲洗时操作要小心谨慎，勿对角膜上皮造成损伤，头向患侧倾斜，避免冲洗液流入健眼。禁忌包扎及热敷。

（3）全身抗生素治疗：重症患者可口服抗生素治疗，如多西环素 100mg，每日 1 ～ 2 次。

案例 9-1 治疗

1. 用生理盐水冲洗结膜囊，每日 2 次。
2. 0.1% 利福平和 15% 磺胺醋酰钠滴眼液滴眼，每日 6 次。红霉素眼膏涂双眼，每晚 1 次。
3. 患儿父母也做同样的治疗。

【预防】 见结膜炎概述。

案例 9-1 预防

1. 急性细菌性结膜炎是一种传染性很强的眼病，多发于春秋季节，可在集体场所流行。为防止疾病传播，嘱患儿暂时不去上学。
2. 共用脸盆和卧具有利于接触传染病的传播，应纠正不良的生活习惯，发现患者应隔离。

案例 9-1 小结

1. 患儿有明显的眼病接触史，同室者→其父亲→患儿。
2. 结膜充血和分泌物是诊断结膜炎和区分其临床类型的关键。
3. 传染性眼病以接触传播为主，阻断传染源是防止疾病传播的关键。
4. 分泌物涂片或结膜刮片检查发现大量多形核白细胞及致病菌可以明确诊断。由于治疗效果好，本病例未进一步做细菌培养和药物敏感试验，对于顽固性病例及已在本地流行的结膜炎，建议明确病原体及敏感药物。

二、淋球菌性结膜炎

淋球菌性结膜炎（gonococcal conjunctivitis）是一种传染性极强、破坏性很大的超急性细菌性结膜炎（hyperacute bacterial conjunctivitis）。

【病因】 淋球菌性结膜炎由奈瑟菌属淋球菌引起，传播途径为生殖器—眼或生殖器—手—眼接触感染，成年人主要为急性淋球菌性尿道炎的自身感染，单眼多于双眼。新生儿则为产道感染，称为新生儿淋菌性结膜炎，常双眼同时发病，症状猛烈，病情严重。

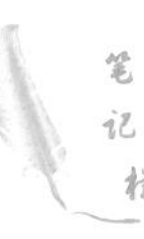

【临床表现】 潜伏期短（10 小时至 2 ～ 3 天），病情进展迅速，眼睑肿胀，结膜重度充血水肿，呈堤状围绕角膜或突出于睑裂之外，大量黄色脓性分泌物，不断由睑裂流出，故又称脓漏眼。常有耳前淋巴结肿大和压痛。4 ～ 5 天病情达到高潮，3 ～ 6 周才渐消退。有 15% ～ 40% 患者可引起角膜浸润、混浊、溃疡和穿孔，严重损害视力。眼部并发症有前房积脓性虹膜炎、泪腺炎、眼睑脓肿、眼内炎等，还可以并发其他部位的化脓性炎症，如脑膜炎、肺炎、败血症等。

【诊断】 根据临床表现、分泌物涂片或结膜刮片检查发现大量多形核白细胞及淋球菌即可诊断。

【治疗】

（1）结膜囊冲洗：用大量生理盐水或 3% 硼酸水冲洗结膜囊脓性分泌物，冲洗时避免损伤患眼角膜上皮，头歪向患眼侧以防冲洗液流入健眼引起交叉感染。

（2）抗生素：局部与全身治疗并重。眼局部用 0.3% 妥布霉素或 1% 阿奇霉素等广谱氨基苷类，或喹诺酮类滴眼液，如 0.3% 氧氟沙星、左氧氟沙星、0.3% 加替沙星滴眼剂，每 1 ～ 2 小时 1 次，频繁滴眼。同时应用喹诺酮类抗生素眼膏。全身及时使用足量的抗生素，肌内注射或静脉给药。成人可大剂量肌内注射青霉素或头孢曲松钠（ceftriaxone，菌必治），每天 1 ～ 2g，连续 5 天。对青霉素过敏或耐药者可肌内注射阿奇霉素，每天 2g。还可联合口服阿奇霉素 1g，或 100mg 多西环素，每日 2 次，持续 7 天。新生儿用青霉素 G 100 000 万 U/（kg・d），静脉滴注，或分 4 次肌内注射，共 7 天。或用头孢曲松钠 0.125g，肌内注射，头孢噻肟钠 25mg/kg，静脉注射或肌内注射，每 8 小时或 12 小时 1 次，连续 7 天。

【预防】

（1）急性期患者应严格隔离，一眼患病时应防止另眼感染。

（2）用过的洗脸用具、手帕及污染的医疗器具要严格消毒并专用，用过的敷料要烧掉。

（3）医护人员在接诊患者时应戴防护镜。诊治后应及时用消毒液洗手。

（4）严格注意个人卫生和公共卫生，勤洗手、洗脸，不用手或衣袖擦眼。

（5）新生儿出生后立即用 1% 硝酸银滴眼液点眼 1 次，或涂 0 .5% 四环素眼膏，以预防新生儿淋菌性结膜炎、衣原体性结膜炎的发生。

第三节 病毒性结膜炎

病毒性结膜炎（viral conjunctivitis）是一类临床常见的眼部感染性疾病，多有自限性，病变程度因个体免疫力与病毒毒力的不同而异。

一、腺病毒性角结膜炎

腺病毒是一种脱氧核糖核酸（DNA）病毒，可分为 37 个血清型。腺病毒性角结膜炎是传染性很强的常见眼病，可散在或流行发病，主要表现为急性滤泡性结膜炎，常合并有角膜病变，是一种常见的重要的病毒性结膜炎。根据表现可分为两大类型，即流行性角结膜炎和咽结膜热。

（一）流行性角结膜炎

流行性角结膜炎（epidemic keratoconjunctivitis，EKC）是一种接触性传播的强传染性眼病，主要传播方式是通过人与人之间的接触或污染。多见于 20 ～ 40 岁的成年人，潜伏期为 5 ～ 7 天。

【病因】 由腺病毒 8 型、19 型、29 型和 37 型引起。其中 8 型多见，传染性强，曾引起世界性流行。

【临床表现】 最初为急性滤泡性结膜炎，后期表现为浅层点状角膜炎。起病急，双眼先后发病，后发眼病情相对较轻。可伴有头痛、疲劳、低热等全身症状。自觉眼部异物感、刺痒、畏光。急性期眼睑水肿，结膜高度充血、水肿（图 9-9），48 小时内下睑结膜及穹窿部出现圆形滤泡及点状结膜下出血（图 9-10），色鲜红，部分患者结膜上可见假膜形成。分泌物呈水样，量不多。患者常有耳前淋巴结肿大及压痛。约 1 周后，结膜炎症状逐渐消退，而畏光、流泪、异物感症状不消失，可有视物模糊。裂隙灯检查可见角膜损害，表现为中心区浅层点状上皮性角膜炎，侵及角膜上皮细胞和上皮下组织，可聚集成圆形浸润点，1% 荧光素染色呈散在的点状着色，一般不形成溃疡，浸润点可持续数月或数年，逐渐吸收后，可留下不同程度的薄翳，对视力无大影响。角膜上皮下浸润是机体对病毒抗原的迟发性免疫反应。

笔记栏

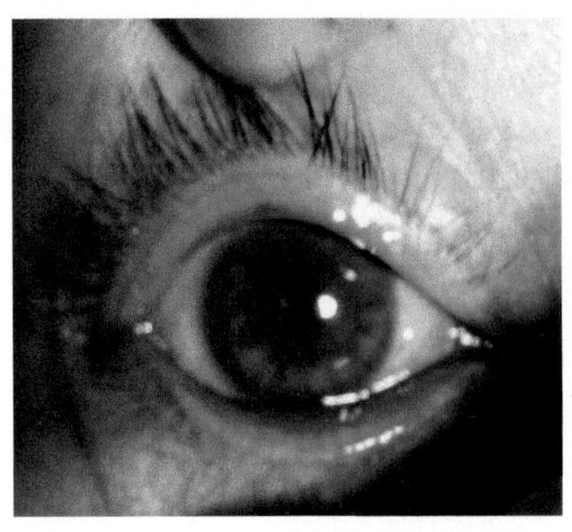

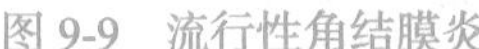
图 9-9 流行性角结膜炎

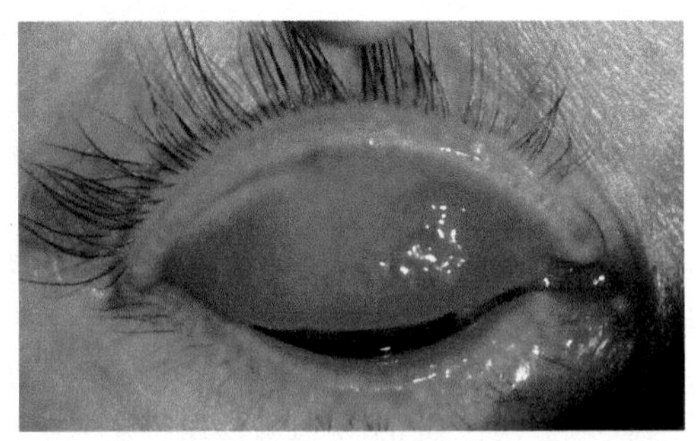
图 9-10 睑结膜充血及滤泡

【诊断与鉴别诊断】 急性滤泡性结膜炎和后期出现的浅层点状角膜炎是本病的典型特点。结膜刮片见大量的单核细胞，有假膜形成时，中性粒细胞数量增加。病毒培养、PCR 检测及血清学检查可协助病原学诊断。本病应与其他类型的结膜炎相鉴别（表 9-3）。

表 9-3 常见急性结膜炎的鉴别诊断

鉴别点	急性细菌性结膜炎	流行性出血性结膜炎	流行性角结膜炎
病原体	细菌	肠道病毒 70 型	腺病毒，8 型多见
潜伏期	1～3 天	18～48 小时	5～7 天
自觉症状	异物感、烧灼感	畏光、流泪、明显的异物感、磨痛、刺痛	同左，可伴有头痛、疲劳、低热
视力	一般正常	稍感模糊	减退
分泌物	黏液脓性，量多	水样或浆液性，量少	呈水样，量不多
结膜病变	充血，以睑结膜及穹窿结膜最明显，球结膜水肿、结膜下出血少	高度充血水肿。球结膜下点状或大片状出血，可有滤泡形成	高度充血、水肿，睑结膜滤泡、假膜形成，结膜下点状出血
角膜病变	一般无	角膜上皮点状剥脱，荧光素染色（+），愈后不留痕迹	起病 1 周后，中心区出现圆形点状浸润，位于浅层，可遗留混浊
耳前淋巴结	不肿大	肿大，压痛	肿大，压痛
结膜涂片	多形核白细胞为主	单核细胞为主	单核细胞为主

【治疗】 以局部滴眼治疗为主。常用药物有 0.1% 阿昔洛韦-干扰素滴眼剂、0.1% 阿昔洛韦滴眼液、0.15% 更昔洛韦滴眼液，每小时滴眼 1 次。结膜炎症状减轻出现点状角膜病变时，可以加用皮质类固醇类药物，如 0.5% 醋酸可的松滴眼剂或 0.1% 氟米龙滴眼剂，每日 4 次，帮助抑制炎症，促进浸润吸收。为预防合并细菌感染，也可加用抗生素滴眼液，如 0.3% 氧氟沙星、左氧氟沙星等滴眼，每日 4 次。

【预防】 见本章第二节结膜炎概述。

（二）咽结膜热

咽结膜热（pharyngoconjunctival fever）又称咽结膜炎，1953 年首次在美国流行，1956 年陆续传播至欧洲、亚洲，多见于 4～9 岁的儿童及青少年，常于夏冬季在幼儿园、学校中流行。

【病因】 由腺病毒 3 型、4 型和 7 型引起，潜伏期为 5～6 天。传播途径主要是呼吸道分泌物，也可通过接触和游泳池传播。

【临床表现】 发热（38.5～40℃）、咽炎和急性滤泡性结膜炎三联征是其特点。全身症状为高热，可持续 3～7 天，伴有全身乏力、咽痛、咽部充血、耳前、颌下及颈部淋巴结无痛性肿大。眼部表现为高度传染性的急性非化脓性滤泡性结膜炎，单眼发病，2～5 日后累及另眼。检查可见眼睑充血水肿，结膜充血、弥漫性水肿，穹窿部尤其是下穹窿结膜布满大小不一、不透明、形态不规则的滤泡，相邻滤泡可融合排列成岗状隆起。分泌物为浆液状，通常无角膜并发症，少数病例一过性浅层点状角膜炎及上皮下混浊。咽结膜热有时只表现出 1～3 个主要体征。病程约 10 天，有自限性，预后好。

【治疗】 同流行性角结膜炎。

二、流行性出血性结膜炎

流行性出血性结膜炎（epidemic hemorrhagic conjuntivitis）又称“阿波罗 11 号结膜炎”，传染性极强，1969 年首发于加纳并流行于东南亚，1971 年在我国引起大范围暴发流行，以后多为地区性流行。常发生于夏秋季节。潜伏期为 18 ～ 48 小时，病程 5 ～ 7 天。

【病因】 由肠道病毒 70 型引起。

【临床表现】 由于潜伏期短，多在接触后 24 小时内双眼同时或先后发病。主要症状有磨痛、刺痛或眼球触痛、畏光、流泪、明显的异物感。分泌物为水样或浆液性，量少。眼睑明显水肿。结膜高度充血、水肿。球结膜下出血，呈鲜红色，开始为点状或片状，从上方球结膜开始向下方球结膜进展。严重者出血波及整个球结膜，多数患者有滤泡形成。角膜并发症多，最常见的是上皮角膜炎，荧光素染色可见角膜有弥漫细小的点状着色，愈后不留痕迹，不影响视力。伴有耳前淋巴结肿大。极少数患儿在结膜炎症消退后发生麻痹性下肢运动障碍。

【治疗】 滴广谱抗病毒滴眼液，本病有自限性。

【预防】 本病为法定传染病，确诊后应向防疫部门作传染病报告。其传染性极强，常在医院内流行。加强个人卫生和医院管理，严格消毒，防止传播是预防的关键。

第四节 衣原体性结膜炎

衣原体是介于细菌与病毒之间的微生物，归于立克次体纲，衣原体目，可以通过细菌滤器，兼有 RNA 及 DNA，以及一定的酶，以二分裂方式繁殖，同时具有细胞壁和细胞膜，可寄生于细胞内并形成包涵体。衣原体目分为二属：属 I 为沙眼衣原体，可引起沙眼，包涵体性结膜炎和性病淋巴肉芽肿；属 Ⅱ 为鹦鹉热衣原体，此类衣原体主要在多种鸟类之间传播和感染，偶可传染给人类，可引起鹦鹉热。衣原体对四环素或红霉素最敏感，其次是磺胺嘧啶、利福平等。

一、沙 眼

沙眼（trachoma）是由沙眼衣原体引起的一种慢性传染性结膜与角膜的炎症，早期即在睑结膜表面形成沙粒样粗糙不平的病变，“沙眼”（trachoma）一词源于希腊语 trachys，为粗糙不平之意。20 世纪 50 年代沙眼曾是我国首要的致盲眼病，随着医疗和生活水平的提高，70 年代沙眼的发病率已大大降低。但在卫生条件差的贫穷国家沙眼仍广泛流行，估计世界上有 3 亿～ 6 亿人患此病。1907 年科学家就在沙眼患者的结膜上皮内发现了包涵体，但直到 1955 年才由我国汤非凡、张晓楼等用鸡胚培养的方法首次分离出沙眼病原体，近年来国内外的研究确定其为衣原体。

【病因】 沙眼衣原体从抗原性上可分为 A、B、C、Ba、D、E、F、G、H、I、J、K 等 12 个免疫型，其中 A、B、C 或 Ba 型引起沙眼，其余各型则主要引起生殖泌尿系统感染和包涵体性结膜炎。沙眼通过直接接触或污染物间接传播，节肢昆虫也是传播媒介。沙眼为双眼发病。不良的卫生习惯和生活环境、贫穷和营养不良、炎热和沙尘气候是沙眼感染传播的易感危险因素。原发感染使结膜组织对沙眼衣原体致敏，当重复感染时，可引起迟发型超敏反应。这可能是沙眼急性发作的原因。

【临床表现】 原发感染多发生于儿童及少年时期，一般起病缓慢，多为双眼患病，潜伏期为 5 ～ 14 天。幼儿患沙眼可以完全无自觉症状或仅有轻微的刺痒，异物感和少量分泌物，可自行缓解，不留后遗症。成人沙眼为亚急性期或急性发病过程，早期即出现并发症。沙眼初期表现为滤泡性慢性结膜炎，以后病情逐渐进展到形成结膜瘢痕。

急性期症状有畏光、流泪、异物感。分泌物为黏液或黏脓性分泌物，内含多形核白细胞及纤维素。眼睑和结膜充血明显，睑结膜乳头增生，上、下穹窿结膜布满滤泡，可合并弥漫性角膜上皮炎及耳前淋巴结肿大。持续 1 ～ 2 个月之后转入慢性期，急性期可不留瘢痕。

慢性期患者无明显不适，或仅有刺痒、异物感、干燥和烧灼感，分泌物不多，睑结膜充血减轻，由于结膜上皮下有弥漫性的淋巴细胞及浆细胞等慢性炎症细胞浸润，使透明的结膜变得混浊肥厚，血管轮廓不清，呈一片模糊充血状。乳头增生多见于睑结膜两侧及睑板上部，呈小而微突起的天鹅绒状外观，是结膜的慢性炎症刺激反应，并非沙眼的特异性病变。滤泡形成，以上睑结膜及上穹窿结膜较显著（图 9-11）。滤泡是结膜上皮下组织在弥漫性浸润的基础上，由局限的淋巴细胞聚集而成，

笔记栏

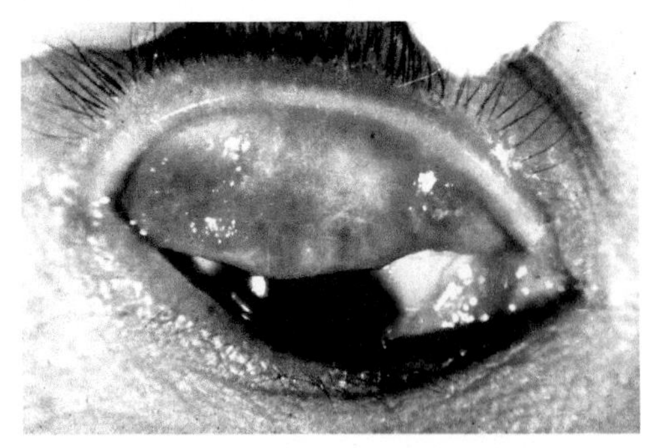

图 9-11 睑结膜表面滤泡及瘢痕

初发时在上睑结膜出现散在的黄白色小点，夹杂在肥大的乳头之间，为沙眼早期诊断依据之一。以后滤泡逐渐增大，变成黄红色半透明胶状扁球形隆起，大小不等，排列不整齐，互相融合，压破滤泡可挤出胶样内容物。慢性期经过数年乃至十数年，结膜的病变逐渐为结缔组织所代替形成瘢痕，表明沙眼病变进入修复退行期。初期瘢痕常出现在上睑结膜的睑板下沟处，呈灰白色或黄白色横纹，称为 Arlt 线（图 9-11），逐渐增多的线状纹互相连接形成网状，其间充以被分割成岛状的乳头和滤泡病变。病变继续进展，最终全部的睑结膜纤维化，变为白色腱样的瘢痕。睑板的纤维化和瘢痕收缩，使睑板变形缩短，睑缘钝圆，引起倒睫和睑内翻。

在沙眼衣原体感染早期，角膜上缘出现上皮下细胞浸润，呈小点状混浊。角膜缘处结膜毛细血管终端出现血管芽组织，逐渐形成垂帘状下伸的新生血管，越过角膜缘，在上皮细胞层和前弹力层之间，向透明角膜内生长，下端在同一水平线上，这种由上方球结膜侵入角膜内的垂帘状新生血管，称为沙眼角膜血管翳。角膜血管翳的末端常有细胞浸润，可形成混浊和溃疡，侵入角膜瞳孔区则影响视力。上方角膜缘部还会形成小滤泡，与病变粗糙的上睑结膜摩擦破溃，形成溃疡，滤泡破溃瘢痕化后在角膜缘形成凹陷，称 Herbert 小凹。沙眼角膜血管翳因充血扩张程度不同、渗出浸润多寡、病程长短，以及睑内翻、倒睫、个体差异、眼干燥症等因素，在临床上有不同表现和不同程度的危害。轻者充血轻，浸润少，需借助裂隙灯才能看到；重者血管粗大，充血扩张明显，浸润渗出重，隆起呈肉膜状，伸入角膜瞳孔区，或从角膜四周长入，向瞳孔区进展，甚至占据整个角膜，伴有角膜浅实质层的浸润混浊，后期虽可随沙眼的治愈而退化，但将留有永久性血管支及瘢痕，影响视力，且常导致失明。沙眼角膜血管翳和睑结膜瘢痕是沙眼的特有体征。

在沙眼慢性病程中，常有急性发作，使眼部刺激症状更严重，这可能是重复感染或并发细菌感染的表现。

【诊断】 根据上睑结膜与穹窿结膜的病变（包括充血肥厚、血管模糊、乳头增生、滤泡形成、睑结膜瘢痕）及角膜血管翳、角膜缘滤泡、Herbert 小凹等体征，典型沙眼的诊断不难。其中，乳头和滤泡提示沙眼活动性病变，但都不是沙眼特异性病变。瘢痕形成是机体修复的结果，睑结膜和穹窿结膜的线状、网状瘢痕及瘢痕引起的睑内翻、倒睫，是沙眼的典型改变。角膜血管翳是沙眼衣原体侵犯角膜的原发损害，也是具有诊断意义的特异性表现。

除了临床表现以外，实验室检查有助于确定诊断。沙眼细胞学的典型特点是检出淋巴细胞、浆细胞和多形核白细胞，但假阳性率高。结膜刮片后行吉姆萨染色或改良的迪夫快速染色法可检测到位于核周围或细胞质内的包涵体。沙眼衣原体抗原的检测方法较复杂，有荧光单克隆抗体试剂盒及酶联免疫测定法等。

早期沙眼诊断较难，易于误诊。1979 年中华医学会眼科学分会制定的沙眼诊断依据为：①上穹窿部和上睑结膜血管模糊充血，乳头增生或滤泡形成，或两者兼有。②用放大镜或裂隙灯显微镜检查可见角膜血管翳。③上穹窿部和上睑结膜形成瘢痕。④结膜刮片染色检查有沙眼包涵体。在①的基础上，兼有其他三项之一者可诊断沙眼。

WHO 要求诊断沙眼应至少符合下列标准中的两条：①上睑结膜 5 个以上滤泡；②典型的睑结膜瘢痕；③角膜缘滤泡或 Herbert 小凹；④广泛的角膜血管翳。

【分期】 为了统一进行流行病学调查和指导临床诊断与治疗，我国（表 9-4）和国际上（表 9-5、表 9-6）均制定了沙眼的分期法。

表 9-4 我国的沙眼分期法（1979 年全国第二届眼科学术会议）

分期	病变形态
Ⅰ期（进行活动期）	上睑结膜乳头与滤泡并存，上穹窿结膜组织模糊不清，有角膜血管翳
Ⅱ期（退行期）	上睑结膜自瘢痕开始出现至大部分变为瘢痕。仅留少许活动病变
Ⅲ期（完全结瘢期）	上睑结膜活动性病变完全消失，代之以瘢痕，无传染性

注：Ⅰ期与Ⅱ期，根据活动性病变（乳头和滤泡）占上睑结膜总面积的多少，还可进一步分为轻（+）、中（++）、重（+++）三级。

笔记栏

表 9-5 国际沙眼 MacCallan 分期法

分期	病变形态
Ⅰ期（浸润初期）	上睑结膜与穹窿结膜呈现充血肥厚；上方比下方明显。且发生初期滤泡凹陷与早期沙眼血管翳
Ⅱ期（活动期）	上睑结膜有明显的活动性病变，即乳头、滤泡。角膜有血管翳
Ⅲ期（瘢痕前期）	同我国Ⅱ期
Ⅳ期（瘢痕期）	同我国Ⅲ期

表 9-6 世界卫生组织（WHO）简易沙眼分期法（1987 年）

分期	病变形态
TF（沙眼滤泡期）	上睑板出现 5 个以上滤泡，直径大于 0.5mm
TI（沙眼炎症增强期）	结膜增厚致使 50% 的睑板血管模糊
TS（沙眼瘢痕期）	在睑板结膜出现白色线状或带状瘢痕（Arlt 线）
TT（沙眼倒睫）	至少有一根睫毛发生倒睫
CO（角膜混浊）	角膜混浊至少累及部分瞳孔缘

【鉴别诊断】 睑结膜的乳头增生和滤泡形成并非沙眼所特有，还见于下列结膜炎，根据其临床特征，不难与沙眼相鉴别（表 9-7）。

（1）慢性滤泡性结膜炎（chronic follicular conjunctivitis）：原因不明。常见于儿童及青少年。在双眼的下穹窿部及下睑结膜形成滤泡，但滤泡的形态和大小均匀，呈半透明状，排列整齐，无融合倾向。结膜充血可有分泌物，但不肥厚也不形成瘢痕，可自愈，无角膜血管翳。本病若无分泌物和结膜充血等炎性病变，则称为结膜滤泡症（conjunctival folliculosis）。一般不需治疗。

（2）春季结膜炎：季节性发病，反复发作，奇痒。睑结膜的乳头大而扁平呈铺路石样，上穹窿部无病变。角膜缘部胶样结节，无角膜血管翳。结膜分泌物涂片可见大量嗜酸性粒细胞。

（3）包涵体性结膜炎：本病滤泡皆以下穹窿部及下睑结膜为显著，无角膜血管翳和瘢痕，实验室通过不同衣原体抗原的单克隆抗体进行免疫荧光检测来鉴别抗原血清型。

表 9-7 沙眼与其他结膜炎鉴别诊断

鉴别点	沙眼	包涵体性结膜炎	慢性滤泡性结膜炎	春季结膜炎
病因	A、B、C、Ba 型沙眼衣原体	D～K 型沙眼衣原体	不明，病毒、细菌感染	Ⅰ型变态反应
传播方式	直接接触或污染物	性接触或产道	接触感染或其他刺激	特发，与季节有关
好发部位	上穹窿结膜	下睑及下穹窿结膜	下穹窿结膜及下睑结膜	上睑结膜
病变损害	乳头、滤泡	滤泡	滤泡	乳头
病变形态	滤泡为圆形、椭圆形或不规则形。乳头肥大	滤泡较大	较大，圆形或椭圆形，形态和大小均匀	乳头形态不规则，大而扁平，较硬韧
病变颜色	色暗红，灰红，胶状不透明	不透明	半透明，灰红色	乳白色
病变排列	不规则，散在或融合成堤状	不规则	整齐，不融合	铺路石子样排列
周围组织	睑结膜充血、混浊，血管纹理不清	眼睑肿胀、结膜充血显著	结膜充血、水肿	充血不明显，穹窿部血管清楚
角膜病变	垂帘状角膜血管翳	周边角膜上皮浸润及细小血管翳	无	角膜缘胶样增生，点状角膜上皮炎
分泌物	少量，白色	黏液，脓性	黏液，脓性，多	量少，呈丝状
临床转归	慢性过程，形成线状或网状瘢痕，常发生后遗症	可留结膜瘢痕，不留角膜瘢痕	吸收，不留瘢痕	季节性发病，春夏好发，可自愈，通常不留瘢痕

【后遗症与并发症】 晚期沙眼常发生下列后遗症与并发症，加重症状并危害视力。

（1）睑内翻及倒睫：发生于Ⅱ、Ⅲ期沙眼，因睑结膜的瘢痕收缩及睑板肥厚变形，导致了倒睫

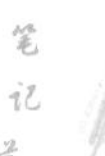

与睑内翻。倒睫摩擦刺激角膜，发生角膜混浊或溃疡。这是沙眼最常见的合并症，多见于老年妇女。

（2）上睑下垂：沙眼活动期，病变广泛，浸润充血严重，乳头滤泡众多，睑结膜及睑板肥厚，因重力原因，使上睑的提举作用减弱，引起轻度的上睑下垂。沙眼后期，病变侵入结膜及结膜下组织，使 Müller 肌受损、瘢痕化而失去收缩能力，造成永久性上睑下垂。

（3）睑球粘连：侵及穹窿结膜及结膜下组织的沙眼病变瘢痕愈合后挛缩，使穹窿结膜失去弹性，进一步缩短。常发生于下穹窿部，向下牵拉下睑时，在穹窿结膜和球结膜上出现垂直的皱襞。

（4）实质性结膜干燥症：沙眼病变破坏了结膜的杯状细胞、副泪腺、睑板腺，或泪腺排出口被瘢痕堵塞，构成泪膜的黏液、水层和脂性物质的分泌排出均受损害，使结膜和角膜干燥、角化、失去光泽而混浊，上皮细胞变性增生，新生血管长入角膜。

（5）慢性泪囊炎：沙眼病变累及泪道黏膜，使鼻泪管狭窄或阻塞，导致慢性泪囊炎。

（6）角膜混浊：沙眼角膜上皮炎、角膜血管翳、睑内翻及倒睫，均可引起角膜损害，导致角膜混浊。

【治疗】 包括眼局部和全身的药物治疗及并发症的手术治疗。

（1）局部治疗：常用的滴眼液有 0.1% 利福平、0.1% 酞丁胺、0.5% 新霉素、0.25% 氯霉素、15% 磺胺醋酰钠等，每日滴眼 4 ～ 6 次。晚上用四环素、红霉素等眼膏涂眼。持续治疗 10 ～ 12 周。

（2）全身治疗：急性期或严重的沙眼，除局部滴用药物外，还应进行全身抗生素治疗，一般疗程为 3 ～ 4 周，常用口服药物有多西环素 100mg，每天 2 次，或红霉素 250mg，每天 4 次。四环素 250mg，每天 4 次，对沙眼衣原体感染有明显疗效，但对 7 岁以下儿童及孕妇忌用，避免产生牙齿及骨骼损害。

（3）手术治疗：倒睫及睑内翻给予手术矫正，是防止沙眼瘢痕形成导致失明的关键措施。沙眼晚期并发症慢性泪囊炎行泪囊鼻腔吻合术等具有很好的疗效。

【预防】 沙眼是流行广、病变持续时间长的常见慢性传染性眼病，可以重复感染。除贯彻预防为主、避免接触传染、改善卫生等措施外，对沙眼患者积极有效的治疗，也是控制其传播和重复感染的关键。

二、包涵体性结膜炎

包涵体性结膜炎（inclusion conjunctivitis）是一种通过性接触或产道传播的急性或亚急性滤泡性结膜炎。眼部感染来自生殖泌尿系统。常侵及双眼，为急性发病。

【病因】 病原体为沙眼衣原体 D ～ K 型。这些免疫型的衣原体首先感染尿道或生殖道，引起衣原体性尿道炎及宫颈炎。成人通过性接触或手—眼接触传染到结膜，游泳池也可以间接传播。新生儿经产道感染。

【临床表现】 临床上分为成人包涵体性结膜炎与新生儿包涵体性结膜炎，两者表现有所不同。

（1）新生儿包涵体性结膜炎：又称新生儿包涵体性脓漏眼。潜伏期为出生后 5 ～ 14 天乳头肥大，以下睑结膜及下穹窿水肿明显。随病程进展，分泌物逐渐增多，由水样或黏液样变成大量脓性分泌物。由于新生儿结膜下腺样层尚未发育，早期无滤泡，结膜炎症持续 2 ～ 3 个月后才出现乳白色带有光泽的大滤泡，比病毒性结膜炎的滤泡更大，严重病例有假膜形成，结膜瘢痕化。炎症持续数周转入慢性，3 ～ 6 个月恢复正常，一般引起角膜瘢痕及角膜血管翳。偶可伴有衣原体性呼吸道感染、肺炎、中耳炎等病变。

（2）成人包涵体性结膜炎：主要见于青年人，常同时伴有多部位衣原体感染，尤其是衣原体性尿道炎或宫颈炎，通过性接触或手—眼接触感染眼，潜伏期为 5 ～ 12 天，双眼同时或先后发病。因游泳池污染所致者，又名游泳结膜炎。开始时结膜充血，逐渐加重，眼睑红肿，耳前淋巴结肿大，1 周后结膜出现滤泡，以下睑结膜及下穹窿结膜最明显。结膜因炎症细胞浸润而肥厚。结膜囊有很多脓性分泌物。结膜刮片可见包涵体。急性期消退后，结膜仍肥厚、充血，滤泡持续 3 个月至 1 年，逐渐自然消退，不留瘢痕。

【诊断】 根据临床表现诊断不难。实验室诊断采用结膜刮片染色镜检，可见中性粒细胞，在上皮细胞质内可见嗜碱性包涵体；结膜涂擦取材，接种鸡胚卵黄囊或细胞培养分离衣原体；单克隆抗体试剂盒免疫荧光染色、酶联免疫吸附试验、检测血清、泪液抗体等均可作出诊断。

笔记栏

【治疗】

（1）局部治疗：局部滴 0.1% 利福平或 15% 磺胺醋酰钠滴眼液，晚上涂四环素或红霉素眼膏。

（2）全身治疗：患者常合并呼吸道和胃肠道的衣原体感染性病变，全身治疗很有必要。婴幼儿口服红霉素 12.5mg/kg，每天 4 次，疗程至少 2 周。患儿父母也应口服多西环素或红霉素以治疗生殖道感染。成人口服红霉素 250mg，每天 4 次；或多西环素 100mg，每天 2 次；或四环素 250mg，每天 4 次。治疗 3 周。患者的性伴侣也应接受检查和治疗。

【预防】 应加强对青年人的卫生知识特别是性知识的教育。产前检查生殖道衣原体感染及其治疗是预防新生儿包涵体性结膜炎的关键。有效的预防药物有 1% 硝酸银、0.5% 红霉素和 2.5% 聚维酮碘。其中效果最好、毒性最小的滴眼剂是 2.5% 聚维酮碘。

第五节 免疫性结膜炎

免疫性结膜炎（immunologic conjunctivitis）又称变态反应性结膜炎。

一、过敏性结膜炎

过敏性结膜炎（allergic conjunctivitis）是由于眼结膜组织对过敏原产生超敏反应所引起的炎症；可以表现为季节性发病或常年性发病，还可因局部用药或接触化学物引起，易感性有一定遗传倾向，常合并过敏性鼻炎等。

【病因】

（1）季节性抗原：以花粉、草、叶及真菌孢子等室外抗原为主，引起季节性过敏性结膜炎（花粉症性结膜炎）。

（2）常年性抗原：以尘螨、房屋粉尘、动物的毛皮屑等室内抗原为主，引起常年性过敏性结膜炎。

（3）局部接触的药物或化学物质：它们引起的过敏性结膜炎又称为药物过敏性结膜炎或接触性结膜炎。

过敏性结膜炎的病理机制主要为Ⅰ型超敏反应（速发型）或Ⅳ型超敏反应（迟发型）。

【临床表现】 Ⅰ型超敏反应主要症状为眼部瘙痒，常见体征有眼睑水肿、球结膜充血及水肿、睑结膜细小的乳头增生。除急性重症患者外，一般角膜不受影响。Ⅳ型超敏反应表现为眼睑皮肤急性湿疹、皮革样变。睑结膜乳头增生、乳头形成，严重可致结膜上皮剥脱，下方角膜斑点样上皮糜烂。慢性接触性睑结膜炎可引起色素沉着、皮肤瘢痕、下睑外翻。

【诊断】 根据家族过敏性疾病史、明显过敏原接触史，结膜刮片细胞学检查见嗜酸性粒细胞增多等可以诊断。抗原的皮肤试验有助于抗原诊断。

【治疗】 脱离过敏原。局部常用药物有抗组胺药、肥大细胞稳定剂、非甾体抗炎药、血管收缩剂、糖皮质激素滴眼液。眼睑冷敷或用 2% ～ 3% 硼酸水湿敷。严重者可加用全身抗过敏药物，如氯苯那敏、阿司咪唑、抗组胺药。如果过敏原明确，可行脱敏治疗。

二、春季结膜炎

春季结膜炎（vernal conjunctivitis）为季节性过敏性结膜炎、春季卡他性结膜炎，每逢春夏暖和季节发病，秋凉后自行缓解，来年春夏季又发。多见于儿童或青少年（3 ～ 25 岁），男性多于女性（男女之比为 3 ∶ 1）。

【病因】 本病的真正病因尚不明确，可能为综合病因所致。花粉、动物皮屑、羽毛，可能为外源性致敏原；内分泌及迷走神经功能不稳定可能为其内因；光和热仅作为刺激因素。本病属Ⅰ型变态反应，即抗原作用于结膜，刺激组织产生特异性抗体 IgE，附着于肥大细胞膜上，当再次接触抗原，抗原－抗体结合，肥大细胞脱颗粒，炎性介质释放，引起结膜基质炎性浸润，上皮过度增生，使角膜周边形成灰黄色胶样结节及睑结膜出现大而扁平的乳头。本病炎性浸润的特点是富含嗜酸性粒细胞。患者泪液中可分离出 IgE、IgG。近年来的研究发现体液免疫（IgE、IgG）及细胞免疫也与本病的发病机制有关。

【临床表现与类型】 好发于青少年，20 岁以后发病率明显下降；季节性很强，春暖花开季节发病，秋末天寒时症状消失，每年发病，可持续 10 余年。多双眼发病。奇痒、眼红为其主要特点。

笔记栏

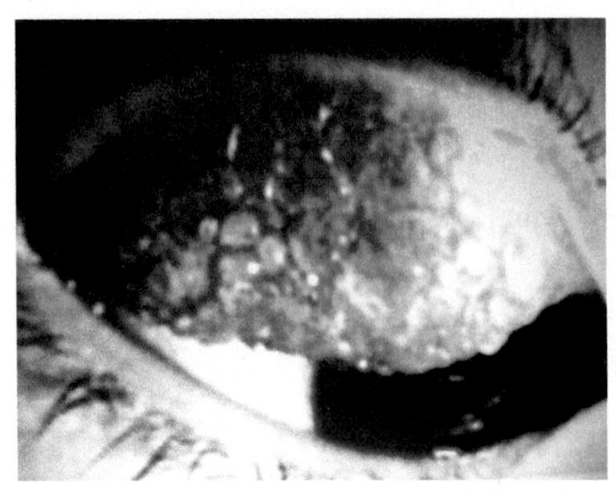
图 9-12 睑结膜面大乳头

根据病变部位及临床表现分为三种类型。

（1）睑结膜型：特征是在上睑结膜面出现排列紧密、大而扁平的乳头，相互间有淡黄色沟，状如铺卵石路面或去皮石榴。在乳头之间及其表面常有一层黏性乳白色分泌物，形成假膜。下睑结膜也可出现弥散的小乳头。结膜分泌物少而黏，结膜刮片可找到嗜酸性粒细胞。反复发作炎症静止后，结膜乳头可完全消退，不遗留瘢痕（图 9-12）。

（2）角膜缘型：又称球结膜型。角膜缘球结膜增厚、混浊、污棕色充血，严重时在角膜缘发生黄褐色或污红色胶样增生，这些胶样物可融合，围绕角膜缘呈堤状。

（3）混合型：上述的睑结膜和角膜缘病变同时出现。

【诊断】 本病多为青少年男性，季节性反复发作，奇痒，上睑结膜乳头增生呈扁平的铺路石样，或角膜缘部胶样结节，结膜污棕色充血。结膜分泌物涂片或结膜刮片可见嗜酸性粒细胞，血清和泪液中 IgE 升高。部分患者通过皮肤试验可查出特异性变态反应原。

【治疗】 由于过敏原不易找到，目前以免疫治疗为主。

（1）类固醇皮质激素：0.5% 泼尼松龙混悬液或 0.5% 可的松溶液滴眼，每日 4 ～ 6 次。长期应用要注意其副作用（可引起皮质类固醇性青光眼）。

（2）肥大细胞膜稳定剂：2% ～ 4% 色甘酸钠滴眼液或 2% 氯化钙滴眼液滴眼，每日 3 ～ 4 次。

（3）血管收缩剂：滴 0.1% 肾上腺素溶液、1% 麻黄素溶液可减轻症状。

（4）其他疗法：药物治疗效果欠佳者，可试用 β 射线照射、冷冻疗法。对屡发不愈者，可试用 2% 环孢素滴眼剂。

【预防】 发病季节戴有色保护镜，或迁移至空调房或寒冷的居处，对反复发作者有益，并尽量避免接触花粉、强烈的阳光和烟尘。

三、泡性结膜炎

泡性结膜炎（phlyctenular conjunctivitis）是由微生物蛋白质引起的迟发型免疫反应。

【病因】 常见的致病微生物包括结核杆菌、金黄色葡萄球菌等。

【临床表现】 多见于女性、儿童和青少年。

一般只有轻度畏光、流泪、异物感症状；若累及角膜，症状可加重。

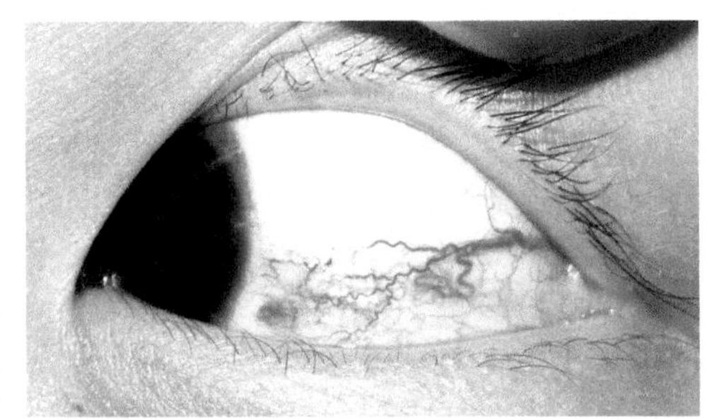
图 9-13 泡性结膜炎

仅局限于球结膜的病变称为泡性结膜炎，在球结膜出现实性隆起的淡红色结节，直径为 1 ～ 3mm，结节周围呈局限性结膜充血（图 9-13），数日后结节顶端破溃下陷，10 ～ 12 天后痊愈，不留瘢痕。病变发生在角膜缘时，称为泡性结膜炎，结节较泡性结膜炎者小，可单发或多发，灰白色，稍高于角膜，周围充血的球结膜血管呈扇形散开，愈后浅淡的瘢痕，使角膜缘齿状参差不齐。疱疹位于角膜上，呈灰白色、圆形、边界清楚、一个或数个、大小不等，破溃后成溃疡，伴有新生血管长入，愈后可留瘢痕，位于边缘的疱疹常形成浅溃疡，反复发作后，疱疹结节渐向角膜中央移行，伴有束状血管，如彗星状，称束状角膜炎。痊愈后血管可萎缩，留有束状薄翳。

【治疗】 局部点 0.5% 醋酸可的松滴眼液或 0.1% 地塞米松滴眼液，每日 4 次。晚间涂四环素可的松眼膏。必要时局部和全身联合用抗生素治疗。

【预防】 注意营养，锻炼身体，增强体质，可服核黄素、鱼肝油及钙剂等。

四、巨乳头性结膜炎

巨乳头性结膜炎（macropapillary conjunctivitis）是一种机械刺激与超敏反应共同作用所致的结膜

炎症性病变，与抗原沉积及微创伤有密切的关系，为机械性刺激与超敏反应共同作用的结果。本病多见于戴劣质软性角膜接触镜或义眼者，也可见于角膜缝线刺激或巩膜填充物暴露的手术后患者。

【临床表现】　常见症状有眼痒、异物感、分泌物增多。早期患者上睑结膜出现轻度的乳头增生，之后形成大乳头（＞0.3mm），最后变为巨乳头（＞1mm）。病变很少累及角膜。

【治疗】

（1）去除病因：包括更换高透气性的角膜接触镜或义眼，加强清洁护理，缩短配戴时间；拆除引起刺激的缝线或巩膜填充物。

（2）药物治疗：常用药物有肥大细胞膜稳定剂、非甾体抗炎药、抗组胺药、糖皮质激素等。

经治疗，巨乳头可缓慢消退，一般预后良好。

【预防】　缩短角膜接触镜或义眼配戴时间，选择高透气性的接触镜，避免使用含有防腐剂及汞等具有潜在抗原活性的护理液。

五、自身免疫性结膜炎

自身免疫性结膜炎可引起结角膜上皮和泪膜损害，导致眼表泪液疾病发生，严重影响视力。

（一）Sjögren 综合征

Sjögren 综合征（Sjögren syndrome，SS）是一种累及全身多系统的疾病，包括眼干燥症、口干、结缔组织损害（关节炎）。三个症状中存在两个即可诊断。绝经期妇女多发。

【病因】　不明，泪腺有淋巴细胞和浆细胞浸润，造成泪腺增生，结构功能破坏。

【临床表现】　本病可导致干眼症状。睑裂区结膜充血、刺激感，有轻度结膜炎症和黏丝状分泌物，角膜上皮点状缺损，多见于下方角膜，丝状角膜炎也不少见，疼痛有朝轻暮重的特点。泪膜消失，泪液分泌试验异常，结膜和角膜虎红染色及丽丝胺绿染色阳性有助于临床诊断。

【诊断】　唾液腺组织活检有淋巴细胞和浆细胞浸润，结合临床症状可确诊。

【治疗】　主要为对症治疗，缓解症状，治疗措施有针对性。可采用人工泪液、封闭泪点、湿房镜等措施。

（二）Stevens-Johnson 综合征

Stevens-Johnson 综合征是一种急性、自限性皮肤黏膜大疱性炎症，常由药物或感染引发。

【病因】　本病是由皮肤黏膜基质的Ⅲ型变态反应引起的病变。诱发因素有药物（如磺胺、青霉素）过敏或感染（疱疹病毒、金黄色葡萄球菌、支原体等）。

【临床表现】　早期表现为眼红，有分泌物、异物感，视力下降，双眼弥漫性结膜炎，可伴有假膜形成。全身表现为急性皮疹，弥漫性红斑，“靶形”皮肤损害，斑块状上皮病变及皮肤脱落，口腔黏膜大疱糜烂，嘴唇出血性结痂。远期眼部后遗症有结膜纤维化、睑球粘连、倒睫、睑内翻、干眼、角膜新生血管、结膜及角膜角化等。

【治疗】　保持眼表湿润，表面麻醉下每日用玻璃棒分离睑球结膜，防止粘连，滴人工泪液，涂抗生素眼膏防止感染。

（三）瘢痕性类天疱疮

瘢痕性类天疱疮（cicatricial pemphigoid）是一种非特异性慢性结膜炎，伴有口腔、鼻腔、瓣膜和皮肤的病灶。病因不明，治疗效果不佳。女性患者严重程度高于男性。部分有自行减轻的趋势。

【病因】　尚不明确。

【临床表现】　结膜病变形成瘢痕，造成睑球粘连，多发生于下睑，以及睑内翻、倒睫等。常表现为反复发作的中度、非特异性的结膜炎。结膜炎症的反复发作可以损伤杯状细胞，结膜瘢痕阻塞泪腺导管。泪液中水液和黏蛋白的缺乏最终导致干眼。合并睑内翻和倒睫时，出现角膜损伤，角膜血管化、瘢痕加重、溃疡、眼表上皮鳞状化生。

根据病情严重程度可分为 1 期结膜下纤维化，2 期穹窿部缩窄，3 期睑球粘连，4 期广泛的睑球粘连而导致眼球运动障碍。

【诊断】　根据临床表现，结膜活检有嗜酸性粒细胞，基底膜有免疫荧光阳性物质（IgG、IgM、IgA）等可诊断。在一些类天疱疮患者的血清中可以检测到抗基底膜循环抗体。

【治疗】

（1）药物治疗：①口服氨苯芬和免疫抑制剂环磷酰胺；②静脉注射免疫球蛋白。

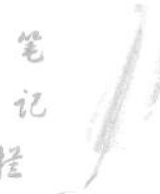

（2）手术治疗：因角膜干燥、完全性睑球粘连等严重并发症失明者，可酌情行眼表重建术。

第六节 结膜肿瘤

一、原发结膜良性肿瘤

（一）结膜色素痣

【临床表现】 结膜色素痣，呈黑色，色素深浅不一，有的为棕红色。痣内无血管。多发于角膜缘附近及睑裂部的球结膜，呈不规则圆形，大小不等，境界清楚，稍隆起于结膜面。组织病理学可见结膜痣由痣细胞或巢组成。

【鉴别诊断】 色素性结膜色素痣要注意与原发性后天性结膜黑变病相鉴别，后者发病较晚，常在30岁以后，为单侧、不规则、扁平而弥散的色素沉着，有恶变的趋势。

【治疗】 一般不予处理。如影响外观，可予以切除，但要注意彻底切除。切除后必须常规送病理检查，一旦发生恶变，需给予彻底广泛切除，以免复发。

（二）结膜乳头状瘤

【病因】 人乳头瘤病毒（HPV）6或11亚型可以诱发眼睑皮肤表皮和血管增殖形成寻常疣或者带柄的结膜乳头状瘤。带蒂结膜乳头状瘤由多个小叶组成，表面光滑，可见多个螺旋状血管。宽基底部的乳头状瘤常由HPB-16或者HPV-18引起。其表面不规则，部分会波及角膜。活检有助于诊断。乳头状瘤切除后较易复发。

【临床表现】 结膜乳头状瘤常发生于角膜缘、泪阜及睑缘部位，瘤体色鲜红，呈肉样隆起。病理见乳头状瘤有覆盖增殖上皮的结缔组织芯，上皮中度角化，偶有不规则生长。根据形态不同可分带蒂结膜乳头状瘤和宽基底部的结膜乳头状瘤。

（三）结膜皮样瘤和皮样脂肪瘤

【临床表现】 结膜皮样瘤和皮样脂肪瘤均是常见的先天性良性肿瘤。皮样瘤常见于颞下角膜缘，表现为圆形、表面光滑的黄色隆起的肿物。其中常见有毛发。皮样脂肪瘤常发生颞上象限近外眦部的球结膜下，呈黄色、质软的光滑肿块。

【治疗】 一般不需治疗，如影响美观，可部分切除，切除不能盲目追求完美，因其与眶脂肪相连，过多切除会引起眼眶紊乱、上睑下垂等并发症。

（四）结膜血管瘤

结膜血管瘤多为先天性，出生时或出生后不久即出现。结膜血管瘤外观为孤立、团块状，或弥漫性扩张的海绵血管瘤，应注意与结膜毛细血管扩张相鉴别，如Rendu-Osler-Weber综合征。

化脓性肉芽肿和毛细血管瘤常共生于睑板腺囊肿的睑结膜面，或者新近施行过手术的区域。艾滋病相关的卡波西肉瘤，在结膜上表现为蓝色血管结节，放疗最有效。

（五）结膜囊肿

小的结膜囊肿可能是结膜皱褶的异位造成的。较大的囊肿常常是外伤、手术或者炎症导致的结膜上皮细胞种植到结膜上皮下的基质中异常增生引起。结膜囊肿边界清楚，周围是正常结膜上皮细胞，多位于下穹窿结膜。单纯切开囊肿引流，复发率高，手术完整切除是有效的治疗方法，切除后的缺损区范围较大时可行羊膜移植术。

二、原发结膜恶性肿瘤

（一）结膜上皮内瘤变

【病因】 结膜上皮内瘤变（conjunctival intraepithelial neoplasia，CIN）与日光过度照射、人乳头瘤病毒感染等因素有关，户外工作人群、老年男性吸烟人群发病率较高，免疫抑制剂如艾滋病病灶发展较快。

【临床表现】 结膜上皮内新生物多生长于睑裂暴露区，近角膜缘处。可以呈乳头状或凝胶状外观，生长缓慢，常伴有轻度炎症和不同程度的血管异常，如果进入病灶区的新生血管粗大，则意味着结膜上皮中有浸润生长的趋势，可能突破基底膜。

CIN和眼睑皮肤的光化性角化病相似，根据非典型细胞侵及上皮的广泛程度可分为轻度、中度和重度CIN。如果为仅局限于部分上皮的病变，称为鳞状细胞发育不良，当非典型细胞发展到整个

笔记栏

上皮层时则为原位癌。

【治疗】 手术切除是有效的治疗方法，但有复发的可能，有报道手术切除后，切除缘病检阴性的患者仍存在约 30% 的复发率。因此，有学者建议病灶切除后，切除缘邻近组织进行冷冻治疗或使用抗代谢药物如丝裂霉素、5-FU 等以减少肿瘤的复发。

（二）结膜鳞状细胞癌

结膜鳞状细胞癌（conjunctival squamous cell carcinoma）是一种比较常见的结膜恶性肿瘤，紫外线照射与鳞状细胞癌关系密切，还与病毒感染和先天因素有关联。HIV 阳性患者和色素沉着性干皮病患者中发生鳞状细胞癌比例较高。

常发生在结膜暴露区如睑裂区的角膜缘处、睑缘皮肤和结膜的交界处或内眦部泪阜等部位。很少见于结膜的非暴露区。大多数肿瘤外观呈胶质样，边界比较清楚，上皮异常角化。肿瘤生长缓慢，但可向深部组织浸润，很少发生转移。

彻底切除病灶是最佳的治疗方式，创面用黏膜、结膜或羊膜移植，角膜创面用板层角膜移植修复。切除不彻底肿瘤可复发，需行二次手术。冷冻可降低复发率。有报道用博来霉素于癌肿病灶区行球结膜下注射可使癌肿萎缩。若病变已侵犯眼睑或穹窿部，无法彻底清除时应考虑做眼眶内容物剜除术。

（三）结膜恶性黑色素瘤

结膜恶性黑色素瘤（malignant melanoma of conjunctiva）是潜在的致命性肿瘤。多数起自后天原发性黑色瘤，一部分起自结膜色素痣，极少数起自正常结膜。

【临床表现】 结膜恶性黑色素瘤最常见于球结膜或角巩膜缘，也可出现于睑结膜，呈结节状生长，肿瘤滋养血管丰富，色素的深浅可以变化。生长于球结膜的黑色素瘤较发生于睑结膜、穹窿或泪阜处的黑色素瘤预后好。黑色素瘤能向眼球或眼眶侵袭，并且可向局部淋巴结、脑及其他部位转移。

【治疗】 对任何眼球表面可疑的色素性病变应进行切除活检，正确的活检并不会增加转移的危险。多数结膜恶性黑色素瘤可手术切除，推荐的方法为切除范围包括肿瘤边界外 4mm 处结膜，以及肿瘤下方薄的板层巩膜瓣，手术区域的巩膜用无水乙醇处理，结膜创缘进行冷冻治疗。结膜切除范围较大时可进行结膜或羊膜移植，防止术后粘连。对进行性病变，不能进行局部切除，可考虑眼球摘除或眶内容物剜除术，但更大的根治手术如眶内容剜除术及放疗并不一定能改善预后。

第七节 结膜变性与出血

一、睑 裂 斑

睑裂斑（pinguecula）为结膜实质的玻璃样变性和弹力纤维增生，与睑裂部球结膜长期暴露于紫外线及老年性变性有关。

【临床表现】 在睑裂部邻近角膜缘处的球结膜水平向增厚隆起，呈三角形或椭圆形，灰黄色，基底朝向角膜缘，多为双侧，但鼻侧多于颞侧。病变相对静止，不伸入角膜，不影响视力。

【治疗】 一般无须治疗。若睑裂斑充血，表面粗糙，称为睑裂斑炎，可滴效力低的激素滴眼液。影响外观、干扰角膜接触镜的配戴时，可行手术切除。

二、翼 状 胬 肉

翼状胬肉（pterygium）是一种慢性角结膜炎症性病变，因其形似昆虫的翅膀而名。

【病因】 确切病因及发病机制尚不明确。多发生于室外作业者，可能与风沙、烟尘、阳光、紫外线等长期刺激有关。局部角膜缘干细胞受损、失去屏障作用，可能也是其发病基础。

【临床表现】 多发生于鼻侧，一般无自觉症状，初起时睑裂部球结膜充血肥厚，逐渐由周边向角膜中央延伸，形成三角形带有纤维血管组织的薄膜（图 9-14）。可将胬肉分为三个部分：位于角膜的尖端为头部，稍显隆起，其前方角膜上皮内可见铁沉积线（Stocker 线），它的存在提示胬肉生长缓慢。跨越角膜缘的为颈部。伸展在巩膜表面的宽大部分为体部，起自球结膜，偶尔起自半月皱襞或穹窿结膜。

翼状胬肉生长缓慢，静止期胬肉头部平坦，体部菲薄，充血不明显。若胬肉头部隆起，前端角膜灰白色浸润，体部明显充血、肥厚，为进行期胬肉，生长加快。

胬肉接近角膜瞳孔区时，可引起散光；遮盖瞳孔，则严重影响视力（图 9-15）；肥厚挛缩的胬肉可限制眼球运动。

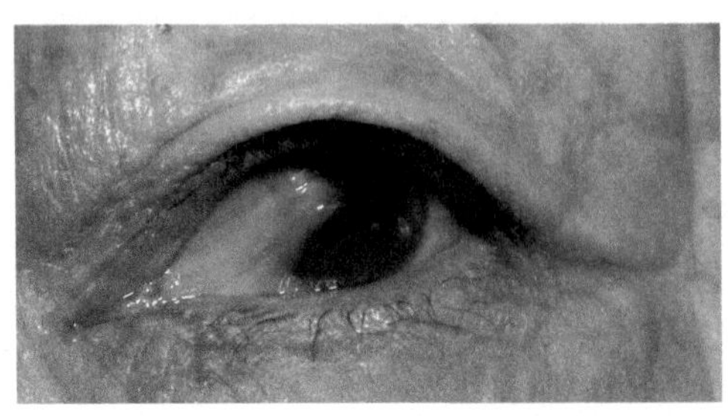
图 9-14　翼状胬肉（形成薄膜）

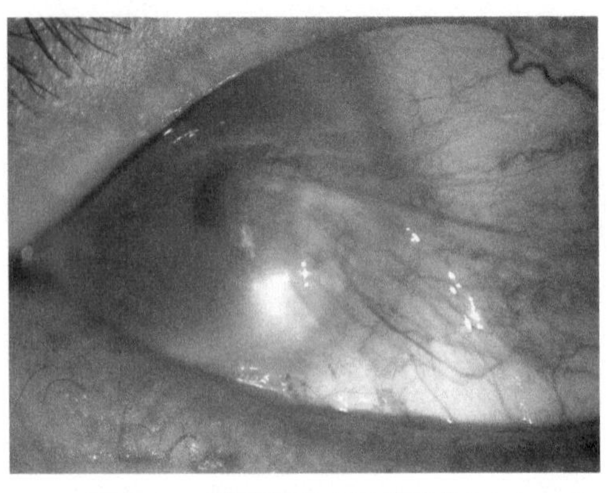
图 9-15　翼状胬肉（遮盖瞳孔）

【诊断】　睑裂部球结膜呈翼状肥厚，尖端伸入角膜，其下见有纤维血管组织，可诊断。需与睑裂斑和假性胬肉相鉴别。睑裂斑不伸入角膜，尖端朝向眦部。假性胬肉是角膜损伤（如化学伤或热烧伤）后，结膜黏附在角膜上，形成纤维增殖和头部粘连，多单侧，可发生在角膜的任何方位。

【治疗】　小的静止期胬肉一般不需治疗。当有炎症刺激充血时，可滴含糖皮质激素的抗生素滴眼液，晚上涂四环素可的松眼膏。胬肉进行性发展，侵及瞳孔区时，可行手术切除胬肉，但单纯胬肉切除术后有较高的复发率（10% ～ 15%），改良后的手术方式增加了球结膜瓣转移、自体球结膜移植或角膜缘干细胞移植、羊膜移植等措施，β 射线照射及局部应用抑制细胞增殖、胶原合成和炎症细胞浸润的药物，可以减少胬肉的复发率。

【预防】　减少外界环境的刺激，配戴防护镜对于预防本病的发生和发展有一定作用。

三、结膜结石

结膜结石（conjunctival concretion）是睑结膜表面的黄白色凝结物，由脱落的上皮细胞和变性白细胞聚集凝固而成，多见于慢性结膜炎患者或老年人。结石位置深时，无自觉症状，无须治疗；如突出于结膜表面，有异物感，可在表面麻醉下用异物针或尖刀剔除。

四、结膜下出血

结膜下出血（subconjunctival hemorrhage）源于球结膜下血管破裂或其渗透压增加，是较常见的一种眼部症状。常在一眼局部出现，由于球结膜下组织疏松，出血易扩展成片状，出血量大时可扩散至球结膜全周。引起结膜下出血的原因有很多，青少年多见于发热、咳嗽；中老年人多伴有高血压、动脉硬化，外伤、肾炎、血液病、某些传染病也可引起球结膜下出血。新鲜出血呈鲜红色（图 9-16），以后逐渐变为暗红色或棕色，一般 7 ～ 12 天内自行吸收，出血早期可局部冷敷，2 天后改热敷，可促进出血吸收。应寻找出血原因，针对原发病进行治疗。

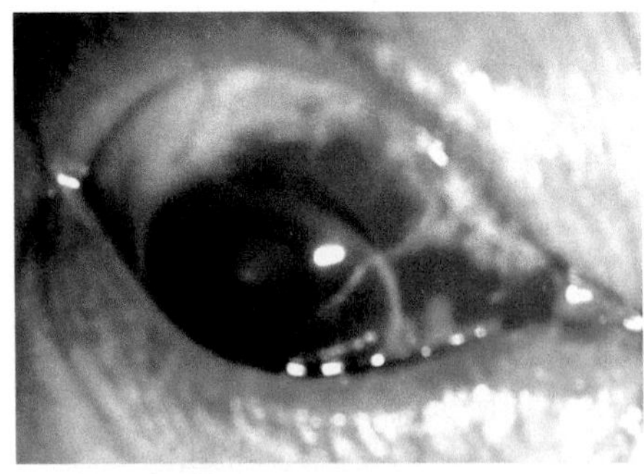
图 9-16　球结膜下出血

【思考题】

1. 结膜炎的常见临床表现有哪些？
2. 常见急性结膜炎的鉴别诊断有哪些？如何治疗和预防？
3. 沙眼在临床上如何分期?
4. 沙眼的常见并发症有哪些？
5. 翼状胬肉手术有何改进？

（高自清）

笔记栏

第十章　角　膜　病

【学习要点】

1. 掌握病毒性、细菌性、真菌性角膜炎的诊断、鉴别诊断和治疗原则。

2. 熟悉角膜病的病理过程和治疗原则。

3. 了解其他类型的角膜炎、角膜变性、角膜营养不良、角膜软化症的病原学、临床表现、诊断及治疗。

第一节　概　　述

角膜（cornea）是外界光线进入眼内的第一道窗户，位于眼球的前部，和巩膜一同构成眼球壁最外层的纤维膜。前1/6为透明的角膜，后5/6为乳白色的巩膜，共同起到保护眼内组织、维护眼球形状的作用。同时，角膜也是重要的屈光间质。

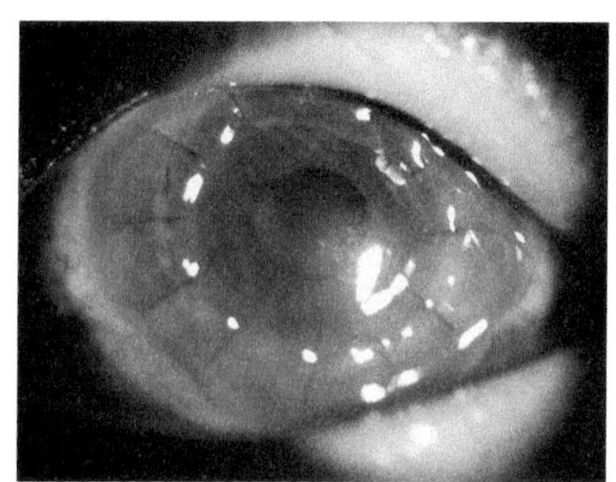

图10-1　角膜移植

穿透性角膜移植（PKP）术后所见

组织学上，角膜从前到后分为5层结构：上皮细胞层，前弹力层，基质层，后弹力层，内皮细胞层。在角膜前表面覆盖有一层稀薄的泪膜，对角膜的营养供应和维持屈光特性均有重要作用。

角膜本身不含血管，其营养主要依靠角膜缘血管网、房水和泪膜供给。角膜代谢过程缓慢，一旦发生病变，修复时间长。角膜中央上皮没有朗格汉斯细胞，处于免疫学上的相对“赦免”地位，因此，角膜移植术是器官和组织移植中成功率最高的手术（图10-1）。

角膜屈光力约为43D，占眼总屈光力的3/4，因此改变角膜屈光力对整个眼的屈光状态产生极大的影响，通过手术改变角膜的屈光状态来矫正眼的屈光不正称为角膜屈光手术。该手术对于矫正屈光不正具有巨大的潜力，但大多患者对该手术期望值很高，术前应让患者充分了解手术的预期效果及存在的风险性，尽量避免并发症的发生。

角膜病是我国目前主要致盲性眼病之一，在防盲工作中占有重要地位，常见的疾病有炎症、外伤、变性、营养不良、先天异常和肿瘤等，其中最多见的为感染性炎症。

第二节　角膜炎总论

角膜炎在角膜病中占重要地位，是主要的致盲原因之一。当角膜防御能力减弱时，外界或内源性致病因素都可能导致角膜组织发生炎症反应，统称为角膜炎（keratitis）。

【病因】　角膜炎的致病因素主要有以下三种。

1. 病原体感染　由于角膜部分暴露于外界，易受外伤及感染，而轻微的角膜上皮受损伤往往为感染的诱因（图10-2、图10-3），常可引起病原微生物的侵袭，导致角膜炎，严重者可影响视力甚至可以导致角膜盲。常见的病原体包括细菌、真菌、病毒、棘阿米巴和衣原体等。近年来，真菌性角膜炎的发病趋势逐年上升，有些区域甚至已取代细菌性角膜炎成为首要致病原。单纯疱疹性角膜炎仍为发病率较高的角膜炎病变，易复发，致盲率高，其与临床上滥用广谱抗生素和糖皮质激素有一定相关性。目前，棘阿米巴感染的发病率不高，可能与对其的诊断水平有限有关。

2. 内源性　某些全身疾病可以引起角膜病变，如结核、梅毒、风湿等常可引起变态反应性疾病，糖尿病可致角膜上皮脱落，维生素A缺乏可引起角膜软化症。

3. 局部蔓延　角膜可被邻近组织的炎症所波及，如睑缘、结膜、巩膜、葡萄膜等部位的炎症会累及角膜。

【角膜炎的临床病理过程】　角膜炎的病因虽然不同，但其病理变化过程通常具有共性，可分

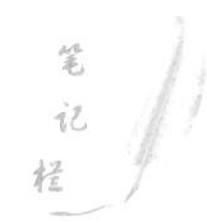

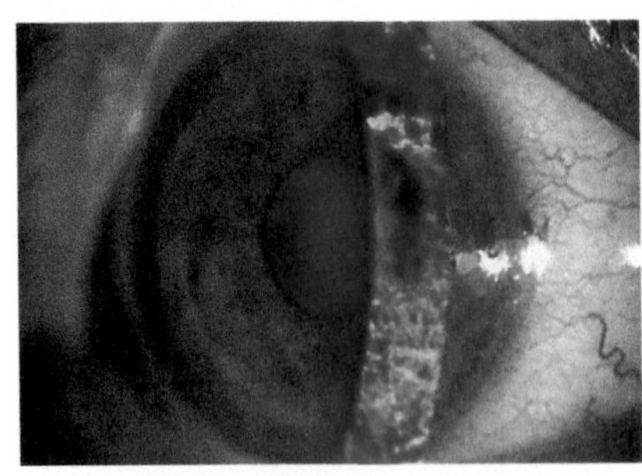

图 10-2 角膜上皮擦伤（荧光素钠染色）

黄绿色的染色显示上皮缺损的部位及范围

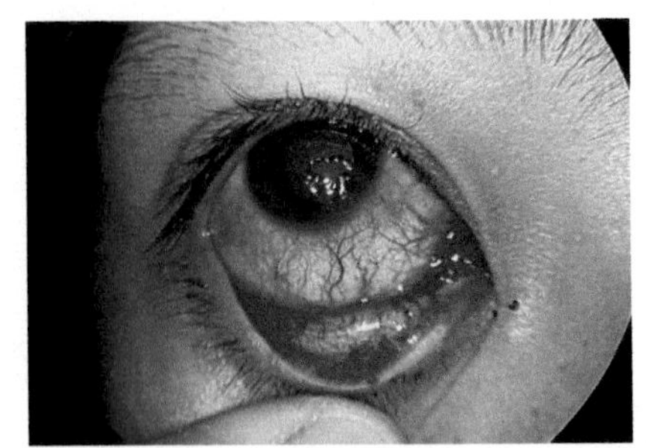

图 10-3 外伤致角膜上皮缺损

为角膜浸润期、溃疡进展期、溃疡恢复期和角膜瘢痕期四个阶段。

1. 角膜浸润期 当致病因子侵袭角膜时，首先引起角膜缘血管网充血，炎症细胞及炎性因子侵入病变区，形成局限性浅层的灰白色浸润病灶，即为角膜浸润（corneal infiltration）期（图 10-4A）。患者可有不同程度的视力降低以及畏光、流泪、眼睑痉挛等角膜刺激症状。此时经治疗后，炎性浸润可吸收，角膜能恢复透明。

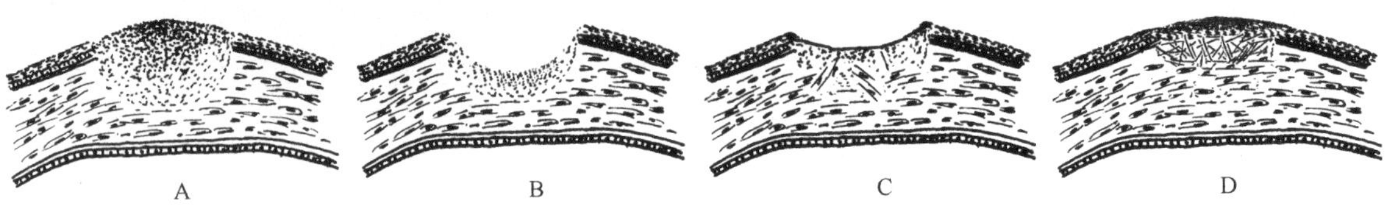

图 10-4 角膜炎的病理变化过程

A. 角膜浸润；B. 角膜溃疡形成；C. 角膜溃疡消退；D. 角膜瘢痕形成

2. 溃疡进展期 如病情未得到控制，浸润和水肿进一步发展，坏死的角膜上皮和基质脱落即形成角膜溃疡（corneal ulcer）（图 10-4B）。用裂隙灯显微镜检查时，可见角膜表面失去原有的光滑完整曲面（图 10-5），荧光素染色呈黄绿色。

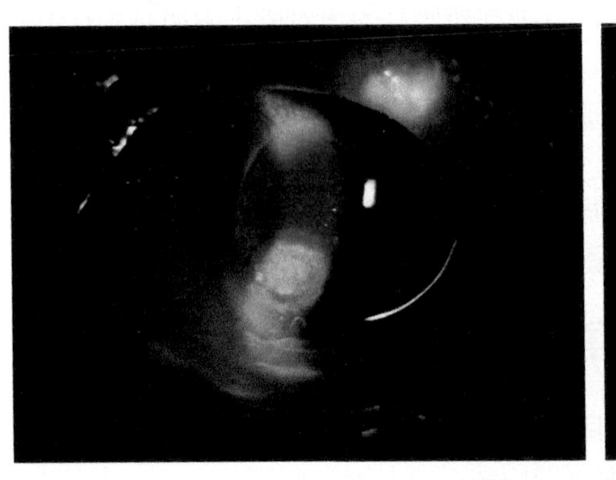

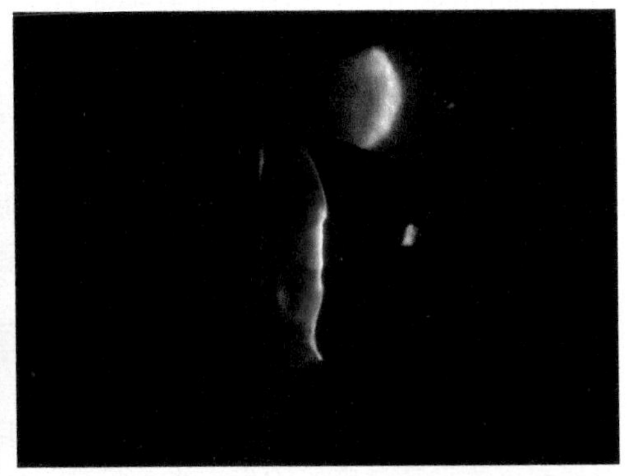

图 10-5 角膜溃疡

坏死的角膜上皮和基质脱落，形成溃疡凹陷缺损

如病变进一步向深层发展，接近后弹力层时，在眼压作用下后弹力层向前膨出，呈一透明的泡状物，称后弹力层膨出。继续发展则突破后弹力层，导致角膜穿孔。此时患者突然感到有一股热泪流出，实际为角膜穿孔。此时房水迅速涌出，检查可见溃疡底部有一团棕黑色的虹膜组织嵌顿，前房变浅或消失，瞳孔多有移位，但堵在溃疡处的虹膜，给炎症部位提供了血运并对炎症消退和愈合有一定促进作用。另外，由于虹膜与溃疡部发生永久性粘连，粘连广泛则可堵塞前房角，使房水流出受阻，引起继发性青光眼。在高眼压作用下形成粘连性角膜白斑或角膜葡萄肿。如穿破口大或位于角膜中央部，房水不断流出，使穿孔口不能愈合，则形成角膜瘘。角膜穿孔和角膜瘘因眼内外直接交通，极易导致眼内感染，严重时可引起全眼球炎而致眼球萎缩失明。

3. 溃疡恢复期 此时经治疗后，炎症得到部分控制，溃疡周围上皮逐渐将溃疡覆盖，瘢痕填充其溃疡凹面（图 10-4C）。可伴有新生血管长入角膜，形成角膜血管翳，为角膜曾经患病的客观标志

笔记栏

（图 10-6）。

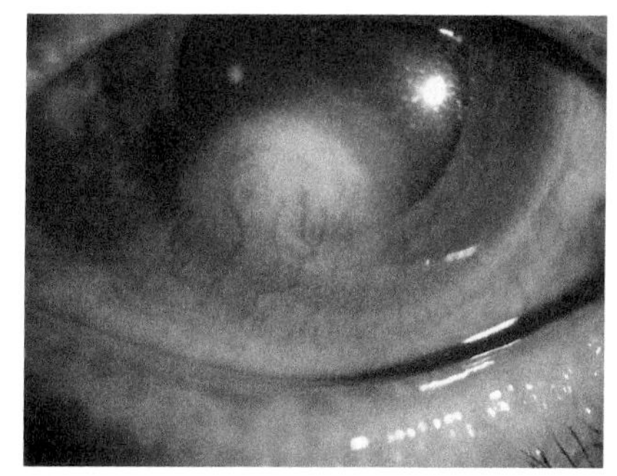
图 10-6 真菌性角膜溃疡修复期
可见鼻下方角膜白斑伴角膜新生血管

4. 角膜瘢痕期 溃疡区上皮进一步愈合（图 10-4D），前弹力层和基质层的缺损处由瘢痕组织所填充，根据溃疡程度的深浅而遗留不同厚薄的瘢痕。如瘢痕位于浅层薄如云雾状，通过混浊部位仍能看清后面虹膜纹理者称角膜薄翳。混浊较厚呈白色，但仍能看见虹膜者称角膜斑翳。厚而呈瓷白色的混浊，不能透见虹膜者称角膜白斑。

任何严重的角膜浸润、溃疡，均可波及虹膜睫状体，使之发生炎症反应，重者出现前房积脓，此多为一种反应性无菌性炎症。但真菌性角膜炎即使未发生角膜穿孔，其病原体也可以穿透后弹力层进入前房发生真菌性眼内感染（图 10-7）。

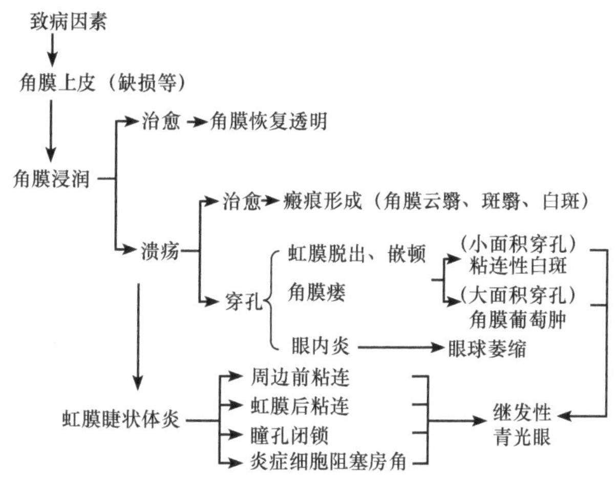

图 10-7 角膜炎的临床病理过程

内源性角膜炎常发生于角膜基质层，一般不引起角膜溃疡。炎症消退后，瘢痕位于基质层内。

【临床表现】

1. 畏光、流泪、疼痛、眼睑痉挛 角膜上皮内具有丰富的感觉神经末梢，对炎症刺激敏感。这一系列眼刺激症状中，以眼痛最为明显，可持续存在直至炎症消退。

2. 视力下降 根据病变位置，通常伴有不同程度的视力下降，如病变位于瞳孔区，可严重影响视力。

3. 睫状充血 严重时可表现为混合充血（图 10-8）。

4. 角膜混浊 呈灰白色或乳白色，见于角膜的炎性浸润、溃疡和瘢痕形成。如为炎性浸润则表现为表面无光泽，边界模糊（图 10-9）。角膜瘢痕则表面有光泽，边界清楚。角膜上皮有缺损，用荧光素染色后容易发现。

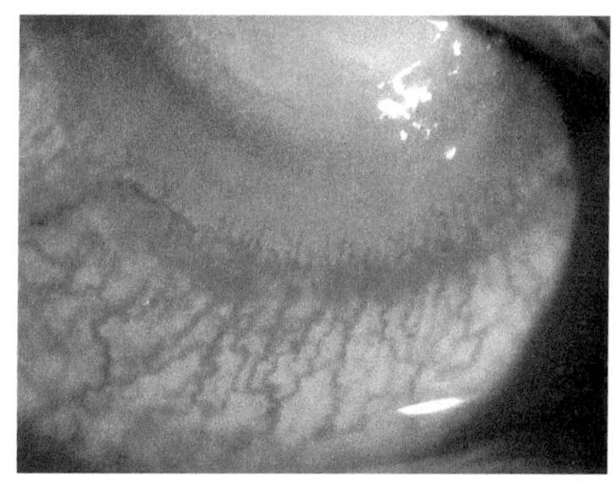
图 10-8 混合充血

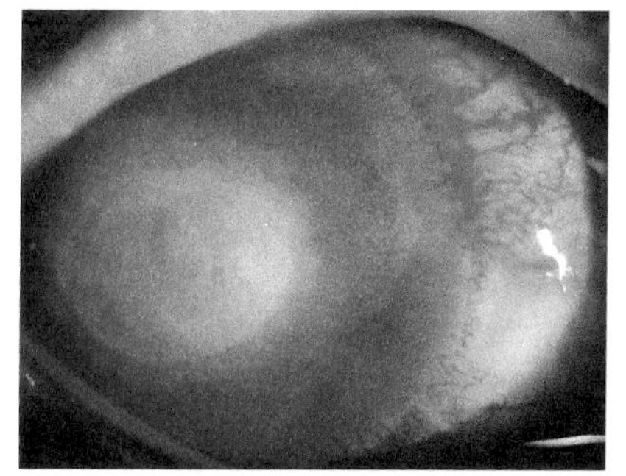
图 10-9 角膜混浊与睫状充血

5. 角膜新生血管 任何性质的角膜炎，若炎症持续时间长，都可以引起角膜新生血管。其有促进损伤修复的作用，同时也影响角膜的透明性。浅层血管呈树枝状，深层呈毛刷状，位于角膜基质层（图 10-10）。

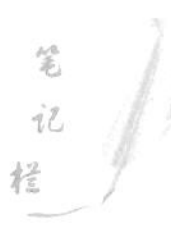

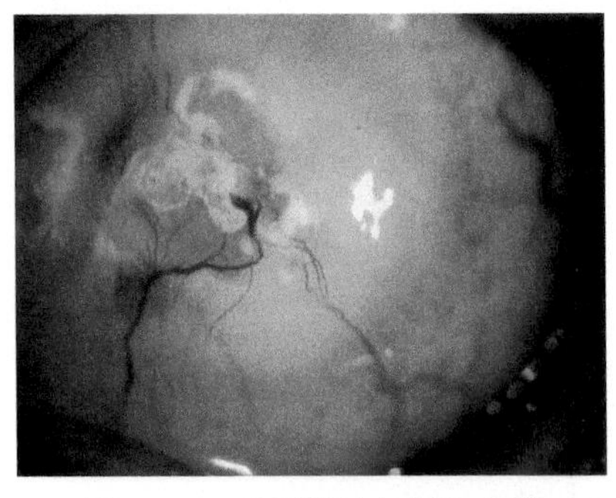
图 10-10 角膜混浊与新生血管

【诊断与鉴别诊断】

1. 病史 详细询问病史，尤其应注意有无眼部外伤史、感冒发热病史，既往有无眼部疾病史，有无使用角膜接触镜、长期全身及局部应用激素或免疫抑制剂史及消耗性疾病、人工喂养不当的病史等，以助于寻找病因。

2. 临床表现 眼部刺激症状、睫状充血、角膜浸润及角膜溃疡形态等。

3. 实验室检查 溃疡组织刮片行革兰氏染色和吉姆萨染色，应在病变早期尚未使用抗生素治疗之前行角膜病变区刮片镜检、微生物培养及药敏试验，以助于病因学诊断。

4. 共聚焦显微镜（confocal microscope）检查 为一种无创性的临床检查手段，能活体观察到角膜中存在的菌丝、阿米巴包囊等。可快速诊断真菌和棘阿米巴感染。并且可在病程的不同阶段多次使用，作为衡量治疗是否有效的指标，使治疗更有针对性。

【治疗原则】 原则是去除病因，选用敏感抗生素、抗病毒药物或抗真菌药物等控制感染，减轻组织反应，促进溃疡愈合，减少瘢痕形成和改善视力。

1. 病因治疗 以眼部局部治疗为主，病情严重者加全身用药，针对不同的微生物感染，选用抗细菌、抗真菌、抗病毒的药物。①细菌性角膜炎，宜选用敏感的抗生素，病因未明之前，可选用广谱抗生素。②真菌性角膜炎，以抗真菌药物为主，临床上多采用联合用药方法来提高疗效。③病毒性角膜炎：可选择抗病毒性药物，临床上仍以阿昔洛韦为首选药物与高浓度干扰素联合应用，以提高疗效。

2. 糖皮质激素 要严格掌握糖皮质激素适应证，主要用于变态反应性角膜炎，可局部应用。细菌性角膜炎急性期禁用，慢性期病变区上皮荧光素染色阴性后可酌情应用。真菌性角膜炎应禁用，病毒性角膜炎，糖皮质激素只能用于非溃疡型的角膜基质炎，若使用不当可使病情恶化，严重时可导致角膜穿孔。

3. 手术 药物不能控制或有角膜穿孔危险者，可行治疗性角膜移植术。如果炎症可以控制，应避免在溃疡期行穿透性角膜移植术。病情稳定 6 个月以上、视力低于 0.1 者，可行增视性角膜移植术或光学虹膜切除术。

4. 羊膜移植术 在角膜溃疡愈合期，角膜刮片和培养证实没有病原菌生长时，可行羊膜移植术。

5. 其他 局部热敷，给予 1% 阿托品滴眼液或膏剂散瞳。加压包扎患眼，口服降眼压药物，补充维生素及微量元素等治疗以减轻刺激，加速角膜溃疡修复。角膜炎后期形成的粘连性角膜白斑影响房水流出而继发青光眼时，应行抗青光眼手术。

第三节 感染性角膜炎

一、病毒性角膜炎

（一）单纯疱疹病毒性角膜炎

案例 10-1

患者，男性，42 岁，因右眼红、痛伴畏光流泪 2 天就诊。

患者于 1 周前曾患感冒，伴有轻度发热、周身疼痛、咳嗽，自行服用消炎药后症状缓解，2 天前自觉右眼红痛有异物感，即来本院门诊就诊，以“角膜炎”收入院治疗。2 年前曾有类似发作史。

眼部检查：视力右眼 0.6，左眼 1.0，右眼呈睫状充血，角膜中央瞳孔区可见树枝状上皮缺损，荧光素染色阳性，该区角膜知觉较左眼明显降低，KP（-），房水清，眼部其他检查未见异常。

全身检查未见异常。

问题：1. 该患者诊断为何种眼病？

2. 为明确诊断，该患者还要进行哪些辅助检查？

3. 该患者应如何治疗？

笔记栏

【病因】　单纯疱疹病毒（herpes simplex virus，HSV）引起的角膜感染称为单纯疱疹性角膜炎（herpes simplex keratitis，HSK）。该病是当今危害最严重、致盲率最高的眼病之一，发病率占角膜病变的首位。HSV 分为Ⅰ型和Ⅱ型两个血清型。大多数眼部疱疹感染为Ⅰ型，Ⅱ型感染部位是生殖器，偶尔也引起眼部感染。HSV 多系原发感染后的复发。绝大部分人出生后都发生过 HSV-Ⅰ型的原发感染，但大部分无临床症状。眼部原发感染后病毒在三叉神经节内长期潜伏下来，也可在角膜组织本身潜伏，当机体抵抗力降低，如感冒、肺炎等疾病，局部或全身使用糖皮质激素、免疫抑制剂后，潜伏的病毒可活化，引起单纯疱疹性角膜炎复发感染。

【临床表现】

1. 原发感染　多见于婴幼儿，常有全身发热和耳前淋巴结肿痛，可合并唇部皮肤疱疹，眼部受累多为急性滤泡性结膜炎或假膜性结膜炎。眼睑皮肤水疱或脓疱、点状或树枝状角膜炎，但出现较晚、持续时间短，偶尔可导致盘状角膜炎，往往不易发现。

2. 复发感染　在全身抵抗力降低的情况下可导致 HSV 感染复发，分为浅层型和深层型。浅层型有树枝状、地图状角膜炎，深层型包括盘状角膜炎和坏死性角膜基质炎。早期角膜敏感度降低，患者自觉症状轻微，常导致就诊不及时。

（1）树枝状和地图状角膜炎：发病数日内，眼部出现刺激症状。角膜初起表现为针尖样小疱，时间短，很快小疱破裂融合形成条状溃疡，形似树枝状，荧光素钠染色后溃疡缺损处染成绿色，而孟加拉红染色则缺损区染为红色（图 10-11）。若病灶进一步扩大可呈地图状（图 10-12）。少数未经治疗的患者特别是不适当使用了糖皮质激素者，可使病变继续向深部发展，导致角膜基质深层溃疡。

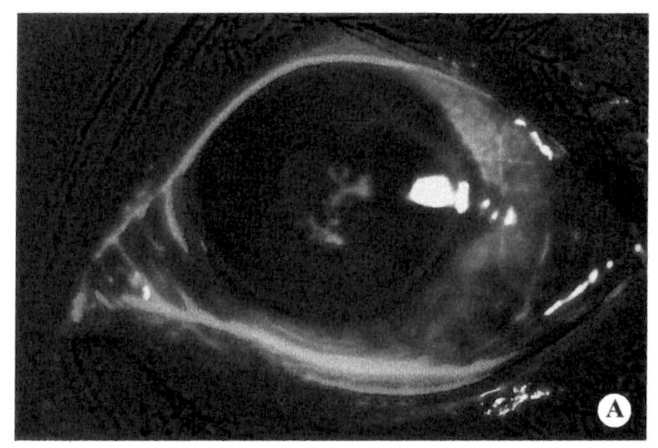
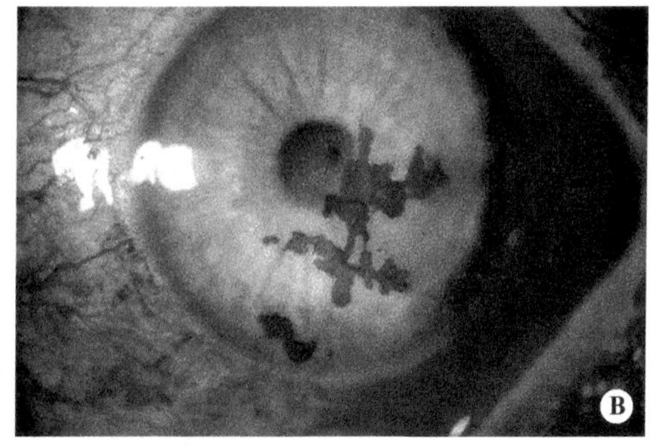

图 10-11　树枝状角膜炎

A. 荧光素钠染色；B. 孟加拉红染色

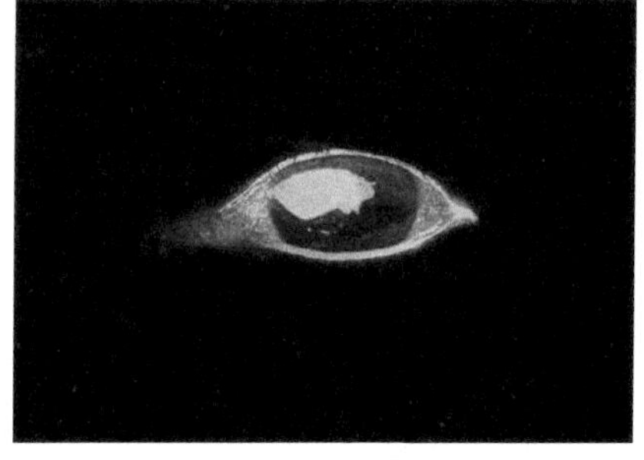

图 10-12　地图状角膜炎

左眼角膜荧光素钠染色（+）

（2）盘状角膜炎：主要为 HSV 引起的局部免疫反应所致，是角膜基质炎的常见表现（图 10-13）。表现为角膜中央部基质呈盘状混浊，混浊直径为 5～8mm，居中，呈灰白色，不伴有炎性浸润和新生血管，伴有后弹力层皱褶及内皮面沉积物形成，角膜上皮完整，荧光素不染色，常可见角膜后 KP 及房水混浊等继发性虹膜睫状体炎等表现。其病程可持续 2～6 个月。在炎症阶段视力可明显下降，但预后较好，反复发作可形成角膜瘢痕或新生血管。

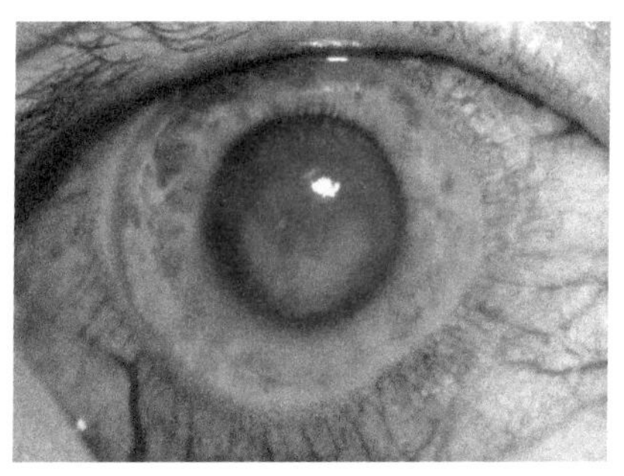

图 10-13　盘状角膜炎

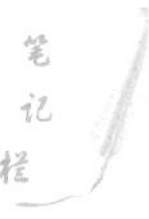

（3）坏死性角膜基质炎：此类患者过去多有树枝状角膜炎复发病史或正在局部应用糖皮质激素治疗的盘状角膜炎。表现为严重的基质炎，伴有炎症细胞浸润、坏死、瘢痕、新生血管形成，自然病情可达 2 ～ 12 个月，少数角膜可变薄、穿孔或发生虹膜睫状体炎，继发青光眼，目前尚无有效治疗方案，预后差。

案例 10-1 分析与诊断

1. 该患者有感冒、发热病史，致全身抵抗力降低，是其复发诱因。
2. 眼部刺激症状不明显，与病毒性角膜炎角膜知觉降低有关。
3. 角膜荧光素染色可见明显树枝状着色，根据上述表现，可考虑右眼单疱疱疹病毒性角膜炎。
4. 行病毒分离培养后可确诊。

【治疗】 不同的病变阶段采用不同的治疗方法。

1. 抗病毒药物治疗 目前单纯疱疹性角膜炎的治疗是以抗病毒治疗药物为主，常用的有：①阿昔洛韦，常用剂型为 3% 眼膏和 0.1% 滴眼液，可合并高浓度干扰素滴眼，有较好疗效。②更昔洛韦，眼膏和滴眼液均为 0.15%。③ 0.1% 三氟胸腺嘧啶核苷滴眼液。

2. 糖皮质激素 上皮或角膜浅层炎症禁用。深层单纯疱疹性角膜炎特别是盘状角膜炎，可在使用抗病毒药物的同时慎重而合理地应用糖皮质激素，并注意严密观察角膜情况。

3. 如有虹膜睫状体炎，要及时用阿托品滴眼液或眼膏扩瞳。

4. 手术治疗

（1）病灶清除术：树枝状角膜炎可以清创性刮除病灶区角膜上皮，防止病毒向基质层蔓延。清创后加压包扎，有利于上皮愈合。

（2）已穿孔的病例可行治疗性穿透性角膜移植术。角膜白斑在炎症消退后 3 个月，视力低于 0.1 应考虑行角膜移植术，或者行光学性虹膜切除术。

案例 10-1 治疗与预防

1. 抗病毒治疗 用 0.1% 阿昔洛韦滴眼液滴眼；聚肌胞 1mg 球结膜下注射。
2. 其他局部治疗 阿托品滴眼液散瞳；加用氯霉素滴眼液防止继发感染；应用促进角膜上皮修复的药物。
3. 全身可静脉应用利巴韦林 0.6g，一天 1 次。
4. 增强机体免疫力，避免复发。

（二）带状疱疹性角膜炎

【病因】 带状疱疹性角膜炎（herpes zoster keratitis）由水痘 - 带状疱疹病毒感染所致。多见于 40 岁以上成年人，带状疱疹病毒性角膜炎是眼部带状疱疹的表现形式，可导致角膜瘢痕形成，影响视力（图 10-14、图 10-15）。人感染后，病毒即在三叉神经节中潜伏下来，当机体抵抗力降低或有外界刺激的情况下发病，并且可反复发作。

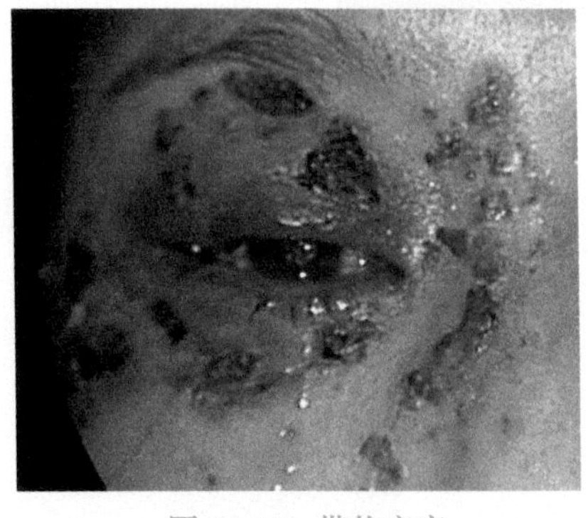

图 10-14 带状疱疹

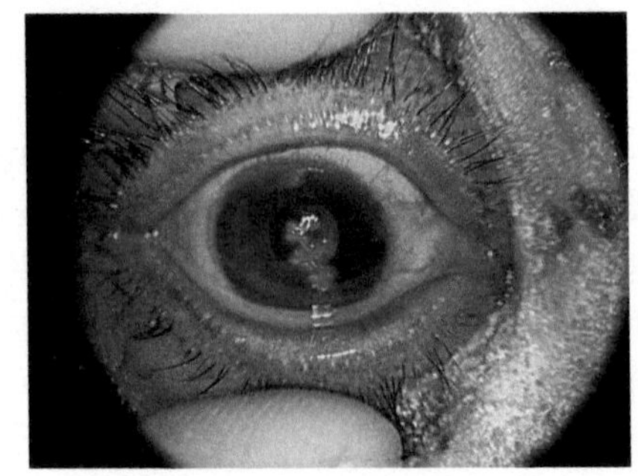

图 10-15 带状疱疹性角膜炎

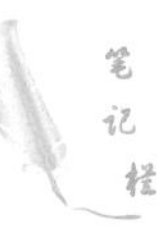

笔记栏

【临床表现】 其特征是沿着三叉神经分布区第 1 主支（眼支）分布区皮肤出现串珠样疱疹，

一般不超过中线（图 10-14）。眼部带状疱疹除皮肤症状外，可出现以下几种类型：

1. 上皮性点状角膜炎和树枝状角膜炎（图 10-15）。

2. 上皮下浸润或局限性角膜基质炎。

3. 角膜基质炎或盘状角膜炎。

【治疗】 局部或全身应用抗病毒药物治疗，抗生素防止继发感染。急性期可加用胎球蛋白、聚肌胞以缓解全身症状。在角膜炎合并葡萄膜炎时可加用少许糖皮质激素，注意散瞳。

二、细菌性角膜炎

细菌性角膜炎（bacterial keratitis）是由细菌感染引起的化脓性角膜炎，往往为眼科急症。如感染得不到有效控制，可发生角膜溃疡穿孔，最终可导致眼球萎缩。如炎症能得到有效控制，可在角膜上留有瘢痕而不同程度地影响视力。

【病因】 病原菌多种多样，常见的有葡萄球菌、肺炎球菌、链球菌、铜绿假单胞菌、分枝杆菌等。多发生在角膜外伤和角膜异物剜出术后。由于糖皮质激素及抗生素的滥用，一些条件致病菌引起的感染逐渐增多，如丙酸杆菌、芽孢杆菌等。另外，眼干燥症等眼表疾病、慢性泪囊炎、配戴角膜接触镜及糖尿病等全身病亦可造成角膜抵抗力下降。

【临床表现】

1. 匐行性角膜溃疡 为一种常见的急性化脓性角膜溃疡，其致病菌多为革兰氏阳性球菌，多发生于老年人，农村患者多于城市，常在角膜外伤后 24 ～ 48 小时发病。主要症状有异物感、刺痛感甚或烧灼感。眼睑红肿，球结膜混合充血及水肿，溃疡最先出现于角膜外伤受损处。不久病灶处组织脱落坏死，表现为椭圆形、匐行性边缘、较深的基质溃疡灶，常伴有前房积脓（图 10-16）。

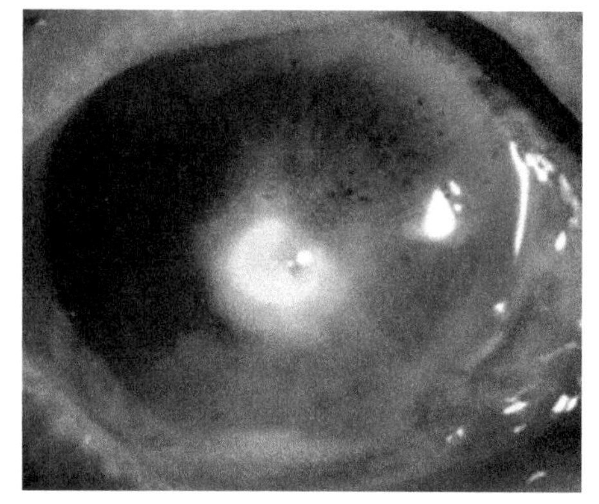

图 10-16 匐行性角膜溃疡伴前房积脓

2. 铜绿假单胞菌性角膜溃疡 是由铜绿假单胞菌感染引起，表现为发展迅速的角膜液化性坏死。多发生于异物剜除术后，使用了污染的滴眼液或配戴污染的角膜接触镜及使用不洁清洗液后。潜伏期短，一般为 0.5 ～ 1 日。起病急，早期即可出现剧烈眼痛，畏光流泪，视力骤降、结膜混合充血。由于铜绿假单胞菌产生蛋白质分解酶，使角膜呈现迅速扩展的胶原组织溶解。结膜囊内可以出现大量黄绿色的脓性分泌物，前房内可见大量黄绿色脓液。其特点是症状重，发展迅速，由于铜绿假单胞菌产生蛋白质分解酶，容易致角膜板层溶解并迅速坏死，24 小时可波及全角膜，发生全角膜坏死、穿破、眼内容脱出或全眼球炎。

【治疗】 在未明确病原菌前宜先用广谱抗生素、高浓度频繁滴眼。也可加结膜下注射。每日散瞳。一旦明确致病菌，应立即采用敏感抗生素点眼，每 5 ～ 30 分钟点药一次，晚上涂抗生素眼膏。革兰氏阳性球菌感染选用头孢唑啉、万古霉素；革兰氏阴性球菌感染选用头孢曲松、头孢他啶；革兰氏阴性杆菌感染选用妥布霉素、头孢他啶、多黏菌素 B、喹诺酮类。溃疡愈合后，可加适量糖皮质激素滴眼液，以减少瘢痕形成。1% 阿托品滴眼液散瞳。全身可大量应用维生素 A、维生素 B、维生素 AD 等促进溃疡愈合。瘢痕形成后影响视力明显者，可行角膜移植术。对铜绿假单胞菌性角膜炎重在预防。

三、真菌性角膜炎

案例 10-2

患者，女性，54 岁，因左眼被麦秸秆扎伤 10 天，视力下降 2 天就诊。

患者于 10 天前在收割小麦时不慎被麦秸秆伤及左眼，当时自觉患眼轻微疼痛，有异物感。因农忙而未及时就诊。近 2 日来自觉疼痛加重，视力明显下降，并出现畏光、流泪等症状。遂来院就诊，行角膜刮片细胞学检查，找到真菌菌丝。

眼部检查：左眼睫状充血，角膜近中央部略偏下方可见一 3mm 灰白色浸润灶，呈苔垢状，圆形，病灶略高起，表面可见分泌物附着，溃疡周围呈浅沟状改变，KP（+），房水细胞（+），瞳孔药物性散大。眼部其他检查未见异常（图 10-17）。

笔记栏

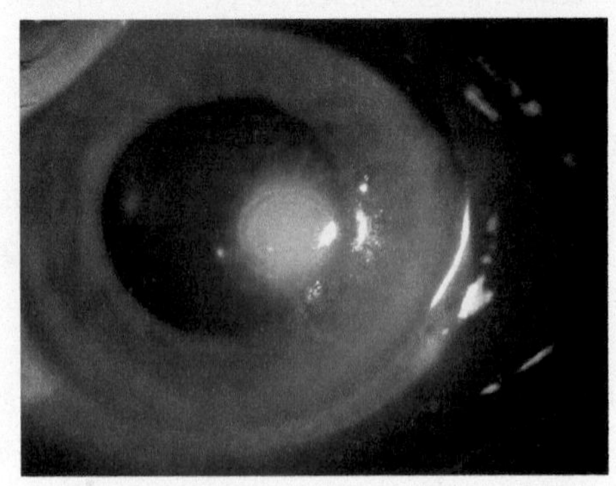

图 10-17 真菌性角膜炎

问题：1. 该患者诊断为何种眼病？
2. 为明确诊断，该患者还要进行哪些辅助检查？
3. 该患者应如何治疗？

真菌性角膜炎（fungal keratitis）是一种由致病真菌引起的致盲率极高的感染性角膜病。近年来随着眼部糖皮质激素和广谱抗生素的滥用和乱用，加上对本病的认识和诊断水平的提高，其发病率逐渐增高。

【病因】 本病为真菌直接侵入角膜引起的感染。常见的致病真菌有镰刀菌、曲霉菌、念珠菌属、青霉菌属和酵母菌等。多见于温热潮湿气候，特别是发生于植物性角膜外伤后。

【临床表现】 该病较其他角膜炎起病相对缓慢，刺激症状较轻。初起时仅有眼部异物感和刺痛感，伴有视力明显下降。角膜浸润灶呈白色或灰白色，不规则，表面无光泽，稍高于表面，呈牙膏样或苔垢样外观。病灶周围有基质溶解形成的浅沟，或真菌抗原 - 抗体反应而形成免疫环。有时在角膜病灶旁可见伪足或卫星样浸润灶，称“卫星灶”。真菌性角膜溃疡常伴有 KP、内皮斑和黏稠的前房积脓。

真菌也可进入前房导致真菌性虹膜睫状体炎，进一步发展可致眼内炎。

【诊断】 依据角膜有植物损伤史及病程结合临床表现可提供初步的诊断。要确诊此病，有赖于实验室检查。刮片检查能找到菌丝、孢子，或真菌培养阳性者方可确诊。如角膜刮片及培养均为阴性，而临床又高度怀疑者，可考虑作角膜组织活检。此外，免疫荧光染色、电子显微镜检查和 PCR 技术也应用在临床真菌性角膜炎的诊断上，角膜共聚焦显微镜检查感染灶可以直接发现病灶内的真菌病原体。

案例 10-2 分析与诊断

1. 左眼角膜有植物外伤病史。
2. 眼部受伤后被真菌感染，但早期症状不重，故延误了诊治。
3. 眼部检查可见患眼角膜灰白色溃疡面。
4. 角膜刮片查到真菌菌丝。

根据以上要点，本例诊断为左眼真菌性角膜炎。

【治疗】

1. 抗真菌药物 0.25% 两性霉素 B 滴眼液、5% 那他霉素、0.5% 咪康唑滴眼液、0.1% 氟胞嘧啶频繁点眼，1/2 ～ 1 小时一次，晚上涂抗真菌眼膏。也可结膜下注射抗真菌药物。

在眼部应用抗真菌药物的同时，也可全身使用抗真菌药物如静脉滴注咪康唑、氟康唑等，注意全身的副作用，联合用药可降低副作用。溃疡愈合后仍需继续用药 2 ～ 4 周或更长时间，以免复发。

2. 常规用 1% 阿托品滴眼液散瞳，因该病多并发虹膜睫状体炎。

3. 全身及局部禁用糖皮质激素，以免对溃疡有扩散作用。

4. 手术治疗 药物治疗失败者，可行治疗性角膜移植术，溃疡及邻近的不健康组织必须完全清除。

笔记栏

案例 10-2 治疗方案

1. 局部给予氟康唑滴眼液点眼。

2. 清除坏死组织，并用浓碘酊烧灼溃疡面，隔 1 ～ 2 日可重复进行，总次数根据病情变化决定，本例共行 4 次。

3. 全身应用氟康唑 0.2g 静脉滴注，qd，10 天复查肝功能，注意其副作用。

经过治疗 20 天，角膜溃疡愈合，形成角膜白斑，痊愈出院。

四、棘阿米巴角膜炎

棘阿米巴角膜炎（acanthamoeba keratitis）是由棘阿米巴原虫感染引起的一种严重威胁视力的角膜炎。临床表现为一种慢性进行性角膜溃疡。棘阿米巴在自然界广泛存在，土壤、淡水、海水、空气、谷物和家畜中均有原虫存在。常因接触了棘阿米巴污染的水源或污染的接触镜及清洁镜片的药液而感染。以活的滋养体和潜伏的包囊两种形式存在。

【临床表现】 多单眼发病，其表现类似单纯疱疹性角膜炎、细菌性角膜炎和真菌性角膜炎。患眼畏光、眼痛、流泪伴视力下降。早期有类似树枝状角膜炎的表现，后期基质混浊，形成浸润环，周围可出现卫星灶。有的中央部混浊似盘状角膜炎，易与以上几种角膜炎混淆，但前房炎症反应少见。诊断须从角膜病灶中取材涂片染色找到棘阿米巴原虫，或行角膜刮片培养出棘阿米巴，必要时做角膜活检。

角膜共聚焦显微镜有助于棘阿米巴角膜炎的活体诊断。

【治疗】 ①早期行病灶区角膜上皮刮除术，可起到一定疗效。②选用氨基苷类、二咪或联咪类药、咪唑类药物局部点眼。③禁用糖皮质激素，防止病情恶化。④药物治疗失败者，角膜穿孔或药物治疗后残留严重的基质混浊，可施行穿透性角膜移植术。

第四节 免疫性角膜病

一、边缘性角膜炎

边缘性角膜炎也称为角膜周边浸润，是一种易发于成年人的角膜疾病，临床上较为多见，可能与金黄色葡萄球菌感染角膜使其对菌体壁抗原产生免疫反应有关。

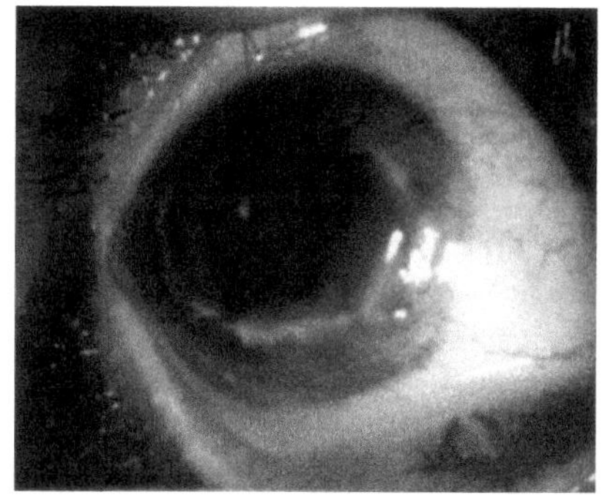

图 10-18 边缘性角膜炎

【临床表现】 溃疡常见于角膜的周边部，患者有轻度的眼部刺激症状，但较细菌或真菌性角膜溃疡为轻。其溃疡距角膜缘之间多有 1 ～ 2mm 透明带，好发部位为 2、4、8 及 10 点钟处（图 10-18）。溃疡持续时间一般为 2 ～ 4 周，有自愈倾向。常伴有溃疡性睑缘炎。

【治疗】

1. 治疗金黄色葡萄球菌睑缘炎，抗生素滴眼液点眼，清洗睑缘。对顽固病例可使用金黄色葡萄球菌菌苗注射液 1 ～ 2ml，肌内注射，每天 1 次，7 ～ 10 天为 1 个疗程。

2. 局部应用糖皮质激素滴眼液。

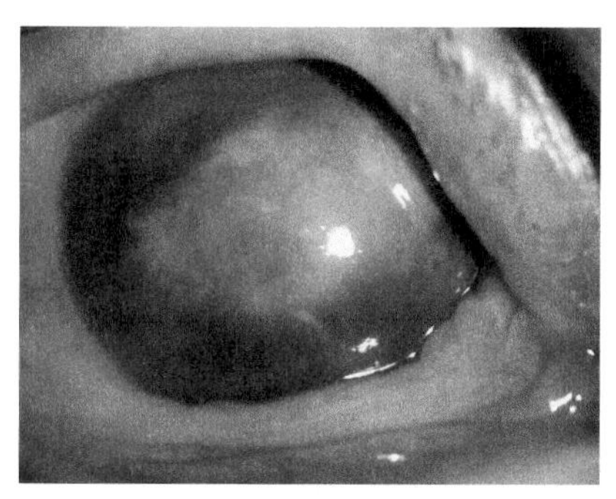

图 10-19 梅毒性角膜基质炎

二、角膜基质炎

角膜基质炎（interstitial keratitis）是位于角膜基质深层的非化脓性炎症。角膜上皮层和内皮层一般不受影响，不会形成溃疡，常表现为淋巴细胞浸润和新生血管形成。

【病因】 可能与致病微生物直接侵入角膜基质有关。但大多数角膜病变是由于感染所致的免疫反应性炎症所致。梅毒螺旋体、麻风杆菌、结核杆菌和单纯疱疹病毒感染是常见原因，以先天性梅毒最为多见（图 10-19）。

笔记栏

【临床表现】 先天性梅毒是胎儿在母体内感染梅毒螺旋体。急性梅毒性角膜基质炎是先天性梅毒的晚期表现之一。大多发生在5～20岁，女性多于男性。初期为单侧，数周至数月后常累及双侧。75%以上患者在1年内第2只眼开始发病。起病时可有眼痛、畏光、流泪等症状，视力明显下降。裂隙灯检查见角膜基质层有浓密的细胞浸润，由周边向中央扩展。病变区角膜增厚，呈毛玻璃状，后弹力层皱褶，多伴有虹睫炎。数月后新生血管长入，在角膜板层呈红色毛刷状。炎症消失后，角膜内血管闭塞，病变部角膜留有厚薄不同的瘢痕。萎缩的血管吸收后在角膜基质层内表现为灰白色纤细丝状物，称幻影血管。

梅毒性角膜基质炎，还常合并Hutchinson齿、马鞍鼻、耳聋、口角皲裂、马刀胫骨等先天梅毒体征，梅毒血清学检查阳性。

此外，结核和麻风亦可引起角膜基质炎。

【治疗】 主要根据病因治疗，如梅毒性角膜基质炎者首先应行全身抗梅毒治疗。但全身治疗对眼部症状缓解无助。局部给予糖皮质激素滴眼液点眼及结膜下注射，可预防并发症出现，伴有虹膜睫状体炎者须用1%阿托品滴眼液点眼散瞳。如瘢痕形成后影响视力，可考虑行穿透性角膜移植术。

三、Mooren角膜溃疡

Mooren角膜溃疡，又称蚕蚀性角膜溃疡，是一种发生在中老年的慢性自发性进行性疼痛性边缘性角膜溃疡。

【病因】 确切病因不清。目前认为很可能是一种自身免疫性疾病，某些因素如外伤、手术、感染或一些理化和生物学的因素改变了结膜和角膜的抗原的稳定性，从而刺激机体产生针对角膜自身抗原的抗体，其抗原-抗体复合物反应在角膜缘引起局部的炎症反应。由此产生大量胶原酶和蛋白溶解酶，致使角膜、巩膜形成溃疡。

【临床表现】 通常有眼痛、畏光、流泪及视力下降等症状，随着病情发展，患者由一般的角膜刺激症状发展为不可缓解的疼痛，有时难以入眠。

检查可见溃疡自角膜缘起，大多病例由睑裂处起病，表现为角膜缘充血和灰色浸润。数周内浸润区出现角膜上皮缺损，融合逐渐形成角膜基质溃疡。向角膜中央缓慢进展最终累及全角膜。溃疡进展同时，原溃疡区上皮逐渐修复，同时伴有新生血管长入，形成纤维血管膜。如继发感染，可以出现前房积脓和角膜穿孔。

应注意排除其他可以引起周边部角膜溃疡的疾病。如角膜边缘变性、韦氏肉芽肿病、结节性多发性动脉炎或红斑狼疮等伴发的角巩膜缘的炎症性溃疡。

【治疗】 局部应用糖皮质激素及免疫抑制剂，如环孢素A滴眼液、0.05%他克莫司（FK506）滴眼液，每日4～6次，同时应用胶原酶抑制剂，如2%半胱氨酸滴眼液，每日4～6次。严重及复发患者可口服糖皮质激素及免疫抑制剂。病灶大者行羊膜覆盖术或板层角膜移植术，尚可起到较满意疗效。

第五节 神经源性角膜炎

一、暴露性角膜炎

暴露性角膜炎（exposure keratitis）指任何病理性因素使眼睑不能正常闭合，导致角膜失去眼睑保护而暴露在空气中，引起干燥、上皮脱落进而继发感染的角膜炎症。

【病因】 凡眼睑不能遮盖角膜的一切疾病均可以引起该病。常见的病因：①眼睑闭合不全，如面神经麻痹所致睑外翻，外伤所致的眼睑缺损或外翻畸形，上睑下垂矫正手术失误所致的上睑滞留。②眼球突出，如甲亢或眶内肿瘤、眶蜂窝织炎。③重度昏迷或深麻醉。

【临床表现】 病变区位于角膜下方，早期暴露部位球结膜充血水肿，由于泪膜不能正常形成，角膜、结膜上皮干燥、粗糙、无光泽，角膜上皮出现细点状缺损，荧光素染色阳性，随后角膜上皮逐渐由点到面糜烂融合成片，角膜可见新生血管形成。如继发感染则有可能形成化脓性角膜溃疡、前房积脓，甚至发生全眼球炎。

笔记栏

【治疗】 治疗及时预后较好。治疗的关键在于去除暴露因素。症状轻者应频滴人工泪液，以保持角膜湿润。睡前涂抗生素眼膏以防暴露感染。严重者行结膜瓣遮盖术或睑缘缝合术（图 10-20），如已发生继发感染，处理原则同感染性角膜溃疡。根据形成角膜暴露的原因，作睑裂缺损修补术、睑植皮术及睑外翻矫正术。

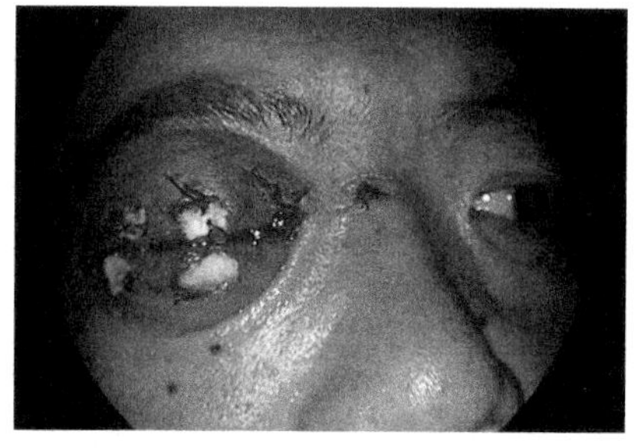

图 10-20　暂时性睑缘缝合术

二、神经麻痹性角膜炎

神经麻痹性角膜炎（neuroparalytic keratitis）又称神经营养性角膜病变，多见于三叉神经遭受外伤、炎症、肿瘤及手术的破坏后，使支配角膜的三叉神经受到损害而引起角膜营养障碍，同时由于失去神经支配的角膜敏感性下降，反射性瞬目的防御功能丧失，对外界有害因素的防御能力减弱，因而出现角膜上皮干燥，易受外界的感染。

【临床表现】　病程缓慢，症状轻微，无明显角膜刺激症状，角膜知觉消失。1～2天后，在睑裂暴露区可见角膜上皮点状缺损，在荧光素染色下，可见浅层点状着染，之后扩展成片状上皮脱落区，眼部可有充血，无自觉疼痛。角膜混浊越来越严重，随后形成溃疡。一旦感染则演变成化脓性角膜溃疡，最后可形成粘连性角膜白斑。眼部带状疱疹和单疱疱疹病毒感染时也可导致神经营养性角膜病变发生。

【治疗】　早期应用人工泪液保持眼表湿润，用抗生素滴眼液、膏剂预防感染。配戴软性接触镜或包扎患眼以促进角膜缺损灶的愈合。治疗效果不佳者可作睑缘缝合术。治疗三叉神经受损的原发病，全身给予维生素 A、B 族维生素辅助治疗。待原发病愈合后，再切开缝合睑裂。

第六节　浅层点状角膜病变

浅层点状角膜病变是常见的角膜病，可以是一种独立存在的角膜病，又可作为某些眼病的一种体征，如沙眼、包涵体性结膜炎、春季结膜炎、暴露性角膜炎，或单纯疱疹病毒性、腺病毒性角膜炎，局部滴用表面麻醉剂后也可发生。

一、浅层点状角膜炎

浅层点状角膜炎（superficial punctate keratitis，SPK）是一种病因未明的上皮性角膜病变，与感染无关，其特点为角膜活动性炎症，呈现粗糙的点状上皮损害，伴或不伴结膜轻度充血，不诱发角膜新生血管。

【临床表现】　可见于任何年龄，中青年居多。部分患者有异物感、畏光、流泪等症状，可有轻度视力下降。角膜上皮内出现散在分布的圆形或椭圆形细小结节状或灰白色点状混浊，好发于角膜中央部或视轴区，其中央隆起，突出于上皮表面，荧光素或孟加拉红染色呈阳性，可伴有上皮及上皮下水肿，但无浸润。病灶附近角膜上皮呈现放射状或树枝状外观，可被误诊为单纯疱疹性角膜炎。病变可经过 1～2 个月不治而愈，但经过一段时间（长短不一，通常为 6～8 周）易复发。在病变缓解期，角膜上皮缺损完全消失，但有时可在上皮残留轻微的瘢痕。

【治疗】　急性期症状较重时，局部使用低浓度糖皮质激素有较好的效果，但应低浓度、短疗程使用。也可用治疗性角膜接触镜治疗，或选用保护和促进角膜上皮修复的药物，如自家血清、纤维连接蛋白、透明质酸钠、生长因子及维生素类药物。

二、Thygeson 浅层点状角膜炎

该病最早由 Thygeson 于 1920 年报道，病因不明，不排除与病毒感染有关，因其应用类固醇皮质激素有效，又似免疫反应性病变。

【临床表现】　角膜圆形或椭圆形混浊，亦可呈星状或不规则状，直径为 0.1～0.5mm，由许多灰白色颗粒聚集而成，外观似“粉笔灰”，大部分病灶局限于上皮内，轻度隆起，极少或无荧光素着色。混浊病灶可位于角膜任何部位，但以瞳孔区最为常见，绝大多数为双侧，无结膜充血、角膜水肿或眼睑异常。角膜知觉一般正常，少数轻微降低。病情时轻时重，新老病灶交替出现，可迁延数月至数年之久，最后彻底消退不遗留任何痕迹。

【治疗】　抗病毒药物无效，配戴角膜接触镜可改善症状，泼尼松滴眼液 3 次 / 日可迅速见效。

笔记栏

第七节 角膜变性

由于生理状态、既往疾病及环境因素的改变，原先正常的角膜组织功能失代偿或退行性病变而致的角膜混浊称角膜变性（corneal degeneration）。多与遗传无关，进展缓慢。

一、角膜老年环

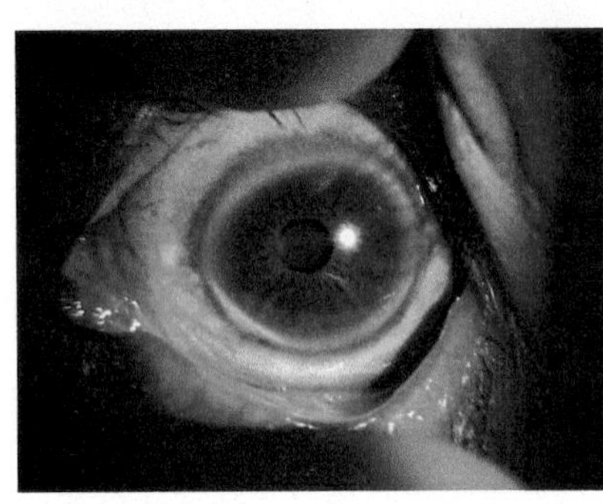

图 10-21 角膜老年环

角膜老年环（cornea arcus senilis）为角膜周边部基质内的类脂质沉积。其发生频率与年龄密切相关，故又称为老年环。双眼发病，常见于老年人。有时在年轻人或中年人中也可见到，称为青年环。

老年环的形成先从下半角膜周边部开始，呈灰白色缓慢向上环形扩展，逐渐至上部角膜（图 10-21）。该环宽约 1mm，外界清楚，内界模糊，与角膜缘之间有一透明角膜带分隔。一般对视力无影响。

本病尚无特殊治疗方法。

二、带状角膜病变

带状角膜病变（band-shaped keratopathy）是主要累及前弹力层的表层角膜钙化变性。慢性葡萄膜炎，角膜基质炎、晚期青光眼及甲状腺功能紊乱、高钙血症、维生素 D 中毒、慢性肾衰竭等全身病时，患者可出现带状角膜病变。尤以伴青年性类风湿关节炎的葡萄膜炎患者最常出现。在血清钙增高时，钙盐可沉积于角膜。对于干眼患者或暴露性角膜炎患者，由于泪液中二氧化碳减少，泪液偏于碱性，出现病变则病情发展迅速。

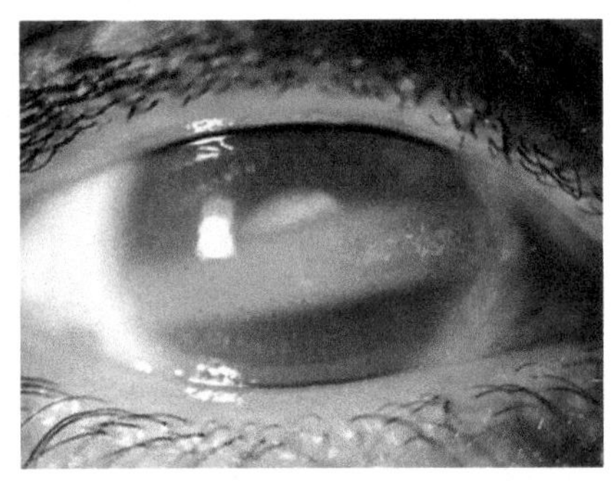

图 10-22 带状角膜病变

【临床表现】 病变开始于眼睑暴露区角膜，早期可无症状。单双眼均可发病，当混浊带越过瞳孔时，则出现视力下降。在前弹力层部位可见细点状灰白色钙质沉着横过角膜睑裂区，宽 3 ～ 5mm。裂隙灯下该带状混浊区内有许多透明小孔，为三叉神经穿过前弹力层的通道。沉着的钙盐最终变成白色斑片状，常高于上皮表面（图 10-22）。晚期出现角膜上皮糜烂，出现角膜刺激症状。视力亦明显减退。

【治疗】 积极治疗原发病，轻症无须治疗，早期可用依地酸二钠滴眼液点眼，后期视力降低或影响美观时，可在局部滴表面麻醉剂后，刮除角膜上皮，病变区用依地酸二钠棉片敷上，使其发生螯合反应，除去钙质，数分钟后再刮除钙质，可重复多次达到一定效果。另外，配戴浸泡有依地酸二钠溶液的接触镜和胶原帽，也有较好疗效。亦可行准分子激光治疗（PTK）或角膜板层移植术。

三、边缘性角膜变性

边缘性角膜变性（marginal degeneration of cornea），又称 Terrien 边缘变性，也称角膜周边部沟状变性或扩张性角膜边缘营养不良，为一种病因未明、与免疫性炎症有关的角膜变性。男性多见，男女发病比为 3 ：1，较罕见。多数患者在 20 ～ 40 岁发病，病程长而发展缓慢，双眼同时或先后发病。

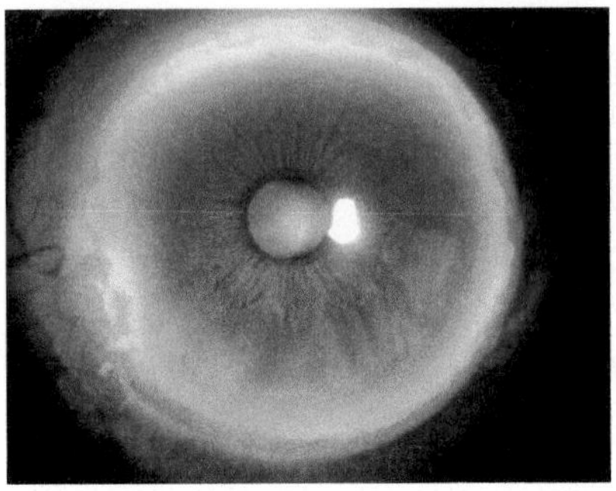

图 10-23 边缘性角膜变性

【临床表现】 主要症状为缓慢进行性的视力下降。其视力下降的原因通常是逆规性散光所致。有的散光度可高达 10 ～ 20 屈光度。一般无眼部刺激症状，晚期于角膜扩张期自然破裂时，则有突然的刺痛感。

在病变初期多自角膜上方开始，可见细小点状实质性混浊，混浊与角膜缘平行并且有一定间距，病变区缓慢地进行性变薄，呈弧形沟状凹陷带（图 10-23）。若干年后，形成全角膜缘的变薄扩张区，厚度仅为正常角膜厚度的 1/4 ～ 1/2，最薄处仅残留上皮和膨出后弹力层。晚期偶因轻度外伤或自发性地出现角膜破裂穿孔。

【治疗】 药物治疗无效，早期应注意加强全身营养，避免外伤导致眼球破裂。可通过验光配镜提高一定的视力。对病变晚期有自发性穿孔倾向的患者可行板层角膜移植术。如已穿孔并伴有眼内容物脱出者需行部分穿透性角膜移植。

四、大泡性角膜病变

大泡性角膜病变（bullous keratopathy）是由于各种原因使角膜内皮细胞受损，导致角膜内皮细胞失代偿，出现角膜基质和上皮下持续性水肿的病变。常见的原因为施行眼前节手术损伤角膜内皮，如白内障摘除、人工晶状体植入手术、长期高眼压、抗青光眼术后前房不形成及无晶状体眼的玻璃体疝贴近角膜内皮、分娩时婴儿角膜被产钳损伤、角膜内皮营养不良的晚期等均可使角膜内皮严重受损，引起泵功能失代偿而发生大泡性角膜病变。在生理状态下，角膜内皮的密度约为 3300 个 / mm^2，它具有液屏障和主动性液泵的功能，如果其内皮的密度低于 1000 个 /mm^2，内皮形态不正常，其功能则无法代偿，则出现永久性角膜水肿。

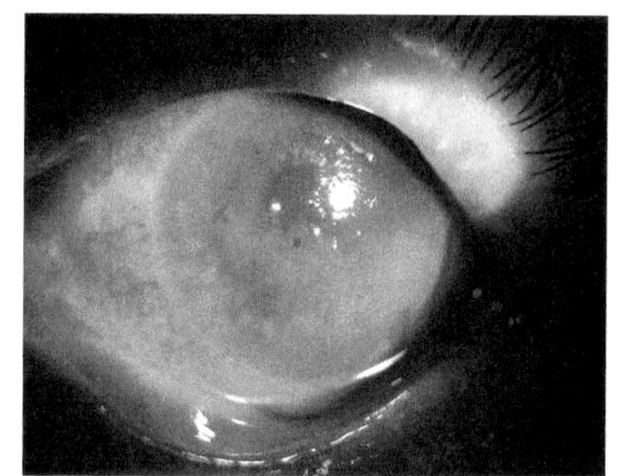

图 10-24 大泡性角膜病变

【临床表现】 轻者患眼晨起出现雾视，午后症状略有改善。重者出现严重的角膜刺激症状，有不同程度的眼部混合充血、疼痛、畏光、流泪。裂隙灯下可见角膜水肿，基质层增厚，雾状混浊，表面可见大小不等的水疱（图 10-24）。疱破后疼痛剧烈。后期角膜常发现新生血管和基质层混浊，视力严重下降。

【治疗】

1. 药物 在失代偿的早期可局部应用高渗剂和抗生素眼药。上皮如有缺损，可加用上皮营养药物，促进上皮愈合。可配戴软性角膜接触镜，以减轻症状和提高视力。

2. 手术 后期病变严重，视力降低明显，可考虑行穿透性角膜移植或角膜内皮移植术。对顽固性大泡性角膜病变，若无条件作穿透移植，可采用角膜层间烧灼术，板层角膜移植或角膜层间晶状体囊膜嵌植术等。

第八节 角膜营养不良

角膜营养不良是一组与遗传有关的、发病年龄早、具有双眼对称性的、原发于角膜上的眼部疾病。其病变好发于角膜中央部，具有某些组织病理学特征。病理进展缓慢或不变。近年来对一些角膜营养不良已找出其遗传相关的基因。在临床上以解剖部位分类最为常用。根据病变最早出现于角膜的层次而分为角膜前部、基质部和后部营养不良三类。

一、角膜前部营养不良

上皮基底膜营养不良为最常见的角膜前部营养不良，又称为地图状 - 点状 - 指纹状角膜营养不良或科根（Cogan）微囊肿性角膜营养不良。

该病多为双侧性，女性多发，少数病例为常染色体显性遗传。最早发病者可于 4 ～ 8 岁即出现复发性角膜上皮糜烂的症状，但发作频率随年龄增大而减少。病理组织学检查可见基底膜增厚，并向上皮延伸，伴有微小囊肿，导致上皮细胞和基底膜黏附不良并发生退变所致。

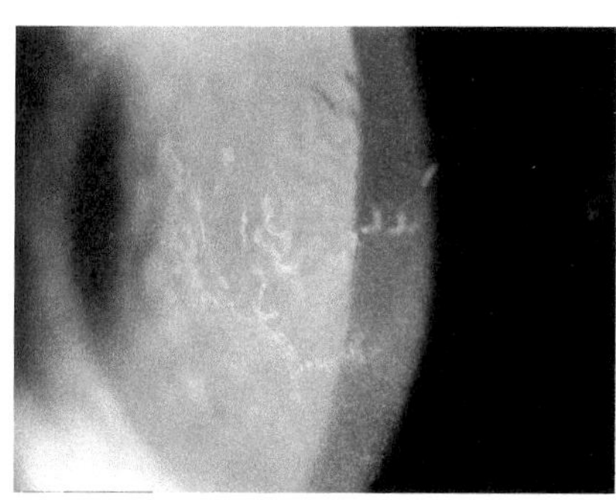

图 10-25 角膜上皮基底膜营养不良

【临床表现】 多见于 30 岁以后的成年人。裂隙灯检查可见角膜中央上皮层及基底膜内出现三种改变：①灰白色混浊区或斑片（称微小囊肿）；②大小、形态不一的地图形浅淡混浊区；③角膜上皮层有指纹状细小线条。以上三种改变可单独或两种以上病变同时存在（图 10-25）。本病症状轻微，偶因发生角膜上皮糜烂而出现疼痛、刺激症状及流泪或因角膜前表面不平而致视物模糊。

【治疗】 局部应用高渗盐水如5%氯化钠溶液减轻水肿，促进基底膜再生，可加用透明质酸钠和促进上皮增生的药物，同时加用抗生素眼膏、水剂防止继发感染。局部加压包扎或试戴角膜接触镜改善症状，提高视力。也可采用YAG激光和准分子激光去除糜烂角膜上皮，具有一定疗效。

二、角膜基质层营养不良

有代表性的为颗粒状角膜营养不良。该病是角膜基质层营养不良之一，为常染色体显性遗传。外显率为97%，考虑为异常基因所决定。多在儿童期发病，可多年无症状，直至中年才被发现。男女均可发病。

【临床表现】 裂隙灯下可见角膜中央部基质层内有分散的、灰白色界线清楚的圆形或不规则形团块，病灶间角膜正常，病变一般不扩展到角膜周边部。数目多少不一，久病者的角膜微凸起而不平。病理学检查示角膜颗粒为玻璃样物质。

多数患者在50岁以后病灶开始融合，整个角膜变为混浊，出现视力下降。

【治疗】 早期病情进展缓慢，视力好，不需治疗。晚期病变融合出现角膜大面积混浊，可用穿透性角膜移植术或准分子激光屈光性角膜切削术。预后好，但有报道行板层角膜移植术后数年移植片上可出现病灶复发。

三、角膜后部营养不良

富克斯角膜内皮营养不良是角膜后部营养不良的典型代表。该病为角膜内皮的进行性损害，最终导致角膜泵功能失代偿而视力明显降低。有些患者为常染色体显性遗传。

【临床表现】 双眼发病，常于50～60岁开始，以老年女性多见。进展缓慢，裂隙灯检查见早期角膜中央部后表面呈散在性灶状增厚，后弹力膜上有滴状赘生物突入前房，称角膜小滴。其首先出现在中央部，逐渐向周边扩展，侵及全角膜的后面。

当病情严重，滴状赘生物多时，由于角膜内皮细胞的功能失代偿发生实质水肿；继而出现角膜上皮大泡性病变，泡破后出现眼部剧痛。到晚期角膜长期水肿可致角膜新生血管形成。多次反复发作大泡破裂者，形成角膜瘢痕。角膜瘢痕形成后知觉减退，疼痛有所缓解，但视力损伤更为严重。

【治疗】 早期无明显症状无须治疗。角膜失代偿后可局部应用高渗药物和角膜营养药物及生长因子。也可配戴角膜接触镜以减轻磨痛，提高视力，顽固性大泡性角膜病变者，可行穿透性角膜移植术。

第九节 角膜先天异常

一、大角膜

大角膜（macrocornea）是一种先天性发育异常，指角膜直径较正常大，而眼压、眼底和视功能在正常范围。有的晶状体、睫状环亦可相应增大，部分患者伴有骨骼、神经、皮肤异常，为X染色体连锁隐性遗传。

【临床表现】 男性多见，多为双侧性，角膜的横径在13mm以上，纵径在12mm以上。大角膜仍保持透明，角膜缘边界清晰。角膜弧度有时增加，表现为高度散光。对眼功能无明显不利影响。少数可合并眼部其他异常，可单独发生，也可伴发马方综合征。有的大角膜可伴有白内障或晶状体脱位所致的青光眼发生。诊断时应注意与先天性青光眼鉴别。后者角膜大而混浊，眼压增高。临床上不难鉴别。

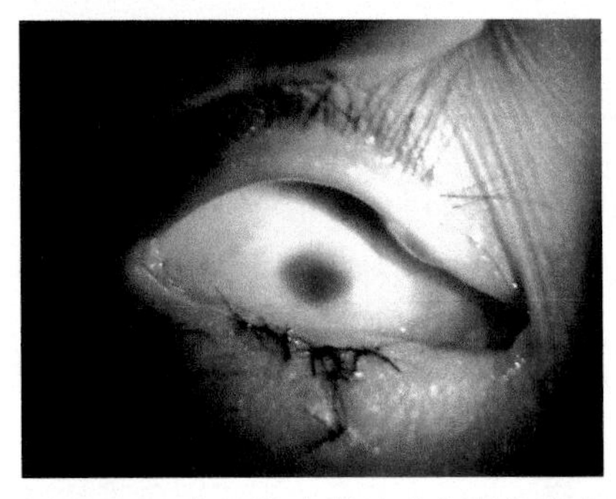

图10-26 先天性小眼球（右眼角膜直径4mm）

二、小角膜

小角膜（microcornea）也是一种先天性发育异常。常合并小眼球（图10-26）、虹膜缺损、脉络膜缺损、先天性白内障等，多为常染色体显性遗传。近亲结婚可发生此病。

【临床表现】 单眼或双眼发病，无性别差异，角膜横径

笔记栏

小于 10mm，眼前节不同比例缩小（图 10-27）。角膜扁平，曲率半径增大，易发生闭角型青光眼。如不伴有其他异常，视力较好。

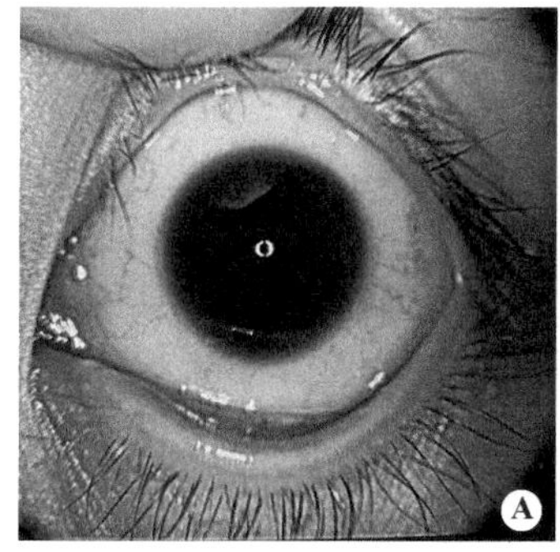
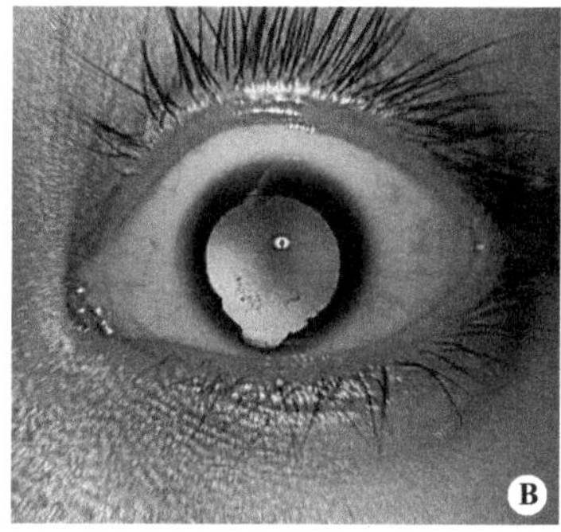
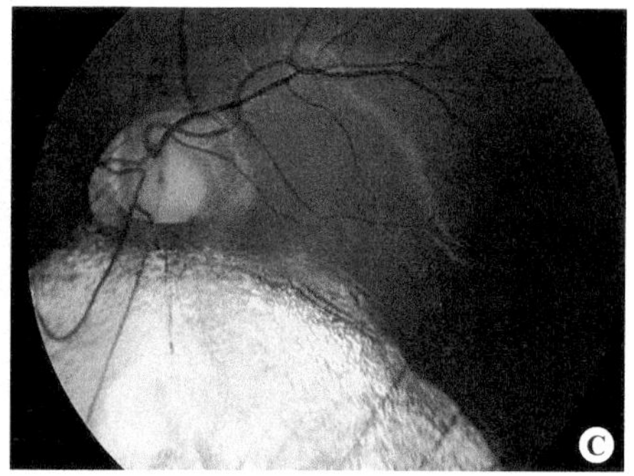

图 10-27 先天性小眼球（左眼）

A. 角膜垂直径 9.5mm，横径 10.0mm；B. 散瞳后，借助眼底红光反射可清楚地看到下方虹膜缺损；C. 眼底见下方脉络膜缺损

三、圆锥角膜

圆锥角膜（keratoconus）亦为一种先天性角膜发育异常，多在青春期发病，为与常染色体隐性遗传有关的眼部疾病。它以角膜扩张为特征，致角膜中央部向前凸出呈圆锥形伴突起部基质层变薄及产生不规则近视散光的角膜病变。可发生于世界各种族，可为一独立的疾病，也可以是多种综合征的组成部分。此病还可继发于角膜屈光手术后。

【临床表现】 病变早期无明显症状，可表现为视力进行性下降。但可用眼镜或角膜接触镜矫正。最有特征的体征是角膜中央或旁中央圆锥形扩张，基质层变薄区在圆锥的顶端最明显（图 10-28、图 10-29）。有时仅为正常角膜的 1/5 ～ 1/2。随着病情发展，圆锥的突出可导致严重的不规则性散光及高度近视，检眼镜检查可看到一个圆形淡褐色阴影，有时在圆锥基底部附近可见 0.5mm 宽的黄褐色环，称为 Fleischer 环，是由含铁的血黄素沉着于上皮或前弹力层所致。后弹力层可发生自发性破裂而出现角膜水肿，修复后形成浅层瘢痕，并有新生血管长入。有时可有急性后弹力层破裂，房水侵入角膜基质层导致基质层突然水肿或混浊，称为急性圆锥角膜。患者主诉有严重的角膜刺激症状。之后水肿吸收，瘢痕形成，不规则散光加重。

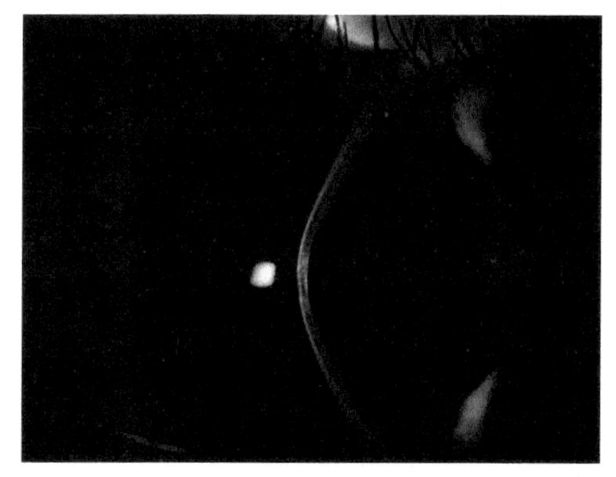

图 10-28 圆锥角膜

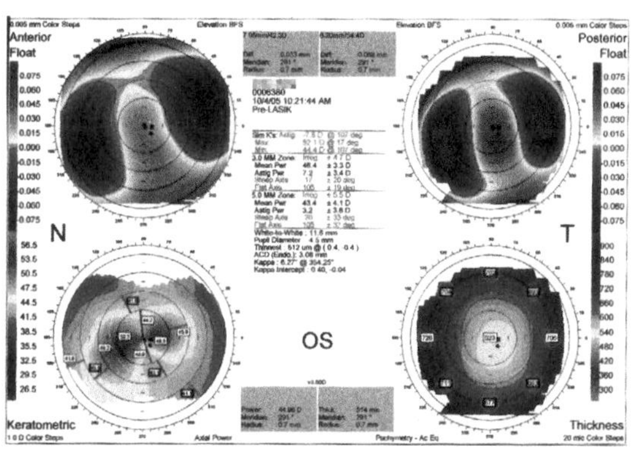

图 10-29 圆锥角膜的角膜地形图

此外，圆锥角膜还可伴有其他先天异常，如先天性白内障、晶状体脱位、虹膜缺如、视网膜色素变性等。

【诊断】 早期的圆锥角膜不易诊断。目前最有效的方法是角膜地形图检查。在临床上对可疑的变性近视散光的青少年应常规行角膜地形图检查，以排除该病。另外，也可用检影法、Placido 盘、角膜曲率计和裂隙灯显微镜进行检查，行角膜照相以记录圆锥的形态位置和大小。

【治疗】 轻度的圆锥角膜可配戴硬性角膜接触镜，以消除不规则散光，但不一定能控制病变的发展。夜间可用加压绷带包扎，以控制圆锥的发展。在急性角膜水肿期加压包扎有利于伤口愈合。圆锥突起很高时可早期行穿透性角膜移植术。急性圆锥角膜宜延期手术。

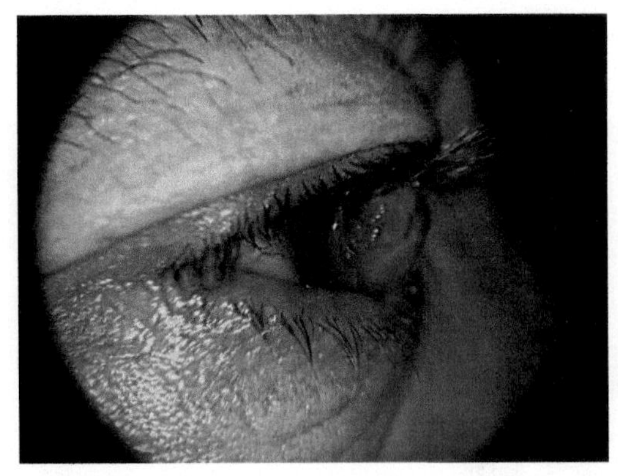
图 10-30 球形角膜晚期

四、球形角膜

球形角膜（keratoglobus）为一家族遗传病，系常染色体隐性遗传，为一罕见的双眼病变，多见于男性。其主要特征为整个角膜变薄，呈球状突出而显著弯曲。角膜组织透明，直径通常正常，角膜缘变宽，周边部变薄，约为正常角膜厚度的1/3。虹膜后移，前房加深，晶状体和玻璃体仍属正常，往往合并巩膜组织变薄而形成蓝色巩膜。

球形角膜大多病情稳定，偶尔可出现圆锥角膜样的后弹力层自发破裂而致的突发角膜水肿（图 10-30），可自行吸收。因角膜、巩膜组织变薄，应告诫患者平日注意保护眼球，防止眼外伤发生。

第十节 角膜软化症

角膜软化症（keratomalacia）是由维生素 A 缺乏而引起的一种角膜软化及坏死，为常因继发感染而使角膜溶解、破溃，并以粘连性角膜白斑或角膜葡萄肿而告终的眼病。多见于 4 岁以下儿童，双眼受累。食物中缺乏维生素 A、喂养不当、慢性腹泻及麻疹、患肺炎等热性病时，消耗维生素 A 过多而又未及时补充是发病的常见原因，在我国随着人民生活水平的提高和卫生知识的普及，此病已少见，但仍是贫困国家儿童的常见致盲眼病。

【临床表现】 患儿表现为全身重度营养不良，精神萎靡不振，哭声嘶哑，皮肤干燥粗糙。由于呼吸道及消化道上皮干燥角化，故患儿可能伴有咳嗽或腹泻。角膜软化症按照其眼部表现可分为三期。

1. 夜盲期 夜盲为维生素 A 缺乏最早期的症状。即在夜间或暗光下不能视物，但因患儿年幼不能诉述而常被忽视。

2. 结膜干燥期 随病程发展，球结膜失去正常的光泽和弹性，结膜色污暗，表面好像涂了一层蜡质。眼球转动时呈现向心性皱纹。在内、外侧球结膜上可见典型的基底突向角膜缘的三角形泡沫状上皮角化斑，称为比奥斑。呈银白色，不被泪液所湿润。与此同时，角膜上皮也失去光泽，上皮脱落，感觉迟钝。

3. 角膜软化期 在结膜干燥期，如能积极进行治疗，尚可挽救眼球。如不及时治疗，病情进一步发展，角膜呈灰白色或黄白色混浊，进而基质溶解坏死形成溃疡，此时极易合并感染，引起前房积脓，溃疡穿孔，大片虹膜脱出，眼内容物脱出，导致失明。

【治疗】 如能在角膜穿孔前发现，积极治疗，则预后良好。应与儿科医师密切合作，迅速补充大量维生素 A 及其他维生素，纠正水及电解质平衡，积极治疗全身病，改善机体营养。局部应用抗生素滴眼液、眼膏，防止感染。也可用维生素 A 油剂滴眼，1% 阿托品散瞳，防止后粘连。检查患儿眼部时应注意勿加压，防止角膜受压后穿孔。

【预防】 本病是一种可预防的疾病。对家长应宣传科学喂养知识，使婴幼儿得到合理喂养。教育儿童不应偏食，当婴幼儿患消耗性疾病时，不应无原则忌口，除积极治疗疾病外，也要适当补充营养食品，预防角膜软化症的发生。

视窗

1. 人工角膜 同种异体角膜移植术治疗圆锥角膜、角膜白斑、角膜变性、大泡性角膜病变以及部分感染性角膜病变已经获得相当高的成功率，但严重的角膜化学烧伤、热烧伤、类天疱疮及 Stevens-Johnson 综合征等造成的严重干眼及角膜新生血管，常规角膜移植术通常失败，失败的主要原因是上皮修复不良引起溃疡混浊及排斥反应。用异质成形材料制成的人工角膜是目前治疗同种异体角膜移植不能治愈的双眼角膜混浊性失明患者的唯一有效途径。尽管人工角膜植入手术相对复杂、术后可出现严重并发症，但经过 40 余年的发展，部分患者已经获得了满意疗效。

笔记栏

近年来，随着科学技术的飞速发展，使获得更简单、更安全的组织工程生物角膜成为可能。真正意义的组织工程生物角膜是以可降解材料作为支架，在体外进行细胞培养，让细胞在材料表面及内部进行三维生长，进而分化成多层细胞，最后得到类似于正常角膜的人工生物角膜。目前这种生物角膜已经初见雏形，如能成功应用于临床，将彻底解决角膜移植供体材料严重缺乏以及排斥反应等问题。

2. 角膜病的基因诊断和治疗　基因技术的迅猛发展将为人类战胜疾病提供更加有效的新手段。在角膜病中最主要的遗传病为角膜营养不良，其中以颗粒状、格子状和斑块状角膜营养不良最为常见。研究证实，这些疾病都与位于第 5 对染色体上的转化生长因子诱导基因，即 *βIGH3* 基因的突变有关。该基因不同部位的突变可以引起不同类型的角膜营养不良，而在不同的种族和家族中同一种疾病重点基因突变位点也存在差异。测定遗传性角膜疾病的 DNA 序列可以在胚胎期进行产前诊断和携带者的检测。

目前，基因治疗在角膜病中的应用主要集中于角膜移植免疫排斥反应的防治、角膜新生血管的治疗及促进角膜内皮细胞增殖等方面。例如，导入正常基因治疗遗传性角膜疾病；将促进角膜内皮细胞分裂的基因导入角膜内皮，治疗角膜内皮缺损所致的角膜病；将促进角膜缘干细胞分裂的基因导入角膜，治疗眼表疾病；利用抑制免疫排斥反应过程的基因预防角膜移植排斥的发生；等等。但是，该技术仍处于试验研究的起步阶段，还有很多需要解决的问题，如寻找有效的治疗基因、构建有效的载体、完善基因转移技术等，相信在不久的将来，这些问题得到解决后，基因治疗应用于临床将会变为现实。

【思考题】

1. 如何鉴别细菌性、病毒性、真菌性角膜炎？
2. 角膜病应用糖皮质激素的适应证、禁忌证和应用中的注意事项有哪些？
3. 角膜软化症的诊断治疗要点有哪些？如何预防角膜软化症？

（高自清）

笔记栏

第十一章　巩　膜　病

【学习要点】

1. 掌握巩膜炎的临床特点。
2. 熟悉各类型巩膜葡萄肿的特点。
3. 了解巩膜异常的改变。

第一节　巩　膜　炎

巩膜是眼球壁的最外一层，为均匀致密的乳白色纤维结构，主要由胶原组织构成，只有极少数的细胞与血管，因此组织的病理反应比较缓慢，治疗效果较差，病程长而顽固是其临床特点。

一、巩膜外层炎

表层巩膜组织主要是由胶原纤维和弹力纤维组成，富于血管，此层组织的炎症称为巩膜外层炎（episcleritis），是一种复发性、暂时性、自限性的非特异性炎症，以无明显刺激症状的眼红为特征。

> **案例 11-1**
>
> 患者，女性，40 岁，因右眼红 1 周来诊。1 周前曾月经来潮。视力：双眼 1.0，右眼鼻侧球结膜和表层巩膜局限性充血水肿，呈暗红色外观，触压有疼痛感。眼内检查无异常。
>
> 问题：1. 该患者诊断为何种眼病？
>
> 2. 为明确诊断，该患者还要进行哪些辅助检查？
>
> 3. 如何治疗？

【病因】　与抗原、抗体所致的超敏反应有关，部分病例合并全身代谢性疾病（如痛风），妇女多于月经期发作，故推测可能与内分泌失调有关。

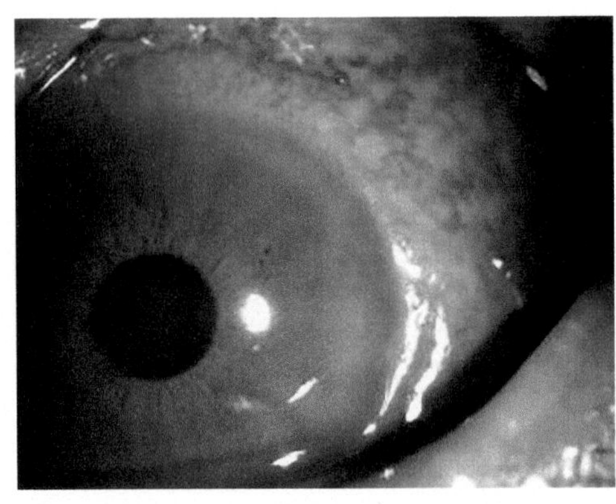

图 11-1　结膜及其下方浅层巩膜呈局限性充血

【临床表现】　巩膜炎可分为单纯性和结节性两种类型。

1. 单纯性巩膜外层炎　患者常突然感觉眼红，伴有结膜炎时可有异物感、畏光、流泪。炎症病变多局限于某一象限，结膜及其下方浅层巩膜呈扇形、局限性或弥漫性充血水肿，局部平坦或仅有轻度隆起，触压可有轻度疼痛或不适（图 11-1）。

2. 结节性巩膜外层炎　症状：眼红眼痛，以夜间为甚。体征：以局限性充血、结节性隆起为特征，可形成单个或多个结节，触压痛明显。

【诊断与鉴别诊断】　根据较典型的临床表现基本可诊断巩膜外层炎，但还应排除青光眼，特别还要与结膜炎、泡性结膜炎、巩膜炎相鉴别。

（1）结膜炎：充血为弥漫性，多伴有分泌物，结膜血管可移动。而巩膜外层炎是相应血管不可移动，充血多局限，充血的血管呈放射状垂直走行。

（2）泡性结膜炎：有泡性隆起，而巩膜外层炎无泡性隆起和溃疡。

（3）巩膜炎：充血为紫红色，滴肾上腺素后不易褪色。巩膜外层炎的充血和水肿仅限于巩膜表层，充血多呈暗红色，滴肾上腺素后血管迅速变白。

笔记栏

案例 11-1 诊断

患者右眼鼻侧球结膜和表层巩膜局限性充血水肿，呈暗红色外观，触压有疼痛感。眼内检查无异常。测量眼压，排除青光眼。

诊断：右眼巩膜外层炎。

【治疗】 本病有自限倾向，但易复发。局部可以应用糖皮质激素滴眼液滴眼，必要时可全身应用非甾体抗炎药。同时监测眼压，以防激素性青光眼发生。

案例 11-1 治疗

患者用 0.5% 醋酸可的松滴眼液滴眼，每天 3 次，1 周后眼部症状消失。

二、巩 膜 炎

巩膜炎（scleritis）为深层巩膜组织的炎症，常合并角膜炎和葡萄膜炎，其病情和预后比巩膜外层炎严重，其中少数坏死性巩膜炎极具破坏性，预后不佳。根据发病部位分为前巩膜炎和后巩膜炎两种类型。

【病因】 病因尚不明了，不易确定，可能与多种因素有关。

1. 与自身免疫性结缔组织疾病有关。如类风湿、红斑狼疮、结节性动脉炎、结节病、韦氏肉芽肿病等。

2. 与代谢性疾病有关，如痛风。

3. 外源性感染 多与非化脓性肉芽肿（结核、梅毒等）有关。

【临床表现】

1. 前巩膜炎（anterior scleritis） 病变位于赤道部前，双眼先后发病，反复发作，病程迁延可达数月或数年。可表现为弥漫性、结节性、坏死性三种类型。

症状：眼红、眼痛及视力减退，部分病例夜间疼痛更明显。

体征：①弥漫性前巩膜炎：表现为结膜及前部巩膜充血肿胀，伴有深层血管扩张，病变部位呈紫蓝色外观，有触压痛。②结节性前巩膜炎：表现为局部隆起，质硬，压痛，不能推动，局部巩膜呈紫红色充血。③坏死性前巩膜炎：表现为病变区呈紫蓝色，无血管，形成坏死病灶，愈合后病变区巩膜菲薄，显露葡萄膜。

2. 后巩膜炎（posterior scleritis） 发生在赤道后方及视神经周围的巩膜炎。

症状：可有轻度眼痛、眼胀、视力减退，累及眼底时伴有严重视力障碍，若炎症扩散到眼外肌或眶筋膜，可产生眼球转动痛及复视。

体征：眼睑及球结膜水肿，充血不明显或无充血，合并葡萄膜炎、玻璃体混浊、视盘水肿、渗出性视网膜脱离时，视力明显下降。重症病例可有眼球突出和上睑下垂，CT 检查发现眼环变厚模糊有助于本病诊断。

【诊断与鉴别诊断】 根据病史与典型的临床表现可作出诊断。有时还需与格雷夫斯眼病相鉴别：该病有全身内分泌异常，CT 与 B 超检查可发现眼外肌肥厚。

【治疗】

1. 针对病因治疗。

2. 糖皮质激素制剂局部或全身给药，非甾体类固醇制剂口服。

3. 免疫抑制剂可用于重症患者。

4. 对坏死性巩膜炎穿破病例，可考虑手术清除病灶坏死组织，同时行异体巩膜移植术。

第二节 巩膜其他病变

一、巩膜葡萄肿

因各种原因引起的巩膜全部或部分伸展扩张，同时伴有葡萄膜组织膨出者称为巩膜葡萄肿（scleral staphyloma）。

根据所发生的部位，巩膜葡萄肿可分为下述几种类型。

1. 前巩膜葡萄肿 发生在睫状体部或角膜后弹力膜终止处到巩膜突之间的巩膜部位，常见于炎症、外伤合并继发青光眼者。

2. 赤道部葡萄肿 发生在涡状静脉穿出巩膜处，见于巩膜炎或绝对期青光眼者。

3. 后巩膜葡萄肿 位于眼底后极部及视盘周围，多见于高度近视眼者（图 11-2、图 11-3）。

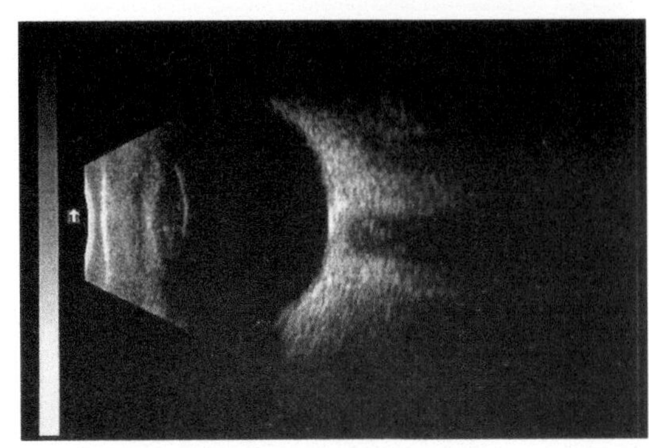
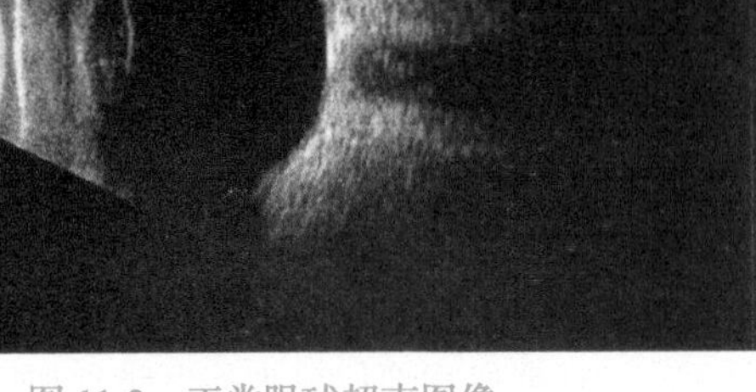

图 11-2 正常眼球超声图像

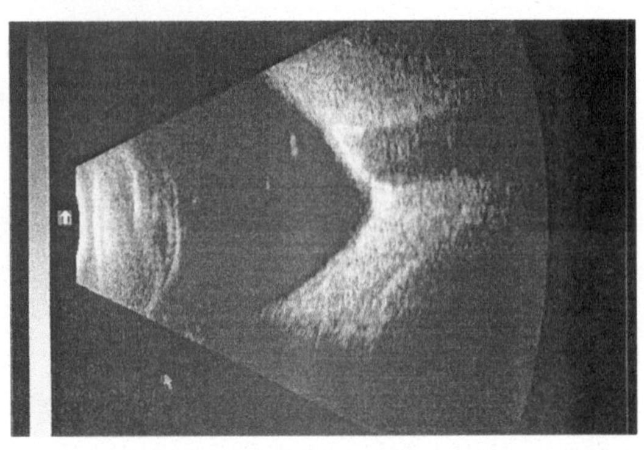

图 11-3 后巩膜葡萄肿超声图像

4. 全巩膜葡萄肿 是一种特殊类型的葡萄肿，见于先天性青光眼，因眼压进行性增高，整个眼球壁全面扩张。

【治疗】 针对原发病进行治疗，前巩膜葡萄肿早期可行减压术，若患者已无光感且感疼痛或影响外观时，可考虑眼球摘除术。

二、蓝色巩膜

全部巩膜外观呈现均匀蓝色，为蓝色巩膜（blue sclera）。本病多为中胚叶组织的先天发育异常，也有人认为与内分泌异常有关，有遗传倾向。多与全身其他组织发育异常相伴发，如骨脆症、关节脱臼和耳聋等，多为双眼发病。

三、巩膜黑变病

巩膜黑变病（scleral melanosis）表现为巩膜前部紫灰色或蓝灰色境界鲜明的、形状不等的花斑状着色斑块，斑块不隆起。本病有遗传倾向。

同侧颜面伴有眼睑皮肤范围较广的色素斑，巩膜呈现深褐色，视网膜可见色素增多，有继发青光眼或恶性黑色素瘤的可能。如果颜色变深、范围变大，应行病理学检查。

本病无须治疗，定期观察眼压及眼底改变。有青光眼改变时按青光眼治疗。

【思考题】

1. 巩膜外层炎与泡性结膜炎如何鉴别？
2. 巩膜炎如何治疗？
3. 各类型巩膜葡萄肿的特点有哪些？

（徐 军 龚 蕤）

第十二章　晶状体病

【学习要点】

1. 掌握白内障的概念与分类。

2. 熟悉各种白内障的临床表现与诊断；白内障的手术适应证与手术方法。

3. 了解白内障的病因、发病机制与病理变化；人工晶状体的分类与手术植入方法；晶状体形态、位置异常的表现与处理原则。

正常晶状体是一双凸形、约19D的透明组织，主要由晶状体囊膜、前囊及赤道下的上皮细胞和晶状体纤维（皮质和核）组成，是重要的屈光介质，具有高度透明、富有弹性等特性。晶状体的透明度下降（即白内障）和形态、位置异常（异位、脱位、异形）是其最主要的临床病理改变，而晶状体弹性的下降则会导致调节异常。上述病理生理改变都会严重影响视功能，其中以白内障最为多见。

第一节　白　内　障

一、白内障总论

案例 12-1

患者，女性，79岁，因左眼无痛性渐进性视力下降2年于2006年4月1日入院。

患者2年前自觉左眼视物模糊，不痛，亦无其他不适，未予注意。此后左眼视力逐渐下降，右眼也模糊不清。近2个月左眼已失明。既往身体健康，双眼视力良好，无明显全身病史。个人及家族史无特殊。

体格检查：除血压150/100mmHg外，无其他阳性体征。

眼科检查：右眼视力0.4，左眼视力指数/10cm，均不能矫正。双泪道冲洗欠通畅，但无黏液反流。角膜、前房、虹膜无明显异常，虹膜投影阴性。双侧瞳孔对光反射灵敏，直径3mm。散瞳后，右眼晶状体周边皮质白色片状混浊，中央区前囊膜下皮质轻度灰白色不全混浊（图12-1），核淡黄，后囊膜下皮质羽毛状混浊。左眼晶状体皮质白色完全混浊，隐见棕黄色混浊的晶状体核（图12-2）。右玻璃体、视网膜隐见，无明显异常。左玻璃体、视网膜无法窥见。双眼压11.20mmHg。

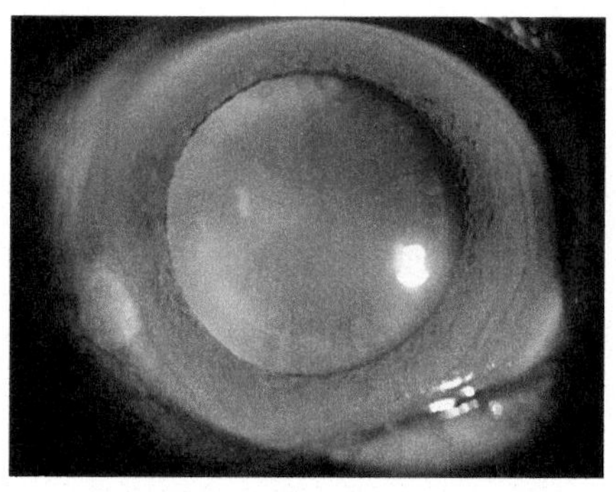

图12-1　案例12-1右眼照片

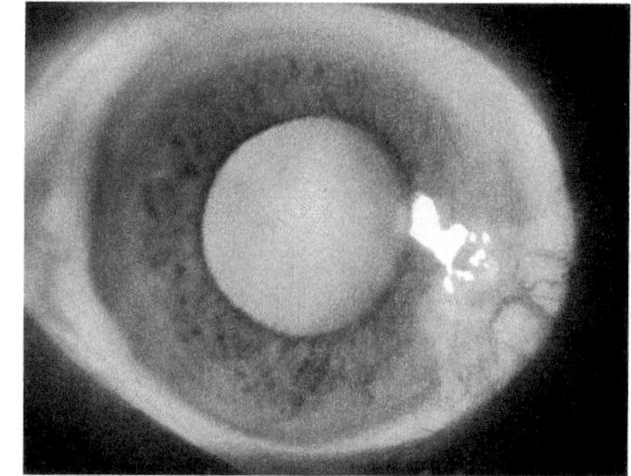

图12-2　案例12-1左眼照片

问题：

1. 你考虑该病例患何种眼病？
2. 如何明确诊断及分型分期？
3. 如何治疗？治疗前应做哪些进一步检查和准备？

【定义】　正常晶状体无色透明（图12-3），混浊的晶状体则称为白内障（cataract）。所谓白内障，其标准定义是晶状体混浊（图12-4）。也就是说理论上无论晶状体任何部位、任何形态、

笔记栏

任何颜色的混浊，不管是否影响视力都可称为白内障；如此定义只是强调晶状体的病理改变（透明度下降），并未界定晶状体混浊对视功能特别是视力的影响程度。实际上，并不是晶状体的任何混浊都会影响视力。在临床实际工作中，特别是白内障流行病学调查时，晶状体混浊并使矫正视力下降至 0.7 以下时才诊断为白内障。显然，只有当白内障引起视力下降时才有临床和流行病学意义。

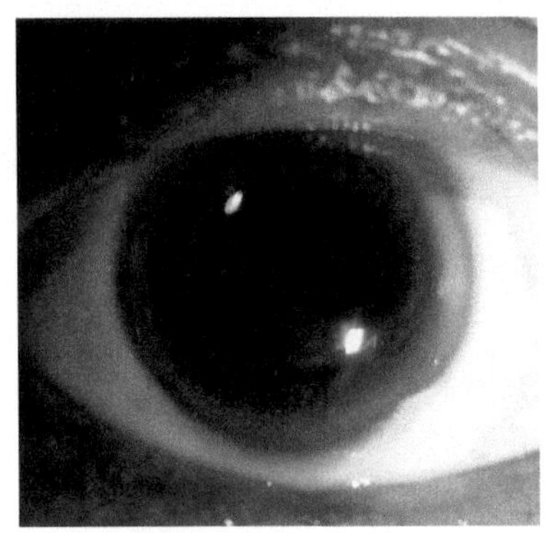
图 12-3 正常晶状体

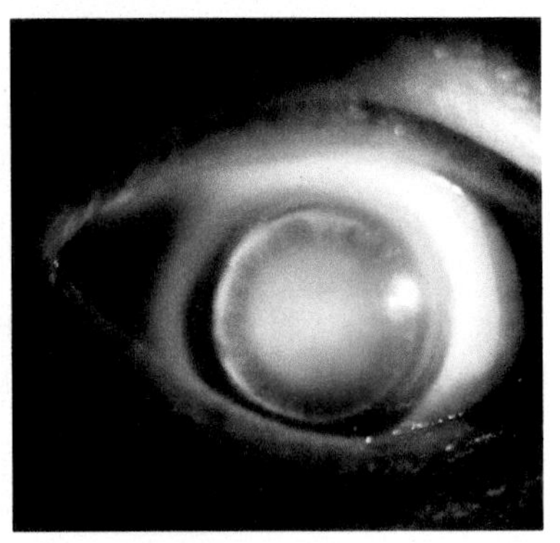
图 12-4 混浊晶状体（白内障）

案例 12-1 初步诊断

该病例主要表现为双眼视力明显下降，晶状体灰白色混浊，可首先考虑为双眼白内障。

【病因】 大多数白内障的确切病因尚不清楚。不同类型白内障的病因也不尽相同。总的说来，遗传异常（基因异常）、衰老（蛋白质分子改变）、外伤（物理损伤、化学损伤、手术）、辐射、中毒、局部营养障碍、肿瘤、炎症、药物应用、某些代谢性或免疫性疾病等，都可以直接或间接破坏晶状体的组织结构，引起晶状体代谢紊乱，使晶状体蛋白质变性，最终导致晶状体混浊。

白内障发生的危险因素有日光（紫外线）照射、严重腹泻、营养不良、糖尿病、高血压、过量饮酒、吸烟、受教育程度、阿司匹林和糖皮质激素等药物的应用、青光眼和遗传因素等。

【发病机制】 自由基等引起的氧化损伤是导致白内障的分子生物学基础，氧化损伤使晶状体蛋白质之间的交联增加并形成高分子聚合物，使光散射增强，晶状体透明度下降，外观混浊，形成白内障。晶状体上皮细胞凋亡（图 12-5、图 12-6）也可引起晶状体混浊，形成白内障。

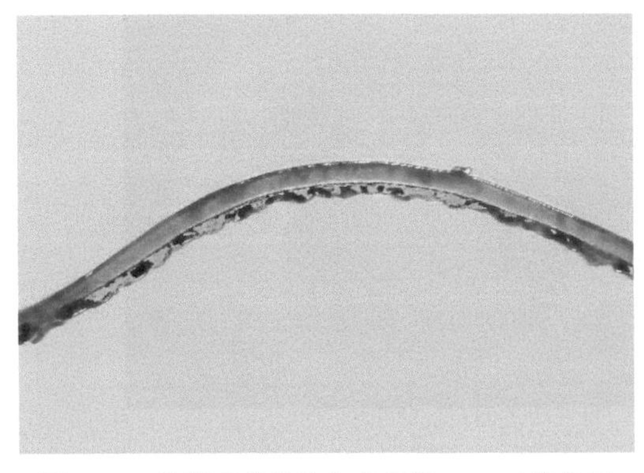
图 12-5 前囊下晶状体上皮细胞 Tunnel 染色示阳性凋亡细胞（低倍镜）

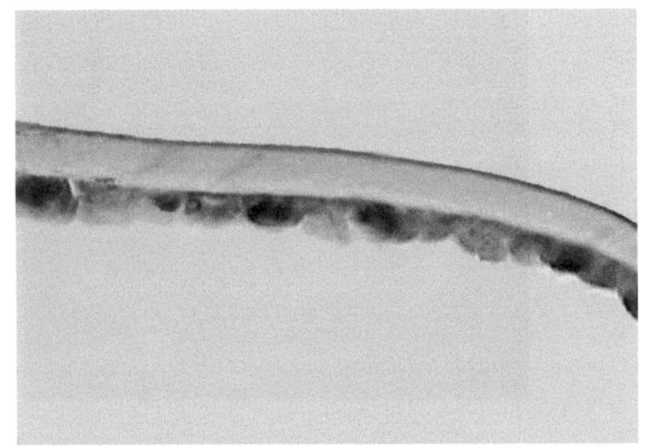
图 12-6 前囊下晶状体上皮细胞 Tunnel 染色示阳性凋亡细胞（高倍镜）

【病理改变】 白内障的主要病理改变是早期晶状体纤维肿胀，细胞膜卷曲，纤维间出现小隙并有不定形物质堆积，然后晶状体纤维断裂，形成大小不一的圆形的 Morgagnian 小体，最后晶状体蛋白质降解液化（图 12-7）。

笔记栏

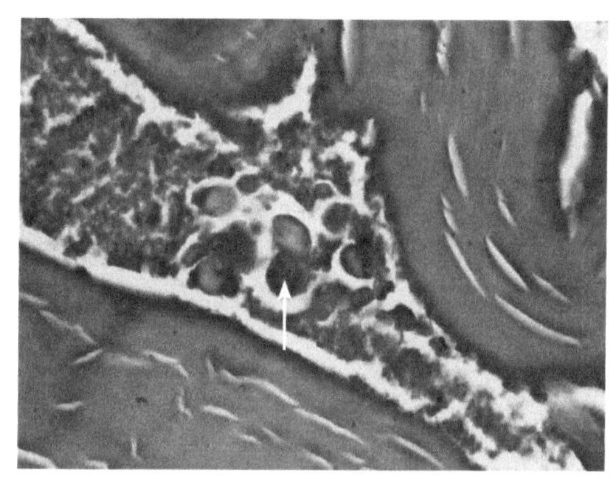
图 12-7　白内障病理切片可见 Morgagnian 小体

【分类】

1. 按病因分类　分为年龄相关性（老年性）、代谢性、外伤性、并发性、药物及中毒性、遗传性、发育性和后发性等白内障。

2. 按发病时间分类　分为先天性和后天性白内障。

3. 按晶状体混浊的形态分类　分为点状、冠状、板层状、锅底状等白内障。

4. 按晶状体混浊的部位分类　分为囊膜、囊膜下、皮质性、核性白内障。

5. 按晶状体混浊的范围分类　分为部分白内障和全白内障。

6. 按晶状体混浊的程度分类　分为初发期、膨胀期或未成熟期、成熟期、过熟期等白内障。

【临床表现】

1. 症状　白内障患者的主要症状是视物模糊（图 12-8）。视力下降的幅度与晶状体混浊程度和部位有关。典型的表现为视力渐进性下降，最终仅剩光感。此外，患者尚可出现眩光（图 12-9）、对比敏感度下降、单眼复视或多视、色觉改变、屈光改变、视野缺损等症状。

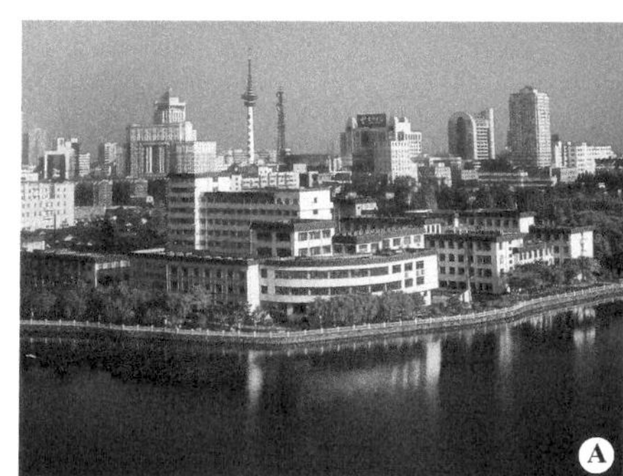

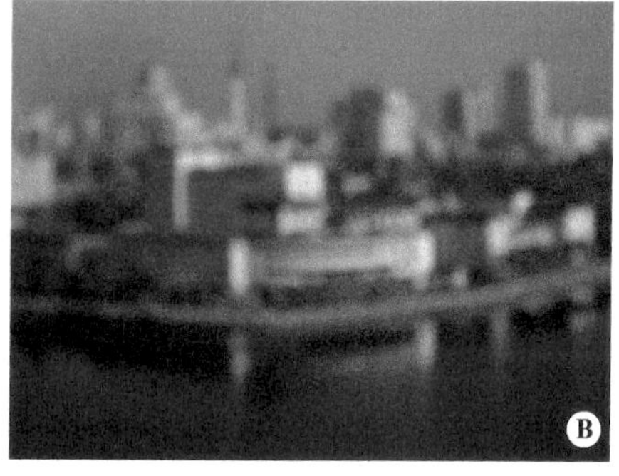

图 12-8　正常人所见图像（A）与白内障患者所见图像（B）

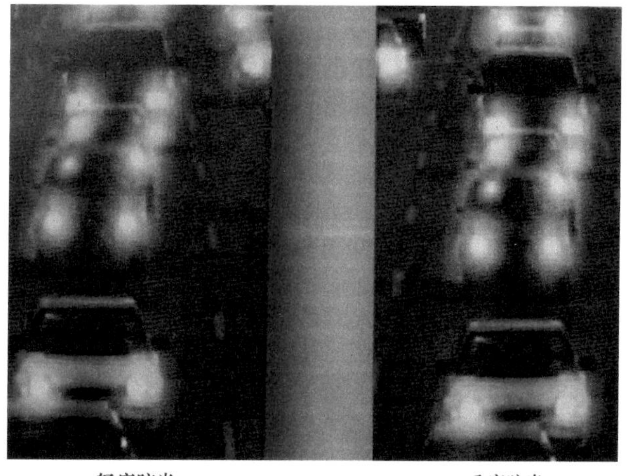

图 12-9　白内障患者出现的眩光（汽车灯）

笔记栏

2. 体征 白内障患者的主要体征是晶状体混浊。可在肉眼、聚光电筒、裂隙灯显微镜、眼前段图像诊断系统下观察、定量。不同类型的白内障具有一定的特征性混浊（图 12-10）。晶状体周边的混浊需散瞳后才可看见（图 12-11）。

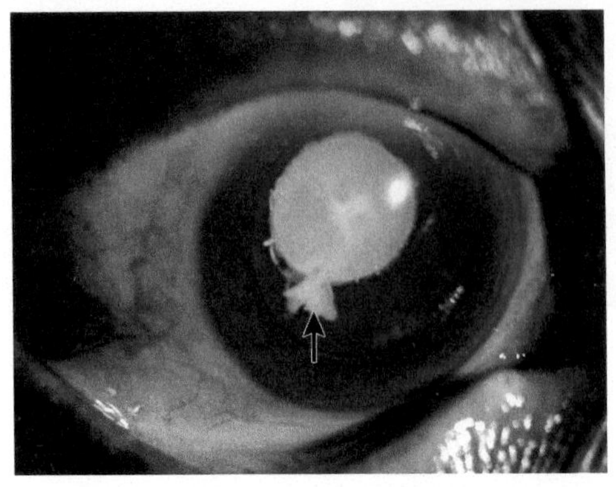
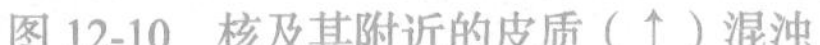

图 12-10 核及其附近的皮质（↑）混浊

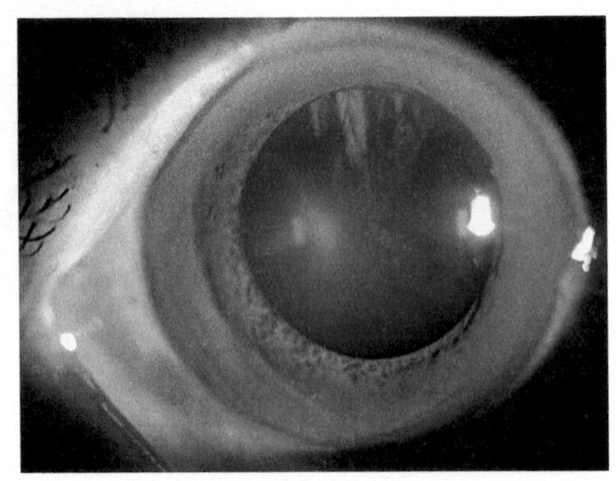

图 12-11 周边部皮质楔形混浊

【诊断与分类标准】 晶状体混浊并影响视力者，可诊断为白内障。应用晶状体混浊分类系统Ⅱ（lens opacities classification system Ⅱ，LOCS Ⅱ）可进一步对晶状体混浊的范围和程度进行分类。其方法是将瞳孔充分散大，采用裂隙灯照相和后照法，区别晶状体混浊的类型，即核性、皮质性和后囊膜下及核的颜色。通过与相应的一组标准照片比较，记录相应晶状体混浊的等级（表 12-1）。目前还有应用 LOCS Ⅲ更数据化地对晶状体混浊进行分类。

表 12-1 LOCS Ⅱ晶状体混浊分类标准

部位	混浊情况	分类
核（N）	透明，胚胎核清楚可见	N_0
	早期混浊	N_1
	中等程度混浊	N_2
	严重混浊	N_3
皮质（C）	透明	C_0
	少量点状混浊	C_{tr}
	点状混浊扩大，瞳孔区内出现少量点状混浊	C_1
	车轮状混浊，超过两个象限	C_2
	车轮状混浊扩大，瞳孔区约 50% 混浊	C_3
	瞳孔区约 90% 混浊	C_4
	混浊超过 C_4	C_5
后囊膜下（P）	透明	P_0
	约 3% 混浊	P_1
	约 30% 混浊	P_2
	约 50% 混浊	P_3
	混浊超过 P_3	P_4

案例 12-1 晶状体混浊分类

该病例右晶状体周边皮质白色片状混浊，中央区前囊膜下皮质灰白色不全混浊，核淡黄色混浊，后囊膜下小部分皮质呈羽毛状混浊。左晶状体皮质白色完全混浊，隐见棕黄色混浊的晶状体核。

按 LOCS Ⅱ晶状体混浊分类标准，右晶状体属 $N_2C_2P_2$，左晶状体属 $N_4C_5P_4$。

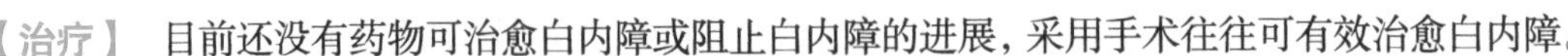

笔记栏

【治疗】 目前还没有药物可治愈白内障或阻止白内障的进展，采用手术往往可有效治愈白内障。

二、白内障各论

（一）年龄相关性白内障

年龄相关性白内障（age-related cataract）是发生在中老年人的一种晶状体混浊，习惯称之为老年性白内障（senile cataract）。该病的发生与年龄密切相关，部分患者在中年出现白内障而非老年，故用“年龄相关性白内障”这一术语更为确切。年龄相关性白内障是最多的一种白内障类型，多见于50岁以上的中老年人，随着年龄增加，其患病率也明显增高，80岁以上的老年人，其患病率几乎达到100%。

【病因与发病机制】 年龄相关性白内障的病因尚不清楚，可能是环境、营养、代谢和遗传等多种因素对晶状体长期作用的后果。过多的紫外线照射、外伤、过量饮酒、吸烟、妇女生育过多、高血压、心血管疾病、精神病等均与年龄相关性白内障的形成有关。

氧化损伤是引起白内障的最早期改变。氧化作用可损伤晶状体上皮细胞膜，使 Na^{+}/K^{+}-ATP 酶的功能明显改变，导致水的流入，引发皮质性白内障。氧化作用还能使晶状体蛋白聚合，形成不溶性的高分子量蛋白，引发核性白内障。总之，氧化损伤使晶状体内排列非常规则的结构发生变化，屈光指数变化，使通过晶状体的光线发生散射，晶状体呈混浊外观。

【临床表现】 常双眼发病，但表现常不对称。双眼发病有先后和轻重不等。主要症状为视力减退和对强光源（如汽车灯）产生眩光。眩光是由于光线通过部分混浊的晶状体时产生散射，干扰了视网膜成像所致。白内障对视力的影响取决于晶状体混浊部位及其与视轴的关系。由于晶状体纤维肿胀和断裂，晶状体内屈光力不一致，会出现单眼复视或多视。晶状体吸收水分后体积增加，屈光力增强，患者可表现为近视。

【分型与分期】 年龄相关性白内障根据晶状体开始出现混浊的部位，在形态学上可分为皮质性白内障、核性白内障、后囊膜下白内障三种主要类型。不过，很多患者可同时存在一种以上的类型（混合型）。

1. 皮质性白内障（cortical cataract） 最为常见。晶状体皮质中离子成分、分子结构的改变及随之发生的晶状体纤维的水化造成了皮质混浊。皮质性白内障组织病理学的特点是晶状体纤维吸水肿胀，纤维间的裂隙样空间中可见嗜酸性物质的小球（Morgagnian 小体）。皮质性白内障按其发展过程分为4期，但进展速度各异，有的长期不变，有的则进展迅速。

（1）初发期（incipient stage）：裂隙灯显微镜下皮质性白内障最早期的表现是晶状体前、后或赤道区皮质内出现空泡和水隙，也可见皮质板层被液体分离。其主要是因为在晶状体纤维之间有皮质的水化，而出现裂隙、空泡。空泡为圆形透明小泡，位于前后皮质中央部或缝合附近。水隙的形态不一，从周边向中央逐渐扩大。板层分离多在皮质深层，呈羽毛状。上述病变继续发展则形成典型的楔形混浊，位于周边部前后皮质，尖端向着晶状体中心，基底位于赤道部（图12-12），这些混浊在赤道部汇合，形成轮辐状（多从鼻下方开始），或在某一象限融合成片状混浊。初发期皮质性白内障晶状体混浊发展缓慢，可经数年才发展至下一期。由于瞳孔区的晶状体未累及，一般不影响视力。在小瞳孔下往往不容易发现，散瞳后，普通光照下或裂隙灯下检查，可在眼底红光反射中看到轮辐状白色混浊，应用检眼镜后照明下呈黑色的阴影。

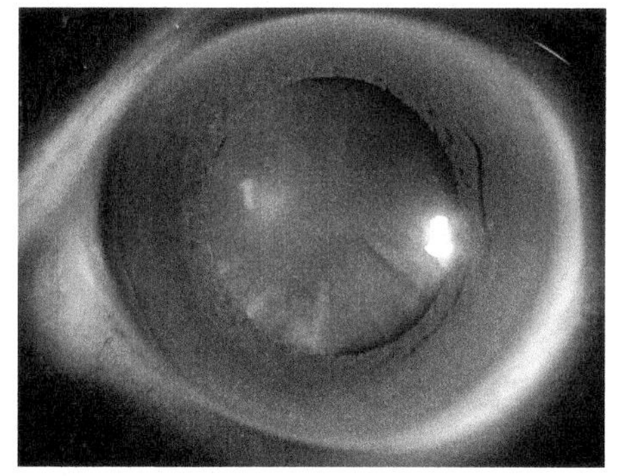

图12-12 初发期白内障，散瞳后周边皮质可见楔形混浊

（2）未熟期（immature stage）又称膨胀期：所谓未熟期白内障是指晶状体皮质尚有一部分是透明的。晶状体呈不均匀的灰白色混浊，在裂隙灯下仍可看到皮质内的空泡、水裂和板层分离。初发期皮质性白内障晶状体混浊继续加重。由于渗透压改变，皮质吸收水分，晶状体急剧肿胀，体积变大（图12-13），虹膜前移，前房变浅，对具有急性闭角型青光眼解剖因素的患者，可诱发青光眼急性大发作。以斜照法检查时，投照侧虹膜在深层混浊皮质上形成月牙形阴影，称为虹膜投影（图12-13）。虹膜投影是未熟期白内障的特征之一。此期患眼的视力已明显减退，直至眼前指数。

（3）成熟期（mature stage）：晶状体囊膜与核之间的皮质全部变为白色混浊，称为成熟期皮质性白内障。膨胀期之后，晶状体内水分逸出，肿胀消退，晶状体又恢复到原来体积，前房深度恢复正常。晶状体混浊逐渐加重，直至全部乳白色混浊（图 12-14），虹膜投影阴性。患眼视力仅存眼前手动或光感。从初发期到成熟期的发展时间存在明显的个体差异，可经十余月至数十年不等。

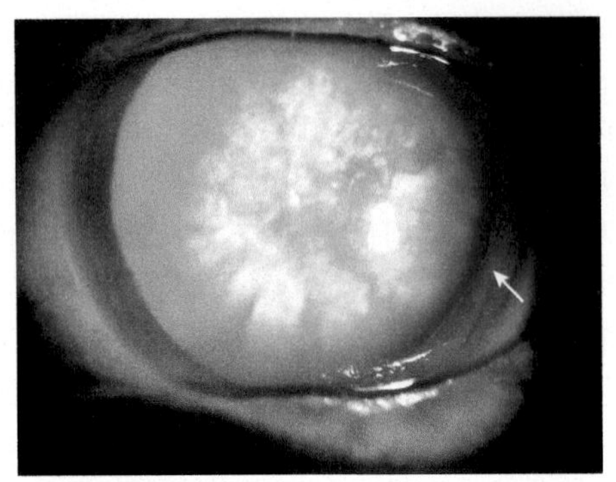

图 12-13　膨胀期白内障（白箭头示虹膜投影）

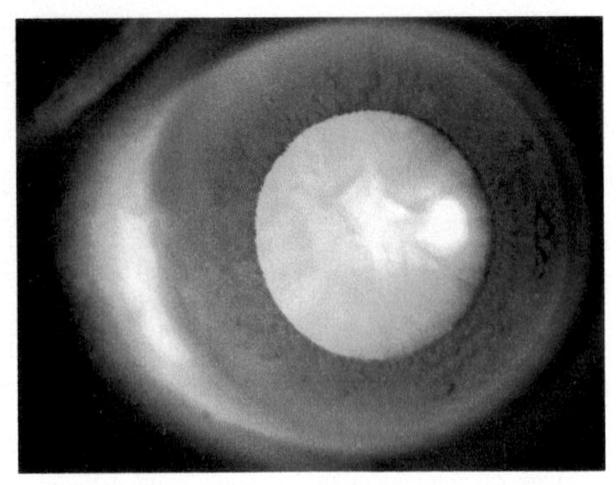

图 12-14　成熟期

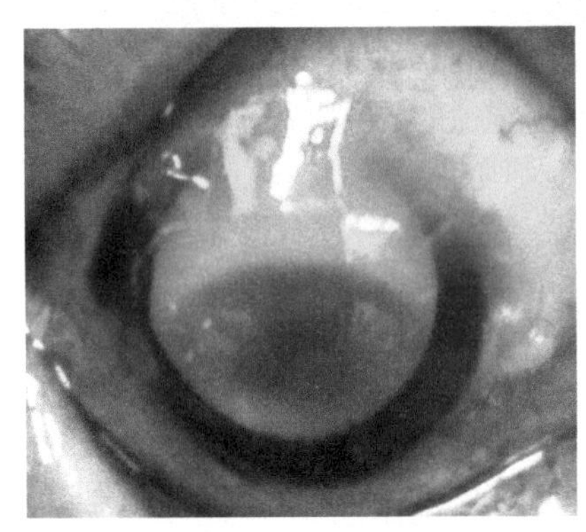

图 12-15　过熟期白内障

（4）过熟期（postmature stage）：当变性的皮质经囊膜漏出，囊袋皱缩，就形成了过熟期白内障（图 12-15）。这是因为成熟期白内障未及时手术，持续时间过长，晶状体水分继续丢失，数年后晶状体体积缩小，囊膜皱缩，表面出现不规则的白色钙化斑点（图 12-16，图 12-17）及胆固醇结晶，前房加深，虹膜震颤。晶状体纤维分解液化，呈乳白色颗粒（Morgagnian 小体），棕黄色缩小的晶状体核沉于囊袋下方（图 12-15），可随体位变化而移动，上方前房进一步加深，称为 Morgagnian 白内障。当晶状体核下沉后，瞳孔区透亮，患者视力可突然提高。

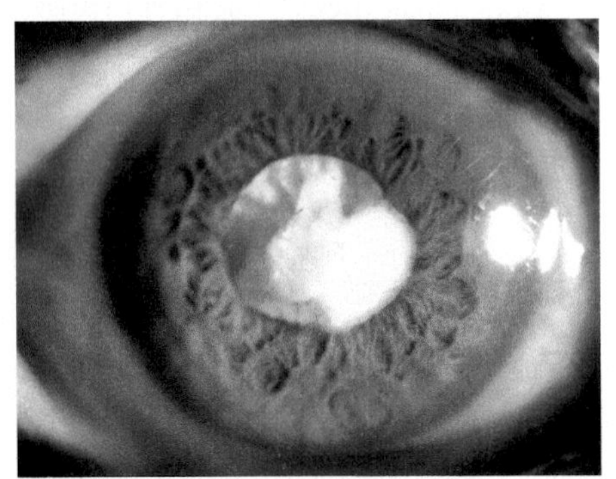

图 12-16　过熟期，囊膜机化

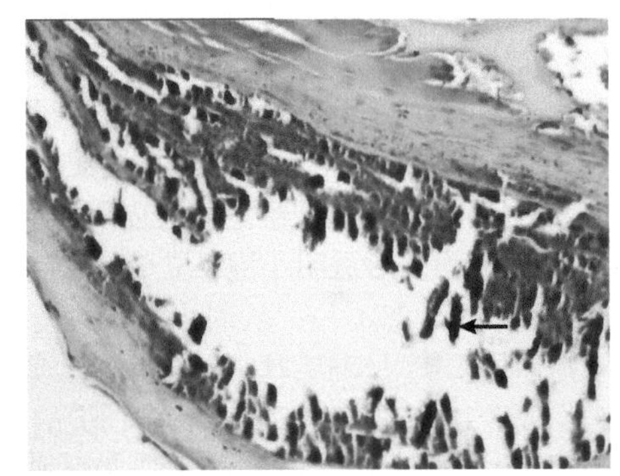

图 12-17　过熟期白内障病理变化（↑示钙化）

过熟期白内障囊膜变性，通透性增加或出现细小的破裂，此时，液化的皮质可漏溢到房水中。作为自身抗原的晶状体蛋白可诱发晶状体过敏性葡萄膜炎（图 12-16）。存在于房水中的晶状体皮质颗粒沉积于前房角或被巨噬细胞吞噬，继而堵塞前房角及小梁网，引起晶状体溶解性青光眼。当患眼受到剧烈震动后可使晶状体囊膜破裂，晶状体核脱入前房、玻璃体或嵌顿于瞳孔，可引起继发性青光眼。过熟期白内障的晶状体悬韧带发生退行性病变，容易断裂，继而引起晶状体脱位，也可引起继发性青光眼。

2. 核性白内障（nuclear cataract）　较皮质性白内障少见，发病年龄较早，一般 40 岁左右开始，发展缓慢。混浊开始于胎儿核或成人核，前者较多见，逐渐发展到成人核完全混浊。初期晶状体核呈黄色混浊（图 12-18），用透照法检查，在周边部环状红色反光中，中央有一盘状暗影（图 12-18）。此时，眼底检查尚可由周边部看清眼底。由于晶状体核密度增强，屈光力增加，患者可发生近视并有逐渐加深现象。由于晶状体的中央和周边部的屈光力不同，患者可有单眼复视或多视。核性白内障发展缓慢，患者的远视力减退较慢。随着病情的进展，晶状体核的颜色逐渐加深，而逐渐变成棕黄色（图 12-19）、棕色、棕黑色甚至黑色。此时视力则极度减退。晶状体核上述改变可持续很久而不变，

笔记栏

远视力可通过凹透镜片有所提高。核性白内障可同时发生皮质混浊（12-18），但不易完全混浊。

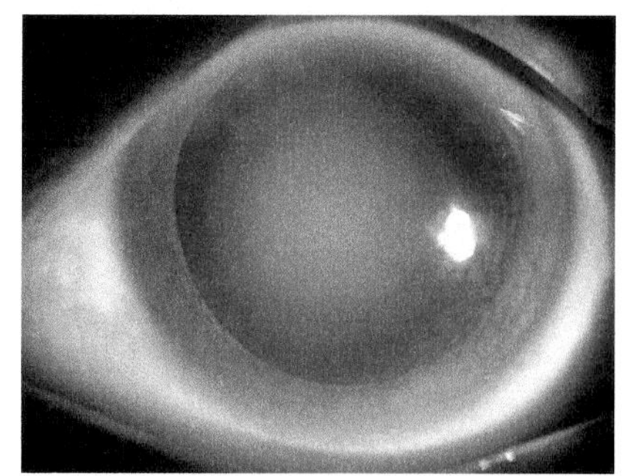

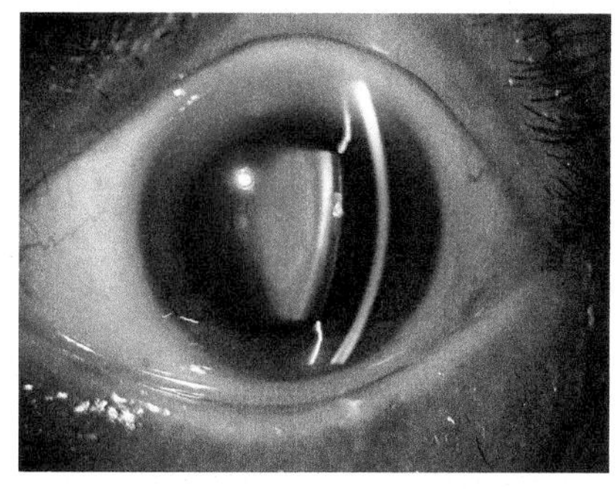

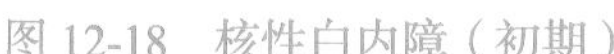

图 12-18　核性白内障（初期）　　图 12-19　核性白内障（后期）

3. 后囊膜下白内障（subcapsular cataract）　后囊膜下白内障可单独发生，也可与其他类型白内障合并存在。由于病变深在后囊膜下皮质层，普通光照明下不易发现。裂隙灯显微镜检查可见晶状体中央区后囊膜下浅层皮质出现淡薄的晕状光泽（早期）（图 12-20）、棕黄色盘状混浊（晚期）（图 12-21），后者由许多致密小点组成，其中有小空泡和结晶样颗粒，外观似锅巴状、圆顶样。组织病理学检查可见晶状体上皮细胞向后移行和异常增大肿胀。

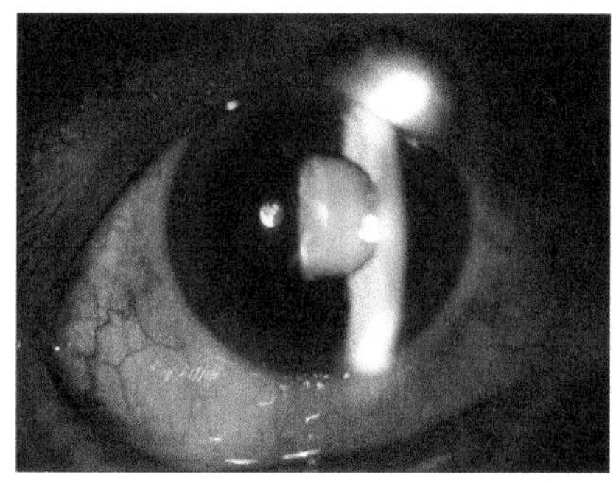

图 12-20　后囊膜下白内障（早期）

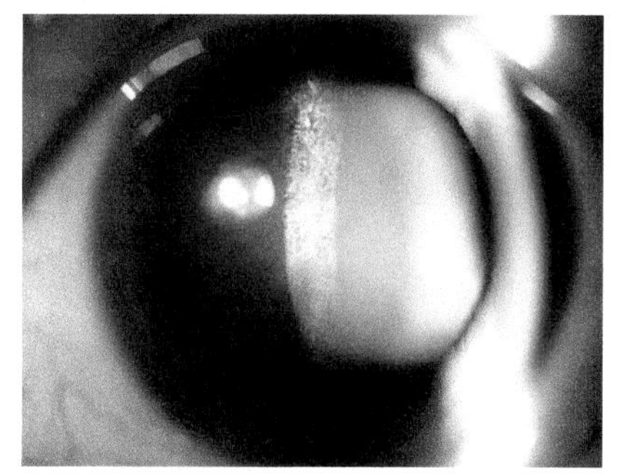

图 12-21　后囊膜下白内障（晚期）

患者常主诉在强光下出现眩光和视力下降。由于混浊位于视轴，所以早期出现明显视力障碍，在强光下尤其显著。在强光下、调节及应用缩瞳剂引起的小瞳孔状态下，后囊膜下白内障对近视力的影响较远视力更明显。有些病例可出现单眼复视。

后囊膜下白内障的发病年龄低于皮质性和核性白内障。该型白内障进展缓慢，后期合并晶状体皮质和核混浊，最后可发展为全白内障。

后囊膜下白内障不仅是老年性白内障的一种主要类型，也可发生在眼底疾病、外伤、全身或局部应用糖皮质激素、炎症和离子辐射后，应注意鉴别诊断。

【诊断】　根据患者的年龄、典型的病史、晶状体混浊的形态，排除引起白内障的其他原因如糖尿病、葡萄膜炎等，即可诊断年龄相关性白内障，同时进行分期分型。当视力与晶状体混浊程度不相符时，则应行 B 超、视觉电生理、眼压等进一步检查，以寻找其他病变如青光眼、玻璃体疾病、视网膜脱离、视神经病变等，避免漏诊其他眼病。

案例 12-1 诊断

1. 患者为 79 岁的老年人。

2. 疾病发展缓慢，无痛性渐进性视力下降。

3. 无糖尿病、外伤、近视及其他全身疾病史。

4. 入院第二日行双眼 B 超、视觉电生理等检查，未发现有玻璃体病、视网膜脱离、视神经病变等。

5. 双眼晶状体混浊以皮质为主，右晶状体周边皮质白色片状混浊，中央区前囊膜下皮质轻度灰白色不全混浊。左晶状体皮质白色完全混浊，隐见棕黄色混浊的晶状体核。

6. 双眼前房深浅正常，虹膜投影阴性。

临床诊断：双眼年龄相关性白内障，皮质性，右眼未成熟期，左眼成熟期。

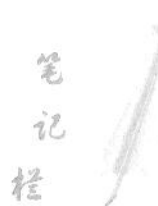

【治疗】 目前尚无疗效肯定的治疗年龄相关性白内障的药物。当白内障影响患者工作、学习、生活时，可考虑手术治疗。通常采用白内障囊外摘除术（包括晶状体超声乳化术）联合后房型人工晶状体植入术。术后可恢复良好的视力，绝大多数患者可以重见光明。

（二）先天性白内障

先天性白内障（congenital cataract）是儿童常见的眼病，患病率约为 0.5%，是造成儿童视力障碍和弱视的重要原因。先天性白内障为出生时即存在或出生后才逐渐形成的先天性或发育障碍性白内障。先天性白内障可为家族性或散发；遗传或非遗传；单眼或双眼；可以伴发或不伴发其他眼部异常或全身性疾病。

【病因】 各种影响胎儿晶状体发育的因素都可能引起先天性白内障。致病原因可分为遗传因素、环境因素、原因不明三类，三者各占 1/3 左右。具体原因如下。

1. 遗传因素 常见为常染色体显性遗传。分子遗传学研究已提示常染色体显性遗传白内障有 12 种以上。引起先天性白内障的致病基因如热休克蛋白质基因。如伴有眼部其他先天异常，则通常是隐性遗传或伴性遗传。

2. 环境因素

（1）病毒感染：母亲妊娠前 3 个月内病毒性感染，如风疹（最多见）、单纯疱疹、带状疱疹、腮腺炎、麻疹、水痘、流感等病毒感染，可引起胎儿的晶状体混浊。这是由于此时晶状体囊膜尚未发育完全，不能抵御病毒侵犯，而且晶状体蛋白质合成活跃，对病毒感染敏感，晶状体蛋白质合成异常，导致白内障。

（2）药物和放射线：母亲妊娠期，特别是妊娠前 3 个月内应用一些药物，如全身应用糖皮质激素、抗凝剂、水杨酸制剂、某些抗生素特别是磺胺类药物，或盆腔暴露于 X 线。

（3）全身疾病：母亲怀孕期患有代谢性疾病，如糖尿病、甲状腺功能不足，或有营养物质如维生素等极度缺乏时也可导致先天性白内障。

3. 原因不明 目前大约尚有 1/3 的先天性白内障难以确定病因。

【临床表现】 先天性白内障可为单眼或双眼发病。多数静止不变，少数出生后继续发展，直至儿童甚至青少年期才明显影响视力。除视力障碍外，先天性白内障尚可引起斜视、弱视、眼球震颤等症状。不少先天性白内障患者常合并其他眼病或异常，如先天性小眼球、大角膜、圆锥角膜、先天性虹膜缺损、无虹膜、永存瞳孔膜、瞳孔开大肌发育不良、晶状体脱位或缺损、永存原始玻璃体增生症、先天性视网膜脉络膜缺损等。

先天性白内障多有特征性的晶状体混浊形态。一般根据晶状体混浊的部位、形态和程度进行分类（图 12-22）。

1. 极性白内障（polar cataract） 是指混浊只累及晶状体前极或后极的囊下皮质和囊膜，一般具有遗传性。根据混浊部位的不同，可分为前极白内障、后极白内障。

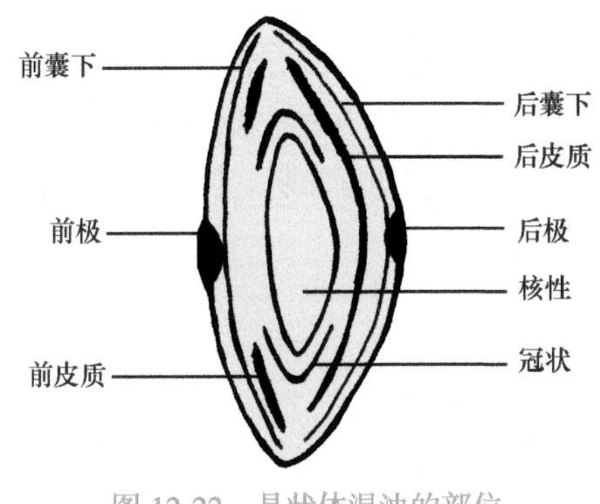

图 12-22 晶状体混浊的部位

（1）前极白内障：多为常染色体显性遗传，临床上比较多见，表现多样，多为白色圆盘状，大小不等，双侧对称，静止不发展。可为晶状体前囊膜中央局限性混浊，也可伸入前囊膜下透明区（为前囊下上皮增生所致）或表面突出于前房内。因胚胎期晶状体泡未从表面外胚叶完全脱落所致晶状体前极向前呈小的白色锥形隆起，则称为前圆锥形白内障。由于前极白内障混浊范围不大，其下皮质透明，因此对视力影响不大。该病有时伴小眼球、永存瞳孔膜、前部圆锥晶状体。

（2）后极白内障：可为遗传性（双侧，常染色体显性遗传）或散发性。有胎生期形成的静止型混浊和出生后发生的进行性混浊两种类型。前者因胚胎期玻璃体血管未完全消退所致，为晶状体后囊膜中央局限性混浊，边缘不齐，可呈盘状、核状或花萼状。可伴有后囊异常和锥形晶状体。后极白内障虽然比较少见，但由于混浊位于屈光系统的结点附近及视轴上，对视力影响比较明显。

2. 绕核性白内障（perinuclear cataract） 因混浊位于透明晶状体核周围的层间，因此又称板层白内障，是儿童期最常见的白内障，占先天性白内障的 40% ～ 50%。男性多于女性，双眼发病。原

因复杂，有遗传和散发之分。有的是胎生期形成的，有的则是出生后发生。前者为晶状体在胚胎某时期的一过性代谢障碍所致（相应时期的晶状体纤维的局限性混浊），通常有遗传性。有些绕核性白内障可能与肌肉强直、甲状旁腺功能低下、低血钙、牙齿发育不良及母体营养不良有关。典型的绕核性白内障是在透明的皮质和相对透明的核之间呈向心性排列的细点状混浊。有时在此层混浊之外可见到两种附加的特征性带状混浊，一种为极微细的环绕板层混浊外的带状混浊，一层或数层，各层之间仍有透明皮质间隔。另一种混浊居最外层，呈辐条状"V"形骑跨在板层混浊带的前后，称为"骑子"（图 12-23）。

3. 核性白内障（nuclear cataract） 为较常见，占先天性白内障的 25%。通常为常染色体显性遗传，少数为隐性遗传。多为双眼发病。病变累及胚胎核和胎儿核（图 12-24），呈致密的白色混浊，范围可达 4 ～ 5mm。但皮质完全透明。由于混浊位于晶状体核心部，完全遮挡瞳孔区，故核性白内障患者视力明显下降。

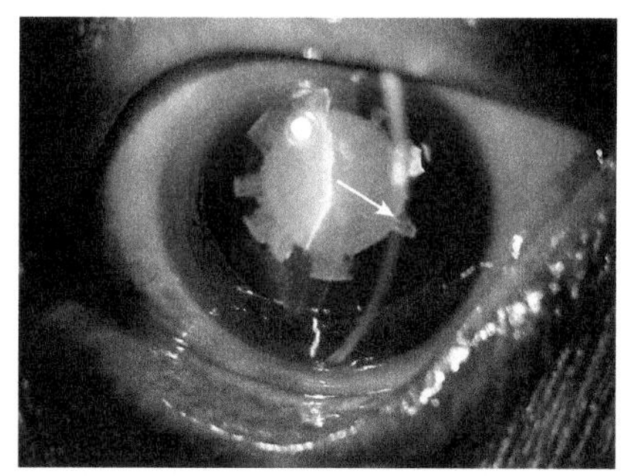

图 12-23　晶状体核混浊，可见"骑子"

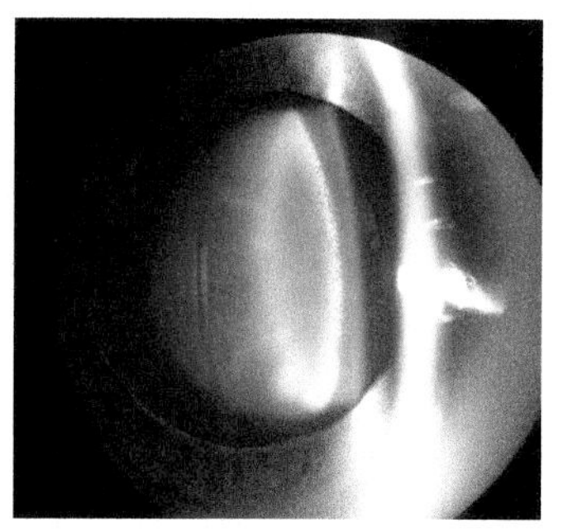

图 12-24　胎儿核混浊

4. 全白内障（total cataract） 占先天性白内障的 20%，多为双眼发病，视力障碍明显。以常染色体显性遗传最为多见，少数为隐性遗传、性连锁隐性遗传。也有人认为本病是风疹病毒感染所致。全白内障为晶状体纤维在其发育整个时期特别是中、后期受损害，累及整个晶状体所致。晶状体全部或近于全部白色混浊，有时囊膜增厚、皱缩钙化、皮质浓缩。可在出生时已经发生，或出生后逐渐发展，1 岁内全部混浊。部分病例后期皮质液化吸收而形成膜性白内障。

5. 膜性白内障（membranous cataract） 先天性全白内障的晶状体纤维在宫内退行性变时，晶状体蛋白质液化吸收，囊膜表面机化，厚薄不匀，灰白色不规则，间或有点彩样反光，前后囊膜可接触融合，囊袋内夹有少许残留的晶状体纤维或上皮细胞，可单眼或双眼发生，严重损害视力。

6. 发育性白内障（developmental cataract） 是指先天性与成人型白内障的过渡类型。一般在出生后形成，混浊多为一些沉积物的堆积，而不是晶状体纤维本身的病变。本病为双眼发生，发展缓慢，很少影响视力，主要有两种类型。

（1）点状白内障：发生在出生后或青少年期。典型的点状白内障为晶状体周边皮质内散在分布的微细小圆点状混浊。强光下可见白色、蓝色或棕色小点状混浊。少数在晶状体核和视轴皮质内也出现点状混浊。

（2）花冠状白内障：多为常染色体显性遗传。晶状体周边部皮质深层灰白色、棕色或浅蓝色的斑点状混浊，环绕中心视轴区呈向心性花冠状排列，晶状体中央部及极周边部透明。每片混浊呈圆形、椭圆形、短棒状、哑铃状、扁盘状混浊等形态。

7. 其他先天性白内障

（1）缝合性白内障：为常染色体显性遗传，双侧对称，沿晶状体前后"Y"形缝出现排列稀疏或密集的白色、浅蓝色的斑点状或微细羽毛状混浊，多为局限静止性，对视力无明显影响。

（2）珊瑚状白内障：为常染色体显性或隐性遗传，皮质呈珊瑚状混浊，一般不发展，对视力有所影响。

（3）纺锤形白内障：为贯穿晶状体前后轴、连接前后极的纺锤形混浊。

（4）囊膜性白内障：指晶状体上皮和前囊膜的小片混浊（图 12-25），不累及皮质。与前极白内障不同的是不向前房内突出，一般不损害视力。

笔记栏

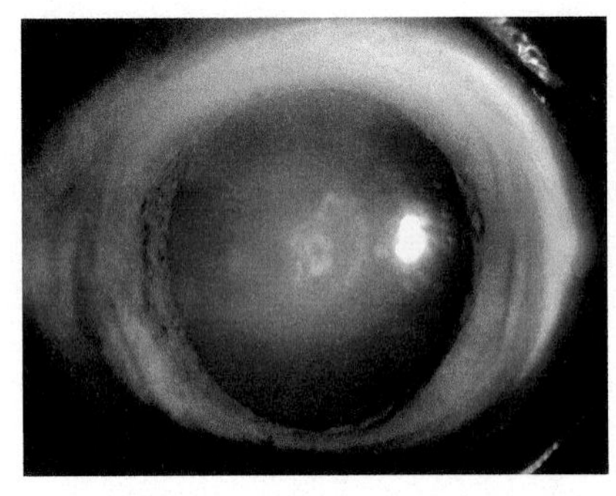

图 12-25 前囊膜混浊

【诊断】 先天性白内障可根据病史、眼部检查，尤其是晶状体混浊形态和部位来诊断。为明确病因，可针对不同情况选择相应的实验室检查，如基因检测、染色体分析、血和（或）尿的葡萄糖、半乳糖、蛋白质、氨基酸、苯丙酮酸、同型半胱氨酸测定。先天性白内障的瞳孔区有白色反射，应与视网膜母细胞瘤、原始玻璃体增生症、Coats 病等白瞳症等相鉴别。

【治疗】 婴幼儿患先天性白内障可明显影响视觉功能的正常发育，产生形觉剥夺性弱视。因此，先天性白内障的治疗不同于成人，治疗目标不仅要恢复视力，还要避免或减少弱视的发生。

1. 观察 对视力影响不大的静止性的前极、点状、花冠状白内障，一般不需手术治疗。但应定期随访观察。

2. 手术 单、双眼明显影响视力的先天性白内障如全白内障、绕核性白内障，位于视轴中央、混浊明显的白内障，应在出生后尽早（除风疹病毒引起者外）手术，最迟不超过 6 个月，特别是单眼患者。手术越早，获得良好视力的机会越大。双眼白内障的另一眼也应在较短的间隔时间内进行手术。手术可选择晶状体切除术、晶状体超声乳化术等。先天性白内障术后后囊混浊即后发性白内障的发生率极高，为预防此并发症的发生，手术中应吸净皮质、作后囊膜撕开及前段玻璃体切割等。

3. 矫正屈光不正 白内障术后的无晶状体眼处于高度远视状态，应注重矫正这一屈光不正以防治弱视，促进融合功能的发育。常用的矫正方法：①普通眼镜矫正：简单易行，适用于双眼患者，注意适当固定和定期验光更换。②角膜接触镜：适用于大多数单眼的无晶状体患儿，但要注意预防角膜上皮损伤和感染。③人工晶状体植入：目前，儿童施行人工晶状体植入术已被广泛接受，尤其是单眼患者，可取得最佳的视觉效果。但一般认为 2 岁以上患者才宜植入人工晶状体。

4. 防治弱视 婴幼儿患先天性白内障手术前、后往往存在弱视，故术后及时进行视力监测、防治弱视对患儿视功能的提高十分重要。

（三）外伤性白内障

创伤性晶状体损害可分为机械性、物理性（辐射、电流）、化学性及渗透压改变性。一般将眼球钝挫伤、爆炸伤、穿通伤、电离辐射、电击等外伤引起的晶状体混浊，称外伤性白内障（traumatic cataract）。多见于儿童或年轻人，常单眼发生。

【临床表现】 外伤性白内障的视力障碍与晶状体及眼部其他组织的伤害程度有关。如果瞳孔区晶状体受伤，视力则明显下降。当晶状体囊膜广泛受损、皮质外溢时，除视力障碍外，还伴有葡萄膜炎或继发性青光眼。严重的外伤，除白内障外，尚可出现晶状体脱位及玻璃体、视网膜、视神经病变。由于各种外伤的性质和程度不同，引起晶状体混浊也有不同的特点。外伤性白内障可分为以下几种类型。

1. 挫伤性白内障（contusion cataract） 有以下几种。①挫伤时，瞳孔缘部虹膜色素上皮破裂脱落并附贴于晶状体前表面，称 Vossius 环状混浊，相应的前囊膜下浅层皮质也可出现混浊，该混浊可消失或长期存在。Vossius 环提示该眼曾经有过外伤。②晶状体纤维和缝合的结构受到挫伤破坏，液体向着晶状体缝合间和板层流动，形成放射状混浊。③受伤后晶状体囊膜渗透性改变，可引起浅层或皮质全混浊。④严重钝挫伤可致晶状体囊膜破裂，房水进入晶状体内引起白内障。⑤爆炸时气浪可对眼部产生压力，引起类似钝挫伤所致的晶状体损伤，称为爆炸伤性白内障。当然，爆炸物本身或掀起的杂物也可造成类似于下述的穿通伤性白内障。

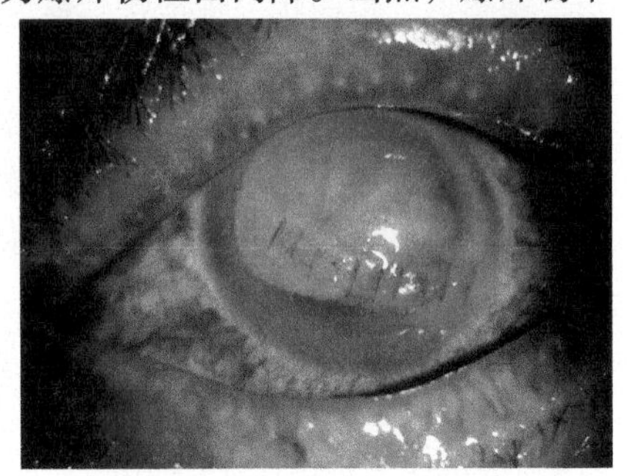

图 12-26 穿通伤性白内障

2. 穿通伤性白内障（penetrating cataract） 晶状体囊膜穿通破裂，房水进入皮质，晶状体迅速混浊（图 12-26）。如穿通口小而浅，破口可闭合，形成局限而静止的混浊。若穿通口大而深，晶状体则可能全部混浊。如果皮质溢出进入前房，可继发葡萄膜炎或青光眼。若合并晶状体内或眼球内其他部位异物，则可因异物引起的炎症或铁锈症、铜锈症而导致晶状体混浊。

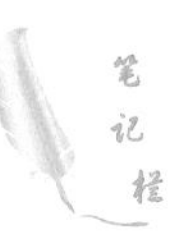

笔记栏

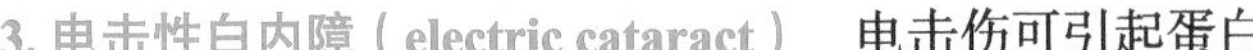

3. 电击性白内障（electric cataract） 电击伤可引起蛋白

质凝固和白内障。如果电流经过头部，则晶状体更容易发生病变。高压触电可引起晶状体前囊及前囊下皮质线状混浊。雷电击伤时，晶状体前后囊及皮质均可混浊。电击性白内障可逆转，多数静止不发展，少数也可在数日或数年内逐渐发展成为全白内障。

4. 辐射性白内障（radiational cataract） 因放射线所致的晶状体混浊称为辐射性白内障，有以下几种类型。

（1）红外线性白内障：见于长期暴露于红外线和高温度下者，多发生于玻璃厂和炼钢厂的工人中，故又称为吹玻璃工白内障或热性白内障。可能是熔化的高温玻璃和钢铁产生的短波红外线被晶状体吸收所致。混浊以后囊膜下为主。初期，晶状体后皮质有空泡、点状和线状混浊，交织成网状，可有金黄色结晶样光泽。以后逐渐混浊扩大为盘状混浊。最后发展为全白内障。此外，红外线还可引起前囊膜剥脱和前囊膜下皮质轻微混浊。

（2）电离辐射性白内障：电离辐射的射线包括 X 射线、中子、γ 射线及高能量的 β 射线，照射晶状体后会导致晶状体混浊。潜伏期长短不等（可长达 20 年），与放射剂量和年龄有直接关系。剂量大、年龄小者潜伏期短。妊娠 3 个月内接受过量 X 射线照射，极易引起先天性白内障。长期从事与放射有关的工作，也易形成辐射性白内障。病变初期，晶状体后囊膜下有空泡、点状、灰白色颗粒状混浊。小点状混浊逐渐发展为环状混浊。前囊膜下皮质有点状、线状和羽毛状混浊，从前极向赤道部放射排列。后期可有楔形、盘状混浊，最终可形成全白内障。

（3）微波性白内障：微波来源于太阳射线、宇宙射线和电视、雷达、微波炉等。晶状体对微波敏感，大剂量的微波有可能造成晶状体上皮损伤，可产生类似于红外线的热作用。微波性白内障表现类似红外线性白内障，混浊主要出现于囊膜下，皮质内也可出现点状、羽毛状混浊。另有报道还没有证据表明微波能导致人类白内障。

（4）紫外线性白内障：晶状体对波长 290 ～ 320nm 的紫外线十分敏感。晶状体暴露于紫外线、阳光下，可引起蛋白质变性、凝固，形成皮质和后囊膜下白内障。大剂量紫外线性辐射还可诱发急性白内障。

5. 化学性白内障 眼表面的碱损伤除了影响结膜、角膜、虹膜外，也常常引起白内障。碱性物质很容易渗入眼内引起房水 pH 升高、葡萄糖和维生素 C 降低，导致急性或慢性皮质混浊。酸性物质对眼组织的渗透作用较弱，所以发生白内障的机会较少。

【诊断】 根据外伤史、长期接触放射线史和晶状体混浊的形态、位置和程度，可做出诊断。

【治疗】 外伤性白内障患者晶状体局限混浊，视力影响不大时，可定期观察。晶状体明显混浊影响视力和患者工作、学习、生活时，应行白内障摘除术植入人工晶状体。晶状体破裂、皮质进入前房时，可用糖皮质激素和降眼压药物，待病情控制后，即行手术治疗。如治疗后，炎症反应不减轻或眼压升高不能控制，可尽早手术。

（四）代谢性白内障

因代谢障碍引起的晶状体混浊，称为代谢性白内障。糖尿病、半乳糖血症、低钙血症等引起的代谢性白内障最为常见。此外，还有葡萄糖 -6- 磷酸脱氢酶缺乏症、新生儿低血糖症、同型半胱氨酸尿症、Lowe 综合征、Fabry 综合征、甲状旁腺功能不足、肝豆状核变性、肌强直性营养障碍等。

1. 糖尿病性白内障（diabetic cataract） 白内障是糖尿病的常见并发症之一，可分为真性糖尿病性白内障和糖尿病患者的年龄相关性白内障两种类型。

【病因】 糖尿病对晶状体的透明度、屈光指数及调节幅度都会产生影响，表现为白内障、近视、调节力下降，较早出现老视。糖尿病患者血糖增高时，进入晶状体内葡萄糖增加，此时己糖激酶作用饱和，葡萄糖转化为 6- 磷酸葡萄糖受阻。继而醛糖还原酶的作用被激活，葡萄糖转化为山梨醇。后者在山梨醇脱氢酶的催化下可生成果糖，但因山梨醇脱氢酶的亲和力较低，果糖的生成量并不高。果糖特别是山梨醇不能透过晶状体囊膜，在晶状体内大量积聚，晶状体内渗透压增加，吸收水分，使纤维肿胀变性、破裂，晶状体内成分外漏，依次产生皮质和核的混浊。

$$\text{葡萄糖} + \mathrm{NADPH} + \mathrm{H}^{+} \xrightarrow{\text{醛糖还原酶}} \text{山梨醇} + \mathrm{NADP}^{+}$$

【临床表现】

（1）真性糖尿病性白内障：比较少见，常发生于 30 岁以前、病情严重的 1 型糖尿病患者。常为双眼发病，进展迅速，晶状体可能在数天、数周或数月内形成全白内障。典型的真性糖尿病性白

笔记栏

内障开始时，在前、后囊下的皮质浅层区内出现无数分散的、灰白色或蓝色雪花样或点状混浊，好像“点点雪花飘荡在铅灰色的天空中”（图 12-27）。皮质深层区出现裂隙。随着病情发展，晶状体全部灰白色混浊膨胀、成熟。

糖尿病患者，无论有无白内障，都可伴有屈光变化。即当血糖升高时，血液中无机盐含量减少，渗透压降低，房水渗入晶状体内，纤维肿胀，晶状体更加变凸而成为近视。当血糖降低时，晶状体内水分渗出，晶状体变为扁平而形成远视。血糖正常后，恢复正常屈光状态需要数周时间。

（2）糖尿病患者的年龄相关性白内障：又称糖尿病合并年龄相关性白内障、假性糖尿病性白内障。较多见，其表现与无糖尿病的年龄相关性白内障相似（图 12-28），但发生较早，进展较快，容易成熟。糖尿病患者发生年龄相关性白内障的高危性可能是由于晶状体内山梨醇积聚、水化及蛋白质的糖化增加所致。

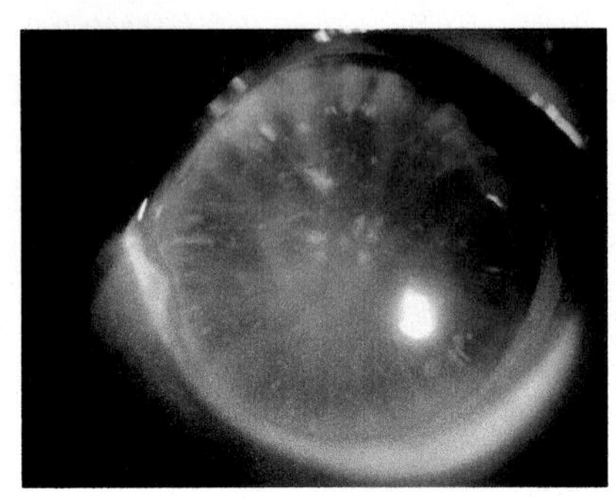
图 12-27 真性糖尿病性白内障

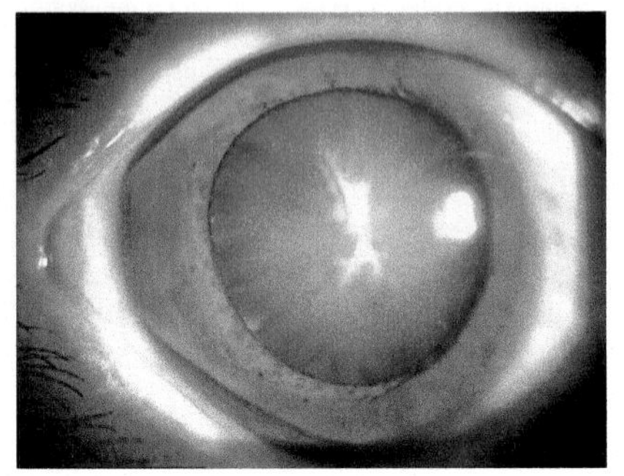
图 12-28 糖尿病患者的年龄相关性白内障

【诊断】 根据糖尿病的病史、混浊的形态、白内障发生发展情况可做出诊断。虽然目前临床上真性糖尿病性白内障很少见，但如果儿童或青少年发生了快速成熟的双侧皮质性白内障，应考虑糖尿病性白内障的可能。

【治疗】 在糖尿病性白内障的早期，严格控制血糖，晶状体混浊可能会部分消退。当白内障明显影响视力，妨碍工作、学习和生活时，可在血糖控制后进行白内障摘除术。术后特别应注意糖尿病眼部并发症的防治。

2. 半乳糖性白内障（galactose cataract） 常染色体隐性遗传病。患儿因缺乏半乳糖 -1- 磷酸尿苷转移酶、异构酶、半乳糖激酶，半乳糖不能转化为葡萄糖而在体内积聚，经房水渗入晶状体，使晶状体纤维水肿、混浊。更为重要的是，晶状体组织内的半乳糖被醛糖还原酶还原为半乳糖醇，它不能透过晶状体囊膜，在晶状体内的半乳糖醇吸水后，导致晶状体纤维水肿，引起晶状体混浊。

【临床表现】 妊娠期妇女半乳糖 -1- 磷酸尿苷转移酶缺乏时，如对半乳糖不加限制，则 75% 婴儿将发生白内障。患病新生儿在生后数日至数周内即可见，典型的半乳糖性白内障是在皮质深部与核出现进行性簇状分布的油滴状混浊，如不进行全身治疗，混浊范围将逐渐扩大、加重，最后形成绕核性白内障、全白内障。

【诊断】 怀疑半乳糖性白内障者，应对患者尿中半乳糖进行检查。测定红细胞半乳糖 -1- 磷酸尿苷转移酶的活性，可明确诊断半乳糖 -1- 磷酸尿苷转移酶是否缺乏；测定半乳糖激酶的活性可明确诊断半乳糖激酶是否缺乏，缺乏上述酶则可确诊半乳糖性白内障。

【治疗】 给予无乳糖无半乳糖饮食，可控制病情的发展或逆转白内障。严重白内障病例可行手术治疗。

3. 低钙性白内障（hypocalcemic cataract） 常有手足搐搦，由血清钙过低引起。常见于先天性甲状旁腺功能不全、甲状旁腺手术受损、营养障碍（钙摄入不足），使血清钙过低。低钙增加了晶状体囊膜的渗透性，晶状体内电解质平衡失调，影响了晶状体代谢，导致晶状体混浊。

【临床表现】 典型的病例有手足搐搦、骨质软化和白内障等表现。患者双眼晶状体前后皮质浅层内有形似鱼骨样的辐射状、条纹状混浊，与囊膜间由透明带隔开。囊膜下可见红、绿或蓝色结晶微粒。早期白内障对视力无明显影响。混浊可逐渐发展至皮质深层，但很少累及核。如果间歇发作低血钙，晶状体可有板层混浊，但最终可发展为全白内障。

【诊断】 有甲状腺手术史或营养障碍史，血钙过低、血磷升高，以及全身和眼部的典型临床

笔记栏

表现有助于低钙性白内障的诊断。

【治疗】 给予足量的维生素 D、钙剂，纠正低血钙，有利于控制白内障的发展。当白内障明显影响视力时，可进行白内障摘除术。

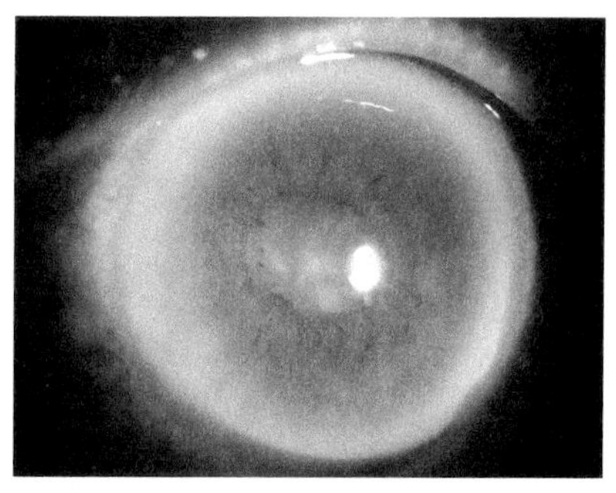
图 12-29 葡萄膜炎并发白内障

（五）并发性白内障

并发性白内障（complicated cataract）是指由眼部疾病引起的晶状体混浊。

【病因】 由于眼部疾病（眼部炎症或退行性病变等）引起眼内环境的改变，使晶状体营养或代谢发生障碍，导致晶状体混浊。常见于葡萄膜炎（图 12-29）、高度近视（图 12-30）、视网膜色素变性、视网膜脱离及玻璃体切割术后、青光眼及其术后（图 12-31）、眼内肿瘤、低眼压、角膜溃疡等。

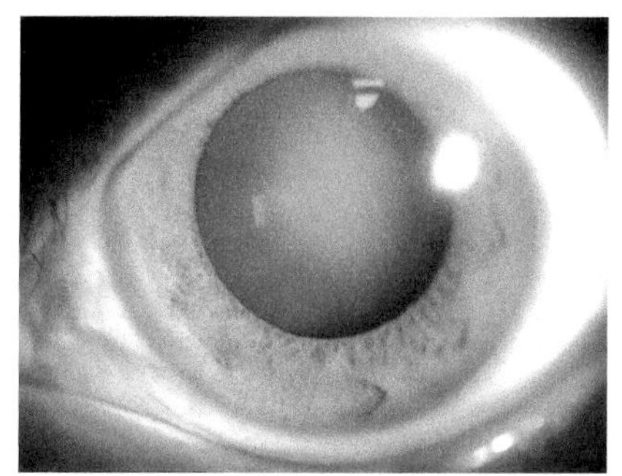
图 12-30 高度近视并发白内障

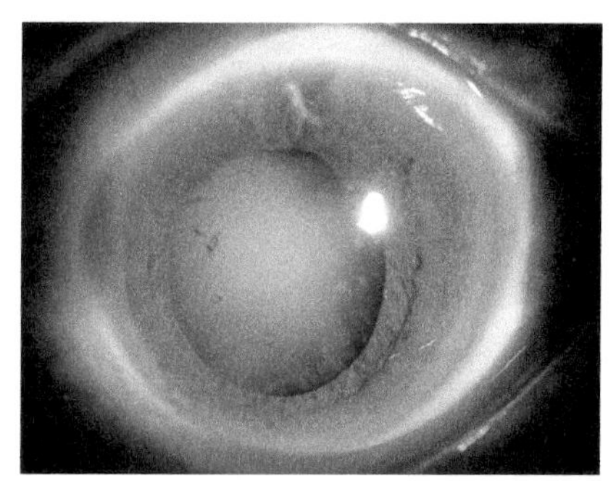
图 12-31 青光眼并发白内障

【临床表现】 患者有原发眼病或陈旧性眼病的表现。由眼前段疾病引起的多由前囊膜或前皮质开始。由眼后段疾病引起者，则先在晶状体后极部囊膜及囊膜下皮质出现颗粒状灰黄色混浊，并有较多空泡形成，逐渐向晶状体核中心部及周边部扩展，呈放射状，形成玫瑰花样混浊。继之向前皮质蔓延，逐渐使晶状体全混浊。以后水分吸收，囊膜增厚，晶状体皱缩，并有钙化等变化。高度近视多并发核性白内障。由青光眼引起者多由前皮质和核开始。视网膜色素变性则常常合并前囊膜的混浊。

【诊断】 原发眼病的病史、体征和晶状体混浊相应形态和位置有助于并发性白内障的诊断。

【治疗】 积极控制原发病如葡萄膜炎。对晶状体明显混浊及已影响工作、学习和生活者，若患眼光感存在、光定位准确，红绿色觉正常，可手术摘除白内障。

（六）药物及中毒性白内障

长期应用或接触某些对晶状体有毒性作用的药物或化学药品导致的白内障，称为药物及中毒性白内障。常见的可引起白内障的药物有糖皮质激素、缩瞳剂、氯丙嗪等，可引起中毒性白内障的化学药品有三硝基甲苯、二硝基酚、汞、萘等。

【临床表现】

1. 糖皮质激素性白内障（glucocorticosteroid cataract） 局部（眼部滴用、涂布、结膜下注射、鼻腔喷雾）或全身应用糖皮质激素可引起糖皮质激素性白内障。白内障的发生与用药量和时间有密切关系。用药剂量大和时间长，发生白内障的可能性更大。不过，也存在较大的个体差异。初发时，后囊膜下出现散在的小点状混浊，停药后儿童的此种混浊可逐渐消退。也可出现浅棕色的细条混浊和彩色小点，逐渐向皮质扩展。病情发展，晶状体后囊膜下可形成淡棕色的盘状混浊，其间有彩色小点和空泡，若长期应用药物，则晶状体皮质大部分混浊，最后形成全白内障。糖皮质激素性后囊膜下白内障和老年性后囊膜下白内障在临床上和组织病理学上均难以区别。

2. 缩瞳剂性白内障（miotic cataract） 某些缩瞳剂如毛果芸香碱、碘依可酯、地美溴铵等长期应用可引起缩瞳剂性白内障。有报告应用 55 个月的毛果芸香碱后，白内障的发生率达 20%，而应用碘乙磷硫胆碱后高达 60%。缩瞳剂性白内障表现为晶状体前囊膜下混浊，上皮内及其后方可有小空泡。前囊膜下混浊呈玫瑰花样或苔藓状，有彩色反光。缩瞳剂性白内障一般不影响视力，停药后可

笔记栏

逐渐消失。有些病例发现过晚，混浊可扩散到皮质、核和后囊膜下，停药后混浊虽不消失，但可停止进展。

3. 氯丙嗪性白内障（chlorpromazine cataract） 长期大量服用氯丙嗪后，可对晶状体产生毒性作用。如果用药量超过2500g，95%以上的患者将出现白内障。氯丙嗪性白内障开始时，晶状体表面有细点状混浊，瞳孔区色素沉着。以后细点混浊增多，前囊下出现排列成星状的大色素点，中央部较密集，并向外放射（图12-32）。重者中央部呈盘状或花瓣状混浊，并向皮质深部扩展。

4. 三硝基甲苯性白内障（trinitrotoluene cataract） 长期接触三硝基甲苯有发生白内障的危险。晶状体周边部首先出现密集的小点混浊，以后逐渐进展为由尖端向着中央的楔形混浊，并连接成环状的混浊（图12-33）。重者混浊致密，呈花瓣状或盘状，可发展为全白内障。

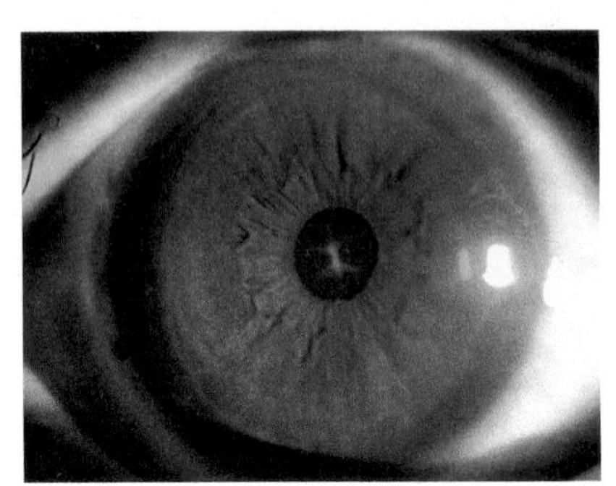

图12-32 氯丙嗪性白内障

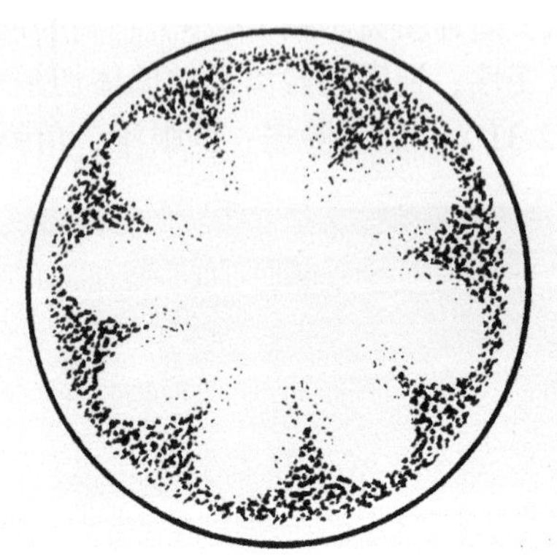

图12-33 三硝基甲苯性白内障

5. 金属性白内障 长期接触对晶状体有毒性作用的铁、铜、汞、银、锌等也可引起白内障。

【诊断】 如长期接触一些可能引起白内障的药物和化学药品时，应定期检查晶状体是否出现混浊。根据接触药物和化学药品史及晶状体混浊的形态、位置等，可以做出诊断。

【治疗】 如果发现有药物和中毒性白内障，应停用药物，脱离与化学药品的接触。当白内障明显影响患者工作、学习和生活时，可手术摘除白内障并植入人工晶状体。

（七）后发性白内障

后发性白内障（after-cataract）是指白内障囊外摘除（包括超声乳化）术后或外伤性白内障部分皮质吸收后所形成的晶状体后囊膜混浊（posterior capsular opacities，PCO）。白内障囊外摘除术后残留的囊膜下晶状体上皮细胞可增生、移行至后囊膜，形成Elschnig珠样小体及Soemmering环（图12-34），导致后囊膜混浊。上皮细胞可化生为肌成纤维细胞，该细胞具有收缩特性，使晶状体后囊膜皱褶、纤维化。此外，白内障囊外摘除术，残留的前囊膜下晶状体上皮细胞增生、机化，可引起前囊膜混浊（anterior capsular opacities，ACO）。

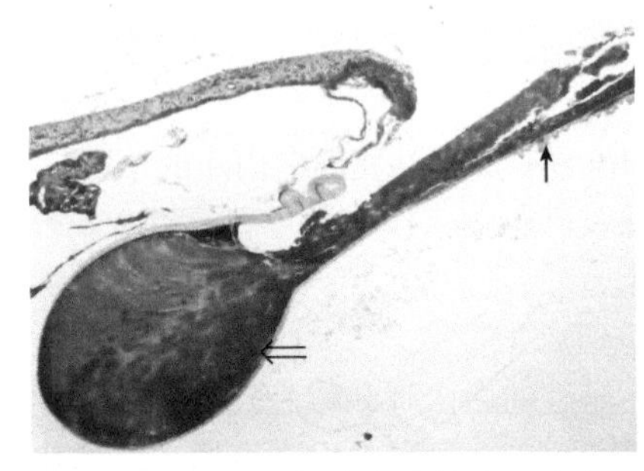

图12-34 后发性白内障的病理改变
黑箭示后囊膜上多层增殖机化的肌成纤维细胞，双箭示Soemmering环

【临床表现】 白内障囊外摘除术后PCO的发生率可高达10%～50%。婴幼儿白内障囊外术后几乎100%发生PCO。主要表现为晶状体后囊膜出现厚薄不均的灰白色机化膜（图12-35）和（或）Elschnig珠样小体。PCO影响视力的程度与后囊膜混浊程度、部位、厚度有关。前囊膜混浊（ACO）主要见于白内障囊外术中行连续环形撕囊的病例，表现为前囊膜灰白色混浊，囊口可缓慢进行性缩小（图12-36）。

【诊断】 患者有白内障囊外摘除术或晶状体外伤史。裂隙灯检查可以确定晶状体前、后囊膜混浊的程度和范围。

【防治】 白内障囊外手术中彻底清除皮质特别是前囊膜下晶状体上皮细胞，植入生物相容性好、直角边缘、与后囊膜紧密相贴的人工晶状体有助于PCO的预防。当PCO明显影响视力时，可用Nd：YAG激光将瞳孔区的晶状体后囊膜切开。如无条件施行激光治疗或囊膜过厚时，可手术剪开后囊膜。ACO亦可行激光或手术切开。

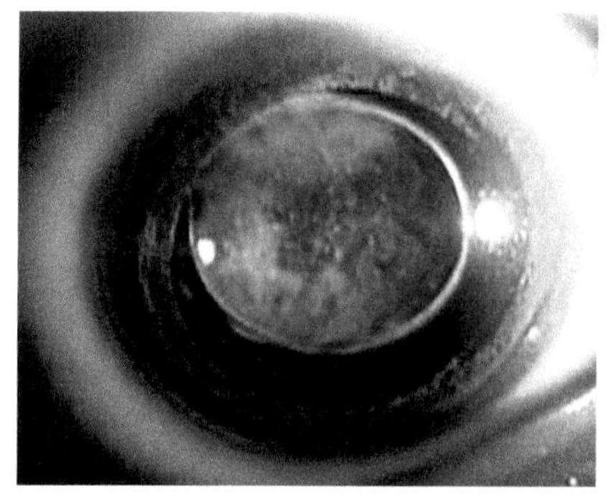
图 12-35　人工晶状体植入术后 PCO

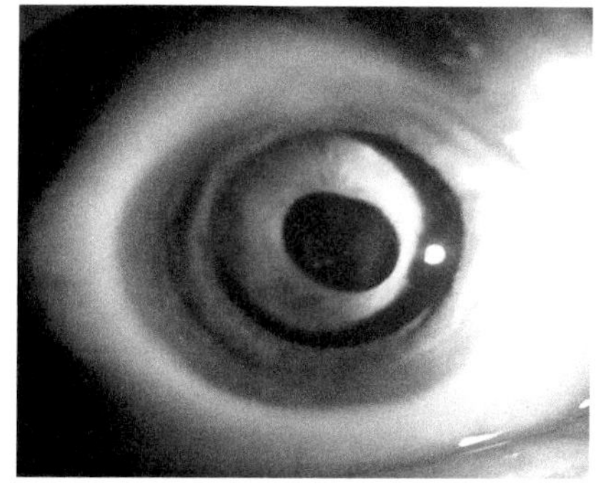
图 12-36　前囊膜浑浊（前囊口不规则缩小）

三、白内障治疗

目前尚无疗效肯定的治疗白内障的药物，手术治疗白内障则可恢复良好的视力，激光则主要用于后发性白内障的治疗和辅助晶状体超声乳化术。

（一）一般治疗

1. 药物治疗　目前有不少治疗白内障的药物，但其疗效均难以确定。临床上常用的药物有：①抗氧化损伤药物，如谷胱甘肽滴眼剂。②阻止醌型物质氧化作用，如吡诺克辛钠滴眼剂可阻止醌型物质氧化晶状体蛋白巯基（—SH）。③醛糖还原酶抑制剂，如索比尼尔治疗糖尿病性白内障、半乳糖性白内障。④晶状体营养药物，如维生素 C、维生素 E，游离氨基酸、无机盐等。⑤中药：障眼明片等。

2. 助视器　在白内障完全混浊之前，很多患者可通过验光配镜提高远视力和近视力。增强照明度和增加眼镜度数有助于阅读。散瞳可以改善小块核性、轴性白内障患者的视力。

不宜手术的白内障患者，可采用助视器提高远视力和阅读能力。

有眩光症状的白内障患者，可选择适当的滤光镜来减轻症状。

（二）手术治疗

手术是治疗白内障比较有效的方法。随着眼科手术显微镜、显微手术器械和材料，特别是人工晶状体的研究进展，白内障手术愈趋成熟，已由以往的复明手术发展成为当今的晶状体屈光手术。

1. 手术适应证与手术时机

（1）手术复明，提高视功能：白内障手术最常见的适应证就是满足患者提高视力的愿望。当白内障引起的视力下降影响到患者工作、学习和生活时，即可考虑手术。由于不同的患者对视力的需求明显不同，因此很难确定一个视力标准作为白内障手术的时机。在以白内障囊内摘除术为主导手术的时代，普遍认为白内障成熟期（视力光感、手动）是手术的最佳时期，但现在由于显微手术和人工晶状体植入技术的显著进步，矫正视力在 0.1 以下时即可手术。由于矫正视力低于 0.3 时，该眼就属于低视力眼，因此目前以 0.3 以下为标准进行手术也是有理由的。晶状体超声乳化联合人工晶状体植入术的视力标准还可进一步提高。总之，手术的决定并不以某一特定的视力水平为标准，而是根据患者希望达到的活动能力是否已显著受到影响。很多政府机构和部门对某些职业如驾车（需要视力 0.6 以上）、仪表、飞行等都规定有视功能的最低标准。若患者的最佳矫正视力达不到标准，就可以考虑白内障手术。当然，即使患者决心手术，最终手术与否还应由医生决定。双眼白内障，两次手术应间隔一段时间，以在第二只眼施行前保证第一只眼手术是安全可靠为前提。如此，白内障的手术应考虑患者的实际利益、医生的技术水平和医院的手术条件等综合因素。

案例 12-1 治疗

患者右眼视力 0.4，左眼仅眼前指数，双眼均可考虑手术治疗。

但原则上双眼不可同时施行手术，以防止双眼同时出现感染性眼内炎等严重并发症而导致双眼失明。本次住院可先作左眼白内障手术，而右眼点吡诺克辛钠滴眼液，择期手术。

（2）治疗性适应证：白内障手术的治疗性适应证包括晶状体过敏性葡萄膜炎、晶状体溶解性青

笔记栏

光眼、晶状体脱位等。

（3）诊治其他眼病的需要：因白内障导致屈光间质混浊，影响其他眼病如糖尿病性视网膜病变、视网膜脱离、青光眼等的诊断治疗时，应进行白内障手术。

（4）美容的目的：虽然患眼因其他眼病或并发症已无法复明，但晶状体混浊使瞳孔区变成白色而影响美观，也可进行白内障手术。

2. 术前检查与术前准备

（1）全身检查：①血压：应控制在正常或接近正常范围。②血糖：糖尿病患者应控制在10mmol/L以下，最好在8.3mmol/L（150mg%）以下。③进行心电图、胸部X线片和肝肾功能等检查，除外严重的心、肺、肝、肾疾病。④血、尿常规及凝血功能检查，HIV等输血系列检查等。

（2）眼部检查：①视功能检查：包括远视力、近视力和矫正视力、明亮视力、对比敏感度、光定位和红绿色觉。有条件者进行术后视力预测（潜能视力估计）、视觉电生理检查。②裂隙灯显微镜检查：特别注意眼表面、角膜、虹膜状况。③晶状体检查：散瞳裂隙灯显微镜检查晶状体混浊情况，特别是核的颜色。核硬度的准确评价对超声乳化吸除术等手术的适应证选择和手术方式的决定有重要意义。临床上，根据核的颜色按Emery核硬度分级标准进行分级（5级）（表12-2，图12-37～图12-41）。此外，还应该检查了解晶状体悬韧带的情况。④眼压检查，有利于排除青光眼、视网膜脱离等严重眼病。⑤测量角膜曲率和眼轴长度（A超等），以计算人工晶状体的度数。⑥有条件者或角膜内皮有可疑病变时，应进行角膜内皮镜检查。⑦超声波、OCT检查，有助于排除玻璃体视网膜病变。

表12-2 晶状体核硬度分级标准

分级	名称	表现
Ⅰ级	极软核	透明，无核
Ⅱ级	软核	核呈黄白色或黄色
Ⅲ级	中等硬	核呈深黄色
Ⅳ级	硬核	核呈棕色或琥珀色
Ⅴ级	极硬核	核呈棕褐色或黑色

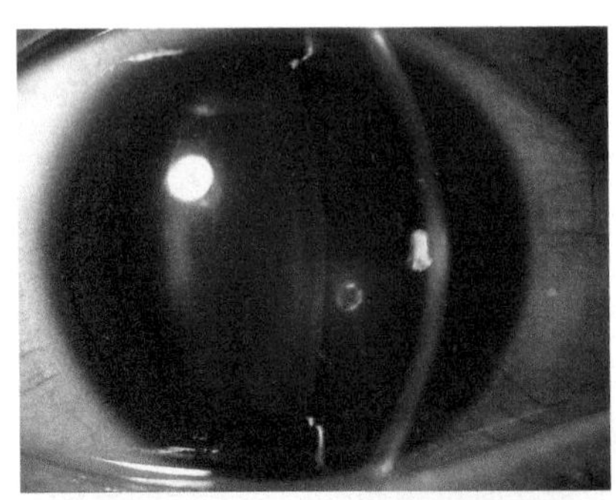
图12-37 晶状体核Ⅰ级

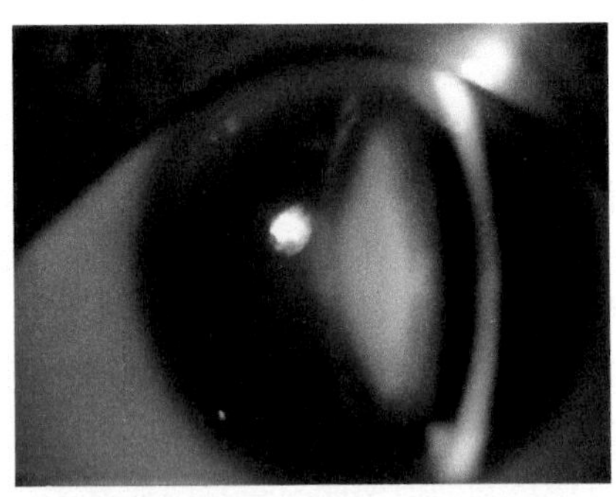
图12-38 晶状体核Ⅱ级

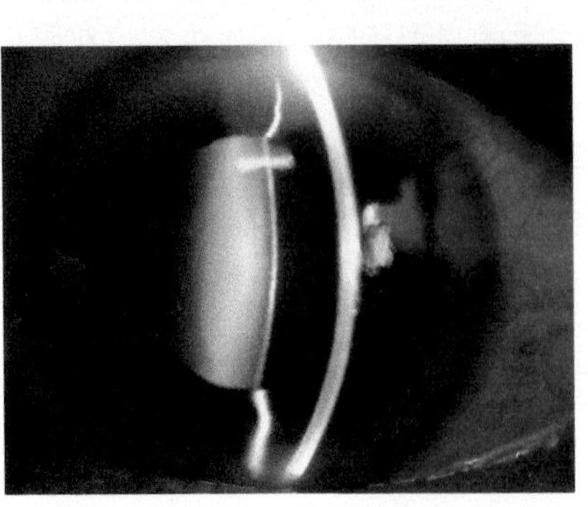
图12-39 晶状体核Ⅲ级

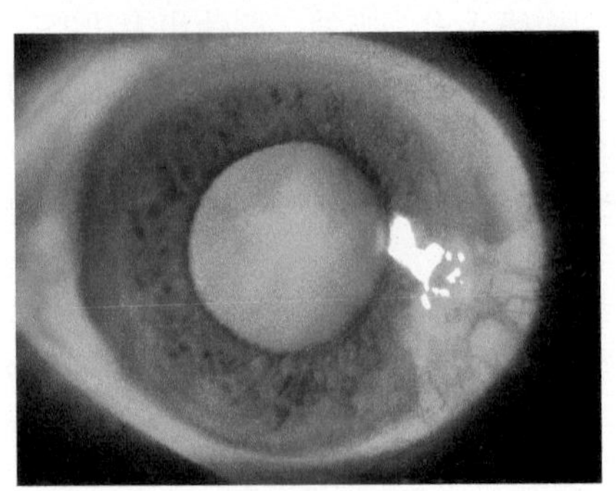
图12-40 晶状体核Ⅳ级

笔记栏

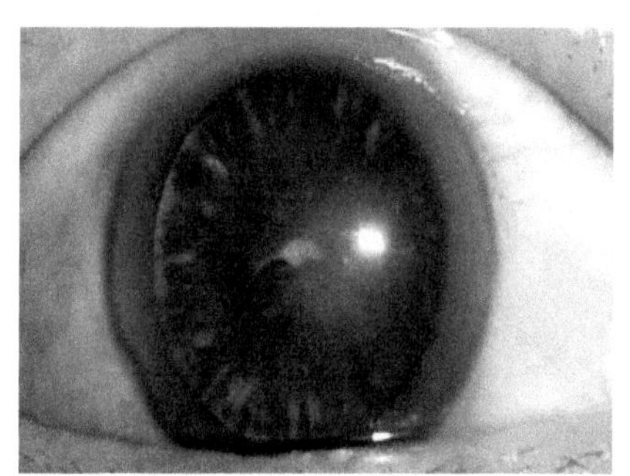

图 12-41　晶状体核Ⅴ级

案例 12-1 核硬度分级

右晶状体核淡黄色混浊，左晶状体核棕黄色混浊。

按 Emery 核硬度分级标准，右晶状体核Ⅱ级，左晶状体核Ⅳ级。

（3）术前评估：白内障患者的手术与否取决于临床检查的结果和各种因素的权衡。应根据以下信息进行评估：晶状体混浊与视力下降的程度是否相符？患者减退的视力是否到了必须做手术的程度？白内障是否继发于眼部或全身疾病？如果不出现手术并发症，眼部现况是否有希望改善视功能、满足其特殊的视功能要求？患者或其家属是否能参与术后护理？全身病或用药史是否适宜进行白内障手术？是否存在影响视力的其他眼病？前一只眼的白内障手术情况及其并发症。

（4）术前准备：包括医生、手术室和患者的准备。术前应予抗生素点眼，清洗结膜囊，冲洗泪道，严防手术后感染性眼内炎的发生。医患双方签诊疗活动知情同意书和白内障手术知情同意书。

案例 12-1 术前准备与检查

患者入院当天即双眼点 0.3% 妥布霉素滴眼液，冲洗泪道。给予复方降压片控制血压。并进行 9 方向光定位、红绿色觉检查、视觉电生理检查、角膜曲率计测量角膜曲率、A 超测量眼轴长度并行 B 超、角膜内皮镜检查。

3. 手术方法　目前治疗白内障的手术方法主要有晶状体超声乳化联合人工晶状体植入术、现代白内障囊外摘除术联合人工晶状体植入术、白内障囊内摘除术三种。其中以晶状体超声乳化联合后房型折叠式人工晶状体植入术最为先进和流行，小切口白内障囊外摘除术联合人工晶状体植入术在我国比较普遍，无显微手术条件或特殊白内障病例（如合并晶状体脱位）时，可行白内障囊内摘除术。

（1）白内障囊内摘除术（intracapsular cataract extraction，ICCE）：用冷冻器等将包括囊膜在内的晶状体完整摘除，操作较简单，无显微手术条件也可完成手术（图 12-42）。术后很快就能用 +10D 左右的眼镜矫正视力。瞳孔区透明，不会发生后发性白内障。但手术切口大，术中容易引起玻璃体疝，有时可损伤角膜内皮、继发性青光眼。术后发生散光、囊样黄斑水肿、视网膜脱离等并发症的机会较囊外手术多。该术式不宜用于青少年白内障等。我国目前很少应用。

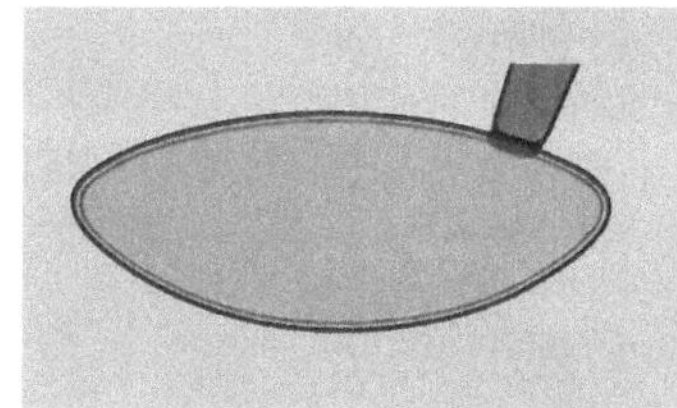 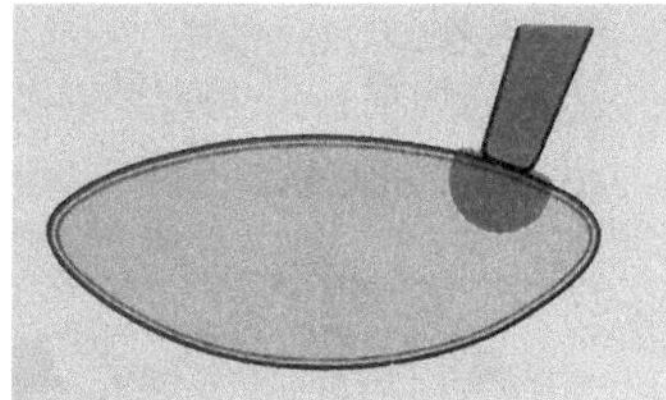 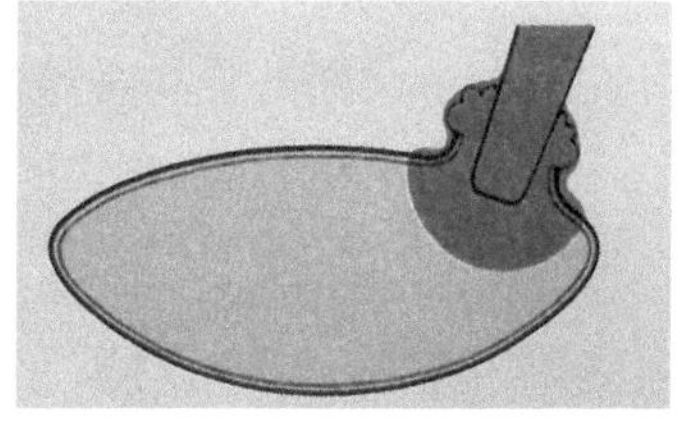

图 12-42　用冷冻头作囊内摘除白内障

（2）现代白内障囊外摘除术（extracapsular cataract extraction，ECCE）：现代 ECCE 在手术显微镜下，用显微手术器械完成。手术基本步骤是在角巩膜上作一个适当的切口，打开晶状体前囊，娩出晶状体皮质和核，保留部分前囊膜和完整的后囊膜（图 12-43），此后可将后房型人工晶状体植入囊袋内。ECCE 可减少眼内结构的颤动，减少玻璃体脱出、视网膜脱离和囊样黄斑水肿等并发症。但由于残留部分前囊膜和完整的后囊膜，术后前囊膜下和赤道部晶状体上皮细胞增生、移行至后囊膜，

笔记栏

可导致后发性白内障。既往采用较大的手术切口完成ECCE，现在多采用5.5mm以下的小切口，加上手工碎核，这种称为小切口白内障手术的术式可获得与晶状体超声乳化术类似的效果，目前较普遍应用于我国农村的白内障复明手术。

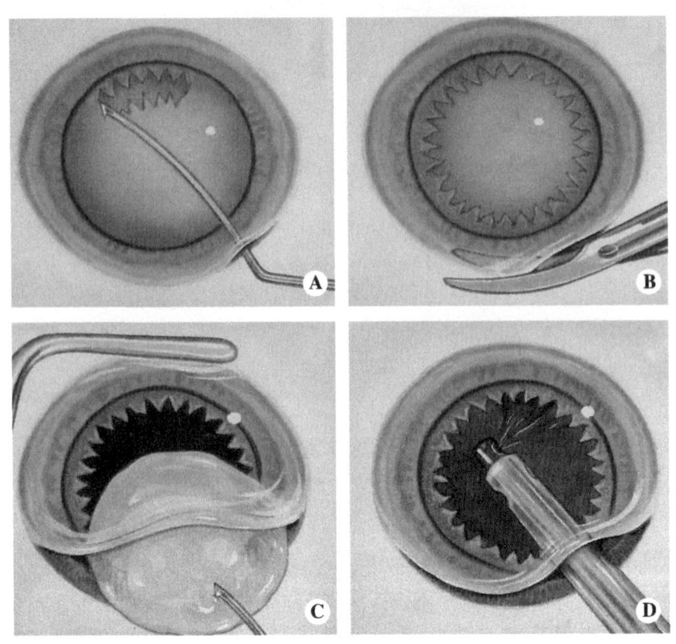

图12-43 囊外摘除术

A. 撕囊；B. 扩大角膜缘切口；C. 娩出晶状体核；D. 吸净皮质

（3）晶状体超声乳化术：主要原理是用超声乳化仪乳化针头的机械伸缩运动（频率达到超声波水平）将硬的晶状体核粉碎成乳糜状后吸出。基本步骤是在患眼的角膜或巩膜上作3mm左右隧道小切口，行中央囊膜的连续环形撕囊，水分离，伸入一个乳化针头，利用超声样的高频振动，将硬而混浊的晶状体核乳化，同时利用超声乳化仪的灌注抽吸系统将乳化物吸出，保留后囊膜，吸除残余皮质（图12-44），植入人工晶状体。超声乳化术的主要优点是切口小，损伤小，术后角膜散光小，炎症反应轻，并发症少，患者的痛苦小，术后视力恢复既快又好。近年来，微切口超声乳化术将手术切口缩小至1.5～2.2mm，进一步减少了组织损伤与术后角膜散光。但是，超声乳化术特别是微切口超声乳化术要求术者有较高手术操作技巧，若操作不正确或不熟练，会引起角膜内皮损伤、后囊膜破裂、晶状体核或皮质坠入玻璃体内等严重并发症。

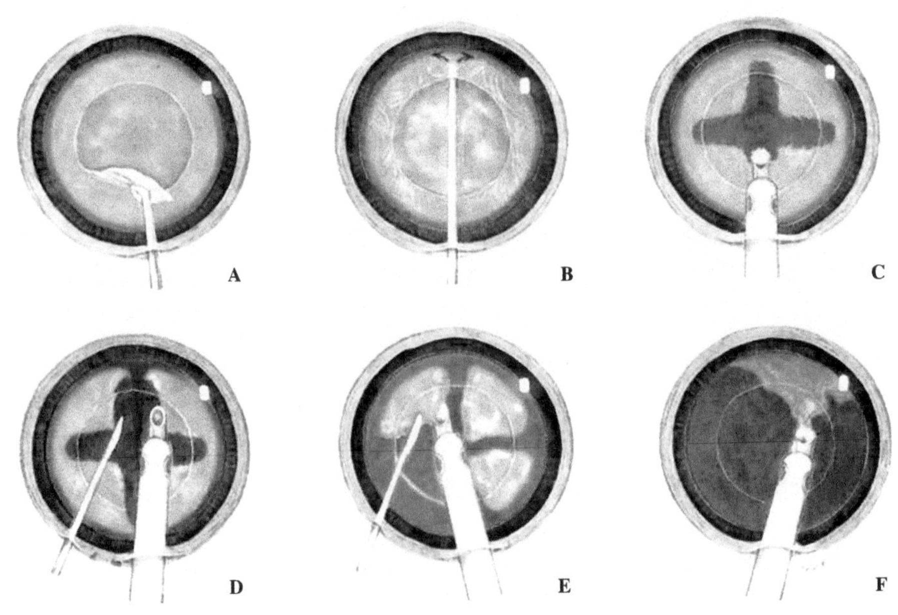

图12-44 晶状体超声乳化术

A. 连续环形撕前囊膜；B. 水分离；C. 刻槽；D. 分核；E. 乳化核；F. 吸净皮质

（4）飞秒激光辅助下白内障摘除术：飞秒激光是一种以超短脉冲形式运转的激光，具有功率大、聚焦尺寸小、穿透性强、精密度高等优点。飞秒激光可用于撕囊、预劈核、制作角膜切口，大大提高了白内障手术的精准性和安全性，减少了组织损伤。但是，飞秒激光系统价格比较昂贵，目前在我国普及还有一定困难。

案例 12-1 手术适应证与术式选择

1. 患者左眼老年性白内障成熟期，核硬。

2. 左眼部特殊检查

（1）角膜内皮镜检查：内皮细胞形态正常，内皮细胞计数 2862/mm^2。

（2）电生理检查：左眼 P100、FVEP p 波及 ERG a 波、b 波均未见异常改变。

（3）B 超检查：未见明显玻璃体视网膜病变。

（4）左眼 A 超测得眼轴长度为 23.64mm。

（5）角膜曲率仪测得角膜曲率为 44.75D。

3. 实验室检查　血、尿、粪常规检查正常，血糖 4.4mmol/L，肝肾功能检查正常。

4. 全身检查　胸片见主动脉硬化。心电图：窦性心律，左心室高电压，T 波稍低平。

根据患者病情及全身和局部检查以及患者的经济状况，患者左眼年龄相关性白内障适宜行晶状体超声乳化联合后房型折叠式人工晶状体植入术。

4. 白内障术后的视力矫正　白内障摘除后的无晶状体眼（aphakia）呈高度远视状态，一般达 +8D ～ +12D，必须采取矫正措施才能提高视力。矫正的方法有配戴眼镜（图 12-45）、角膜接触镜（图 12-46）或手术改变角膜表面（包括角膜镜片术、角膜磨镶术和角膜表面镜片术）和植入人工晶状体（图 12-47）。各种矫正方法的特性见表 12-3。不过，以上方法仅为补偿无晶状体眼的光学缺陷，提供恢复视功能的光学基础，更为重要的是光学矫正后，积极合理进行适应性训练（如融合力、双眼单视等），以取得满意的功能性矫正，但是晶状体的生理性调节问题尚有待解决。

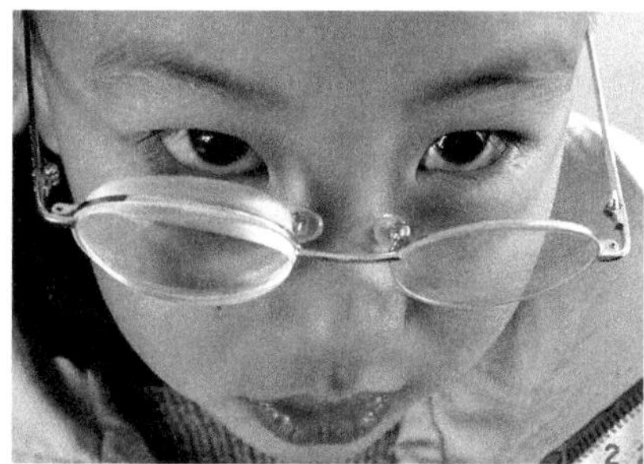

图 12-45　框架眼镜

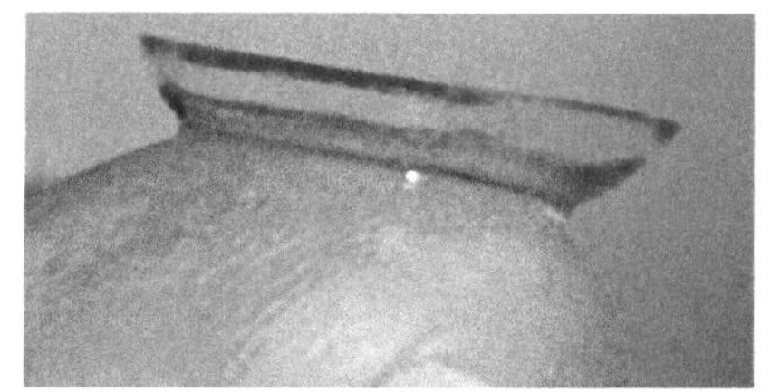

图 12-46　接触镜

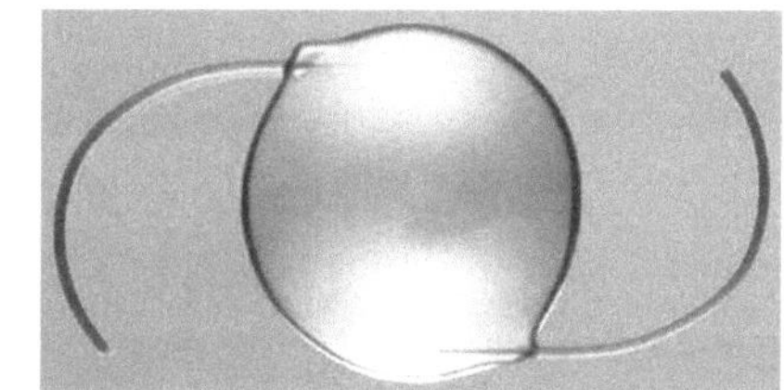

图 12-47　人工晶状体

表 12-3　白内障术后无晶状体眼的常用矫正方法比较

矫正方法	位置	放大率	优点	缺点
眼镜	角膜前	25% ～ 35%	适用于老年人，价格便宜，易于更换，适于不能用以下方法者	有像差，视野较小，不能进行精细活动。不能矫正单眼无晶状体眼
接触镜	紧贴角膜	7% ～ 12%	可消除球面像差，无环形暗点、视野缩小，可用于矫正单眼无晶状体眼	取戴操作不方便，易于丢失，费用高，还有可能引起角膜炎、角膜溃疡等并发症，老年人操作困难
角膜屈光手术	角膜上	约 8%	球面像差很小，无环形暗点、视野缩小，可用于矫正单眼无晶状体眼	有一定的危险性，术后视力恢复时间长，效果不稳定，存在上皮植入问题
人工晶状体	原晶状体处	0.2% ～ 2%	无球面像差，无环形暗点、视野好，可用于矫正单眼无晶状体眼，术后更易恢复融合力与立体视觉	主要并发症为人工晶状体脱位、偏位、屈光不正

5. 人工晶状体

（1）概述：人工晶状体是一种透明的可以提供接近自然正常视力的晶状体的人工替代物。常用人工合成材料制成，它的形状、屈光力、功能类似人眼的晶状体。

人工晶状体是目前矫正无晶状体眼屈光不正的最有效的方法，其在解剖上和光学上取代了原来的晶状体，构成了一个近似正常的屈光系统，尤其是固定在正常晶状体生理位置上的后房型人工晶状体。可用于单眼，术后可迅速恢复视力，易建立双眼单视和立体视觉。

自从英国著名眼科医生 Ridley 找到合适的人工晶状体材料，并于 1949 年植入第一例硬性人工晶状体以来，已有五代人工晶状体问世。第四代后房型人工晶状体可植入囊袋内，术后可以散瞳，便于检查眼底。第五代折叠式人工晶状体可从小切口植入，与角膜内皮接触损伤小，重量轻，在术后短期内能恢复稳定的视力。制造最接近生理状态且具有调节功能的人工晶状体，一直是眼科专家梦寐以求的目标。目前，双焦点、多焦点、连续视程人工晶状体、可调节人工晶状体及可以矫正角膜散光的人工晶状体等高端人工晶状体也逐步应用于临床。

（2）分类：按人工晶状体在眼内的固定位置分类，可分为前房型人工晶状体和后房型人工晶状体。前房型人工晶状体因术后并发症多，现多植入后房型人工晶状体。按制作人工晶状体的材料分类，具体可分为以下 4 种。

1）聚甲基丙烯酸甲酯（PMMA）：是最先用来制造人工晶状体的材料，为硬性人工晶状体的首选材料，其性能稳定、质轻、透明度好、不会被机体的生物氧化反应所降解，屈光指数为 1.49。缺点是不耐高温高压消毒，目前多用环氧乙烷气体来消毒，柔韧性差。临床常用的有两种：一是用 PMMA 材料一次铸压成型的人工晶状体，称一片式；二是用 PMMA 制成晶状体光学部分，用聚丙烯制成支撑袢，称三片式（图 12-48）。

2）硅凝胶：是软性人工晶状体的主要材料，热稳定性好，可高压煮沸消毒，分子结构稳定，抗老化性好，生物相容性好，柔软，弹性大，可经小切口植入（图 12-49）。屈光指数为 1.41 ～ 1.46。缺点是韧性差，受机械力作用可变形，且易产生静电效应，容易吸附异物。

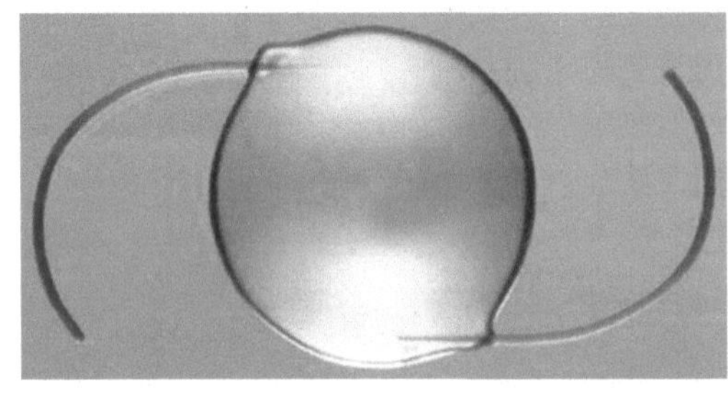
图 12-48 PMMA 三片式人工晶状体

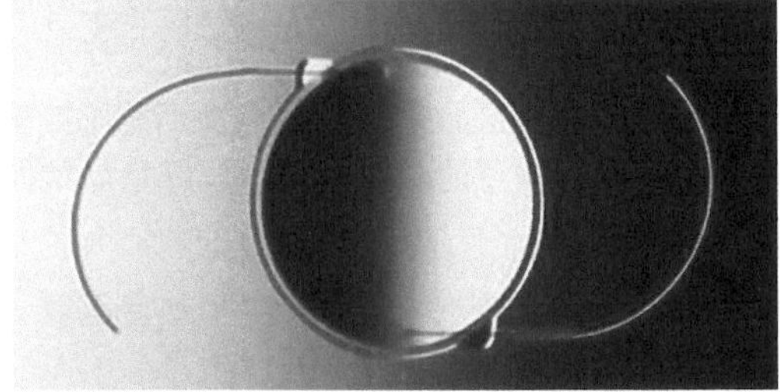
图 12-49 硅凝胶折叠式人工晶状体

3）水凝胶：聚甲基丙烯酸羟乙酯，是一种亲水性材料，含水量一般为 38% ～ 55%，可高达 60%，稳定性好，生物相容性好，耐高温，韧性大。人工晶状体可脱水植入，复水后恢复软性并且线性长度增加 15%（图 12-50）。因其富含渗水性，眼内代谢物可进入内部而黏附污染，影响透明度。

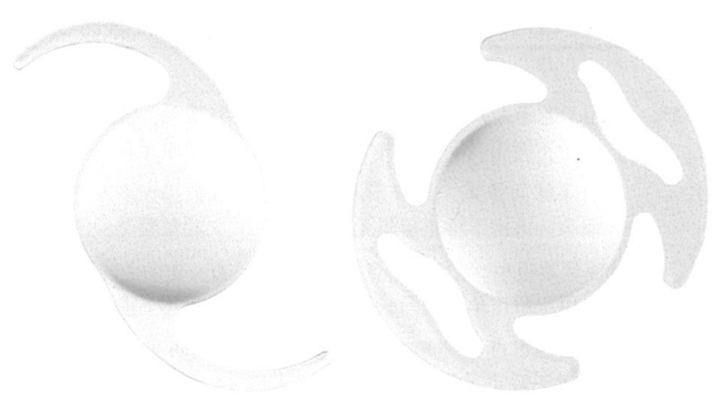
图 12-50 水凝胶折叠式人工晶状体

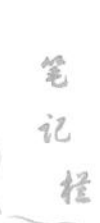

4）丙烯酸酯：是苯乙基丙烯酸酯和苯乙基甲基丙烯酸组成的共聚体，具有与 PMMA 相当的光

学和生物学特性，但又具有柔软性（图 12-51）。屈光指数为 1.51，人工晶状体较薄，折叠后的人工晶状体能柔软而缓慢地展开。

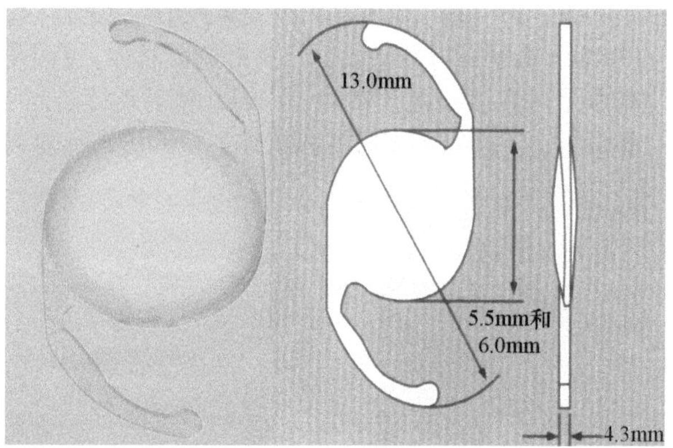

图 12-51 新型 Acrysof Natural 黄色滤过蓝光人工晶状体

（3）人工晶状体度数的测算与选择：前房型人工晶状体由于术后并发症多，目前已很少应用，以下仅介绍后房型人工晶状体度数的三种测算方法。

1）正视眼的标准度数：后房型需 +19D。

2）根据屈光度推算人工晶状体度数：估算公式为 $P=19+(R\times1.25)$，其中 P 为人工晶状体度数，R 为患者术前的屈光状态。例如，患者术前屈光不正的度数为 -2.0D，代入公式 $P=19+(-2.0\times1.25)=16.5$D，则患者所需人工晶状体度数为 16.5D。用此方法计算比较简单，但其准确性远不如生物测量计算准确，有时会造成较大的误差，其原因在于很难取得准确的原始屈光的参数。但对于那些没有条件进行测定者，仍有可取性。

3）生物测量计算人工晶状体度数：术前需要准确测量眼的光学参数，包括：角膜曲率和眼轴长度。用角膜曲率仪测量角膜的垂直轴和水平轴的屈折力，即角膜 K 值。用 A 超和（或）光学测量仪测量眼轴长度。用 SRK 回归公式等公式或软件计算拟人工晶状体度数。SRK 回归公式：

$$P=A-2.5L-0.9K$$

式中，P 为拟植入的人工晶状体度数，A 为常数（随人工晶状体的类型不同而异），L 为眼轴长度，K 为角膜曲率。

案例 12-1 人工晶状体度数的计算

患者左眼 A 超测得眼轴长度（L）为 23.64mm，角膜曲率仪测得角膜曲率（K）44.75D，患者选择拟植入的人工晶状体为 AMO 公司生产的后房型折叠式人工晶状体，该人工晶状体的 A 常数为 118。

按 SRK 回归公式：$P=A-2.5L-0.9K$，该患者左眼理论上拟植入的人工晶状体的度数为 18.625D。手术中实际植入的人工晶状体为 19D。

（4）人工晶状体植入术：目前白内障囊外摘除术及晶状体超声乳化术为常见的两种白内障手术方法，也为后房型人工晶状体植入作了准备。

1）PMMA 非折叠式人工晶状体植入：用植入镊夹住晶状体光学部的上方，在晶状体下袢达到瞳孔中央时，将下袢稍向下倾斜插入囊袋内，随即把光学部分送入囊袋内。然后用晶状体镊夹持晶状体上袢顶端，沿切线方向作顺时针旋转，使下袢伸入囊袋内。当大部分下袢和光学部分伸入囊袋时，松开晶状体镊，上袢将自行弹向对应的囊袋部位。某些情况下，用晶状体调位钩插入袢与光学部连接处，将上袢旋转进囊袋内（图 12-52）。

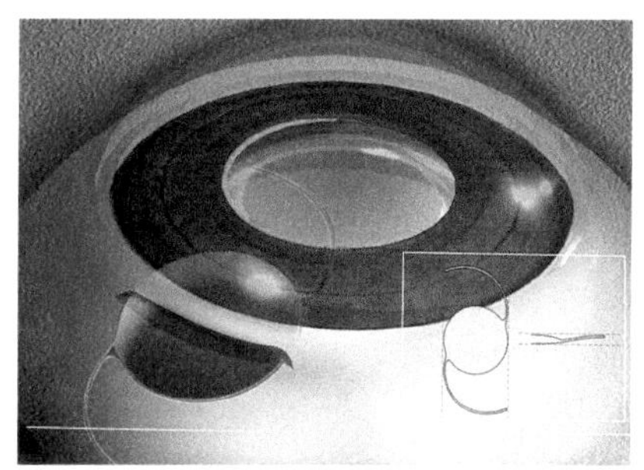

图 12-52 PMMA 非折叠式人工晶状体经巩膜隧道切口植入眼内

笔记栏

2）软性折叠式人工晶状体植入

A. 折叠镊植入法：所需切口为1.8～4mm，经巩膜或角膜隧道植入囊袋内。用植入镊取出折叠式人工晶状体，纵向夹住光学部中央（图12-53），平行插于折叠镊的槽内，缓慢对折，折缘向上，两袢也上翘（图12-54）。用植入镊紧靠折叠镊夹住已折好的晶状体，换下折叠镊。经巩膜或角膜隧道，将下袢和晶状体光学部水平送入囊袋内，转动植入镊，使对折缘转向下方，轻轻松开植入镊。晶状体光学部慢慢展平在囊袋内，上袢用植入镊或晶状体定位钩旋转入囊袋内（图12-55）。

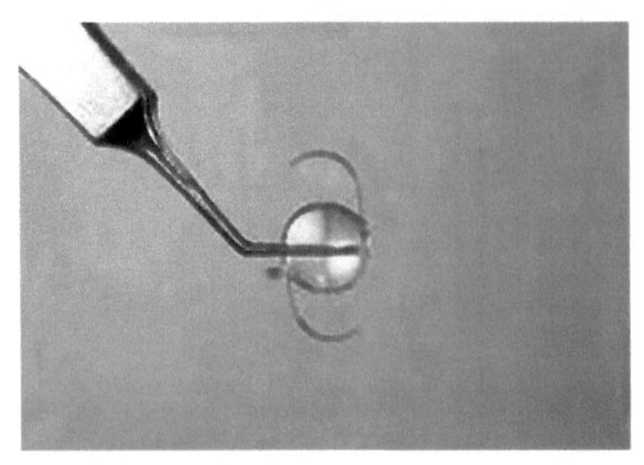
图12-53 折叠人工晶状体（1）

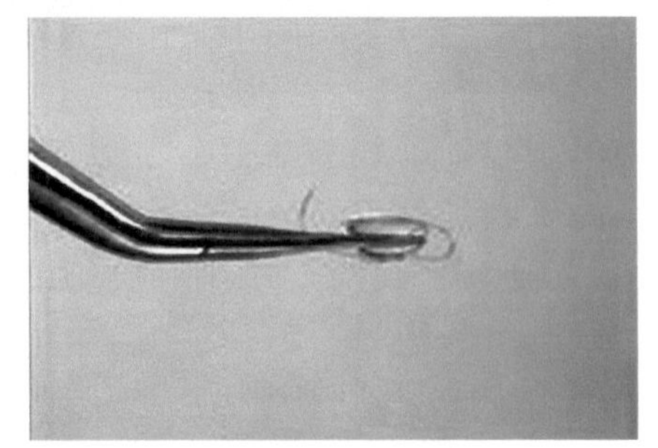
图12-54 折叠人工晶状体（2）

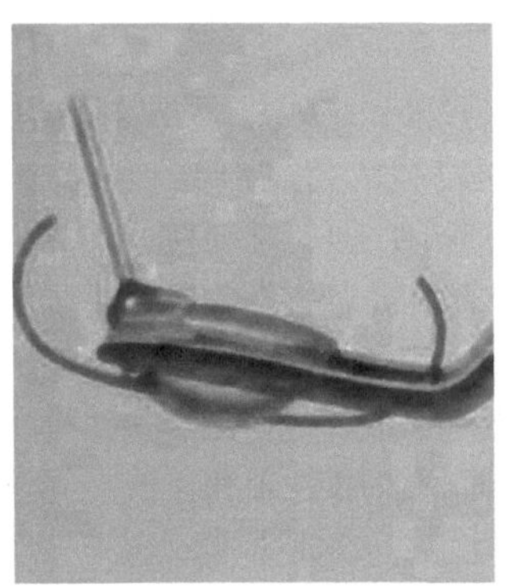
旋转晶状体，使晶状体光学部与切口方向平行。晶状体表面涂上黏弹剂可帮助晶状体更易植入

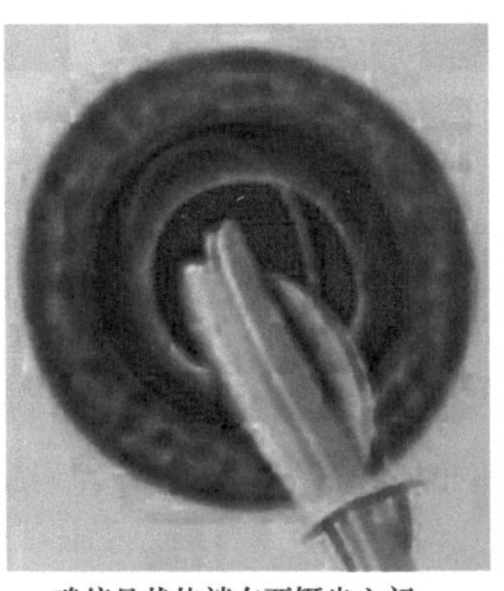
确信晶状体袢在两镊齿之间，经过切口植入晶状体。晶状体下袢进入囊袋

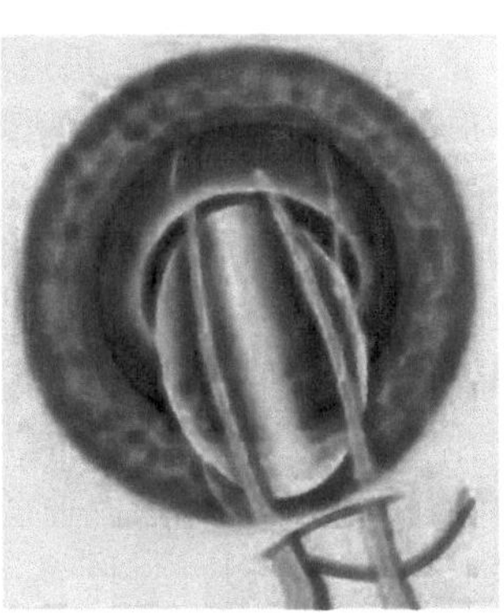
垂直旋转植入镊，确信上袢在切口外的正确位置

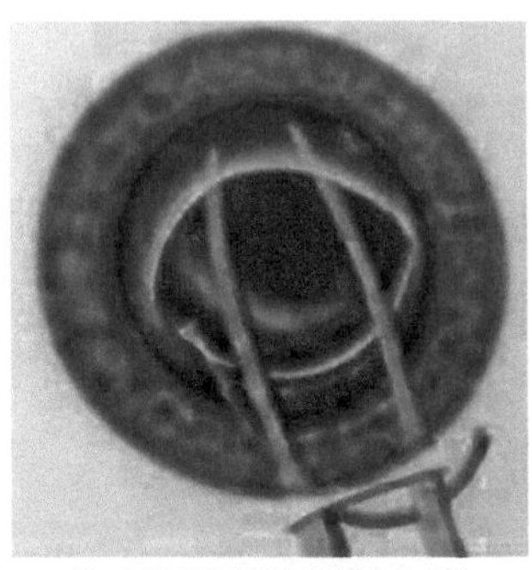
让晶状体逐渐自然地展开并保持它的正确位置

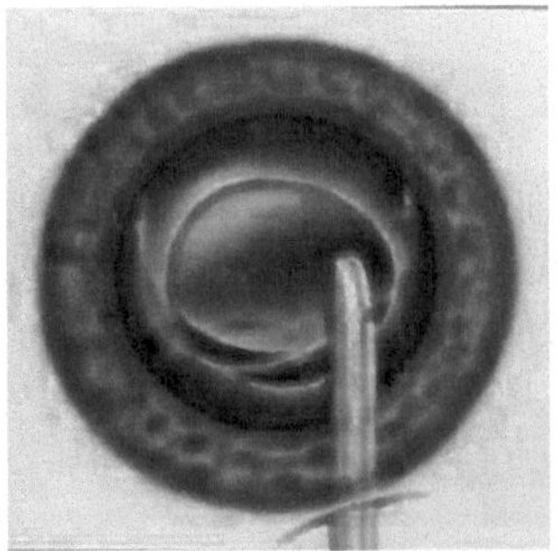
把上袢送入囊袋内

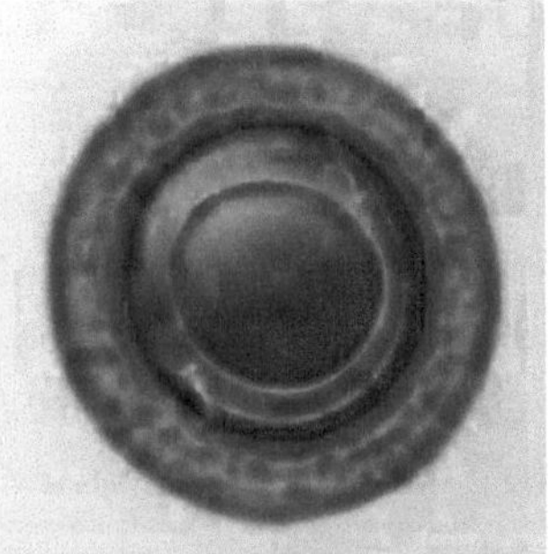
晶状体完全展平，调整位置使其居于囊袋中心

图12-55 用折叠镊植入折叠式人工晶状体

B. 推注器植入法：使用一种特殊装置，将人工晶状体安放在内，使其卷曲呈柱状，经巩膜隧道或经透明角膜切口推送入囊袋内。用晶状体植入镊纵向夹住折叠式人工晶状体部的中央，纵向安装人工晶状体在特制的折叠夹上，理顺两袢于槽内，注入适量的黏弹剂，折好折叠夹，注意勿使袢被夹住。将装好晶状体的折叠夹安装在特制推注器上，小心旋转推送杆，使晶状体推向推注器针管的前缘。将推注器针管插入透明角膜切口或巩膜隧道切口，缓慢旋转推送杆，使下袢和晶状体光学部慢慢展开于囊袋内，上袢用植入镊或晶状体旋转钩送入囊袋内（图12-56）。一般植入囊袋内的人工晶状体不需调整位置，若有明显偏位时，用调位钩调整至水平位。然后置换前房内的黏弹剂。切口一般不需缝合，若切口对合不良可缝合一针。结膜切口平展复位，两端电凝闭合。

笔记栏

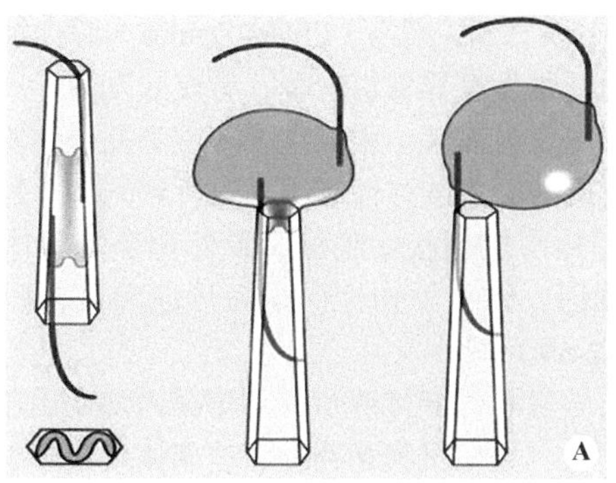
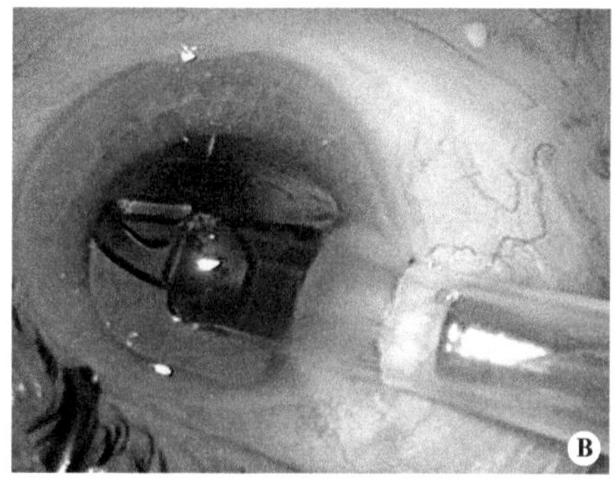

图 12-56　用推注器植入折叠式人工晶状体

A. 特制的折叠晶状体夹，将人工晶状体的折叠夹装在推进器上；B. 使用推进器植入折叠式人工晶状体

案例 12-1 小结

患者左眼年龄相关性皮质性白内障，成熟期，核Ⅳ级，角膜内皮正常，适宜作晶状体超声乳化术。经过充分的术前准备，医患双方于 2006 年 4 月 3 日签署了诊疗活动知情同意书和白内障手术同意书，于 4 月 4 日上午行晶状体超声乳化联合后房型折叠式人工晶状体植入术，手术顺利，手术后第一天左眼视力 0.8。眼部无明显并发症（图 12-57），术后第三天出院，门诊观察随访。

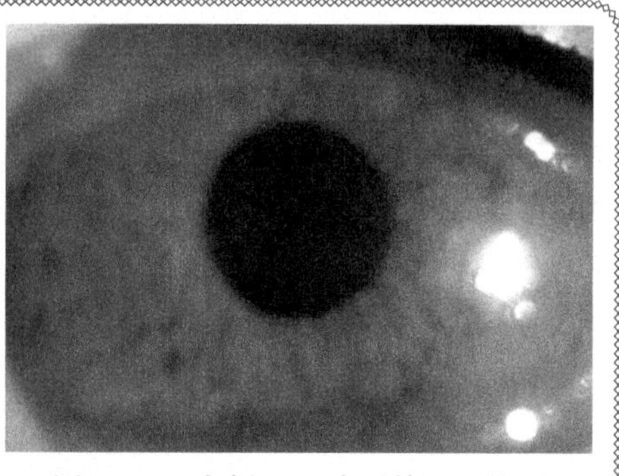

图 12-57　案例 12-1 术后第一天外观

第二节　晶状体位置异常

晶状体的生理位置依靠正常的晶状体悬韧带功能。正常情况下，晶状体由悬韧带悬挂于瞳孔区正后方，其前后轴几乎与视轴一致。如果晶状体悬韧带部分或全部断裂、发育异常或缺损，可使悬挂力减弱或不对称，导致晶状体的位置异常。若出生时晶状体就不在正常位置，称为晶状体异位。若出生后因先天因素、外伤或一些疾病使晶状体位置改变，称为晶状体脱位。由于先天性晶状体位置异常往往很难确定其发生的时间，所以晶状体异位和脱位两术语常常通用，临床上多统称为晶状体脱位。

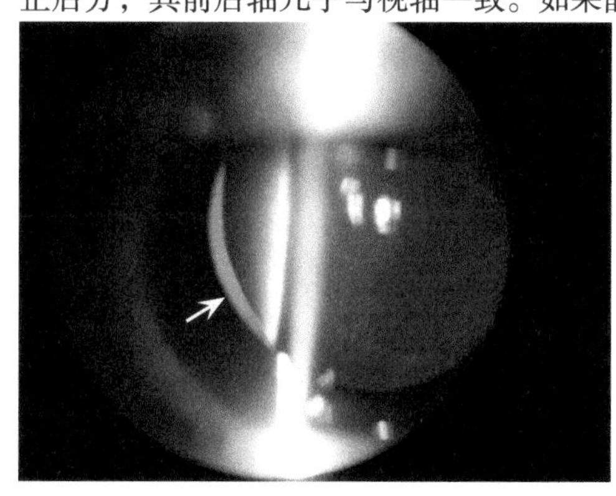

图 12-58　晶状体脱位（箭头所示）

【病因】　引起晶状体脱位或半脱位（图 12-58）的原因：①先天异常，如先天性悬韧带发育不全或松弛无力。②眼外伤，可致悬韧带部分或完全断裂。③眼部病变，如角巩膜葡萄肿、牛眼、眼球扩张等使悬韧带机械性伸长；睫状体炎使悬韧带变性；眼内肿瘤压迫。

【分类】　晶状体位置异常可分为：

1. 先天性晶状体异位或脱位　有遗传性，多双眼发病。

（1）单纯性晶状体异位：为中胚叶发育紊乱引起悬韧带发育不全所致。

（2）伴晶状体或眼部异常的晶状体异位：包括小球形晶状体、晶状体缺损和无虹膜等。

（3）全身性综合征

1）马方综合征：以眼、心血管和全身骨骼的异常为特征，常染色体显性遗传病，系中胚叶发育异常所致。50% ～ 80% 的马方综合征患者眼部表现主要为晶状体脱位，尤其是向上方和颞侧移位。

2）同型半胱氨酸尿症：为常染色体隐性遗传病。血、尿中检出同型半胱氨酸。晶状体多向鼻下移位，多为双侧对称性，30% 出现在婴儿期，80% 出现在 15 岁以前。

3）球形晶状体 - 短矮畸形（Marchesani）综合征：为常染色体隐性遗传病。晶状体呈球形，小于正常，多向鼻下方脱位。

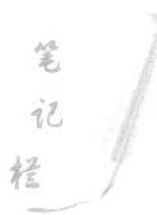

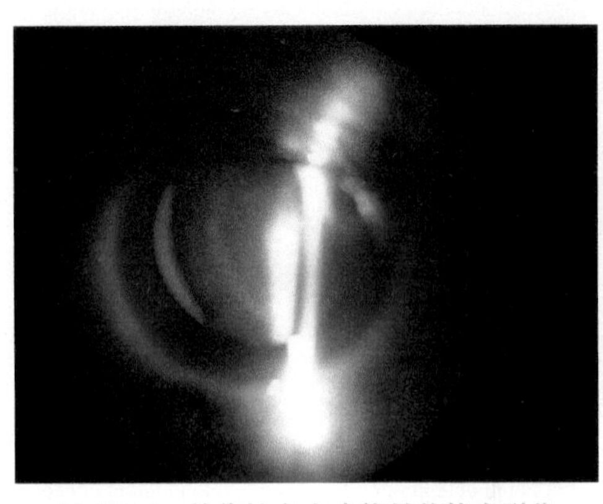

图 12-59 外伤性白内障伴晶状体半脱位

4）埃勒斯 - 当洛（Ehlers-Danlos）综合征：又称全身弹力纤维发育异常综合征，有皮肤变薄、关节松弛而易脱臼等全身表现。眼部主要表现为晶状体不全脱位，可伴有因眼睑皮肤弹性纤维增加所致的睑外翻等。

2. 外伤性晶状体脱位 眼外伤是晶状体脱位的最常见原因，常伴外伤性白内障形成和其他眼组织外伤（图 12-59）。

3. 自发性晶状体脱位 由于眼内病变引起悬韧带机械性伸长，如角巩膜葡萄肿、玻璃体条索牵引或眼内肿瘤推挤等；也可由眼内炎症或变性所致。

【临床表现】 晶状体位置异常的主要表现为晶状体半脱、全脱位、白内障及其所引起的并发症如葡萄膜炎、青光眼、视网膜脱离、角膜混浊等。外伤性晶状体脱位患者可出现视力波动、调节障碍、单眼复视、高度散光等。

1. 晶状体不全脱位 又称为半脱位（subluxation）。瞳孔区可见部分晶状体，散瞳后可见部分晶状体赤道部，该区悬韧带断裂。马方综合征、Marchesani 综合征和同型半胱氨酸尿症出现上述方向的移位。前房深浅不一致，虹膜震颤、玻璃体疝入前房。晶状体半脱位后可产生单眼复视。眼底可见到双影。如果晶状体的前后轴仍在视轴上，晶状体凸度增加可引起晶状体性近视。

2. 晶状体全脱位 晶状体悬韧带全部断裂，当晶状体全脱位离开瞳孔区后，患眼的视力为无晶状体眼视力，前房加深，虹膜震颤。在脱位的早期，晶状体可随体位的改变而移动。晶状体可脱位至以下 4 处：①前房内，晶状体直径比正常小些，但凸度增加，边缘带有金色光泽，透明晶状体呈油滴状（图 12-60A），混浊的晶状体则呈白色盘状。房水外流往往受阻，可引起急性青光眼。②玻璃体腔内：呈一透明的球状物，早期可活动，长期则固定于下方，可与视网膜粘连（图 12-60B）。长期脱位于玻璃体腔内的晶状体可变混浊，可引起晶状体过敏性葡萄膜炎和晶状体溶解性青光眼。③瞳孔区：晶状体一部分突出于前房内（图 12-60C），影响房水循环而致急性青光眼。④球结膜下：严重眼外伤角巩膜缘破裂，晶状体可脱位至球结膜下（图 12-60D），甚至眼部以外。

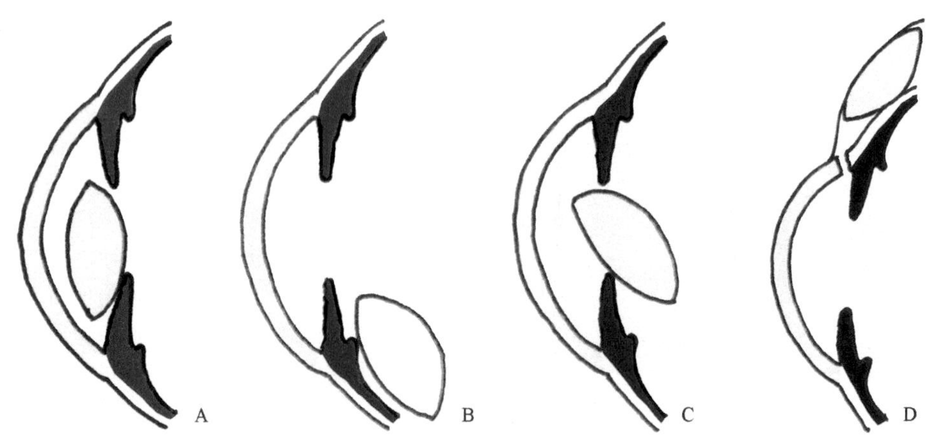

图 12-60 晶状体脱位

晶状体脱位至：前房（A）；玻璃体内（B）；瞳孔区（C）；球结膜下（D）

【诊断】 根据病史、症状和裂隙灯显微镜下及检眼镜下晶状体的位置，可以做出较明确的诊断。必要时，可作 B 超、CT 等影像学检查协助诊断。

【治疗】

1. 晶状体半脱位 如晶状体半脱位范围较小，晶状体尚透明，且无明显症状和并发症时，可不必手术而密切随访。半脱位所引起的屈光不正，可试用镜片或角膜接触镜矫正。如半脱位明显、视力下降不能矫正、出现白内障或有发生全脱位危险时，应手术摘除晶状体。

2. 晶状体全脱位 晶状体脱入前房内或嵌于瞳孔区，应立即手术摘除晶状体。脱入玻璃体腔者，如无症状可以随诊观察。如果发生并发症，则需将晶状体取出。如脱位于结膜下，应手术取出晶状

笔记栏

体并缝合角巩膜伤口。

第三节 晶状体异形与缺陷

一、晶状体异形

晶状体异形包括晶状体形成异常和形态异常，可发生于胚胎晶状体泡形成至出生的不同阶段。

（一）晶状体形成异常

晶状体形成异常包括先天性无晶状体、晶状体形成不全和双晶状体等，常伴有其他眼组织异常。

1. 先天性无晶状体 原发性无晶状体为胚胎早期未形成晶状体板，极罕见。继发性无晶状体是晶状体形成后又发生退行性变，使其结构消失，仅遗留其痕迹者，常合并小眼球及其他结构发育不良。

2. 晶状体形成不全 因胚胎期晶状体泡与表面外胚叶分离延迟而引起晶状体前部圆锥畸形、晶状体纤维发育不全（晶状体双核或无核或晶状体内异常裂隙）。

（二）晶状体形态异常

1. 球形晶状体 多为双侧发病。晶状体呈球形，体积小（故又称小晶状体），直径较小，前后径较长。散瞳后可见晶状体赤道部和部分悬韧带（图 12-61）。球形晶状体屈折力增大，可致高度近视。常发生晶状体不全脱位或全脱位。由于晶状体悬韧带松弛，牵拉力减弱，因而无调节功能。由于晶状体前移，容易引起瞳孔阻滞导致青光眼。滴用缩瞳剂后可使睫状肌收缩，晶状体悬韧带更松弛，晶状体前移而加重瞳孔阻滞，因而又称逆药性青光眼。

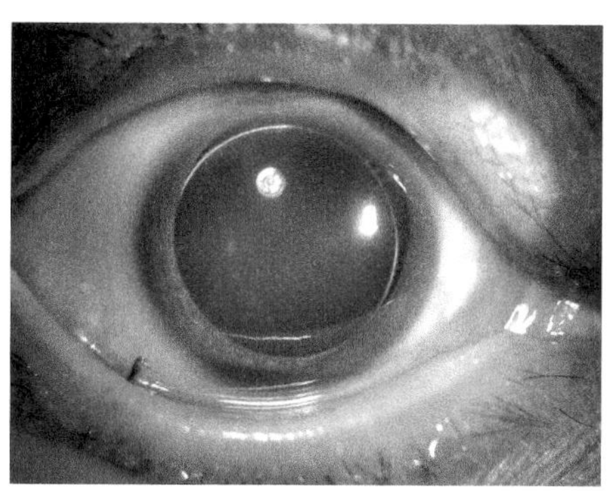

图 12-61 球形晶状体

2. 圆锥形晶状体 少见，前圆锥更少。晶状体前面或后面突出，呈圆锥形，通常为皮质突出，可伴有不同类型的先天性白内障和高度近视。

3. 晶状体缺损 多为单眼。晶状体下方偏内赤道部有切迹样缺损，形状大小不等。缺损处晶状体悬韧带减少或缺如。晶状体各方向屈光力不等，呈近视散光状态。在晶状体前表面或后表面有一小的陷凹，称为晶状体脐状缺陷。

无症状和无并发症时的晶状体异形一般随访而不必治疗。对于球形晶状体并发青光眼者忌用缩瞳剂，应用睫状体麻痹剂使晶状体悬韧带拉紧，使晶状体后移而解除瞳孔阻滞。合并晶状体脱位和（或）白内障者可行手术治疗。

二、晶状体先天性与发育性缺陷

晶状体的先天性缺陷包括先天性无晶状体、圆锥晶状体、球形晶状体、晶状体缺损、Mittendorf 点（晶状体后极部鼻下方一小块致密的白色斑点）、Peter 异常（前房劈裂综合征，其中晶状体可出现以下异常：晶状体角膜粘连、前部皮质性或前极性白内障、畸形晶状体脱位）、小球形晶状体、无虹膜（可出现前极或后极性白内障）、先天性和婴儿性白内障。

晶状体的发育性缺陷包括晶状体异位、马方综合征、同型半胱氨酸尿症、高赖氨酸血症、亚硫酸盐氧化酶缺乏症、瞳孔晶状体异位、永存性原始玻璃体增生症（PHPV）等。

视窗 白内障是全球最常见的致盲性眼病，可能主要与基因、环境及其相互作用有关。随着白内障确切的病因和发病机制研究的深入，今后有可能应用药物等手段有效地预防和治疗白内障。但目前白内障的治疗仍然以手术为主。

白内障手术的进展十分迅速，在 20 世纪六七十年代以白内障囊内摘除（手术后配戴眼镜矫正高度远视）为主，八九十年代以白内障囊外摘除联合人工晶状体植入为主，而近二十多年来，白内障手术已以晶状体超声乳化联合人工晶状体植入为主。超声乳化、人工晶状体在白内障手术中的应用显著提高了白内障治疗的效果并减少了手术的并发症。然而，人工晶状体和超声乳化仪的发明却相当偶然。1949 年，英国眼科医生 Ridley 发现一名飞行员眼内前段存留飞机座舱挡风

笔记栏

玻璃(聚甲基丙烯酸甲酯)碎片，没有引起任何眼内反应，伤眼却仍有一定的功能，受此现象的启发，Ridley开始应用目前仍然广泛采用的聚甲基丙烯酸甲酯作为人工晶状体制作材料，不断改进人工晶状体的造型，终于成功将人工晶状体应用于白内障临床实际。超声乳化仪的发明则是1967年Kelman医生受牙科医生应用超声波清洗牙结石的原理启发，试制成功可经小切口乳化并吸出晶状体核和皮质的白内障革命性的手术仪器。

白内障是目前眼病治疗效果最好最迅速的疾病，晶状体超声乳化联合人工晶状体植入术已经由复明手术向屈光手术迈进，即使如此，该手术仍有单焦点人工晶状体缺乏调节能力、多焦点人工晶状体仍需进一步改进，可发生一定数量的后发性白内障等不尽如人意的地方。

【思考题】

1. 什么叫白内障？临床和流行病学调查采用的是什么样的白内障视力标准？
2. 白内障的主要临床表现有哪些？
3. 年龄相关性白内障是如何分型、分期的？
4. 诊断年龄相关性白内障应注意排除哪些眼病？
5. 哪些晶状体病可有近视表现？
6. 如何治疗先天性白内障？
7. 如何防治后发性白内障？
8. 哪些情况下白内障患者可行复明手术？术前应作哪些检查和准备？
9. 超声乳化治疗白内障有哪些优点？
10. 矫正白内障术后的屈光不正方法有哪些？人工晶状体植入有哪些优点？

（管怀进）

第十三章　青　光　眼

【学习要点】

1. 掌握急性闭角型青光眼各期的诊断与治疗原则；开角型青光眼的早期诊断要点与治疗原则。
2. 熟悉常用抗青光眼药物的种类、作用原理、副作用；常用的几种青光眼手术。
3. 了解先天性青光眼和常见继发性青光眼的种类与诊疗原则。

第一节　概　　述

一、青光眼的定义与分类

青光眼（glaucoma）是一组以特征性视神经萎缩和视野缺损为共同特征的疾病，病理性眼压增高是其主要危险因素。眼压升高水平和视神经对压力损害的耐受性与青光眼视神经萎缩、视野缺损的发生及发展有关。青光眼是主要致盲眼病之一，其有一定遗传倾向。在全球青光眼是仅次于白内障的导致视力丧失的主要病因。青光眼多数情况下视神经的损害及视野的缺损是高眼压造成的，也有少数患者视神经的损害发生在正常眼压的情况下，称为正常眼压青光眼。

眼球内容物对眼球壁的压力称为眼压，眼压高低主要取决于房水循环中的三个因素：睫状突生成房水的速率、房水通过小梁网流出的阻力和上巩膜静脉压。如果房水生成量不变，则房水循环途径中任一环节发生阻碍，房水不能顺利流通，眼压即可升高。大多数青光眼眼压升高的原因是房水外流的阻力增高，或为房水引流系统异常（开角型青光眼），或为周边虹膜堵塞了房水引流系统（闭角型青光眼）。青光眼的治疗也着眼于采用各种方法，或增加房水排出，或减少房水生成，以达到降低眼压、保存视功能的目的。正常眼压为 1.33 ～ 2.79kPa（10 ～ 21mmHg），24 小时眼压差≤ 1.064kPa（8mmHg），双眼眼压差≤ 0.665kPa（5mmHg）。若眼压变化超过上述范围，则认为眼压处于病理状态。临床眼压测量方法主要有三种：①以 Goldmann 眼压计为代表的压平眼压测量，其测量中央角膜被压平一定面积所需要的力量；②以 Schiotz 眼压计为代表的压陷眼压测量，测量一定重量施加在角膜上，角膜被压陷的程度；③非接触式眼压计测量，其测量一定力量的气流喷射在角膜上后所回弹气流的强度。目前公认 Goldmann 眼压计的准确性相对最好。

根据病因机制、前房角形态结构及发病年龄这三个主要因素，一般将青光眼分为原发性、继发性和先天性三大类。

1. 原发性青光眼（primary glaucoma）　①闭角型青光眼：又分为急性闭角型青光眼、慢性闭角型青光眼。②开角型青光眼：又分为原发性开角型青光眼、正常眼压性青光眼。

2. 继发性青光眼（secondary glaucoma）

3. 先天性青光眼（congenital glaucoma）　分为①婴幼儿型青光眼；②青少年型青光眼；③先天性青光眼伴有其他先天异常。

目前青光眼的治疗仍然是以降低眼压作为最主要的治疗手段，主要包括药物、激光和手术 3 种方式。

二、前房角检查及评估

前房角的开放或关闭是诊断开角型青光眼或闭角型青光眼的依据。前房角位于前房的最周边部，是由角巩膜缘（前壁）、睫状体前端（前房角隐窝）和虹膜根部（后壁）共同构成的角状裂隙，可以用前房角镜、UBM 或眼前节 OCT 进行检查，其中以前房角镜检查最为便捷。简单通过手电筒光源斜照于前房，根据虹膜膨隆情况和虹膜阴影范围可大致判断前房角的宽窄。利用裂隙灯窄光带 60° 角侧照在颞侧角膜缘，以角膜厚度为参照，也可以估计周边前房的宽窄，如果从虹膜表面到角膜内面的距离小于 1/4 角膜厚度，应考虑是窄角。正常前房角镜下可见（图 13-1）：① Schwalbe 线是角膜后弹力层止端，也是角膜与小梁的分界线，呈灰白色发亮略突起的环形线状外观。②小梁网位于 Schwalbe 线后，呈一条较宽的浅灰色透明带，常有色素附着；巩膜静脉窦位于它

笔记栏

的外侧，是房水排出的主要区域。③巩膜突位于小梁网之后，是前壁的终点，呈白色环形线状外观。④前房角隐窝介于巩膜突与虹膜根部之间，由睫状体前端构成，呈黑色。⑤虹膜根部构成前房角的后壁，呈棕色。

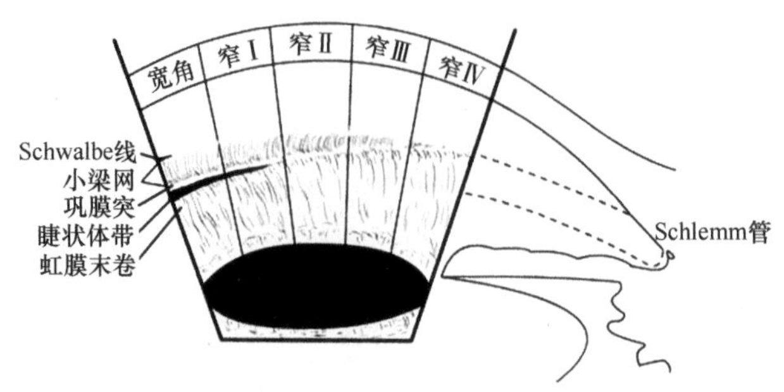

图 13-1 前房角镜下前房角形态

前房角分类主要目的在于评估前房角宽度，以及其与前房角关闭可能性之间的关系，以便为青光眼的诊断和防治提供依据。前房角的分类方法有多种，最常用的有 Scheie 和 Shaffer 分类法。

（1）Scheie 分类法（图 13-1）：将前房角分为宽角和窄角，其中窄角又分为 4 级。①宽角（W）：静态下观察，可见前房角的全部结构。②窄角Ⅰ（NⅠ）：静态下从 Schwalbe 线到巩膜突都可见，睫状体带看不见或仅见其前缘；动态下观察，可见睫状体带范围增宽或从看不见变为可见。③窄角Ⅱ（NⅡ）：静态下能看到 Schwalbe 线和小梁网，不见巩膜突；动态下可见巩膜突。④窄角Ⅲ（NⅢ）：静态下仅可见 Schwalbe 线与小梁网前部；动态下仍不见小梁网后半部。⑤窄角Ⅳ（NⅣ）：静态下前房角结构完全看不见；动态下仅见 Schwalbe 线。在上述前房角分类中，宽角和NⅠ不可能发生前房角关闭；NⅢ和NⅣ属于高危前房角，可能发生前房角关闭；NⅡ关闭风险介于它们之间，应随诊观察。

（2）Shaffer 分类法：根据静态下虹膜前表面和小梁网内表面假想 2 条切线所形成夹角的大小，将前房角分成 5 级。0 级最窄，Ⅳ级最宽。Ⅳ级 35°～45°，宽角。Ⅲ级 20°～35°，中等宽角。Ⅱ级 10°～20°，中等窄角。Ⅰ级≤10°，极度窄角。0 级 0°，前房角关闭或虹膜根部紧靠 Schwalbe 线邻近小梁网。在上述前房角分类中，0～Ⅰ级为高危角，可能发生前房角关闭；Ⅲ～Ⅳ级属于宽角，不可能发生前房角关闭；Ⅱ级关闭风险介于它们之间，应随诊观察。

三、青光眼视神经损伤机制

青光眼视神经损伤的机制主要有两种学说：①机械学说，强调视神经纤维直接受压，轴质流中断的重要性；②缺血学说，强调视神经供血不足，对眼压耐受性降低的重要性。目前普遍认为青光眼视神经损害的机制很可能为机械压迫和缺血的合并作用。

视神经血管自动调节功能紊乱也是青光眼视神经损害的原因之一。正常眼压存在一定波动性，视神经血管根据眼压的高低，通过增加或减少自身张力以维持恒定的血液供应。如血管自动调节功能减退，当眼压升高时，血管不能自动调节，视神经血液供应可明显减少，以致造成病理性损害。目前已比较清楚地认识到，青光眼属于一种神经变性疾病。青光眼视神经节细胞的凋亡及其轴突的变性，以及伴随而来的视功能进行性丧失，都源自急性或慢性神经节细胞损害的后遗变性。眼压升高、视神经供血不足作为原发危险因素改变了视神经节细胞赖以生存的视网膜内环境；兴奋性谷氨酸、自由基、氧化氮增加，生长因子的耗损或自身免疫性攻击等继发性损害因素，都可能导致神经节细胞及其触突的凋亡和变性。因此，治疗青光眼在降低眼压的同时，还应考虑改善患者视神经血液供应，并采用谷氨酸受体的阻滞剂、自由基清除剂或神经营养因子、生长因子进行视神经保护性治疗。

第二节 原发性青光眼

原发性青光眼（primary glaucoma）是青光眼的主要类型，临床上分为原发性闭角型青光眼和原发性开角型青光眼两类。

笔记栏

一、原发性闭角型青光眼

案例 13-1

患者，女性，52 岁，工人，2 天前与邻居争吵后当晚突然感右眼球胀痛、头痛、视力下降，伴恶心、呕吐。检查：视力，右 0.1，左 0.8。眼压，右 55mmHg，左 18mmHg。右眼：混合充血（++++），角膜雾状水肿，前房浅，瞳孔垂直椭圆形散大 5mm×6mm，对光反射迟钝。晶状体皮质轻度混浊。眼底模糊。左眼：无充血，角膜透明，周边前房 1/4CT，虹膜稍微膨隆，瞳孔 3mm，对光反射正常。眼底视盘 C/D 0.3。

问题：1. 该患者的诊断是什么？

2. 如何进行鉴别诊断？

3. 临床上应如何进一步检查与处理？

原发性闭角型青光眼（primary angle-closure glaucoma）是由于前房角被周边虹膜组织机械性阻塞导致房水流出受阻而引起眼压升高的一类青光眼，多发生在 50 岁以上，患病的高峰在 55 ～ 75 岁；女性发病率大约是男性的 2 倍。两眼可先后或同时发病。

【病因与发病机制】

1. 解剖因素 原发性闭角型青光眼患者多有以下特征：①角膜直径及前后曲率半径小；②前房浅；③晶状体厚，前面曲率半径小，位置靠前；④眼轴短。这些特征使虹膜小环区贴近晶状体，增加了房水从后房流经瞳孔进入前房的阻力，后房压力高于前房，具有弹性的虹膜向前膨隆，使前房更浅、前房角狭窄（图 13-2）。随着年龄的增加，晶状体不断增厚，加重了生理性瞳孔阻滞。

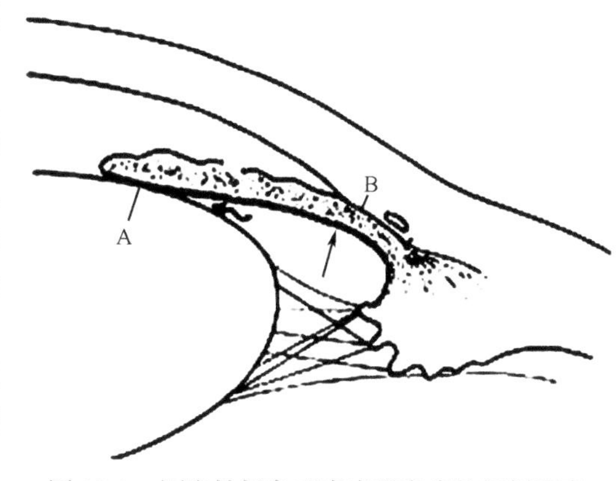

图 13-2 原发性闭角型青光眼发病的解剖因素

A. 瞳孔阻滞，房水潴留后房造成压力增高，瞳孔阻滞；B. 周边虹膜向前膨隆，使前房角更狭窄，前房角关闭

随着现在 OCT 及 UBM 在前房角检查中的广泛应用，我们将原发性闭角型青光眼前房角关闭的发病机制分为：

（1）瞳孔阻滞型：当虹膜与晶状体前表面接触紧密，房水越过瞳孔时阻力增加，限制房水从瞳孔进入前房时，则造成后房压力增加，导致周边虹膜向前膨隆，造成前房角狭窄甚至关闭。

（2）非瞳孔阻滞型：可分为周边虹膜肥厚型和睫状体前位型。

1）周边虹膜肥厚型：特点为肥厚的周边虹膜根部在前房角入口处呈梯形，形成一急转的狭窄角。

2）睫状体前位型：特点为睫状体位置前移，将周边虹膜顶向前房角，造成前房角狭窄或关闭。

（3）多种机制共存型：可分为瞳孔阻滞 + 周边虹膜肥厚型，瞳孔阻滞 + 睫状体前位型，瞳孔阻滞 + 周边虹膜肥厚型 + 睫状体前位型。

2. 生理心理因素 情绪波动、过度疲劳、疼痛、近距离用眼过度、暗室环境、某些全身疾病等是促使青光眼发病的常见因素。

【临床表现】 不同的临床阶段（分期），不同的病期各有其特征。

1. 急性闭角型青光眼

（1）症状：患眼与同侧头部剧烈疼痛，眼球充血和视力减退为典型的症状。疼痛沿三叉神经分布区域的眶周、鼻窦、耳根、牙齿放射。常引起呕吐、恶心、出汗。视力减退的初期，患者看到白炽光周围出现彩虹（虹视）。常单眼发病，双眼发作概率为 5% ～ 10%。患病前可能有过中度不适、视物模糊、经睡眠或到明亮的环境后缓解的病史。

（2）体征：视力减退，严重者仅有光感，睫状充血，角膜上皮水肿。前房中央及周边部均浅。房水中蛋白和浮游细胞增加，而角膜后沉着物（keratic precipitates，KP）数量不多。瞳孔中度散大，呈垂直椭圆形，对光反射迟钝甚至消失。眼压常达 60 ～ 80mmHg。眼底检查见视盘充血水肿。前房

笔记栏

角镜检查对明确诊断有决定性的意义。前房角镜下大部分或全部前房角关闭，用前房角镜向角膜顶点施加压力，房水向周边涌出，有时可使前房角开放。对侧眼前房角检查也为窄角。急性发作期的视野改变无特异性，上方收缩或神经纤维束性缺损。眼压正常后视野缺损可消失，也可能为永久性损害。个别情况下闭角型青光眼的急性发作可自行缓解。

闭角型青光眼急性发作后，虹膜出现普遍性 / 节段性萎缩，虹膜色素颗粒游离沉淀于角膜内皮、虹膜表面和小梁网。周边虹膜与小梁网相贴并形成前粘连，前房角关闭。晶状体前囊形成囊下白色点片状斑，称为青光眼斑。角膜后棕色 KP、虹膜萎缩和青光眼斑是闭角型青光眼急性发作的三联征。长时间未治疗，眼底检查可见视盘颜色变淡，凹陷扩大。

（3）病程经过

1）临床前期：浅前房，窄角但尚未发生青光眼的患眼。有两种情况：①具有明确的另一眼急性闭角型青光眼发作病史，而该眼却从未发作过。②没有闭角型青光眼发作史，但有明确的急性闭角型青光眼家族史，眼部检查显示具备一定的急性闭角型青光眼的解剖特征，暗室激发试验可呈阳性表现。

2）先兆期（前驱期）：表现为暂时性或反复多次的小发作。发作多出现在傍晚时分，或有一定诱因，如疲劳、光线不足、近距离工作等，突感雾视、虹视，可能有患侧额部疼痛，或鼻根部酸胀。上述症状持续时间较短，休息后或改善照明条件时可自行缓解或消失。若即刻检查可发现眼压升高，常在 40mmHg 以上，眼局部轻度充血或不充血，角膜呈轻度雾状上皮水肿，前房浅，但房水无混浊，前房角大部分关闭，瞳孔稍扩大，对光反射迟钝。小发作缓解后，除具有特征性浅前房、前房角狭窄等眼局部解剖特征外，一般不留永久性组织损害。

3）急性发作期：各种诱因的刺激均可引起急性发作，大部分发作发生在晚间光线较弱时。①症状：表现为短时间内出现剧烈眼胀痛、同侧偏头痛、畏光、流泪，视力急剧严重下降，常降到指数或手动，可伴有恶心、呕吐等全身症状。对于急性发作而未能及时控制的青光眼患者常表现为全身衰弱、电解质紊乱等。②体征：眼压升高，多在 50mmHg 以上。可有眼睑水肿，眼球混合充血，角膜水肿，以上皮性水肿最常见，裂隙灯下上皮呈雾状混浊，角膜后可有色素颗粒沉着，前房极浅，周边部前房几乎完全消失。如虹膜有严重缺血坏死，可有房水混浊，甚至出现絮状渗出物。瞳孔中等散大，常呈竖椭圆形，对光反射消失，有时可见局限性虹膜后粘连。前房角完全关闭，小梁网上常有较多色素沉着。眼底可见视网膜动脉搏动、视盘水肿，但在急性发作期因角膜水肿，眼底多看不清。高眼压缓解后，症状减轻或消失，视力好转，眼前段常留下永久性组织损伤，如虹膜扇形萎缩、色素脱失、局限性后粘连、瞳孔散大固定、前房角广泛性粘连。晶状体前囊下有时可见小片状白色混浊，称为青光眼斑（Vogt 斑）。临床上凡见到上述改变，即可证明患者曾有过急性闭角型青光眼急性发作（图 13-3）。

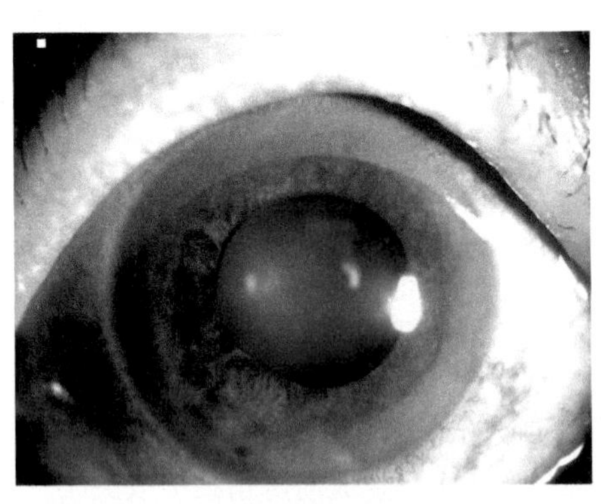

图 13-3　急性闭角型青光眼急性发作后的眼前节图像

不典型发作：亦称小发作。临床特点是自觉症状轻微，仅有轻度眼部酸胀、头痛。视力影响不明显，但有雾视、虹视现象。眼前部可没有显著充血水肿，角膜透明度稍有减退，瞳孔形态正常，直接对光反射略显迟钝，虹膜大多呈膨隆现象，前房较浅，眼底可见视盘正常，偶可见到视网膜中央动脉搏动。眼压一般在 30 ～ 50mmHg。发作时间短暂，休息后可自行缓解。

4）间歇期（缓解期）：闭角型青光眼的发作，特别是不典型发作，通过及时治疗（小发作亦可自行缓解）使关闭的前房角又重新开放，眼压下降，则病情可暂时缓解或稳定在一个相当长的时期，这阶段称为间歇缓解期。

5）慢性期：急性发作后如未能完全缓解或反复小发作后，前房角关闭已经形成广泛粘连（通常＞ 180°），使得小梁网房水引流减少，眼压中度升高，眼部多无充血，角膜透明，瞳孔中等散大，对光反射迟钝，眼底常可见青光眼性视盘凹陷，并有相应视野缺损。

6）绝对期：一切持久高眼压的病例最终可导致失明，是所有青光眼晚期的最终结局，因高眼压持续过久，眼组织特别是视神经已遭严重破坏，视力完全丧失、无光感且无法挽救的病例，偶尔可

笔记栏

因眼压过高或角膜变性而剧烈疼痛。

2. 慢性闭角型青光眼

【病因与发病机制】 慢性闭角型青光眼的眼球与正常人比较，也有前房较浅、前房角较狭窄等解剖特点，但其程度较急性闭角型青光眼为轻，瞳孔阻滞现象也不如急性者明显。部分患者的前房角粘连最早出现在虹膜周边部的表面突起处，可能与该处的虹膜较靠近小梁网，更容易和小梁网接触有关。除了瞳孔阻滞机制外，慢性闭角型青光眼还存在其他非瞳孔阻滞机制，如周边虹膜堆积、睫状体前移（图 13-4）、晶状体阻滞、多发性虹膜睫状体囊肿等，也可以引起前房角粘连。UBM 检查有助于鉴别以虹膜膨隆为特点的瞳孔阻滞机制和周边虹膜堆积等非瞳孔阻滞机制。导致周边虹膜逐步与小梁网发生粘连的因素可能是多方面的，而前房角狭窄是一个基本条件。

多数患者有反复发作的病史，发作时可出现轻度的眼痛、头痛和虹视等症状。眼科检查：角膜透明或轻度水肿，周边前房浅，中央前房深度可正常或接近正常，丁铎尔（Tyndall）征阴性。眼压波动性大，随着发作次数的增加，眼压逐渐升高，但多在 50mmHg 以下。前房角镜检查见虹膜膨隆，虹膜根附着靠前，前房角狭窄，随病程的不同可呈点状或广泛的周边虹膜前粘连（图 13-5）。视盘在高眼压的持续作用下，逐渐形成凹陷性萎缩，视野也随之发生进行性损害。

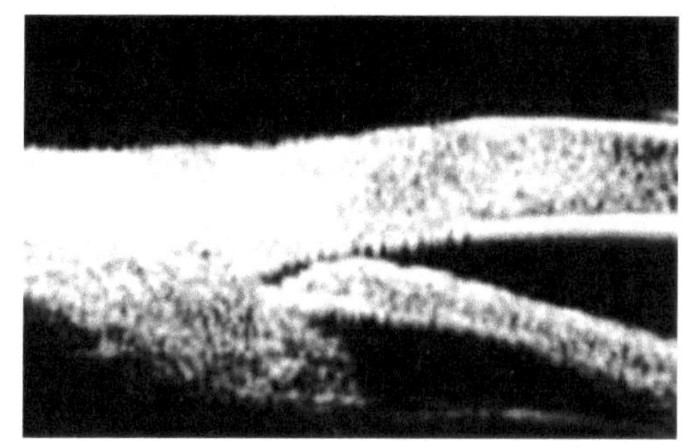

图 13-4 UBM 示意睫状体前移

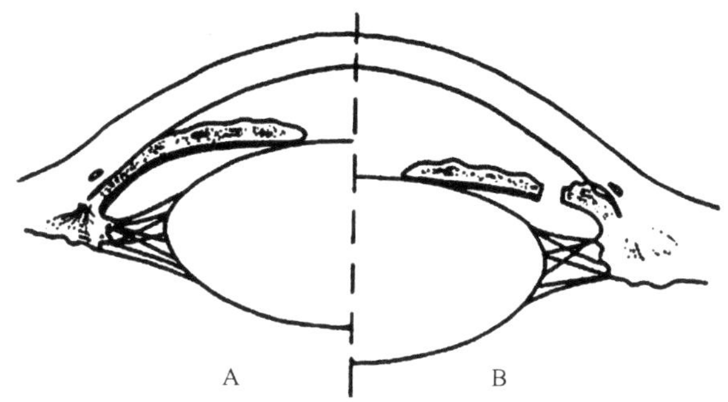

图 13-5 瞳孔阻滞性青光眼与虹膜高褶形青光眼的对比
A. 瞳孔阻滞，虹膜向前膨隆，前房浅；B. 高褶形虹膜、虹膜平坦，前房深浅正常，虹膜根向后屈折，周边虹膜切除不能使前房角加宽

【诊断】

1. 急性闭角型青光眼 起病急，疼痛、眼红、视力急骤下降，前房浅、前房角关闭、眼压升高为诊断要点。

2. 慢性闭角型青光眼 起病缓慢，多无症状，眼压大于 24mmHg，前房角镜检查前房角关闭，视盘病理性凹陷，视野缺损。

【可疑闭角型青光眼的激发试验】

40 岁以上的正常人群中，2% ～ 6% 的人前房浅、前房角窄，其中仅有少数人发展为闭角型青光眼。应在医生的密切观察下利用激发试验，以明确诊断、及时处理，作为预防性虹膜切除的指征，防止急性发作。常用的激发试验如下：

1. 暗室试验 患者进入暗室 1 ～ 2 小时，眼压升高 8mmHg 以上，前房角关闭为阳性反应。

2. 俯卧试验 患者取俯卧位（眼及眼眶周围不能受压）1 ～ 2 小时，眼压升高 8mmHg 以上，前房角关闭为阳性反应。

3. 暗室加俯卧试验 以上两种试验结合能提高阳性反应率。

4. 散瞳试验 选用短效弱散瞳剂如 2% 后马托品溶液对一只眼散瞳，瞳孔达 4 ～ 6mm 时测量眼压，升高 8mmHg 以上，前房角关闭为阳性反应。

【鉴别诊断】

1. 急性闭角型青光眼

（1）起病急，剧烈的头痛、恶心、呕吐，很容易与脑血管疾病、偏头痛或急性胃肠炎等内科疾病混淆，进行眼部检查便可鉴别。

（2）眼球充血应与急性结膜炎、急性虹膜睫状体炎鉴别（表 13-1）；尤其是伴有前房纤维素性渗出并且眼压已降低的病例，有时会误诊为急性虹膜睫状体炎，通过相反的扩瞳治疗而使病情恶化。

笔记栏

表 13-1 急性闭角型青光眼（发作期）与急性虹膜睫状体炎、急性结膜炎的鉴别诊断

鉴别点	急性闭角型青光眼（发作期）	急性虹膜睫状体炎	急性结膜炎
症状	剧烈眼痛	眼痛、畏光、流泪	异物感、结膜囊分泌物增多
眼压	升高	正常	正常
视力	急剧下降	不同程度减退	正常
充血	混合充血	睫状充血	结膜充血
角膜	雾浊、上皮水泡、KP（+）	KP（+）	正常
前房	浅、前房角窄、房水轻度混浊	房水混浊	房水正常
瞳孔	散大，多呈垂直椭圆形	缩小	正常
全身症状	常伴头痛、恶心、呕吐	可有轻度头痛	无

（3）视力急骤减退应与视网膜中央静脉阻塞相鉴别，关键在于眼前节检查。后者前节无异常，中晚期才发生新生血管性青光眼。

案例 13-1 诊断

根据上述典型的临床表现，诊断该患者为双眼原发性急性闭角型青光眼，右眼急性发作期，左眼临床前期。仔细询问病史、测量眼压及应用裂隙灯显微镜眼前节检查，对该患者不难与急性虹膜睫状体炎、急性胃肠炎及颅脑疾病相鉴别。

2. 慢性闭角型青光眼

（1）开角型青光眼：慢性闭角型青光眼的临床症状与开角型青光眼相似，眼压升高时前房角的状态是二者的主要鉴别点，前者前房角关闭，而开角型青光眼前房角开放。然而对于浅前房窄角的开角型青光眼患者有时诊断相当困难，前房角镜检查时可借助前房角镜加压，观察加压下前房角是否开放鉴别虹膜与小梁网间是粘连或相贴。

（2）继发性闭角型青光眼：因其他眼病引起前房角关闭、眼压升高者为继发性闭角型青光眼，如虹膜睫状体炎及肿物、视网膜中央静脉阻塞，糖尿病视网膜病变、外伤性前房角劈裂、晶状体肿胀等，应鉴别除外。

【治疗】

1. 急性闭角型青光眼 基本治疗原则是以手术治疗为主。治疗的目的：解除瞳孔阻滞及其他前前房角关闭的诱因；重新开放前房角；降低眼压防止再次发作。

（1）临床前期及先兆期。治疗目的是预防发作，主张及时作周边虹膜切除术（图 13-6）或激光周边虹膜切开术，沟通前后房，解除瞳孔阻滞，平衡前后房压力，减轻虹膜膨隆并加宽角，防止虹膜周边部与小梁网接触。这两种术式对前房角已有广泛粘连者无效。临床前期如不予治疗，其中 40% ～ 80% 在 5 ～ 10 年内可能急性发作。对于暂时不愿手术者应给予滴用缩瞳剂，常用 1% 毛果芸香碱 2 ～ 3 次 / 天，并定期随访，但长期使用毛果芸香碱不一定能有效预防急性发作。

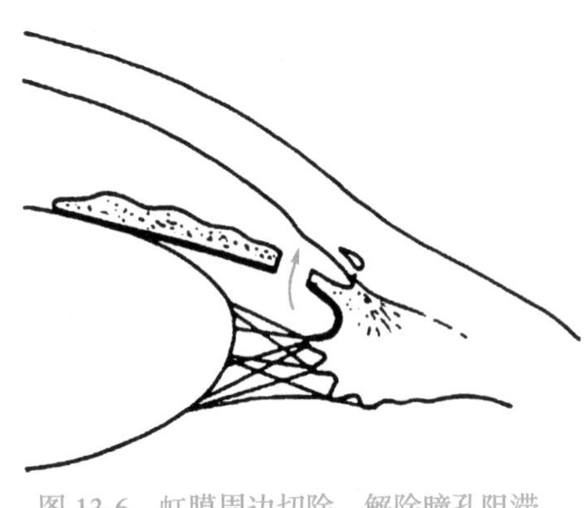

图 13-6 虹膜周边切除，解除瞳孔阻滞，前房加深，前房角增宽

（2）急性发作期。本期的治疗原则是开放前房角、降低眼压和保护视神经。降低眼压常采用促进房水引流、减少房水生成和高渗脱水三种手段联合的方法。挽救视功能和保护前房角是治疗的主要目的。应作急诊全力抢救，以期在最短时间内控制高眼压，减少对视功能的损害并防止前房角形成永久性粘连。应同时合并应用高渗剂、房水生成抑制剂及缩瞳剂等。

1）缩瞳剂：急性发作后，因高眼压持续时间不同、发作时的眼压高低不同，对缩瞳剂的反应也有所不同。因此，在患者急性发作后及时就诊者眼局部可频滴缩瞳剂，常用 1% ～ 4% 毛果芸香碱，

传统方案为：2% 毛果芸香碱每 5 分钟一次共 4 次，然后每 15 分钟一次共 4 次、每小时一次共 4 次或直至发作缓解。眼压下降后或瞳孔恢复正常大小时逐步减少用药次数，最后维持在 3 次 / 天。缩瞳剂能够拉离根部虹膜，开放前房角，促进了房水引流又保护前房角免于粘连。如果在使用高渗药物及碳酸酐酶抑制剂后瞳孔对频滴毛果芸香碱无反应，说明瞳孔括约肌已经受到损害，无须继续使用毛果芸香碱。

2）高渗剂：可以升高血液渗透压，使玻璃体脱水、浓缩，降低眼压。并使晶状体后移，前房加深，有利于前房角开放。常用药物有甘露醇、甘油、异山梨醇等。患者应当尽量减少入水量。副作用主要是颅内压降低引起的恶心、头痛、头晕等。应注意老年患者，急性发作期持续性呕吐者可加重血电解质紊乱。

20% 甘露醇（mannitol）注射液，1.0 ～ 1.5g/kg，在 30 分钟内快速静脉滴注。给药 30 分钟后开始降眼压，1 ～ 2 小时眼压下降显著，效果持续 5 ～ 6 小时。本品在体内不代谢，迅速由肾脏排出，对心脏无毒性，不参与体内的重要代谢过程，糖尿病患者可用。严重心、肾功能不全者慎用。50% 甘油（glycerine）溶液，1.0 ～ 1.5g/kg 口服，给药 10 分钟开始降眼压，30 分钟眼压下降显著，维持 4 ～ 6 小时。甘油大部分在肝脏转化为葡萄糖、糖原等，糖尿病患者忌用。45% 异山梨醇（isosorbide）溶液，1.0 ～ 2.0g/kg 口服，给药 30 ～ 45 分钟开始降眼压，60 ～ 90 分钟眼压下降显著，维持 3 ～ 5 小时。本品以原型从肾脏排出，不参与体内代谢，糖尿病患者可用。

3）碳酸酐酶抑制剂：全身与眼局部均可应用。特异性地抑制睫状体上皮内的碳酸酐酶，引起 HCO_3^- 生成减少，前房 $NaHCO_3$ 浓度降低，房水分泌减少。

常用乙酰唑胺，250mg/ 次，或醋甲唑胺，25mg/ 次，一日 2 次口服，首剂加倍，可同时口服碳酸氢钠片以减少泌尿系统副作用。恶心、呕吐明显者可用乙酰唑胺钠盐 500mg 静脉注射，数分钟后开始产生降眼压作用，半小时至 4 小时达最大。全身碳酸酐酶抑制剂的常见副作用是口周及四肢发麻、刺激感、恶心、食欲不振、精神倦怠、嗜睡等。长期用药可产生低钾血症、代谢性酸中毒及输尿管结石等。醋甲唑胺造成输尿管结石的可能性较小。极个别患者会出现过敏反应、粒细胞减少、血小板降低，严重者可发生剥脱性皮炎及过敏性肾炎。眼局部碳酸酐酶抑制剂有 2% 杜塞酰胺（多佐胺）、1% 布林佐胺（派立明）、复合药物 Cosopt（噻吗洛尔与多佐胺的联合制剂）。

4）其他房水抑制剂：主要是 β- 肾上腺素受体阻滞剂，如 0.5% 噻吗洛尔、0.25% 倍他洛尔、2% 卡替洛尔、0.3% 美替洛尔及 0.5% 左布诺洛尔滴眼液等，可选用一种，2 次 / 日，能有效地协助高眼压的控制；选择性 α_2 受体激动剂，如对氨基可乐定和溴莫尼定；前列腺素衍生物，如拉坦前列素、曲伏前列素。

5）其他药物：如果眼球充血明显，前房纤维素性渗出，可局部或全身应用糖皮质激素及非激素类抗炎剂，有利于患眼反应性炎症消退，减少前房角永久性粘连的发生。患者烦躁失眠，给苯巴比妥或氯丙嗪。疼痛剧烈者可球后注射 2% 普鲁卡因或利多卡因。

6）手术治疗：如果采取上述综合治疗措施后眼压能被控制，可及时进行激光周边虹膜切开术或根据前房角粘连情况进行滤过性手术；如果眼压仍持续在 50 ～ 60mmHg 及以上，应及时考虑暂时降眼压的前房穿刺放房水术，有条件者可紧急施行激光周边虹膜成形术。激光周边虹膜成形术是用氩激光灼伤周边虹膜基质引起虹膜收缩和变平，使关闭的前房角开放、变宽，激光设置为 0.2s、200 ～ 250μm、50 ～ 300mW，360° 20 ～ 24 个点。对于前房角多已粘连丧失功能，只能做滤过性手术，但在眼部组织水肿，充血剧烈的情况下施行手术，组织炎症反应大，滤过泡容易瘢痕化，也易发生手术并发症，往往效果较差。对于虹膜萎缩和瞳孔固定散大的急性发作眼，有人主张滤过性手术以虹膜嵌顿术为好。术前术后加强糖皮质激素的应用，可减少手术的失败。

（3）间歇期。治疗目的是阻止病程进展。因前房角完全或大部分开放，眼压正常，施行周边虹膜切除（开）术，解除瞳孔阻滞，防止前房角的关闭。暂时不愿手术者，则应在滴用缩瞳剂的情况下加强随访。

对于早期急性闭角型青光眼合并白内障的患者，由于晶状体增厚或膨胀，瞳孔阻滞加重，此时可考虑早期超声乳化手术摘除白内障、植入人工晶状体，术后瞳孔阻滞解除，前房加深，有时也可达到根治闭角型青光眼的效果。

（4）慢性期。治疗目的是控制眼压。因前房角粘连范围已超过 1/2 圆周（大部分粘连或全部粘

笔记栏

连），房水引流功能已失去代偿，眼压升高，只能选择滤过性手术，通常选作小梁切除术。术前眼压应尽可能地控制在最低水平。合并白内障时可选择青光眼白内障联合手术。

（5）绝对期的青光眼。治疗目的仅在于解除症状，应尽量避免眼球摘除给患者带来的精神痛苦。对于疼痛症状较为显著的绝对期青光眼主要采用睫状体破坏手术，如睫状体冷凝术、透热术和光凝术。本类手术通过冷凝、透热、激光破坏睫状体及其血管，减少房水生成，以达到降低眼压、控制症状的目的。也可试行球后注射药物如氯丙嗪、无水乙醇等，应尽量避免眼球摘除给患者带来的精神痛苦。

案例 13-1 治疗

在急诊眼科治疗室采用综合药物疗法降眼压，给予快速静脉滴注 20% 甘露醇 250ml，口服 50% 甘油盐水 120ml、乙酰唑胺 500mg，同时右眼频繁滴 2% 毛果芸香碱 1 小时。2 小时后患者症状缓解，眼压：右眼 18mmHg、左眼 16mmHg，右眼角膜水肿消退，瞳孔直径 2.5mm。次日查前房角镜未见明显周边虹膜前粘连，行双眼 Nd：YAG 激光周边虹膜切开术。术后随访 3 个月眼压正常，未出现明显发作症状，视盘形态正常。

2. 慢性闭角型青光眼 广泛的前房角粘连，单纯的虹膜切除难以奏效，可选用滤过性手术或小梁成形术、激光巩膜造孔术、房水引流装置植入术等。药物治疗仅作为手术前准备或残余性青光眼的辅助治疗。

二、原发性开角型青光眼

案例 13-2

患者，男性，45 岁，农民。因双眼不适感 3 年而就诊。既往双眼近视，均为 –3.50D。眼科检查：双眼矫正视力 1.0。Goldmann 压平眼压计测眼压：右眼 28mmHg，左眼 30mmHg。双眼外眼正常，角膜清亮透明，周边前房深度＞ 1 角膜厚度（CT）。虹膜纹理清晰、无震颤。瞳孔圆形，直径 3mm，对光反射正常。晶状体透明。直接检眼镜检查见双眼视盘垂直 C/D 0.8。前房角镜检查：双眼宽角，小梁网色素沉着不明显。

问题：

1. 该患者的初步诊断是什么？
2. 对该患者还要进行哪些辅助检查？
3. 对该患者应如何治疗（提供怎样的治疗方案）？

原发性开角型青光眼（primary open-angle glaucoma）患病的高峰在 40 岁以后；男性略多于女性；有明显的家族遗传倾向。糖尿病等内分泌疾病、心血管疾病及血液系统疾病的患者中开角型青光眼患病率比正常人高。近视眼患者的发病率比正常人高。

【病因】 各种原因如免疫机制、皮质类固醇或氧化剂等造成小梁损害，房水外流阻力增加，引起眼压升高，作用于视神经，使视网膜神经纤维的轴突、血管及胶质细胞丢失，形成特征性的病理性凹陷和视神经萎缩。

【临床表现】 原发性开角型青光眼多为双眼发病。起病非常隐蔽，眼压中度升高，患者没有明显的自觉症状，或表现为眼周不适、视力疲劳等。随着病程的缓慢进展，有些患者偶然发现视野变窄，或者进行常规检查时发现视盘病理性凹陷。疾病的隐袭过程可以持续数年、十几年，到青光眼晚期，病程进展加快甚至导致失明。

【检查】

1. 眼压升高 病理性眼压指眼压＞ 21mmHg，日眼压波动＞ 8mmHg 或双眼眼压差＞ 5mmHg。

2. 房水流畅系数降低 房水流畅系数（C 值）指给眼球加压后，房水排出率增加的程度，间接代表房水排泄系统开放的功能。C 值的正常值为 0.2μl/（min · mmHg）。小于 0.1 为病理性改变。开角型青光眼眼压高，C 值低。Po/C（压畅比值）更为敏感，正常人低于 100，大于 150 为病理值。

3. 传入性瞳孔缺陷 单眼性或不对称性开角型青光眼患者存在传入性瞳孔缺陷（图 13-7）。

笔记栏

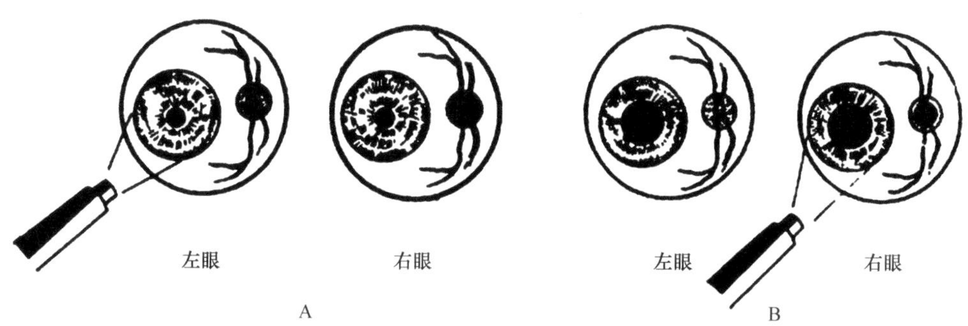

图 13-7　传入性瞳孔缺陷（左眼为正常眼，右眼为患眼）

A. 光线照射正常眼，患眼的瞳孔发生同等程度的收缩；B. 光线照射患眼时，双眼瞳孔均不收缩

4. 前房角开放。

5. 眼底改变

（1）视盘病理性凹陷：目前普遍采用凹陷与视盘直径的比值（C/D）表示凹陷的大小。正常人 C/D ≤ 0.3，青光眼的 C/D 多在 0.6 以上，晚期可近达 1.0。

青光眼性的视盘凹陷特点为局限性扩大或同心性扩大（图 13-8），视盘凹陷加深及凹陷的扩大与盘沿颜色变淡的不一致性。局限性扩大以颞下方向为多，盘沿组织局限性地消失变窄，形成切迹，血管呈屈膝状（图 13-9）。

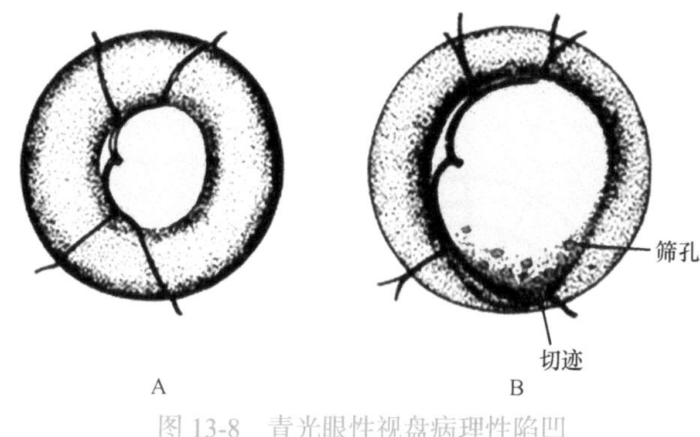

图 13-8　青光眼性视盘病理性陷凹

A. 同心性扩大；B. 局限性扩大

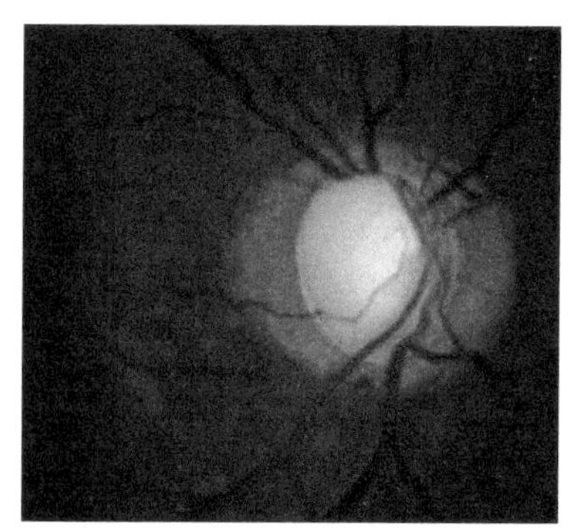

图 13-9　晚期视盘呈盂状凹陷，血管越过视盘边缘处呈屈膝状

（2）盘沿变薄。

（3）视盘血管的改变：①视盘边缘出血（图 13-10）；②视盘血管架空；③视盘血管鼻侧移位；④视网膜中央动脉搏动。

（4）视网膜神经纤维层缺损：视网膜神经纤维走向如图 13-11 所示。青光眼患者轻度的视网膜神经纤维层缺损（RNFL-D）（图 13-12）改变出现在视野缺损之前，被普遍认为可以作为早期诊断的指征之一。

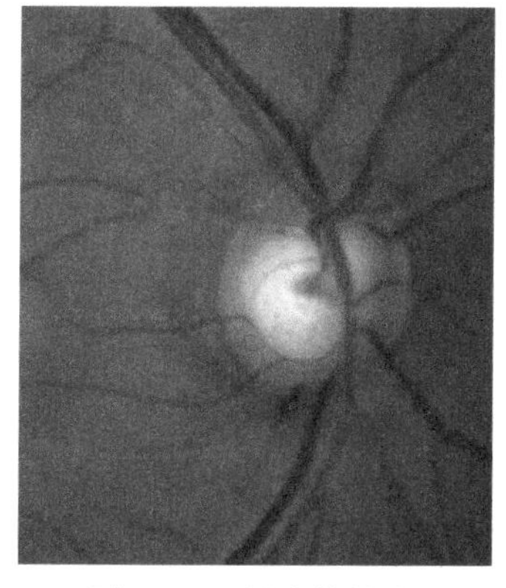

图 13-10　视盘线状出血

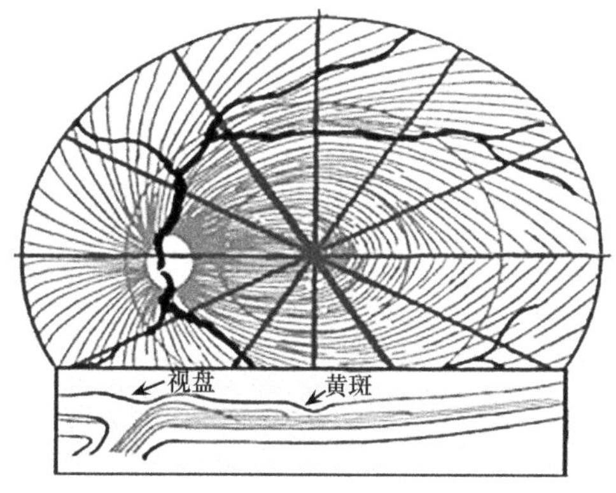

图 13-11　视网膜神经纤维走向示意图

笔记栏

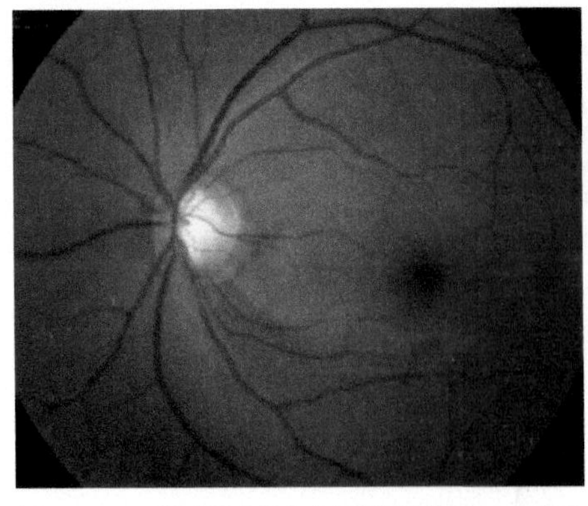

图 13-12　视盘颞下方楔形视网膜神经纤维层缺损（与视野的上方旁中心暗点一致）

6. 视野缺损

（1）常见的视野缺损类型：①视阈值普遍降低是青光眼患者最早的视野改变；②等视线向心性收缩；③生理盲点扩大；④血管暗点；⑤色觉敏感性减低，以蓝色较常受累；⑥对比敏感度下降。

（2）神经纤维束缺损的视野改变：有特异性及诊断价值（图 13-12）。主要有：①弓形缺损，早期为注视点上下方弓形区内的旁中心暗点，以后发展为从生理盲点到鼻侧水平线的完全性弓形暗点（图 13-13），以上方多见。②鼻侧阶梯。③垂直阶梯。④颞侧扇形缺损。⑤中心及颞侧岛状视野：比耶鲁姆（Bjerrum）暗点纤维束大部受累仅残留视盘黄斑束及部分鼻侧纤维，是晚期青光眼视野缺损的特点。

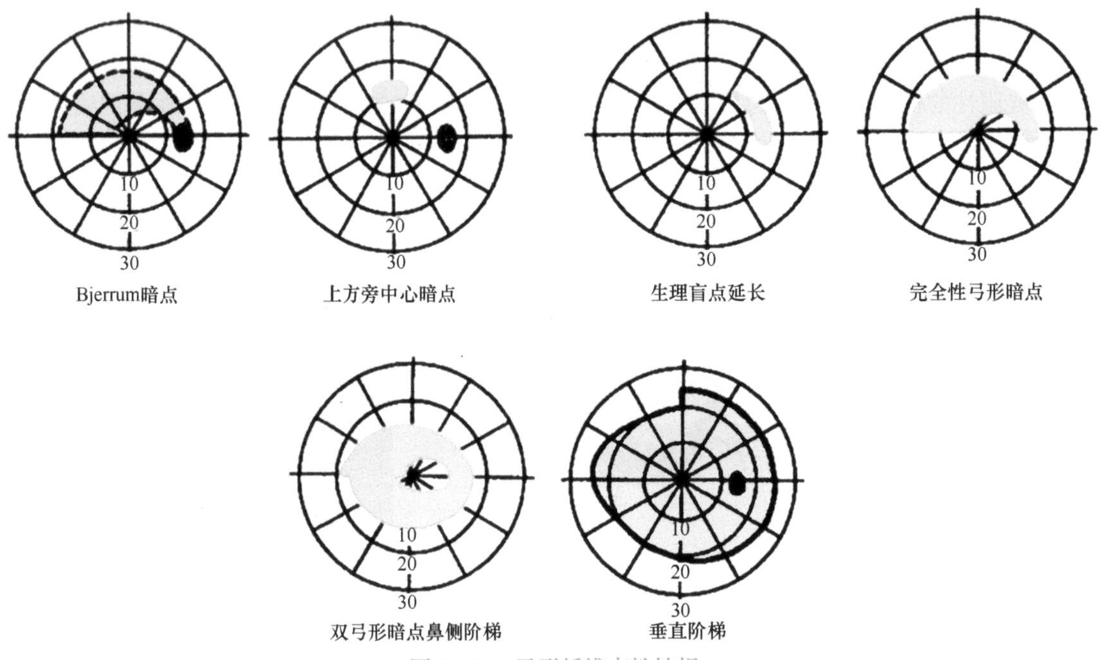

图 13-13　弓形纤维束性缺损

【诊断】　开角型青光眼患者无明显的临床症状，诊断主要根据眼压、视盘、视网膜神经纤维层及视野改变。

1. 眼压升高　眼压＞21mmHg，日曲线眼压差＞8mmHg，双眼眼压差＞5mmHg。

2. 视盘损害　C/D＞0.6，双眼 C/D 差值＞0.2，盘沿变薄，宽窄不均和切迹和（或）RNFL-D 局限性或弥漫性，可不伴随视野缺损。

3. 视野缺损　旁中心暗点、弓形暗点、鼻侧阶梯。

诊断标准建议采用全国青光眼学组提出的标准：①眼压升高，眼压＞21mmHg 或 24 小时曲线的眼压差＞8mmHg 或双眼眼压差＞5mmHg。②青光眼视盘损害和（或）视网膜神经纤维层缺损。③青光眼性视野缺损。

在以上三大诊断指标中，有两项阳性，而前房角检查是开角，即可诊断为原发性青光眼。

案例 13-2 诊断

经散瞳眼底立体照相检查显示，双眼视盘垂直 C/D=0.8，视盘颞下方盘沿明显变窄，同时可见典型的楔形视网膜神经纤维层缺损；Octopus G1X 自动视野检查显示双眼上方弓形缺损；加上眼压升高、前房角开放，可以明确诊断该患者为双眼开角型青光眼。该患者需要进行视野检查以明确诊断。

笔记栏

【治疗】

1. 降眼压药物治疗　应用于开角型青光眼降眼压治疗最早的是增加小梁网途径房水引流的药物，如拟胆碱作用药物、肾上腺素受体激动剂等；应用最广泛的是减少房水生成的药物，如β受体阻滞剂；应用最新的是增加葡萄膜巩膜途径房水引流的药物，如前列腺素衍生物，为新一类降眼压药物，可作为一线用药。①拟胆碱作用药物：毛果芸香碱最常用，多在β受体阻滞剂不能较好控制眼压时联合用药。②β受体激动剂：常用1%肾上腺素及其前体药0.1%地匹福林滴眼液。③β受体阻滞剂：0.5%噻吗洛尔、0.25%倍他洛尔、0.3%美替洛尔、0.5%左布诺洛尔、2%卡替洛尔等滴眼液。④碳酸酐酶抑制剂：杜塞酰胺、布林噻吗滴眼液。⑤选择性 α_2 受体激动剂：对氨基可乐定和溴莫尼定。⑥前列腺素衍生物，如拉坦前列素、曲伏前列素和Rescula。⑦全身应用的降眼压药：碳酸酐酶抑制剂，如乙酰唑胺。高渗脱水剂如20%甘露醇。

2. 激光治疗　药物治疗无效或效果不满意时首先选用激光小梁成形术。

3. 手术治疗　为开角型青光眼治疗的最后手段。效果比较肯定，但术后视力下降及白内障发生率高。有时甚至在正常眼压范围内，视神经损害及视野缺损继续恶化，也应进行手术治疗。

近年来对于原发性开角型青光眼的治疗最初用药物还是手术存在争议，一般是按传统观点用药物作起始治疗，但是药物可能有许多副作用，而且长期效果也存在问题，很大一部分长期用药治疗的患者视野有进行性损害，另有一些学者建议手术为起始治疗，认为在目前设备及技术情况下小梁切除术是相当安全的手术，手术降低眼压的幅度较药物者大，我们认为对于原发性开角型青光眼患者可先用药物治疗，如药物控制不满意，应该尽早决定手术治疗，滤过性手术可作为首选，常用的手术为小梁切除术、非穿透小梁手术。

4. 视神经保护药物治疗。

案例13-2 治疗

要根据视野检查的情况和患者本人的意愿而定，如果视野损害不严重，可先用药物降低眼压，同时密切观察视野损害的发展速度和眼压控制的情况，眼压控制不理想或视野损害仍在进行，则需要早期手术；反之，则可在密切观察下仅用药物治疗，当然，若患者积极主动要求手术，也可先进行手术治疗，再观察眼压和视野，必要时加用药物辅助降眼压治疗。

第三节　正常眼压性青光眼与高眼压症

一、正常眼压性青光眼

正常眼压性青光眼（normal tension glaucoma）是指临床上眼压≤21mmHg，昼夜眼压波动在正常范围内，前房角无异常改变，出现病理性视盘、视网膜神经纤维层和视野改变，同时排除引起视野改变的神经系统疾病。大部分学者认为其属于原发性青光眼的一个亚型。

其治疗与开角型青光眼相同。

二、高眼压症

多次眼压测量其双眼数值均在正常人群眼压的高值（21mmHg）以上，前房为开放，经长期（多年）随访仍未发现青光眼视盘改变或视野损害者称为高眼压症。

值得提出的是角膜中央的厚度、角膜的曲平形态和角膜的生物张力可直接影响眼压测量的准确性，特别是以角膜中央厚度的影响明显，角膜中央厚，测出的眼压值偏高，角膜中央薄则测得的值偏低。因此临床上不少高眼压症并非真正的高眼压症。

对于下列情况的高眼压症者，可考虑给予治疗：①眼压＞30mmHg；②具有1个以上的危险因素，眼压≥21mmHg；③仅有一只眼的患者；④长时间眼压升高的年轻患者；⑤任何一只眼发生血管性疾病；⑥患者积极要求；⑦患者已接受治疗且已经耐受；⑧患者没有条件定期复诊。治疗最好先从一只眼开始，试用0.25%～5%噻吗洛尔，1%肾上腺素或1%～2%毛果芸香碱液，眼压下降不明显，应停止用药，密切追踪观察。

笔记栏

第四节 继发性青光眼

一、激素性青光眼

激素性青光眼（steroid-induced glaucoma）是眼或皮肤局部或全身应用激素后引起的开角型青光眼。临床表现与原发性开角型青光眼相似。多数情况下眼压在用激素后的数周、数月甚至数年后升高。少数情况在局部或全身大量用药后，眼压在数天后甚至数小时后升高。治疗措施：①停止用药；②抗青光眼治疗：如果停药后眼压不下降，用药与开角型青光眼相同，药物无效时选用激光小梁成形术及滤过性手术。

二、青光眼与晶状体病变

晶状体脱位或白内障可继发青光眼。其发病机制主要有以下四点：①脱位或处于白内障膨胀期的晶状体造成瞳孔阻滞。②外伤或手术使晶状体皮质碎屑阻塞小梁网，或引起的炎症造成眼压升高。③晶状体溶解性青光眼：临床特点是起病急，眼痛、结膜明显充血，眼压高，角膜水肿，前房角开放且大致正常，前房闪辉强阳性，充满大量彩虹色颗粒。④晶状体膨胀引起的青光眼。

治疗原则：根据病情降眼压、摘除晶状体或行虹膜切除术解除瞳孔阻滞。

三、新生血管性青光眼

新生血管性青光眼（neovascular glaucoma）是一些视网膜疾病引起的较常见、较严重的合并症。常见的疾病为糖尿病性视网膜病变、视网膜静脉阻塞等。其确切机制尚不十分清楚。该病的临床过程可分为以下 3 个阶段，①青光眼前期：眼压正常，瞳孔缘或前房角出现细小的新生血管。②开角型青光眼期：虹膜表面新生血管增加，出现炎症反应，前房闪辉阳性，眼压升高，前房角开放。③闭角型青光眼阶段，纤维血管膜的收缩形成周边前粘连，前房角关闭，虹膜表面变平，瞳孔缘色素外翻。病程早期全视网膜光凝术可以有效地阻止新生血管青光眼的发生；伴有前房角新生血管形成者可联合前房角激光光凝术。间质混浊无法看清眼底时可使用全视网膜冷冻术。开角型青光眼期可以选择药物降眼压治疗。而闭角型青光眼期须采用改良性滤过手术，如小梁切除与周边虹膜、睫状突的眼内烧灼；激光角膜缘造瘘、巩膜瓣下引流管及活瓣植入术等。

四、青光眼与眼的炎症

许多炎症，如角膜炎、巩膜炎、虹膜睫状体炎、脉络膜炎及视网膜炎，无论是急性的、亚急性的或慢性的都可以引起继发性青光眼，其中以虹膜睫状体炎引起的继发性青光眼最为常见。炎性青光眼的治疗包括：①药物治疗，消除炎症、控制眼压。②激光治疗：如周边虹膜切除、瞳孔成形用来解除瞳孔阻滞。③手术治疗：继发性闭角型青光眼药物治疗失败时，可以做滤过性手术。

五、青光眼继发于眼内出血

（一）青光眼继发于前房积血

眼外伤，手术或因炎症、肿瘤及新生血管而自发性的前房积血，都能使眼压升高。高渗剂和房水生成抑制剂是控制这类青光眼的常用药，药物治疗 4 ～ 5 天无效时应考虑行前房冲洗术或超声乳化术、玻璃体切割术。

（二）青光眼继发于眼内的变性血细胞

有 3 个类型：① 血影细胞性青光眼是由玻璃体内变性的红细胞（血影细胞）进入前房阻塞前房角造成的。② 细胞溶解性青光眼比血影细胞性青光眼少见，是由于巨细胞吞噬了溶解的红细胞碎片，阻塞于小梁，使小梁变性。③ 含铁血黄素沉着性青光眼是由于小梁内皮细胞吞噬溶解的红细胞，血红蛋白的铁引起铁锈沉着，使小梁细胞变性、阻塞了房水的排泄。治疗包括给予降眼压药物、前房冲洗或玻璃体切割术。

六、青光眼与眼内肿瘤

笔记栏

各种肿瘤都可以引起继发性青光眼。恶性黑色素瘤是最常见的眼内恶性肿瘤。儿童最常见的引起继发性青光眼的肿瘤是视网膜母细胞瘤、青年黄色肉芽肿及髓上皮瘤。此外，由全身其他部位转移到眼内的肿瘤也可引起青光眼。

治疗方法：①肿瘤切除。②抗青光眼治疗：药物或滤过手术。

七、青光眼睫状体炎综合征

青光眼睫状体炎综合征（glaucomato-cyclitic syndrome）是反复发作的眼前节轻度炎症，伴随明显眼压升高，青壮年发病多见，多为单眼。发作时患者感觉眼轻度不适，视物模糊、虹视。轻度睫状充血，不同程度角膜水肿，角膜后有少量细小的羊脂状 KP。前房闪辉弱阳性。前房角开放，虹膜无前粘连，瞳孔稍微散大。眼压升高常在 40 ～ 60mmHg 之间，每次发作持续数日或 1 ～ 2 周，能自行缓解，易复发。一般局部应用激素联合降眼压治疗。病程较长且进行性视功能恶化者，也可行手术治疗。

八、青光眼与角膜内皮病变

原发性角膜内皮病变引起的继发性青光眼临床上分为三种类型。

（一）虹膜角膜内皮综合征

虹膜角膜内皮综合征（iridocorneal endothelial syndrome，ICE）是发生于青壮年的单眼的原发性角膜内皮病变，导致前房角异常、虹膜变形、角膜水肿、角膜后典型的斑点状银色反光痕迹及眼压升高，女性多见，以虹膜的不同临床特点分为 3 个亚型。① Chandler 综合征：以角膜内皮功能障碍为主，表现为不同程度的角膜水肿特点，眼压正常或轻度升高。虹膜形态基本正常，没有或轻度的瞳孔移位，前房角的周边前粘连范围不广泛。②进行性虹膜萎缩：特征为显著的虹膜萎缩，造成瞳孔移位及瞳孔缘色素外翻。虹膜裂孔形成，虹膜血管荧光照相证明为虹膜的缺血。③科根 - 里斯（Cogan-Reese）综合征：又称虹膜痣综合征，其特点为弥漫性的虹膜痣。痣的早期颜色较虹膜浅而平，渐渐地痣的颜色加深、隆起甚至有蒂。虹膜萎缩不明显，可有不同程度的角膜水肿，多与眼压升高的程度一致。早期治疗以药物控制眼压为主。药物治疗无效者采用手术治疗。激光小梁成形术效果不好，滤过性手术降压作用明显，但可因滤枕的内皮化而使手术失败。角膜水肿的治疗：①药物降低眼内压；②高渗溶液或软膏的应用；③必要时滤过性手术用来降低眼压以改善角膜水肿；④严重的角膜水肿做穿透性角膜移植。

（二）角膜后部多型性营养不良

角膜后部多型性营养不良是双侧性有家族倾向的角膜内皮病变，遗传方式可能为常染色体隐性遗传。治疗与 ICE 综合征相同。

（三）富克斯角膜内皮营养不良

富克斯角膜内皮营养不良伴浅前房者，逐渐增厚的角膜引起前房角关闭导致继发性闭角型青光眼。治疗同 ICE 综合征。继发于开角型青光眼者，治疗与原发性开角型青光眼相同。

九、恶性青光眼

睫状环阻塞性青光眼又称恶性青光眼（malignant glaucoma），是表现为前房中央区及周边明显变浅甚至消失，眼压升高，缩瞳剂使病情恶化，睫状肌麻痹剂使眼压下降等的一组症候群。其发病机制主要有以下两点：①各种原因引起睫状环缩小，与晶状体赤道部紧密相贴，睫状环阻塞，使后房水滞留于后房，向后流入玻璃体腔及玻璃体与视盘间的空隙，把玻璃体向前推，使晶状体虹膜隔前移，前房变浅。同时玻璃体腔内压力增高，使玻璃体脱水浓缩，浓缩的玻璃体对液体的传导性下降，积存于玻璃体内的液体越来越多，前房越来越浅，甚至消失（图 13-14）。②玻璃体前界膜增厚，通透性降低，阻断玻璃体内液体进入房水循环的途径，玻璃体水肿，晶状体悬韧带松弛，晶状体增厚，把周边虹膜挤入前房角隐窝，称为晶状体阻塞前房角。典型的恶性青光眼常在闭角型青光眼术后 1 ～ 5 天内发生，也有在术后数月至数年发生。非青光眼患者白内障摘除术后及开角型青光眼滤过术后缩瞳剂的应用，都可以诱发恶性青光眼发生。本病的治疗可联合采用作用较强的睫

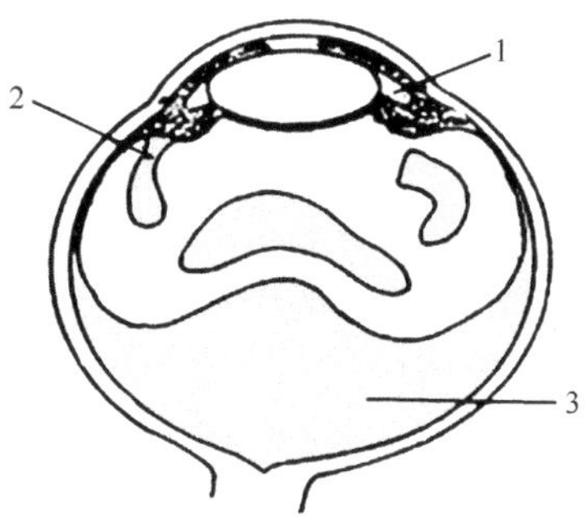

图 13-14 恶性青光眼

1. 睫状突晶状体赤道部阻滞；2. 房水进入玻璃体内；3. 玻璃体后脱离，房水潴留玻璃体后间隙

状肌麻痹剂如阿托品、后马托品或山莨菪碱眼液及其他降眼压药物，如高渗脱水剂、乙酰唑胺、0.5%噻吗洛尔及糖皮质激素。经药物治疗 5 日后仍未能缓解，前房浅、眼压高，必须行手术治疗。可采用氩离子激光睫状突光凝术、后巩膜切开与前房注气术、经平坦部玻璃体切割术等，术后继续用睫状肌麻痹剂防止复发。同时，对侧眼最好先做激光虹膜切开术，并合用睫状肌麻痹剂和激素，防止睫状肌痉挛和控制炎症，预防恶性青光眼的发生。

近年来对恶性青光眼的治疗除了上述方法外可行晶状体摘除术或联合玻璃体切割术，也可先选择超声乳化白内障摘除术联合人工晶状体植入术，若术后再次发生前房消失，则再行玻璃体切割术。

十、玻璃体视网膜手术后青光眼

玻璃体视网膜手术发生的青光眼主要原因是房水循环途径的扰乱和手术中应用的辅助材料的影响。

单纯玻璃体切割术其眼压升高可能与前列腺素的释放、红细胞溶解和炎症性玻璃体混浊物阻塞小梁网有关。玻璃体腔注入气体或硅油术后的俯卧体位就可以造成巩膜静脉压的升高，进而眼压升高；惰性气体浓度过高或硅油量过大可直接引起高眼压，硅油乳化进入前房，小梁网被微小硅油泡沫、色素细胞和充满硅油的巨噬细胞所堵塞，可阻碍房水通过小梁网外流。网膜复位后经视网膜裂孔和葡萄膜巩膜流出途径被迅速封闭。小梁网引流房水负担增加也可导致眼压升高。术后长期使用类固醇皮质激素也是玻璃体视网膜手术后引起眼压升高的因素，少数患者术中注射曲安奈德往往在较敏感者中引起顽固性的极高眼压。硅油填充术后早期在无晶状体眼发生 6 点位周边虹膜切除孔被渗出膜封闭，或硅油充填前房、前房角粘连或虹膜红变均可持续引起眼压升高，或俯卧位不能坚持使气体或硅油顶压前房角而引起高眼压。

治疗措施：如果眼压升高是由于注入气体或硅油过多造成的，需要放出部分气体或硅油以控制眼压；是由于硅油乳化阻塞小梁网，则需要尽早取出硅油；是由于术后前房炎症较重，炎症细胞阻塞小梁网，则需全部或局部用激素控制炎症，同时配合使用降眼压药物以控制眼压；是患者不能坚持俯卧位，则需要与患者充分沟通，解释原理，取得患者的理解和配合常常是预防和治疗这类高眼压并发症的关键。

第五节　先天性青光眼

先天性青光眼（congenital glaucoma）也称为发育性青光眼，分为原发性婴幼儿型青光眼、青少年型青光眼和伴有其他先天异常的发育性青光眼三类。常常双眼发病。目前多认为是多基因遗传。发育性青光眼病理解剖上有三类发育异常：①单纯的小梁发育不良。②虹膜小梁发育不良。③角膜小梁发育不良。小梁的发育异常使房水排泄受阻，眼压升高。

一、婴幼儿型青光眼

3 岁以前发病者以畏光、溢泪和眼睑痉挛为最主要的表现，患儿常常啼哭，烦躁不安，不睁眼睛。检查角膜增大、水肿，后弹力层破裂可以单发或为数条，位于周边与角膜缘呈同心圆排列，也可以位于中心互相交叉。角巩膜缘延长加宽可达 5mm，巩膜变薄呈淡蓝色，前房深，虹膜变薄，瞳孔中度散大，对光反射不敏感或消失。有时伴随晶状体半脱位。视盘凹陷扩大，视盘颜色相对红润。超声波检查眼前后轴延长。婴幼儿型青光眼发生越早，症状越重，预后越差。3 岁以后发病者眼前节变化不大，患儿常常没有症状，在高眼压的作用下主要表现为眼后部延长，近视性屈光不正。视盘凹陷扩大。诊断应依据：角膜横径大于 12mm，角膜混浊，前房角发育不良，视盘凹陷扩大，眼压升高＞ 24mmHg。婴幼儿型青光眼应及早发现尽早手术。手术成功率高，合并症少，能够减少因长期用药对全身或局部产生的副作用。婴幼儿型青光眼往往形成弱视。

二、青少年型青光眼

一般无症状，多数直到有明显视功能损害时如视野缺损才注意到，有的以失用性斜视为首次就诊症状，其表现与原发性开角型青光眼相同。

笔记栏

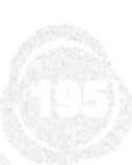

三、伴有其他先天异常的发育性青光眼

伴有其他先天异常的发育性青光眼与先天性青光眼的区别是除前房角发育缺陷外，还伴有其他眼部和全身的异常。最常见的是 Axenfeld-Rieger 综合征、Peter 异常及无虹膜。治疗同先天性青光眼。缩瞳剂与激光小梁成形无效，前房角切开、小梁切开、小梁切除术都可选用。Peter 异常的治疗采用角膜移植及抗青光眼手术，可能有机会挽救部分视力。

【治疗】 先天性青光眼原则上一旦诊断应尽早手术治疗。抗青光眼药物在儿童的全身不良反应严重，耐受性差，仅用作短期的过渡治疗，或适用于不能手术的患儿。药物治疗的原则是选择低浓度并注意对全身的影响，可选用β-肾上腺素受体阻滞剂、α_2受体激动剂、局部碳酸酐酶抑制剂等。局部用药应立即按压鼻泪排出系统至少 2 分钟。口服乙酰唑胺为 5 ～ 10mg/kg 体重，3 ～ 4 次 / 日。对 3 岁以下患儿可选用小梁切开术（trabeculotomy）或前房角切开术（goniotomy），3 岁以上及所有伴角膜混浊影响前房角视见的病例适于小梁切开术。特点是术后不需滤过泡引流，其房水循环仍为生理性的外流途径。从手术效果来看，首次手术成功率高，患儿在 1 ～ 24 个月龄，尤其 1 ～ 12 个月龄时手术成功率高，术后畏光、流泪、睑痉挛症状多数很快解除。小梁切开术和前房角切开术可多次施行，如失败则选择小梁切除术（trabeculectomy）等滤过性手术。研究显示，对角膜直径＞13mm、眼压 25mmHg 以上、角膜透明度较差的原发性婴幼儿型青光眼患儿，选择小梁切开联合小梁切除术联合丝裂霉素 C 的效果较好。对多次小梁切除术失败者可考虑房水引流物植入术。对先天性青光眼的处理，还应加强手术后视功能的恢复治疗，如屈光不正、弱视的矫正等。

第六节 混合性青光眼

任何两种及以上方式共同存在的青光眼称为混合性青光眼。①开角型青光眼与闭角型青光眼的混合：见于浅前房窄角的开角型青光眼。②开角型青光眼与继发性青光眼的混合：见于开角型青光眼者与各种原因引起的新生血管性青光眼、出血性青光眼、外伤性青光眼的联合等。③闭角型青光眼与继发性青光眼的混合：如闭角型青光眼容易发生视网膜中央或分支静脉阻塞，形成新生血管性青光眼等。由于混合性青光眼病因复杂、治疗困难，应根据不同的情况选择相应的青光眼治疗措施。

【思考题】

1. 简述青光眼的概念。
2. 简述高眼压症的概念。
3. 简述急性闭角型青光眼的临床表现和诊疗原则。
4. 简述开角型青光眼的早期诊断要点。
5. 房水是如何循环的？

（梅立新）

第十四章　葡萄膜病

【学习要点】

1. 掌握葡萄膜炎的分类及病因、发病机制；前葡萄膜炎的类型、临床表现及治疗原则。

2. 熟悉特殊类型葡萄膜炎的临床表现及治疗原则。

3. 了解中间葡萄膜炎的定义及临床表现。

葡萄膜位于眼球壁的中层，因富于血管和色素，又名血管膜或色素膜，外为巩膜，内为视网膜，包括前部的虹膜，中间的睫状体和后部的脉络膜三部分，彼此相互连接，病变时可相互影响。

葡萄膜主要功能：①提供眼球的营养；②睫状体分泌房水，维持眼内压并营养眼内组织及角膜；③脉络膜可起到隔热、遮光和营养外层视网膜的作用。

葡萄膜病是常见眼病，也是主要致盲眼病之一，占眼病的 5.7% ～ 8.2%，这可能与葡萄膜血供丰富，血流缓慢，来自全身血液的各种有害物质、免疫复合物等容易在此滞留有关。其中以葡萄膜炎发病率最高。葡萄膜炎狭义上包括虹膜、睫状体和脉络膜的炎症，广义上则包括葡萄膜、视网膜、视网膜血管和玻璃体的炎症。葡萄膜炎多发于青壮年，常合并系统性全身免疫性疾病，病情反复，最终引起严重的并发症，甚至视力丧失。另外，葡萄膜肿瘤和退行性病变也比较常见。

第一节　概　　论

【病因】　葡萄膜炎的病因较多，发病机制复杂，与种族、性别、年龄、全身免疫状态等多种因素有关，常见的有以下几种。

1. 外因性　由外界致病因素所致。

（1）感染性因素：如眼球穿通伤、眼内异物、内眼手术、角膜溃疡穿孔等，细菌或真菌等病原体直接进入眼内，引起葡萄膜的炎症。

（2）非感染性因素：机械伤、化学烧伤及动植物毒素刺激等引起，眼内铜或铁性异物长期化学反应也可引起。

2. 内因性　是葡萄膜炎最常见的原因。

（1）感染性内因：多发于老年人、儿童及免疫功能低下者，病原体从身体的其他部位经血行播散至眼内引起葡萄膜炎，包括：①细菌或病原微生物，如结核、梅毒、钩端螺旋体病等；②病毒，如腺病毒、单疱疱疹病毒、带状疱疹病毒、巨细胞病毒等；③真菌，如镰刀菌、白念珠菌等；④寄生虫，如弓形虫感染、猪囊虫感染等。

（2）非感染性内因：是葡萄膜炎最常见的原因。对自身视网膜 S 抗原、色素、光感受器间结合蛋白（IRBP）、晶状体蛋白产生变态反应，导致内源性葡萄膜炎，如交感性眼炎、福格特 - 小柳 - 原田综合征、贝赫切特（Behcet）综合征、富克斯（Fuchs）综合征、伴关节炎的葡萄膜炎等。

3. 继发性　继发于眼部及眼附近组织的炎症。

（1）继发于眼球本身的炎症：如角膜溃疡、巩膜炎、视网膜炎等。

（2）继发于眼附近组织的炎症：如眼眶脓肿、鼻旁窦炎、脑膜炎等。

【分类】　由于葡萄膜炎的病因和发病机制复杂，其分类方法也有多种，比较常见的是以下几种分类方法。

1. 根据病因分类　根据病因葡萄膜炎可分为外因性、内因性和继发性三类，或直接分为感染性和非感染性两类，前者又包括细菌、病毒、真菌、寄生虫等引起的感染，后者包括自身免疫性、创伤性、特发性、伪装综合征等。这种分类方法应该是最理想的分类方法，但是由于临床上大多数葡萄膜炎病因不明，所以该分类方法不常用。

2. 根据炎症的发病部位分类　是目前最常用，也是得到国际眼科学会认可的一种分类方法。分为：①前葡萄膜炎，包括虹膜炎和虹膜睫状体炎；②中间葡萄膜炎，即周边葡萄膜炎或睫状体平坦

笔记栏

部炎；③后葡萄膜炎，包括脉络膜炎、脉络膜视网膜炎、视神经视网膜炎、视网膜炎等；④全葡萄膜炎。

3. 根据炎症性质分类 根据炎症的发病特点，葡萄膜炎可分为化脓性和非化脓性炎症两种，后者又分为肉芽肿性和非肉芽肿性炎症。以往认为肉芽肿性葡萄膜炎与病原体感染有关，而非肉芽肿性葡萄膜炎多与机体对某些物质的过敏有关，现研究发现，一些非感染因素所引起的葡萄膜炎可表现为肉芽肿性炎症，而一些感染因素所致的葡萄膜炎也可表现为非肉芽肿性炎症，故不能根据病理特点区分是感染因素还是非感染因素。

4. 根据临床病程特点分类 分为急性葡萄膜炎和慢性葡萄膜炎，一般病程在 3 个月内者称为急性葡萄膜炎，超过 3 个月者称为慢性葡萄膜炎。

临床上，各种分类方法并不是绝对孤立的，常结合两种分类方法命名，如急性虹膜睫状体炎等。

【临床表现】

1. 症状

（1）疼痛：由于睫状肌收缩、肿胀组织的压迫及毒性物质刺激三叉神经末梢等引起，常有明显的眼部疼痛，重者可放射至眉弓及额部，睫状区压痛，伴眼部痉挛、畏光、流泪等刺激症状，夜间较重。

（2）视力减退：视力减退程度取决于病变部位和屈光间质混浊的程度，眼前部炎症急性期由于角膜水肿、KP、房水混浊及炎性渗出，视力下降；后葡萄膜炎，尤其是累及黄斑部的葡萄膜炎，早期就可能出现明显的视力下降，甚至视物变形、变暗等。炎症侵及睫状体，可引起睫状体痉挛，导致暂时性近视。

2. 体征

（1）睫状充血：为急性前葡萄膜炎的重要体征。炎症刺激角膜缘的深层巩膜血管，使其充血，呈暗红色或深紫色，严重者伴有结膜充血水肿，为混合充血。睫状充血应与结膜充血相鉴别（见表 9-1，图 14-1、图 14-2）。

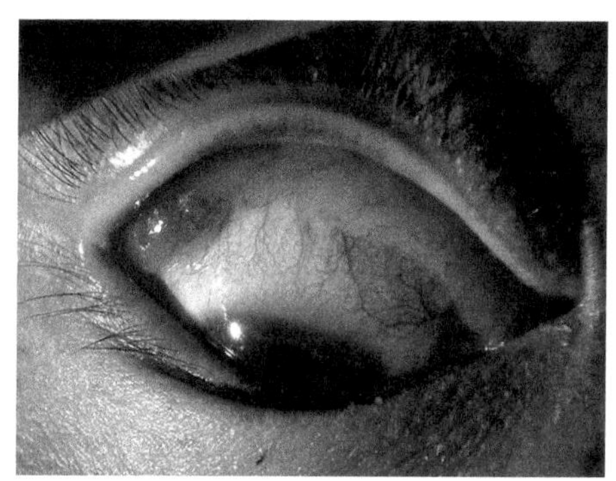

图 14-1 结膜充血

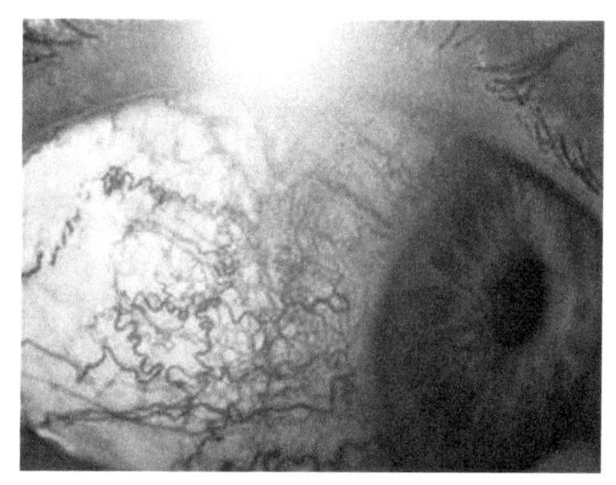

图 14-2 睫状充血

（2）角膜后沉着物（KP）：是炎症细胞或色素细胞黏附于角膜内皮形成的。根据炎症的性质、轻重、时间长短，KP 的大小、形态、数量和部位不同，常见的有：

1）细小尘状 KP：裂隙灯显微镜下呈灰白色点状，主要由多核细胞、淋巴细胞和少量浆细胞组成，多见于非肉芽肿性炎症。

2）羊脂状 KP：较大的圆形、灰色结节（图 14-3），由巨噬细胞和类上皮细胞组成，常见于肉芽肿性炎症或慢性炎症，如结核病、结节病、交感性眼炎等。

3）色素性 KP：呈棕色，由炎症细胞吸收后的细胞膜或细胞渣残留形成，多见于陈旧性葡萄膜炎，提示曾发生过炎症。

（3）房水闪辉：虹膜血管壁有血 - 房水屏障作用，故正常情况下房水内仅含有微量蛋白成分，房水透明，炎症时虹膜血管扩张，血 - 房水屏障功能破坏，血管通透性增强，房水内蛋白和细胞成分增多，房水混浊，裂隙灯下可见一淡灰色光带，如阳光射入充满灰尘的房间，这种现象称为房水闪辉，即 Tyndall 征阳性。炎症反应严重者可见前房积脓（图 14-4）或出血。房水闪辉可分为五级（表 14-1）。

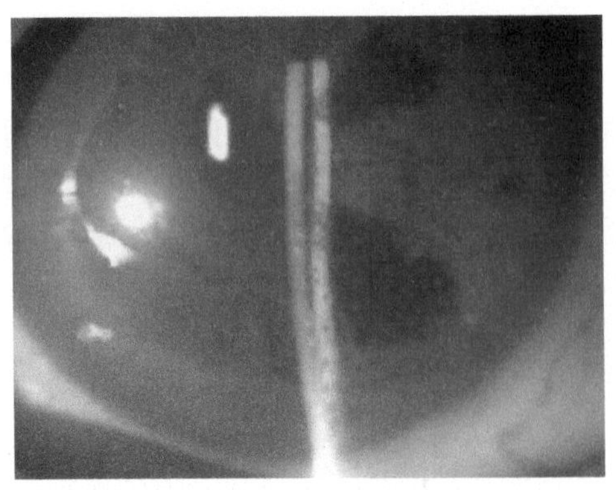

图 14-3　羊脂状 KP

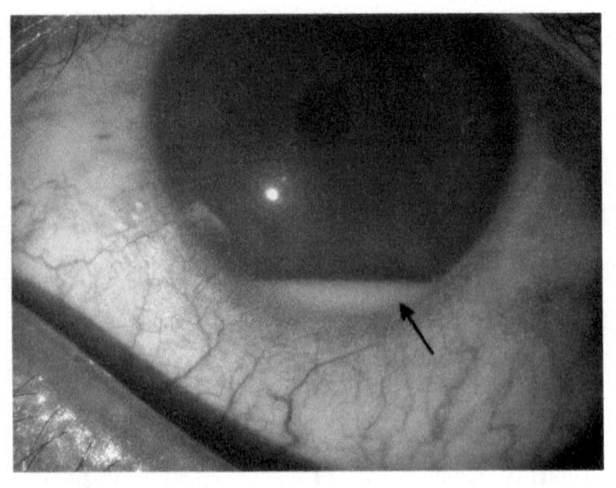

图 14-4　前房积脓（箭头所示）

表 14-1　房水闪辉的分级

级别	前房闪辉情况
0 级	无前房闪辉
+ 级	微弱的前房闪辉
++ 级	中度前房闪辉，透过闪辉可以辨别虹膜和晶状体
+++ 级	显著的前房闪辉，透过闪辉难以辨认虹膜和晶状体
++++ 级	严重的前房闪辉，伴有大量纤维素性渗出

房水细胞是指房水中尘状的颗粒，大小均匀一致，应在足够暗的房间内进行检查，通常把裂隙灯光源和显微镜的角度调整为 45° ～ 60°，约 1mm×0.5mm 短光束，计算所有光束内的细胞，可分为 5 级（表 14-2）。

表 14-2　房水细胞分级

级别	房水细胞数
0 级	无细胞
+ 级	每个视野 5 ～ 10 个细胞
++ 级	每个视野 11 ～ 20 个细胞
+++ 级	每个视野 21 ～ 50 个细胞
++++ 级	每个视野 51 个或以上细胞

前房闪辉代表炎症时血 - 房水屏障功能破坏的程度，外伤、高眼压等均可引起血 - 房水屏障的破坏，是非特异性的，而房水细胞代表了炎症的存在及其严重程度，具有重要意义。

（4）瞳孔变小、变形：由于虹膜组织充血水肿，炎症细胞浸润，瞳孔括约肌痉挛，瞳孔缩小，对光反射迟钝或消失；严重时，虹膜后粘连（图 14-5），如果此时及时应用散瞳剂，可拉开粘连的虹膜，仅在晶状体表面遗留部分虹膜色素，呈环状分布，可作为炎症后遗留的痕迹；如果后粘连不能拉开或部分拉开，瞳孔呈梅花状；炎症较重，渗出较多时，瞳孔区可全部后粘连，前后房流通受阻，称为瞳孔闭锁，或渗出物在瞳孔区机化形成膜状物覆盖于瞳孔区，形成瞳孔膜闭（图 14-6）。如果瞳孔变形，虹膜可与角膜粘连，多见于周边部，称为周边虹膜前粘连，可导致前房角粘连甚至继发青光眼。

（5）虹膜改变：虹膜充血水肿致使虹膜纹理不清、颜色晦暗，炎症时间久后可引起虹膜脱色素及虫蚀样改变。肉芽肿性炎症可形成虹膜结节，常见的有两种：

1）克普结节：为圆形或卵圆形的半透明灰色小结节，分布于瞳孔缘，多见于炎症的早期，数目多少不一，可在数天内消失，炎症反复时可重复出现，容易形成虹膜后粘连。

笔记栏

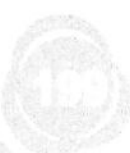

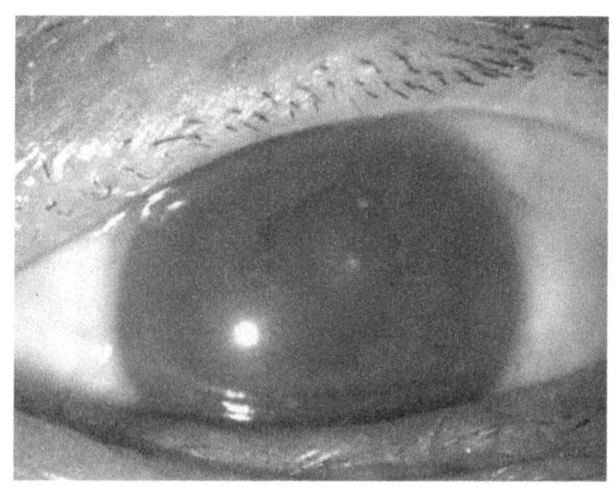

图 14-5　虹膜后粘连，梅花状瞳孔

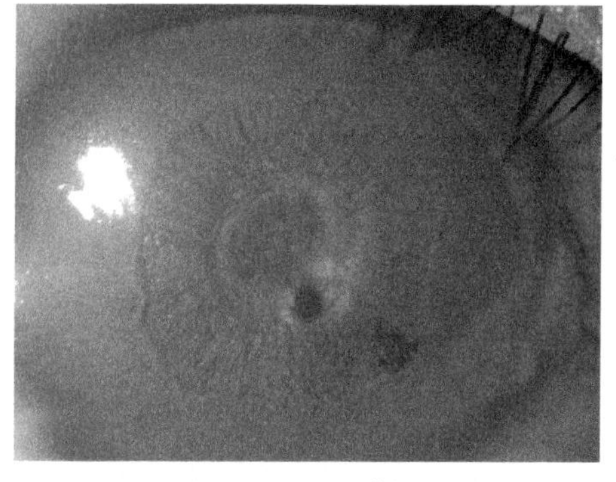

图 14-6　瞳孔膜闭

2）布萨卡结节：为白色透明或半透明结节，较大，多位于虹膜卷缩轮附近的虹膜实质内，存在时间不一，可很快消失，或持续数月，位于巩膜根部者易造成虹膜前粘连。另外，反复持续性的虹膜炎症还可引起虹膜表面新生血管形成（图 14-7）。

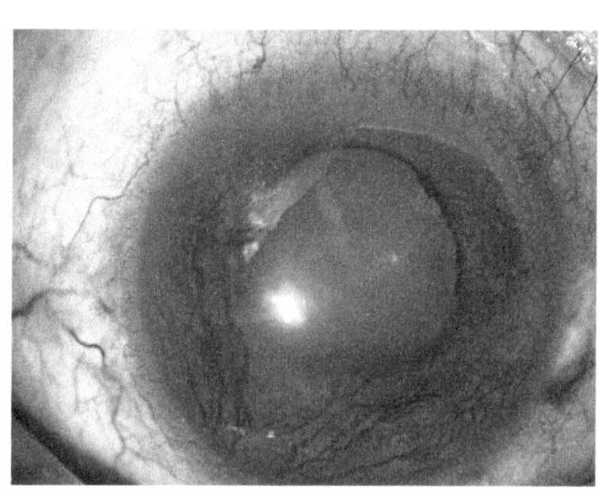

图 14-7　虹膜表面新生血管

（6）晶状体：由于炎症渗出引起虹膜后粘连，应用散瞳剂后，后粘连拉开，晶状体表面可见色素沉着（图 14-8），是曾经发生过葡萄膜炎的表现；炎症反复发作或持续存在，影响房水代谢，可引起晶状体混浊（图 14-9）。

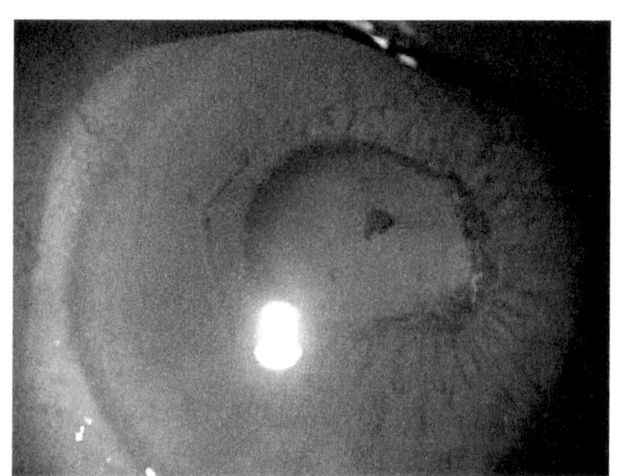

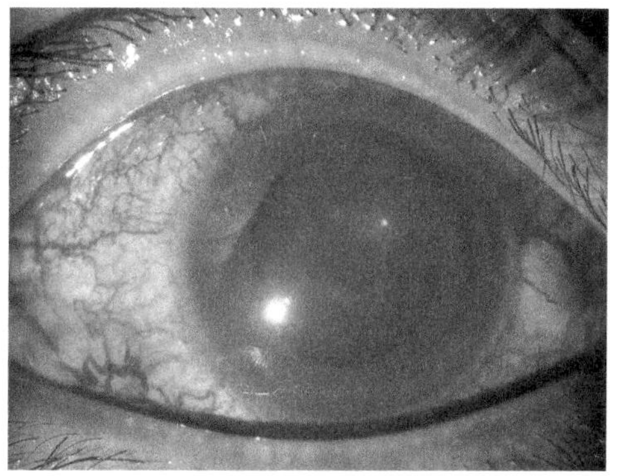

图 14-8　晶状体前色素沉着

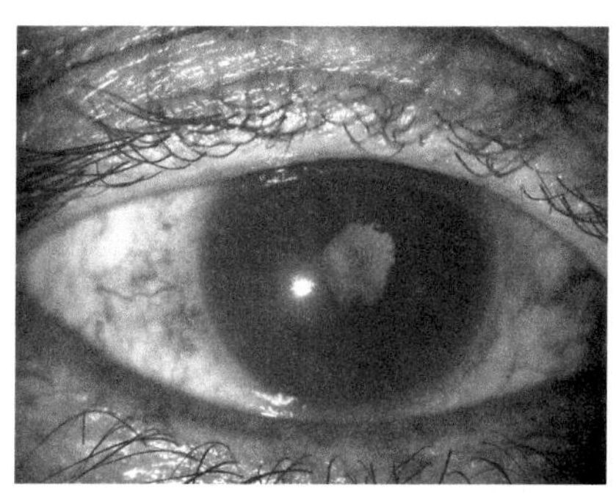

图 14-9　并发性白内障

（7）玻璃体混浊：玻璃体内可见色素性、絮状、雪球状、条索状混浊，严重者呈片状或膜状，严重影响视力。

（8）眼底改变：眼底可见视盘充血水肿，视网膜灰白色或灰黄色，弥漫性或局限性水肿渗出，边界不清，渗出较多者可引起视网膜脱离。晚期水肿吸收后形成萎缩灶，色素脱失，可暴露出白色的巩膜及巩膜血管，即所谓的“晚霞样眼底”（图 14-10）。

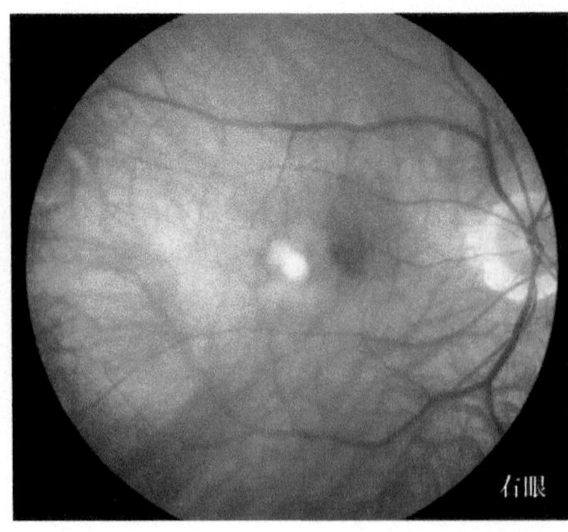

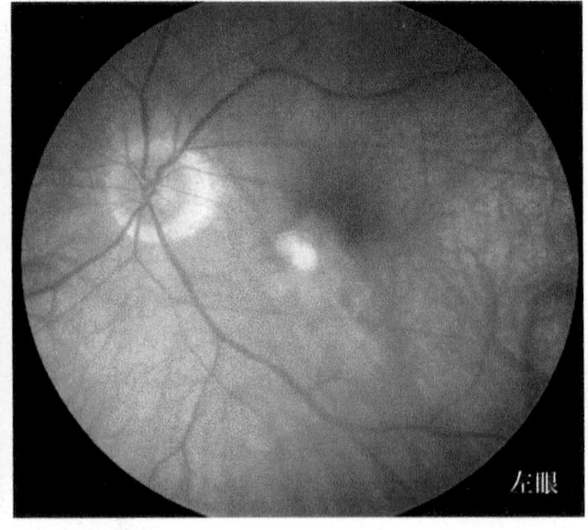

图 14-10 晚霞样眼底

【治疗】

1. 散瞳 一旦临床确定诊断，应立即应用散瞳剂。应用散瞳剂可麻痹瞳孔括约肌和睫状肌，解除痉挛，减少睫状肌对睫状血管、神经的压迫，减轻疼痛；改善局部血液循环，降低血管的通透性，减少渗出及充血水肿；散大瞳孔，防止虹膜后粘连或拉开已形成的虹膜后粘连。

急性严重者常用阿托品滴眼剂或眼膏（0.5%～2%）或东莨菪碱（0.25%～0.5%，用于对阿托品过敏者），散瞳效果强，持续时间约为 2 周；轻中度炎症者可用托吡卡胺（1%～2%）、后马托品（1%～4%）、去氧肾上腺素（1%～10%）等，作用时间短，持续时间为 4～5 小时，去氧肾上腺素仅有散瞳作用，而无睫状肌麻痹作用，一般仅用于散瞳检查，或用于轻微的前葡萄膜炎患者；对于严重的虹膜后粘连患者，单用散瞳剂不能散开时，可结膜下注射散瞳合剂（0.5% 去氧肾上腺素、0.4% 后阿托品和 1% 普鲁卡因等量混合液，或 1% 阿托品、4% 可卡因和 0.1% 肾上腺素等量混合液），每次 0.1～0.3ml。

2. 糖皮质激素 有抗炎、抗过敏和免疫抑制作用，是治疗葡萄膜炎的非特异性有效方法。临床需根据炎症的轻重程度及患者的全身情况决定局部还是全身用药及用药的剂量（表 14-3）。常见的局部应用方法有：

（1）滴眼剂：对于炎症局限于前葡萄膜者，可局部用糖皮质激素滴眼剂和眼膏点眼，如醋酸可的松、地塞米松等。

（2）结膜下注射：多用于前葡萄膜炎，常用地塞米松，每天或隔天一次，效果较好，副作用小。

（3）球旁（球后）注射：多用于中间葡萄膜炎及后葡萄膜炎，如地塞米松等。

表 14-3 常用糖皮质激素制剂的比较

药物	等效剂量 /mg	相当抗炎效果	对受体亲和力	对水钠的影响（比值）	血清半衰期 / 分	药理半衰期 / 小时	HPA 抑制时间 / 天
氢化可的松	20	1.0	100	1.0	90	8～12	1.25～1.50
可的松	25	0.8	1	0.8	30	8～12	1.25～1.50
泼尼松	5	4.0	5	0.6	60	12～36	1.25～1.50
泼尼松龙	5	4.0	220	0.6	200	12～36	1.25～1.50
甲泼尼龙	4	5.0	1190	0.5	180	12～36	1.25～1.50
地塞米松	0.75	25	710	0	200	36～72	2.75
贝他米松	0.60	25	540	0	＞300	36～72	3.25

注：HPA. 下丘脑 - 垂体 - 肾上腺轴。

全身可口服或静脉滴注，常用的是氢化可的松、地塞米松、泼尼松龙等。根据血浆皮质醇水平的日夜规律，由于早晨 6～8 点血浆中皮质醇的分泌量最高，可选择此时给药以减轻皮质激素引起的负反馈效应，减少全身副作用。大剂量应用激素时，开始要快减，以后根据病情每 5～7 天减量一次。全身应用糖皮质激素前要注意患者的全身情况，有消化道溃疡、活动性结核、精神病、高血压、糖尿病者应禁用，感染性疾病患者可在强有力的抗生素应用后 24～48 小时再用激素。用药期

笔记栏

间应定期监测血压、血糖、电解质及眼压情况，及时补钾，必要时停用激素。

3. 非甾体抗炎药　可抑制前列腺素、激肽、组胺等化学介质的形成，对抗炎症，防止炎症所致的血-眼屏障破坏，尤其适用于因角膜上皮不好而不能应用糖皮质激素的患者。常用的有水杨酸类和吲哚美辛类。

非甾体抗炎药的副作用常见有胃肠道刺激症状，个别出现粒细胞减少、肝肾功能损害等，因此有消化道溃疡、肝肾功能不全者及儿童应慎用。

4. 免疫抑制剂治疗　临床上多数葡萄膜炎病因不明，但常与免疫反应有关，因此对于一些应用激素治疗无效或顽固性葡萄膜炎，可试用免疫抑制剂治疗，但目前所用的免疫抑制剂多为抗恶性肿瘤药物，毒性较大，副作用较强，因此需慎用，用药前需检查患者血常规、肝肾功能及血压、血糖情况，用药过程中每周检查血常规，若白细胞低于4000/mm^3，血小板低于100 000/mm^3，应立即停药，应用免疫抑制剂之前应用糖皮质激素者，应减少激素用量。

常用的免疫抑制剂有以下几种。①环磷酰胺：成人每次口服50mg，每日1～3次，维持量为每日50mg；静脉用药为100～200mg加入20ml生理盐水中缓慢静脉推注，每日或隔日一次。常见的副作用为膀胱损害，出现血尿，部分患者出现胃肠道症状及骨髓抑制。②苯丁酸氮芥：成人每日5～10mg，可采用逐渐加量法，即开始每日2mg，逐渐增加到每日10mg，或逐渐减量法，开始每日5mg，4个月后减为隔日5mg，9个月为一疗程。副作用较小，部分有骨髓抑制或影响生殖，是治疗Behcet综合征的首选药。③秋水仙素：常用剂量为每次0.5mg，每日2次，副作用主要为骨髓抑制和影响生殖。④环孢素A（cyclosporine A，CsA）：是从某种真菌中提出来的免疫抑制剂，对辅助性T细胞有特殊的抑制作用。常用的剂量是每日1～5mg/kg。主要副作用为肝肾损害。⑤FK506：是一种新型的免疫抑制剂，与环孢素A相似，但抑制效力明显强，每日口服剂量为0.05～0.2mg/kg，一般应用2～7个月。副作用有胃肠道症状、头痛、肝肾功能异常等，但不常见。

5. 热敷、理疗　可扩张血管，促进血液循环，促进炎症吸收，减轻疼痛反应。其他治疗：对于炎症刺激症状严重者，可戴墨镜，减轻刺激；伴有全身症状者，应根据病因全身治疗。

第二节　前葡萄膜炎

案例 14-1

患者，男性，32岁，因右眼眼红、眼痛3天，视力下降2天就诊。

患者3天前感冒后出现右眼眼红、眼痛、畏光、流泪，到卫生所就诊，诊断为“细菌性结膜炎”，给予氧氟沙星滴眼液点眼，眼红眼痛无改善，视力下降，来院就诊。既往无高血压、糖尿病等遗传病史，无眼病史。

眼部检查：右眼视力0.02，左眼视力1.2，双眼眼压正常。右眼混合充血，角膜后散在细小灰白色性KP，前房深度适中，房水闪辉阳性（++++），虹膜后粘连，瞳孔区大量纤维渗出。全身检查未见明显异常。骶髂关节及腰部X线片未见明显异常，抗“O”、红细胞沉降率检查正常。

问题：

1. 该患者诊断为何种眼病？
2. 为明确诊断，该患者还需要进行哪些辅助检查？
3. 该患者如何进行治疗？

前葡萄膜炎是葡萄膜炎中最常见的一种类型，占葡萄膜炎的50%～60%，包括虹膜睫状体炎、虹膜炎和前部睫状体炎三种，临床上可急性或慢性发病。治疗不当常可引起严重并发症，是眼科常见病和多发病。

【临床表现】

1. 症状

（1）眼红、眼痛、畏光、流泪：自觉症状较明显，与炎症的严重程度成正比，严重时可累及眼眶、额部及面部，光刺激或压迫眼球时疼痛明显，夜间较白天重。慢性葡萄膜炎者疼痛不明显。

（2）视力减退：初发病时视力下降不明显，随着炎症加重，角膜水肿、角膜后沉着物、前房内纤维渗出等导致的屈光间质混浊，睫状肌痉挛引起的暂时性近视等均可影响视力。

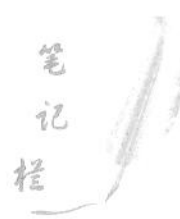

部分患者眼部发病前有发热、头痛、全身不适等病毒感染症状。

案例 14-1 症状

患者感冒后出现右眼眼红、眼痛、畏光、流泪等不适。

患者视力最初不受影响，可能因为最初炎症反应不重，随炎症加重，视力下降。

2. 体征

（1）睫状充血：表现为角膜缘附近深层的血管充血，严重者伴有结膜充血水肿，即混合充血。

（2）角膜后沉着物：急性期可表现为尘状 KP，慢性期可见细小点状或羊脂状 KP，多呈三角形沉积在角膜下方，大颗粒在上，小颗粒在下，炎症消退后可吸收。注意单纯疱疹病毒性虹膜睫状体炎和 Fuchs 综合征患者 KP 可弥漫分布于整个角膜，对诊断有一定意义。

（3）房水混浊：是前葡萄膜炎活动处于活动期的特征性表现，裂隙灯强点状光或短光带照射时可见一淡灰色光带，即 Tyndall 征阳性，重者可见纤维素性渗出及脓性渗出物，沉积于下方形成前房积脓，代表着炎症的存在及严重程度。重者可见前房积血，如带状疱疹病毒感染、Fuchs 综合征等。

（4）瞳孔变小、变形：炎症期，由于炎症刺激瞳孔括约肌收缩，瞳孔缩小，对光反射迟钝或消失；严重时，虹膜后粘连，最终引起瞳孔闭锁或膜闭。虹膜后粘连时，及时应用散瞳剂，可拉开粘连的虹膜，炎症重时，不能全部拉开粘连的虹膜，则形成梅花状、梨状或不规则形瞳孔，晶状体表面色素沉着，是炎症曾经发生过的典型体征。炎症期亦可发生周边虹膜前粘连，导致前房角关闭。

（5）虹膜改变：虹膜纹理不清，颜色晦暗。肉芽肿性炎症可形成虹膜结节，常见克普结节和布萨卡结节。炎症反复发作，可引起虹膜脱色素，虹膜萎缩或新生血管形成。

（6）玻璃体混浊：睫状体炎症时炎症可波及前部玻璃体，玻璃体前部可见到细小点状或絮状混浊，甚至条状混浊。

（7）前房角改变：前葡萄膜炎的前房角可发生多种改变，如前房角新生血管、周边虹膜前粘连等。

（8）眼压改变：眼压一般正常，也可高可低。虹膜炎症早期，血管扩张，前房内渗出增多，炎症细胞等阻塞前房角，可引起眼压增高，炎症控制后恢复正常；睫状体炎症时，房水分泌减少，眼压可一过性降低，炎症消退后，眼压恢复正常；炎症控制不及时，虹膜后粘连、瞳孔膜闭、瞳孔闭锁等可引起眼压升高。

案例 14-1 体征

眼部检查见右眼视力 0.02，左眼视力 1.2，右眼视力明显下降。

右眼混合充血，角膜后散在细小灰白色 KP，前房深度适中，房水闪辉阳性，瞳孔区大量纤维渗出，虹膜后粘连，是眼内炎症反应的常见体征。

【并发症】

1. 角膜混浊 炎症反复发作，可累及角膜内皮，破坏内皮房水屏障，引起角膜水肿混浊；晚期，炎症长期存在时，可发生角膜带状混浊，尤其见于睑裂部。

2. 继发性青光眼 虹膜后粘连、瞳孔膜闭、瞳孔闭锁引起瞳孔阻滞，或炎症细胞、组织碎片阻塞前房角、虹膜前粘连、前房角新生血管等均可造成房水流出受阻，继发青光眼。

3. 并发性白内障 炎症反复发作或持续存在，炎性介质引起房水成分改变，影响晶状体代谢，造成晶状体混浊，最常见于后囊下混浊，也可表现为前囊上皮、赤道部混浊。

4. 眼球萎缩 长期睫状体炎症可造成睫状体萎缩，房水分泌减少，眼球缩小，视力丧失，即眼球萎缩。

案例 14-1 并发症

患者眼部检查见虹膜后粘连，系炎症渗出引起，因炎症发病时间短，尚无眼部其他并发症发生。

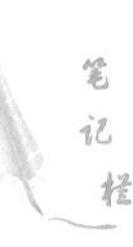

【诊断与鉴别诊断】 虹膜睫状体炎常有明显的症状、体征：眼红、眼痛、视力下降、睫状充血、KP、房水闪辉、瞳孔改变及虹膜改变，其中睫状充血、细小尘状及羊脂状 KP 和房水闪辉表示

有活动性炎症，虹膜后粘连和KP则提示曾患过虹膜睫状体炎。特别要注意早期的虹膜睫状体炎，仅有眼红、眼痛，无明显视力下降，眼部检查无明显的炎症表现，仔细检查方见到房水闪辉。

虹膜睫状体炎的病因诊断很困难，应详细询问患者病史、家族史、全身病史，尤其是有无脊柱炎、关节炎、结核、艾滋病、风湿性疾病、消化系统及泌尿系统疾病等，可在应用药物治疗之前行骶髂关节X线片、抗“O”、红细胞沉降率检查，以便及时治疗。

典型的虹膜睫状体炎诊断并不困难，但炎症早期，体征不典型时需与以下疾病鉴别：

1. 急性结膜炎　患者多主诉眼红、眼痛，结膜水肿严重遮盖角膜或炎症累及角膜上皮时可引起视力下降，但房水闪辉阴性，瞳孔及虹膜均无改变，裂隙灯检查可明确鉴别。

2. 急性闭角型青光眼　两者同有眼红眼痛、视力下降、畏光、流泪等不适，但青光眼患者前房浅，瞳孔大，眼压明显升高，而虹膜睫状体炎患者前房不浅，瞳孔小，前房内可见明显渗出，眼压变化不一定，升高时也不是很高，容易鉴别。

3. 其他原发性眼病　眼内恶性肿瘤如视网膜母细胞瘤坏死后坏死组织及毒素可引起剧烈的炎症反应，前房内可见大量渗出，甚至前房积脓，应用药物治疗效果不理想，要考虑到恶性肿瘤，可行眼科B超或眼眶CT检查确诊。视网膜脱离晚期往往合并慢性虹膜睫状体炎，故诊断虹膜睫状体炎时应注意眼底检查及眼部影像学检查，以排除视网膜脱离等眼底病。

案例14-1 诊断

患者感冒后出现右眼眼红、眼痛、畏光、流泪等不适，视力最初不受影响，可能因为最初炎症反应不重，随着炎症加重，视力下降（右眼视力0.02），可排除结膜炎。

眼部检查见右眼混合充血，角膜后散在细小灰白色KP，前房深度适中，房水闪辉阳性，瞳孔区大量纤维渗出，虹膜后粘连。出现了明显的眼内炎症表现。

双眼眼压正常，前房不浅，瞳孔不大，可排除急性闭角型青光眼。

临床诊断：右眼急性虹膜睫状体炎。

【治疗】　由于虹膜睫状体炎的病因诊断困难，目前多对症治疗，包括局部和全身治疗，基本的原则是散瞳、消炎，迅速控制炎症，预防并发症发生。

1. 局部治疗

（1）散瞳：是治疗虹膜睫状体炎的最重要措施。

急性严重者常用0.5%～2%阿托品滴眼剂或眼膏，一次应用散不开时可反复应用；轻中度炎症者可用1%～2%托吡卡胺、1%～4%后马托品，作用时间短，可有效起到活动瞳孔的作用；对于严重的虹膜后粘连患者，单用散瞳剂不能散开时，可结膜下注射散瞳合剂0.1～0.2ml。

散瞳时要注意眼压，尤其对于浅前房患者，可用短效的散瞳剂，以防青光眼的发生。另外还要注意，虹膜后粘连可发生于瞳孔缩小时，也可发生于瞳孔散大时，而后者因为瞳孔散大，产生畏光、流泪等不适，会给患者带来很大的不舒服，所以在选择散瞳剂时，一般选中效、短效的，使瞳孔不断地处于运动中，以防止虹膜后粘连发生。

（2）消炎：常用的有糖皮质激素和非甾体抗炎药，如帕利百、百力特、典必殊、双氯芬酸钠、吲哚美辛滴眼剂等，每日3～4次点眼，睡前应用眼膏涂眼；亦可应用地塞米松2.5mg结膜下注射，每日或隔日一次，连续5～6次，炎症重者，隔2～3天后可重复注射，效果好。

（3）热敷：常用湿热敷，热毛巾敷于眼前，每次15分钟，每天2～3次，或用热气、理疗等，以明显促进炎症吸收，减轻疼痛。

2. 全身治疗

（1）糖皮质激素：严重的虹膜睫状体炎，尤其伴有前房内大量渗出、玻璃体混浊、病情反复迁延不愈、局部治疗难以控制者，可全身应用糖皮质激素，常用泼尼松30mg口服或地塞米松10mg静脉滴注，早6～8时一次应用，以减少副作用，5～7天后根据病情逐渐减量，最后减为泼尼松维持剂量（5mg），直到炎症消退。

（2）非甾体抗炎药：常用的有肠溶阿司匹林（0.3g，一日3次）、吲哚美辛（25mg，一日3次）等，应用的同时也要注意其胃肠道刺激症状及肝肾功能情况。

（3）免疫调节剂：对严重患者，应用激素治疗不理想者，可适当应用免疫抑制剂，如环磷酰

笔记栏

胺、苯丁酸氮芥、环孢素 A、FK506 等。

3. 中医治疗 中医认为葡萄膜炎属风热类疾病，可疏风清热治疗，药用银花 20g、连翘 15g、菊花 18g、薄荷 12g、芦根 15g、川芎 12g、白芷 10g、夏枯草 15g，伴口渴者加石膏 20g、元参 15g，大便秘结者加大黄 12g、川朴 12g，水煎服。

4. 并发症的治疗 继发性青光眼患者需用降眼压药物，单用滴眼剂不能控制时，可行激光虹膜周边切除术或滤过性手术；并发性白内障患者可在炎症缓解后 2 ～ 3 个月行白内障手术，部分患者可恢复一定视力；对于炎症引起的长期低眼压，有人提出行玻璃体切割术，以去除睫状体表面的膜状物，部分患者可保留眼球及部分视功能。

案例 14-1 治疗

治疗感冒，锻炼身体，增强身体抵抗力。

局部用药：典必殊滴眼液点眼，睡前四环素可的松眼膏涂眼；地塞米松 2.5mg 结膜下注射，隔日 1 次，连续 5 次，阿托品眼膏涂眼散瞳，防止虹膜后粘连。

全身用药：泼尼松 30mg，口服，每日 1 次，连续 5 天后逐渐减量；吲哚美辛 25mg，口服，每日 3 次。

湿热敷：每日 2 次，每次 15 ～ 20 分钟。

第三节　中间葡萄膜炎

【临床表现】 多数患者无明显症状，或仅感到眼前黑影飘动，严重时可出现视力下降、眼痛等不适。

眼前节多无改变或仅有轻度炎症，仅出现细小 KP 或房水闪辉弱阳性，前房内凝胶状沉积物、虹膜前后粘连等，个别儿童患者可出现严重的眼前节炎症表现。

玻璃体基底部、睫状体平坦部和周边部视网膜为最常见的炎症发生部位，玻璃体内可见尘埃状或小粒状混浊，三面镜下见睫状体平坦部和玻璃体基底部有小白雪球样混浊，随炎症进展，融合成片，在眼球下方形成典型的雪堤样改变，呈白色或黄白色，有人称为“后房积脓”，其位置、大小及数目可有很大差别，可局限于睫状体平坦部或延伸到锯齿缘，可以单一出现或多个同时出现，以一个主要的为中心呈卫星状分布。

眼底病变多见于周边部，出现周边部视网膜血管周围炎和血管炎，静脉比动脉常见，血管旁见白鞘或血管闭塞成白线，严重时可累及后极部，引起黄斑或视盘水肿。

【分类、分型和分期】

1. 分类 据其临床特点，目前可分为三类：睫状体平坦部炎、慢性睫状体炎和血管炎三类。

2. 分型 有良性型、血管闭塞型和严重型。良性型最常见，一般炎症发生数日即可消退，渗出吸收，眼部检查后遗症较少，预后好；血管闭塞型可导致周边部视网膜血管闭塞，最终导致视神经萎缩，视网膜萎缩变性；严重型，由于渗出较多，可形成玻璃体机化膜或睫状体前膜，易形成新生血管，发生出血或视网膜脱离，预后不良。

3. 分期 常分为四期。Ⅰ期：下方睫状体平坦部、锯齿缘附近出现渗出病灶，直径多不大于 1 个视盘直径，边界不清，多可自愈；Ⅱ期：浸润病灶扩大，呈典型的雪堤样外观，病灶周围出现血管炎，玻璃体混浊，囊样黄斑水肿，可伴有轻度前房反应；Ⅲ期：雪堤样改变增大隆起，出现新生血管，玻璃体内见明显的纤维组织增生，形成条索，可伴有玻璃体后脱离，视力明显下降；Ⅳ期：即并发症期，睫状体平坦部纤维胶质膜收缩，视网膜裂孔形成，常继发视网膜脱离。

【并发症】

1. 并发性白内障 是中间葡萄膜炎常见的并发症，不仅与炎症反应程度有关，还与患者大量应用糖皮质激素有关。皮质混浊多从后极部开始，逐渐向周围扩大，最终可完全混浊。

2. 继发性青光眼 由于炎症引起虹膜后粘连，前房角粘连，或虹膜新生血管形成，可引起患眼眼压升高，继发青光眼。

3. 玻璃体积血 由于视网膜静脉牵拉破裂或新生血管破裂出血，进入玻璃体而引起玻璃体积血。

笔记栏

4. 黄斑病变 包括囊样黄斑水肿、黄斑前膜形成、黄斑部裂孔等，其中囊样黄斑水肿最常见，可造成明显的视力下降。

5. 视网膜脱离 由于炎症渗出、混浊的玻璃体牵拉等，可出现视网膜脱离。由炎症渗出引起者常不伴视网膜裂孔，炎症消退后部分患者视网膜可平复，由玻璃体牵拉引起的可手术治疗。

【诊断与鉴别诊断】

1. 诊断 该病多发生于青少年，发病隐匿，轻者仅表现为眼前黑影、视物模糊，眼部检查见轻微的前房反应，易漏诊。因此，当患者出现眼前黑影，并有加重倾向时，应用三面镜详细检查玻璃体基底部及周边部视网膜，行荧光血管造影，以明确诊断。如出现玻璃体混浊、睫状体平坦部和基底部雪堤样改变、周边部视网膜血管炎、囊样黄斑水肿等，可做出明确诊断。

2. 鉴别诊断 对于仅有玻璃体混浊的患者，应注意与下列疾病鉴别。

（1）飞蚊症：部分患者无明显的眼部不适，仅感到眼前黑影，尤其是青少年患者，伴有晶状体后囊混浊时，要注意检查玻璃体和眼底，必要时行三面镜检查，中间葡萄膜炎患者可发现睫状体平坦部及视网膜的炎症表现，而飞蚊症患者无，以免漏诊。

（2）眼内肿瘤：眼内肿瘤患者可出现玻璃体混浊、睫状体雪堤样改变等类似炎症改变，行眼科B超、眼眶CT检查可明确诊断。

（3）视网膜脱离：中间葡萄膜炎眼底反应重时可出现浆液渗出性视网膜脱离、视网膜前膜等，但无明显的裂孔，详细的眼底检查、眼科B超、荧光血管造影等检查可鉴别，且由炎症引起的视网膜脱离随炎症消退，视网膜可逐渐平复。

【治疗】 对于视力在0.5以上者可密切随诊观察，20%的患者可自愈；视力低于0.5者应积极治疗。

1. 眼前节有病变者，可给予散瞳、热敷及糖皮质激素治疗，同前葡萄膜炎；炎症较重，或迁延不愈、累及黄斑者可全身应用糖皮质激素，口服泼尼松30mg或静脉滴注地塞米松10～15mg，5～7天炎症好转后减量，逐渐递减到维持剂量。球旁或球后注射地塞米松2.5mg和妥拉唑啉12.5mg，每日或隔日一次，连续用药5～6天。

2. 激素治疗效果不佳或不能应用激素的严重病例，可应用免疫调节剂，如环磷酰胺、苯丁酸氮芥、环孢素等。

3. 对于病变时间较长，有新生血管形成或出血倾向的患者，可行激光光凝术、热透或周边视网膜冷冻术，以减少出血或防止新生血管性青光眼的形成。

4. 病情反复，病变严重引起视网膜脱离，或玻璃体混浊重，严重影响视力时，可行玻璃体切割术。

第四节　后葡萄膜炎

后葡萄膜炎（posterior uveitis）指炎症累及脉络膜及玻璃体、视网膜的炎症，包括脉络膜炎、脉络膜视网膜炎、视网膜脉络膜炎、视神经脉络膜视网膜炎等。

【临床表现】

1. 症状 主要取决于炎症的类型、轻重及部位。早期病变未累及黄斑时，可无症状或仅有眼前黑影、闪光感；病变累及后极部时，可出现视力下降，视物发暗、变形、变大、变小等不适，严重者引起视网膜脱离时，视力明显下降，并引起视野缺损。

2. 体征

（1）眼前节多无明显的炎性表现，偶见房水闪辉阳性。

（2）玻璃体混浊：玻璃体内见细小尘状或絮状混浊，炎症时间较长时形成条索状或片状混浊，看不到眼底。

（3）眼底改变：视网膜水肿，可见局限性或播散性渗出病灶，表现为大小不一、形状不同、边界不清的黄白色渗出，重者可有出血斑，临床上常根据病灶的范围和形态分为三类。①局灶性脉络膜炎：较常见，眼底见几个散在的局限性病灶，可发生于任何部位；②播散性脉络膜炎：早期孤立的病灶散布整个眼底，后期形成一个大的萎缩斑，视神经萎缩；③弥漫性脉络膜炎：较少见，眼底见多个渗出斑，逐渐融合，全视网膜水肿，散在渗出、出血，后期出现色素紊乱及变性，类似于视

笔记栏

网膜色素变性。

【并发症】

1. 黄斑前纤维膜　由于炎症损伤黄斑部内界膜，引起黄斑部的病变，眼部检查见黄斑部呈放射状反光，如皱褶的玻璃纸，又称为黄斑部皱褶。

2. 视盘水肿、萎缩　后极部的炎症，可引起明显的视盘水肿、出血，视盘边界不清，炎症持续，最终导致视盘苍白、视神经萎缩。

3. 视网膜血管炎　后葡萄膜炎常可累及视网膜血管，周围见渗出、出血，动脉变细、硬化。

4. 视网膜脱离　炎症渗出、玻璃体混浊牵拉等可引起视网膜裂孔形成，最终视网膜脱离，发生于黄斑部者称为黄斑部裂孔。

【诊断】　根据临床发病特征和表现可以诊断。个别炎症患者可有一定发病年龄、性别及种族和地区差异，如眼弓形虫病、Lyme 病、巨细胞病毒性视网膜炎等多发于儿童患者，而 Behcet 综合征、福格特 - 小柳 - 原田综合征、交感性眼炎、血管炎等多发于中青年，单纯疱疹病毒性视网膜炎、结核等则多见于老年人，可有助于诊断。诊断不明确时，可借助荧光血管造影、吲哚菁绿血管造影、眼科 B 超等协助诊断，也可采用实验室血清学检查、抗原抗体检测、病毒分离、细菌培养等协助诊断。

【治疗】　针对病因及不同的类型，治疗可有很大差别，因此对于后葡萄膜炎患者，应尽量详细地询问病史，全面细致地进行眼部及全身情况检查、实验室检查，必要时请内科、风湿科、儿科等会诊，协助治疗，特别要分清是感染性因素引起的还是非感染因素引起的，以免造成不良后果。治疗的目的主要是：消除炎症，保存部分视功能；预防并发症；防止复发。可首选有效而全身副作用小的药物，如眼球旁、球后注射地塞米松 2.5mg；全身可应用糖皮质激素或免疫抑制剂，剂量及用法同其他葡萄膜炎；眼底见血管病变有严重出血或新生血管形成倾向者可行眼底激光光凝术或冷冻术；玻璃体混浊重，严重影响视力或牵拉视网膜时可行玻璃体切割术。

第五节　全葡萄膜炎

全葡萄膜炎（generalized uveitis）是指累及整个葡萄膜的炎症，包括眼前节、玻璃体及视网膜，常见的如福格特 - 小柳 - 原田综合征、Behcet 综合征、化脓性眼内炎等，后者是由病原体感染引起的葡萄膜炎症。

第六节　特殊类型葡萄膜炎

一、交感性眼炎

交感性眼炎（sympathetic ophthalmia，SO）是指一眼发生眼球穿通伤或内眼手术后，经过一段时间的慢性肉芽肿型葡萄膜炎，另一眼也发生同样性质的病变。其中外伤眼或手术眼称为诱发眼或刺激眼，另一眼称为交感眼。

【病因】　该病多发于眼球穿通伤和内眼手术后，又以外伤多见，尤其是发生以下情况者：伤口延迟愈合或不愈合；有葡萄膜组织或晶状体嵌顿入伤口及有眼内异物存留。内眼手术中以白内障手术后发生率最高。据报道，外伤眼和交感眼发生的时间间隔最短者 9 天，最长者 60 年，但大多数发生在外伤后 2 周至 2 个月，尤其是 4 ～ 8 周为高度危险期，90% 发生在 1 年内。

具体的发病机制不明，现多认为可能与外伤或手术引起自身抗原暴露而导致自身免疫和病毒感染有关。实验证明交感性眼炎患者对眼组织抗原，特别是 S 抗原的细胞免疫反应为阳性。

【临床表现】

1. 诱发眼　外伤或内眼手术后，患眼的葡萄膜炎持续加重或反复发作，表现为患者出现明显的刺激症状并逐渐加重，眼部检查发现羊脂状 KP，房水混浊，虹膜色暗，虹膜结节形成，眼底出现视盘充血水肿、视网膜水肿等。

2. 交感眼　最初自觉症状轻微，常因睫状肌调节功能下降，出现一过性近视而使视力下降。随炎症加重，出现慢性葡萄膜炎的临床表现。

（1）眼前节：轻中度睫状充血、细小 KP、房水闪辉，严重时，羊脂状 KP 形成，前房渗出，虹膜后粘连，呈虹膜睫状体炎表现。

笔记栏

（2）眼底：可以首先在周边部视网膜出现类似玻璃疣样改变的黄白色脉络膜渗出点，或先出现视盘充血水肿、视神经炎表现。晚期炎症浸润处出现色素脱失或色素沉着，即晚霞样眼底。

3. 全身表现　少数病例可同时伴有全身症状，如白发、白眉、白癜风、听力障碍及脑膜刺激征等。

【诊断】　临床上，如果一眼有穿通伤史或内眼手术史，一定时间内该眼炎症反应未减轻，另一眼也出现同样的炎症表现，应高度怀疑交感性眼炎。把完全失明的眼球送病理学检查，可进一步明确诊断。

【治疗】

1. 外伤眼或手术眼的处理　由于该病发生于双眼，一旦发生，危害较大，应着重于预防，尤其是受伤眼的处理极其重要。如受伤眼损害严重，视力恢复无望，应尽早摘除；如已经发生交感性眼炎，对无视力的刺激眼也应该摘除。

2. 交感眼的治疗　同一般葡萄膜炎，大剂量糖皮质激素治疗，辅以抗生素治疗，炎症消退后需维持剂量数月。激素治疗无效或不能继续应用时，可应用免疫抑制剂，及时治疗，多能保留部分视力。

二、福格特-小柳-原田综合征

福格特-小柳-原田综合征（VKH）又称为特发性葡萄膜大脑炎，表现为双眼弥漫性渗出性葡萄膜炎，伴有全身性的脑膜刺激征、听力障碍、白癜风、毛发变白或脱落等症状。习惯上以前节炎症为主者称福格特-小柳病，以后节炎症为主者称原田病。本病病因不明，因临床发病时多伴有流感样症状，有人怀疑可能与病毒感染有关，现在多认为与全身免疫反应异常有关。

【临床表现】　易发生于含色素较多的人群，常见亚洲人，如中国人和日本人，而美国人则较少见。好发于青壮年，以 20 ～ 50 岁多见，尤其是 20 ～ 40 岁人群，男女发病无显著性差异，多为双眼发病，根据临床表现，可分为三期。

1. 前驱期　突然发病，多有头痛、头晕、耳鸣、听力下降等感冒症状，偶可出现白癜风。

严重者伴有颈强直等脑膜刺激征、脑神经麻痹症状，甚至人格改变。此时脑脊液检查一半以上可见淋巴细胞增多，易被误诊为颅内病变。此期持续为 3 ～ 5 天。

2. 眼病期　前驱症状后 3 ～ 5 天双眼同时或先后出现弥漫性渗出性葡萄膜炎，视力高度下降，以前节为主的福格特-小柳综合征，表现为前房内大量渗出，遮盖瞳孔，不及时治疗，易发生虹膜后粘连、瞳孔膜闭、继发性青光眼等并发症；以后节为主的原田综合征，眼前节炎症轻，眼底改变明显，初时视盘充血，周围视网膜及黄斑水肿（图 14-11），类似视神经炎或中心性浆液性视网膜病变，后期整个眼底水肿，出现多灶性局限性视网膜脱离，无明显裂孔，逐渐融合为大片视网膜脱离，渗出吸收后视网膜脱离自愈，无需手术，此期持续 2 ～ 3 个月。

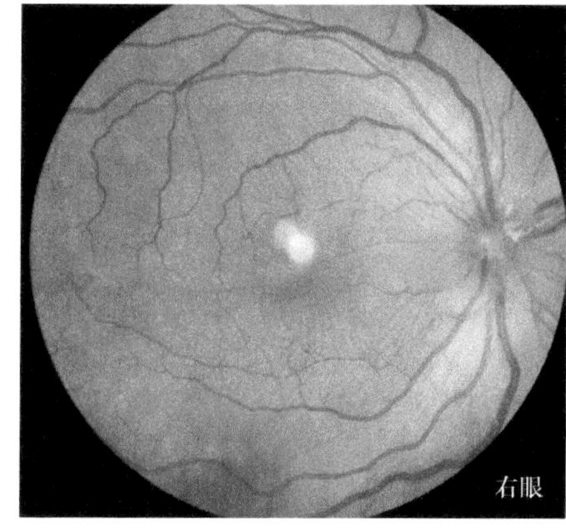

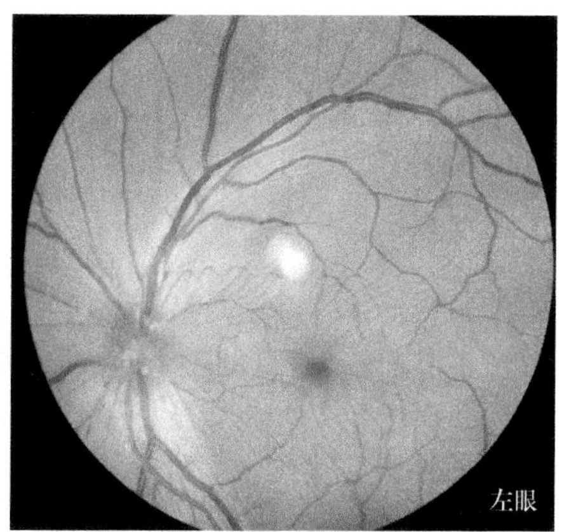

图 14-11　视盘及黄斑水肿

3. 恢复期　发病后 2 ～ 3 个月，眼部症状逐渐消失，眼前部检查前节可见虹膜后粘连，眼底因色素脱失，呈橘红色，伴散在的大小不等的色素脱失斑，即晚霞样眼底。皮肤色素脱失形成白癜风，多见于头部、眼睑、躯干和骶髂部，呈对称性分布，亦可出现白斑、白睫毛、白眉毛、白发等，持续约数月。

根据国人的发病特点，有学者提出了我国福格特-小柳-原田综合征的临床分期，即前驱期、后

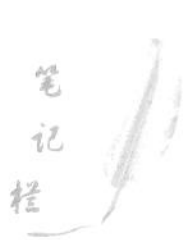

葡萄膜炎期、前葡萄膜受累期、前葡萄膜炎反复发作期。

【并发症】

1. 继发性青光眼 由于虹膜后粘连或炎症破坏小梁结构，炎症细胞阻塞小梁网通道等，6%～45%患者后期继发青光眼，部分患者可随炎症消退、眼压恢复正常，部分患者则不能恢复正常，需要抗青光眼治疗。

2. 并发性白内障 由于长时间的炎症及应用激素，可引起晶状体混浊，主要为后囊下混浊。

3. 视神经萎缩 长期炎症，尤其是后部的炎症，最终可导致视网膜变性，视神经萎缩。

4. 视网膜下新生血管 是引起患者视力丧失的主要原因，多见于视盘旁和黄斑区，可能与炎症多发于此有关。

【诊断】 目前较常用的福格特 - 小柳 - 原田综合征诊断标准是1978年美国葡萄膜炎学会制订的诊断标准：

1. 无眼外伤或内眼手术史。

2. 以下四项体征中至少具有三项。

（1）双眼慢性葡萄膜炎，常表现为肉芽肿性炎症。

（2）后部葡萄膜炎，包括渗出性视网膜脱离，视盘充血、水肿，晚霞样眼底。

（3）神经系统症状：头痛、头晕、耳聋、颈强直，脑神经或中枢神经症状，脑脊液检查示淋巴细胞增多。

（4）皮肤改变：斑秃、白发、皮肤白斑。

FFA、ICGA、B超、OCT等检查有助于诊断。FFA检查：福格特 - 小柳病造影眼底无明显的改变；原田病炎症早期，造影检查可见明显的脉络膜多发性点状荧光，圣诞树样外观，迅速由视网膜色素上皮层下进入神经上皮层下，不断扩大融合；晚期眼底，脱色素处透见荧光，色素斑处荧光遮蔽，脉络膜毛细血管萎缩处为弱荧光，整个眼底呈斑驳状。

【治疗】 对于初发患者，早期应大剂量全身应用糖皮质激素，根据炎症反应情况逐渐减量，激素治疗不敏感者应用免疫抑制剂；复发患者应加用免疫抑制剂，注意预防并发症的发生及葡萄膜炎的复发。

1. 局部治疗 同一般葡萄膜炎治疗。

2. 全身治疗 可应用糖皮质激素或免疫抑制剂，激素应早期、足量、足疗程、缓减，维持剂量时间应长，不得少于8个月。用药期间注意激素的副作用。

3. 并发症的治疗 对于并发性白内障患者，可行白内障摘除联合人工晶状体植入术，但要注意需在炎症控制2～3个月时进行，如果术前发现轻度房水闪辉、房水细胞，应大剂量应用激素1周，术后7天减量，注意黄斑部变化，多数患者可恢复较好视力；葡萄膜炎引起的青光眼可以是暂时性的或持续性的，暂时性的高眼压随炎症消退可恢复正常，而持续性的青光眼患者可用药物治疗、激光虹膜周边切除或滤过性手术；对于视网膜下新生血管可行激光治疗，以防视网膜脱离或视网膜下出血。

三、急性视网膜坏死综合征

急性视网膜坏死综合征（acute retinal necrosis syndrome），又称桐泽型葡萄膜炎，1971年日本的浦山最先报道，特征性地表现为重度全葡萄膜炎伴视网膜动脉炎，周边部大量渗出，视网膜坏死，后期出现多处视网膜裂孔及视网膜脱离。本病可见于任何年龄，男女发病无差别。

【病因】 现已从眼组织中培养出单纯疱疹病毒Ⅰ型或水痘 - 带状疱疹病毒，考虑此病可能与病毒感染有关，继而引起免疫性病变，导致一系列临床改变。

【临床表现】

Fabricius将急性视网膜坏死综合征分为0至Ⅳ期：

0期：也称为前驱期，特征为轻度至中度眼痛或眶周疼痛、眼红，可伴有巩膜外层炎或巩膜炎、睫状充血、轻度至中度前葡萄膜炎，常合并眼压升高，在免疫功能缺陷者可伴有角膜炎。

Ⅰ期：也称为坏死性视网膜炎期，特征是前驱期后发生坏死性视网膜炎，此期又可分为ⅠA和ⅠB。ⅠA期表现为孤立的周边视网膜炎病灶，伴有白色斑块状的视网膜坏死以及动脉变窄及血管鞘的形成；ⅠB期表现为融合的周边视网膜坏死病灶，常有典型的视盘炎，整个周边视网膜受累，可见大片的坏死病灶，并向后极部扩展。

Ⅱ期：又称为完全性视网膜坏死和玻璃体混浊期，此期出现大范围的视网膜坏死，并出现明显的玻璃体混浊及大的飘浮物，此是由细胞炎症反应和来自坏死区的组织碎片所形成，患者多有视力下降，也多出现黄斑水肿和视神经病变，可出现视网膜脱离、视网膜出血等表现。

Ⅲ期：也被称为视网膜坏死消退期，一般在症状出现后 4 ～ 12 周进入此期，表现为视网膜萎缩、血管闭塞、玻璃体混浊物浓集于玻璃体基底部。

Ⅳ期：也称视网膜脱离期，此期又分为ⅣA 期和ⅣB 期。ⅣA 期表现为裂孔源性视网膜脱离，伴有增殖性玻璃体视网膜病变，在坏死和未受影响的视网膜交界处出现多发性裂孔；ⅣB 表现为视网膜脱离伴有显著的玻璃体内组织碎片，可伴有视网膜新生血管、眼内出血，最后发生眼球萎缩。

【诊断】 根据临床表现可诊断，尤其出现多个视网膜裂孔、视网膜脱离时，可明确诊断。必要时查房水 HSV 和 HIV 抗体。

【治疗】

1. 药物治疗

（1）抗病毒治疗：针对单纯疱疹病毒或带状疱疹病毒，可局部或全身应用无环鸟苷，常用无环鸟苷 7.5 ～ 10mg/kg，静脉滴注，每日 3 次，或 500mg，每日 2 次，炎症控制后改为口服，200 ～ 400mg，每日 5 次，维持 4 ～ 6 周，并球旁注射利巴韦林或聚肌胞等抗病毒药。

（2）抗凝治疗：可用肝素或小剂量的肠溶阿司匹林 40mg，每日 1 ～ 2 次，以减轻血管闭塞。

（3）糖皮质激素：在应用抗病毒药物治疗的同时，可加用糖皮质激素，以减轻炎症反应。

2. 手术治疗

（1）激光：缓解期，可对视网膜萎缩部位行激光光凝术；晚期，为防止视网膜脱离，可行全视网膜光凝术。

（2）玻璃体切割术：玻璃体混浊严重，视力明显受限，或出现视网膜脱离时，可行玻璃体切割术。也有人认为，一旦怀疑急性视网膜坏死，病情稳定后即可行玻璃体切割术，而不必等待出现并发症。

四、Fuchs 综合征

Fuchs 综合征，又称异色性虹膜睫状体炎，是由 Ernst Fuchs（1906 年）首先提出的，以虹膜异色、白色 KP 和并发性白内障为特征的慢性非肉芽肿性葡萄膜炎。多见于青壮年，男性多于女性，多单眼发病。

【病因与发病机制】 病因不明，可能为一种免疫性炎症反应。病理检查见单核细胞浸润，患者的血清和前房水中出现免疫复合物，沉着在虹膜血管壁上，引起虹膜小血管形成血栓、闭塞，从而引起一系列临床表现。

光镜检查见虹膜各层均发生萎缩，在前界层和基质层黑色素细胞减少，形状不规则，失去树枝状突起，累及瞳孔括约肌，整个瞳孔括约肌变薄、硬化。

【临床表现】 多数患者自觉症状轻微，仅轻度视力下降，或出现眼前黑影，无眼红眼痛、畏光流泪等急性炎症表现，当并发白内障、视力下降时才引起，应注意就诊。

1. 睫状充血　轻度充血或充血不明显。

2. KP　是该病特征性的表现。KP 呈灰白色或白色中等大小，圆形，边界清楚，不融合，弥漫分布于角膜后壁或角膜中央，KP 间有纤维细丝，可伴有角膜水肿。

3. 房水闪辉　轻度房水闪辉，前房角开放，但组织结构不清，可见放射状或环形细小血管。前房穿刺时，由于前房压力突变使对侧小血管受压破裂，可形成小的线状出血，沉积于下方前房角，数小时或 1 天内吸收，不留后遗症，反复穿刺，出血以同样方式反复发生，但患者正常眼不会出现这种现象，称为 Amsler 征或线状出血，是本病的特征性表现。

4. 虹膜异色及萎缩　患眼虹膜萎缩、色淡，呈蛇皮样或虫蚀样改变，其表面可见细小血管，瞳孔区色素层缺损或消失，但不发生虹膜后粘连，如炎症损伤瞳孔括约肌，瞳孔变大或不圆，对光反射迟钝。可出现单眼虹膜异色（即同一虹膜内出现颜色差别）或双眼异色（双眼虹膜颜色差别）。

5. 玻璃体混浊　患者玻璃体内常见散在的混浊，呈白色，严重者可呈纱幕状或絮状。

6. 脉络膜视网膜改变　少数患者可出现脉络膜视网膜的病变，眼部检查见周边部出现萎缩的脉

笔记栏

络膜病灶，考虑为一种变性。

7. 并发性白内障 90% 以上患者可发生白内障，从后囊下开始，迅速发展，可完全混浊。

8. 继发性青光眼 部分患者由于小梁硬化，前房角纤维血管膜形成，形成开角型青光眼。

【诊断】

1. 诊断 根据临床表现如白色 KP、虹膜异色等可诊断本病。注意在葡萄膜炎的诊疗过程中要注意观察虹膜的颜色变化，以免漏诊。

2. 鉴别诊断

（1）慢性虹膜睫状体炎：两者同有 KP、房水闪辉、虹膜改变，但慢性虹膜睫状体炎患者 KP 有色素，虹膜结节形成，且易发生虹膜后粘连，故可鉴别。

（2）继发性虹膜异色：见于其他眼部病变后的虹膜萎缩，如虹膜炎症、虹膜肿瘤等，可根据眼部病史诊断。

（3）神经性虹膜异色症：是一种由于交感性神经疾病引起的虹膜色素脱失，但无眼部炎症的其他表现，可资鉴别。

（4）单纯性虹膜异色症：为虹膜发育异常，眼部检查仅发现虹膜颜色异常，无其他炎症表现，可鉴别。

【治疗】 对于炎症明显者，可给予糖皮质激素治疗，但治疗效果不肯定，有人认为局部点激素滴眼剂可减轻眼前部炎症，但长期用激素又可加速白内障的形成，故主张对有可能改善视力的可酌量应用激素滴眼液，而全身则一般不用；并发白内障时，可在炎症控制后行白内障手术，这种白内障手术的并发症要比其他类型炎症的术后并发症少，但青光眼有可能加重，要注意术前说明；继发青光眼患者，药物治疗往往效果不佳，必要时可行抗青光眼手术，同时加用抗代谢药物，增加手术的成功率。

五、Behcet 综合征

贝赫切特（Behcet）综合征是一种累及眼、皮肤、口腔和生殖系统等多系统的慢性疾病，典型病变表现为复发性口腔溃疡、阴部溃疡、多形性皮肤损害和葡萄膜炎。

【病因】 病因不明，目前多数人认为是病毒或细菌感染，引起自身免疫反应的结果。主要病理改变为闭塞性血管炎。多见于中东和日本。

【临床表现】

1. 全身表现 常先出现全身前驱症状，如低热、食欲不振、反复咽喉炎等，逐渐出现以下改变：

（1）口腔溃疡：常出现复发性口腔溃疡，侵犯口唇、齿龈、舌及颊部黏膜，初起发红，中央略隆起，1～2 天后形成多个圆形或卵圆形灰白色溃疡，2～12mm 大小，边界清楚，可伴明显的疼痛，影响进食，7～10 天后逐渐消失，不留痕迹。易复发，复发间隔从数天至数月不等，个别患者口腔溃疡可长年不断。

（2）外阴部溃疡：发生率为 44.8%～94%，男性多于女性。溃疡境界清楚，疼痛明显，较深的溃疡可形成瘢痕。

（3）皮肤改变：皮肤损害是本病的常见体征，发生率为 80%。多表现为多形性和复发性，常见皮肤的结节性红斑、溃疡性皮炎、毛囊炎、皮肤丘疹、脓疮、脓肿、皮下血栓性静脉炎等，皮肤针刺反应阳性，即刺破皮肤或采血时在伤口处出现小的丘疹。

（4）血管炎：血管病变多发生于皮肤黏膜和眼部损害之后，大、中、小血管都可被侵犯，特别是静脉，出现血栓性静脉炎、动脉瘤等，其中浅层血栓性静脉炎最常见。如发生在脑、肺等重要器官，可引起较大危险。

（5）关节炎：为多发性关节炎，多侵犯下肢，以膝关节最常见，足、手、肘关节也易受累，表现为疼痛、红肿、结节性红斑等，非游走性。

（6）消化道症状：从食管到直肠均可受累，主要在回盲部出现多发性溃疡，偶可穿孔，患者可出现恶心、呕吐、腹痛、便血、便秘、腹泻等不适。

（7）神经精神症状：可出现中枢神经和脑膜刺激征，有时伴有记忆力减退和性格改变。

2. 眼部症状 常出现于口腔和皮肤病变后 2～3 年，70%～80% 可并发葡萄膜炎表现，尤其是 20～40 岁的男性患者，双眼反复发作，间隔为 1～2 个月，发作持续时间长，可达 10～20 年，主

笔记栏

要有以下三型。

（1）前葡萄膜炎型：仅眼前节受累，表现为急性渗出性虹膜睫状体炎，如眼红、眼痛、畏光流泪、视力下降，眼部检查见细小 KP，房水闪辉阳性，多见前房积脓、虹膜后粘连，偶可发生前房积血。发病过程快，数周内消失，但易复发，反复发作可引起各种并发症。

（2）玻璃体炎型：以玻璃体混浊为主，眼底检查见视网膜静脉曲张、视网膜水肿，无出血和渗出。

（3）眼底病型：较重，可累及整个眼前后节，病变过程为：

1）早期改变：主要表现为视网膜血管炎，静脉扩张，沿血管出现毛刷状出血；动脉变细，甚至闭塞成白线状；毛细血管通透性增强，后极部视网膜弥漫性水肿。

2）晚期改变：视网膜大片状出血及渗出，可发生视网膜血管分支闭塞，久之形成视网膜新生血管，引发玻璃体积血。病变反复发作，视网膜脉络膜持续性水肿、变性，囊样黄斑水肿，可引起裂孔形成及视网膜脱离。视盘充血水肿，边界不清，长期发作时视网膜神经纤维层萎缩，视盘萎缩、色淡，最终引起视神经萎缩。

【诊断】　主要的诊断依据为：

1. 复发性口腔溃疡（一年至少复发 3 次）。

2. 以下四项中出现两项即可确诊。

（1）皮肤病变：结节性红斑、假毛囊炎、脓丘疹、皮下栓塞性静脉炎等。

（2）眼部改变：反复性非肉芽肿性虹膜睫状体炎、脉络膜视网膜炎、视网膜血管炎。

（3）复发性生殖器溃疡或生殖器瘢痕。

（4）皮肤过敏反应阳性。

【鉴别诊断】

1. 伴有视网膜血管炎的葡萄膜炎　如结节病型葡萄膜炎，多表现为视网膜静脉周围炎，可有特殊的全身改变，但无黏膜和皮肤改变。

2. 伴前房积脓的前葡萄膜炎　如强直性脊柱炎等，眼部检查见眼后节多正常，无黏膜和皮肤改变。

【治疗】

1. 眼前段炎症明显的患者要行睫状肌麻痹剂点眼治疗。

2. 糖皮质激素治疗　全身病情不严重，眼前段受累者，可给予滴眼剂治疗。眼后部受累，病情严重者，可口服治疗，通常选用泼尼松早晨顿服。短期大剂量口服 [1mg/（kg·d）] 用于 Behcet 病患者急性严重的视网膜炎或视网膜血管炎，随病情好转应迅速减量。小剂量糖皮质激素（15 ～ 20mg/d）联合其他免疫抑制剂是治疗 Behcet 病慢性后葡萄膜炎和前葡萄膜炎的常用方法。

3. 免疫抑制剂治疗　糖皮质激素治疗虽可能暂时有效，但通常不能阻断此病的进展，往往需要联合一种或多种免疫抑制剂治疗，其中苯丁酸氮芥通常是治疗本病的首选药物，常用的还有环磷酰胺、环孢素等，应用过程中，注意毒副作用。

4. 出现并发性白内障、青光眼等并发症时，应在炎症完全控制下考虑手术，在炎症未完全控制时，手术易诱使葡萄膜炎复发。

六、伴有风湿性疾病的葡萄膜炎

风湿性疾病与葡萄膜炎有密切的关系，多种风湿性疾病都可以引起或伴发眼部的炎症，是同一性质的免疫性疾病。其中发生葡萄膜炎的关节炎主要有强直性脊柱炎、幼年型类风湿关节炎、类风湿关节炎、Reiter 综合征及银屑病关节炎、炎症性肠道性疾病等。

（一）强直性脊柱炎

强直性脊柱炎（ankylosing spondylitis，AS）是一种主要病因不清，主要侵犯骶髂关节和脊柱的慢性进行性关节炎。约 25% 患者可伴发前葡萄膜炎。

【临床表现】　本病青壮年多见，男性多于女性。可有家族史，研究发现伴有前葡萄膜炎的强直性脊柱炎患者 90% 以上 HLA-B27 检查为阳性，部分患者 HLA-DR4 阳性率也较高。

1. 全身表现　临床上多数患者无明显症状，发病隐匿。早期常表现为下背部钝痛，难以定位，臀部深处疼痛，严重时可向髂嵴或大腿后放射，咳嗽、喷嚏时加重，随病情发展，胸椎、颈椎及周围关节也可受累，出现心血管及肺部损害，最终脊椎强直、变形，失去正常姿势，活动受限。X 线检查发现骶髂关节、椎间盘、肋横突关节骨板模糊，骨侵蚀，邻近骨硬化，后期出现关节间隙假性

笔记栏

变宽、纤维化、钙化，最终骨强直。

2. 眼部表现　眼部多表现为急性前葡萄膜炎，多双眼受累，同时或先后发病。患者有眼痛、畏光、流泪等症状，眼部检查见睫状充血、细小尘状 KP、房水闪辉、瞳孔缩小，重者前房内见纤维素性渗出及前房积脓，偶可引起黄斑部囊样水肿。常反复发作，引起虹膜后粘连、继发性青光眼、并发性白内障等。

【治疗】　眼部治疗同前葡萄膜炎。可请内科医师协助诊疗强直性脊柱炎。

（二）幼年型类风湿关节炎

【临床表现】　幼年型类风湿关节炎（juvenile rheumatoid arthritis，JRA）是一种多见于 16 岁以下人群的特发性关节炎，其中 2 ～ 4 岁多见，部分患儿抗核抗体阳性，病程为 5 ～ 6 年。

1. 全身表现　根据其全身表现分为以下三种类型。

（1）急性毒性型：20% 患儿在发病前有高热、皮疹，伴淋巴结、肝脾大，发病时轻微关节痛。此型较少并发前葡萄膜炎。

（2）多关节型：在关节出现病变的最初几个月内，受累关节达 5 个或 5 个以上，以膝关节为主，腕关节和踝关节次之，对称受累，血清学类风湿因子可为阳性。此型 7% ～ 14% 可发生前葡萄膜炎。

（3）单关节或少关节型：在关节出现病变的最初几个月内，受累关节为 4 个或 4 个以下，常累及膝关节，其次是髋关节和足跟。78% ～ 91% 患者可伴发前葡萄膜炎，女性多见。眼部的炎症主要表现为以下两型：一种为慢性非肉芽肿性前葡萄膜炎，多见于女性，伴有少关节性关节炎，眼部刺激症状轻，多数患者由于病变时间长，引起视力下降才发现眼部病变，抗核抗体阳性；另一种是急性非肉芽肿性前葡萄膜炎，多见于男性，伴多关节炎，部分患者 HLA-B27 阳性，抗核抗体阴性。

2. 眼部表现　JRA 伴发的葡萄膜炎多为慢性虹膜睫状体炎，呈隐袭发作，无明显症状，偶可诉眼前黑影，很少出现睫状充血，KP 为小到中等大小，极少数患者出现前房积脓，即使没有明显的睫状充血；除了虹膜睫状体炎，还可伴发视网膜脉络膜炎、视网膜血管炎、视盘炎、全葡萄膜炎等眼部炎症表现。病变反复发作，可引起并发性白内障、角膜带状变性、继发性青光眼等，严重影响视力。

【诊断】　由于此病临床表现变异较大，病因了解不清楚，目前尚无明确的诊断标准。美国出版的《小儿风湿病》教科书中，规定符合以下几项的可诊断此病：①发病年龄小于 16 岁；②疾病持续 6 周或 6 周以上；③关节炎有以下表现：关节温度高、关节压痛、关节活动时疼痛，关节活动受限；④排除其他类型的幼年型关节炎，如幼年型关节强直性脊柱炎、幼年型炎症性肠道疾病、幼年型银屑病关节炎等，可资借鉴。

【治疗】　目前多主张三步法治疗：第一步是用非甾体抗炎药，如吲哚美辛 1.5 ～ 3.0mg/（kg · d）；如果效果不佳，可联合应用非甾体抗炎药和免疫抑制剂；效果仍不理想时，可加用糖皮质激素治疗。眼部治疗同其他葡萄膜炎，出现并发症时可作相应治疗。

（三）Reiter 综合征

Reiter 综合征包括非特异性尿道炎、多发性关节炎、急性结膜炎和前葡萄膜炎。

【临床表现】

1. 泌尿生殖系统损害　尿道炎是 Reiter 综合征最常见表现之一，患者可无任何症状，也可表现为尿频、排尿困难，分泌物为黏液性或黏液脓性，可见血尿，偶见出血性膀胱炎。

2. 关节炎　比较常见，手、足、膝关节和踝关节最易受累，其次为腕关节、肘关节、髋关节、肩关节等，可单关节受累，也可多关节受累，受累关节出现明显肿胀，病变持续或反复发作，可形成典型的“腊肠状脚趾”。

3. 眼部症状　眼部结膜充血、乳头增生，见黏液脓性分泌物，可伴有耳前淋巴结肿大；葡萄膜炎多为前葡萄膜炎，呈急性非肉芽肿性，患者有明显的眼痛、畏光，睫状充血、细小 KP、房水闪辉，重者见大量纤维素性渗出及前房积脓，可伴有视盘和黄斑部水肿，易复发，并发症较多；角膜上皮点状浸润或糜烂，基质混浊。

4. 皮肤黏膜病变　最常见于生殖系统黏膜和口腔黏膜。

【治疗】　对于急性期患者可给予非甾体抗炎药，严重者可用免疫抑制剂，眼部治疗同葡萄膜炎。

笔记栏

（四）类风湿关节炎

本病发病女性多于男性，少见于儿童。全身症状有发热、体重减轻等，多关节受累，对称性，首先侵犯末梢关节，特别是指骨小关节，常引起骨关节变形，部分患者出现风湿性心脏病。眼部主要侵犯结膜、角膜、巩膜及葡萄膜，多表现为非肉芽肿性葡萄膜炎。研究发现，患者血液和滑膜液内有抗 IgG 和 IgM 抗体，即类风湿因子，且常伴发细胞免疫缺陷。

（五）银屑病关节炎

银屑病关节炎是一种慢性复发性皮肤病，病变部位见带有银灰色鳞屑的丘疹性病变，伴发关节炎和前葡萄膜炎，其中单纯银屑病患者较少发生前葡萄膜炎，而伴有关节炎的银屑病患者前葡萄膜炎的发生率较高，表现为轻度或重度的眼部炎症，常伴有角膜缘内的周边角膜浸润和结膜炎。

（六）炎症性肠道性疾病

肠道病变包括溃疡性结肠炎和回肠结肠炎，伴发关节炎和葡萄膜炎时，往往有 HLA-B27 阳性。

【临床表现】

1. 溃疡性结肠炎　为非特异性反复发作性肠炎，女性多于男性，20% 以上患者伴有关节炎，为游走性单关节炎，也可发生骶髂关节炎和强直性脊柱炎。本病起病急，患者高热，有脓血便，每日多达十余次。0.5% ～ 12.0% 患者可出现双侧非肉芽肿性前葡萄膜炎，反复发作，伴有骶髂关节炎者更易发生前葡萄膜炎。

2. 肉芽肿性回肠结肠炎　是一种多灶性非干酪化的肉芽肿性慢性复发性肠炎。急性发作者腹痛重，类似阑尾炎，慢性者出现腹痛、腹泻等不适，长期可形成肠梗阻。部分患者出现强直性脊柱炎及各种眼病，如结膜炎、前葡萄膜炎、脉络膜炎、视神经视网膜炎等。

【诊断】　根据眼部表现及关节炎史、肠道症状，可诊断。必要时可进行红细胞沉降率检查、抗“O”试验、类风湿因子检查等，X 线检查骶髂关节和四肢关节、脊柱，有症状者应随访，可及早发现并治疗葡萄膜炎。

【治疗】　同葡萄膜炎治疗。请有关科室会诊，以协助治疗全身性疾病。

第七节　葡萄膜先天异常

一、无　虹　膜

无虹膜是少见的眼部先天畸形，是由于胚胎期视杯前部的生长和分化异常，虹膜组织发育不全所致，属常染色体显性遗传，多双眼发病。如肉眼下在前房周边能见到部分虹膜组织，称为部分性无虹膜；如果用前房角镜或三面镜检查才能见到少许宽窄不等的虹膜残根，称为无虹膜。常同时伴有角膜、前房、晶状体、视网膜及视神经异常。

【临床表现】　因瞳孔极度开大，患者常有畏光、视力不佳，尤其是合并眼部其他异常时，视力明显受影响。眼部检查可见瞳孔极大，几乎与角膜等大，可见到晶状体赤道部及晶状体悬韧带、睫状体突。无虹膜患者常伴发的眼部其他异常有：

1. 角膜混浊　可较早发现角膜混浊，伴有细小放射状浅层血管，部分伴有先天性小角膜。
2. 青光眼　虹膜残根可发生前粘连，阻塞前房角，或由于晶状体移位引起眼压升高，继发青光眼。
3. 白内障　常常出生时即有轻度的前后皮质混浊，逐渐发展，甚至全混浊。
4. 晶状体异位　约 56% 的患者可出现晶状体异位。
5. 斜视　由于屈光不正，患者常常发生斜视。
6. 眼球震颤　由于合并眼部的多种先天异常，视力较差，不能固视，引起眼球震颤。
7. 永存玻璃体动脉。
8. 部分患者可伴发全身异常，如骨骼畸形、颜面部发育不良及肾母细胞瘤，即肾脏的肿瘤。

【治疗】　无特殊治疗，为减少畏光可戴墨镜。出现并发症如继发性青光眼、并发性白内障时可手术治疗。

二、虹膜缺损

虹膜缺损是胚胎期胚裂闭锁不全所致，常见的有两种：一种是典型的葡萄膜缺损，在胚裂区从脉络膜到虹膜全缺损；另一种为单纯的虹膜缺损，系胚裂闭锁后发生的缺损。病因不明，可能与

笔记栏

中胚叶的机械性阻塞或外胚叶生长的原发性发育异常及晶状体纤维血管膜异常生长使视杯停止生长有关。

【临床表现】 根据虹膜缺损的范围，可分为全部性缺损和部分性缺损两种，全部性缺损指虹膜整个节段缺损直至睫状体缘，否则为部分性缺损，后者又包括虹膜瞳孔缘切迹、虹膜孔洞、虹膜根部缺损等。从结构上划分，如缺损累及虹膜组织全层，称为完全性虹膜缺损，仅累及外胚叶或中胚叶者称为不全性虹膜缺损。

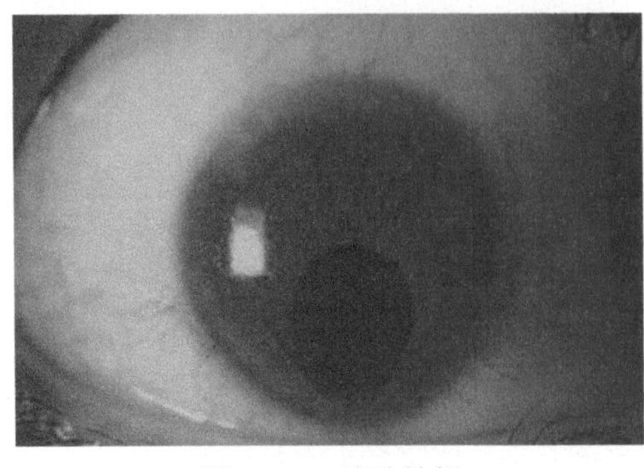

图 14-12 瞳孔缺损

1. 先天性典型虹膜缺损 表现为位于虹膜下方的完全性虹膜缺损，缺损由瞳孔区向下伸展到角膜缘，越向下越窄，形成尖向下的梨形瞳孔，瞳孔上缘略向下移位，瞳孔缘的色素边缘和瞳孔括约肌由瞳孔缘沿缺损部一直延续到角膜缘，有别于手术造成的虹膜缺损。较小的缺损不影响视力，但合并眼部其他先天畸形时可引起明显的视力下降（图 14-12）。

2. 单纯性虹膜缺损 为不合并其他葡萄膜缺损的虹膜缺损。

（1）完全性虹膜缺损

1）切迹样缺损：较常见，常发生于虹膜下方典型缺损的位置，为轻度完全性缺损。

2）虹膜孔型：单一虹膜孔比较常见，在瞳孔开大时被动关闭，瞳孔缩小时张开。

3）虹膜周边缺损：瞳孔正常，缺损的虹膜孔较小，呈圆形、裂隙状或三角形。

（2）不完全虹膜缺损

1）虹膜基质和色素上皮缺损：瞳孔板层结构残余，见丝网状薄膜架于缺损处，或见粗大条索。

2）虹膜基质缺失而色素上皮存在：称为虹膜小窝，为虹膜隐窝中的两层中胚叶组织完全缺如，小窝底部为黑色素上皮。

3）虹膜色素层缺损：在虹膜实质发育不全处用检眼镜能看到眼底红色反射。

三、永存瞳孔膜

胚胎时晶状体被血管膜包围，到胚胎 7 个月时，该膜完全被吸收消失，但有时出生后虹膜前表面或晶状体前囊上仍残留一部分，称为永存瞳孔膜。

【临床表现】 轻者无明显症状，致密者可影响视力及瞳孔活动。眼部检查见残膜颜色基本同虹膜，常见的有丝状和膜状两种，前者一端连在虹膜小环上，另一端连在瞳孔区晶状体前表面或角膜后壁；膜状者起于虹膜小环部，占据部分虹膜（图 14-13）。

【治疗】 轻者无须治疗，影响视力时可手术或激光治疗。

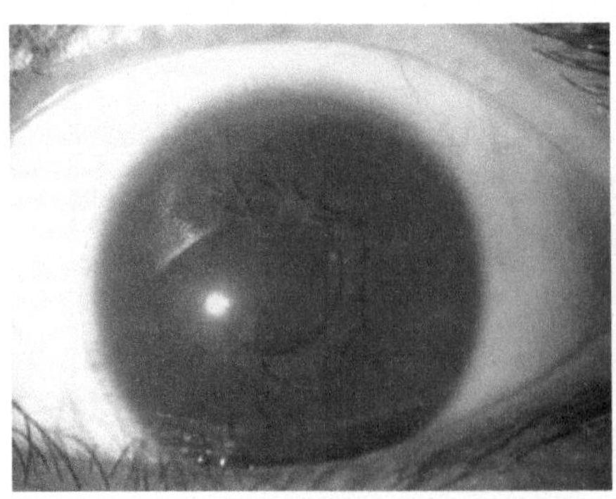

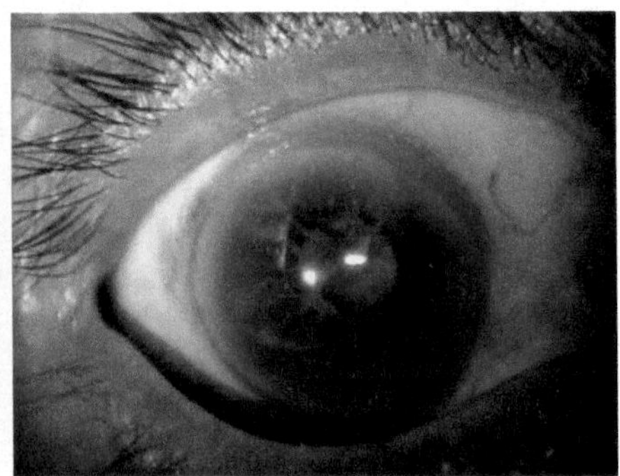

图 14-13 虹膜残膜

四、脉络膜缺损

脉络膜缺损是一种比较常见的先天性眼部异常。典型的脉络膜缺损是由于眼泡胚裂闭锁不全、脉络膜发育不良，致使脉络膜和色素上皮层缺损，可有遗传性；非典型脉络膜缺损可能是外胚叶或中胚叶发育异常引起的。

笔记栏

【临床表现】

1. 典型脉络膜缺损 多为双眼，也可为单眼，往往合并其他异常，导致视力下降。缺损多位于视盘下方，与其下缘之间有一宽窄不等的正常区，个别缺损包括视盘，下方边缘直达眼底周边部。缺损面积大小不一，一般大于数个视盘直径，大者可超过一个象限。由于缺损区无脉络膜组织，透过菲薄的视网膜可见到白色的巩膜，缺损区可见色素聚集或脉络膜大血管，边缘整齐。有时缺损区凹陷，视网膜血管进入时向下弯曲，称为膨出性脉络膜缺损。脉络膜缺损较大者，在缺损表面可有横条色素带分隔成数区，或者在视盘下方见孤立的一个或数个缺损，排列成行，呈不规则圆形或横椭圆形，称为桥型脉络膜缺损。视野检查可见与缺损区一致的扇形缺损。

典型的脉络膜缺损常伴有其他的眼部先天性异常，如小眼球、虹膜缺损、视神经缺损、晶状体缺损及黄斑部发育异常等，严重影响视力。

2. 非典型脉络膜缺损 较少见，多为单眼。缺损可位于眼底任何部位，发生于黄斑者称黄斑缺损，视力可严重受影响，眼底检查见黄斑区暴露白色的巩膜，色素紊乱。

【治疗】 无特殊治疗。出现并发症如视网膜脱离时，可手术治疗。

【思考题】

1. 案例 14-1 中的男性中年患者出现眼红、眼痛、畏光、流泪等眼部不适，到卫生所治疗，为什么会诊断为“结膜炎”，虹膜睫状体炎与结膜炎的临床表现及鉴别诊断是什么？

2. 一位年轻女性患者来就诊，主诉眼前黑影，无明显视力下降及其他眼部不适，眼部检查见晶状体后囊轻度混浊，玻璃体内散在细小色素飘浮，眼底未见明显异常，如果怀疑为中间葡萄膜炎，应进行哪些进一步的检查以明确诊断？怎样治疗？

3. 某患者视力下降 1 周，眼部检查见眼前节正常，眼底视盘及周围视网膜水肿，散在小片状渗出，是否应该诊断为后葡萄膜炎，还需要进行哪些检查以明确诊断？如果后葡萄膜炎患者眼底检查见局限性视网膜隆起，是否应该行视网膜脱离复位手术，为什么？后葡萄膜炎患者行眼底激光光凝术或冷冻术的目的是什么？

4. 一位中年男性患者，以“右眼被木块击伤后视物不见 1 年，左眼突发视物不见 1 天”为主诉入院，入院检查见右眼眼球萎缩，左眼视力眼前手动，角膜混浊，前房房水闪辉阳性，玻璃体混浊，眼底窥不清楚，眼部 B 超检查见玻璃体内片状强回声，视网膜增厚，首先考虑何诊断，怎样治疗？

（刘 勇）

笔记栏

第十五章　玻璃体病

【学习要点】

1. 掌握 PVR 的概念和分级。
2. 熟悉飞蚊症的原因及处理；玻璃体积血的原因与处理；视网膜裂孔形成的机制。
3. 了解玻璃体手术及其适应证。

第一节　应用解剖和生理

玻璃体（vitreous body）是透明的凝胶体，主要由胶原纤维和透明质酸组成，容积约 4.5ml。玻璃体与相邻组织附着，但附着紧密程度有所不同。附着最紧密处为玻璃体基底部，其次为视盘周围、黄斑中央凹部和视网膜的主干血管；另外，玻璃体也与视网膜变性区附着紧密。玻璃体前界膜在晶状体后表面形成一直径约 9mm 的圆环形附着，称为晶状体囊膜韧带或 Weigert 韧带，而韧带的内侧面形成的间隙称 Berger 间隙，该间隙与 Cloquet 管相连。

玻璃体基底部指锯齿缘前 2mm、后 1 ～ 4mm 的环形区域，该处胶原纤维致密，几乎成直角附着于睫状上皮基底膜和视网膜内界膜上，不易与视网膜分离（图 15-1）。玻璃体基部后缘随年龄增长而后移，以颞侧为著，这种颞侧后移被认为与该处视网膜裂孔多发有关。

黄斑区玻璃体呈不规则 3 ～ 4mm 环状附着（图 15-2）；视盘边缘玻璃体附着牢固，因有视盘及周围视网膜细胞增殖和膜形成而得到加强，脱离时可见到环状结构（Weiss 环）；视网膜主干血管和玻璃体紧密附着是引起血管旁视网膜变性、裂孔和血管拉起的原因。

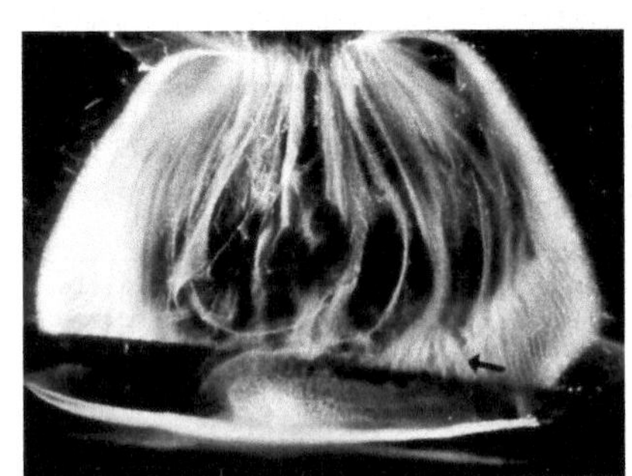

图 15-1　玻璃体基部形态学

玻璃体纤维从后皮质（上方）向前延伸斜行插入玻璃体基部（黑箭头）

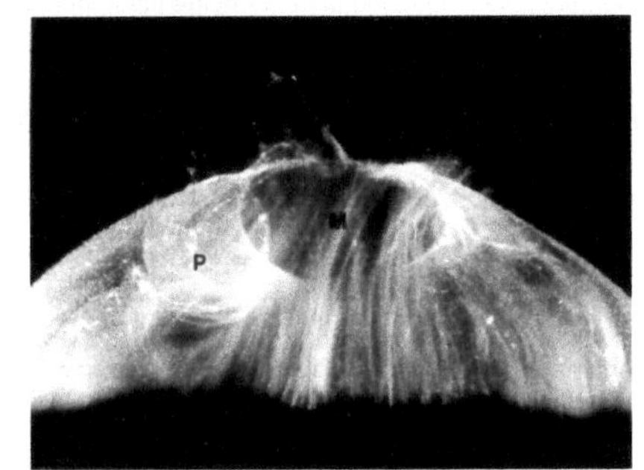

图 15-2　黄斑区玻璃体

玻璃体后皮质相应于视盘前（P）和黄斑前（M）有两个裂孔，见玻璃体纤维从这两个裂孔中脱出

内界膜（inner limiting membrane）是玻璃体与视网膜的交界面，为 Müller 细胞胞质膜与玻璃体之间的结构成分，由 Müller 细胞的基底膜构成，电镜下内界膜呈双层结构模型，内层为致密层，外层为稀疏层（图 15-3）。内界膜厚度随部位而变，后极部较厚，为 2.0 ～ 2.5μm，赤道部其次，为 0.3 ～ 0.5μm，周边部较薄，约 50nm，黄斑中央凹处最薄，约 23nm。内界膜厚度随年龄增长而增加。

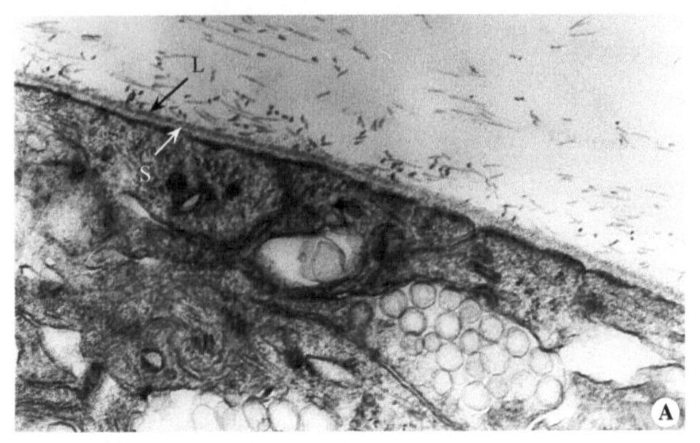

笔记栏

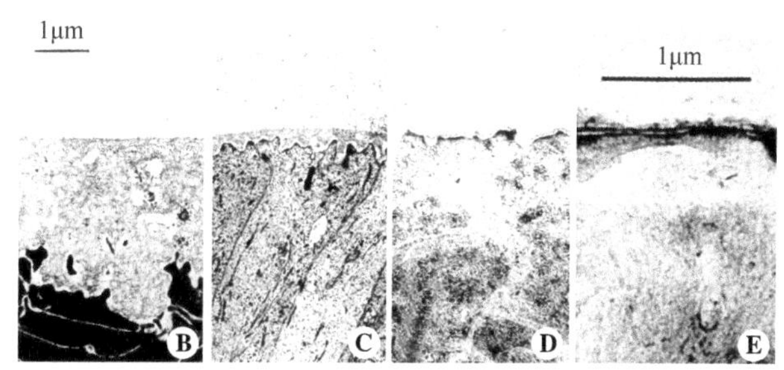

图 15-3 内界膜超微结构图像

A. 内界膜双层结构模型（眼睑闭合不全）（TEM×20 000），L. 致密层；S. 疏松层；B. 后极部；C. 赤道部；D. 周边部；E. 黄斑中央凹处

玻璃体的主要生理功能：①在胚胎期和出生后早期有助于眼球的发育（如晶状体发育，视网膜血管分布，眼轴增长）。②形成血 - 玻璃体屏障，保持玻璃体腔高度透明，有助于光线透过。③对眼内组织如晶状体、视网膜具有支撑作用，有助于缓解外力对视网膜的影响。④参与眼内组织的代谢及物质交换。

第二节 玻璃体液化、后脱离与变性

一、玻璃体液化

玻璃体液化（liquefaction of vitreous）是指玻璃体由凝胶状态转变为液态过程，玻璃体液化可以是一种年龄性变化，又称年龄相关性玻璃体液化。玻璃体液化最早可开始于 4 岁后，14 ～ 18 岁时约有 20% 的玻璃体呈液态，但 40 岁前基本保持稳定。40 岁以上 90% 个体有玻璃体中央液化，45 ～ 50 岁时玻璃体内水的成分明显增多，胶状成分减少，80 ～ 90 岁时玻璃体液化范围超过整个玻璃体的一半。

玻璃体液化起始于玻璃体中央，开始时为一个或多个小液化灶，这些小的液化灶相互融合而形成大的液化腔（图 15-4）。在裂隙灯下可见到玻璃体腔内有透亮间隙并伴有白色点状混浊物或膜状结构。

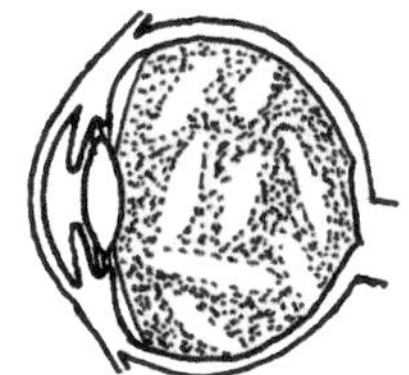 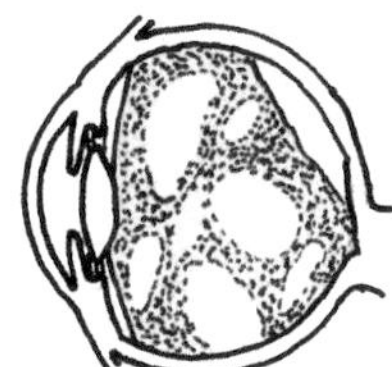 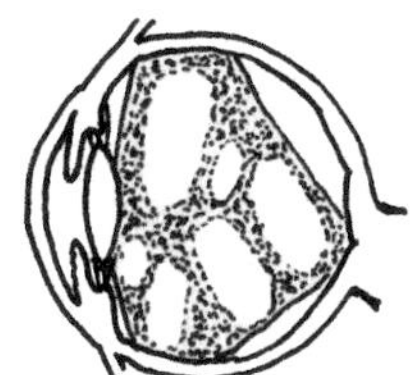 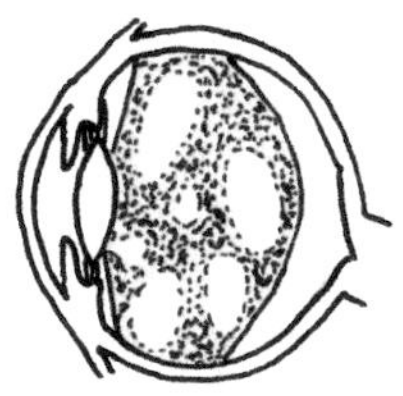 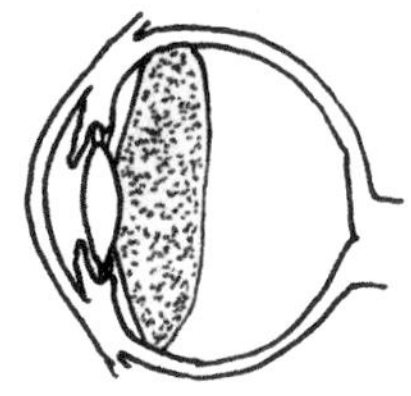

图 15-4 玻璃体液化与后脱离模式图

玻璃体液化的发生机制尚不清楚，影响胶原铰链性质和量的因素均可导致玻璃体液化，有人推测代谢和光组织反应产生的自由基能改变透明质酸和（或）胶原结构，触发胶原和透明质酸分子分离，最终导致液化。许多因素可导致或促进玻璃体液化，如外伤、炎症、出血、近视、眼内手术或注药、一些眼内疾病等。

二、玻璃体后脱离

玻璃体后脱离（posterior vitreous detachment，PVD）是指玻璃体后皮质与视网膜表面分离，多发生于 45 岁以后。PVD 发生率随着年龄增长而增加，50 岁以上人群约有 53% 发生 PVD。玻璃体内小液化灶不断融合成大液化腔，液化腔扩大玻璃体后皮质变薄，液化玻璃体通过黄斑区玻璃体环状附着的某个或多个间隙进入视网膜表面，玻璃体纤维收缩凝聚，胶状玻璃体前移、塌陷，PVD 范围不断扩大。PVD 一般始于黄斑区后皮质（该处有黄斑前囊）。当玻璃体从视盘表面分离时，便形成视盘大小的环形混浊物（Weiss 环）。PVD 可以是不全性，也可以是完全性。不全性 PVD，又称玻璃体劈裂，在 PVD 进程中不到 1/3 的患者可发生玻璃体视网膜并发症，如视网膜出血、玻璃体积血、

笔记栏

周边视网膜裂孔、黄斑裂孔、孔源性视网膜脱离等。随着年龄增长，玻璃体基底部增宽后移及玻璃体基底部内胶原纤维凝聚在周边部视网膜裂孔和孔源性视网膜脱离的发生过程中发挥重要作用，而PVD增加了对周边视网膜的牵引，在PVD过程中可撕破与玻璃体后皮质粘连的视盘或视网膜小血管而导致视网膜出血、玻璃体积血；因玻璃体往往与变性的视网膜紧密黏附，该处发生PVD时易形成裂孔（图15-5）。外伤、手术、玻璃体腔内注气或注药可诱导PVD的发生和发展。

PVD发生时大多数没有症状，少数患者有飘浮物等。若眼前出现飘浮物或飘浮物形态变化是PVD发生的重要征象。裂隙灯下全检影镜检查可发现玻璃体后脱离界面，其后为暗区，上方宽下方窄（图15-6）。有时可见到Weiss环状混浊物，前部玻璃体往往致密而可见。眼部B超检查可见到纤细的PVD光带，后运动明显（图15-7）。接近70%的PVD患者没有玻璃体或视网膜并发症，少数人有板层或全层视网膜裂孔、视网膜出血或玻璃体积血等。闪光感、飘浮物、玻璃体弥散性点状物、玻璃体内大量细胞和玻璃体积血是视网膜裂孔发生的信号。50岁以上人群PVD发生率为58%，65岁以上人群为65%～75%。

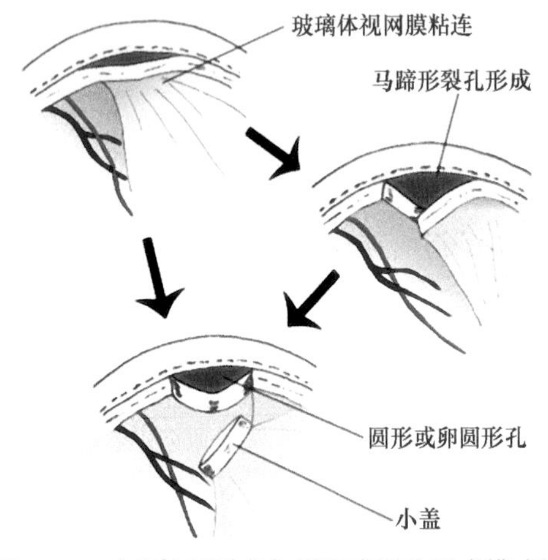

图15-5　玻璃体后脱离与视网膜裂孔形成模式图

玻璃体视网膜粘连处发生视网膜牵拉，或马蹄形裂孔形成，或圆孔或卵圆孔形成

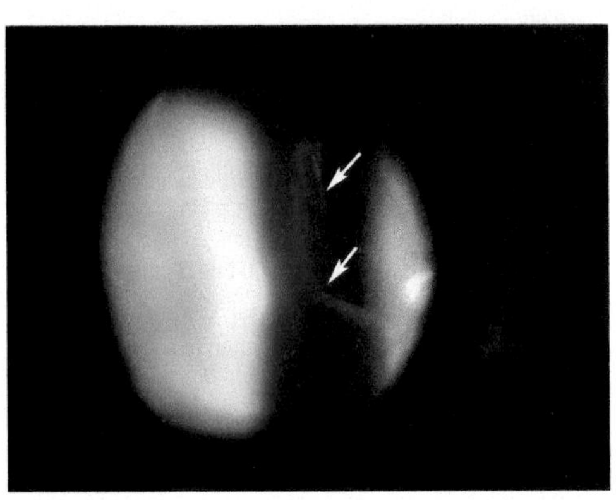

图15-6　玻璃体后脱离裂隙灯下全检影镜检查

上方玻璃体后脱离，但视盘处仍有附着，白箭头所指为玻璃体后脱离边缘

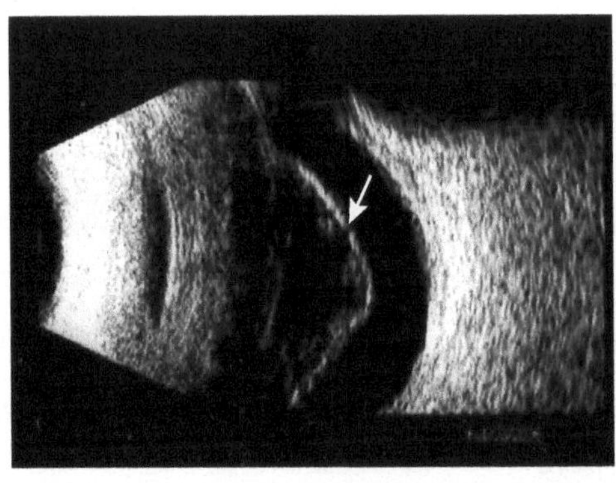

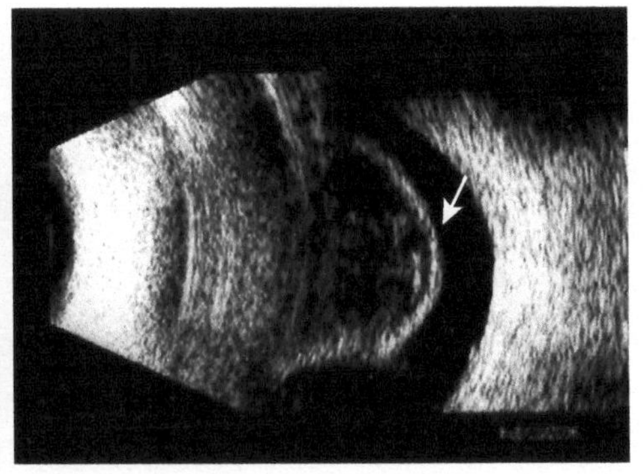

图15-7　玻璃体后脱离声像图

白箭头所指为玻璃体后脱离回声光带，玻璃体全段中量混浊

三、玻璃体变性

1. 星状玻璃体变性　常见于50岁以上，男性多见，75%单眼发病，多无自觉症状，极少影响视力。以玻璃体内大量白色或黄白色小球为特征（图15-8），随眼球运动而浮动，静止时不下沉，玻璃体无液化。白色小球为含钙脂质，较均匀附着于玻璃体纤维上，密度因人而异。在玻璃体内密度有部位差异，下方多于上方，前部多于后部。大多数患者无须治疗，但若白色小球密度高或合并白内障可行玻璃体切割术。

2. 眼胆固醇沉着症　见于35岁以下，常为双侧。玻璃体内大量黄白色、金色或彩色结晶，犹如雪片状，随眼球运动而浮起，静止时下沉，常有玻璃体液化及后脱离。结晶为胆固醇。见于眼部变性性疾病或眼内出血后。无特殊治疗。

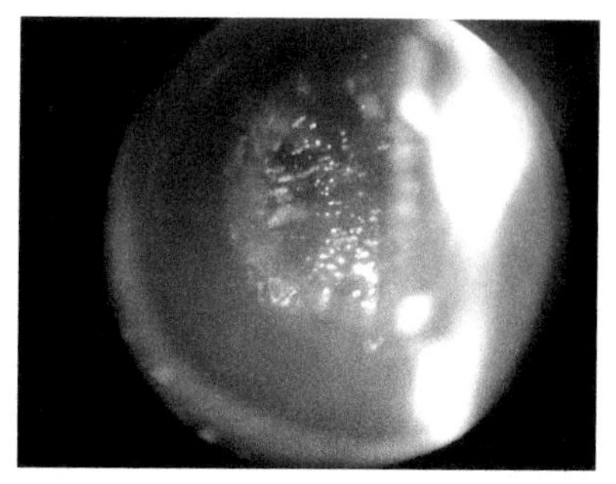

图 15-8　星状玻璃体变性

裂隙灯下见玻璃体内大量白色小球，位于人工晶状体后

3. 淀粉样变性　罕见，常为双侧。通常见于家族性全身性淀粉样变性，为常染色体显性遗传。偶可有非遗传性病例。起病时玻璃体混浊位于后部视网膜血管附近，并逐渐向前进展。典型的表现为玻璃体内致密灰色大片状或薄纱状混浊，可引起视力下降，常伴有玻璃体液化及后脱离。淀粉样物质累及血管可出现视网膜血管炎，伴有视网膜出血、渗出、棉绒斑及视网膜新生血管等；累及小梁网可出现继发性青光眼，还可有眼部其他异常、全身多系统病变。严重的玻璃体混浊可行玻璃体切割术。

四、飞　蚊　症

案例 15-1

患者，女性，62 岁，因右眼眼前黑影飘动 5 天于 2006 年 2 月 21 日来院就诊。右眼眼前突然出现较多黑影，呈颗粒状，无闪光感。否认近视及外伤，无高血压病史。

眼部检查：右眼视力 0.4，眼睑结膜正常，角膜透明，KP（－），Tyn（－），虹膜瞳孔正常，晶状体皮质少量点状灰白色混浊，玻璃体轻微混浊，小瞳孔下眼底未见异常，眼压 12.5mmHg。左眼视力 1.0，外眼及眼前节正常，眼底小瞳下未见异常，眼压 12mmHg。

问题：该患者是否为飞蚊症？应如何进一步检查处理？

飞蚊症（muscae volitantes）是指眼前有飘浮的黑影，常呈细点状、丝状或网状，注视白色背景时明显。由玻璃体液化胶原纤维变性凝聚所致。飞蚊症的主要原因是玻璃体液化和玻璃体后脱离。大多起病潜隐，变化轻微无须治疗。眼底检查时可见到玻璃体内细小灰白色混浊物，随眼球运动而飘浮。对于飞蚊症初诊患者应仔细检查眼底，若无明显玻璃体视网膜病变，应耐心解除患者忧虑，但同时告知若黑影明显增多或伴有闪光感、视力减退等应及时就诊。注意玻璃体积血、玻璃体后脱离、视网膜裂孔、视网膜脱离可能，必须散瞳检查眼底，尤其注意周边视网膜有无变性、牵拉或裂孔等。

案例 15-1 诊断与治疗

该患者为突然出现黑影且较多，又是首次来诊，应散瞳检查眼底。

散瞳后用全检影镜在裂隙灯下检查发现右眼玻璃体轻度混浊伴有棕色颗粒，上方玻璃体后脱离，上方 12 点周边部视网膜见一马蹄形裂孔，周围视网膜略灰但不隆起。当即给予裂孔周围视网膜激光光凝治疗。1 周后复查见 12 点裂孔处周围有光凝斑包绕，但在 10 ∶ 30 处又见一新马蹄形裂孔，周围视网膜没有脱离，再给予裂孔周围激光光凝治疗。

案例 15-1 小结

根据起病突然，眼前黑影较多，玻璃体有棕色颗粒伴玻璃体后脱离，考虑视网膜裂孔或急性玻璃体后脱离可能，而飞蚊症一般为偶尔发现的黑影，1～2 个，可数，大小形态长期不变，视力无变化。但对眼前黑影首诊病例应常规散瞳检查眼底，排除视网膜裂孔。

第三节　玻璃体积血

案例 15-2

患者，男性，50 岁，因右眼拳击伤后突发性视力障碍 3 个月于 2006 年 2 月 28 日入院。曾有高血压病史 5 年，一直服用降血压药物，但血压控制欠佳。否认近视及糖尿病病史。

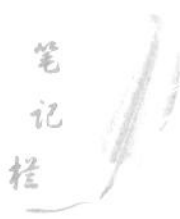

体格检查：T 36.3℃；P 70 次 / 分；R 18 次 / 分；BP 200/130mmHg。眼部检查：右眼视力：HM/BE，不能矫正，光定位$\begin{array}{c|c|c} - & - & - \\ \hline + & + & + \\ \hline + & + & + \end{array}$，红绿色觉能辨。眼睑结膜正常，角膜透明，KP（-），Tyn（-），虹膜正常，瞳孔欠圆，直径 6mm，直接对光反射迟钝，间接对光反射正常，晶状体透明，玻璃体棕色絮状混浊，眼底窥不清，眼压 12mmHg。左眼视力 0.6，矫正 1.0，外眼及前节正常，玻璃体少许混浊点。眼底：视盘色边正常，视网膜动脉稍细，反光明显增强，动静脉比例约 1 ∶ 2，动静脉交叉压迹明显，视网膜无出血、渗出及血管瘤，黄斑中央凹反射隐见，眼压 12mmHg。

问题：

1. 首先应考虑何种诊断？
2. 在明确诊断之前，应做哪些实验室检查？
3. 如何明确诊断？如何处理？

玻璃体积血（vitreous hemorrhage）是极为常见的玻璃体病变，都由邻近组织病变或外伤、手术使血液进入玻璃体内引起。

【病因】 引起玻璃体积血的常见原因如下：

1. 视网膜血管性疾病 如糖尿病性视网膜病变、视网膜静脉阻塞、视网膜血管炎等，病变血管或新生血管出血进入玻璃体内。因视网膜血管性病变可引起视网膜缺血继而新生血管形成，新生血管破裂出血是视网膜血管性疾病玻璃体积血的主要原因。

2. 眼外伤或手术 眼球穿通伤、眼球钝挫伤、眼内异物等因葡萄膜视网膜组织损伤、血管破裂而出血；各种内眼手术、视网膜手术、眼内注射、意外刺破眼球等操作或操作不当对血管产生损伤或对出血血管或组织处理不当所致。

3. 视网膜裂孔及视网膜脱离 视网膜裂孔形成时撕破其表面较大血管所致。

4. 其他疾病 玻璃体后脱离时撕破视盘或视网膜血管，年龄相关性黄斑变性，某些类型葡萄膜炎，Terson 综合征，视网膜血管瘤，眼内肿瘤，早产儿视网膜病变等。

案例 15-2 病因

1. 右眼有拳击伤史，右眼瞳孔大于左眼表明右眼瞳孔有裂伤。
2. 有高血压病史 5 年，且血压控制不良。

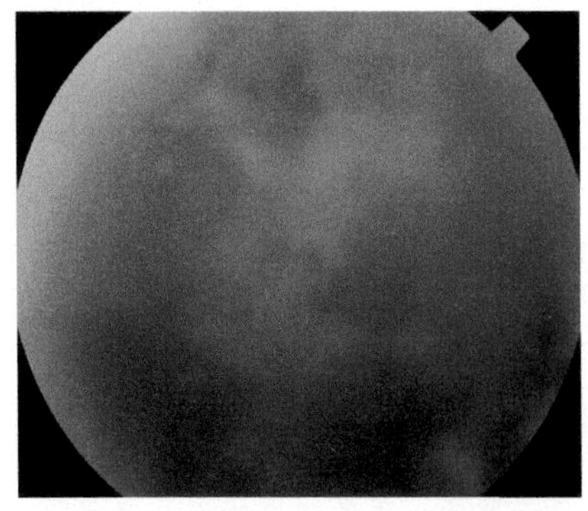

图 15-9 玻璃体积血眼底图像

下方玻璃体内血凝块，上方视网膜隐约可见

【临床表现】 因出血的原因、出血量、出血次数和积血时间而异，大多有原发病的一些表现。

少量出血时，患者仅有飞蚊症，玻璃体下方细小混浊物，视力多无明显改变，眼底检查可能发现原发病变；大量出血时，患者自觉黑影遮挡或有红色烟雾，视力明显下降，甚至仅有光感，新鲜出血玻璃体内有棕色颗粒、红色血块或黑色混浊，陈旧性出血玻璃体内灰白色或棕黑色棉絮状混浊，或膜状物形成（图 15-9）。

若积血不吸收又未得到有效处理，可发生增生性玻璃体视网膜病变、牵拉性视网膜脱离、继发性青光眼等。

案例 15-2 临床特点

1. 起病突然，视力障碍。
2. 玻璃体棕色絮状混浊。
3. 左眼眼底视网膜动脉硬化。
4. 右眼 B 超 右眼玻璃体全段中量混浊，后脱离光带粗，后运动明显。
5. ECG 室性心动过速，左心室肥大，心肌缺血。

笔记栏

6. 血常规 正常。
7. 尿常规 尿糖（+），尿蛋白（++）。
8. 空腹血糖 7.31mmol/L。

【诊断】 裂隙灯或检眼镜下见到玻璃体内血液、血块或混浊机化伴棕色颗粒即可诊断。仔细询问病史、散瞳检查眼底和超声波检查有助于明确诊断、查找病因和制订治疗方案。视觉电生理检查有助于了解视网膜视神经功能状态。

案例 15-2 诊断

1. 患者男性，50 岁，右眼拳击伤后突发性视力障碍 3 个月。
2. 有高血压病史 5 年，一直服用降血压药治疗，但血压控制欠佳。
3. 临床特点 血压 200/130mmHg，右眼视力 HM/BE，角膜透明，Tyn（-），瞳孔稍大于左眼。玻璃体棕色絮状混浊，眼底窥不见，左眼底视网膜动脉硬化Ⅱ级。
4. 辅助检查 B 超示右眼玻璃体全段中量混浊伴后脱离光带。ECG 示左心室肥大，心肌缺血。空腹血糖：7.31mmol/L。尿常规：尿糖（+），尿蛋白（++）。

诊断：①右眼玻璃体积血；②原发性高血压；③糖尿病。

【治疗】 应根据出血的原因、出血量、时间和原发病的处理情况确定治疗方案。

外伤性大量玻璃体积血宜早期施行玻璃体切割术，一般选在伤后 7 ～ 10 天，这时受伤组织水肿明显减轻，再出血的危险性降低，玻璃体后脱离可能发生，纤维增生尚未出现。

合并有牵拉性或孔源性视网膜脱离的玻璃体积血应及时手术，糖尿病视网膜病变合并玻璃体积血的处理见相关章节，其他原因引起的玻璃体积血在处理原发病的同时先保守治疗或观察一段时间，若为不吸收或难以吸收的陈旧性玻璃体积血，宜行玻璃体切割术，若玻璃体积血明显吸收，应及时检查眼底，尽早处理原发病。

案例 15-2 治疗

1. 请内科医生会诊。明确高血压的病因及指导降血压治疗，指导血糖控制；指导心脏病及肾功能的检查与处理。
2. 视觉电生理检查进一步了解视网膜视神经功能。
3. 玻璃体积血 2 ～ 3 个月不能吸收，B 超显示玻璃体已后脱离，在全身情况许可条件下，可考虑玻璃体切割术。

案例 15-2 小结

根据起病突然伴视力障碍，玻璃体棕色絮状混浊及有棕色颗粒，可诊断为玻璃体积血。

患者有右眼拳击伤史，应考虑钝挫伤引起的玻璃体积血；但患者又有 5 年高血压病史，入院时血压 200/130mmHg，左眼底视网膜动脉硬化，不能除外视网膜静脉阻塞或分支静脉阻塞引起的玻璃体积血；患者虽然入院时血糖 7.31mmol/L，尿糖（+），但否认糖尿病病史，左眼底未见视网膜出血、渗出及血管瘤等改变，故可排除由糖尿病性视网膜病变所致的玻璃体积血。

对于玻璃体积血的患者首先考虑保守治疗或随访观察，若出血 2 ～ 3 个月不能吸收或 2 ～ 3 个月内有牵拉性视网膜脱离，应考虑手术治疗，手术一般采用玻璃体切割术及眼内激光光凝术，若患者年龄大于 50 岁或晶状体已混浊可考虑联合白内障手术，手术前一定要有效控制血压、血糖，除外严重心、肺、肝等疾病，血、尿常规及凝血功能基本正常。手术前 B 超检查及电生理检查对制订手术方案及判断预后很有帮助，前者可了解有无玻璃体后脱离，有无机化膜牵拉视网膜及有无视网膜脱离，后者可了解视网膜视神经功能。

该患者在血压控制到 150/90mmHg，复查 ECG 心肌缺血不明显后在局麻下行右眼玻璃体切割术，术中发现视网膜中央静脉颞上分支阻塞，局部有新生血管，术中给予眼内激光光凝治疗，术后视力 0.3。术后 5 天出院。

笔记栏

第四节　增生性玻璃体视网膜病变

增生性玻璃体视网膜病变（proliferative vitreoretinopathy，PVR）是指孔源性视网膜脱离及其复位术后引起的玻璃体视网膜增生性病变，PVR 是导致孔源性视网膜脱离手术失败或复发的主要原因。

PVR 的基本病理过程是视网膜色素上皮（retinal pigment epithelium，RPE）和胶质细胞在生长因子、细胞因子等参与下发生移行和增生，RPE 转化为成纤维细胞并分泌胶原，在玻璃体内、视网膜前后表面形成增生性膜（图 15-10）。这些膜使视网膜僵硬形成皱襞或缩短（图 15-11、图 15-12）。

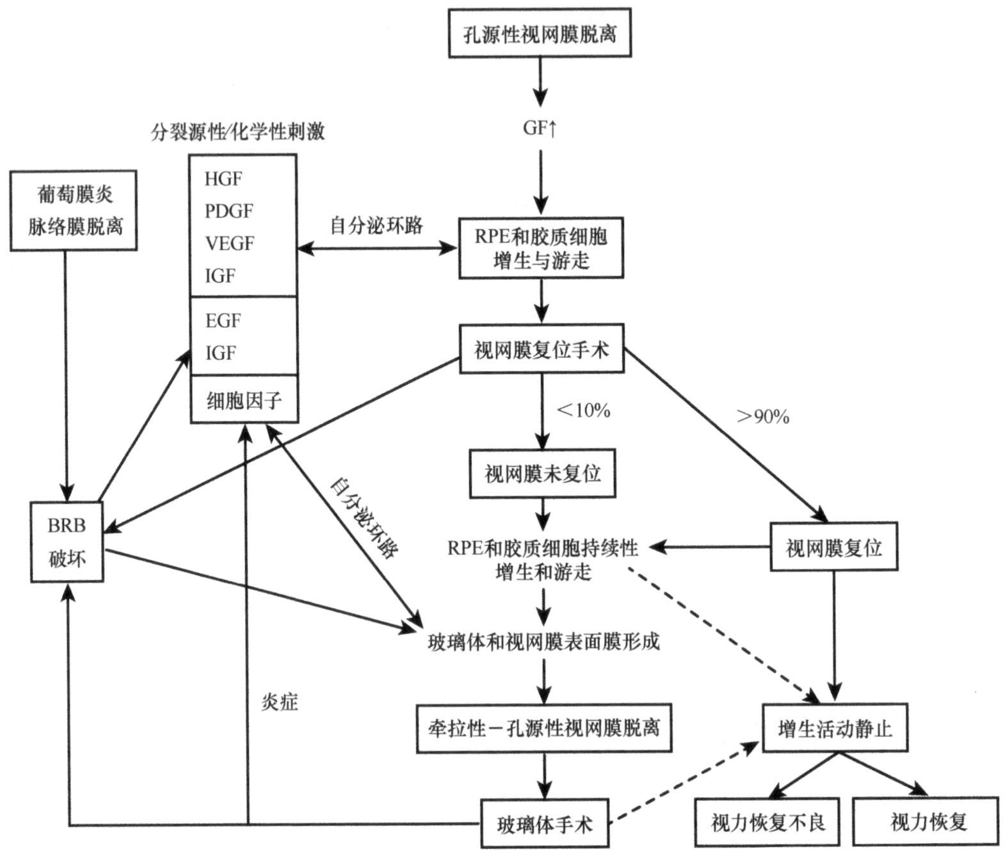

图 15-10　PVR 形成临床病理过程

GF. 生长因子；RPE. 视网膜色素上皮；HGF. 肝细胞生长因子；PDGF. 血小板源性生长因子；VEGF. 血管内皮生长因子；IGF. 胰岛素样生长因子；EGF. 表皮生长因子；BRB. 血 - 视网膜屏障，细胞因子包括白细胞介素、肿瘤坏死因子、趋化性细胞因子等

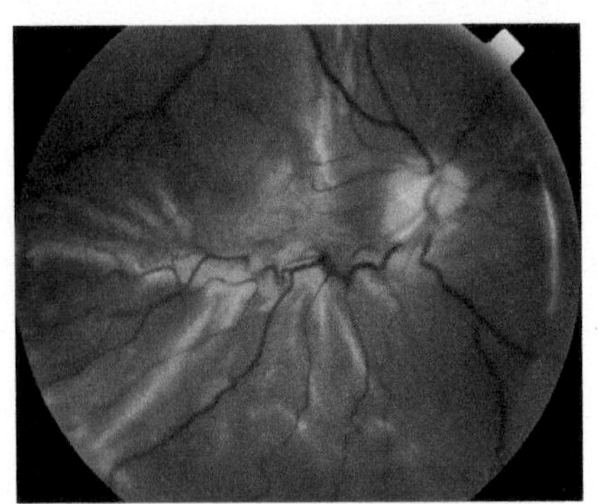

图 15-11　孔源性视网膜脱离眼底图像 1

笔记栏

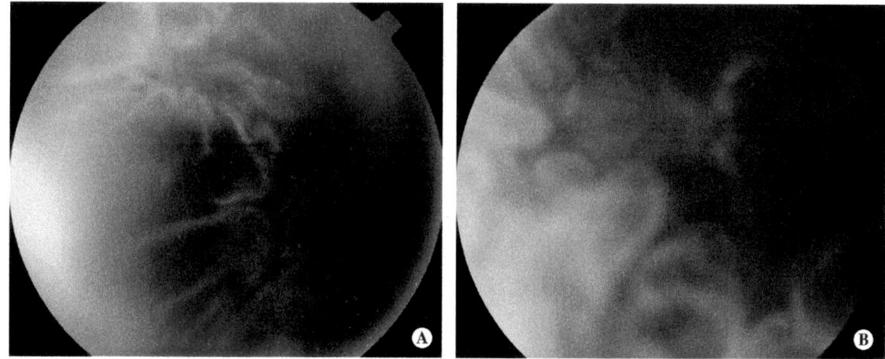

图 15-12　孔源性视网膜脱离眼底图像 2

A. 视网膜多个星状皱襞形成；B. 视网膜脱离呈漏斗状

行玻璃体切割术玻璃体切割不干净、术前 PVR、术前脉络膜脱离、过度冷凝、术前术中玻璃体积血、巨大裂孔、多次手术、眼内填充物等是术后 PVR 的危险因素。

PVR 程度国内外普遍采用 1983 年美国视网膜协会 PVR 分类法，见表 15-1。另外还有美国硅油研究组的 PVR 分类法及我国赵东生的膜分级法等。

表 15-1　PVR 分类法（美国视网膜协会，1983）

分级（期）	特征
A	玻璃体雾状混浊，色素簇
B	视网膜表面皱纹，视网膜裂孔边缘翻卷，视网膜僵硬，血管扭曲
C	全层视网膜皱襞累及
C_1	1 个象限
C_2	2 个象限
C_3	3 个象限
D	视网膜固定皱襞达 4 个象限
D_1	宽漏斗
D_2	窄漏斗
D_3	闭漏斗

根据 PVR 程度不同可分别采用巩膜外扣带术和玻璃体切割术或两者相结合，术中配合使用冷凝、激光、膜剥除、视网膜切开或切除、眼内填充物可明显提高手术成功率。

第五节　眼　内　炎

眼内炎（endophthalmitis）广义地讲是指各种严重的眼内炎症，如眼内感染、眼内异物、肿瘤坏死、严重的非感染性葡萄膜炎、晶状体皮质过敏等引起的玻璃体炎、前房积脓和眼部疼痛。但临床上一般指由细菌、真菌或寄生虫引起的感染性眼内炎。根据感染途径不同，其又分为外源性眼内炎和内源性眼内炎，以外源性眼内炎常见。

【病因与发病机制】

1. 外源性眼内炎　常由眼球穿通伤、内眼手术、角膜溃疡穿孔致病原菌直接进入眼内引起。眼球穿通伤特别是细小穿通伤口（如注射针尖刺伤）、植物戳伤（如芦苇、竹签）或眼内异物存留最易引起眼内炎；内眼手术，以白内障手术和青光眼术后滤过泡感染为多。常见致病菌有金黄色葡萄球菌、链球菌、铜绿假单胞菌、蜡样芽孢杆菌等。另外，表皮葡萄球菌、痤疮丙酸杆菌常是白内障手术后眼内炎的致病菌。真菌感染常发生于植物性眼球穿通伤。

2. 内源性眼内炎　是指细菌或真菌通过血液循环播散进入眼内引起，又称转移性眼内炎。好发于免疫缺陷、使用免疫抑制剂、长期使用抗生素、糖尿病、慢性肾衰竭、肝脏疾病、口腔感染、肿瘤术后、心内膜炎等。常见致病细菌有葡萄球菌、链球菌、流感嗜血杆菌等。常见的致病真菌有白

笔记栏

念珠菌等。

【临床表现】 大多数细菌性眼内炎起病急骤，剧烈眼痛及畏光流泪，视力骤降，甚至无光感，眼睑痉挛，结膜充血水肿，角膜水肿混浊，甚至脓疡，前房积脓或大量渗出，玻璃体混浊，眼内黄白色反光。而真菌性眼内炎起病慢，自觉症状较轻，轻度眼痛及视力下降，轻度睫状充血和少量前房积脓，玻璃体渗出等。

【诊断】 当出现剧烈眼痛、视力突然下降、前房积脓、眼内黄白色反光时诊断很容易，但重要的是早期发现、早期诊断。如白内障术后出现明显房水闪光或较大的浮游颗粒、眼球穿通伤后玻璃体白色颗粒及睫状充血、慢性全身性疾病患者出现眼前飘浮物、视力下降而视网膜上有白色病灶或出血时，要高度警惕眼内炎可能。眼内液的微生物学检查不仅有助于诊断，更重要的是指导治疗。可采用前房穿刺或玻璃体穿刺抽取眼内液做涂片检查、细菌培养或 PCR 检查。B 超检查也有助于诊断，可了解眼内炎的程度，视网膜情况及有无眼内异物等。

【治疗】 眼内炎预后不良，一旦怀疑眼内炎，应尽早明确诊断，确定病原体，及早给予有效治疗，包括药物治疗和手术治疗。在病情急剧的情况下，临床上判断为化脓性眼内炎时，应全身和局部使用大剂量广谱抗生素或抗真菌药，包括静脉内给药、滴用眼药、结膜下或球旁注射、玻璃体内注射等。玻璃体内注药是一种较为有效的方法。细菌性眼内炎常用万古霉素（1mg/0.1ml）和头孢拉定（2.25mg/0.1ml），真菌性眼内炎常用两性霉素 B（5μg/0.1ml）。玻璃体腔内联合使用糖皮质激素有助于改善预后，如地塞米松（0.4mg/0.1ml）。当玻璃体内大量渗出，视力下降到手动以下时，应立即手术，常采用经平坦部玻璃体切割术，尽量清除玻璃体脓苔。一般在眼内灌注液中加用抗生素或术毕玻璃体腔内注药。

第六节 其他玻璃体病

一、玻璃体炎症

玻璃体炎症（vitreous inflammation）大多为葡萄膜、视网膜的炎症波及玻璃体所致，也可由外伤或手术将病原微生物带入眼内引发。玻璃体不同程度的混浊，轻者呈灰白色尘埃状，重者呈致密的灰白色或灰黄色膜状混浊。裂隙灯下玻璃体内有灰白色颗粒。视力有不同程度的下降。有原发病的相应表现。应根据病因进行相应治疗，若系急性化脓性眼内炎，应立即行玻璃体切割术；长期不吸收的严重玻璃体混浊也可行玻璃体手术。

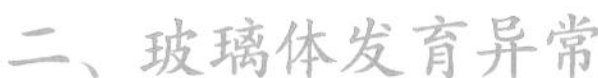

二、玻璃体发育异常

玻璃体发育异常包括永存瞳孔膜、晶状体血管膜、永存原始玻璃体增生症、先天性视网膜皱襞、玻璃体囊肿（图 15-13）等，是胚胎发育过程中玻璃体动脉不消退所致。

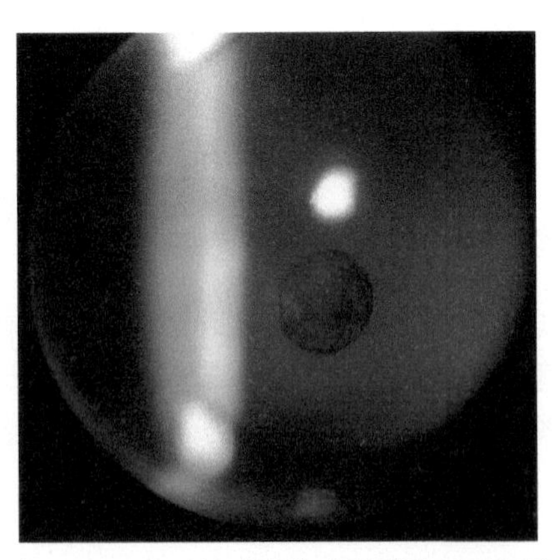

图 15-13 先天性玻璃体囊肿裂隙灯下图像
前部下方玻璃体内囊肿，表面含有色素

三、玻璃体寄生虫病

玻璃体寄生虫病为玻璃体内寄生虫感染，如猪囊尾蚴病、弓形虫病、盘尾丝虫病等。猪囊尾蚴病是误食含有猪肉绦虫虫卵的猪肉后，猪囊尾蚴移行到玻璃体内所致。眼底检查可见黄白色半透明圆形体，大小为 1.5 ～ 6PD，强光照射时见虫体变形或蠕动。存在于周边部视网膜下的猪囊尾蚴可通过巩膜侧取出，进入玻璃体腔的猪囊尾蚴需玻璃体手术取出虫体。

第七节 玻璃体手术

现代玻璃体手术（vitreous surgery）是指应用玻璃体切割仪等多种设备及多种眼内显微器械在玻璃体腔或眼内完成多种精细操作的手术。最基本的操作是经平坦部玻璃体切割术（pars plana vitrectomy，PPV）。许多眼后段疾病、部分眼前段疾病、眼外伤，常需行玻璃体手术。

笔记栏

【手术适应证】 应根据手术技术及其设备、患眼潜在视力、先前治疗情况、另眼视力状况、

患者年龄及健康状况、术后效果、手术并发症等综合考虑手术适应证，并在全身状态许可情况下施行玻璃体手术。

1. 眼前段玻璃体手术适应证

（1）复杂晶状体手术联合眼前段玻璃体手术：晶状体脱位或半脱位、葡萄膜炎并发白内障、外伤性白内障、先天性白内障。

（2）眼前段修复性玻璃体手术：玻璃体脱出、玻璃体角膜接触、无晶状体眼瞳孔阻滞性青光眼、瞳孔膜闭、瞳孔移位、后发性白内障。

（3）恶性青光眼。

2. 眼后段玻璃体手术适应证

（1）玻璃体积血：各种原因引起的玻璃体积血难以吸收又明显影响视力。

（2）复杂性视网膜脱离：视网膜巨大裂孔、C_2级以上 PVR、黄斑裂孔及后极部裂孔、伴有屈光间质混浊、合并脉络膜脱离、合并脉络膜缺损、合并瞳孔后粘连又无法找到裂孔、复发性视网膜脱离等。

（3）复杂性眼外伤：合并视网膜脱离、眼内异物、严重玻璃体积血、晶状体半脱位或脱位、眼内炎、眼球萎缩等。

（4）糖尿病性视网膜病变：玻璃体积血不吸收、牵拉性视网膜脱离、混合性视网膜脱离、重度黄斑水肿、黄斑前纤维膜、进行性视网膜纤维血管增生等。

（5）黄斑部病变：视网膜前膜、黄斑裂孔、黄斑部视网膜下出血、黄斑中央凹下的脉络膜新生血管、玻璃体黄斑牵拉综合征、囊样黄斑水肿等。

（6）眼前段手术并发症：眼内炎、晶状体物质落入玻璃体、人工晶状体脱位等。

（7）炎症或变性：感染性眼内炎、急性视网膜坏死综合征、晶状体过敏性眼内炎、玻璃体变性混浊、眼内寄生虫等。

（8）其他：早产儿视网膜病变、慢性葡萄膜炎、部分眼内肿瘤、玻璃体活体组织检查等。

【手术并发症】　术中医源性视网膜裂孔、术后视网膜裂孔形成及视网膜脱离、白内障、玻璃体积血、继发性青光眼、视网膜再脱离、眼内炎等。

【思考题】

1. 玻璃体积血的常见原因有哪些？如何处理？
2. 试述视网膜裂孔形成的机制。
3. 何谓 PVR？如何分级？
4. 玻璃体手术的适应证有哪些？

（陈　辉）

笔记栏

第十六章　视网膜病

【学习要点】

1. 掌握视网膜病的基本病理改变；视网膜脱离、视网膜色素变性的症状及眼底改变；糖尿病视网膜病变的分型与治疗，高血压性视网膜病变的分级。

2. 熟悉视网膜静脉阻塞、视网膜动脉阻塞的原因、临床表现和治疗。

3. 了解 Coats 病、年龄相关性黄斑变性及中心性浆液性视网膜炎的发病机制、眼底改变和眼底荧光血管造影所见；病理性近视及其他黄斑病变的临床特点。

第一节　概　　述

一、应用解剖与生理

视网膜（retina）是人眼中最重要的组织，它是视功能的策源地，是光刺激转换成视觉神经冲动的所在。视网膜是一层对光敏感的、精细的膜样组织，有三级神经元、两套血供系统，组织学上为十层结构。视网膜代谢旺盛，其对葡萄糖和氧气的消耗超过身体中的任何其他组织。

视网膜主要由神经外胚层发育而成，配以少许中胚层（即血管组织）。胚胎早期神经外胚层形成视泡，以后视泡逐渐凹陷而衍变成视杯；视杯的两层逐渐融合，其外层发育成单层的视网膜色素上皮层，内层则分化为视网膜的神经上皮层，也称视网膜神经感觉层。

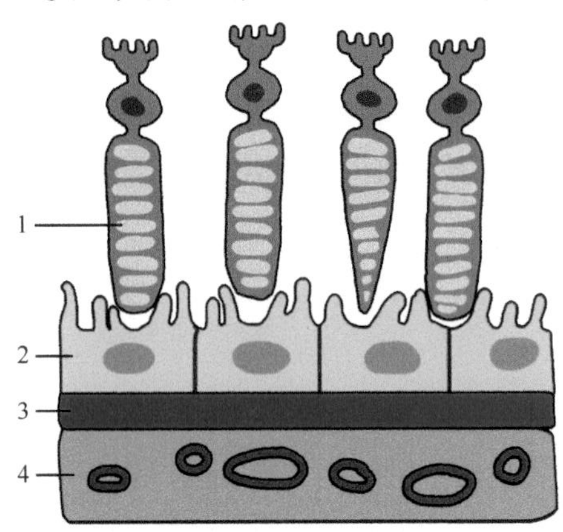

图 16-1　视网膜色素上皮 -Bruch 膜 - 脉络膜毛细血管复合体结构示意图

1. 光感受器细胞；2. 色素上皮细胞；3. Bruch 膜；4. 脉络膜毛细血管

视网膜色素上皮层和神经上皮层之间的黏合不很紧密，这是发生视网膜脱离的解剖基础。而视网膜色素上皮层与脉络膜的玻璃膜（Bruch 膜）之间的粘连则较为紧密。视网膜色素上皮、玻璃膜以及脉络膜的毛细血管层，三者组成一个统一的功能整体，称为色素上皮 - 玻璃膜 - 脉络膜毛细血管复合体（图 16-1）。三者之间相互影响，对维持视网膜光感受器微环境起着重要作用，很多视网膜疾病均与此复合体的损害有关。

视网膜色素上皮有复杂的生理生化功能，它不仅起到了光化学保护作用，而且直接参与视觉的产生和视细胞的代谢，承担着为视网膜外层细胞提供营养、维持新陈代谢，以及吞噬和消化锥体、杆体外节盘膜的重要功能。视网膜神经上皮包括三级神经元，它们将视觉信息逐级传达至大脑枕叶视觉中枢。第一级神经元——视锥、视杆细胞（又称光感受器），其常见的病变以各种原发性的变性和营养障碍为主，或继发于脉络膜疾病；第二级神经元——双极细胞，是神经冲动的分类转输站，不同形态、种类的双极细胞可以与不同类型和数量的光感受器接触，转输不同波长的光刺激；第三级神经元——神经节细胞，其轴索汇集成视神经，其损害多见于先天性发育异常，中毒性、外伤性及炎性病变。

视网膜的营养来自两个血管系统：视网膜中央动脉和脉络膜毛细血管。视网膜中央动脉供应内核层及其以内的视网膜；内核层以外的视网膜的营养则来自脉络膜毛细血管。视网膜动脉属于小动脉，是一种功能性终末动脉，彼此间无吻合，一旦阻塞，对应供血处视网膜容易因缺氧而萎缩坏死。视网膜上的动、静脉血管在交叉处有一共同的外膜包绕，这是形成视网膜分支静脉阻塞的解剖因素。

视网膜具有内、外两个血 - 视网膜屏障来严格控制离子、蛋白等物质进出视网膜，以维护视网膜重要的功能。由于视网膜毛细血管的内皮细胞间存在完整的封闭小带以及壁内周细胞，在正常生理情况下，视网膜毛细血管中的物质不会渗漏到视网膜神经上皮内，这形成了视网膜的内屏障。在脉络膜毛细血管朝向玻璃膜的一面，管壁上有很多细小的微孔，正常生理情况下，血管中血浆等成分可以由这些微孔漏出，弥散至脉络膜以及玻璃膜基质中；但是由于视网膜色素上皮细胞之间也有封闭小带存在，阻止了这些物质进入视网膜神经上皮层（图 16-2、图 16-3），这构成了视网膜的外

笔记栏

屏障。如果上述任何一个屏障的结构或功能发生障碍，血浆等成分必将渗入神经上皮层内，引起视网膜神经上皮水肿或脱离。

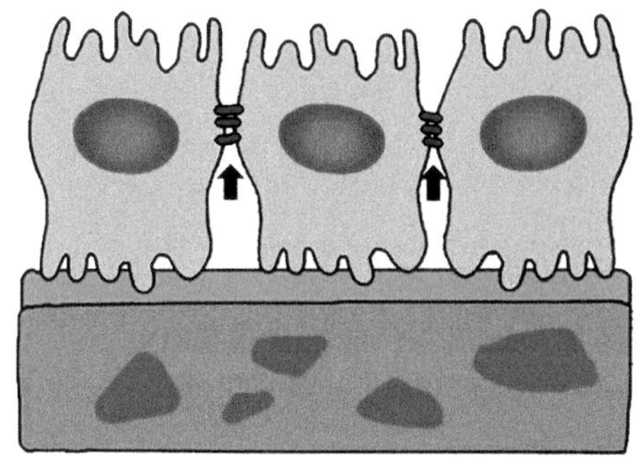

图 16-2　视网膜色素上皮层与 Bruch 膜结构示意图
箭头所指为封闭小带

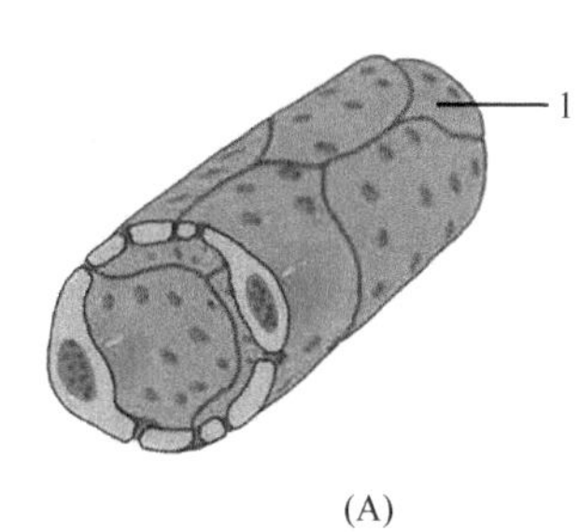

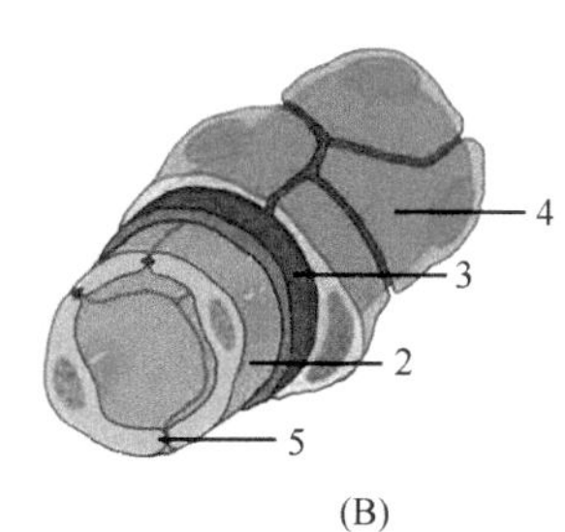

图 16-3　脉络膜毛细血管（A）与视网膜毛细血管（B）
1. 有孔毛细血管内皮；2. 无孔毛细血管内皮；3. 基底膜；4. 周细胞；5. 紧密连接

视网膜主要由神经组织和血管组织组成，因此，视网膜疾病和神经、血管系统的疾病密切相关。此外，视网膜是全身神经和血管组织中唯一能够用肉眼看见的部位，许多中枢神经系统、心血管系统、血液系统代谢性疾病发生时，都可以通过眼底检查来帮助对这些疾病进行诊断、预后判断以及疗效观察。

除常规的检眼镜检查外，视网膜的检查方法还包括眼底血管造影、光相干断层扫描、视觉电生理和其他生理、心理、物理检查，这些检查对视网膜病的诊断发挥着重要作用。

二、视网膜病变的病理表现

视网膜疾病的病理改变与视网膜的结构和功能特点密切相关。视网膜的病变主要包括血管改变、循环障碍及其并发症，神经组织变性和色素上皮细胞改变等。

（一）视网膜水肿

1. 细胞内水肿　由视网膜动脉血供中断所致。一旦视网膜动脉血流中断，该动脉所供应的区域就会发生缺血、缺氧，引起细胞外水分和离子进入细胞内，从而导致双极细胞、神经节细胞及神经纤维层水肿，视网膜组织呈白色雾状混浊。主干阻塞者整个视网膜神经上皮呈苍白或灰白水肿，后极部由于神经节细胞层较厚，水肿特别显著；分支阻塞者，其所供应区域的神经上皮呈灰白色水肿；毛细血管前小动脉阻塞者，该区域产生灰白色边界不清的棉绒斑。

2. 细胞外水肿　因为血 - 视网膜内屏障破坏，血浆等成分渗漏于视网膜神经上皮层内，从而引起视网膜水肿，表现为视网膜失去正常光泽、灰白混浊。黄斑区由于 Henle 纤维的放射状排列，液体聚积于 Henle 纤维之间，眼底荧光血管造影时染料积聚，形成特殊的花瓣状外观，称为囊样黄斑水肿（cystoid macular edema，CME）。

3. 渗出性视网膜脱离　因血 - 视网膜外屏障功能受损，脉络膜毛细血管漏出的血浆等成分经视网膜色素上皮的损害部位渗漏到视网膜神经上皮下。若液体局限性聚积，可形成一个局限性、边界清晰的扁平的视网膜神经上皮圆盘状脱离；若视网膜色素上皮的屏障功能受到广泛破坏，则引起浆液性视网膜脱离。

（二）视网膜渗出

1. 硬性渗出　由于长期的慢性视网膜神经上皮细胞外水肿，在视网膜外丛状层遗留下脂质沉着，称为视网膜硬性渗出。其表现为视网膜内边界清晰的黄白色小点和斑块，形态大小不一，可融合成片状，也可呈环状或弧形排列。位于黄斑区者，可顺着 Henle 纤维排列成星芒状或扇形，严重者形成较厚的斑块。随着视网膜毛细血管的渗漏停止，脂质沉着会被缓慢吸收。

2. 棉绒斑　以往曾称为“软性渗出”，表现为视网膜内形态不一、边界不清的灰白色棉花或绒毛状斑块。这种病变实质上是毛细血管前小动脉阻塞后发生的神经纤维层的微小梗塞使轴质运输阻断肿胀而形成，如果血管重新开放，棉绒斑可以完全消退。

（三）视网膜出血

1. 浅层出血　位于视网膜神经纤维层，为视网膜浅层毛细血管的出血。由于出血沿神经纤维的

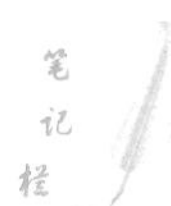

走行而排列，浅层出血多呈线状、条状及火焰状，色较鲜红，常见于视网膜静脉阻塞等。

2. 深层出血 位于视网膜内核层，为视网膜深层毛细血管的出血。由于神经组织结构紧密，出血较为局限，深层出血表现为小的圆点状出血，色稍暗红，常见于糖尿病视网膜病变等。

3. 视网膜前出血 血液聚集于视网膜内界膜与玻璃体后界膜之间称为视网膜前出血。由于重力的关系红细胞下沉，视网膜前出血多表现为下方半月形积血，上方有清亮的血浆水平液面，多见于视网膜表面的大量出血，有时也可见于颅内蛛网膜下腔出血或硬脑膜下出血。大量的视网膜前出血，或视网膜表面的新生血管出血，血液穿破内界膜及玻璃体后界膜进入玻璃体中，可引起玻璃体积血。少量的玻璃体积血，表现为玻璃体片状或团块状混浊；大量的玻璃体积血，可使检眼镜检查无法进行，视网膜失去正常的红光反射，若长期无法吸收，则玻璃体内呈现灰白色的絮状或膜状物。

4. 视网膜神经上皮下出血 位于视网膜色素上皮层和神经上皮层之间，表现为暗红色、边界清楚的出血，常见于视网膜下新生血管出血，如年龄相关性黄斑变性等。

5. 视网膜色素上皮下出血 出血局限于视网膜色素上皮的外侧面，表现为暗红色或黑色的境界清晰的出血灶，易被误诊为脉络膜肿瘤，多由于脉络膜新生血管出血所致，如年龄相关性黄斑变性等。

（四）视网膜血管改变

视网膜动脉改变包括管径变细、走行变直和颜色变浅；视网膜静脉改变包括静脉扩张、迂曲或呈串珠样改变，视网膜动静脉交叉处出现各种形态的压迹。血管壁的炎症则表现为血管白鞘或呈白线状。视网膜毛细血管因周细胞损伤、管腔内压力增高，局部膨胀可形成微动脉瘤。

（五）视网膜新生血管膜

大面积视网膜毛细血管闭塞、慢性缺血等常导致视网膜新生血管形成。新生血管多起自视盘表面及赤道部附近，沿视网膜表面生长，在有玻璃体视网膜粘连的部位长入玻璃体内，并伴有数量不等的纤维组织，称新生血管膜。新生血管的内皮细胞间连接结构不良，容易渗漏及出血，可引起玻璃体积血及牵拉性视网膜脱离。这多见于视网膜中央或分支静脉阻塞、糖尿病性视网膜病变等。

（六）视网膜下新生血管膜

当脉络膜的 Bruch 膜由于变性、老化、外伤等原因发生破裂，脉络膜新生血管可沿着此裂隙向内生长形成视网膜下新生血管膜，进而引起渗出、出血、机化，最终可以形成瘢痕。若此部位位于黄斑区，则会导致中心视力严重损害，多见于年龄相关性黄斑变性、高度近视等。

（七）视网膜色素改变

视网膜色素上皮细胞可因代谢障碍等原因而发生萎缩、变性、坏死或增生，致使视网膜上出现色素脱失、色素紊乱或骨细胞状色素沉着等改变。

（八）视网膜的玻璃疣

关于视网膜玻璃疣的形成机制有多种学说，包括视网膜色素上皮细胞自体崩溃说、血源说、转移说、沉积说等。其中，获得较多支持的是沉积说：视网膜色素上皮细胞具有发达的吞噬酶系统，当其对视网膜感光细胞外节盘膜的吞噬与消化功能衰退时，未被完全消化的崩解的盘膜残余小体推向色素上皮细胞的基底部，并向细胞外排出，蓄积于 Bruch 膜，形成玻璃疣。玻璃疣呈圆形、黄白色、大小不一，散布于视网膜色素上皮下。玻璃疣可增大、融合、钙化。大或融合性玻璃疣是发生视网膜色素上皮萎缩或脉络膜新生血管形成的危险因素。

（九）视网膜裂孔

视网膜裂孔通常是指视网膜神经上皮层的全层裂孔，可伴有或不伴视网膜脱离。由视网膜神经上皮萎缩形成的裂孔，多为小圆孔，称萎缩孔，多发生在视网膜周边的格子样变性区内；而由于玻璃体液化后脱离及在附着部位对视网膜向前的牵拉形成的裂孔，多为马蹄形裂孔，称撕裂孔，这类裂孔或形成一个视网膜瓣，或完全撕脱形成盖膜。其中，大于 1/4 象限的裂孔，称为巨大裂孔；发生在锯齿缘的裂孔，称为锯齿缘离断。约 80% 的裂孔发生在周边部视网膜。

第二节　视网膜血管病变

一、视网膜动脉阻塞

视网膜动脉阻塞（retinal artery obstruction，RAO）临床上虽然不常见，但其后果极为严重，且预后很差，如果得不到及时处理将导致失明。

笔记栏

【病因】 视网膜动脉栓塞、血管内血栓形成以及血管痉挛均可导致视网膜动脉阻塞。临床上常见的是视网膜动脉栓塞，栓子的主要来源有颈动脉粥样硬化斑块脱落的胆固醇栓子、大血管动脉硬化的血小板纤维蛋白栓子、心瓣膜的赘生物上脱落的钙化栓子；少见的栓子来源为心房黏液瘤栓子、长骨骨折的脂肪栓子、感染性心内膜炎的菌栓、下鼻甲或球后注射的泼尼松龙药物等。动脉血管的炎症、口服避孕药、结缔组织病（包括巨细胞动脉炎）等也可引起视网膜动脉阻塞。视网膜动脉阻塞偶可由视网膜脱离手术或眶内手术等引起。其全身性病因有外伤、凝血障碍等。

【临床表现】 视网膜动脉阻塞的临床表现取决于受累的血管分布及阻塞程度。

1. 视网膜中央动脉阻塞（central retinal artery occlusion，CRAO） 典型症状为突然发生的一眼无痛性完全失明。有的患者在发作前有阵发性黑矇。体征：患眼无光感或微弱，或可疑光感。瞳孔直接对光反射消失、间接对光发射存在[即相对性传入性瞳孔功能障碍（RAPD）]。眼底检查：全视网膜尤其是后极部视网膜丧失了橘红色背景而呈现出灰白色水肿混浊征；黄斑中央凹处因无内层视网膜而较薄，故可透见其深面的脉络膜暗红色背景，其在周围灰白色水肿的视网膜衬托下，形成显眼的樱桃红斑（图 16-4）；视网膜动脉变细，有时可见血液呈节段状流动（重度不完全性阻塞）；一般没有视网膜出血。数周后，视网膜水肿逐渐消退而恢复透明，视盘萎缩、色苍白，分支血管变细呈白线状。若有视网膜睫状动脉存在，则可保留部分中心视力。

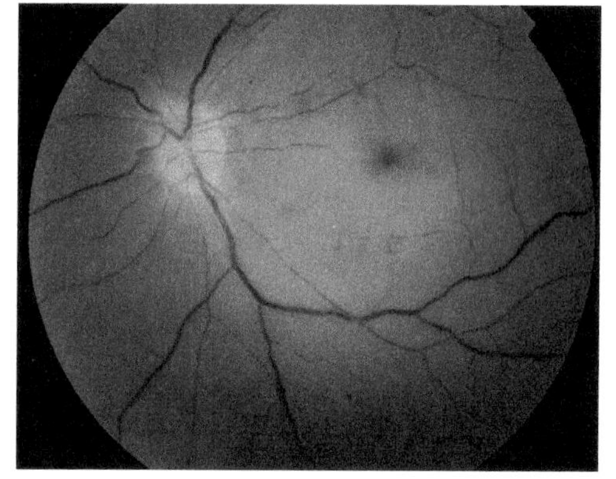

图 16-4　左眼视网膜中央动脉阻塞

视网膜广泛灰白色水肿，黄斑区呈樱桃红斑

2. 视网膜分支动脉阻塞（branch retinal artery occlusion，BRAO） 典型症状为视野某一区域突然出现遮挡感，视力可有不同程度的下降。眼底检查：该分支动脉分布区的视网膜呈灰白水肿（图 16-5A），有时可见栓子阻塞的部位。数日后，随着血管的再通和视网膜的再灌注，水肿逐渐消退，遗留永久性视野缺损。若发生支配黄斑区的视网膜睫状动脉阻塞，则后极部呈现舌形视网膜水肿，中心视力受损严重。

【诊断】 主要根据病史和眼底表现进行诊断。眼底血管造影显示相应动脉明显无灌注（图 16-5B）。

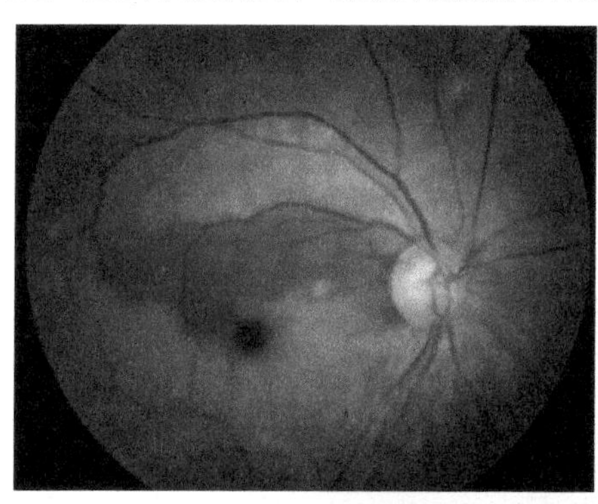

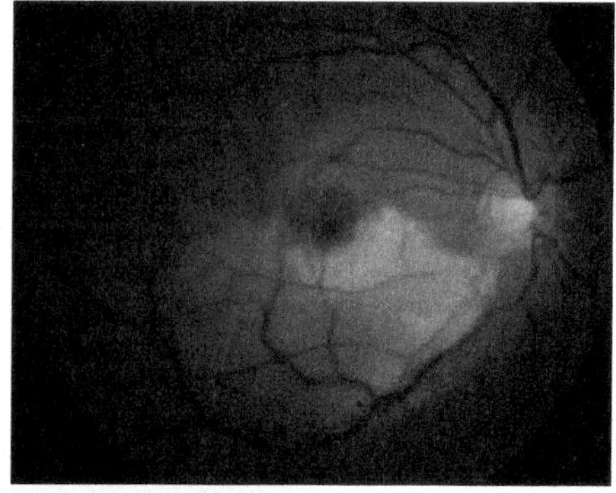

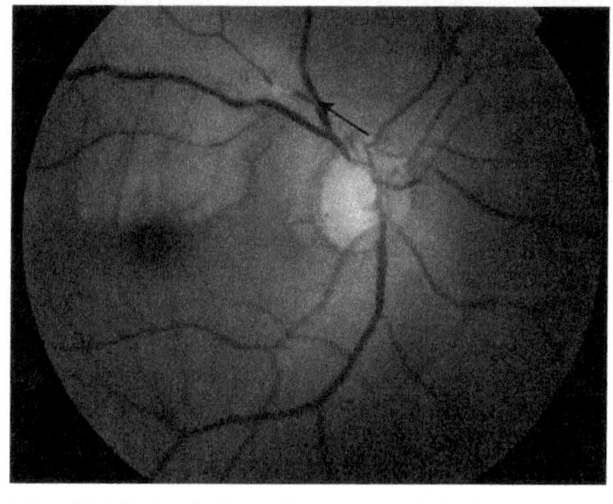

图 16-5A　右眼视网膜不同分支动脉阻塞，视网膜灰白水肿，动脉内见栓子（↑）

笔记栏

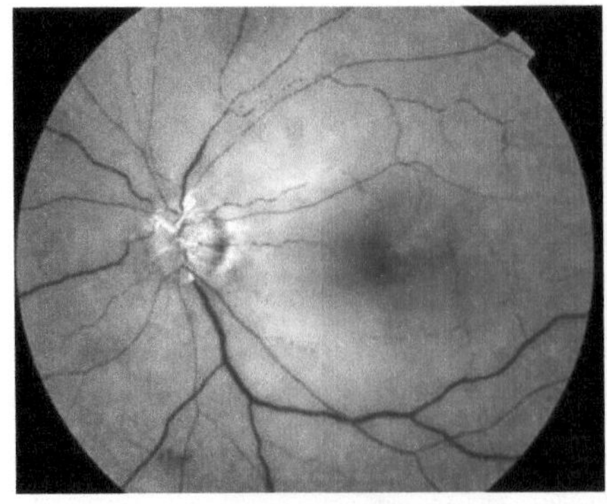
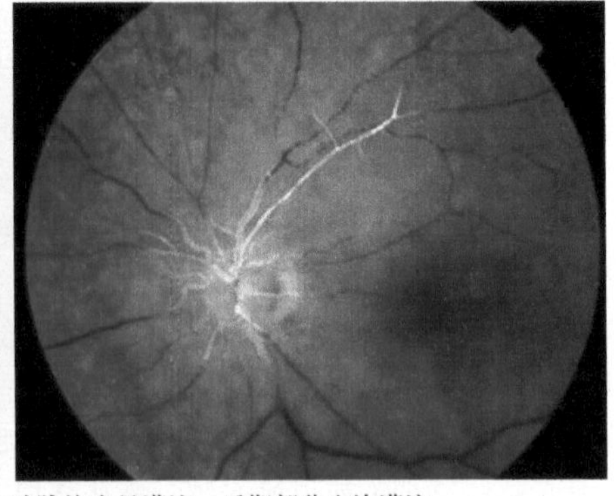

眼底荧光血管造影可见：早期各分支动脉均未见灌注；后期部分少许灌注

图 16-5B 左眼视网膜中央动脉阻塞

【治疗】 由于视网膜完全缺血 90 分钟后光感受器出现不可逆损害，因此，治疗应争分夺秒、毫不迟缓。治疗方法：①扩张血管，包括吸入亚硝酸异戊酯或舌下含服硝酸甘油；②降低眼压，如前房穿刺、球后麻醉、口服乙酰唑胺等，通过降低眼压，可使视网膜动脉扩张，促使栓子被冲到周边小血管中，以减少视功能损伤的范围；③介入治疗，直接将溶栓药如尿激酶注入视网膜动脉内以溶解血栓；④可吸入 95% 氧及 5% 二氧化碳的混合气体，每小时 10 分钟。但在临床上，这些方法的效果难以确定，预后通常较差，若有视网膜睫状动脉，可保留一些视力。此外，应作系统性全身检查以寻找病因，特别是颈动脉及心脏疾病，要针对病因治疗，预防另眼发病。对于少部分在 1 ～ 2 月后出现虹膜新生血管的眼，可行全视网膜光凝术。

二、视网膜静脉阻塞

视网膜静脉阻塞（retinal vein obstruction，RVO）是一种常见的视网膜血管病。此病多见于 50 岁以上的中老年人，但也可发生在各个年龄段。临床上依据阻塞部位的不同，将其分为视网膜中央静脉阻塞和视网膜分支静脉阻塞两种类型。

【病因和发病机制】 引起视网膜静脉阻塞的主要原因有血管外的压迫、静脉血流的淤滞及静脉血管内壁的损害。视网膜中央静脉阻塞部位多位于筛板或其后水平。老年人多由动脉硬化所致，动静脉交叉处动脉壁增厚对静脉的压迫为分支静脉阻塞的最常见原因；青壮年大多是由静脉炎症引起的不完全阻塞。静脉血流的淤滞多见于视网膜动脉灌注压不足或眼压增高以及血液黏滞度增高的患者，因而常发生于颈动脉供血不足、大量失血、低血压、青光眼、糖尿病、贫血、红细胞增多症、血小板异常、心脏功能不良等疾病。

【临床表现】

1. 视网膜中央静脉阻塞（central retinal vein occlusion，CRVO） 起病急，病程长。视力多有明显下降。视网膜静脉扩张、迂曲；火焰状出血遍布眼底各个象限（图 16-6）；静脉管壁的渗漏引起广泛的视网膜水肿；静脉常隐埋于水肿的视网膜内；视盘充血、水肿；病程久者可发生囊样黄斑水肿。

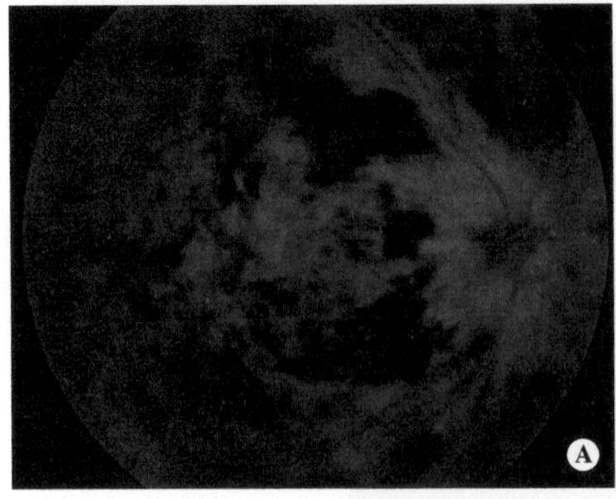

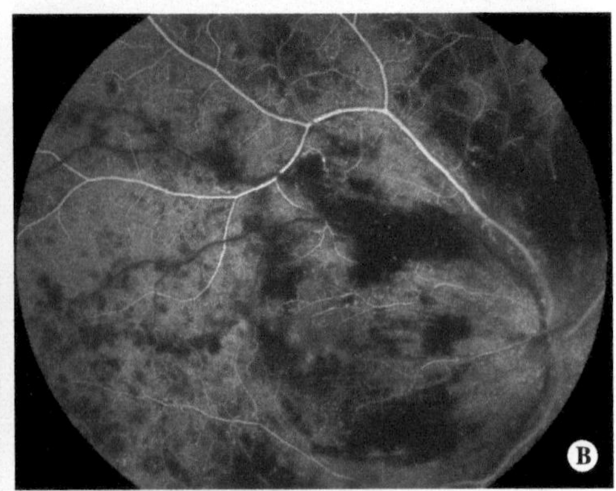

图 16-6 右眼视网膜中央静脉阻塞

A. 视盘水肿、边界模糊，静脉迂曲、扩张，大量出血沿血管分布，并见棉绒斑；B. 眼底荧光血管造影检查见右眼视网膜上大片遮蔽荧光，中央静脉充盈迟缓，静脉扩张、迂曲，静脉管壁粗细不均并着色

笔记栏

临床上分为非缺血型和缺血型，两者在病程和预后上有很大不同。鉴别的标准多依赖于眼底荧光血管造影和眼底表现。近年来有学者提出，相对性传入性瞳孔障碍、中心视力、视野等功能性指标比眼底荧光血管造影更为可靠。具体表述如下：

（1）非缺血型：视网膜出血、水肿较轻，无大面积缺血，不产生视网膜新生血管，视力预后较好，但可因慢性黄斑水肿影响视力。最终视力好于 0.5 的病例占 2/3，但约有 10% 转变为缺血型。

（2）缺血型：视网膜出血、水肿较明显，常有视盘水肿和多处棉绒斑。荧光造影显示广泛的无灌注区。因大面积缺血，产生血管生长因子，从而引起视网膜及视盘处产生新生血管，导致更多的视网膜出血或玻璃体积血，后期可因出血机化引发牵拉性视网膜脱离。视力损害严重，常因黄斑水肿致中心视力丧失。未经治疗，约 60% 的病例出现虹膜新生血管，在发病后 3 个月左右约 33% 发生新生血管性青光眼。

2. 视网膜分支静脉阻塞（branch retinal vein occlusion，BRVO）　较中央静脉阻塞更为常见，多见于有高血压、动脉硬化的老年人，以颞上支静脉阻塞最常见，鼻侧支静脉阻塞相对少见。

视力常呈不同程度下降，其程度与黄斑是否水肿、出血有关。受累静脉区内视网膜浅层出血、视网膜水肿及棉绒斑；阻塞点远端的静脉扩张、迂曲（图 16-7）。根据眼底荧光血管造影和眼底表现，可分为：①非缺血型：视网膜出血随病程逐渐吸收，毛细血管代偿和侧支循环使血流复原，水肿消退后视力改善；②缺血型：有广泛、持续的毛细血管闭塞，大面积的视网膜缺血，视力预后差。

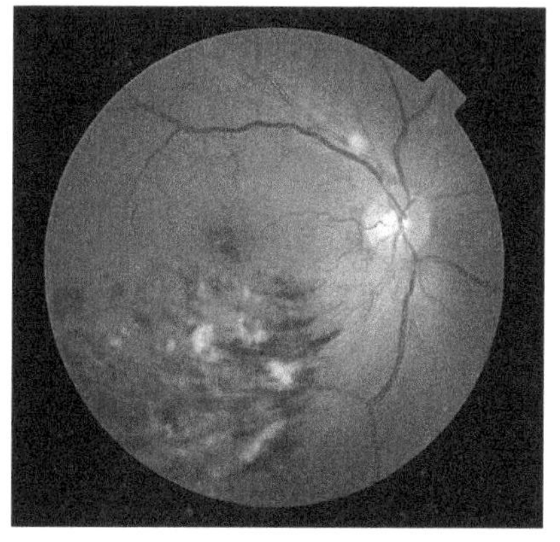

图 16-7　左眼视网膜颞下分支静脉阻塞

沿颞下静脉有大量片状出血及棉绒斑，累及黄斑

大面积缺血可引起视网膜新生血管及黄斑水肿，这是视力丧失的两个主要原因。黄斑水肿可伴有硬性渗出、色素紊乱及视网膜下纤维化。视网膜新生血管可引起玻璃体积血、牵拉性或孔源性视网膜脱离，裂孔常发生在邻近新生血管区的血管旁。约 1% 的视网膜分支静脉阻塞眼可发生虹膜新生血管。

【诊断】　主要根据病史和眼底表现进行诊断。

【治疗】　目前无特殊药物治疗，应积极寻找病因，治疗原发病。如有视网膜血管炎症，可使用糖皮质激素；高血压、动脉硬化、糖尿病患者治疗原发病；高眼压者进行降眼压处理。定期随访眼底改变，早期每月复查，并进行眼底荧光血管造影检查，以了解有无视网膜缺血、水肿及新生血管。对囊样黄斑水肿，目前主流的治疗方法为玻璃体腔注射抗血管内皮生长因子（VEGF）类药物如康柏西普、阿柏西普、雷珠单抗等。对于顽固性水肿可尝试玻璃体腔注射糖皮质激素类药物如曲安奈德、地塞米松缓释剂等。若有广泛的毛细血管无灌注区或新生血管形成，应进行相应视网膜激光光凝治疗，可使新生血管消退和防止新生血管再生和二次出血，激光联合抗 VEGF 药物治疗则效果更佳。发生持久的玻璃体积血或视网膜脱离时，可行玻璃体切割术和眼内光凝术。

三、视网膜静脉周围炎

视网膜静脉周围炎（periphlebitis of retinal），又称 Eales 病，是视网膜血管炎的一种类型，此病不仅静脉受累，也常累及小动脉。视网膜静脉周围炎多发生于 20 ～ 40 岁的男性患者，以双眼周边部小血管闭塞、反复发生玻璃体积血为主要特征，常有视网膜新生血管。

【病因】　不明。可能系对结核菌素等过敏所致。

【临床表现】　初起病变多累及眼底周边部小静脉，出血量少，常无症状；少量玻璃体积血时，出现飞蚊症，此时眼底后极部尚无病变，中心视力常完全正常，但散瞳检查眼底时可见视网膜周边部的小静脉旁有出血，静脉管壁两侧出现白鞘（图 16-8）；病程久后，其他区域也逐渐出现同样病变，引起广泛的血管闭塞，导致视网膜缺血和新生血管形成，引发大量玻璃体积血，以致无法行眼底检查，并因出血机化和新生血管膜诱发牵拉性视网膜脱离，最终可导致视力丧失。

【诊断】　青年男性突然发生一眼失明，眼底因玻璃体大量积血无法检查，应对另一侧眼散瞳后详细检查眼底周边部，如果发现视网膜周边部有出血及静脉管壁旁有白鞘，可诊断本病。

【治疗】　早期可用糖皮质激素以控制静脉炎症，同时采用激光光凝视网膜病变血管及缺血区，

笔记栏

常需多次；对持久的玻璃体积血或合并牵拉性视网膜脱离，应尽早作玻璃体切割术和眼内光凝术。

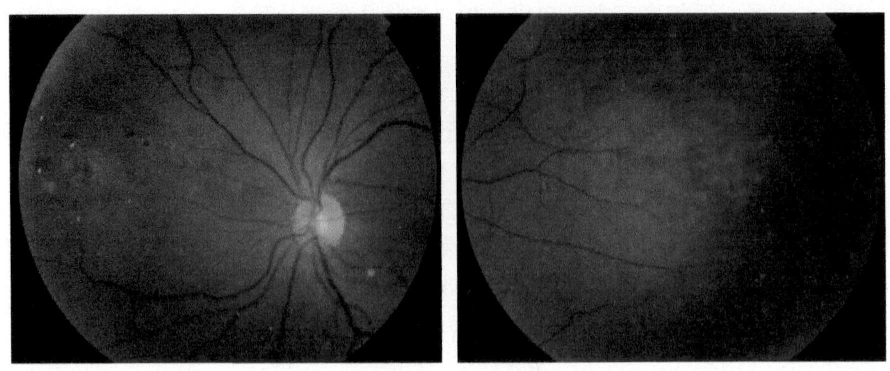

图 16-8 右眼视网膜静脉周围炎

四、糖尿病视网膜病变

（一）概述

糖尿病视网膜病变（diabetic retinopathy，DR）是最常见的一种视网膜血管病，系糖尿病并发症期的严重并发症之一。其发病与糖尿病长病程及血糖控制不佳密切相关，具体发病机制尚未完全探明。糖尿病视网膜病变主要损害视网膜的微血管。已知高血糖症可以引起多种生理和生化改变，继而造成毛细血管内皮细胞和周细胞的损伤。视网膜毛细血管的病理改变包括周细胞减少、基底膜增厚、毛细血管腔变窄、毛细血管内皮屏障失代偿、发生渗漏，从而引起视网膜水肿和视网膜小点状出血。长期进行性的视网膜微血管损害，可引起视网膜毛细血管的大面积闭塞，进而引起大面积的视网膜缺血，视网膜上出现棉绒斑；广泛的视网膜缺血，可产生血管内皮生长因子，进而产生视网膜的新生血管；新生血管向玻璃体内生长，同时伴有大量纤维组织增生，形成增殖膜；新生血管极易渗漏血浆和出血，出血量大时可以进入玻璃体，形成玻璃体积血；反复出血形成机化增殖膜，可引起牵拉性视网膜脱离。

（二）糖尿病视网膜病变的表现和临床分期

糖尿病视网膜毛细血管的病变表现为微动脉瘤、出血斑点、硬性渗出、棉绒斑、静脉串珠状、视网膜内微循环异常（IRMA），以及黄斑水肿等（图 16-9A、B）。广泛的视网膜缺血会引起视网膜或视盘的新生血管、视网膜前出血、玻璃体积血及牵拉性视网膜脱离（图 16-9C、D）。

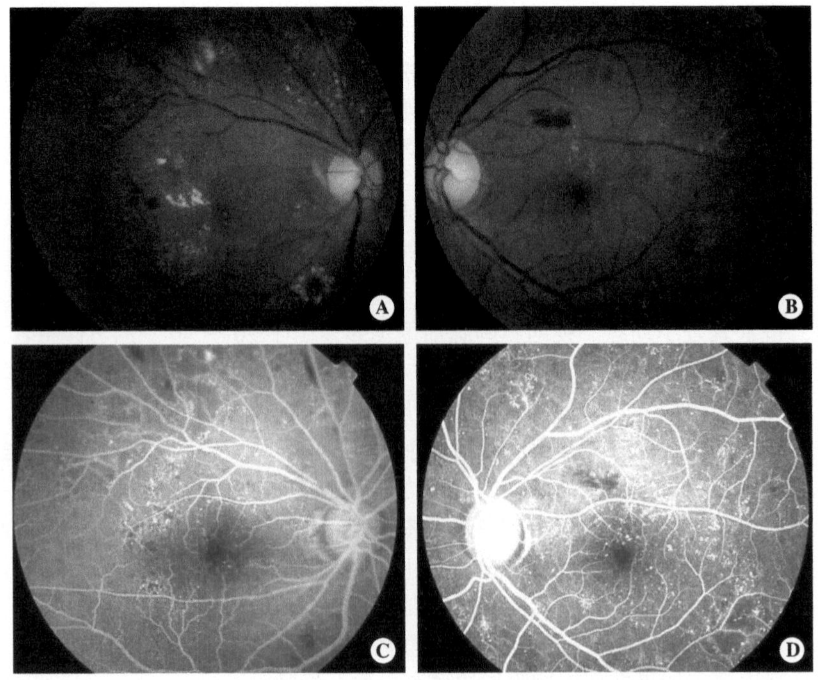

图 16-9 糖尿病视网膜病变

A、B. 视网膜散在微血管瘤和点状出血，后极部散在硬性渗出，黄斑水肿；C、D. 糖尿病视网膜病变荧光素眼底血管造影表现

笔记栏

为了临床治疗和科研的需要，1984 年，我国眼底病学组提出了“糖尿病视网膜病变分型、分期标准”（表 16-1，图 16-10）并向全国推广使用，对糖尿病视网膜病变的防治起了很大的推动作用。

表 16-1　糖尿病视网膜病变分型、分期标准（中国，1984 年）

型	期	视网膜病变
单纯型	Ⅰ	有微动脉瘤或并有小出血点　（+）较少，易数；（++）较多，不易数
	Ⅱ	有黄白色硬性渗出或并有出血斑　（+）较少，易数；（++）较多，不易数
	Ⅲ	有白色“棉绒斑”或并有出血斑　（+）较少，易数；（++）较多，不易数
增殖型	Ⅳ	眼底有新生血管或并有玻璃体积血
	Ⅴ	眼底有新生血管和纤维增殖
	Ⅵ	眼底有新生血管和纤维增殖，伴牵引性视网膜脱离

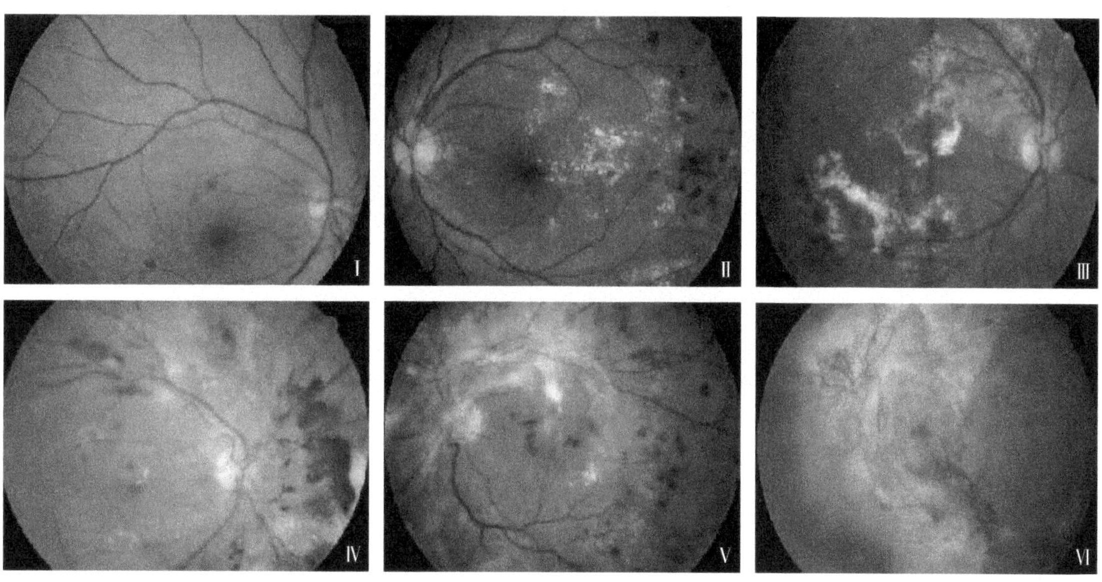

图 16-10　糖尿病性视网膜病变的分期

由于上述分期标准未能显示有无黄斑病变及其严重程度，2002 年 16 国有关学者拟定了便于推广、利于普查和交流的新分期标准及黄斑水肿分级（表 16-2）。

表 16-2　糖尿病视网膜病变分期标准及黄斑水肿分级（国际，2002 年）

疾病严重程度	视网膜病变表现
无明显视网膜病变	无异常
轻度 NPDR	仅有微动脉瘤
中度 NPDR	微动脉瘤，轻于重度 NPDR 表现
重度 NPDR	无 PDR 表现，出现下列任何一种表现：
	1. 任一象限有多于 20 处视网膜内出血
	2. ＞ 2 个象限静脉串珠样改变
	3. ＞ 1 个象限显著的视网膜微血管异常
增生性糖尿病视网膜病变	出现以下任何一种改变：新生血管形成、玻璃体积血或视网膜前出血
黄斑水肿的临床分级	
轻度糖尿病性黄斑水肿	远离黄斑中心的后极部视网膜增厚和硬性渗出
中度糖尿病性黄斑水肿	视网膜增厚和硬性渗出接近黄斑但未累及黄斑中心
重度糖尿病性黄斑水肿	视网膜增厚和硬性渗出累及黄斑中心

注：NPDR，非增生性糖尿病视网膜病变（nonproliferative diabetic retinopathy）。

笔记栏

（三）糖尿病视网膜病变的预防和治疗

糖尿病视网膜病变，目前尚无特殊药物治疗，重要的是预防。一旦确诊糖尿病则控制好血糖是关键，并应每半年行一次眼底检查。单纯型患者应定期作眼底检查，必要时作眼底荧光血管造影以观察有无大面积的毛细血管闭塞区，一旦发现视网膜有大面积的毛细血管闭塞，则提示患者已经进入增殖前期，可考虑应用激光行全视网膜光凝（图 16-11）以防止新生血管形成；对于增殖型患者，应采用全视网膜光凝治疗新生血管，成功的全视网膜光凝能使已经发生的新生血管消退，维持一定的有用视力；玻璃体积血或牵拉性视网膜脱离者，应尽早行玻璃体切割术，术中复位视网膜，并同时行眼内全视网膜光凝，但往往预后较差。对于糖尿病性黄斑水肿，目前主流的治疗方法是玻璃体腔注射抗 VEGF 药物，也可选择黄斑区格栅样光凝，但效果一般较前者差。

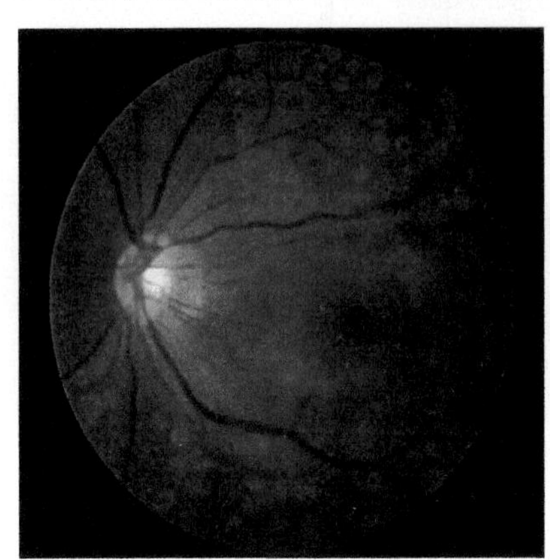
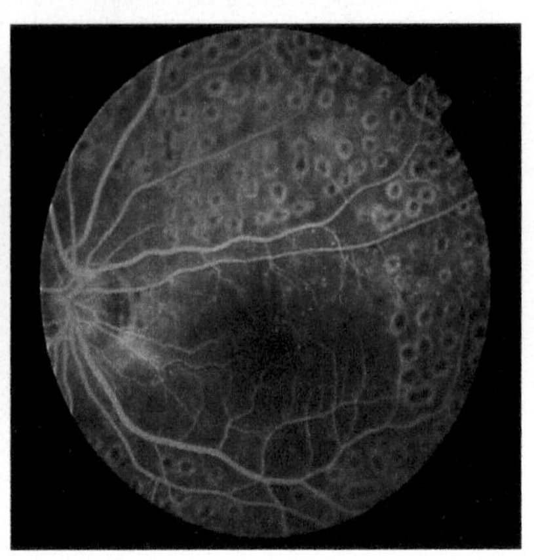

图 16-11 糖尿病性视网膜病变光凝后

五、高血压性视网膜病变

高血压病分为原发性高血压和继发性高血压，临床中高血压患者中95%以上均为原发性高血压。按照病程的缓急，分为慢性进行型（良性）高血压与急性进行型（恶性）高血压，无论是原发性高血压还是继发性高血压，或是良性高血压还是恶性高血压，均可以造成眼底改变，如视网膜动脉硬化，视网膜出血、渗出，视盘水肿等，但往往程度不同。高血压性视网膜病变（hypertensive retinopathy，HRP）是常见的视网膜血管疾病，眼底改变与年龄、血压升高的程度以及病程有关。年龄越大、病程越长、血压越高，眼底病变的发生率越高。

【临床表现和分期】 按病情缓急分类：

1. 慢性高血压性视网膜病变 长期缓慢持续的高血压，使视网膜的动脉血管逐渐出现痉挛、变窄、管壁增厚等变化，表现为动脉血管的管径粗细不均、管壁透明度降低、动脉管径日渐狭窄，动静脉交叉处的静脉受硬化动脉管壁的压迫出现两端的血流被遮挡、静脉移位、静脉两端呈笔尖样改变，严重时出现渗出、出血、棉绒斑、视网膜水肿、视盘水肿。

临床上对于高血压视网膜病变的分类方法较多，其中 Keith-Wagener 法较通用，Keith 和 Wagener 将高血压性视网膜病变分成四级（表 16-3，图 16-12）。

表 16-3 高血压性视网膜病变分级（Keith-Wagener 法）

分级	视网膜病变表现
Ⅰ级	主要为二级分支及以下分支视网膜动脉痉挛性收缩、变窄，合并轻度硬化
Ⅱ级	动脉硬化、狭窄较Ⅰ级重，动脉管壁反光带加宽，呈铜丝（copper wire）或银丝（silver wire）状外观，动静脉交叉处压迹明显，表现为：隐匿合并偏移（Salus 征）、远端膨胀（静脉斜坡）或被压呈梭形（Gunn 征）或直角偏离
Ⅲ级	动脉明显硬化、变细，并伴视网膜水肿、棉绒斑、硬性渗出、出血斑等
Ⅳ级	在Ⅲ级眼底改变的基础上，伴有视盘水肿

笔记栏

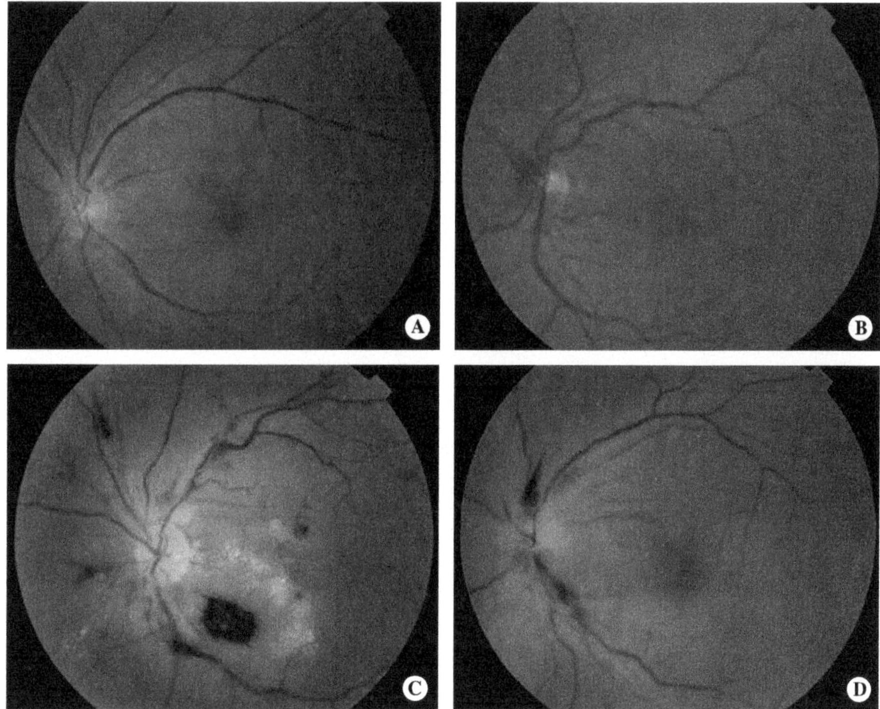

图 16-12　高血压性视网膜病变分级

A. Ⅰ级，血管收缩、变窄；B. Ⅱ级，动静脉交叉处压迹明显；C. Ⅲ级，视网膜水肿，动脉变细，静脉迂曲，可见硬性渗出、棉绒斑、片状出血；D. Ⅳ级，视盘水肿，视网膜上硬性渗出、片状出血

2. 急性高血压性视网膜病变　主要表现为视网膜和视盘水肿。短期内突然发生的急剧血压升高，引起视网膜脉络膜血管失代偿，视网膜血管显著缩窄，视网膜广泛水肿，眼底可见多处片状出血及大片的棉绒斑及视盘水肿。多见于 40 岁以下的青年人。

急性高血压不仅损害视网膜血管，还会累及脉络膜血管，引起脉络膜毛细血管液体大量渗漏，导致浆液性视网膜脱离。

急性高血压性视网膜病变常见于妊娠高血压综合征、肾源性高血压、嗜铬细胞瘤继发性高血压患者。

【治疗和预后】　眼科一般无特殊处理，该病治疗重点在于积极寻找病因、及时治疗原发病、控制好血压。对于大多数患者待血压得到有效控制后，眼底病变如视盘水肿、出血、渗出、棉绒斑将逐渐消退，但部分眼底改变如动脉硬化狭窄、动静脉交叉压迹等可能会永久存在。该病一般视力预后较好，血压及时得到控制后，视网膜水肿消退，视力将逐渐上升，但如长期血压得不到控制，眼底病变可能转变为陈旧性视网膜病变，若视网膜出现不可逆损害，将会造成永久性视力下降。

六、Coats 病

Coats 病，由 George Coats 于 1912 年首先报道，该病以视网膜血管异常扩张以及视网膜外层渗出为特征，又名视网膜毛细血管扩张（retinal telangiectasis）或外层渗出性视网膜病变（external exudative retinopathy），多见于男性儿童，青少年及成人也有发生，约 95% 为单眼，而女性患者及双眼发病者则比较少见。

【病因】　不明。无遗传性，与全身性血管异常无关，可能与视网膜血管的先天结构异常有关。其主要病理改变为视网膜毛细血管扩张，扩张的毛细血管内皮细胞屏障受损或丧失，产生渗漏，长期大量的血浆渗漏于视网膜神经上皮下引起视网膜神经上皮层及血管长期损害，并导致渗出性视网膜脱离，血浆中的水分吸收后，遗留下大片黄色脂质沉着于视网膜的外丛状层，脂质渗出物集聚于黄斑区可引起中心性视力障碍。

【临床表现】　病变若未累及黄斑，视力不受影响，若累及黄斑，将引起视力障碍。儿童常不能自述，多在发生斜视或因眼底大片渗出物及浆液性视网膜脱离发生白瞳症时才被父母发现而就诊，

笔记栏

有时可被误诊为视网膜母细胞瘤而行眼球摘除术。眼底检查可见视网膜血管异常，包括毛细血管扩张扭曲、静脉迂曲扩张、微动脉瘤、毛细血管梭形膨胀呈囊状或球形；视网外层或视网膜下大片黄白色脂质沉着物（图 16-13），黄斑可有硬性渗出或盘状瘢痕；同时可以见到一些闪光发亮的胆固醇结晶小点，并可见一些出血斑；视网膜新生血管少见。少数患者可因大量渗出液引起渗出性视网膜脱离。4 岁以下儿童进展尤其快，往往因视网膜脱离、继发性青光眼、并发性白内障和眼球萎缩而失明。

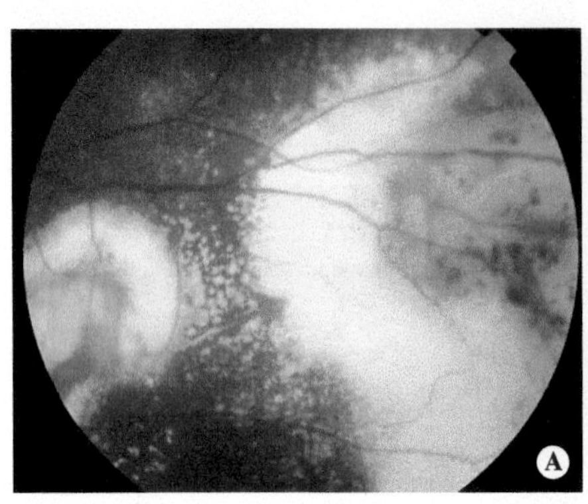

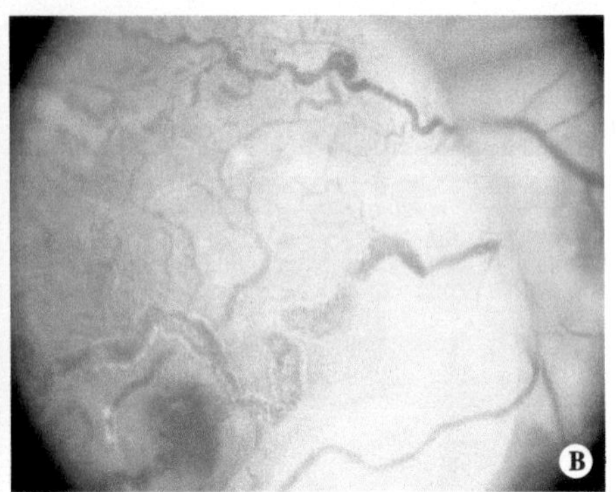

图 16-13 Coats 病

A. 视网膜下大片黄白色脂质沉着物，血管迂曲扩张；B. 视网膜血管迂曲扩张明显，伴渗出性视网膜脱离，视网膜下可见黄白色脂质沉着物

Coats 病应与视网膜母细胞瘤、家族性渗出性玻璃体视网膜病变、未成熟儿视网膜病变、眼内炎、永存原始玻璃体增生症等疾病鉴别。

【治疗】 病程早期对视网膜毛细血管扩张区进行激光光凝治疗、封闭异常血管、控制渗出，可以阻止病情进展，但需要多次治疗和长期随访。周边病变如激光效果不佳，可选择冷凝；渗出视网膜脱离患者，如直接光凝或冷凝效果差可先选择巩膜穿刺放出视网膜下液，再进行冷凝或光凝术；近年也有对视网膜水肿、渗出严重者采取抗血管内皮生长因子（VEGF）治疗作为辅助治疗，取得了较好的效果；对视网膜脱离严重并伴玻璃体纤维增殖者，可行玻璃体切割视网膜复位术，但效果不佳。若病变累及黄斑区，则中心视力多半不能恢复，视力预后差。

七、早产儿视网膜病变

早产儿视网膜病变（retinopathy of prematurity，ROP）曾被称为晶状体后纤维增生症。本病多发生在出生体重低于 1500g、曾接受过高浓度氧气治疗、出生胎龄小于 32 周的早产儿或发育迟缓的低体重儿。胎龄越短或体重越低者，ROP 发生率也越高。

【病因与发病机制】 早产儿视网膜病变源于未完全血管化的视网膜对高浓度氧产生的血管收缩和血管增生。胚胎在 16 周以前，视网膜没有血管，16 周以后视网膜血管才开始由视神经处发生并逐渐向周边部视网膜生长，大约在胚胎 36 周时视网膜鼻侧的血管已经达到锯齿缘，但视网膜颞侧的血管要到 40 周时才能完全发育。若在此前将正在发育的视网膜血管暴露于高浓度氧，将促使发育不成熟的血管出现收缩或闭塞，引起视网膜缺氧，不仅阻止正常视网膜血管的发育，还会产生血管生长因子，刺激视网膜纤维血管组织增生。

【临床表现与分期】 1984 年早产儿视网膜病变的国际分类法见表 16-4，病变分区见图 16-14。此外，视网膜后极部血管扩张和扭曲，称为“附加”病变，预示本病急性进展，存在“附加”病变时通常在期数后记录为“+”（图 16-15）。

表 16-4 早产儿视网膜病变的国际分类（1984 年）

部位
Ⅰ区：以视盘为中心，视盘至黄斑中心距离的 2 倍为半径的圆形范围
Ⅱ区：以视盘为中心，视盘至鼻侧锯齿缘的距离为半径画圆，为Ⅰ区以外的环形区
Ⅲ区：为Ⅱ区以外其他视网膜、颞侧剩余部分
范围：按累及的钟点数目表示

笔记栏

续表

严重程度
第 1 期：在血管化与非血管化视网膜之间存在分界线
第 2 期：分界线抬高、加宽、体积变大，形成嵴
第 3 期：嵴伴有视网膜外纤维血管组织增生
第 4 期：不完全的牵拉性视网膜脱离，A：中央凹未受累及；B：中央凹受累及
第 5 期：不同程度的漏斗状视网膜全脱离

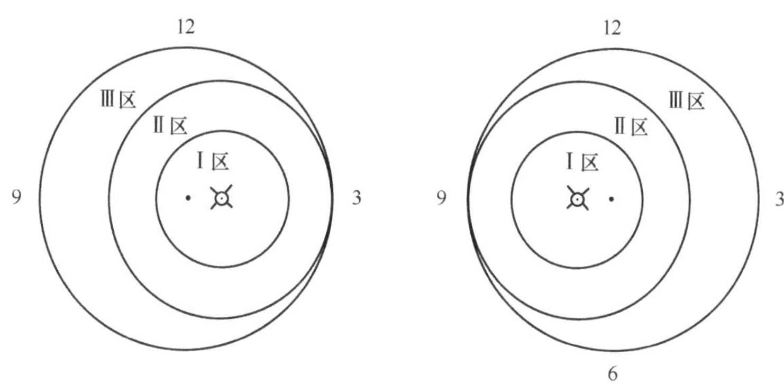

图 16-14 早产儿视网膜病变分区示意图

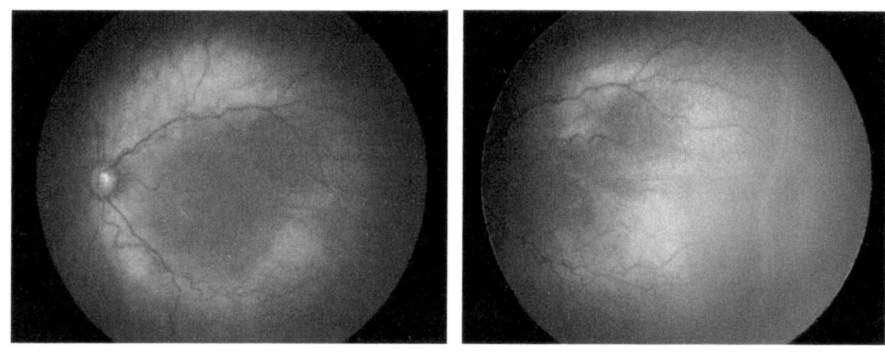

图 16-15 左眼早产儿视网膜病变 Ⅱ区 3 期 +

患儿，女性，出生胎龄 32 周，矫正胎龄 38 周，出生体重 1580g，单胎顺产，有吸氧史。左眼后极部视网膜血管明显迂曲扩张，颞侧Ⅱ区见嵴形成，嵴上纤维血管组织增生

【诊断】 主要根据眼底表现结合早产、低体重和吸氧史等进行诊断，需与家族性渗出性玻璃体视网膜病变、视网膜母细胞瘤、眼内炎、永存原始玻璃体增生症等疾病鉴别。

【预防与治疗】 减少或间歇吸氧，是预防早产儿视网膜病变发生的关键。早产儿视网膜病变一旦发生，进展很快，因此应加强早期筛查，对高危儿进行反复的眼底检查。1 期、部分 2 期可自然退行，建议密切观察；部分 2 期及 3 期病变，传统治疗方式有视网膜激光光凝治疗或冷凝治疗，此外，近年来，抗 VEGF 治疗被广泛应用于此疾病并取得很好的疗效，此类药物不仅可以抗新生血管，还可以促进自身视网膜血管生长，避免了光凝或冷凝术对视网膜造成的不可逆瘢痕，从而减少周边视野的损害；第 4 ～ 5 期病变视力预后差，需行手术治疗，手术方式包含巩膜扣带术和玻璃体切割术等，手术方式的选择需根据视网膜脱离范围和程度、晶状体后玻璃体纤维血管增生等情况而定。

八、视网膜巨动脉瘤

视网膜巨动脉瘤（retinal macroaneurysm）是一种获得性的视网膜血管异常，多发生在视网膜动脉第三分支前的动脉分叉或动静脉交叉处，表现为局限性动脉壁膨胀，形成瘤样改变。此病好发于 60 岁以上的老年人，女性多见，约 70% 的患者有系统性高血压。视网膜巨动脉瘤多发生于单眼，少数为双眼发病。动脉瘤大者，可以占据视网膜的全层（图 16-16），常为多发性。若视网膜前、内或

笔记栏

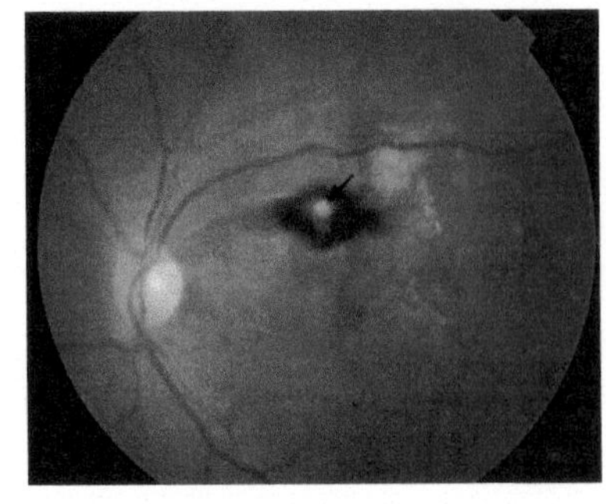

图 16-16 视网膜巨动脉瘤（箭头所示）

下出血，玻璃体积血，或视网膜水肿累及黄斑时，可引起视力下降。此病有时会并发小动脉栓子、毛细血管扩张或血管闭塞。

【治疗】 部分视网膜巨动脉瘤可自发闭塞，建议密切观察；若有活动性改变，如反复出血造成视网膜水肿影响视力等可选择激光光凝瘤体和其周围，但应注意避免黄斑的供养动脉血栓的形成；合并内界膜下出血者，可行 Nd：YAG 激光治疗；合并玻璃体积血时，行玻璃体切割术。此病一般视力预后较好，若瘤体接近黄斑部，视力预后可能不佳。

第三节 黄斑病

一、中心性浆液性脉络膜视网膜病变

中心性浆液性脉络膜视网膜病变（central serous chorioretinopathy，CSC）是主要累及黄斑部的以局限性视网膜神经上皮浆液性脱离为特征的眼底病变，通常简称为“中浆”。多见于中青年男性，常单眼发病，较容易复发。

【病因与发病机制】 确切的病因及发病机制尚不明确。病因可能与体内儿茶酚胺和皮质醇水平升高有关，紧张、劳累、睡眠不足以及情绪波动是常见的诱因。由于 FFA、ICGA 以及 OCT 的广泛应用，目前认为发病机制为脉络膜血管渗透性增加，RPE 下液体压力过高导致 RPE 功能异常，继而破坏视网膜外屏障，液体进入视网膜神经上皮下。

【临床表现】 根据发病时间分为急性（病程小于 6 个月）和慢性（病程大于 6 个月）。急性期患者视力常在 0.5 以上；患眼常有视物变暗、变形、变小、色觉异常；多数患者眼底可见黄斑区有一边界清楚的圆形或类圆形神经上皮脱离区，脱离区呈半透明泡状隆起，中央凹暗红、对光反射消失；FFA 可见黄斑区或其周围一个或数个荧光素渗漏点，逐渐呈炊烟状或墨迹状扩大，后期于脱离区形成盘状强荧光（图 16-17）。慢性期患者视力可降至 0.1 甚至更低，由于 RPE 萎缩，眼底可见局灶性色素脱失和沉着；FFA 无典型荧光色渗漏点，可表现为后极部多灶性、弥漫性 RPE 脱色素或色素沉着引起的透见荧光或遮蔽荧光。

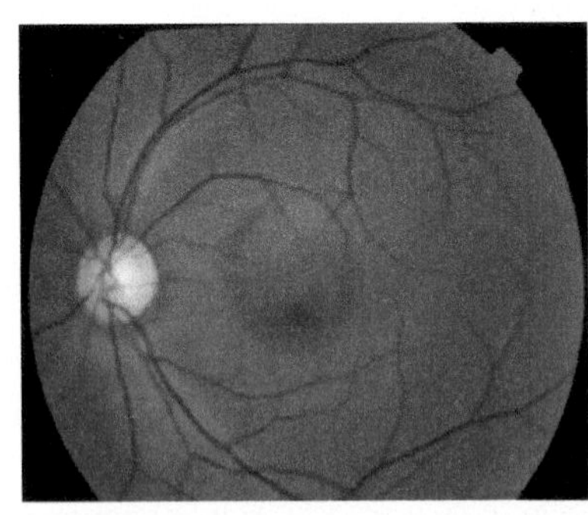
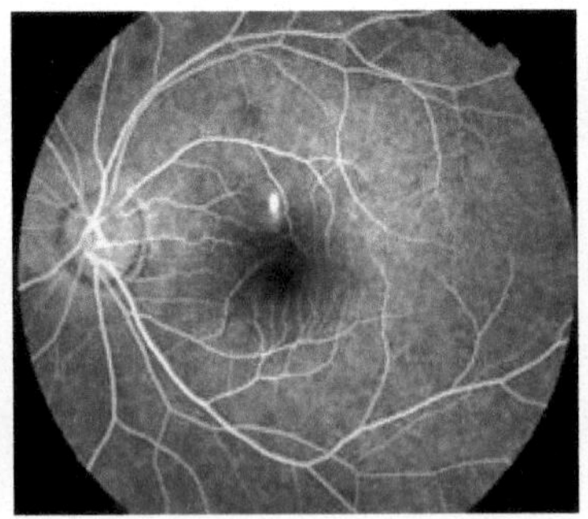
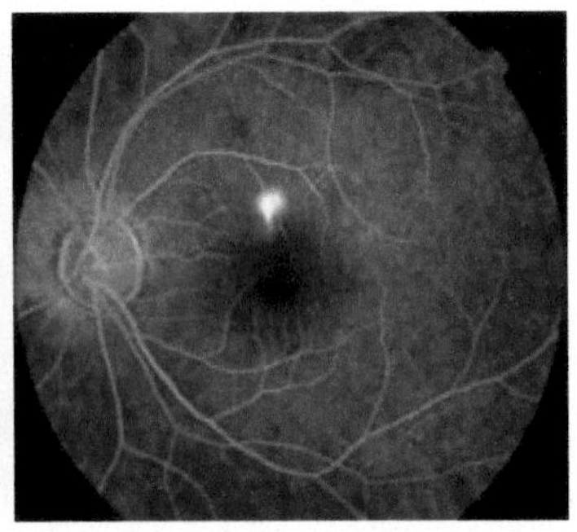

图 16-17 中心性浆液性脉络膜视网膜病变

左眼黄斑可见约 2PD 大小的圆形神经上皮脱离区，轻度隆起；FFA 示黄斑中心上方点状荧光渗漏逐渐扩大似炊烟状

【诊断】 主要根据病史、眼底表现，OCT 黄斑区神经上皮脱离或色素上皮脱离以及 FFA 可确诊。

【治疗】 本病有自限性，多数患者于发病 3 ～ 6 月后自行好转。如发病 3 个月后症状不消失，可考虑予以积极治疗。渗漏点不在盘斑区且距黄斑中央凹 200μm 以外，可采用视网膜激光光凝渗漏点，早期光凝可缩短病程，但不能预防复发。对于慢性中浆或渗漏点不明确的中浆，可采用光动力治疗（PDT）。肾上腺糖皮质激素可加重病情，应禁用。

二、特发性脉络膜新生血管

特发性脉络膜新生血管（idiopathic choroidal neovascularization），以前也被称为中心性渗出性脉络膜视网膜病变，是指不伴有其他视网膜异常的黄斑部脉络膜新生血管。患者多为青壮年，单眼发

笔记栏

病多见，病程持久，有出血倾向，最终形成机化瘢痕，常导致视力严重受损。

【病因】 病因不明。可能同弓形虫、组织荚膜胞浆菌、结核等病原体导致的炎症相关。

【临床表现】 中心视力下降，视物变形。眼底检查可见黄斑部孤立病灶：新鲜病灶为黄白色，伴视网膜下出血、渗出，病灶周围可见盘状视网膜脱离；陈旧病灶呈灰白色，病灶周围可见亮白色硬性渗出。FFA 早期可见脉络膜新生血管显影，渗漏强荧光于后期范围扩大，边界模糊（图 16-18）。OCT 检查可见黄斑下梭形或不规则强反光团，可伴有视网膜下积液。

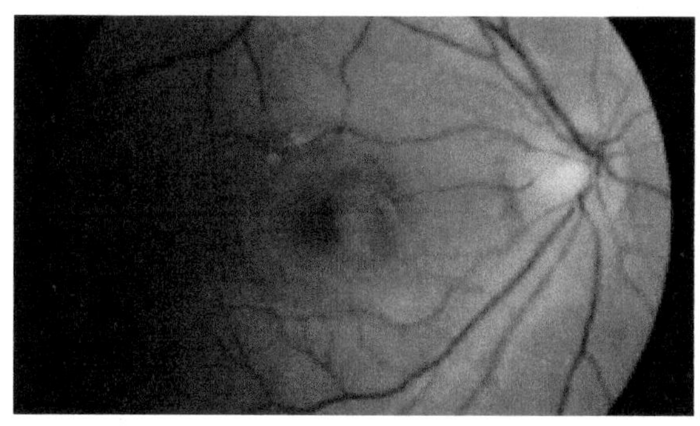
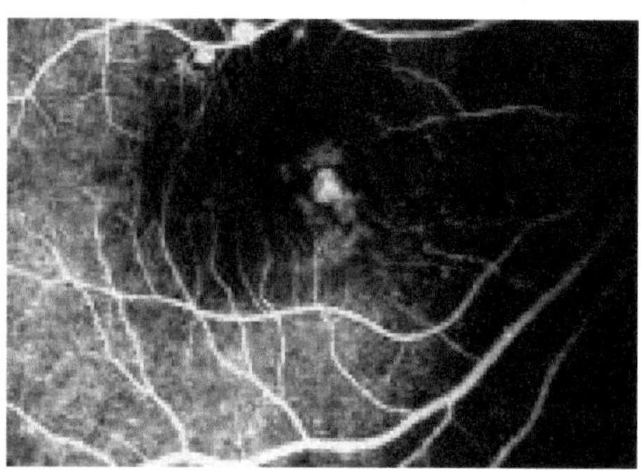

图 16-18 中心性渗出性脉络膜视网膜病变

右眼黄斑中央凹鼻侧可见类圆形黄色病灶，局部稍隆起，外有不完整的环形出血区；FFA：新生血管膜晚期荧光渗漏

【诊断】 主要根据病史、临床表现并结合 FFA 以及 OCT 检查进行诊断，且需要排除其他原因所致的脉络膜病理性新生血管（CNV），如年龄相关性黄斑变性（渗出型）、高度近视性脉络膜新生血管等。

【治疗】 目前主要的治疗手段为视网膜激光光凝、PDT、玻璃体腔抗 VEGF 药物注射。有研究表明，联合 PDT 和玻璃体腔抗 VEGF 药物注射比单一治疗能更好地促使 CNV 消退、更快恢复视力并减少再治疗次数。

三、年龄相关性黄斑变性

年龄相关性黄斑变性（age-related macular degeneration，AMD），是目前 50 岁以上人群致盲的主要眼病之一。本病通常一眼先发病，最终双眼均受累。随着社会的老龄化，该病发病率有增高的趋势。

【病因】 确切病因尚不清楚。目前认为其发病是由多种因素长期共同作用所致，主要包括年龄、遗传、种族、吸烟、慢性光损伤、营养失调、免疫异常等。

【临床表现】 临床上将 AMD 分为干性和湿性两种类型，其中约 90% 为干性型，但大部分严重视力丧失是由湿性型所致。

1. 干性（又称萎缩型或非渗出型）年龄相关性黄斑变性 病程分为早期和晚期，早期对视力影响较小，可无任何症状，随病情进展，视力缓慢下降，可伴有视物变形。其主要特点为黄斑区玻璃疣以及 RPE 异常改变。常见玻璃疣为散在分布于后极部视网膜下的黄白色小点状或圆形，边界清楚，为硬性玻璃疣；玻璃疣也可较大，呈板状或团块状，边界模糊，有融合趋势，称为软性玻璃疣。RPE 异常改变，早期如色素脱失、萎缩和局部色素增生，晚期典型表现为脉络膜视网膜地图样萎缩。FFA 检查，由于 RPE 萎缩、色素脱失，可见黄斑区斑驳状或地图状透见荧光。OCT 检查，玻璃疣表现为 RPE 和 Bruch 膜之间多个大小不等的圆锥状、半弧形或扁平隆起，萎缩灶视网膜神经上皮层变薄，RPE 层缺失，脉络膜变薄。

2. 湿性（又称渗出型）年龄相关性黄斑变性 玻璃疣、Bruch 膜损害诱发 CNV 向 RPE 及神经上皮层生长，新生血管一旦形成，必将引起渗出、出血、瘢痕机化等改变，导致中心视力丧失。主要症状为视力突然下降，伴有视物变形、眼前黑影等。眼底检查可见黄斑区视网膜下出血、黄白色渗出或隆起的 CNV 病灶（图 16-19），出血量大时可引起出血性视网膜脱离甚至玻璃体积血。病程晚期可见灰白色机化瘢痕，其内可见色素增生。FFA 检查是发现及定位 CNV 的可靠方法，CNV 可表现为典型性（早期荧光均匀明亮，晚期渗漏）和隐匿性（早期斑驳状荧光，晚期渗漏），两种表现可同存于一眼。造影早期即可见花边状、轮辐状或网状的 CNV，随即出现荧光渗漏呈强荧光，周围的出血为荧光遮蔽；病程晚期瘢痕区造影早期则为弱荧光，后期瘢痕染色可形成强荧光。ICGA 对边界

笔记栏

不清、范围难以确定的 CNV 有重要诊断价值。OCT 检查图像表现较为复杂，可显示 CNV、出血、渗出以及瘢痕。

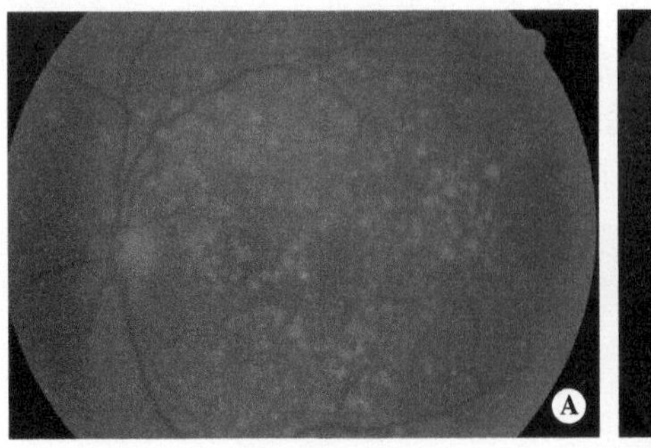
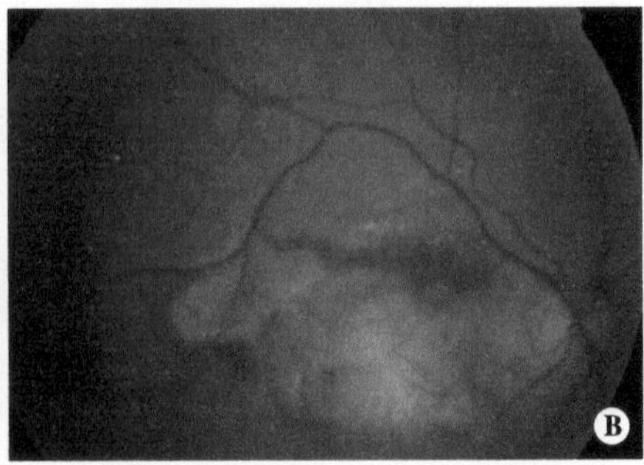

图 16-19 年龄相关性黄斑变性

A. 大量玻璃疣；B. 黄斑区可见片状出血，出血下方有团块状淡黄色渗出

【诊断】 根据发病年龄、眼底改变结合眼底血管造影和 OCT 检查可诊断本病。本病应与中心性渗出性脉络膜视网膜病变、发生脉络膜新生血管的其他病变（如高度近视、血管样条纹、特发性脉络膜新生血管等疾病）相鉴别，湿性年龄相关性黄斑变性有较多出血时，还应与脉络膜黑色素瘤鉴别。

【治疗】 干性年龄相关性黄斑变性无特殊治疗，早期可通过健康宣教，预防视力丧失，对于已造成视力损伤的晚期患者，可服用适量抗氧化剂和配戴低视力助视器。对湿性年龄相关性黄斑变性治疗的最终目的是封闭 CNV，包括视网膜激光光凝、PDT、玻璃体腔抗 VEGF 药物注射、经瞳孔温热治疗术（transpupillary thermotherapy，TTT）以及手术治疗。激光光凝是最早用于治疗年龄相关性黄斑变性的经典方法，目前仍用于治疗中央凹外和旁中央凹 CNV。PDT 联合玻璃体腔抗 VEGF 药物注射可获得更理想的效果并减少治疗次数。TTT 治疗使照射区域局部温度升高以封闭 CNV 但缺乏特异性。

四、囊样黄斑水肿

囊样黄斑水肿（cystoid macular edema，CME）并非一种独立的疾病，常由其他视网膜病变引起。眼底荧光血管造影显示，视网膜积液来自黄斑中央凹周围通透性异常的毛细血管，由于黄斑区 Henle 纤维呈放射状排列，荧光素存于 Henle 纤维之间而形成花瓣状囊样改变。病理特征是视网膜细胞外液体积聚在外丛状层，形成黄斑区蜂巢样囊腔。

【病因】 囊样黄斑水肿常见于糖尿病视网膜病变、视网膜静脉阻塞、慢性葡萄膜炎、高血压性视网膜病变、视网膜毛细血管扩张症、视网膜前膜、玻璃体视网膜牵拉、视网膜血管炎及各种内眼术后等。这些血管疾病和炎症会引起视网膜缺血，造成黄斑中央凹旁毛细血管通透性改变。我们将白内障术后 6 ～ 10 周出现的囊样黄斑水肿称为 Irvine-Gass 综合征。

【临床表现】 患者主要出现中心视力减退或视物变形，有时眼部症状不明显。检眼镜下可见典型的黄斑中央凹对光反射消失，黄斑部视网膜反光增强呈毛玻璃状，有时体征不明显。三面镜或全检影镜检查，偶见黄斑部视网膜呈囊样改变。OCT 可见黄斑区数个积液腔，OCT 检查具有高敏感性和特异性的优点（图 16-20）。FFA 晚期可见花瓣状强荧光（图 16-21）。慢性囊样黄斑水肿会损

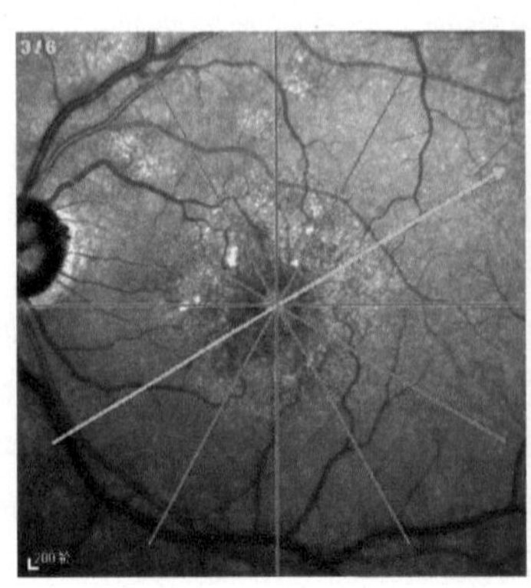
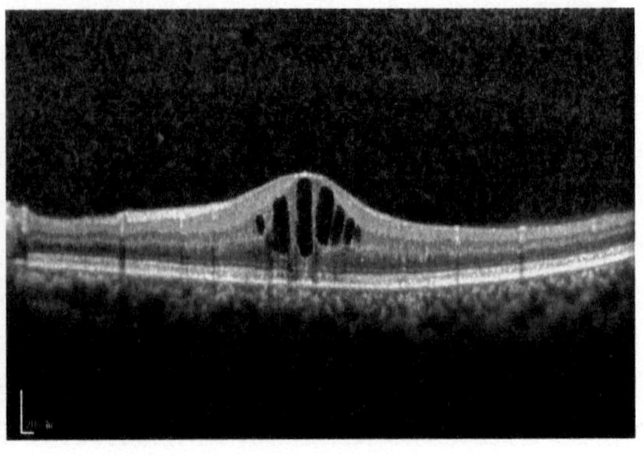

图 16-20 OCT 显示黄斑区数个低信号积液腔隙

笔记栏

害光感受器从而造成永久性视力障碍。

【治疗】 积极治疗原发疾病。对视网膜静脉阻塞及糖尿病视网膜病变的囊样黄斑水肿，可采用抗VEGF药物、地塞米松缓释制剂（单独或联合治疗）玻璃体腔注射。而黄斑区格栅样光凝由于对视网膜神经纤维层的损伤，越来越少被采用。目前阈值下微脉冲光凝由于损伤极小，也开始用于治疗。对于炎症者需局部使用糖皮质激素。另外口服碳酸酐酶抑制剂可能促进水肿吸收。Irvine-Gass综合征常可自行消退。有玻璃体粘连牵拉时可行玻璃体手术。

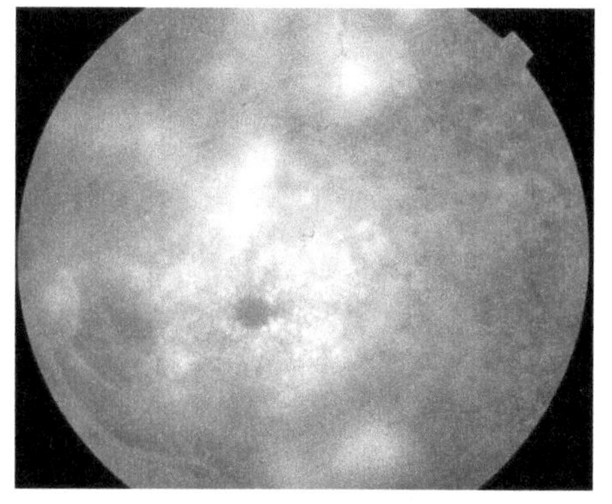

图 16-21 囊样黄斑水肿荧光血管造影

五、黄斑裂孔

黄斑裂孔（macular hole）是黄斑中心全层神经上皮缺失。分为原因不明的特发性黄斑裂孔，外伤、变性、长期的囊样黄斑水肿，高度近视、玻璃体牵拉等病因引起的继发性黄斑裂孔。眼底可见黄斑区一个1/4～1/2PD大小、界线清楚的圆孔，有时孔底可见黄色颗粒（图16-22）。临床表现为中心视力减退、视物变形、中心暗点等。

Gass首先描述了特发性黄斑裂孔的发展阶段，他将黄斑裂孔分为四期：Ⅰ期，玻璃体牵引导致中央凹变浅或消失，玻璃体无后脱离，尚无黄斑裂孔形成，视力轻度下降，约50%的病例会自发缓解；Ⅱ期，玻璃体切线方向进一步牵拉，出现中央凹或其周围的视网膜神经上皮的全层裂孔，通常＜400μm，视力明显下降；Ⅲ期，玻璃体后皮质仍与黄斑粘连，裂孔变大，无玻璃体后脱离；Ⅳ期，在Ⅲ期裂孔的基础上，玻璃体后皮质完全脱离或伴有游离的孔盖（图16-23）。Gass提出玻璃体后皮质对黄斑中央凹的切线牵拉引起了黄斑裂孔，目前这一观点被大部分玻璃体视网膜专家及OCT图证实，所以目前对2～3期，特别是4期裂孔，可行玻璃体手术治疗。近来很多学者主张行黄斑区内界膜撕除术，以更好地封闭裂孔和改善视力。

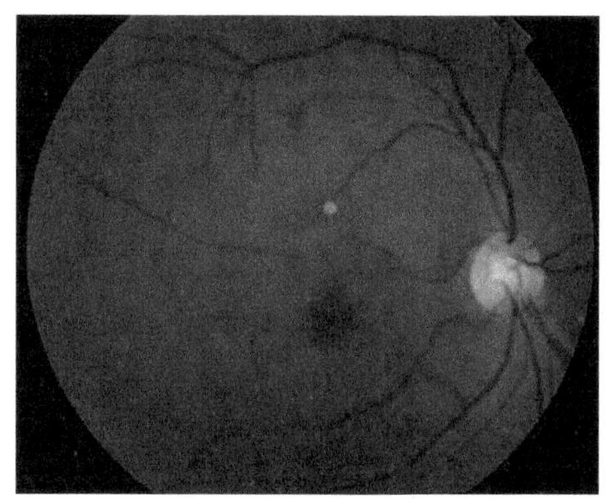

图 16-22 特发性黄斑裂孔

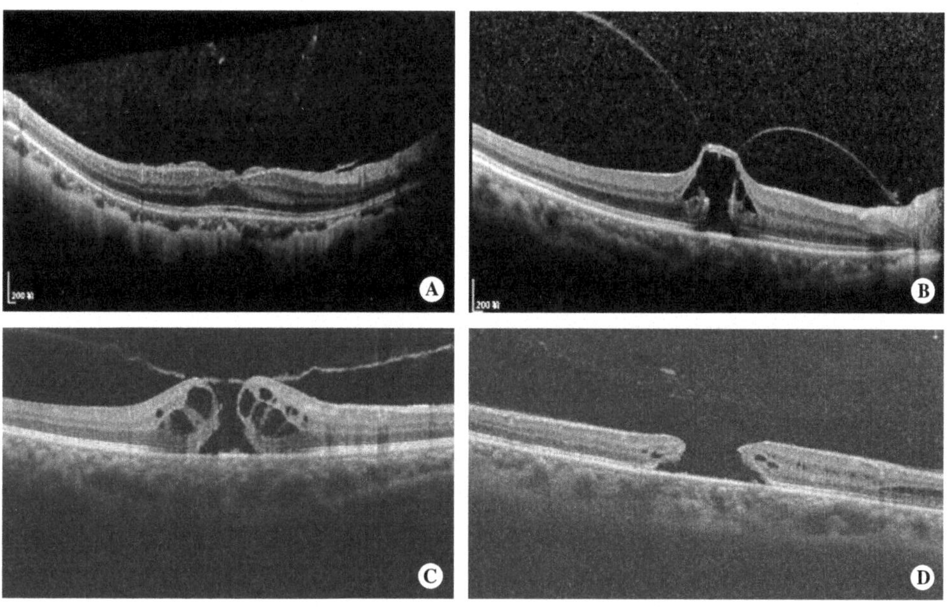

图 16-23 特发性黄斑裂孔的分期OCT图

A. Ⅰ期，黄斑中央凹变浅或消失；B. Ⅱ期，中央凹出现裂孔；C. Ⅲ期，玻璃体皮质形成裂孔前方的盖膜；D. Ⅳ期，玻璃体后皮质完全脱离

笔记栏

六、黄斑视网膜前膜

黄斑视网膜前膜（macular epiretinal membrane）指视网膜内界膜与玻璃体后界膜之间的增殖纤维膜，增殖膜收缩引起黄斑皱缩、增厚、变形（图 16-24），甚至水肿或浅脱离改变，常简称黄斑前膜。分为特发性黄斑前膜和继发性黄斑前膜。

特发性黄斑前膜常见于 50 岁以上无任何眼病者群，男女均可发病，其中 20% 为双侧，可能与玻璃体后脱离有关（玻璃体随着年龄可能发生后脱离），残留的后皮质增生或玻璃体后脱离时牵拉引起内界膜裂开，视网膜内胶质细胞由裂口长出，沿视网膜表面增生形成纤维化膜。多数视网膜前膜薄且透明，检眼镜下看不到明显的膜，仅可见视网膜反光增强，呈玻璃纸样。黄斑前膜进一步发展，会出现不规则或放射状黄斑皱褶，牵拉血管会造成血管扭曲、伸直等改变。眼底荧光血管造影可清楚显示黄斑区血管走行改变。

黄斑前膜也可继发于多种眼部病变，如视网膜静脉阻塞、慢性囊样黄斑水肿、眼内炎症、视网膜色素变性、视网膜脱离、眼外伤、内眼术后、视网膜光凝和冷凝术后。视网膜脱离术后形成的黄斑前膜较厚，呈灰白色。

黄斑前膜可引起患者视物变形以及不同程度视力下降。除了检眼镜下所见，OCT 可以清晰显示黄斑区视网膜前线状高信号条带改变（图 16-25）。目前对于该疾病的药物治疗还在进一步研究中。特发性黄斑前膜的患者中，有 75% 视力可保持在 0.5 以上。如果视力低于 0.3 以下或视物变形严重者，可采用玻璃体手术剥除黄斑前膜。

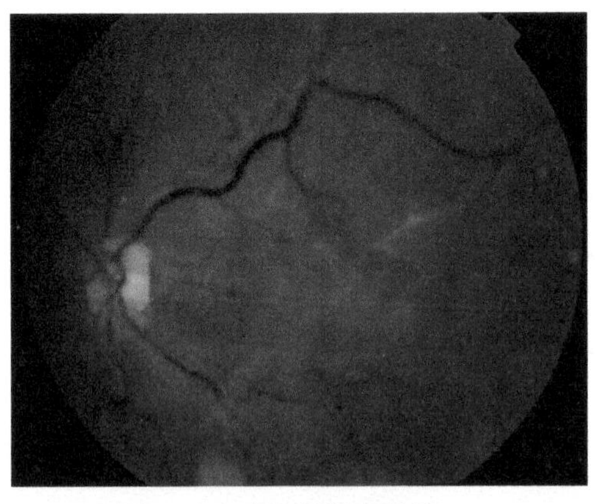

图 16-24 黄斑视网膜前膜

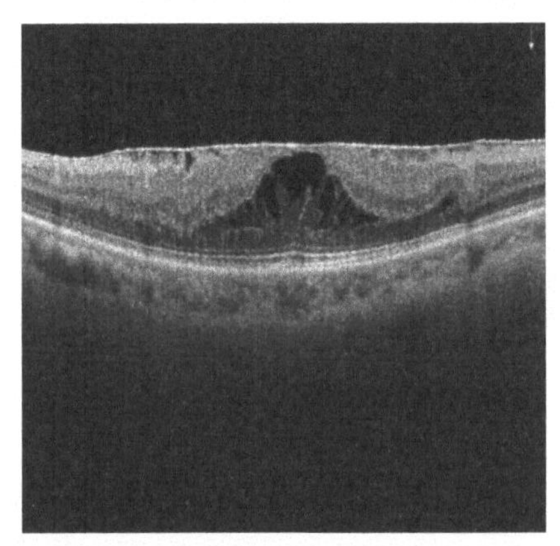

图 16-25 OCT 显示视网膜前线状高信号条带改变

七、遗传性黄斑病变

遗传性黄斑病变包括多种黄斑营养不良，它们具有以下特点：①遗传性，具有家族史，很多疾病已经有明确的突变基因位点；②对称性，双眼同时或先后发病。遗传性黄斑营养不良主要包括 Stargardt 病、Best 病。

（一）Stargardt 病

Stargardt 病又称眼底黄色斑点症，为常染色体隐性遗传病，也可为显性遗传。病理特征是视网膜色素上皮水平有弥漫性黄色圆形斑点沉着。仅出现在黄斑部者，称 Stargardt 病；若斑点散布于整个眼底，称眼底黄色斑点症（fundus flavimaculatus）。发病年龄多在 10 岁左右，视力呈进行性缓慢下降，最终视力多维持在 0.1，常有色觉障碍。发病早期，检眼镜下改变不明显，可有黄斑中央凹对光反射消失、色素紊乱；随后黄斑区出现黄色斑点、地图样不规则萎缩、呈金箔样反光；晚期脉络膜毛细血管萎缩。眼底荧光血管造影显示发病早期黄斑区椭圆形、斑驳状透见荧光（图 16-26）；疾病晚期后极部呈弱荧光。OCT 表现为黄斑中央凹神经上皮变薄（图 16-27）。本病目前尚无有效的治疗方法。

笔记栏

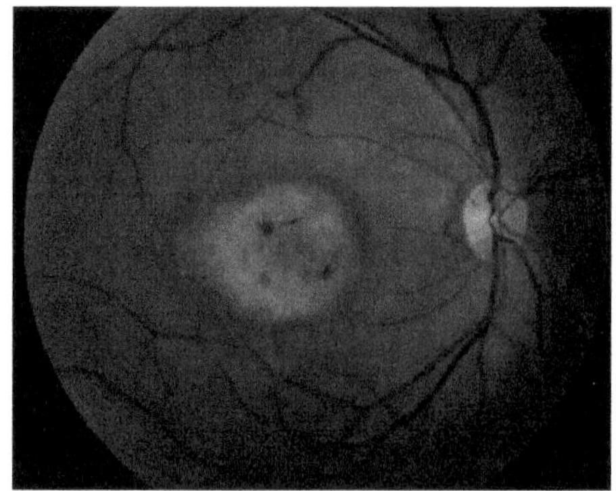
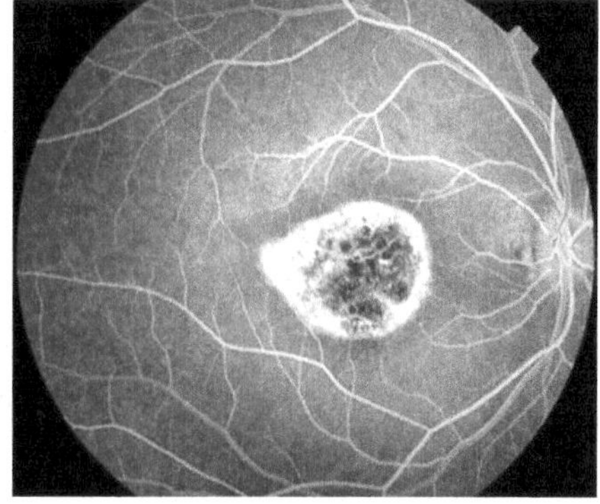

图 16-26　Stargardt 病（左）及荧光血管造影（右）

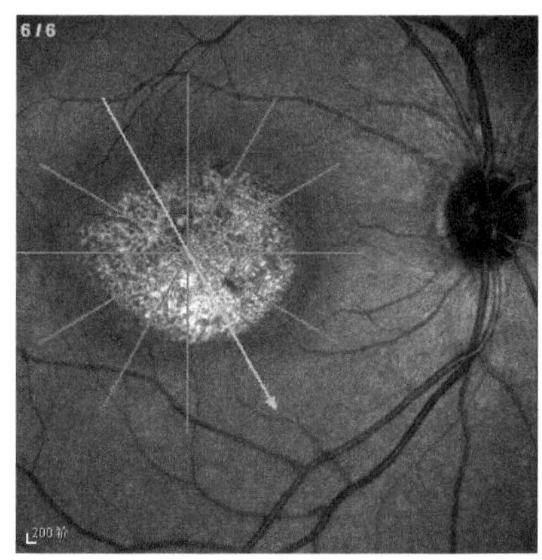
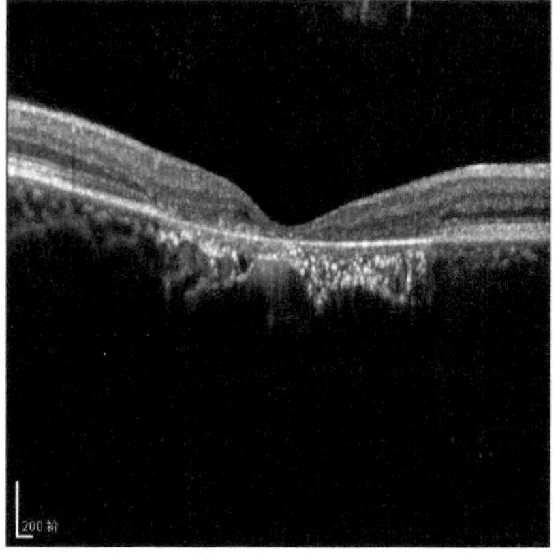

图 16-27　OCT 显示黄斑中央凹神经上皮变薄

（二）Best 病

Best 病也称卵黄样黄斑营养不良、卵黄状黄斑变性（vitelliform macular degeneration），为常染色体显性遗传病。发病年龄多为 3～10 岁，也可见于成年人。临床表现多样，早期黄斑出现黄色的、卵黄样病变（图 16-28），继而“卵黄”破裂、吸收，最后产生瘢痕和地图样萎缩，偶会发生脉络膜新生血管。EOG 有诊断价值，对光反射明显丧失，Arden 比低于 1.5（常为 1.1），即使在无眼底改变的基因携带者中也是如此。多数患者可保留阅读视力。本病尚无有效治疗方法。

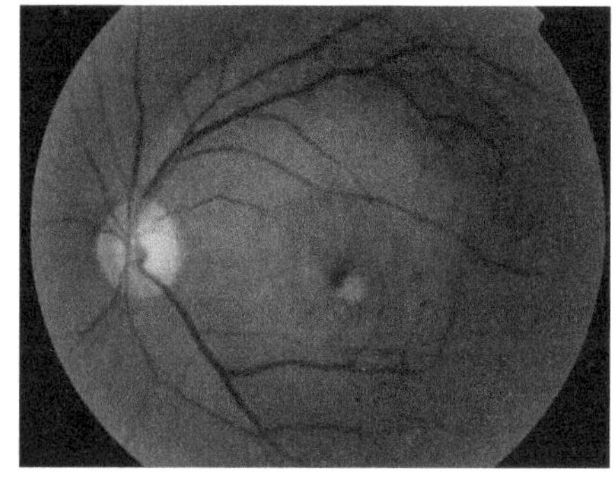

图 16-28　Best 病

第四节　视网膜脱离

案例 16-1

患者，女性，45 岁，右眼视力突然下降伴下方视野缺损 2 天就诊。双眼高度近视 10 年；7 天前右眼钝器伤后出现黑影飘动和闪电感。

眼科检查：视力示右眼眼前指数，矫正不提高；左眼 0.3，－ 6.50DS → 1.0。眼前段未查见明显异常；眼底检查：右眼玻璃体见烟尘样棕色颗粒，视盘边界清楚，9：30～4：00 方位视网膜扁平状、青灰色隆起，累及黄斑部，其上血管扭曲，12：30 方位视网膜周边部见一 1/2PD 大小马蹄形裂孔。

【病因与分类】　视网膜脱离（retinal detachment，RD）可分为渗出性、牵拉性以及孔源性三种类型。临床上以孔源性视网膜脱离最为常见。

渗出性视网膜脱离见于脉络膜炎症如福格特 - 小柳 - 原田综合征、后巩膜炎、中心性浆液性脉络

笔记栏

膜视网膜病变、Coats病、特发性葡萄膜渗漏综合征，伴发于全身疾病（如恶性高血压、妊娠高血压综合征），眼底肿瘤（如视网膜血管瘤、脉络膜肿瘤）等，局部组织反应产生渗出液积于神经上皮层下从而形成视网膜脱离。

牵拉性视网膜脱离（tractional detachment of retina）是指因增生性玻璃体视网膜病变的增殖膜牵拉引起的视网膜脱离，常见于糖尿病视网膜病变、视网膜静脉阻塞、Eales病等视网膜缺血引起的新生血管膜的牵拉，或眼球穿通伤后引起的眼内纤维增生组织的牵拉。牵拉性视网膜脱离可以继发视网膜裂孔形成。

孔源性视网膜脱离（rhegmatogenous detachment of retina）多见于高度近视眼、老年人、无晶状体眼和人工晶状体眼、眼外伤后。一眼已经发生视网膜脱离或有家族史，是孔源性视网膜脱离的高危因素。孔源性视网膜脱离发生的条件是视网膜变性和玻璃体变性。一些视网膜变性易导致视网膜裂孔，如格子样变性、囊样变性、霜样变性、铺路石样变性等，其中以格子样变性最常见。临床上，视网膜变性区和裂孔常常在双眼呈对称分布。玻璃体变性如液化、脱离，液化的玻璃体经裂孔进入视网膜神经上皮层与视网膜色素上皮层之间，从而引起视网膜脱离。根据裂孔的形成原因、形态、大小、部位，可把裂孔分为：萎缩孔、撕裂孔、圆孔、马蹄形孔、黄斑裂孔、巨大裂孔、锯齿缘离断等（图16-29）。

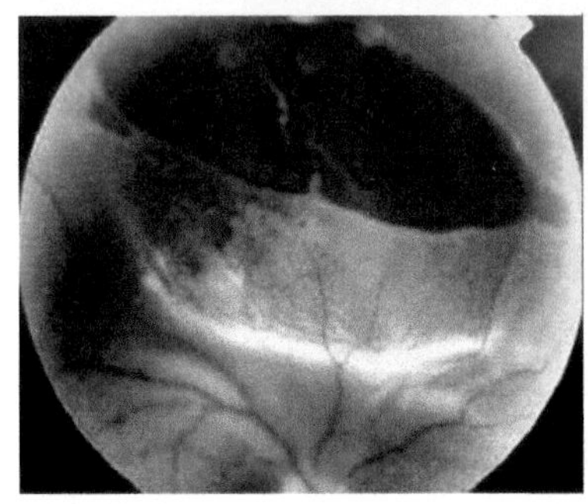
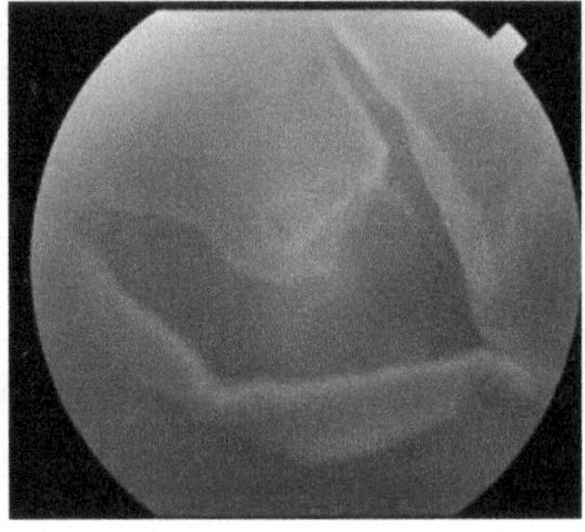
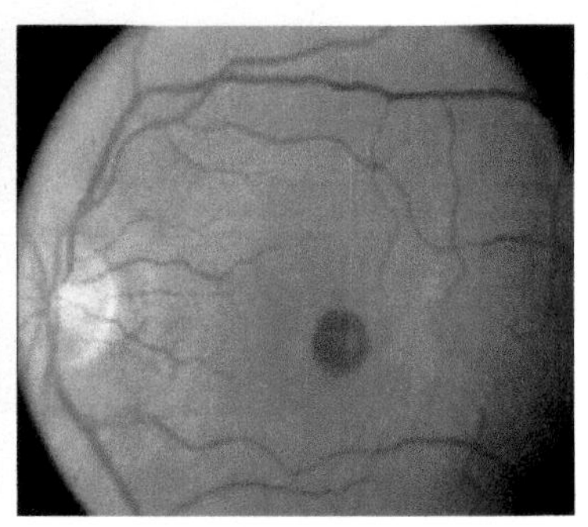

图16-29 视网膜脱离及裂孔

巨大裂孔（左），马蹄形孔（中），圆孔（右）

【临床表现】 视网膜脱离主要表现为对应于视网膜脱离区的视野缺损。若黄斑区受累及，则有中心视力的明显减退。病程早期，常有飞蚊症或眼前飘浮物，某一固定方位有持续的闪光感。眼压多偏低。检眼镜下见脱离的视网膜色泽变为蓝灰色，不透明，视网膜隆起呈波浪样起伏，其上有暗红色的视网膜血管。大部分患者有玻璃体后脱离及液化，玻璃体内有烟尘样棕色颗粒。散瞳后，用间接检眼镜、巩膜压迫或三面镜、全检影镜仔细检查，多可找到视网膜裂孔。裂孔最多见于颞上象限。裂孔呈红色，与其周围脱离的灰色视网膜对比较明显。有时裂孔形成时会致视网膜血管破裂，引起玻璃体积血，影响眼底检查，必须作B超检查以免漏诊。

少数孔源性视网膜脱离经多次检查找不到裂孔，尤其是无晶状体眼、人工晶状体眼或病程较长的下方视网膜脱离的眼。查不到裂孔时，还应排除渗出性视网膜脱离。

案例16-1 辅助检查

1. 检眼镜及全检影镜检查　右眼玻璃体混浊明显，视盘边界清楚，9：30到4：00方位视网膜扁平状、青灰色隆起，累及黄斑部，其上血管扭曲，12：30方位视网膜周边部见一1/2PD大小马蹄形裂孔。

2. B超检查　右眼玻璃体中度混浊，上方视网膜脱离。

【诊断】 根据病史和眼底表现，诊断不困难，但需与一些疾病进行鉴别诊断。视网膜劈裂也可发生视网膜脱离，但多为双眼，视网膜变薄且较透明，劈裂的视网膜固定，劈裂的浅层视网膜有多数大小不等的层间裂孔，常沿视网膜血管分布，外层视网膜也发生裂孔时，则伴发孔源性视网膜脱离；先天性葡萄膜缺损也易在缺损区边缘形成裂孔；马方综合征常伴有高度近视和晶状体半脱位，也易发生孔源性视网膜脱离。

笔记栏

案例 16-1 诊断

1. 患者，女性，45 岁。

2. 右眼视力突然下降伴下方视野缺损，2 天就诊，7 天前外伤后有右眼前黑影飘动和闪电感。

3. 双眼高度近视 10 年。视力：右眼眼前指数，矫正不提高；左眼 0.3，－6.50DS → 1.0。

4. 检眼镜及全检影镜检查　右眼玻璃体混浊明显，视盘边界清楚，9：30 到 4：00 方位视网膜扁平状、青灰色隆起，累及黄斑部，其上血管扭曲，12：30 方位视网膜周边部见一 1/2PD 大小马蹄形裂孔。

5. B 超检查　右眼玻璃体中度混浊，上方视网膜脱离。

诊断：右眼孔源性视网膜脱离，双眼屈光不正。

【治疗与预后】　渗出性视网膜脱离以治疗原发病为原则，通常不需要手术。

牵拉性视网膜脱离常需要行玻璃体切割术，术中尽量去除所有的增殖膜以解除对视网膜的牵拉，使视网膜复位。

孔源性视网膜脱离的治疗原则是手术封闭裂孔。术前详细查找所有的裂孔是手术成功的关键，应作眼底绘图，并记录裂孔的数目、部位、大小、形态、视网膜变性以及玻璃体的情况。常采用激光光凝、透巩膜光凝或冷凝的方法，使裂孔周围产生无菌性炎症反应来闭合裂孔，再根据脱离的视网膜的情况和增生性玻璃体视网膜病变的程度，选择巩膜外垫压术、玻璃体切割术、气体或硅油玻璃体腔内充填等手术，使视网膜复位（图 16-30）。

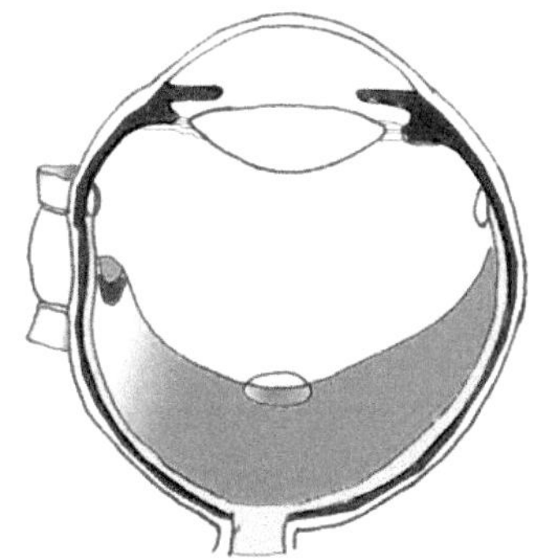
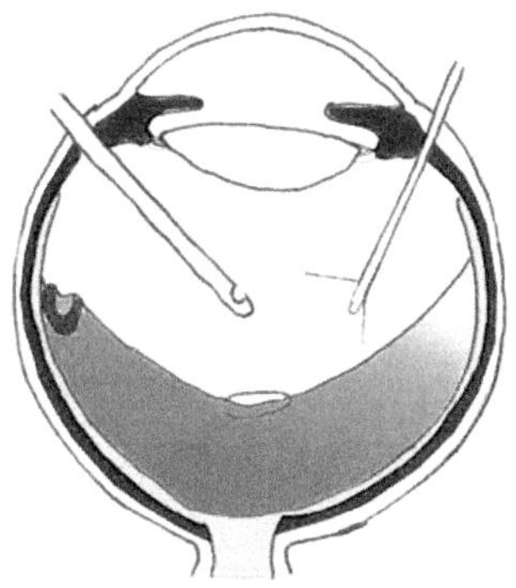

图 16-30　视网膜脱离巩膜外垫压术（左）及玻璃体切割术（右）示意图

视网膜脱离范围小、裂孔数少、裂孔面积小、脱离时间短，则手术成功率大，反之则小。中心视力的恢复则取决于是否累及黄斑和受损时间的长短，因此，应及早手术治疗。一眼发生了孔源性视网膜脱离，应常规散瞳检查对侧眼底，如有格子样变性或裂孔，可行预防性光凝。

案例 16-1 治疗

立即住院，在局麻下行右眼巩膜外加压＋环扎术；术后视网膜复位，6 个月后右眼视力：0.1，−7.00DS → 0.6。

第五节　原发性视网膜色素变性

原发性视网膜色素变性（retinitis pigmentosa，RP），属于视锥、视杆细胞营养不良，是一种以夜盲、视野缩小、眼底骨细胞样色素沉着和光感受器功能不良（ERG 异常）为特征的遗传病。

【病因】　原发性视网膜色素变性与遗传有关，可有多种遗传方式，性连锁隐性遗传、常染色体隐性或显性遗传均可见到，也有没有遗传证据的散发病例。原发性视网膜色素变性具有典型的遗传异质性，至今分离出的致病基因有数十种，其中人们认识比较清楚的有三种：视紫红质蛋白基因、β- 磷酸二酯酶亚基（beta-phosphodiesterase subunit，β-PDE）基因、盘膜边缘蛋白基因。实验发现视网膜色素变性鼠的遗传方式不同，其基因异常也各异。对于不同个体，其临床表现变异较大，但是原发性视网膜色素变性均以细胞凋亡为共同途径。

笔记栏

【临床表现】 夜盲是原发性视网膜色素变性最早期的症状，多出现于青春期。病程进展缓慢，逐渐发生视野缩窄，但中心视力可长期保持正常，晚期形成管状视野，部分患者晚期中心视力障碍，最终致盲。双眼常表现对称。病程早期，仅见赤道部视网膜色素稍紊乱；此后赤道部视网膜血管旁逐渐出现骨细胞样色素沉着，继而向后极部及锯齿缘方向发展；后期，视盘呈蜡黄色或苍白色萎缩，视网膜血管变细，视网膜呈青灰色、变薄，黄斑色暗（图 16-31）。常见后囊下混浊的并发性白内障。有的非典型改变病例病变局限在眼底的一部分；有的无骨细胞样色素沉着的改变，但周边视网膜和色素上皮萎缩、中央凹对光反射消失；有的在视网膜深层出现显著的白点，称白点状视网膜变性。眼底荧光血管造影检查：病程早期显现斑驳状强荧光，病变发展明显时，视网膜色素上皮的萎缩处显现大面积强烈的透见荧光，色素沉着处则为遮蔽荧光；晚期因脉络膜毛细血管萎缩，而显大片弱荧光并可透见脉络膜的大血管。视野检查：早期可表现环形暗点，后期进行性向心性缩窄，最终成为管状。视网膜电图、眼电图及暗适应检查有助于早期诊断。

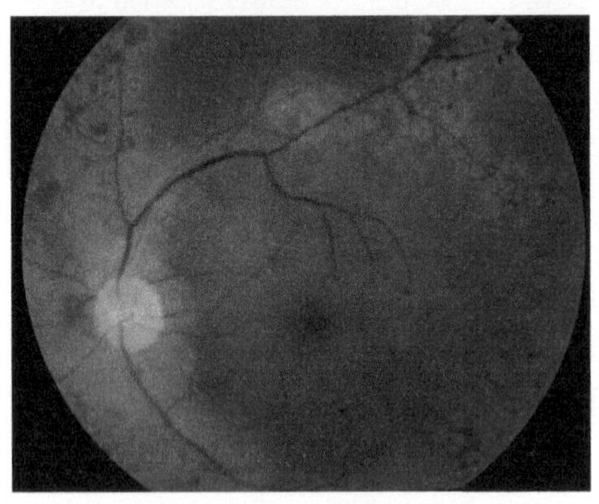
图 16-31 原发性视网膜色素变性
视盘蜡黄色萎缩，血管细，散布骨细胞样色素

【治疗】 无特殊有效治疗。营养素及抗氧化剂如维生素 A、E 等延缓本病的作用未确定，切忌大剂量服用。患者应注意避光。本病对白内障手术的耐受良好，当并发性白内障明显时可行手术治疗。对于低视力者可配戴助视器。基因治疗及干细胞移植治疗处于研究阶段。同时应对患者进行遗传咨询，防止近亲婚配。

第六节 病理性近视眼底改变

单纯性近视通常无眼底改变。屈光度大于 –8D 或眼轴轴长超过 26.5mm 的近视称为病理性近视。病理性近视眼底常出现多种异常改变，如视盘倾斜、视盘萎缩弧或盘周萎缩环、后巩膜葡萄肿、豹纹状眼底、斑块状视网膜脉络膜毛细血管萎缩、漆裂纹、视网膜周边变性及裂孔等。当病理性近视眼底黄斑发生病变时，会造成患者中心视力下降。近来研究发现近视性黄斑病变已经成为引起视力障碍和法定盲的第二常见病因。

近视性黄斑病变包括黄斑劈裂、黄斑裂孔、黄斑萎缩甚至黄斑下方色素上皮及脉络膜萎缩，可导致视力下降。另外眼轴不断增长、Bruch 膜破裂、脉络膜新生血管增生（CNV）亦可导致视力下降或中心暗点。OCTA 检查可见视网膜下血管芽团生长（图 16-32）。

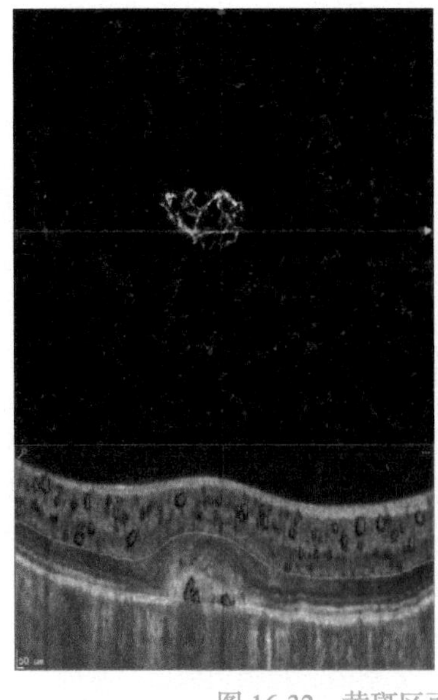
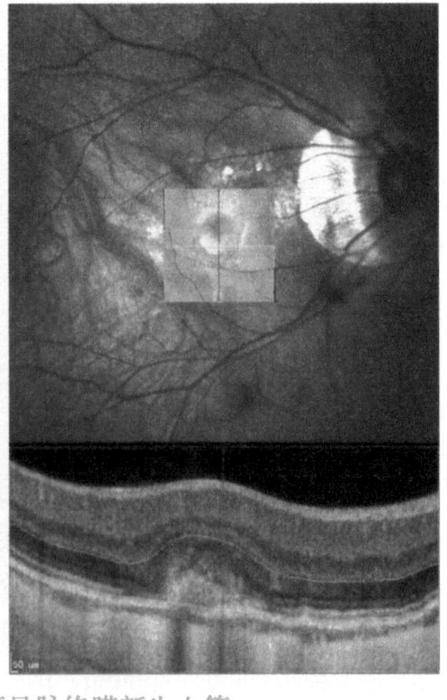
图 16-32 黄斑区可见脉络膜新生血管

典型病史及眼底改变即可确诊，OCT 可协助诊断近视性黄斑病变。病理性近视眼底改变无法逆

转，目前巩膜扣带术效果并不确切。对于病理性近视造成的其他病变，可采用抗 VEGF 药物玻璃体腔注射治疗，如 CNV、视网膜激光光凝周边格子样变性区及干孔、手术治疗孔源性视网膜脱离和严重影响患者视觉质量的视网膜劈裂。

【思考题】

1. 视网膜病变的常见病理表现有哪些？
2. 视网膜动脉阻塞和视网膜静脉阻塞的临床表现、治疗原则有哪些不同？
3. 简述糖尿病性视网膜病变的分期及其临床意义。
4. 简述年龄相关性黄斑变性的临床表现、诊断和治疗原则。

（张　明）

（文中部分图片由陈辉医师、于焱医师提供）

笔记栏

第十七章　神经眼科学

【学习要点】

1. 掌握视神经炎与视盘水肿的病因、临床表现、诊断及鉴别诊断。
2. 熟悉前部缺血性视神经病变的临床特征。
3. 了解各种瞳孔反应异常的临床意义、视路及视中枢疾病的视野特点。

神经眼科学是一门交叉学科，至少涵盖了眼科、神经内科与神经外科等多个学科，凡与脑、脊髓、颅、眼眶等相关的眼科问题均属于神经眼科学范畴。眼是脑的延续，眶是颅的延续，神经系统与眼在解剖和生理功能上密不可分，中枢神经系统中约有 40% 的神经纤维与视觉有关，超过一半的大脑皮质参与视觉的形成；12 对脑神经有一半（Ⅱ、Ⅲ、Ⅳ、Ⅴ、Ⅵ、Ⅶ）与眼直接相关，而眼眶也凭借视神经孔、眶上裂、眶下裂及多处筛孔等与颅腔相沟通。临床上大约有 65% 的颅内疾病可出现眼部症状和体征，且不少疾病常以眼部症状和体征为首发表现；原发于眶内或颅内的病变可相互蔓延形成眶颅沟通性病变。

神经眼科疾病涉及范围广泛，学科交叉性强，近年来临床和基础研究发展迅速，形成了一门专门研究累及眼部的神经系统疾病的学科，包括与视觉、瞳孔反应、眼球运动、眼睑运动以及眼部感觉与分泌有关的神经系统疾病。

第一节　视神经病

视神经（optic nerve）由视网膜神经节细胞的轴索组成，解剖学上定义为自视盘起至视交叉前脚的这段神经。其外覆盖 3 层脑膜，外层为硬脑膜，中层为蛛网膜，内层为软脑膜，由颅内三层鞘膜直接延伸而来。视神经为中枢神经系统的一部分，损伤后不能再生。视神经疾病常见病因有三种，即炎症、血管性疾病、肿瘤。

一、视神经炎

案例 17-1

患者，女性，25 岁，以右眼视力突然下降 1 天来诊。1 天前患者突然出现右眼视力下降，同时伴眼球转动时隐痛。患者平素身体健康，否认屈光不正、外伤及发热等病史。查体：视力右眼手动，左眼 1.0，右外眼正常，瞳孔轻度散大，直接对光反射迟钝，间接对光反射存在。眼底：视盘正常，视网膜血管走行正常，黄斑区中央凹对光反射存在。左眼检查未见异常表现。

问题：

1. 该患者应诊断为何种眼病？
2. 为明确诊断，该患者还要进行哪些辅助检查？
3. 该患者应如何治疗？

视神经炎（optic neuritis）泛指累及视神经的各种炎症性病变，是青中年人最易罹患的致盲性视神经疾病。按病变损害的部位不同分为球内段的视盘炎、球后段的球后视神经炎、主要累及视神经鞘的视神经周围炎和累及视盘及其周围视网膜的视神经网膜炎。视神经炎大多为单侧发病，视盘炎多见于儿童，球后视神经炎则多见于青壮年。

【病因】

1. 脱髓鞘病变　视神经的特发性脱髓鞘病变是视神经炎最常见的病因，与神经系统脱髓鞘疾病多发性硬化（multiple sclerosis，MS）的病理生理过程相似。完整的髓鞘是保证视神经电信号跳跃式传导的解剖与生理基础，髓鞘脱失使得这一传导明显减慢，从而导致视觉障碍。临床上视神经炎与 MS 关系密切，视神经炎常为 MS 的首发症状，也常可发现脑白质的临床或亚临床病灶。约 1/3 的视神经炎患者可在数年后最终转化为 MS，而 MS 患者中 15% ～ 25% 会有视神经炎表现，另有 35% ～

笔记栏

40% 的 MS 患者在该病的某一阶段发生视神经炎。

2. 感染　局部和全身的感染均可累及视神经而导致感染性视神经炎。

（1）全身感染性疾病：可发生在感染的急性期或恢复期，常见的有细菌性感染（如肺炎、白喉、猩红热、伤寒、痢疾、结核、化脓性脑膜炎、脓毒血症等）和病毒性感染（如流感、麻疹、腮腺炎、水痘 - 带状疱疹等），另外 Lyme 螺旋体、钩端螺旋体、梅毒螺旋体、弓形虫病、弓蛔虫病等寄生虫感染亦有报道。

（2）局部感染：邻近组织感染蔓延、波及视神经，如口腔、眼眶、鼻窦、中耳和乳突以及颅内感染等均可通过局部蔓延导致视神经炎。

3. 自身免疫性疾病　系统性红斑狼疮、韦氏肉芽肿病、Behcet 综合征、结节病、干燥综合征等均可引起视神经的非特异性炎症。

4. 全身代谢障碍和中毒　糖尿病、恶性贫血、维生素 B_1 或 B_{12} 缺乏、烟碱、乙胺丁醇、甲醇、酒精、铅、砷、奎宁中毒等。

此外，临床上约有近半数病例病因不明，研究表明部分患者可能为莱伯遗传性视神经病变，对这类患者可进行基因检测以排除莱伯遗传性视神经病变。

【临床表现】

1. 症状　视神经炎典型临床表现是单眼急性或亚急性视力下降，少数可为双眼发病，可在数小时至数天内视力严重障碍甚至无光感。一般脱髓鞘性视神经炎患者视功能损害在 1 ～ 2 周达到高峰，此后视力可逐渐恢复，多数患者在 1 ～ 3 个月左右恢复接近正常。除视力下降外，大多数患者可伴有眼眶痛，特别是眼球转动时疼痛，一般持续数天后消失。少数患者有一过性麻木、无力、膀胱和直肠括约肌功能障碍以及平衡障碍等，提示存在 MS 的可能。

以严重视神经炎和纵向延伸的长节段横贯性脊髓炎为特征的视神经脊髓炎谱系疾病（neuromyelitis optica spectrum disorder，NMOSD）是一组由免疫介导的中枢神经系统炎性脱髓鞘疾病谱，不同于 MS 而成为独立疾病实体。NMOSD 的病因主要与水通道蛋白 4 抗体（AQP4-IgG）相关，常于青壮年起病，女性居多，表现为单眼、双眼同时或相继发病的急性视神经炎和急性脊髓炎，起病急且进展迅速，早期可致盲或截瘫，复发率及致残率均高。

儿童视神经炎与成人有所不同，双眼患病者明显较成人更多，起病急，但预后较好，约 70% 的患儿视力可恢复至 1.0。

2. 体征

（1）眼部检查：外眼正常。视力严重下降者，患眼出现相对性传入性瞳孔功能障碍（RAPD），表现为用手电交替照射双眼时，光线照到健眼时瞳孔缩小，照到患眼时瞳孔散大。双眼视力严重丧失者则表现为双侧瞳孔散大，直接及间接对光反射均消失。RAPD 是单眼视神经病变最可靠的客观检查，但视功能轻中度受损患者瞳孔直接和间接对光反射可以正常。

眼底检查：视盘炎者早期视盘充血、轻重程度不等水肿，视盘表面或其周围视网膜有小斑点状出血，渗出很少；视网膜静脉充盈增粗，动脉一般无改变（图 17-1）；晚期炎症消退后，视盘颜色变淡白，视网膜动静脉变细。球后视神经炎者早期眼底无异常改变，病程稍久，视盘颞侧变淡白，视网膜血管也会变细。有些患者除视盘及其周围出现上述病变外，后极部视网膜也出现水肿和渗出，称为视神经视网膜炎。

（2）视野检查：最常见为中心暗点（图 17-2），也可表现为旁中心暗点、与生理盲点相连的哑铃形暗点、视野向心性缩小等。

（3）视觉诱发电位（VEP）：表现为 P100 波潜伏期延长、振幅降低。

（4）眼底血管荧光造影：早期视盘周围的脉络膜背景荧光呈现遮蔽，随后视盘周围放射状的毛细血管扩张，静脉期视盘表面荧光渗漏、边缘模糊，晚期视盘有中度渗漏呈高强荧光。

（5）磁共振成像（MRI）：眼眶 MRI 可显示受累视神经信号增粗、增强；头部 MRI 可帮助鉴别颅内疾病导致的压迫性视神经病变，了解脑白质有无脱髓鞘斑，对早期诊断 MS 及评估病情预后具有重要意义，同时可了解蝶窦和筛窦情况，以帮助进行病因诊断和鉴别诊断。

（6）光学相干断层扫描（OCT）：研究表明，MS 视神经炎和视神经脊髓炎患者，黄斑神经节复合体的厚度及内丛状层厚度均明显下降，较视盘神经纤维层厚度来说，可更早反映视神经损伤的程度，可用于对疾病的观察随访、评估预后。

笔记栏

（7）其他检查：对于一些临床非典型的或疑为感染性的急性视神经炎患者，进行临床血液学、影像学以及病原体学检查将有助于病因诊断和正确治疗。对视神经脊髓炎患者应进行血清及脑脊液AQP4抗体检测，AQP4-IgG是视神经脊髓炎特有的生物免疫标志物，具有高度特异性，血清阳性率高达70%～80%。

对典型的脱髓鞘性视神经炎根据临床表现常可作出诊断，一般无须做系统检查，但发病年龄在20～50岁范围之外，双眼同时发病、发病超过14天视力仍无好转甚至下降时需做系统检查，以与其他视神经疾病鉴别。

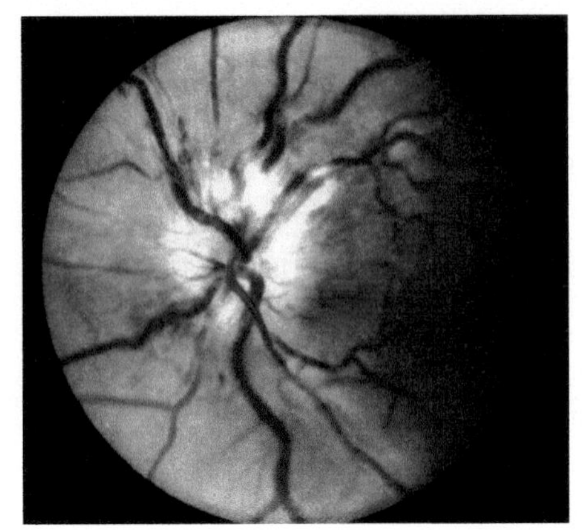

图17-1 视盘充血水肿，边缘模糊，少量出血，静脉轻度迂曲扩张

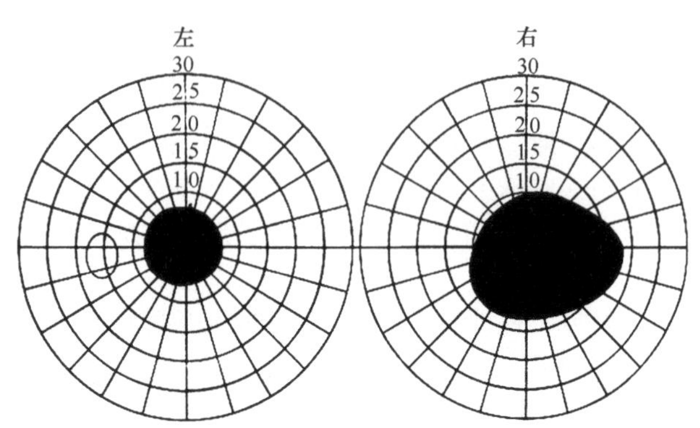

图17-2 视野双眼中心暗点

【诊断与鉴别诊断】 根据上述典型临床表现和视野、VEP等检查，通常即可做出诊断。应注意瞳孔RAPD征阳性是视神经炎诊断最重要和最客观的依据之一，它不同于视力及视野等主观检查。

视神经炎应与以下疾病相鉴别：

1. 前部缺血性视神经病变 多发生于中老年人群，患者视力骤降、眼球运动时多无疼痛，视盘多为节段性充血水肿，视野缺损常为与生理盲点相连的弓形或扇形暗点。常有高血压、动脉硬化、糖尿病、高血脂等病史。

2. 视盘水肿 视力早期正常，常双眼发病，色觉及瞳孔反应正常。视盘水肿隆起多超过3个屈光度，有出血、渗出、视网膜静脉怒张。视野表现为生理盲点扩大。常伴头痛、呕吐等颅内压增高症状。

3. Leber遗传性视神经病变 由线粒体DNA（mtDNA）点突变所致的具有母系遗传、男性发病倾向的遗传性疾病，常于青春期发病，双眼同时或先后在数天至数月内视力丧失。急性期视盘及其周围视网膜浅层小血管明显扩张，但无荧光素渗漏，视盘仅出血而无明显水肿，最后双侧视神经萎缩。线粒体DNA点突变检查可帮助鉴别诊断，90%～95%的患者为原发突变（DNA 11778、14484或3460位点突变）所致，近年来有一些其他少见的继发位点突变的报道。视力预后差。

【治疗】 部分脱髓鞘性视神经炎不经治疗亦可自行恢复，但积极治疗可缩短病程，尽快提高视力，减少复发，改善患者生活质量。

1. 病因治疗 对特发性感染、中毒、缺血等具有明确致病原因的视神经炎患者，针对病因进行治疗，常可获得良好疗效。

2. 糖皮质激素治疗 糖皮质激素应用能迅速减轻炎症和水肿，改善视神经的轴质流，从而恢复视神经的功能，是非感染性视神经炎急性期的首选药物。脱髓鞘性视神经炎的急性期推荐采用大剂量糖皮质激素冲击疗法，即使用甲泼尼龙1g加入5%葡萄糖溶液500～1000ml中静脉滴注，每日1次，连续3天，以后每日口服泼尼松1mg/kg共11天，然后快速减量，3天停药（20mg×1天、10mg×2天）。但对视神经脊髓炎患者应采取大剂量糖皮质激素冲击、缓慢阶梯减量、小剂量长期维持的原则，推荐甲泼尼龙1g静脉点滴，1次/天×3天，500mg、240mg、120mg分别静脉点滴1次/天×3天，此后改泼尼松60mg口服，每1～2周减5～10mg，至维持量（每天5～15mg）与免疫抑制剂长期联合应用。治疗过程中应注意激素全身应用的副作用。

3. 免疫抑制剂 主要用于降低复发率，防止或降低脊髓和脑损害发生，以减少视神经炎发展为MS或视神经脊髓炎的概率。适用于视神经脊髓炎和自身免疫性视神经炎患者恢复期及慢性期治疗。

笔记栏

由于药物起效较慢，建议与口服糖皮质激素有 2 ～ 3 个月的叠加期。常用药物包括硫唑嘌呤、环孢素 A、环磷酰胺、甲氨蝶呤、利妥昔单抗等，根据病情、患者耐受情况、经济条件等选择用药及用量。

4. 抗生素　对明确病原体感染所致的视神经炎应尽早给予正规、足疗程、足量的抗生素治疗。

5. 支持疗法　在进行病因治疗和激素治疗的同时联合应用神经保护剂、改善微循环药物以及 B 族维生素等支持疗法。近年来研究表明对 MRI 发现有 MS 的脱髓鞘病灶，静脉给予甲泼尼龙冲击治疗联合免疫球蛋白和干扰素等药物，能减少视神经炎的复发，并缩短视觉损害的时间。

案例 17-1　临床诊疗及转归

该患者进一步行视野检查为与生理盲点相连的哑铃形暗点；VEP 检查显示右眼 P100 波潜伏期延长、振幅降低。

诊断：右眼球后视神经炎。

治疗：给予 5% 葡萄糖注射液 500ml+ 甲泼尼龙 1000mg 静脉滴注，每日 1 次，连续 3 天，右眼视力逐渐提高，由眼前手动上升至 0.3，之后给予泼尼松片 [50mg（1mg/（kg·d）] 口服，1 周后，右眼视力恢复至 1.0。

视窗　目前国际上对视神经炎的分型大多采用根据病因进行分型的方法，以便于临床以此进行诊断和选择相应的针对性治疗措施。

1. 视神经炎的病因分型

（1）特发性视神经炎

1）特发性脱髓鞘性视神经炎（idiopathic demyelinating optic neuritis，IDON）：又称经典多发性硬化相关性视神经炎（multiple sclerosis related optic neuritis，MS-ON）。

2）视神经脊髓炎相关性视神经炎（neuromyelitis optica related optic neuritis，NMO-ON）。

3）其他中枢神经系统脱髓鞘疾病相关性视神经炎。

（2）感染性和感染相关性视神经炎。

（3）自身免疫性视神经炎。

（4）其他无法归类的视神经炎。

2. 视神经炎及各病因类型诊断标准（表 17-1）

表 17-1　不同类型视神经炎诊断标准

疾病类型	诊断标准
ON	1. 急性视力下降，伴或不伴眼痛及视盘水肿 2. 视神经损害相关视野异常 3. 存在 RAPD 征（+）、VEP 异常 2 项中至少 1 项 4. 除外其他视神经疾病，如缺血性、压迫性及浸润性、外伤性、中毒性及营养代谢性、遗传学视神经病等 5. 除外视交叉及视交叉后的视路和视中枢病变 6. 除外其他眼科疾病，如眼前节病变、视网膜病变、黄斑病变、屈光不正、青光眼等 7. 除外非器质性视力下降
IDON（MS-ON）	1. 符合上述 ON 诊断条件，并具备 MS-ON 的临床特点 2. 除外感染性视神经炎或自身免疫性视神经病 3. 可作为 MS 的首发表现，或在 MS 病程中发生的 ON
NMO-ON	1. 符合上述 ON 诊断条件，并具备 NMO-ON 的临床特点 2. 除外感染性视神经炎或自身免疫性视神经病 3. 可作为 NMO 的首发表现，或在 NMO 病程中发生的 ON
感染性视神经炎	1. 符合上述 ON 诊断条件 2. 具有明确的感染性疾病的临床及实验室 [血清和（或）脑脊液] 证据，如梅毒、结核、莱姆病、HIV 等
自身免疫性视神经炎	1. 符合上述 ON 诊断条件 2. 已合并系统性自身免疫性疾病或至少一项自身免疫性抗体阳性 3. 排除感染性视神经炎

注：ON，视神经炎；IDON，特发性脱髓鞘性视神经炎；MS-ON，多发性硬化相关性视神经炎；NMO-ON，视神经脊髓炎相关性视神经炎；RAPD，相对性传入性瞳孔功能障碍；VEP，视觉诱发电位；MS，多发性硬化。

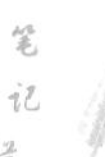

二、缺血性视神经病变

缺血性视神经病变分为前部缺血性视神经病变（anterior ischemic optic neuropathy，AION）和后部缺血性视神经病变（posterior ischemic optic neuropathy，PION）两类，临床上以 AION 多见。

（一）前部缺血性视神经病变

前部缺血性视神经病变是由于供应视盘筛板前区及筛板区的睫状后短动脉小分支发生栓塞或低灌注，引起视盘急性缺血、局部发生梗死，以突然性视力减退、视盘水肿和特征性视野缺损为主要表现的急性视神经病变。

【病因】 本病确切的病因和发病机制目前仍然不甚清楚。

1. 视盘局部血管病变 眼部动脉炎症、动脉硬化、糖尿病等造成睫状后动脉的内膜增厚、血栓形成，导致血管阻塞。

2. 血液成分改变 血液黏稠度增加，如红细胞增多症、白血病、高脂血症等致血流缓慢、血栓形成。

3. 血流动力学异常 如全身大量失血、休克等使血压突然降低或眼压骤然升高时（如青光眼）、颈动脉或眼动脉狭窄等引起睫状后动脉的灌注压与眼压失衡，眼部血流低灌注而致视盘缺血。

【临床表现】 多见于 50 岁以上人群，起病突然，表现为无痛性、非进行性的视力减退，伴眼前象限性黑影遮挡。常单眼发病，部分病例另眼于数月至数年内发病。眼底早期可见视盘局限性或广泛性灰白色水肿，视盘表面或邻近的视网膜表面可有线状出血，视网膜血管正常或稍细，黄斑中心对光反射弱；晚期出现视神经萎缩（图 17-3）。存在相对性传入性瞳孔障碍，视野常呈现与生理盲点相连的弓形暗点或扇形缺损（图 17-4）。眼底血管荧光造影（FFA）：早期见视神经缺血部位弱荧光，晚期有荧光渗漏。视觉诱发电位检查可表现为 P100 波振幅下降、潜伏期延长。

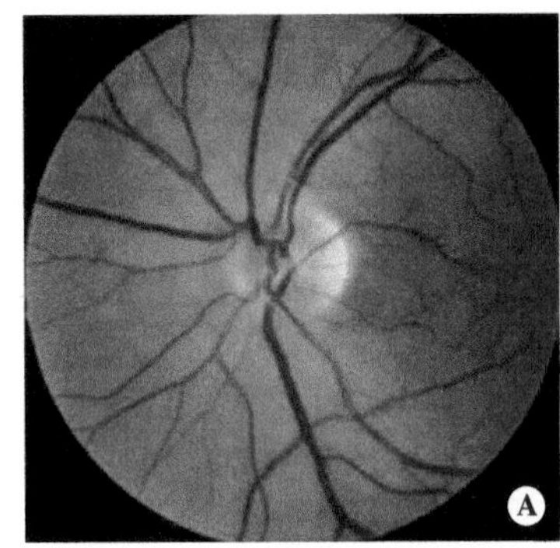

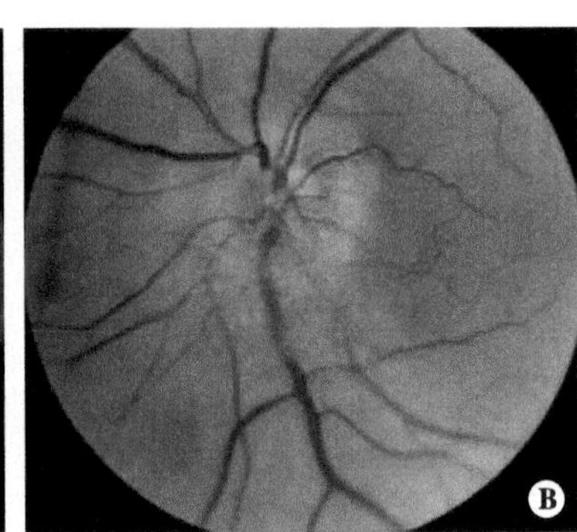

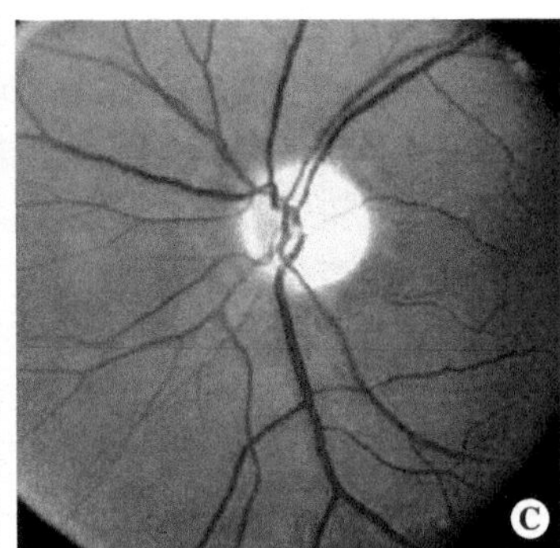

图 17-3 AION 眼底演变过程

A. 患病前正常眼底；B. AION 视盘水肿，表面少量出血；C. 晚期视神经萎缩

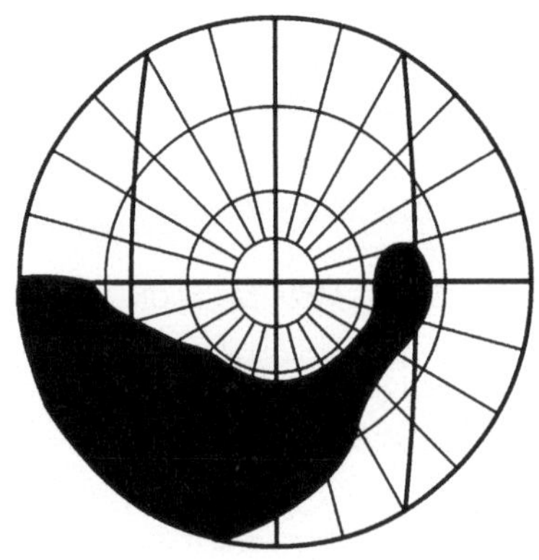

图 17-4 AION 视野呈现与生理盲点相连的扇形缺损

【临床类型】

1. 非动脉炎性 AION（non-arteritic，NA-AION） 或称动脉硬化性 AION，是最常见的临床类型，约占所有 AION 的 90%，多见于 40 ～ 60 岁患者。可有高血压、夜间低血压、缺血性心脏病、

动脉粥样硬化、糖尿病、高脂血症等危险因素。夜间性低血压是本病的重要危险因素之一，且与患者睡前口服降压药物有关。

2. 动脉炎性（arteritic）　少见，主要是由于巨细胞动脉炎（giant cell arteritis，GCA）导致的睫状后动脉闭塞，更多见于 70～80 岁的老年人群。视功能损害更为严重，视力减退、视盘水肿较前者更明显，且双眼发病率高。常伴头痛，尤其是头皮和颞动脉区触痛，颞动脉增粗、变硬并伴触痛（图 17-5）。其他症状包括下颌关节活动受限、耳痛、肌痛、远端关节痛、发热、乏力、全身不适、厌食、恶心及体重下降等。

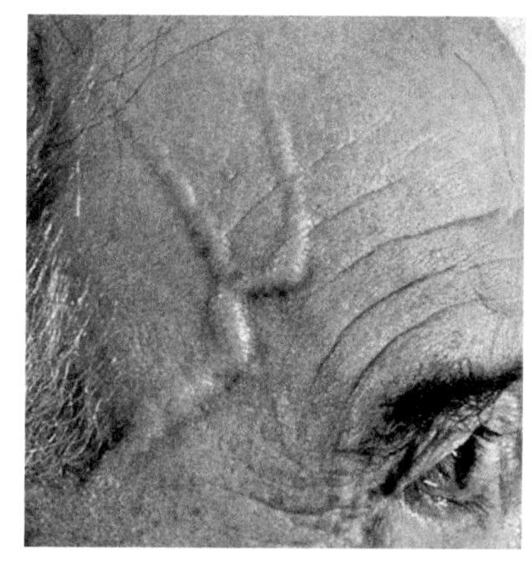

图 17-5　颞动脉炎
患者颞部皮肤沿颞动脉走向有明显节段性血管变硬、增粗伴触痛

【诊断与鉴别诊断】　根据病史、眼底表现结合特征性视野改变、FFA 等检查可作出诊断。对临床症状疑似颞动脉炎者需常规检测红细胞沉降率及 C 反应蛋白，颞动脉活检证实有典型的组织病理可以确诊。

本病主要与视神经炎及视盘水肿相鉴别，见表 17-2。

对于双眼先后发病者，先发病眼视神经萎缩，新发病眼视盘水肿，需与福 - 肯（Foster-Kennedy）综合征鉴别，后者伴有颅内压增高、视野一侧视盘水肿表现为生理盲点扩大、另侧视神经萎缩呈中心暗点、CT 及 MRI 检查可证实颅内有占位性病变。

表 17-2　视神经炎与视盘水肿、前部缺血性视神经病变鉴别诊断

鉴别点	视神经炎	视盘水肿	前部缺血性视神经病变
病因	局部炎症（脱髓鞘疾病）及全身疾病、中毒等	颅内压增高	局部缺血、全身血液成分改变或血流动力学异常
视力下降	中心视力急剧下降	一般无或轻微	显著下降
伴发症状	眼球转动痛	头痛、恶心呕吐	头痛、眼痛
累及眼别	单眼	双眼	多单眼发病，部分为双眼先后发病
瞳孔对光反射	RAPD 征（+）	正常	RAPD 征（+）
眼底表现	视神经炎：视盘充血水肿； 球后视神经炎：正常	双眼视盘水肿，隆起度常超过 3D	局限性充血水肿
视野	中心暗点、哑铃状暗点、周边视野向心性缩小	生理盲点扩大	与生理盲点相连的扇形缺损
视力预后	视力较快恢复	视力不受影响	视力损伤常不可逆

注：RAPD，相对性传入性瞳孔功能障碍。

【治疗】

1. 病因治疗，改善眼部动脉灌注。

2. 全身应用糖皮质激素，对减轻组织水肿、改善修改循环有帮助。动脉炎性患者更应及早行大剂量糖皮质激素冲击疗法，以缓解病情、阻止视力进一步恶化，并预防另一眼发病。

3. 全身应用血管扩张药，改善微循环。

4. 降低眼内压（如口服碳酸酐酶抑制剂等），以期提高眼内灌注压。但其作用尚有争议。

（二）后部缺血性视神经病变

后部缺血性视神经病变又名球后缺血性视神经病变，是指筛板后至视交叉间的视神经血管部分缺血导致的视功能损害。按病因学可将 PION 分为 3 类：巨细胞动脉炎性 PION、非动脉炎性 PION 和手术相关性 PION。临床上以 PION 较为少见，其无有效治疗手段，预后较差。

PION 的诊断依据：①急性视力下降或丧失、视神经相关的视野异常或二者均存在；②单眼患病时 RAPD 征（+）；③早期检眼镜下及 FFA 检查视盘及眼底正常；④排除其他视力下降的原因，如青光眼、眼底血管阻塞或陈旧性脉络膜视网膜病变等；⑤排除其他原因引起的视神经疾病，如压迫性、脱髓鞘疾病或感染等；⑥ VEP 异常，ERG 正常；⑦发病后 4～8 周出现视神经萎缩。

笔记栏

目前 PION 尚无确切有效的治疗方法。如果是巨细胞动脉炎所致则按该病治疗，对于非动脉炎性 PION 可尝试激素治疗，手术相关性 PION 则重在预防。

三、视盘水肿

广义的视盘水肿（optic disc edema，ODE）是指全身和局部的多种因素引起的视盘肿胀隆起状态，包括炎性和非炎性两种情况。本节重点讨论非炎性因素所致的视盘水肿，这类患者通常无视功能障碍，临床上多为颅内压增高所致。非炎性视盘水肿是颅内疾病较常出现的重要体征之一。

案例 17-2

患者，男性，32 岁，主诉头痛、头晕、视物模糊 1 天就诊。自述晨起小便后突感头晕伴轻度头痛及视物模糊，卧床休息不能缓解。既往体健，否认家族遗传病史。查体一般情况好，双眼视力 0.8，眼前节未见异常，眼底双眼视盘水肿超过 3 个屈光度，中央静脉迂曲扩张，视盘颞上及颞下可见火焰状出血，视盘周围见大量黄白色硬性渗出及棉绒斑。诊断：①双眼视盘水肿；②恶性高血压？遂于眼科门诊测血压 230/136mmHg，急转高血压科会诊，内科诊断：①恶性高血压；②嗜铬细胞瘤。转泌尿外科手术治疗。

【病因】

1. 颅内病变 肿瘤、炎症、外伤及先天畸形等神经系统疾病所致的颅内压增高。

2. 全身疾病 恶性高血压、白血病、肺源性心脏病等。

3. 眼部疾病 眼眶炎症、眶内占位性病变、葡萄膜炎及低眼压等皆可造成视盘水肿。

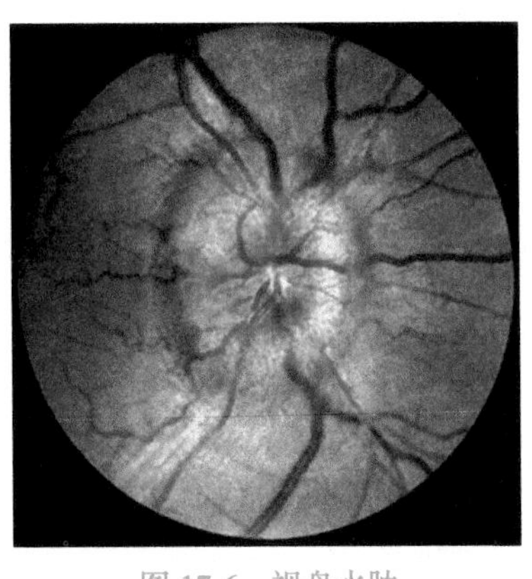

图 17-6 视盘水肿

【临床表现】 颅内压增高的视盘水肿常有头痛、恶心、呕吐、复视等相关症状，视力一般早期无障碍，色觉及瞳孔对光反射均正常。若视盘水肿进一步发展，可出现短暂的、一过性视物模糊，视力可轻度下降。急性严重或慢性病程较长者可出现视力减退、视野缺损甚至失明。

眼底所见：早期视盘水肿，隆起常超过 3 个屈光度（图 17-6）。视盘充血、边界不清，生理性凹陷消失，静脉迂曲扩张，视盘周围可有出血，有时可见棉绒斑及黄白色硬性渗出，后期则视盘逐渐平复，颜色变淡，边界欠清，血管变细，视力下降，视神经发生继发性萎缩。

视野检查：生理盲点扩大是视盘水肿最常见的视野改变，也常是特征性改变。生理盲点通常呈渐进性扩大，扩大范围与水肿程度大体一致。晚期继发视神经萎缩，可出现周边视野向心性缩小等改变。

眼底血管荧光造影：造影早期可见视盘表层扩张的辐射状毛细血管，随即毛细血管渗漏致视盘及其周围染色呈现强荧光。

病因诊断常需结合头颅或眼眶 CT 或 MRI，若 CT 或 MRI 不能解释视盘水肿，必要时应行腰椎穿刺以确定脑脊液性质及脑脊液压力。

【诊断与鉴别诊断】 根据临床表现，典型的视盘水肿诊断并不困难，需做头颅 CT 或 MRI 以确定有无颅内占位性病变，必要时请神经科医师会诊，并考虑做甲状腺病、糖尿病、贫血方面的相关检查。

视盘水肿需与下述疾病相鉴别：

1. 假性视盘水肿 常见于眼球较小的远视眼及视盘玻璃疣，视野检查正常，无生理盲点扩大，眼底血管荧光造影正常。B 超易于发现被掩藏的玻璃疣。

2. 视神经炎 无颅内压增高症状，视力下降明显，有相对性传入性瞳孔障碍及色觉减退，可伴眼球转动痛，视野呈巨大中心暗点，视盘隆起度通常不超过 3D。

3. 前部缺血性视神经病变 视力中度或重度下降，视盘水肿为非充血性、灰白色，有典型的视野改变，眼底血管荧光造影早期弱荧光，晚期强荧光。

4. 莱伯遗传性视神经病变 常于青春期发病，开始一眼视力迅速丧失，很快发展为双侧，眼底

笔记栏

可见视盘肿胀伴视盘周围毛细血管扩张，随后发生视神经萎缩。

【治疗】　针对病因进行治疗。

四、视神经萎缩

视神经萎缩（optic atrophy）是指外侧膝状体以前的视神经纤维、神经节细胞及其轴索在各种病因影响下发生变性和传导功能障碍，以视功能损害及视盘颜色苍白为主要特征。

【病因】　由多种原因引起，常见的有炎症、外伤、缺血、压迫、中毒、变性、脱髓鞘及遗传性疾病等。

【分类】　临床上根据眼底表现，将其分为原发性和继发性两大类：

1. 原发性视神经萎缩（primary optic atrophy）　又称下行性视神经萎缩，原发病灶在颅内视路或筛板后的视神经，继发损害累及球内视网膜神经纤维轴突及神经节细胞。视盘色淡或苍白，边界清楚，视杯可见筛孔，视网膜外观一般正常。

2. 继发性视神经萎缩（secondary optic atrophy）　又称上行性视神经萎缩，原发病灶在视盘或视网膜、脉络膜，继发损害在视神经。视盘色灰白、晦暗，边界模糊不清，生理性凹陷消失，视网膜动脉变细，后极部视网膜可残留硬性渗出和出血灶，可伴色素脱失或色素沉着。

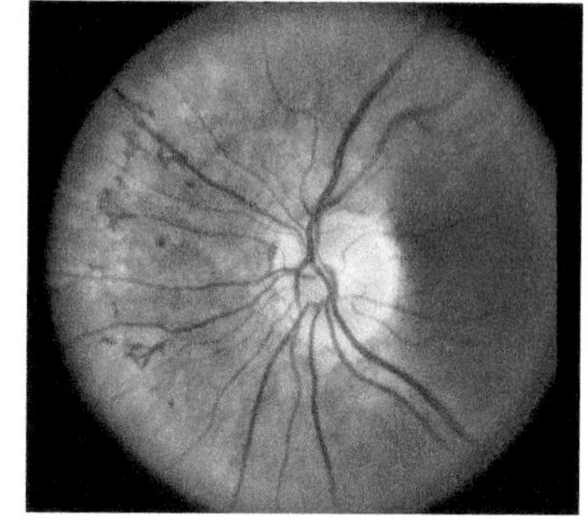

图 17-7　视神经萎缩

【临床表现】　视力减退甚或丧失，瞳孔正常或散大，对光反射迟钝，可有色觉障碍。眼底可见视盘颜色灰白或苍白，部分上行性者视盘可呈蜡黄色，视网膜动静脉血管变细（图 17-7）。视野可呈中心暗点、鼻侧缺损、颞侧视岛或周边视野缩小。视觉诱发电位表现为 P100 波潜伏期延长和（或）振幅下降。

【诊断】　根据视盘颜色变淡或苍白，结合视力、视野、视觉电生理检查等不难诊断。应注意正常视盘颜色受多种因素影响，一般视盘颞侧较鼻侧颜色淡，婴儿视盘颜色较淡，因此不能单凭视盘色调诊断视神经萎缩。对于原发性视神经萎缩尚需进一步行视野、视觉电生理以及头颅 CT 或 MRI 检查，并尽可能作出病因诊断。

【治疗】　积极治疗原发疾病，如大多数脑垂体肿瘤压迫所致的视神经萎缩应及早手术去除压迫，术后常可获得一定的视力恢复。同时可采用中西医结合疗法，如中药配合针灸，辅以血管扩张剂、神经营养药物及维生素类药物等，可使部分患者视功能改善或长期保持。

五、遗传性视神经病变

莱伯遗传性视神经病变（Leber hereditary optic neuropathy，LHON）是母系遗传性视神经病，与线粒体 DNA（mitochondrial DNA，mtDNA）点突变导致视网膜神经节细胞变性有关。该病以青少年男性发病居多，以急性或亚急性无痛性双眼中心视力下降为主要特征，是最为常见的线粒体遗传病。

自 1988 年 Wallace 等首次报道 LHON 相关的线粒体基因点突变以来，国内外逐渐进行了许多相关的临床研究和基因研究。mtDNA 的三个点突变——11778、3460 和 14484 被发现是 90% ～ 95% LHON 患者的病因。

【临床表现】　任何年龄均可发病，但大多患者在 10 ～ 30 岁起病。单眼起病较多见，且逐渐加重，数天至数月后累及对侧眼，亦可双眼同时起病。急性期表现为中心视力下降，多呈急性、亚急性发作，其后呈慢性进展。发病时患者通常没有明显不适。

眼部检查：视力障碍，单眼发病或双眼不对称发病者可出现 RAPD 征阳性。眼底检查急性期表现为视盘充血，视盘周围毛细血管扩张迂曲，盘周神经纤维层肿胀（假性水肿），少数视盘正常，有时能见到视盘边缘有视网膜浅层火焰状出血。随着病程的发展，出血和水肿逐渐减退，出现颞侧为主的视盘苍白（图 17-8）。

病程早期检查视野，可见中心暗点、旁中心暗点和与生理盲点相连的中心暗点，病程后期，如果视力恢复较好，中心暗点缩小，绝对性暗点转为相对性暗点。患者可出现色觉障碍，表现为获得性红绿色盲。

笔记栏

荧光素眼底血管造影：急性期可见视盘毛细血管及小动脉扩张迂曲，视盘黄斑束血管床减少，毛细血管充盈迟缓或缺损，但视盘及盘周无荧光素渗漏，此特点可与视神经炎和 AION 相鉴别。

电生理检查：早期 VEP 正常，随疾病进展，可表现为 P100 波潜伏期延长、波幅下降。

光相干断层扫描（OCT）：急性期颞侧和下方象限视网膜神经纤维层增厚，随疾病进展，颞侧象限的视网膜神经纤维层逐渐变薄，至慢性期各象限神经纤维层均变薄。

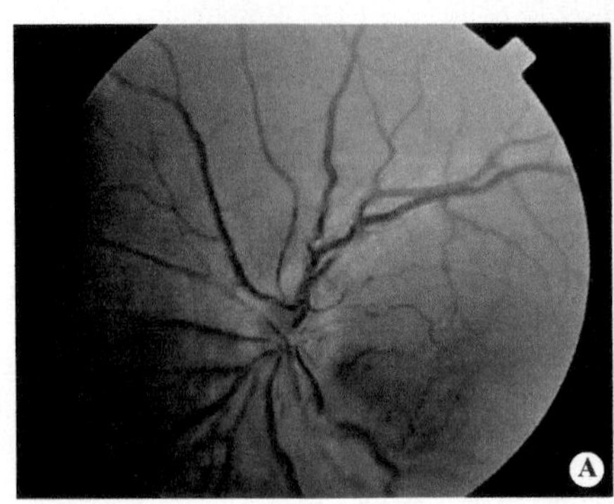

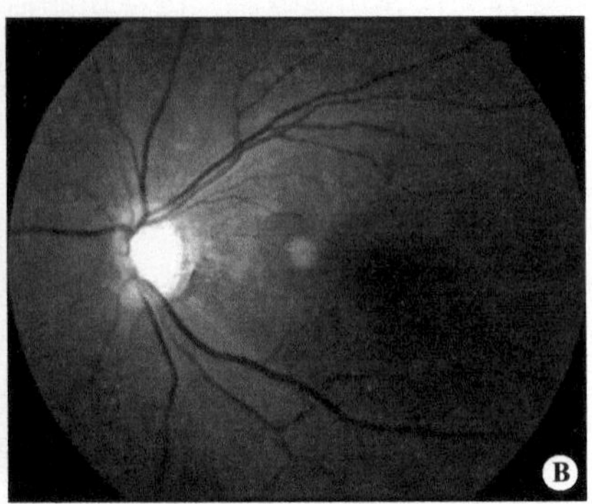

图 17-8 莱伯遗传性视神经病变

A. 急性期眼底表现：视盘水肿，表面微血管扩张，盘周可见少量出血；B. 视神经萎缩

【诊断】 莱伯遗传性视神经病变确诊需通过分子遗传学检测，发现外周血 mtDNA 致病性突变是确诊标准。利用限制性片段长度多态性（RFLP）及聚合酶链反应 - 单链构象多态性（PCR-SSCP）等技术，可明确判断突变的部位和性质。本病除视神经损害之外，有时还累及听神经，亦可伴全身神经系统疾病，如痉挛性截瘫、外周神经麻痹和肌张力改变等。

【治疗与预后】 至今尚无特效治疗手段。治疗以改善患者生活质量为主，如低视力助视器、戒烟酒、避免使用损害视神经的药物。早期对症支持治疗及基因治疗可能有助于改善部分患者的视功能。未来有希望在基因治疗、药物治疗及干细胞治疗等方面获得突破，但目前这些方法尚处于研究阶段。婚前遗传咨询与分子遗传学检测是预防并降低本病发生率的有效措施。

本病视力预后大多不良，最终视力多在 0.1 以下，但不会完全失明。也有部分患者在发病数月或数年后，视功能部分恢复。

六、中毒性视神经病变

中毒性视神经病变（toxic optic neuropathy）是指摄入任何直接对视神经有害的毒物或药物导致的视神经损害。

特征为双眼视力减退和视野缺损，其预后的好坏与中毒物量的多少及抢救是否及时密切相关，如已发现视神经萎缩，则视力预后较差。

【病因及发病机制】

1. 烟草与酒精中毒 一般认为是由于烟草中毒及维生素 B_{12} 缺乏所致。烟草中含有毒性的氰化物，氰化物可蓄积于视神经组织中，引起视神经纤维脱髓鞘变。维生素能与氰化物结合使其解毒，维生素 B_{12} 缺乏时即失去这种解毒作用。乙醇中毒时引起胃肠道功能紊乱，影响 B 族维生素尤其是维生素 B_{12} 的吸收，可间接引起中毒性视神经病变。

2. 药物中毒 常见的有乙胺丁醇、异烟肼等抗结核药；磺胺、氯霉素、利福平、奎宁、甲硝唑等抗微生物药；环孢素 A、α- 干扰素等免疫调节剂；长春新碱、5- 氟尿嘧啶、顺铂、苯丁酸氮芥等抗肿瘤药物等。

3. 化学制剂 包括甲醇、乙二醇、甲苯等有机溶剂；一氧化碳、二硫化碳、氰化物等有机化合物；铅、有机磷、砷化物、铊、汞等。

【临床表现】 烟酒中毒患者常有长期烟酒嗜好，双眼视力逐渐减退，常伴有红绿色觉异常，眼底可能正常或视盘颞侧呈现轻度苍白。视野检查：典型视野改变为中心暗点、注视点至生理盲点之间"带核"的盲中心暗点，也可表现为旁中心暗点或周边视野缺损。视野缺损可逆，但完全恢复需要数年。

药物中毒者常有过量使用药物史或具有特异体质可致视力下降、视野缩小或中心暗点。眼底检

笔记栏

查：早期视盘充血，边缘不清，晚期可出现视神经萎缩。

化学制剂中毒者视力迅速下降，视盘充血，边缘模糊，视网膜动脉变细，呈痉挛状，视网膜静脉充盈迂曲，晚期视盘苍白。

其他表现：电生理检查通常会有异常表现，如 VEP 振幅下降，P100 波潜伏期延长等。烟酒中毒性视神经病变 OCT 可见视网膜神经纤维层变薄。

【诊断】　根据病史及临床表现，结合色觉检查、电生理检查多可作出诊断。对疑为甲醇中毒性视神经病变可通过测定血清中甲醇的浓度是否超过 20mg/ml 来确定。

【治疗】　应立即去除病因，停用或不再接触致毒物质。烟草中毒性患者主要是戒烟、戒酒、改善饮食，同时给予维生素 B_{12}、血管扩张剂、硫代硫酸钠和胱氨酸等药物治疗，一般视力均可好转。对于急性中毒者，可通过洗胃、催吐、导泻等方法促使毒物排出，同时予以大量饮水、输液、血液透析及应用利尿剂以加速毒物排出过程。

七、先天性视神经异常

先天性视神经异常种类繁多，除少数不影响视力外，绝大部分患者自幼就有视力不良的表现。

（一）视盘发育不全

视神经发育不全（aplasia of optic nerve）是最常见的先天性视盘异常性疾病，系胚胎发育 13 ～ 17mm 时视网膜神经节细胞层分化障碍所致，可能与母体怀孕早期受到某些药物的影响（如苯妥英钠、奎宁、酒精）或感染巨细胞病毒、梅毒、风疹等有关，为儿童低视力的重要原因之一。眼底表现：视盘明显较正常小，呈灰色，可有黄色外晕包绕，形成双环征（图 17-9）。有视力及视野的异常。可伴有小眼球、眼球震颤、虹膜脉络膜缺损等。全身可有内分泌和中枢神经系统异常。

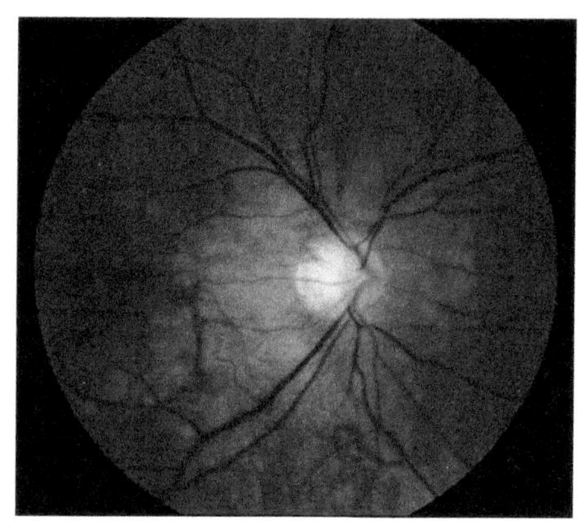

图 17-9　视神经发育

不全视盘小呈灰白色，有黄色外晕（双环征）

（二）视盘小凹

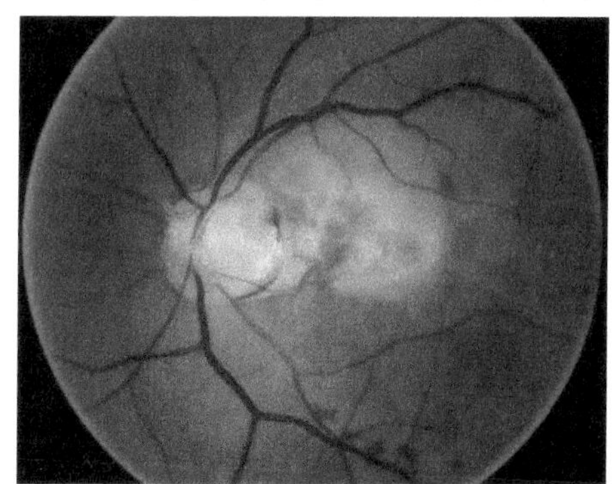

图 17-10　视盘小凹眼底

类圆形，位于视盘颞侧缘，黄斑区视网膜浅脱离

视盘小凹（pit of optic disc）较为罕见，为神经外胚叶的发育缺陷所致。多单眼发病，视力一般正常，合并黄斑部视网膜脱离时则视力下降。小凹的形状不一，可呈圆形、椭圆形、三角形或多角形，数目不等，深浅不一。小凹多位于视盘颞侧或颞下方的边缘或近边缘处，常被灰白纤维胶质膜覆盖（图 17-10、图 17-11）。小凹皆局限于视盘边缘以内，不向缘外扩展。小凹可与黄斑部视网膜下腔相通，形成局限性视网膜脱离，对此可用激光光凝小凹与视网膜下的通道。

视盘小凹的性质不明，一家人可数人有之，因此有人考虑可能有遗传因素，但临床病例报道以散发为多见。也有人考虑视盘小凹是不全性或部分性视盘缺损。

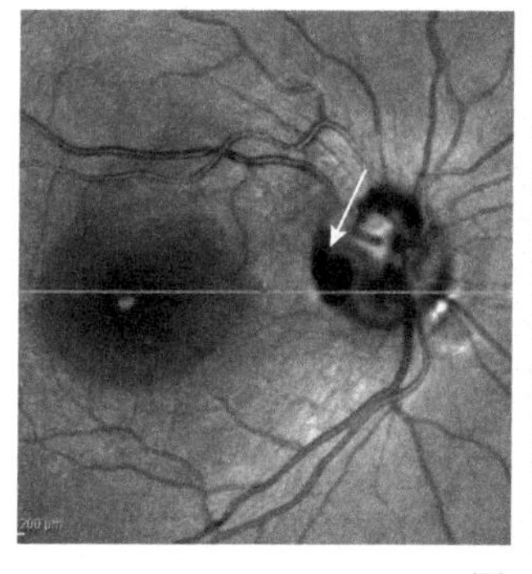

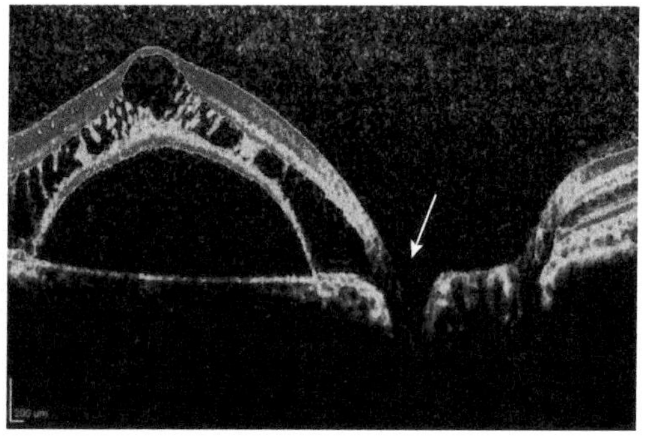

图 17-11　视盘小凹 OCT

显示小凹位置（白箭头）及黄斑区视网膜下积液和视网膜内积液

（三）视盘玻璃疣

视盘玻璃疣（drusen of optic disc）可能由于视盘上未成熟的神经胶质增生、变性所致，或视神经纤维轴质崩解、钙化而成。浅层者表现为视盘上粗糙的、边缘凹凸不平的、发亮的、不规则结晶样体，桑葚样外观，色淡黄或白色，闪烁发亮，透明或半透明（图 17-12）。深层者表面有胶质组织覆盖，故局部隆起边、缘不整齐，B 超可协助诊断。视野检查可见生理盲点扩大、束状缺损或向心性缩小等。

（四）视神经缺损

视神经缺损（coloboma of optic nerve）是由于视器发育过程中视杯与视基下方胚裂闭合不全所致。常单眼发病，临床表现为视盘区有大于数个正常视盘直径的深凹陷区，呈淡青色，血管移向凹陷的四周，视盘下方边界不规则，常伴有下方虹膜和脉络膜缺损及其他先天异常（图 17-13）。患者一般视力较差，可有斜视和眼球震颤等。视野检查可见生理盲点扩大，并可向上方周边伸展。

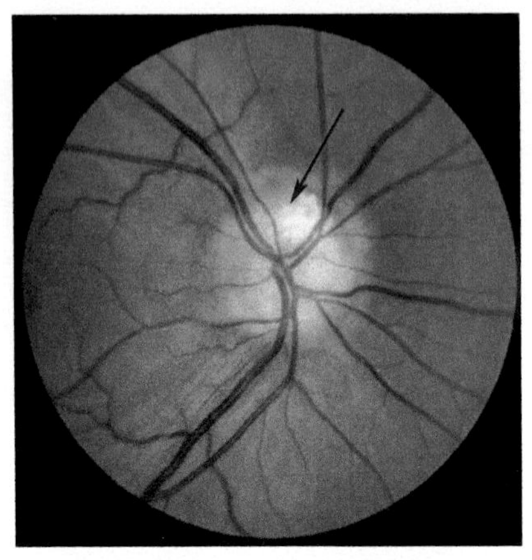

图 17-12 视盘玻璃疣

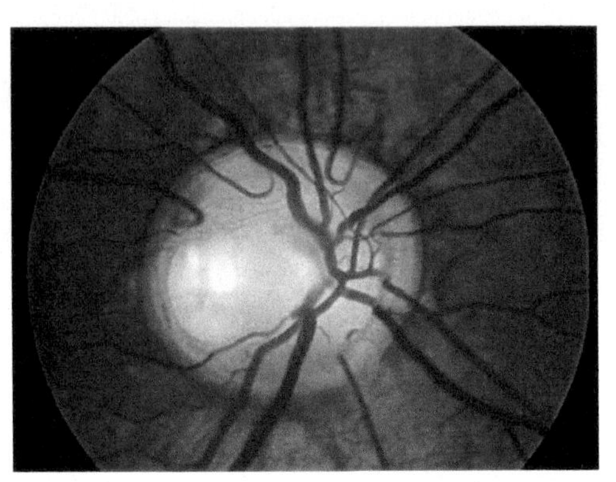

图 17-13 视神经缺损

（五）牵牛花综合征

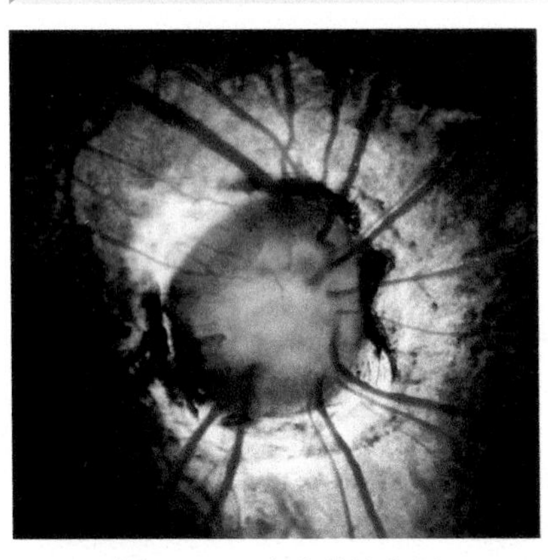

图 17-14 牵牛花综合征

牵牛花综合征（morning glory syndrome）可能是由于胚裂上端闭合不全导致视盘和周围区域的组织向后脱出，视神经入口处缺损合并特有的视盘血管异常。一般认为无遗传倾向，多为单眼发病，罕见双眼。患者自幼视力明显减弱，往往伴有高度近视、眼球震颤及先天性斜视等。眼底表现酷似一朵盛开的牵牛花（图 17-14），视盘比正常人扩大 3 ～ 5 倍，中央有漏斗状凹陷，周边粉红色，凹陷底部被白色棉绒状物质填充。血管呈放射状自凹陷边缘穿出，径直走向周边部，动静脉难以分清。视盘周围有宽阔的色素环及萎缩区。后极部有时可以出现视网膜脱离，有学者推测是由视网膜异常血管渗漏引起的，也有合并视网膜裂孔的报道，采取玻璃体手术联合眼内激光及填充可使视网膜复位。

（六）有髓神经纤维

视网膜有髓神经纤维（medullated nerve fibers of retina）是由视神经髓鞘纤维发育异常引起，一般不影响视力，故多在正常体检中被发现。

哺乳类动物眼有筛板者，视神经纤维的髓鞘都终止于筛板后面，故正常视神经的有髓纤维仅限于视交叉至筛板段。筛板以下球内段纤维无髓鞘。若髓鞘继续下延，超过筛板水平，到达视网膜甚至较远处的眼底，即形成乳白色的有髓鞘纤维。眼底所见：由视盘边缘发生白色不透明神经纤维，呈放射状排列，覆盖部分视网膜及其血管，边界呈羽毛状（图 17-15）。视力与视野多无异常，部分可表现为生理盲点扩大。

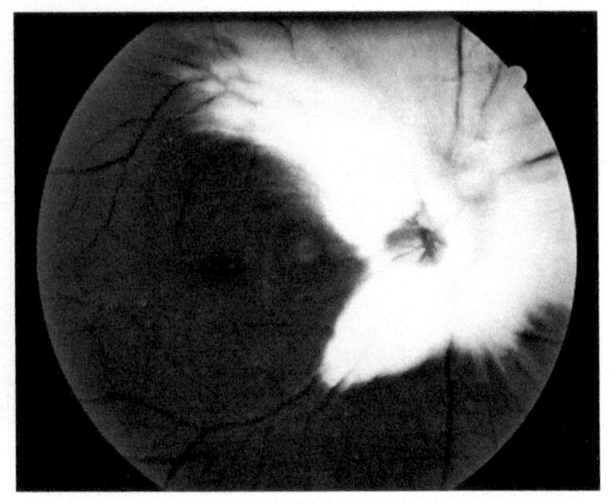

图 17-15 视网膜有髓神经纤维

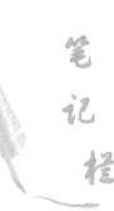
笔记栏

第二节 瞳孔反应异常

正常情况下，瞳孔直径 3 ～ 4mm，两侧相等，直径小于 2mm 为瞳孔缩小，超过 5mm 则称为瞳孔散大。瞳孔大小可受多种因素影响，①年龄：新生儿、婴儿及老年人瞳孔较小，幼儿或成人瞳孔较大，青春期瞳孔最大；②种族：虹膜色素少者瞳孔大，含色素多者瞳孔小；③性别：女性瞳孔大于男性；④屈光状态：近视者大于远视者；⑤精神因素：惊恐、精神紧张可致交感神经兴奋，瞳孔表现散大。

一、阿 - 罗瞳孔

阿 - 罗（Argyll Robertson 瞳孔，AR 瞳孔），是瞳孔对光反射和近反射分离的现象，系中脑顶盖前区至两侧缩瞳核（E-W 核）之间对光反射径路受损，而没有影响调节反射径路。大多由梅毒引起，为中枢神经系统梅毒的特有体征之一。

【临床表现】 一般无自觉症状。瞳孔不规则缩小（直径小于 3mm），对光反射减弱或消失，但近反射时瞳孔正常收缩，调节和辐辏反射存在。瞳孔异常一般为双侧，但有时不对称。滴毒扁豆碱可使瞳孔再度缩小，而阿托品不能使之正常散大。

【诊断】 瞳孔不规则缩小且对光反射和近反射分离。

【治疗】 驱梅治疗主要针对存在的感染。即使在抗菌治疗完成后 AR 瞳孔仍存在。

二、阿迪瞳孔

阿迪（Adie）瞳孔又称为强直性瞳孔，病因不明，为突然发生的副交感神经麻痹所致的瞳孔扩大。

【病因】 大多数 Adie 瞳孔是特发性的，也可伴随带状疱疹病毒感染、糖尿病、吉兰 - 巴雷综合征（Guillain-Barré syndrome，GBS）、自主神经病变、眼眶外伤（手术）及眼眶感染。

【临床表现】 本病常见于女性，发病年龄多在 20 ～ 40 岁。绝大多数为单侧发病，自觉或他觉瞳孔大小有差异，视近模糊，可有头痛和畏光或无任何症状。瞳孔散大，瞳孔对光反射呆滞缓慢。最初瞳孔对光反射及近反射均消失，但在暗室 15 ～ 30 分钟后，瞳孔可缓慢散大与健眼相等，再用强光照射时，健眼瞳孔迅速缩小而患眼瞳孔极缓慢缩小（图 17-16）。滴 0.125% 的毛果芸香碱液明显缩小。此外，部分患者伴有深部腱反射降低或消失，称为 Adie 综合征。有些患者可恢复部分调节，病变瞳孔也可能变为正常瞳孔。

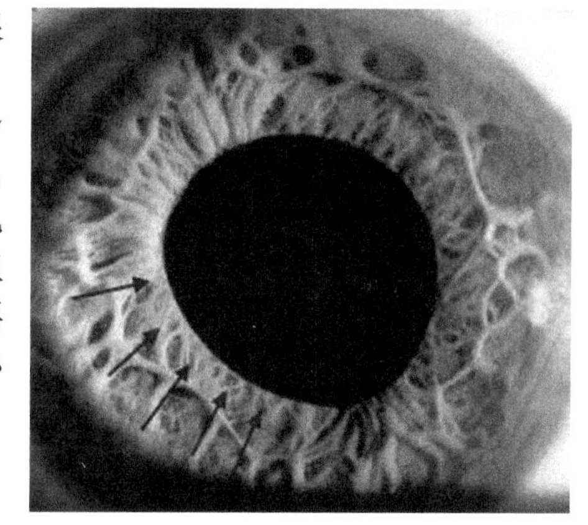

图 17-16 Adie 瞳孔裂隙灯强光照射下呈不规则收缩

【诊断】

1. 药物试验 0.125% 毛果芸香碱滴眼液滴双眼，这种低浓度的毛果芸香碱不会使正常瞳孔收缩，但会使 Adie 瞳孔缩小。

2. 瞳孔检查 用裂隙灯观察，在强光照射下，Adie 瞳孔缓慢且不规则收缩。

【治疗】 如果希望美容及增进调节功能，可用 0.125% 毛果芸香碱滴眼液滴眼，3 ～ 4 次 / 日，常规随访。

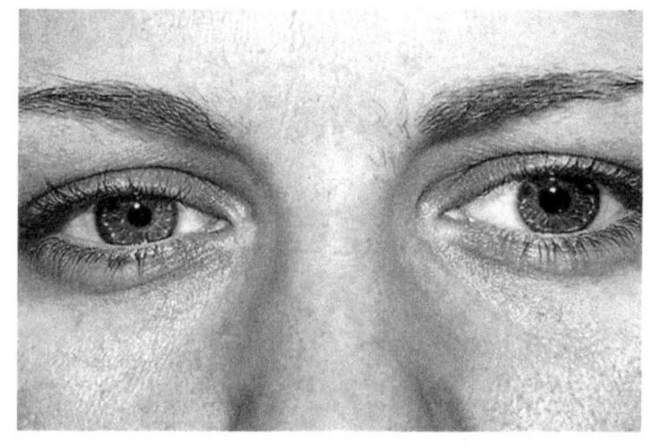

图 17-17 Horner 综合征（右侧上睑下垂，瞳孔缩小）

三、霍纳综合征

霍纳（Horner）综合征是由于交感神经通路损伤所致，又称颈交感神经麻痹综合征。临床表现为瞳孔缩小、上睑下垂及眼球内陷（图 17-17）。

【病因】 交感神经通路自丘脑下部至眼球之间任何部位发生病变都可引起 Horner 综合征，如脑卒中（椎基底动脉供血不足或梗死）、罕见的颈部严重骨关节炎伴骨刺、肿瘤（如肺癌、转移癌、甲状腺腺瘤、神经纤维瘤）、头痛综合征、颈内动脉剥离、带状疱疹病毒感染、中耳炎、托洛萨-亨特（Tolsa-Hunt）综合征、外伤以及先天性 Horner 综合征。

【临床表现】 上睑下垂，睑裂变小，眼球内陷，同侧面部无汗，患侧瞳孔变小，虹膜异色，病变侧皮肤温度增加。此外，可有结膜充血、皮肤潮红、流泪和鼻塞，日久病变侧颜面皮肤变苍白。

【诊断】 询问是否有头痛、臂痛、脑卒中史及手术史（包括心脏、胸、甲状腺或颈部的手术）、头或颈部外伤史。体格检查有无锁骨上结节、甲状腺肿大或颈部肿块。可卡因试验：10% 可卡因滴眼液滴眼，可使正常瞳孔扩大，但 Horner 综合征的瞳孔不能扩大。滴眼后双侧瞳孔不等大超过 0.8mm 即可诊断，45 分钟后瞳孔不等差别越大，Horner 综合征瞳孔的诊断就越明确。同时行影像学检查，有淋巴结病变时进行病理检查，查找病因。

【治疗】 病因治疗。此外，上睑下垂可行手术矫正。

第三节　脑神经损害的常见眼部表现

一、动眼神经损害的眼部表现

【病因】

1. 先天性　由于神经核、神经、肌肉等发育异常导致。

2. 后天性

（1）外伤：眼眶及眶尖骨折可导致动眼神经直接损伤；颅脑外伤血肿及脑挫裂伤致颅内高压等导致颞叶钩回疝直接压迫动眼神经；弥漫性轴索损伤等剪切力损伤使动眼神经从中脑处撕脱或与床突韧带挤压引起动眼神经损伤；中脑血肿直接压迫动眼神经核。

（2）感染：海绵窦炎及海绵窦血栓形成；由结核、真菌、梅毒、化脓性炎症以及吉兰-巴雷综合征和疱疹病毒等引起的颅底脑膜炎；眶内、鼻旁窦、中耳和乳突部位的炎症扩展和蔓延等。

（3）内分泌疾病：如糖尿病、甲状腺功能亢进等。

（4）中毒：乙醇、一氧化碳、破伤风杆菌毒素等。

（5）肿瘤：颅内、眶内、鼻咽部肿瘤的直接压迫所致。

（6）脑血管病：脑动脉粥样硬化及高血压的老年患者，可因营养血管供血减少导致神经纤维或者神经核缺血；神经受邻近的硬化或扩张血管的压迫；脑干内出血或蛛网膜下腔出血导致动眼神经核或动眼神经受损。

【临床表现】 动眼神经的损害可分为周围型、核型、核上型 3 种。

1. 周围型病变　动眼神经完全麻痹时，出现上睑下垂、眼球轻度突出或偏向外下方、瞳孔散大、对光反射及调节反射消失。

2. 核型病变　特点为麻痹呈双侧性但不对称。多合并邻近组织的损害，如合并有内侧纵束的损害，出现双侧瞳孔扩大、眼肌瘫痪及双眼的同向运动障碍；选择性损害一部分眼肌的功能，产生分离性眼肌瘫痪；瞳孔常双侧缩小，对光反射消失，调节反射存在；常合并锥体束、感觉束等长束损害的体征。

3. 核上型病变　患者出现双眼联合运动障碍，但单眼活动没有障碍；凝视麻痹，表现为双眼在协同动作时不能向上、向下或一侧转动，而无斜视复视等眼征，最常见的有两眼同向凝视麻痹和两眼同向垂直运动麻痹两种类型。

动眼神经损伤可引起麻痹性斜视，患者为避免或减轻复视的干扰，会尽量不使用麻痹肌，头向麻痹肌作用方向偏斜而出现代偿头位。

【诊断与鉴别诊断】 根据病史和临床表现可做出诊断。尚需与以下疾病相鉴别：

1. 重症肌无力　瞳孔不受累，单眼或双眼上睑下垂和（或）复视，晨轻午后重，疲劳时加重，休息后可减轻。新斯的明试验（+）。

2. 慢性进行性眼外肌麻痹　慢性病程，双眼睑下垂为初发症状，逐渐出现眼球运动障碍，最终固定在正中或外斜位，不累及瞳孔。

【治疗】

1. 原发病　病因治疗。

2. 药物治疗　①神经血管营养药物，如维生素 B_1、维生素 B_{12}、ATP 等；②血管扩张药物；③抗

笔记栏

生素和糖皮质激素类药物；④ A 型肉毒毒素注入拮抗肌可减轻拮抗肌的挛缩。

3. 三棱镜矫正　轻度眼位偏斜可以用三棱镜中和矫正。

4. 手术治疗　先天性麻痹性斜视及后天性麻痹性斜视症状稳定 6 个月以上者，可考虑手术治疗，以使第一眼位及正下方注视时能获得双眼单视、消除复视。

二、滑车神经损害的眼部表现

【病因】　与引起动眼神经麻痹的病因类似。

【临床表现】　先天性多无自觉症状，有代偿头位；后天性有垂直性复视与旋转复视、视物倾斜、阅读和下楼梯困难等症状。

1. 代偿头位头　向健侧倾斜，面转向健侧，下颌内收。

2. 患眼上斜视　向内下转受限，内上转过强。

3. 比尔绍斯基（Bielschowsky）征　头倾向健侧时上斜度减小，倾向患侧时上斜度增大。

4. 伴有外旋斜视　外旋斜视达 10 度或超过 10 度则高度提示有双侧麻痹。向下注视时外旋斜增加。

【诊断与鉴别诊断】　询问发病时间、症状变化，尤其注意有无肿瘤病史、糖尿病病史、甲状腺功能亢进病史，脑血管病史，鼻咽部、神经系统疾病史，外伤及手术史。用 Parks 三步法鉴别上斜肌与上直肌麻痹。眼底照相可定量检查外旋斜视。尚需与以下疾病相鉴别：

1. 眼眶疾病　甲状腺相关性眼病，眼眶炎性疾病。

2. 眶下壁骨折　有外伤史，向上或下牵拉眼球时有阻力，眼眶 CT 可显示眶骨折部位。

【治疗】

1. 原发病病因治疗。

2. 后天性上斜肌麻痹者，发病 6 个月内药物治疗。

3. 先天性者有代偿头位或后天性斜视度稳定者（通常在 6 个月以上），可以考虑手术治疗。

三、展神经损害的眼部表现

展神经在颅内行程最长，在神经核以外的路径上受累可产生内斜和同侧外展受限。该神经损伤比较常见，特别见于外伤患者。约 1/3 的患者可自行恢复。

【病因】　血管病变、外伤、感染、占位性病变及任何原因引起的颅内压增高等均可引起。儿童常为病毒感染。

【临床表现】　双眼水平同侧复视，复视像距离为看远大于看近，向麻痹侧注视复视像距离加大，先天性可无症状。检查患眼外转受限。

【诊断与鉴别诊断】　根据病史和临床表现可做出诊断。尚需与以下疾病相鉴别：

1. 杜安桡骨线综合征Ⅰ型　表现为患者先天性外斜或内斜（内斜多见），外展受限，外展时睑裂开大，内转时眼球后退，睑裂缩小。

2. 眶内壁骨折　有外伤史，眼眶 CT 可明确骨折部位。

【治疗】

1. 病因治疗。

2. 发病 6 个月内，检查除外眶壁骨折等，可行 A 型肉毒毒素注射内直肌，以缓解其肌肉痉挛，减少斜视度，促进外直肌功能恢复。

3. 斜视度稳定在 6 个月以上者可以手术治疗。

四、面神经损害的眼部表现

面神经由支配面部表情肌的运动纤维和中间神经两部分组成。中间神经由感觉纤维和副交感纤维组成。面神经损害的部位可在脑干内、颅底、面神经管及其远端。面神经损害主要表现为面神经周围性瘫痪或面肌痉挛。

【病因】　常见的原因有外伤、肿瘤、炎症（细菌、病毒、真菌等感染）、血管疾病、手术损伤等。

笔记栏

【临床表现】

1. 面神经麻痹表现为病侧面部表情肌麻痹，额纹消失或变浅，不能皱额蹙眉，眼睑不能闭合或闭合不全。患侧鼻唇沟变浅，口角下垂，面颊部被牵向健侧，闭眼、露齿、鼓颊、吹口哨等动作失灵或完全不能完成。因颊肌瘫痪而食物易滞留于患侧齿颊之间。下泪点随下睑而外翻，使泪液不能正常吸收而致外溢。如侵及鼓束神经时，出现舌前2/3味觉障碍。

2. 面肌痉挛的患者多在中年以后发病，女性略多。多由一侧眼部开始，逐渐延及口及全部面肌，额肌较少受累，严重者可累及同侧颈阔肌。表现为阵发性、快速、不规律的抽搐。初起抽搐较轻，持续几秒，以后逐渐延长可达5分钟或更长，而间隔时间逐渐缩短、抽搐逐渐严重。严重者呈强直性，致同侧眼不能睁开，口角向同侧严重歪斜，无法说话。神经系统检查无阳性体征。

【诊断】 根据病史和临床表现可做出诊断。

【治疗】

1. 原发病病因治疗。

2. 完全面瘫患者，给予糖皮质激素治疗。

3. 眼部并发症治疗

（1）轻、中度暴露性角膜炎：人工泪液，润滑性眼膏形成湿房，或暂时性眼睑缝合术。

（2）重度暴露性角膜炎：可行暂时或永久性眼睑缝合术，肉毒毒素注射提上睑肌治疗。

五、三叉神经损害的眼部表现

三叉神经为混合神经，含有一般躯体传入神经（感觉神经）和特殊内脏传出神经（运动神经）两种纤维。三叉神经由眼支（第一支）、上颌支（第二支）和下颌支（第三支）汇合而成，分别支配眼裂以上、眼裂和口裂之间、口裂以下的感觉和咀嚼肌收缩。

在三叉神经损害的疾病中，以三叉神经痛为常见，单独三叉神经破坏性损害较少见，多同时伴有其他脑神经受累。

【病因】

1. 三叉神经痛可分为原发性与继发性两种。继发性三叉神经痛的病因有异位动脉或静脉、动静脉畸形，动脉瘤对三叉神经根的压迫、扭转，桥小脑角或半月节部位的肿瘤，蛛网膜炎所致的粘连、增厚，颅骨肿瘤、转移癌等。

2. 三叉神经麻痹可由脑干、颅底或颅外病变引起，如脑干肿瘤、三叉神经节的带状疱疹等。

【临床表现】

1. 三叉神经痛表现为面部三叉神经分布区的阵发性放射性疼痛，呈针刺、刀割、烧灼、撕裂样，持续数秒至1～2分钟，突发突停，每次疼痛情况相同。疼痛可由口、舌的运动或外来的刺激引起，疼痛发作常有一触发点（或称扳机点），多在上下唇部、鼻翼、口角、颊部和舌等处稍加以触动即引起疼痛发作。疼痛发作时伴有同侧眼或双眼流泪及流涎。偶有面部表情出现不能控制的抽搐，称为痛性抽搐。起初每次疼痛发作时间较短、发作间隔时间较长，以后疼痛时间渐加长而间隔时间缩短，以至终日不止。

2. 三叉神经麻痹主要表现为咀嚼肌瘫痪，受累的肌肉可萎缩。咀嚼肌力弱，患者常述咬食无力，咀嚼困难，张口时下颌向患侧偏斜。有时伴有三叉神经分布区的感觉障碍及同侧角膜反射的减弱与消失。

3. 三叉神经眼支麻痹主要表现为角膜反射减弱或消失以及麻痹性角膜炎，多会发展为角膜溃疡甚至角膜穿孔而失明。三叉神经眼支麻痹时，通常要测试该侧眼支分布区的感觉有无障碍，用棉花纤维测角膜上（下）半部的感觉，如角膜反射减退不明显，还可以再测球结膜、眼睑和前额皮肤的感觉。

【治疗】 主要是病因治疗。可联合应用神经生长因子、B族维生素、理疗、针刺及血管扩张剂等，有助于神经再生和功能恢复。三叉神经眼支麻痹导致麻痹性角膜炎时按照角膜炎相关治疗原则进行治疗。

第四节 视路及视中枢疾病

笔记栏

视路（visual pathway）为视觉的整个通路，从视网膜光感受器至大脑枕叶皮质视觉中枢的视觉

传导通路，通常包括视神经、视交叉、视束、外侧膝状体、四叠体上丘、丘脑枕、视放射到枕叶视皮质等部分。

一、视交叉病变

视交叉（optic chiasm）呈椭圆形，由双侧视神经向上并向内移行合并形成，位于蝶鞍上方约10mm处的脚间池前部软脑膜中。来自视网膜神经节细胞的神经纤维在视交叉部位的分布有其特殊性：来自视网膜颞侧的神经纤维在此处位于视交叉的外侧，而后进入同侧视束；来自视网膜鼻侧的神经纤维则在此处发生交叉后进入对侧视束。因此视野在临床上成为判断视交叉受累的一个最重要的检查。

视交叉自身疾病极为少见，如视交叉区视神经炎和视交叉神经胶质瘤等。临床上比较多见的损害是来自周围组织疾病的侵犯所致，主要有肿瘤、外伤、血管瘤、血栓形成、梅毒、放线菌、病毒等，其中又以肿瘤压迫最为多见，约占90%，最常见的为脑垂体肿瘤，其次为鞍结节脑膜瘤、颅咽管瘤等。视交叉病变在眼科的主要表现为视力下降和视野缺损，晚期出现下行性视神经萎缩。典型的视野改变为双眼颞侧偏盲。视交叉病变的治疗，在于积极治疗原发病。现就常见肿瘤分述如下：

（一）垂体腺瘤

脑垂体为重要的内分泌组织，内含数种内分泌细胞，可分泌多种激素，如生长激素、促甲状腺激素、促肾上腺皮质激素、促性腺激素、缩宫素、催乳素、抗利尿激素、促黑素激素等，对机体有重要作用。垂体腺瘤（pituitary adenoma）系良性腺瘤，一般均有内分泌功能，是视交叉综合征最常见的原因。发病率约为1/10万，近年来有增多的趋势，特别是对育龄妇女来说。

【临床表现】

1. 视力与视野障碍　早期常无影响，如肿瘤长大、向上伸展突破鞍膈压迫视交叉，则出现视野缺损，颞上象限首先受影响，红视野最先表现出来。以后病变增大，压迫加重，则白视野也受影响，渐渐缺损可扩大至双颞侧偏盲（图17-18中2）。如病变进一步发展，继而出现双眼鼻下象限的损害，视力减退，最终视交叉的全部神经纤维受到损害，以致双眼全盲。因为垂体瘤多为良性，初期病变可持续相当时间，待病情严重时，视野障碍可突然加剧。视力障碍可双眼同时或先后发生，下降速度可快可慢，可据此判断视交叉受侵犯的部位：若双眼视力下降程度大致相等，则肿瘤压迫视交叉正中部；如一眼视力下降明显则肿瘤偏向于该侧；如视力突然下降迅速，一般为囊肿或肿瘤内出血。

2. 各种常见垂体腺瘤特殊临床表现

（1）催乳素腺瘤（嫌色性垂体腺瘤）：除视力视野障碍外，主要表现为头痛和内分泌功能低下。头痛多位于颞部及前额。内分泌功能低有男性性功能减退、生殖器官萎缩，女性月经失调、子宫萎缩，血压、血糖低等肾上腺皮质功能不全表现。此外，可有全身毛发脱落、皮肤苍白、皮下脂肪增多，乏力、易倦等。男性表现为性欲减退、阳痿、乳腺增生，重者则可有不育等。

（2）生长激素细胞腺瘤（嗜酸性垂体腺瘤）：早期仅数毫米大小，主要表现为分泌生长激素过多。青春期患者可全身骨骼生长过度而呈巨人症；成人后则表现为肢端肥大综合征，如额头变大、鼻大唇厚、手指变粗等；另有性功能减退、月经失调等，少数患者可有血糖升高。

（3）促肾上腺皮质激素细胞腺瘤（嗜碱性垂体腺瘤）：多好发于女青年，瘤体较小，多无视力和视野障碍。表现为身体向心性肥胖，闭经、性欲减退、全身乏力，部分患者血压、血糖升高等。

（4）垂体腺癌：少见，病史短，进展快，肿瘤不仅长大压迫垂体组织，并向周围侵犯，致较低骨质破坏或侵入海绵窦，有时肿瘤穿破鞍底长至蝶窦内，临床表现与催乳素腺瘤相似，晚期患者表现为极度衰弱。

3. 其他神经症状和体征　垂体腺瘤向后上生长压迫垂体柄或下丘脑，可致多饮多尿；向侧方生长侵犯海绵窦壁，则出现动眼神经或展神经麻痹；如果肿瘤穿过鞍膈再向上生长致额叶腹侧部，有时出现精神症状；如果肿瘤向后上生长阻塞第三脑室前部和室间孔，则出现头痛呕吐等颅内压增高症状；如果肿瘤向后生长，可压迫脑干致昏迷、瘫痪或去大脑强直等。

【诊断】　根据病史、典型临床表现及特殊视野改变，结合影像学检查，诊断一般不难。

【治疗】

1. 手术治疗　首选手术摘除肿瘤解除对视交叉的压迫，包括开颅手术和经蝶窦手术。如肿瘤微

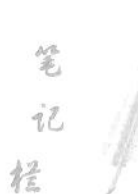

小切除完整，可不必再行放射治疗；肿瘤巨大、已超越鞍膈甚远者仍以经额手术为妥，术后可再加立体定向放射治疗。

2. 放射治疗 如肿瘤尚处于鞍内时期效果较好。

3. 药物治疗 溴隐亭为半合成的麦角胺生物碱，能刺激垂体细胞的多巴胺受体降低血中催乳素的作用，服用溴隐亭后可使催乳素腺瘤缩小、恢复月经和排卵受孕，也可抑制病理性溢乳，但不能根治催乳素腺瘤，停药后肿瘤将重新生长增大，症状又复出现。

（二）颅咽管瘤

颅咽管瘤（craniopharyngioma）系良性肿瘤，源于胚胎期颅咽管（Rathke 囊）的残余上皮细胞，通常发生在鞍上部，偶见于蝶鞍内，视交叉后上方受压。

【病因】 病因尚未充分阐明。诱因可能为遗传因素、物理和化学因素以及生物因素等。

【临床表现】 症状大多发展缓慢，偶见迅速发展或突然发病，多系肿瘤囊性变所致。成人多见双颞侧偏盲、原发性视神经萎缩，儿童常有视盘水肿。具体如下：

1. 视力与视野障碍 当肿瘤直接压迫视神经或视交叉时，出现视力减退。早期发生一过性视物模糊之后出现进行性视力减退，常以一侧为重，儿童患者早期多不易被其家长发现。视野缺损变异很大，约半数患者表现为不规则形双颞侧偏盲或同向偏盲，此外可有生理盲点扩大、象限性缺损等。

2. 内分泌功能障碍 主要表现为垂体和下丘脑受损害症状。儿童期发病者，半数患者表现为发育障碍，出现发育停滞、肥胖、性器官不发育、骨骼生长缓慢等；青春期后发病者，生长障碍不明显，多有性功能低下、生殖器官萎缩。男性胡须减少，皮肤细腻、性欲减退、阳痿等；女性闭经、不孕等。由于肿瘤影响下丘脑或垂体柄，尿崩症为常见症状，患者每天饮水可达 3000 ～ 4000ml 及以上。

3. 眼底初期视盘可完全正常，到病变晚期鞍内型多出现原发性视盘萎缩；鞍上型多为继发性视盘萎缩，系因颅内压增高引起视盘水肿所致。

4. 颅内压增高症状 多见于儿童，表现为头痛、呕吐、视盘水肿、视力下降，叩诊头颅可闻及“破罐声”。以上症状表示肿瘤阻塞室间孔或脚间池，出现脑积水。婴幼儿 X 线片可见头颅增大，颅缝分离等。严重颅内高压者可有意识不清。

5. 其他症状 当肿瘤长向鞍旁时，可引起第Ⅲ、Ⅳ、Ⅵ对脑神经受压；向颅中窝生长，可引起颞叶癫痫、幻嗅和幻味等症状；向额叶生长可表现为记忆力障碍、定向力差、大小便不能自控等症状：肿瘤影响下丘脑可引起乏力、嗜睡、体温调节失常或同时出现精神症状。

【诊断】 根据好发年龄、比较典型的临床表现及特殊的 X 线表现，诊断一般不难。

【治疗】 手术摘除肿瘤为主要治疗方法，应彻底切除肿瘤解除压迫以挽救视力，但因为肿瘤位置较深且与周围组织发生粘连，不易完全切除，易复发，故手术效果有时不理想，可采用手术切除肿瘤而后放疗。其他治疗、放疗有一定疗效，可以延缓肿瘤生长。

（三）脑膜瘤

脑膜瘤（meningioma）是常见的颅内原发性肿瘤，起源于脑膜及脑膜间隙，多属良性，有多发性，散在于同一部位，幕上脑膜瘤远多于幕下。此外，脑膜瘤可与胶质瘤、神经纤维瘤同时存在于颅内，也可与血管瘤并存。近年来脑膜瘤的发生率明显增高，该肿瘤生长缓慢，病程长，患者往往以头痛和癫痫为首发症状，依肿瘤部位不同，可出现视力、视野、嗅觉或听觉障碍及肢体运动障碍等。老年患者以癫痫为首发症状者多见。

【病因】 脑膜瘤的病因迄今仍未阐明。现在较一致意见是，认为脑膜瘤来源于蛛网膜内皮细胞。少数脑膜瘤发生于不附着脑膜的部位，如脑实质内、脑室内、松果体区等，这些脑膜瘤可能起源于异位蛛网膜细胞或脉络膜丛组织。

脑膜瘤的发生可能与一定的内环境改变和基因变异有关，并非单一因素造成，可能与颅脑外伤、放射性照射、病毒感染以及合并双侧听神经瘤等因素有关。

【临床表现】 不同部位脑膜瘤，其临床表现亦不同：

1. 鞍结节脑膜瘤 起源于鞍结节硬脑膜，与鞍膈脑膜瘤共同构成鞍上脑膜瘤，表现如下。

（1）头痛：为早期症状，多位于前额或颞部。

（2）视力视野障碍：因肿瘤压迫视神经而出现进行性视力减退，大多数患者以视力障碍为首发症状，到晚期视力可严重减退，甚至失明。视野在开始阶段一般正常，后随肿瘤长大，出现不规则

笔记栏

视野缺损，以双颞侧偏盲多见。

（3）眼底：肿瘤直接压迫可出现原发性视神经萎缩。

（4）内分泌功能障碍：少见，当肿瘤压迫下丘脑时，可出现多饮多尿等症状。

2. 嗅沟脑膜瘤　为颅前窝最多见的一种肿瘤，起自筛板及其后方硬脑膜。早期症状多有一侧嗅觉减退，肿瘤压迫额叶时可有注意力不集中、表情淡漠等精神症状。视野多为不规则缺损。极少数患者可出现福 - 肯综合征，即肿瘤侧出现原发性视神经萎缩，肿瘤对侧出现视盘水肿。颅内压增高可引起视盘水肿，部分患者可有癫痫。颅骨 X 线片初期正常，疾病进展可见筛板被侵蚀，蝶骨平板骨质增生，CT 和 MRI 检查诊断意义较大。

3. 蝶骨嵴脑膜瘤　按病理形态，可分为球形和扁平状两种；按肿瘤生长部位，可分为蝶骨嵴内 1/3、中 1/3 和外 1/3 段三种类型。

（1）蝶骨嵴内 1/3 段脑膜瘤：易引起视神经、眶上裂、海绵窦、颈内动脉、鞍区等结构受累，因此相对而言，颅高压发生率低且在病晚期出现。早期多为单侧视力减退，视野有中心暗点扩大或鼻侧偏盲向颞侧扩大，稍晚可出现原发性视神经萎缩。若对侧眼也有颞侧视野缺损，提示视交叉受压，此时患侧眼常全盲。晚期若颅内压增高，对侧视盘水肿，而出现福 - 肯综合征。如侵及眶上裂或海绵窦，可引起眼球运动障碍、角膜反射迟钝和突眼等。嗅神经受累可引起同侧失嗅。侵及垂体时，可有垂体功能降低。累及大脑脚时则出现对侧偏瘫。长入颞叶内侧者可引起幻嗅、幻味或钩回发作。

（2）蝶骨嵴外 1/3 脑膜瘤：病情发展常隐蔽，故瘤常长得相当大，颅高压发生率高。肿瘤向内影响视束，引起对侧同向偏盲；向后累及颞叶内侧部，出现幻嗅和嗅觉减退；压迫额叶后下部，产生对侧核上性面瘫、轻偏瘫和失语（主侧半球）；额颞叶功能障碍还可表现为智力减退、健忘、计算能力和定向力差等。

（3）蝶骨嵴中 1/3 段脑膜瘤：缺少典型局灶症状，多有颅内压增高症状，可出现视盘水肿。肿瘤巨大压迫额叶或颞叶时才出现相应体征。

CT、MRI 检查对该病容易确诊。

4. 颅中窝脑膜瘤　早期常出现第Ⅲ、Ⅳ、Ⅴ、Ⅵ对脑神经损害症状，如眼球运动障碍、眼睑下垂、复视、瞳孔散大、角膜反射迟钝等。肿瘤向前入眶内可出现单眼突出，视力下降；向上侵及额叶，可发生癫痫；当肿瘤压迫大脑脚和视束时，可出现对侧同向偏盲、对侧中枢性面瘫等。晚期可出现颅内压增高症状。

【诊断】　发病慢，病程长，慢性进行性头痛，精神异常，局限性癫痫，逐渐可出现定位症状，后期可出现颅内压增高症状及各部位脑膜瘤的典型体征。肿瘤的确诊还需依靠辅助性诊断检查，有重要参考价值的检查包括颅骨平片，CT 扫描和脑血管造影，不仅可以定位，还可以了解肿瘤大小和定性。

【治疗】　以手术切除肿瘤为主，原则上应争取早期手术、完全切除，并切除受肿瘤侵犯的脑膜与骨质，显微手术疗效甚佳，大多数患者可以治愈。对确属无法手术切除的晚期肿瘤，行瘤组织活检后，仅作减压性手术，以延长生命。恶性患者可辅以放疗。对于不能全切的脑膜瘤和少数恶性脑膜瘤，需在手术切除后行放射治疗及伽玛刀治疗。恶性脑膜瘤和血管外皮型脑膜瘤对放疗敏感，效果是肯定的。

二、视交叉以上的视路病变

（一）视束

视束本身病变较为少见，多为邻近组织的肿瘤、血管病变或脱髓鞘性疾病所致的损害。视束受损时，视野改变的特点为病变对侧的双眼同侧性偏盲（图 17-18 中 5），如左侧视束病变引起左眼鼻侧视野、右眼颞侧视野缺损。但因视束交叉与不交叉纤维的汇集仅发生在开始阶段，双眼视网膜对应点纤维的汇集并不精确，即视束中交叉及不交叉神经纤维在两侧排列不十分对称，因此两眼的视野改变可不一致。此外，由于前 1/3 视束内有瞳孔反射的传入神经纤维，因此视束病变可引起韦尼克（Wernicke）偏盲性瞳孔强直，即光源照射视网膜偏盲侧不能引起瞳孔收缩。视束病变晚期还可出现下行性视神经萎缩。具体如下：

1. 颅内肿瘤垂体腺瘤和颅咽管瘤　可压迫视交叉和（或）视束，表现为同向偏盲；其他肿瘤如

笔记栏

颞叶肿瘤、鼻咽癌等侵及视束者比较少见。通常影像学检查可做出诊断。

2. 血管性损害　颈内动脉瘤等可以压迫视束，症状与肿瘤压迫视束基本相同。血管痉挛也可引起视束损害，如偏头痛等。

3. 脱髓鞘病　如多发性硬化，常突然发生。

4. 外伤性损害　如颅骨骨折、颅内出血等。

以上损害可伴外伤、血管病等全身表现。

【治疗】

1. 原发病病因治疗，如切除肿瘤等。

2. 改善视束血液循环，消除淤血或缺血。

（二）外侧膝状体

单独的外侧膝状体损害临床极为少见，较常见的病因为外侧膝状体肿瘤，其中以胶质瘤为主，多见于儿童，少数为转移癌。

【临床表现】　双眼视力进行性减退。视野：一侧损害表现为双眼较为一致的病变对侧、双眼同侧性偏盲，内侧损害出现双眼下象限同向视野缺损，外侧损害出现双眼上象限同向视野缺损。由于伴行视神经纤维的瞳孔纤维在进入外侧膝状体之前已离开视束，故不伴 Wernicke 偏盲性瞳孔强直。晚期眼底可见原发性视神经萎缩。可伴有原发病的症状，如精神症状、颅内高压等。

【治疗】　针对病因治疗。

（三）视放射

视放射损害病因主要有脑内血管性病变（出血、血栓等）、肿瘤（星形细胞瘤、成胶质细胞瘤等）、炎症、外伤及脱髓鞘病（多发性硬化）。

【临床表现】

1. 一致性双眼同侧偏盲　如损害位于内囊，则引起病灶对侧双眼一致性同侧偏盲（图 17-18 中 8）；如颞叶受损，则表现为病灶对侧双眼上象限同侧性偏盲；病变位于顶叶，则出现双眼下象限同侧偏盲。

2. 黄斑回避　指在偏盲视野内的中央注视区，保留 3 度以上的视觉功能区（图 17-18 中 9）。

3. 一般不出现视神经萎缩及 Wernicke 偏盲性瞳孔强直。

4. 可伴有相应大脑损害症状　如优势半球顶颞叶受损者，可出现失读症；病变损害角回，则可有视觉性认识不能。一侧半球受损者，可伴有视物变形、幻觉等症状。

【治疗】

1. 尽量寻找病因并对因治疗。

2. 中药活血药可以改善大脑血液循环，增强大脑皮质的兴奋性，如应用丹参、葛根注射液等。

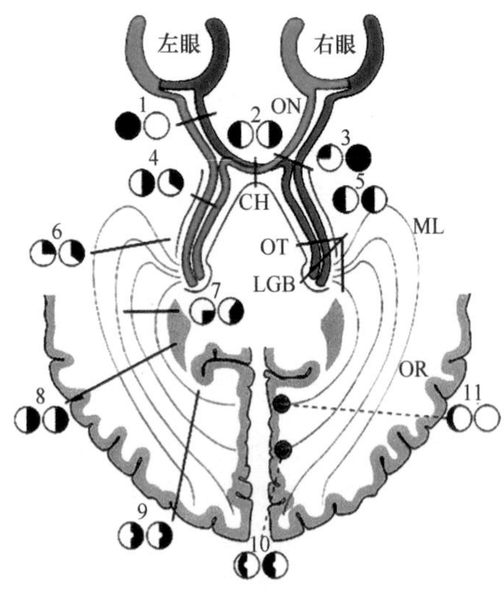

图 17-18　不同部位视路损害对应之视野缺损
ON，视神经；CH，视交叉；OT，视束；LGB，外侧膝状体；ML，膝状束；OR，视放射

（四）视皮质

视皮质（纹状区）包括枕叶的距状裂及其邻近的楔回和舌回。距状裂视皮质病变主要有脑血管病变、脑外伤和脑软化，脑脓肿、脑肿瘤及脱髓鞘病等较少见。

【临床表现】

1. 视野改变　若视野表现为病灶对侧眼的颞侧外周部新月形缺损，提示病变位于纹状区的最前端（图 17-18 中 11）；双眼同侧偏盲，有黄斑回避现象，并且他眼半月形视野存在，提示病位在距状裂皮质的中部（图 17-18 中 10）；如纹状区后极部病变会损害黄斑纤维束，表现为病变对侧的双眼同侧偏盲型中心暗点；一侧整个纹状区病变表现为双眼与病灶相对侧的同侧偏盲。

2. 除有视野改变外，一般瞳孔对光反射正常，无视神经萎缩，但常伴有不成形的视幻觉。

3. 双侧枕叶皮质广泛性损害时，患者表现双眼全盲，

笔记栏

但瞳孔对光反射完好，称为皮质性盲。外伤和炎症多为其主要原因，VEP 检查异常可与伪盲及癔症相鉴别。

【治疗】　纹状区病变多由于脑血管病所致，主要是对因治疗。若伴有心血管病者，还需行内科处理。

【思考题】

1. 视神经炎有哪些特征性改变？
2. 如何对视神经炎和视盘水肿进行鉴别？
3. 几种瞳孔反应异常的特征有哪些？
4. 脑神经损害的常见眼部表现有哪些？
5. 视野改变对视路病变诊断有何意义？

（李明新）

笔记栏

第十八章　眼视光学

【学习要点】

1. 掌握眼屈光的一些概念如屈光系统、屈光间质、屈光力、调节、集合、正视眼与非正视眼；屈光不正的概念、分类及矫治。

2. 熟悉常用的屈光检查方法及其优缺点。

3. 了解常见屈光手术的手术方法和原理。

第一节　眼球光学与屈光

一、眼的屈光与正视眼

人眼是以光作为适宜刺激的视觉生物器官，从光学的角度可将人眼看作一种光学仪器，即一个复合的光学系统。眼球光学系统的主要成分由外向里分为四部分：角膜、房水、晶状体和玻璃体，另外还要加上瞳孔和视网膜，它们共同组成了一个完整的光学系统（图 18-1），如同一件精密的光学仪器，包含着复杂的光学原理。由于人眼是一个生物器官，因此又具有生物学的特性而有别于通常的光学仪器。

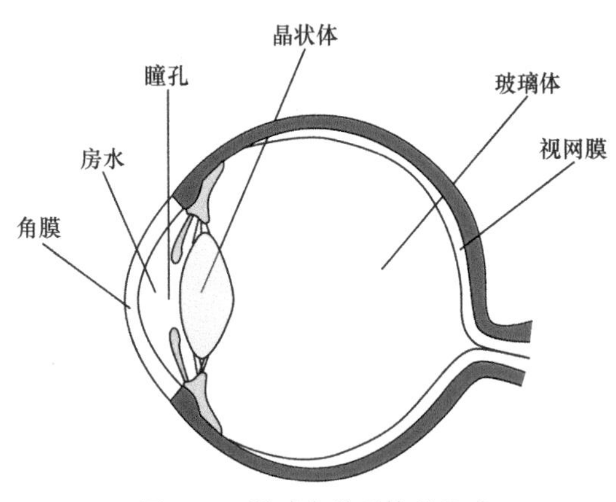

图 18-1　眼球光学系统的组成

当光从一种介质进入另一种不同折射率的介质时，光线将在两种介质的界面发生偏折现象，该现象在眼球光学中称为屈光（refraction）。光线在界面的偏折程度，可用屈光力（refractive power）来表达。屈光力的大小取决于两介质的折射率和界面的曲率半径，可以用焦距（f）来表达（平行光线经某界面后聚焦为一点，该点离界面中心的距离为焦距）。在眼球光学中，以屈光度（diopter，简写 D）作为屈光力的单位，屈光力为焦距（以米为单位）的倒数，即屈光力 =1/f。例如，一透镜的焦距为 2m，则该透镜的屈光力为：1/2=0.5D。

人眼要获得高质量的视觉信息，首先取决于眼球光学系统能否将外界入射光线精确聚焦在视网膜上，即眼的屈光状态（refractive status）是否正常。眼屈光力与眼轴长度匹配与否是决定屈光状态的关键。

为便于分析人眼的成像并进行计算，人们常用 Gullstrand 精密模型眼和 Gullstrand 简易模型眼，前者见图 18-2A，后者将眼球复杂的多个光学界面简化，其特点是将角膜和晶状体分别简化为单一球面，其参数见表 18-1。为便于理解，将模型眼进一步简化为单一光学面，称为简化眼，即设非调节状态下的眼球总屈光力为 60D，眼屈光介质的折射率为 1.336，前焦距为 –16.67mm，后焦距为 22.27mm，见图 18-2B。

表 18-1　Gullstrand 模型眼的基本参数

基本参数	精密模型眼	简易模型眼
折射率		
角膜	1.376	—
房水	1.336	1.336
晶状体皮质	1.386	—
晶状体核	1.406	1.413
玻璃体	1.336	1.336

笔记栏

续表

基本参数	精密模型眼	简易模型眼
位置 /mm		
角膜前顶点	0	0
角膜后顶点	0.5	—
晶状体前顶点	3.6	3.6
晶状体后顶点	7.2	7.2
曲率半径 /mm		
角膜前表面	7.7	7.8
角膜后表面	6.8	—
晶状体前表面	10.0	10.0
晶状体后表面	−6.0	−6.0
屈光力 /D		
角膜	43.05	42.74
晶状体	19.11	21.76
总屈光力（调节静止时）	58.64	60.48
总屈光力（最大调节时）	70.57	—
焦距 /mm		
前焦距	−15.70	−14.99
后焦距	24.38	23.90
眼轴 /mm	24.00	23.90

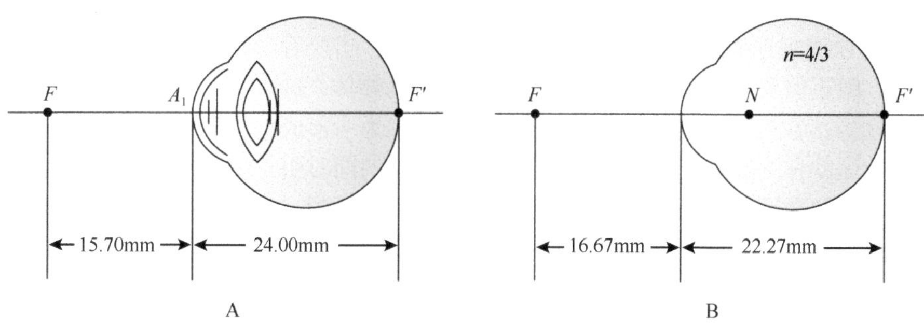

图 18-2　Gullstrand 模型眼

A. 精密模型眼；B. 简化眼

当眼在调节静止（放松）时，外界的平行光线（来自 5m 以外）经眼屈光系统后恰好在视网膜黄斑中央凹聚焦，这种屈光状态称为正视眼（emmetropia），即正视眼的远点在无限远处（图 18-3）。

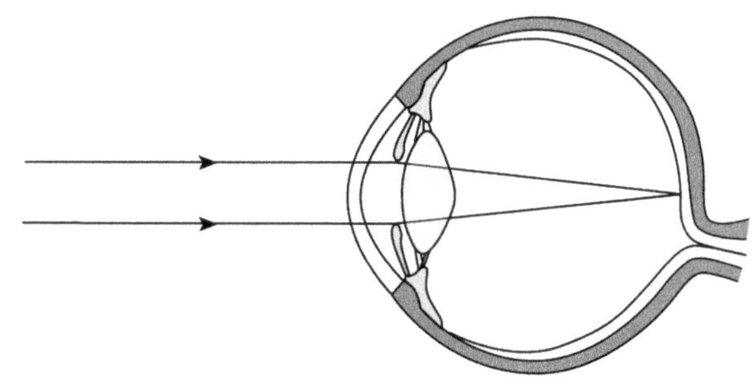

图 18-3　正视眼

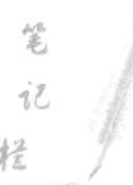

正常情况下，婴幼儿出生不久大部分处于远视状态，随着生长发育逐渐趋于正视，至学龄前基本

达到正视，该过程称为“正视化”。因此儿童在学龄前视力未达到正常标准并不一定属于异常情况。

二、眼的调节和集合

（一）调节

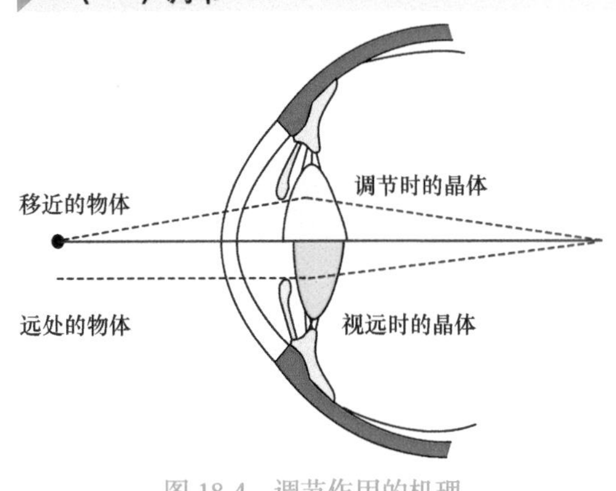

图 18-4 调节作用的机理

为了看清近距离目标，人眼需增加晶状体的曲率，从而增强眼的屈光力，使近距离物体在视网膜上清晰成像，这种为看清近物而改变眼的屈光力的功能称为调节（accommodation）。

经典理论认为调节产生的机制是：当看远距离目标时睫状肌处于松弛状态，使晶状体悬韧带保持一定的张力，晶状体在悬韧带的牵引下，其形状保持相对扁平，屈光力相对较弱；当看近距离目标时环形睫状肌收缩，睫状冠所形成的环缩小，晶状体悬韧带松弛，晶状体由于自身弹性而变凸，曲率增加，屈光力相对变强。主要是调节晶状体前表面的曲率增加而使眼的屈光力增强（图 18-4）。此外，调节力也以屈光度为单位，如一正视者注视 33cm 处的目标，此时所需调节力为 1/0.33m=3.00D。

（二）调节幅度、年龄

眼所能产生的最大调节力称为调节幅度。调节幅度与年龄密切相关，青少年调节力强，随着年龄增长，调节力将逐渐减退而出现老视。调节力与年龄的关系如下（Hofstetter 最小调节幅度公式）：

最小调节幅度（D）= 15-0.25× 年龄（岁）。

（三）调节范围

眼在调节放松（静止）状态下所能看清的最远一点称为远点，眼在极度（最大）调节时所能看清的最近一点称为近点。远点与近点的间距的倒数为调节范围。

（四）集合

当眼调节放松注视远处物体时，双眼的视轴是平行的。当要看清近处物体时，眼不但要调节，两眼的视轴也要转向近处物体，这样才能使双眼物像落在视网膜黄斑中央凹，经视中枢合二为一形成双眼单视，这种运动称为集合（convergence）。产生调节的同时引起双眼内转，该现象称调节性集合。调节和集合是一个联动过程，调节越大集合也越大，两者保持协同关系（图 18-5）。集合的大小常用棱镜度（prismatic diopter）表示。

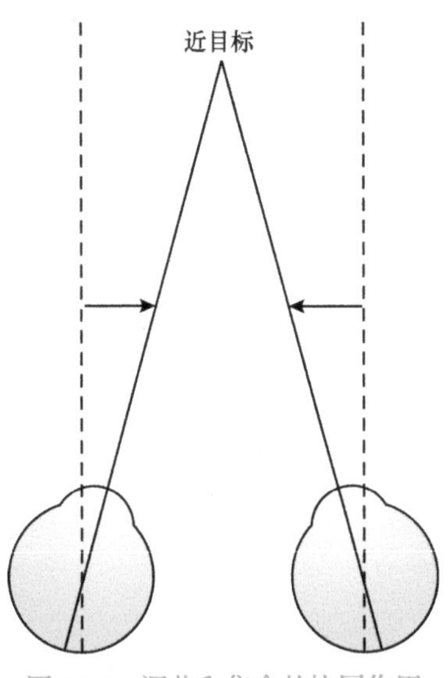

图 18-5 调节和集合的协同作用

例如：某正视者双眼瞳距为 60mm，注视 40cm 处的目标，其集合的量为 6cm/0.4m=15$^{\Delta}$。

调节时还将引起瞳孔缩小，因此调节、集合和瞳孔缩小为眼的三联动现象。

第二节 屈光不正

案例 18-1

患者，女性，15 岁，双眼视物不佳一年于 2006 年 7 月 1 日就诊。诉看不清黑板上的小字并觉有重影，但能看清书本上的字。查双眼远视力 0.3，近视力 1.5。眼睑结膜正常，角膜透明，晶状体透明。玻璃体清晰，眼底未见异常。

问题：

1. 根据患者的病史与眼部检查初步诊断为何种疾病？
2. 应进一步做哪些检查加以证实？
3. 治疗上做哪些选择？

若光线不能在视网膜黄斑中央凹聚焦，则眼将不能产生清晰像，这种屈光状态称为非正视或屈光不正，分为近视、远视和散光。

一、近　　视

在调节静止（放松）状态下，平行光线经眼屈光系统后聚焦在视网膜之前的屈光状态，称为近视（myopia）（图 18-6）。近视眼的远点在眼前某一点处。

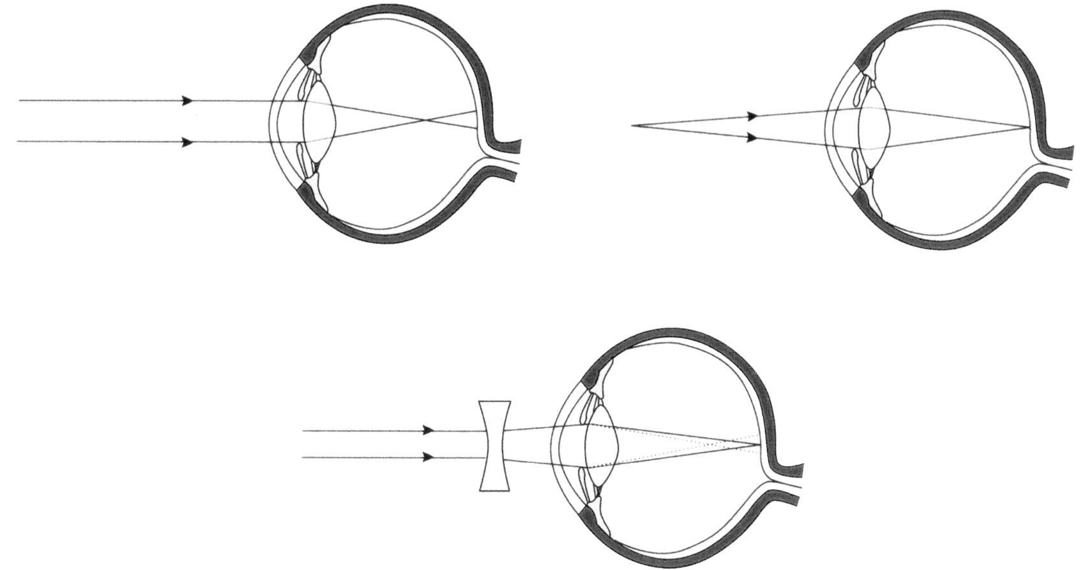

图 18-6　近视眼的屈光和矫正

【病因】　近视的发生受遗传和环境等多种因素的综合影响，目前确切的发病机制仍在探索中。

【分类】

1. 根据屈光成分分类

（1）屈光性近视：主要由于角膜或晶状体曲率过大，屈光力大于正常范围，而眼轴长度在正常范围。

（2）轴性近视：眼轴长度大于正常范围，角膜和晶状体曲率在正常范围。

（3）混合性近视：既有屈光性近视，又有轴性近视成分。

2. 根据近视度数分类

（1）轻度近视：＜ −3.00D

（2）中度近视：−6.00D ～ −3.00D

（3）高度近视：＞ −6.00D

近年来，又将≥ −10.00D 的近视称为超高度近视。

【临床表现】　近视患者的典型表现为远距离视物模糊，近距离视力好。近视初期常有远视力波动，注视远处物体时常眯眼。由于看近时不用或少用调节，故集合功能相应减弱，易引起外隐斜或外斜视。

近视度数较高者，除远视力差之外，在年龄较轻时就易出现玻璃体液化、混浊和玻璃体后脱离等；常伴有夜间或阴天视力差、眼前可见“飞蚊”或飘浮物、闪光感等症状；可发生程度不等的眼底改变，如近视弧形斑、豹纹状眼底、黄斑部出血或形成新生血管膜；可发生形状不规则的白色萎缩斑或色素沉着呈圆形黑色斑（富克斯斑）、视网膜周边部格子样变性和囊样变性等；由于视网膜受到牵拉，与正常人相比易发生视网膜裂孔和脱离；由于眼球前后径变长，眼球较突；眼球后极部扩张，形成后巩膜葡萄肿。伴有上述临床表现者，称为病理性近视。

案例 18-1 临床表现

双眼远视力降低，而近视力正常。首先眼部检查未见异常。考虑双眼屈光不正。为进一步确定何种屈光不正，应作睫状肌麻痹验光，并做一些相应检查，如眼位、眼压、角膜曲率、眼球生物学测量等。

笔记栏

【诊断】 根据上述症状和体征，容易作出近视诊断。

案例 18-1 诊断

睫状肌麻痹验光：

右：-1.5DS◯-0.50DC×180°=1.2；左：-1.25DS◯-0.75DC×180°=1.2。

眼压：右 15mmHg；左 15.2mmHg。

角膜地形图：双眼角膜地形图呈对称领结形，圆锥角膜（-）。

眼轴：右 23.5mm；左 23.3mm。

角膜测厚：右 542μm；左 545μm。

根据以上检查结果可诊断：双眼复性近视散光。

【处理】 近视的矫正需先经准确验光确定近视度数，应用合适的凹透镜使光线发散，进入眼屈光系统后聚焦在视网膜上，达到清晰视远的目的（图 18-6）。矫正可选用非手术方式，即框架眼镜或角膜接触镜，也可根据个人条件选择屈光手术（参见本章第五节）。

进展性近视是指近视进展快速，进展量≥ 0.75D/ 年。进展性近视人群可考虑配戴角膜塑形镜、特殊设计框架眼镜、多焦点接触镜以及使用低浓度阿托品滴眼液控制近视进展。

案例 18-1 治疗

近视的矫正方法有框架眼镜、角膜接触镜、屈光手术、药物辅助治疗等。该患者年龄 15 岁，近视尚未稳定，建议配戴框架眼镜或角膜接触镜。若近视进展较快，可考虑 0.01% 阿托品滴眼液联合角膜塑形镜控制近视进展。

【预后】 儿童过早地发生近视以及错误的治疗会造成近视快速发展，不但导致屈光度增加，更有可能导致严重的眼部并发症。目前对近视预防、发展的控制还处于探索阶段。对未发生近视的儿童青少年应进行眼健康管理、建立屈光发育档案；对于已经发生近视的儿童青少年，应当通过科学宣教和规范的诊疗，采用个性化的矫正、干预等综合措施来延缓近视进展。低度、中度近视矫正效果很好，高度近视有时不能得到全矫，视力较差，病理性近视将持续变化，并导致一系列眼内病变。

二、远　视

当调节静止（放松）状态下，平行光线经过眼屈光系统后将聚焦在视网膜之后的屈光状态，称为远视（hyperopia），如图 18-7 所示。远视眼的远点在眼后某点处，为一虚焦点。

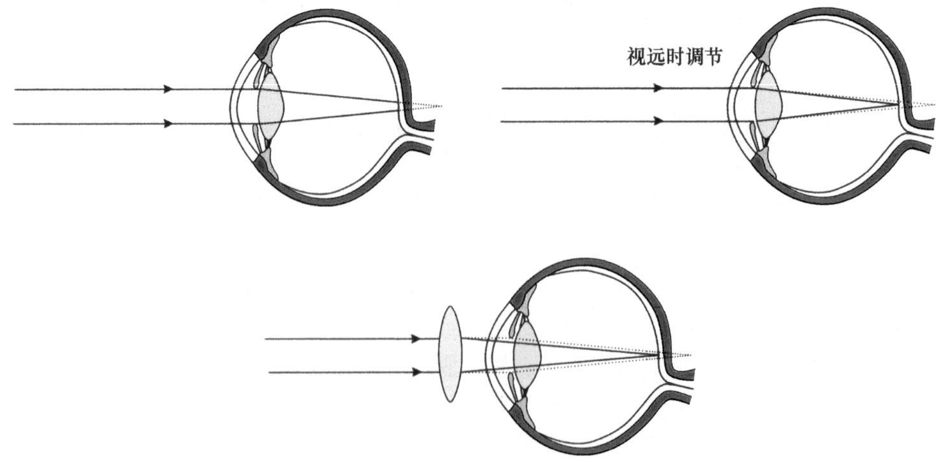

图 18-7　远视眼的屈光和矫正

【病因】 根本的原因是眼轴相对较短或眼球屈光成分的屈光力下降，各种因素都是通过这两方面引起远视。

【分类】 根据远视度数分类：

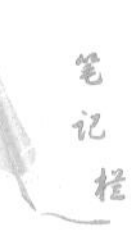

1. 低度远视 ＜+3.00D，在年轻时由于能在视远时使用调节进行代偿，大部分人40岁以前不影响视力。

2. 中度远视 +3.00D～+5.00D，视力受影响，并伴有视疲劳或不适感，过度使用调节还会出现内斜。

3. 高度远视 ＞+5.00D，视力受影响，视物非常模糊，但视疲劳或不适感反而不明显，因为远视度数太高，患者无法使用调节来代偿。

能被调节所代偿的那一部分远视，称为隐性远视，在睫状肌麻痹验光前难以发现。随着年龄增大，调节幅度或能力下降，被调节所代偿的隐性远视将逐渐显露出来。

【临床表现】 典型的远视者视远不清、视近更不清，与年龄关系密切。

1. ＜6岁 该年龄段调节幅度很大，近距阅读的需求也少，故低度、中度远视者可无任何症状。高度远视者通常是在体检时发现，或伴有调节性内斜而被发现。调节性内斜可表现为近距内斜的斜视角大于远距内斜的斜视角，由高的调节性集合 / 调节比例（AC/A）引起。高度远视且未在6岁前给予适当矫正的儿童，容易发生屈光性弱视。

2. 6～20岁 近距阅读需求增大，特别在10岁左右时，阅读量增加，阅读字体变小，开始出现视觉疲劳症状。

3. 20～40岁 近距阅读时出现眼酸、头痛等视疲劳症状，部分患者提前出现老视现象，这是因为随着年龄增长，调节幅度逐渐缩小，隐性远视逐渐显现，显性远视增加。

4. ＞40岁 调节幅度进一步明显下降，隐性远视转为显性远视，这些患者不仅需要近距阅读附加（add），而且还需要远距远视矫正。

从度数上来看，当远视度数较低时，患者可以在看远时利用其调节力（如果此时患者还年轻，调节力足够），增加眼的屈光力，将平行光线聚焦在视网膜上，从而获得清晰的远视力，此时即为隐性远视状态。但这部分远视者在看远时就使用了正视和近视者无须使用的调节力，因此这种调节的频繁和过度使用，使这部分远视者视疲劳症状比较明显。

远视常伴有内斜和斜视性弱视，这是因为集合和调节是联动的，当调节发生时，必然会出现集合，如果需要额外的调节，就会出现额外的集合。调节诱发集合的量取决于患者的AC/A，AC/A因人而异，远视者通常较高。远视者如未进行及时的屈光矫正，为了获得清晰远视力，在远距视物时就开始使用调节力，近距时使用更多的调节，因而产生内隐斜或内斜。如果内斜持续存在，就会出现斜视性弱视。

远视眼还常伴有小眼球、浅前房，因此远视者散瞳前要特别注意检查前房角。

【诊断】 根据上述症状和体征可以作出远视诊断。

因为屈光度的影响，远视眼的眼底常可见视盘小、色红、边缘不清和稍隆起，类似视盘炎或水肿，但矫正视力正常或与以往相比无变化、视野无改变、长期观察眼底无改变，称为假性视盘炎，需注意与视盘炎的鉴别诊断。

【处理】 远视的矫正也需先经准确验光确定远视度数，应用合适的凸透镜使光线会聚，进入眼屈光系统后聚焦在视网膜上，达到清晰视远的目的（图18-7）。轻度远视如无症状则无须矫正，如有视疲劳或内斜视，即使远视度数低也应矫正；中、高度远视或中年以上远视者应予以矫正，以消除视疲劳及防止发生内斜。

远视矫正应注意检查调节状态，正确和及时的远视矫正可以减少调节负荷，因减少了调节性集合，从而减少或消除内斜。

屈光性弱视可以通过检查及早发现，并在远视完全矫正下同时给予适当的视觉训练，可以达到良好的治疗效果。

远视矫正常选用非手术方式：框架眼镜或角膜接触镜，由于近年屈光手术的发展，也可根据个人条件选择屈光手术（参见本章第五节）。

【预后】 及时和正确的矫正可使患者获得良好的远视力，同时减少部分患者的调节负荷，消除视疲劳和内斜视，可防止屈光性弱视和斜视性弱视。

三、散　光

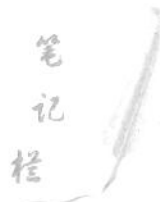

眼在不同子午线上屈光力不同，平行光线经过眼屈光系统后聚焦形成两条焦线和最小弥散斑的

屈光状态称为散光（astigmatism），见图 18-8。

图 18-8 所示为一规则散光眼，垂直子午线曲率高于水平子午线曲率。经垂直子午线成一水平焦线，经水平子午线成一垂直焦线。两焦线之间的间隙为 Sturm 间隙。前后焦线之间为一系列大小不等的椭圆形光学切面，其中最小的光学切面为一圆形，成为最小弥散圆。当最小弥散圆恰位于视网膜上时，未矫正的散光眼视力最佳。

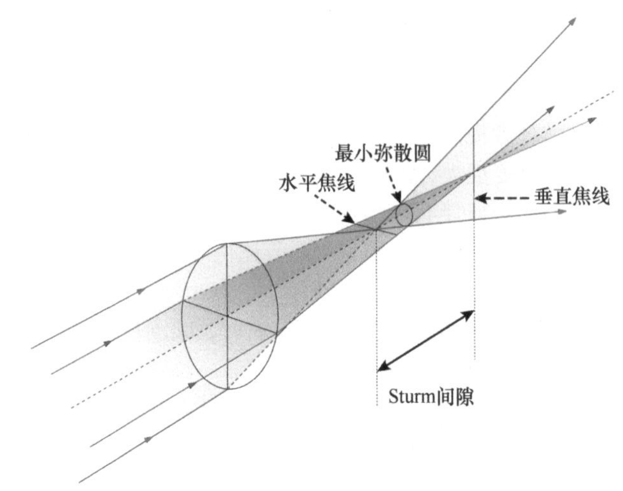

图 18-8　散光的光路和 Sturm 光锥

【病因】　角膜或晶状体等部位都可能产生散光，有诸多因素可以导致散光。

【分类】　散光分为规则散光和不规则散光。最大屈光力和最小屈光力主子午线相互垂直者为规则散光，不相互垂直者为不规则散光。规则散光又分为：①顺规性散光，最大屈光力主子午线在 90°±30°；②逆规性散光，最大屈光力主子午线在 180°±30°；③斜轴散光，最大屈光力主子午线位于 30° ～ 60° 之间或 120° ～ 150° 之间。

此外，根据两条主子午线聚焦的焦线与视网膜的位置关系（图 18-9），可将规则散光分为：

1. 单纯近视散光　一条主子午线聚焦在视网膜上，另一条主子午线聚焦在视网膜之前（图 18-9A）。
2. 单纯远视散光　一条主子午线聚焦在视网膜上，另一条主子午线聚焦在视网膜之后（图 18-9B）。
3. 复合近视散光　两互相垂直的主子午线均聚焦在视网膜之前，但聚焦位置前后不同（图 18-9C）。
4. 复合远视散光　两互相垂直的主子午线均聚焦在视网膜之后，但聚焦位置前后不同（图 18-9D）。
5. 混合散光　一条主子午线聚焦在视网膜之前，另一条主子午线聚焦在视网膜之后（图 18-9E）。

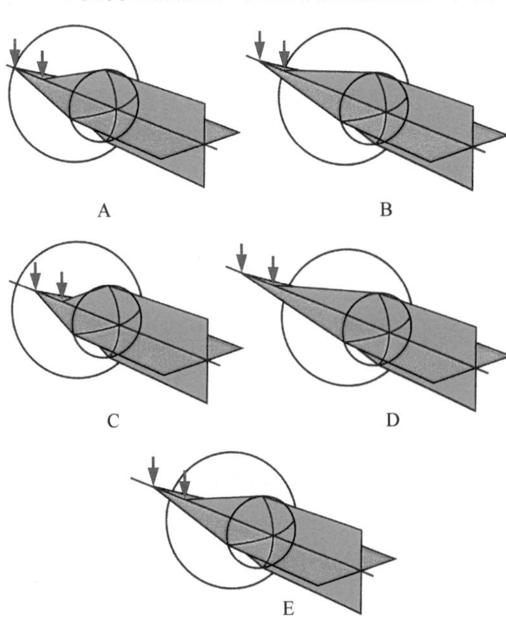

图 18-9

A. 单纯近视散光；B. 单纯远视散光；C. 复合近视散光；D. 复合远视散光；E. 混合散光

【临床表现】　散光可以表现出视物时远近都模糊，或目标的某方向旁边有虚影；常有眼疲劳的表现，因为看清目标要经常使用调节变换焦点。

散光对视力的影响取决于散光的度数和轴位。散光度数高或斜轴散光对视力影响较大，逆规性散光对视力的影响比顺规性散光大。

【诊断】　除以上这些非特异的临床表现外，主要通过验光确定视力不良者有无散光及散光程度。

【处理】　散光的矫正经准确验光确定散光度数和轴向，应用合适的柱镜使光线会聚，进入眼屈光系统后聚焦在视网膜上。

影响视力的散光应予以矫正，如不能适应全矫，可先予以较低度数矫正，适应后再逐渐增加度数。不规则散光不能用柱镜矫正，角膜前表面引起的散光可试用硬性角膜接触镜矫正。

散光矫正可选用非手术方式：框架眼镜或角膜接

笔记栏

触镜，也可根据个人条件选择屈光手术（参见本章第五节）。

【预后】　近视散光矫正效果较好，远视散光和混合散光矫正效果稍差。

四、屈光参差

双眼屈光度数不等者称为屈光参差（anisometropia），度数相差超过 2.50D 以上者通常因融像困难而出现症状。由于人眼调节是双眼同时进行的，屈光参差者度数较高眼常处于视物模糊状态，大脑视皮质容易抑制其信号传入，从而破坏融像，容易进展为弱视。

【病因】　一些因素导致双眼发展不平衡，最终造成屈光参差，如：①发育因素，两眼发展速度不一样时可能引起屈光参差；②双眼视功能异常，屈光参差发生在斜视之后，斜视打断了眼球的正视化过程和双眼视功能的发育；③外伤和上睑下垂等疾病，影响一眼，进而造成双眼失衡；④手术因素，一些手术人为造成屈光参差。

【临床表现】　低度屈光参差常可保持双眼单视，但因为双眼的调节力作用相等，在屈光度较高一眼的物像常是模糊的；如果两个像清晰度相差到不能融合的程度，就会出现交替视力或单眼视力。前者在一时用一眼，另一时用另一眼，如常用优势眼看远，非优势眼看近，而无不适；后者因屈光参差大，一眼视力很差，就逐渐成为弱视，有时还可出现斜视。

【处理】　屈光参差的矫正涉及双眼视的重建和恢复，有一定难度。

对屈光参差者进行屈光矫正时，需考虑该矫正方式的视网膜像放大率。如单眼为无晶状体者，选择配戴框架眼镜时，双眼视网膜像大小差异约为 25%，可因无法双眼融像而不能配戴；选择配戴角膜接触镜则放大率差异约为 6%，接近双眼融像的能力范围（5%），可以减少融像困难带来的视觉症状，容易适应配戴。

屈光参差更适合选择屈光手术，角膜和眼内晶状体手术方式的视网膜像放大率小或无，容易矫正屈光参差。

第三节　老　　视

【原因】　随着年龄增长，晶状体逐渐硬化、弹性减弱，同时睫状肌功能逐渐减低，从而引起眼的调节功能逐渐下降，发生老视。老视是一种生理现象，无论原有的屈光状态如何，每个人均会发生老视。

【临床表现】　开始时，老视者常感觉将目标放得比平时远些才能看清，在照明不足时更为明显，随着年龄的增长，这种现象逐渐加重。为了看清近目标需要增加调节，常因睫状肌过度收缩和相应的过度集合出现眼疲劳症状。

原有屈光状态将影响老视症状出现的迟早，未能矫正的远视较早发生老视，近视者发生较晚。

利用 Hofstetter 公式可以推知正常人出现老视的时间和矫正老视所需的近附加度数。一般规律是正视眼在 45 岁左右约需 +1.50D 近附加，50 岁约需 +2.00D，60 岁以上约需 +3.00D。

【诊断】　40 岁左右远视力正常，近期近视力明显下降者，容易作出老视的诊断。老视和远视的区别见表 18-2，也很容易区分。

表 18-2　老视和远视的区别

区别	老视	远视
不同点	与年龄相关的生理性调节力下降，导致近距离工作困难	一种屈光不正，因眼屈光力过小或眼轴过短
	一般在 40 岁左右出现	出生后往往就存在
	远视力正常，近视力明显降低	视远不清，视近更不清。部分患者因调节代偿，视远正常视近不清，或远近都清楚
	需视近矫正（近附加）	需视远矫正，高度远视有时还需视近矫正
	一般近附加不超过 4D	矫正度数范围大，可超过 4D
共同点	两者都需正镜片矫正	

【矫治】　老视应先行远视力检查，并验光矫正屈光不正，同时了解被检者的工作性质和阅读习惯，选择合适的阅读距离进行老视验配。

笔记栏

老视矫正应用凸透镜，可选择单光眼镜、双光眼镜和渐变多焦点眼镜，近年来老视的手术矫正方法也有很大发展，但尚未普及（参见本章第五节）。无论老视采用眼镜、角膜接触镜或手术哪种方式进行矫正，都可适当应用单眼视物的方法，即优势眼视远完全矫正，非优势眼欠矫（留有 -1.5 ～ -1D）以便视近，但此法并不适用所有老视。

【预后】 老视经过合理验配都可以获得清晰的视近矫正。作为一个生理过程，老视发生后自然不断进展，因此应根据度数变化重新验配老视度数，但一般最多不超过 4D。

第四节　屈光检查方法

屈光不正、屈光参差和老视的矫正都需要经过屈光检查以确定屈光状态，屈光检查的主要内容是验光。验光是一个动态的、多程序的临床诊断过程。从光学角度来看，验光是使位于无穷远的物体通过被检者眼前的矫正镜片后恰好在视网膜上产生共轭点，即成像于视网膜。但是仅达到这一目标还是远远不够的，因为验光的对象是人，而不仅是眼球，目的是为被检者找到既看清物体而又使眼舒适的矫正镜片。

完整的验光过程包括三个阶段，即初始阶段、精确阶段和终结阶段。

1. 初始阶段（第一阶段） 在此阶段，验光医师主要收集有关被检者屈光状态的基本资料，并根据这些资料预测验光的可能结果。具体步骤：①病史、常规眼部检查、全身一般情况；②角膜曲率计检查；③镜片测度仪检测原有眼镜；④检影验光或电脑验光。检影验光是该阶段的关键步骤，在检影验光时使用综合验光仪可以为验光医师带来很大的方便和好处。

2. 精确阶段（第二阶段） 对从初始阶段所获得的预测资料进行检验，此阶段主要使用综合验光仪，只有应用综合验光仪才使该阶段的工作成为可能，使被检者对验光的每一微小变化作出反应，由于这一阶段特别强调被检者的主观反应的作用，故一般称“主观验光”（主觉验光）。

3. 终结阶段（第三阶段） 包括双眼平衡和试镜架测试，终结阶段并不仅仅是一种检查或测量技能的使用，而是经验和科学判断的有机结合。

在上述检测基础上还要进行近视力的检测，对于老视者该步骤则是检测老视的近附加度数。

一、客观验光法

客观验光法（objective refraction）是以客观方法确定被检者眼屈光状态。

（一）检影验光

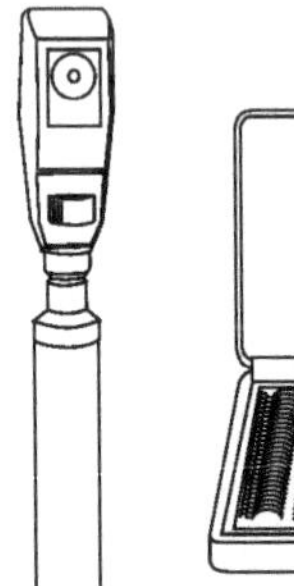
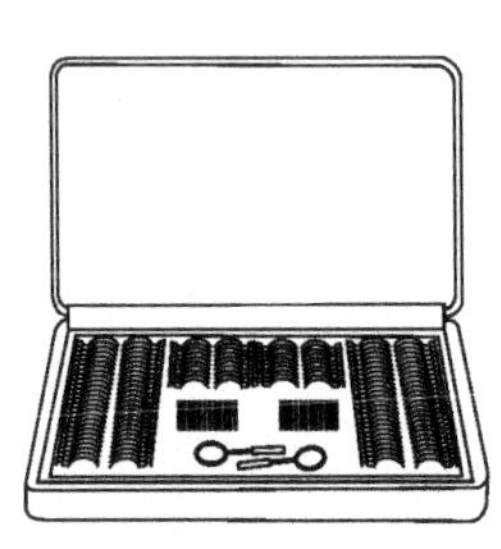

图 18-10　检影验光法的设备

客观验光法最常用的是检影验光，通常以其结果作为综合验光的起始点。所需设备：带状光检影镜、综合验光仪（或镜片箱和试镜架）和注视视标（红绿 0.05 视标），见图 18-10。

检查方法和程序如下：

1. 被检者安坐于座椅，取下原配戴眼镜。
2. 调整座椅高度，使被检者眼位高度与验光医师相等。
3. 将综合验光仪与被检者相接触的部位用 75% 乙醇消毒。
4. 将综合验光仪置于被检者眼前，其瞳距与被检者的瞳距一致，调整综合验光头的高度，使被检者双眼位于视孔中心；或将调好瞳距的试镜架戴在被检者眼前。
5. 令被检者在检影过程中双眼睁开，注视远距视标，先查右眼，后查左眼。
6. 检影时验光医师也应睁开双眼，分别以右眼检查被检者的右眼，以左眼检查被检者的左眼。
7. 控制检查的工作距离，检影镜距离被检眼 50cm 或 67cm，根据验光医师个人手臂长度及习惯选一种距离。
8. 检影时调整室内照明至适当水平。
9. 改变检影镜的套筒位置和检查距离，判断被检者屈光状态为球性或散光，转动检影镜的光带，寻找破裂现象，即厚度现象和偏离现象；检影原理见图 18-11。
10. 如屈光不正为球性，观察到瞳孔反光的移动为顺动或逆动，转动粗调球镜轮和微调球镜轮，即加上正镜或负镜直至反光无移动，此时达到“中和”状态，即中和点（neutral point）。

笔记栏

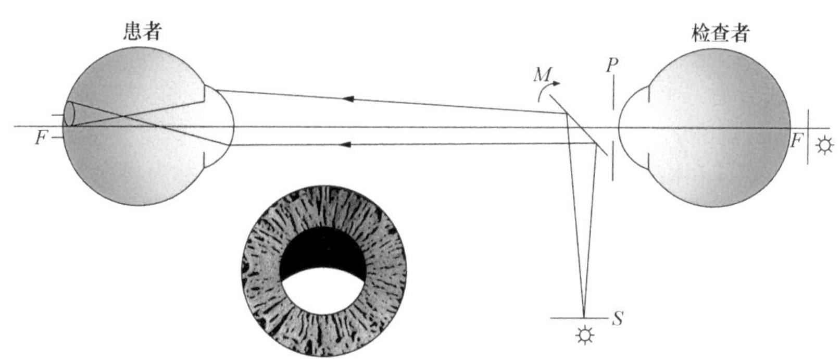

图 18-11 检影原理

当检查者转动检影镜使光带向上移动时，被检者视网膜上的光斑也上移，但检查者的视野光斑保持不变；当检影镜光带向上移动时，视网膜上的光带在被检者瞳孔区看起来是下移的，称为逆动

11. 如屈光不正有散光成分，需中和散光，首先要确定两条主子午线位置，然后分别中和两条主子午线的反光移动。当使用综合验光仪中和负柱镜时，一条主子午线仅用球镜矫正，另一条主子午线用球镜和负柱镜联合来矫正。

12. 当两条主子午线均被中和后，用球镜复查被中和的主子午线，必要时微调球镜度数。

13. 验光结果是中和完成时综合验光头上镜片读数（或镜架上的中和镜片度数）加上工作距离的屈光度数，如工作距离为 50cm 的，应加上 1/0.5=−2.00D；工作距离为 67cm 的，应加上 1/0.67=−1.50D。如在 50cm 达到中和的度数为 +3.00D，则该检查者的屈光度数是 +3.00D+（−2.00D）= +1.00D。

（二）验光仪

目前多应用电脑验光仪，它操作快捷、简便，可迅速测出眼屈光度数，是一种快速和有价值的屈光状态筛选方法。

上述两种客观验光法受患者的合作程度、调节作用等因素的影响，检查结果的准确性不够，均需进一步通过规范主觉验光（主观验光）来最终确定验配处方。

二、主觉验光法

主觉验光（subjective refraction）是以主观方法确定被检者的眼屈光状况，通常在客观验光的结果上进行精细的调整。简单的有直接试镜法和云雾法等，规范的主觉验光是在综合验光仪上进行的，所需设备有标准的综合验光仪和投影视力表等，见图 18-12。

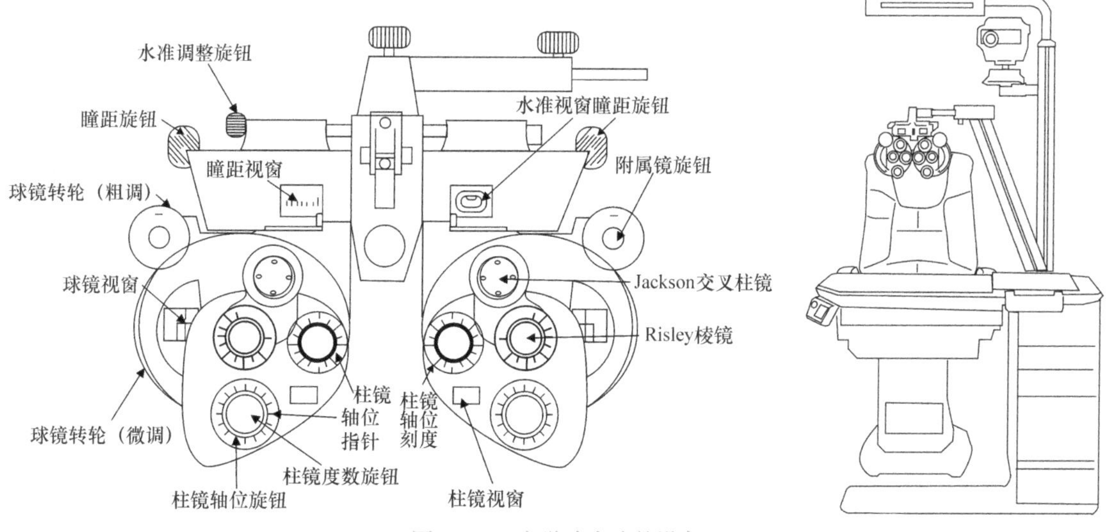

图 18-12 主觉验光法的设备

检查方法和程序如下：

笔记栏

（一）单眼（远距）主观验光

单眼主观验光法分为三个阶段：①找到初步有效的球镜矫正度数，称为初步 MPMVA（maximum plus to maximum visual acuity，最正的最佳视力）；②用交叉柱镜精准确定柱镜的轴向和度数（初步柱镜读数已由角膜曲率计和检影验光获得）；③确定最后球镜读数，称为再次 MPMVA。

1. 初步 MPMVA MPMVA 即对被检者使用尽可能高的正度数镜片或尽可能低的负度数镜片而又能使被检者获得最佳视力。

（1）第一步是控制调节，单眼 MPMVA 的关键是控制被检者的调节，最常用的方法是“雾视”，其作用实际是利用“过多的正度数”。比较理想的常用雾视度数为 +0.50 ～ +2.00D，根据被检者的具体度数而定。雾视镜在被检者视网膜上产生模糊斑，促使调节朝放松方向移动。

（2）第二步是在被检者眼前逐渐减少正度数（即增加负度数），每次减少 +0.25D，患者视力将逐渐增加，直到获得清晰的视力。

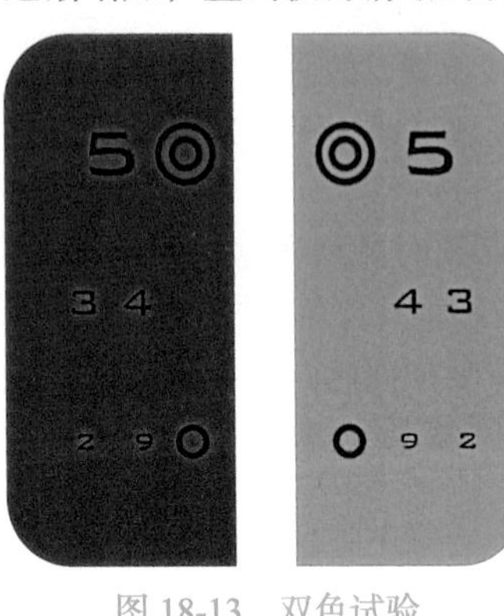

图 18-13　双色试验

（3）第三步进行初步双色试验，双色试验又称“红绿试验”。两组视标，一组视标背景为红色（长波），一组视标背景为绿色（短波），由于红光折射率比绿光略小，在正视状态下，绿视标成像在视网膜前，红视标成像在视网膜后，白色视标像在视网膜上。利用红绿测试可以发现微量的欠矫和过矫。如患者看红视标比绿视标清楚，说明矫正的效果使红光正好聚焦在视网膜上，但绿光自然聚焦在视网膜之前，表明近视仍微欠矫；微调的方法是加 -0.25D，使聚焦向后移，反之则加 +0.25D，使聚焦向前移，如此反复调试，使红绿两组视标同样清楚，说明已将红绿光的聚焦分别移至视网膜后和前，而使白光聚焦于视网膜，完成双色试验，此时结束初步 MPMVA，见图 18-13。

2. 交叉柱镜确定散光轴向和度数 使用 Jackson 交叉柱镜（Jackson cross cylinder，JCC）确定柱镜是简单而标准的方法。JCC 在相互垂直的两个主子午线上设计有度数相同但符号相反的屈光力，一般为 ±0.25D（或 ±0.5D）。主子午线用红白点来表示，红点表示负柱镜轴位置，白点表示正柱镜轴位置，两轴中间位置相当于平光镜效果。一般将交叉柱镜的手柄或手轮设计在平光镜的主子午线上，通过 JCC 的正反翻转实现两条主子午线的快速转换。

（1）JCC 确定柱镜轴：确定需矫正柱镜的轴，将视标置于 0.6，手柄或手轮置于柱镜轴向的位置，来回翻转 JCC，根据患者在哪一面时视标清晰与否，调整柱镜轴位。

（2）JCC 确定柱镜度数：视标置于 0.6 ～ 0.8，红点 / 白点置于柱镜轴向，来回翻转 JCC，根据患者在哪一面时视标清晰与否，调整柱镜度数，同时保持与球镜的协调。

3. 再次单眼 MPMVA 操作步骤同初步 MPMVA，只是终点的标准不一样。首先是利用雾视法来控制调节，雾视镜置于 +1.00D 或更大（须将被检者的视力雾视至 0.5 以下），查视力，以一次 0.25D 的度数逐渐减去雾视镜直至最佳视力，此时为再次单眼 MPMVA 的终点。

进行再次 MPMVA 时，最困难的是如何确定终点，可有：①双色试验；②如被检者可靠且合作，在改变镜片度数时，可通过简单的提问来进行判断，如问视标是“更清晰”还是“更小或更黑”，因为在过负时，视标看起来是“变小或变黑”而不是“更清晰”。

右眼完成验光后，遮盖右眼，左眼去遮盖。左眼的验光步骤同右眼。

（二）双眼调节平衡

双眼调节平衡的目的是将“双眼调节刺激等同起来”，企图通过双眼的视觉平衡进一步将调节反应降为零。一般通过单眼主观验光可能已分别将左右眼的调节控制在零，但实际上仍有可能未达到这种完美的地步，单眼主观验光中有两种因素可能刺激调节，雾视法无法使其抵消。

首先是大脑总是感知综合验光仪就在眼前，这种意念性近物会刺激调节的产生，即“器械性调节”；其次，在单眼时，系统不容易将调节反应调整到零，而在双眼注视时整个系统的调节比较容易放松。因此，有调节存在或双眼调节差异存在时，双眼平衡将有助于减少或消除这些潜在的误差。

笔记栏

双眼平衡只能在双眼视力均已分别在单眼验光中达到同样清晰的情况下才能使用。虽然还是使用综合验光仪，但却使双眼同时注视不同的视标以使整个系统更容易放松调节。

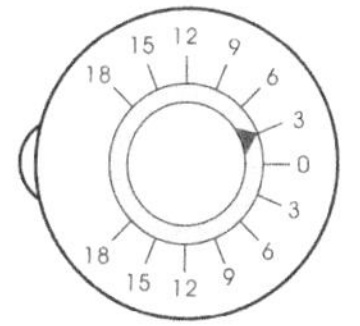
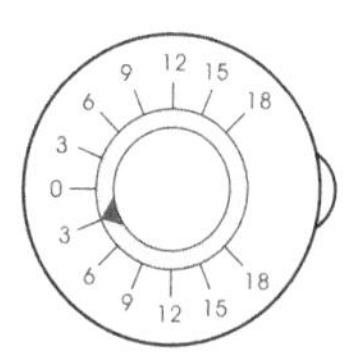

1. 第一步将双眼去遮盖，双眼同时雾视，标准度数为 +0.75D（必要时可增加雾视度数），须将视力雾视于 0.5 ～ 0.8；如低于 0.5，表示雾视度数太大，被检者无法对双眼平衡作出精确结论，从而放弃放松调节。

2. 第二步用垂直棱镜将双眼分离，即打断融像功能。用综合验光仪中的 Risley 棱镜，右眼置于 3^{Δ} ～ 4^{Δ}BU，左眼置于 3^{Δ} ～ 4^{Δ}BD。如图 18-14 所示为综合验光仪上棱镜的位置，此时被检者看到的是上下两行相同视标，被检者分别用一眼看到一像（左眼看的是上行）。

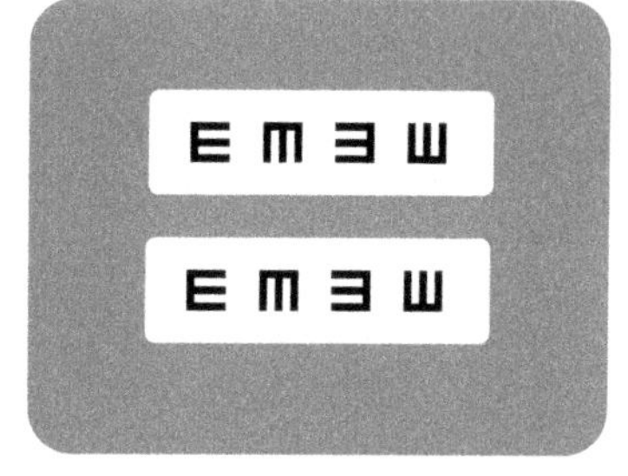

图 18-14　综合验光仪上棱镜的位置，以实现双眼视标分离

3. 询问被检者上下视标哪一行更清晰或较模糊，如果上行较清，则在左眼加 +0.25D；重复提问，在较清的那一眼前加雾视镜，直至双眼同样模糊。

4. 在双眼平衡的整个过程中必须一直同时保持两种状况：①双眼均能看到视标；②双眼一直处于雾视状态。

5. 双眼平衡的终点，是双眼看视标具有同样的清晰度，此时调节为零而且雾视相同。到达该点后，取消棱镜进行双眼 MPMVA，即双眼同时去雾视镜直至到达验光终点，其步骤同单眼 MPMVA，只是双眼同步进行。

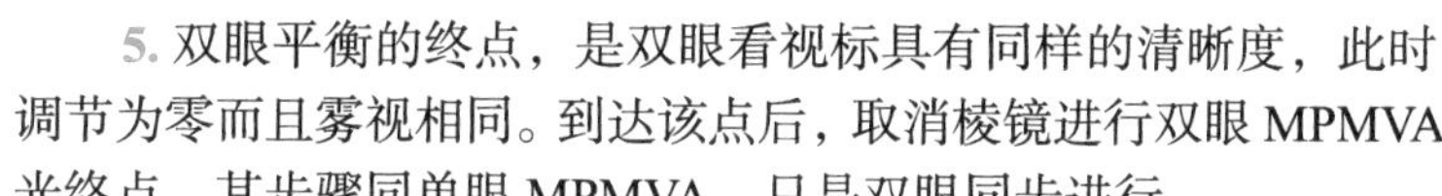

（三）老视的验配

确定老视被检者的近附加度数。所需添加的设备包括：综合验光仪上的测近杆、测近阅读卡等。

检查方法和程序如下：

1. 选择试验性阅读镜附加（可选其一）。

（1）年龄和屈光不正关系选择试验性附加度数。

（2）“调节幅度的一半原则”，即将被检者的习惯阅读距离换算成屈光度（大致的调节幅度），减去其一半作为试验性附加度数。

（3）融像性交叉柱镜（fused cross cylinder，FCC）的测量结果也可作为试验性附加度数。

2. 精确测量调节幅度　在试验性附加度数的基础上，作负相关调节 / 正相关调节（NRA/PRA），使用 NRA 和 PRA 检测结果，相加后除 2，以其结果加入原试验性附加度数。

3. 最后确定度数　以上测量是在标准阅读距离（40cm）进行的，最后要根据被检者的身高臂长和阅读习惯距离移动阅读卡，对阅读附加进行相应的补偿调整，增加 +0.25D 或 –0.25D。

4. 试戴、阅读适应及评价。

5. 开具处方（包括远距处方和阅读附加）。

三、睫状肌麻痹验光

人眼的调节状态直接影响屈光检查，为了准确获得人眼调节静止状态下的屈光不正度数，有时需作睫状肌麻痹验光。由于麻痹睫状肌的药物同时有散大瞳孔的作用（如阿托品），过去常称其为“散瞳验光”。某些特殊的患者也需要睫状肌麻痹验光，如首次进行屈光检查的儿童、需要全矫的远视者，有内斜的远视儿童、有视觉疲劳症状的远视成人等。

常用于睫状肌麻痹验光的药物：1% 盐酸环喷托酯滴眼液（验光 30 分钟前滴 2 滴），0.5% ～ 1% 阿托品眼膏（3 次 / 天 ×3 天），点阿托品后的恢复时间较长。

睫状肌麻痹验光的结果提供了人眼屈光状态的大量信息，但其结果不能作为最后处方。

第五节　屈光不正矫治

现代眼视光学是通过对各类屈光不正的矫治，达到使患者看得清晰、舒服和持久的目的，以使其获得最佳的视觉效果。矫正或治疗屈光不正的方法目前主要分三大类：框架眼镜、角膜接触镜和屈光手术。

一、框架眼镜

框架眼镜主要应用球镜、柱镜或球柱镜（多为环曲面）进行矫正。球镜用于矫正单纯远视或近

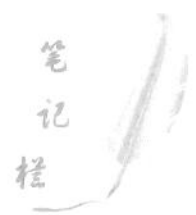

视，其中正球镜用于矫正单纯远视，负球镜用于矫正单纯近视。柱镜或球柱镜用于矫正各种散光。

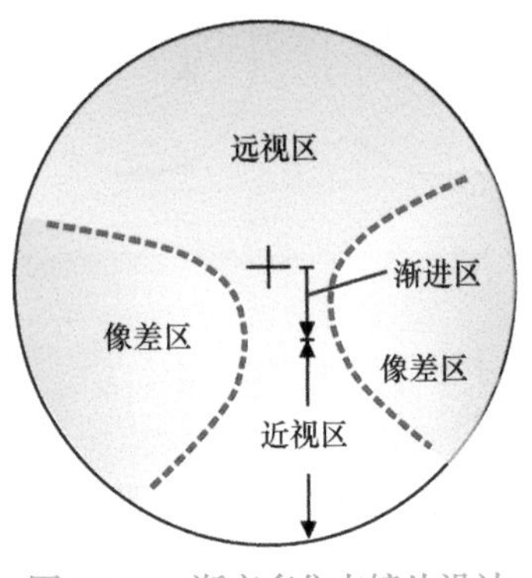

图 18-15 渐变多焦点镜片设计

框架眼镜的特点是安全、简便和经济。

框架眼镜镜片材料主要有玻璃和树脂。玻璃镜片的特点是耐磨性好、折射率较高，但较重、易碎。树脂镜片的特点是不易破碎、较轻、抗紫外线，但易磨损，而镀膜工艺的发展提高了树脂镜片的耐磨性能。目前也出现了高折射率的品种。

镜片设计也有很大进展。非球面镜片更薄、更轻，并减少了球面像差、提高了像质。用于矫正老视的渐变多焦点镜片，通过同一镜片的不同区域看清远、中、近不同距离的物体（图 18-15），镜片上方为视远区，下方为视近区，上下之间为看中距离的渐进区，即度数逐渐变化的区域，两侧为变形区（像差区）。

眼镜处方的规范写法：标明眼别，先写右眼（R），后写左眼（L），双眼缩写为 BE（both eyes），或用拉丁文缩写 OD（右眼）、OS（左眼）、OU（双眼）。如需同时配远用（distance vision，DV）和近用（near vision，NV）眼镜，先写 DV 处方，后写 NV 处方。球镜度数（diopter of spherical power）用 DS 表示，柱镜度数（diopter of cylindrical power）用 DC 表示，同时标明柱镜轴向。棱镜度用符号 $^{\Delta}$ 表示，并需标明棱镜基底朝向。如同时有球镜、柱镜或棱镜成分，则可用 / 或⌒表示联合。如：

$$-3.00\text{DS}/-1.00\text{DC}\times180/5^{\Delta}\text{BD}$$

上述处方表示 −3.00D 球镜联合 −1.00D 柱镜，轴子午线为 180°，联合棱镜基底朝下的 5^{Δ} 棱镜。

验配框架眼镜时，通常需将左右镜片的光学中心分别对准左右瞳孔中心，否则将产生棱镜效应，所产生的棱镜效应大小与镜片光学中心偏离瞳孔中心的距离和镜片度数成正比，即：

$$P=c\times F$$

其中，P 为棱镜效应（单位为棱镜度），c 为镜片光学中心偏离瞳孔中心的距离（单位为 cm），F 为镜片度数（单位为 D）。

由于框架眼镜镜片与角膜顶点存在一定距离，高度数镜片存在放大率，尤其是屈光参差者因双眼像放大率差异大而难以适应。

二、角膜接触镜

角膜接触镜（contact lens）亦称隐形眼镜，矫正原理与框架眼镜基本相同，不同之处为角膜接触镜与角膜直接接触，镜眼距离极小，减少了框架眼镜所致的像放大率。同时，镜片与角膜之间的泪液层具有特殊的光学效果，可矫正不规则散光，但易影响眼表正常生理。

角膜接触镜在我国属于 3 类医疗器械，从材料上分为软镜和硬镜。

软性角膜接触镜：由含水的高分子化合物制成，镜片的透氧性与材料含水量及镜片厚度有关。软镜的特点：验配较简单、配戴舒适。依镜片更换方式又分为传统型（更换周期较长）、定期更换型和抛弃型。软镜易产生蛋白等镜片沉淀物，配戴不当常引起巨乳头性结膜炎（GPC）、角膜炎等并发症。目前认为软镜更换周期不宜过长，在镜片未出现影响角膜生理的沉淀物吸附前就应更换镜片，抛弃型相对传统型是更健康的配戴方式。

硬性角膜接触镜：目前所用的硬镜一般是指硬性透氧性接触镜（rigid gas-permeable contact lens，RGP），由质地较硬的疏水性材料制成。硬镜的特点：透氧性强、抗蛋白沉淀、护理方便、光学成像质量佳，但验配较复杂，配戴者需要一定的适应期。由于硬镜和角膜之间有一层“泪液镜”，矫正散光效果好，尤其是对角膜表面的不规则散光。一些特殊设计的硬镜还可以用于某些眼疾的视力矫正，如圆锥角膜等。

有关角膜接触镜验配的基本参数有镜片直径、基弧（镜片后表面曲率半径）和度数。

角膜塑形术（orthokeratology，OK）是指通过逆几何设计的硬性透气性接触镜重塑角膜形态来暂时性降低近视屈光度数，从而提高裸眼视力的可逆性非手术物理矫形治疗手段。由于角膜形态的改变有一定的限度，一般只能暂时下降 −6.00D 左右，也有一些特殊设计的镜片可以降低更多的近视度数。另外，由于角膜对形态具有一定的记忆性，一旦停止配戴，原屈光不正度数将逐渐恢复。因 OK 镜验配较复杂，使用不当易引起严重并发症，应严格控制使用，须在医疗机构中由经过培训的专业

笔记栏

医务人员进行规范验配；也要教育患者，提高患者对医嘱的依从性，使之做到规范的护理和配戴，并定期到眼科专业机构对配戴进行复查和评估。

（一）镜片的特殊设计

角膜塑形镜分为以矢高理念设计的CRT角膜塑形镜及以弧度理念设计的VST角膜塑形镜。VST设计一般具有4个弧度：基弧、反转弧、定位弧和周边弧区。基弧（base curve）较角膜前表面曲率平，平坦程度决定降幅。反转弧较基弧陡，这种逆几何设计会产生空隙，填充泪液，产生负压作用，使得塑形作用更有效。定位弧增加镜片配戴的稳定性，利于中心定位。周边弧有利于镜下泪液循环。

（二）角膜塑形镜验配

验配前需进行详细的检查，排除禁忌证后根据眼部参数进行镜片参数的确定。角膜地形图可以帮助了解角膜形态，地形图参数如 K 值、e 值、高度差可作为镜片参数选择的参考。配戴后可通过地形图来监测角膜形态变化。塑形镜的验配是一个动态的过程，角膜和镜片的匹配关系随时间也会发生变化，因此及时、定期随访非常重要。

（三）延缓近视进展的作用

多项研究显示角膜塑形镜可有效减缓近视眼眼轴增长，减缓量约为0.15mm/年，近视控制效力中等（0.25～0.50D/年），延缓35%～60%近视进展。此外，还有一些特殊用途的角膜接触镜，如缓释药物的角膜接触镜，配戴后局部可维持一定药物浓度，减少对全身的影响；绷带型角膜接触镜，用于准分子激光角膜屈光术后，减少术后疼痛、促进角膜上皮愈合；着色的接触镜用于无虹膜症、色弱和角膜白斑美容等。

三、屈光手术

屈光手术是以手术的方法改变眼的屈光状态，达到矫正屈光不正的目的，分为角膜屈光手术、眼内屈光手术和巩膜屈光手术三大类。因角膜屈光力约为43D，占眼球总屈光力的2/3（最大调节时）～3/4（调节静止时）；晶状体屈光力约为19D，角膜和晶状体屈光力的改变都能有效地改变眼球的屈光状态，因此大部分的屈光手术都在角膜和晶状体中进行。

由于大多数屈光不正者可以通过框架眼镜和角膜接触镜等非手术的方法得到良好的屈光矫正，因此他们对屈光手术的期望值很高。术者应特别重视屈光手术的安全性、有效性和准确性；进行此类手术必须具备精良的手术器械，必须是接受过系统培训的专科医师；还须严格掌握手术适应证，术前让患者充分了解手术的可能效果及危险性，尽量避免并发症。

现在屈光手术不仅应用准分子激光，还采用其他激光（如飞秒激光）和非激光的方式；而且，不只采用一项技术完成，还可以采用联合手术或多种技术设计，分步实施。

（一）角膜屈光手术

角膜屈光手术（keratorefractive surgery）是在角膜上施行手术改变眼的屈光状态，以达到矫正屈光不正的目的。依照是否采用激光对角膜进行切削又分为非激光性和激光性手术。前者有放射状角膜切开术、散光性角膜切开术、表层角膜镜片术、角膜基质环植入术等，后者有准分子激光角膜切削术、准分子激光角膜原位磨镶术等。由于激光的安全性、准确性、可预测性，大多数非激光手术已被激光性手术取代。

1. 非激光角膜屈光手术

（1）放射状角膜切开术（radial keratotomy，RK）：其原理是在角膜前表面中央区以外的旁中央区，行对称的放射状切开，使角膜中央区变扁平、屈光力减弱，从而矫正近视，是低度、中度近视的矫正方法之一。但RK远不是理想的屈光手术，其预测性较差，矫正范围仅限于−6.00D以下的近视，操作技巧对手术效果影响大（如导致术后散光）且手术并发症较多，在准分子激光角膜手术大规模推广之后，RK被逐渐淘汰。

Mini放射状角膜切开术（mini radial keratotomy，Mini-RK）是RK的一种改良，其特点是减少了切口数目、缩短了切口长度，从而大大减少了手术并发症，但同时这也缩小了矫正范围，只限于−4.00D以下的近视。

（2）散光性角膜切开术（astigmatic keratotomy，AK）：其原理与RK类似，但主要是在角膜前表面中央区以外的旁中央区，行与曲率较陡子午线垂直方向的切开，使该子午线方向的角膜曲率变

笔记栏

平，而与之垂直子午线方向的曲率变陡（称为偶联效应），从而矫正散光，是低度、中度散光的矫正方法之一。因其安全、有效和简便，在 RK 风行之前早已用于松解角膜散光，也曾联合 RK 手术矫正近视散光，时至今日仍可与眼内屈光手术联合，在矫治高度屈光不正的同时矫正其伴有的散光，具有较大的临床价值。

（3）表层角膜镜片术（epikeratophakia）：是在角膜镜片术和角膜磨镶术的基础上产生的一种角膜屈光手术。其方法是，去除受体角膜中央区上皮，不损伤光学区角膜上皮下的前弹力层及基质层，将已加工切削成不同屈光力的异体角膜组织镜片缝于受体角膜表面。这种手术相对安全，镜片与植床间无瘢痕形成，需要时可去除或更换。但其屈光矫正精确性差，不能矫正散光，因此该手术未能得到广泛推广应用。

（4）角膜基质环植入术（intrastromal corneal ring segment，ICRS）：其原理是在旁中央区的角膜层间约 2/3 深处，用机械的方法制成一个环形隧道，在其中植入由聚甲基丙烯酸甲酯（PMMA）制成的一对半环，使旁中央区角膜局部隆起，致角膜中央区变扁平，屈光力减弱，从而矫正近视。手术适合矫正 -3.00 ～ -1.00D 近视，但其主要的临床用途在于矫治圆锥角膜。手术的优点在于不累及中央区角膜，术后反应轻、恢复快，手术效果可调整、可逆，并发症少等；缺点是适用范围小、术后视力波动，可能发生散光、夜间眩光和环周混浊等并发症。

（5）角膜胶原交联术（corneal collagen cross-linking，CXL）：其原理是利用核黄素（维生素 B_2）作为光敏剂，在紫外线作用下产生活性氧，进一步与多种分子作用后，在相邻胶原纤维的氨基间形成共价键，从而增加角膜的强度，是用于治疗角膜扩张的一种新方法。适应证包括角膜扩张，包括圆锥角膜、角膜屈光手术后出现的或角膜溃疡溶解引起的角膜扩张。手术并发症包括角膜基质水肿、角膜上皮愈合不良、角膜雾状混浊、无菌性角膜浸润、弥漫性板层角膜炎（DLK）、感染等。

2. 激光角膜屈光手术

（1）准分子激光角膜屈光手术：准分子激光（excimer laser）是指受到电子束激发，惰性气体和卤素气体结合的混合气体形成非分子，向其基态跃迁时所产生的激光。准分子激光与角膜组织之间产生光化反应，将分子间的化学结合键打断，使得组织直接分离成挥发性的碎片而消失无踪，达到对角膜重塑的目的。

常见的工作物质为氟化氩（ArF）的气体激光，波长 193nm，其特点是对角膜的穿透力小、热效应低，具有精确切除角膜组织的效应，切削表面非常光滑。通过切削少量角膜组织，以改变角膜前表面曲率，减弱或增强屈光力，从而矫正近视、远视或散光。基于准分子激光的角膜屈光手术方式主要有：①准分子激光屈光性角膜切削术（photo refractive keratectomy，PRK）：刮出角膜上皮后，用准分子激光切削少量角膜浅表组织以改变角膜表面曲率，如图 18-16 所示；②准分子激光原位角膜磨镶术（laser in situ keratomileusis，LASIK）：如图 18-17 所示，用特制的显微角膜板层刀制作一个带蒂的角膜瓣，瓣厚 120 ～ 160μm，掀开后在暴露的角膜基质床上进行准分子激光切削；③前弹力层下激光角膜磨镶术（sub-Bowman keratomileusis，SBK）：即薄瓣 LASIK 技术，是利用飞秒激光或机械式显微角膜板层刀，制作厚度为 90 ～ 110μm 且直径为 8.5mm 的角膜瓣，然后用准分子激光切削基质；④准分子激光上皮下角膜磨镶术 laser subepithelial keratomileusis，LASEK）、机械法 - 准分子激光角膜上皮瓣下磨镶术（epipolis-laser in situ keratomileusis，Epi-LASIK）及经上皮准分子激光角膜切削术（trans-epithelial photorefractive keratectomy，TPRK）：以微型角膜机械刀（去瓣 Epi-LASIK）或激光（TPRK）去除角膜上皮，或以微型角膜机械刀（Epi-LASIK）或 20% 乙醇处理后用环钻和刮刀（LASEK）制作角膜上皮瓣，然后对角膜前弹力层及基质层用准分子激光进行切削。此外，还有一种手术方法是用准分子激光切削角膜浅表瘢痕，称为光治疗性角膜切削术（phototherapeutic keratectomy，PTK）。

准分子激光角膜屈光手术治疗近视的原理是按照预先设置的切削程序，应用激光束精确、连续、光滑地切削角膜中央区浅表组织（相当于去除一个精确的凸镜片），使中央区曲率变平、屈光力减弱，从而矫正近视；治疗远视则是通过切削角膜旁中央区浅表组织（相当于去除一个凹镜片），使中央区曲率变凸、屈光力增强，从而矫正远视。

笔记栏

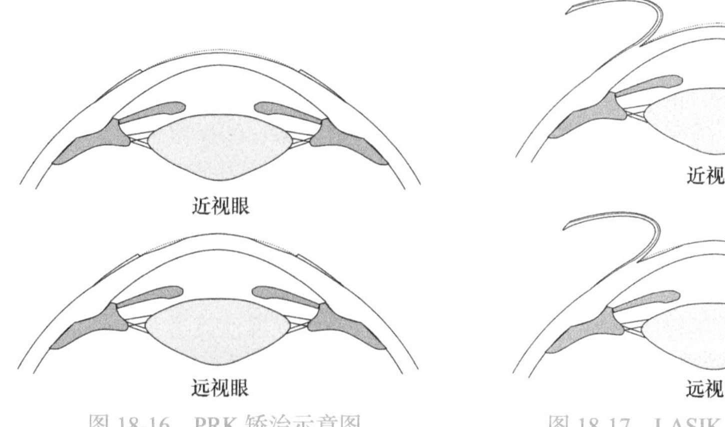

图 18-16　PRK 矫治示意图　　图 18-17　LASIK 矫治示意图

（2）飞秒激光角膜屈光手术：飞秒激光（femtosecond laser）脉冲可以在非常短的时间里聚焦于角膜组织内极为狭小的空间，通过多光子电离激励过程使组织电离，形成等离子体，最终使组织通过光裂解作用，爆破产生含 CO_2 和 H_2O 的微小气泡，数以万计的小气泡连在一起，可达到精密的角膜组织切割效应。

飞秒激光角膜屈光手术的手术方式主要有：①飞秒激光制作角膜瓣联合基质面行准分子激光切削的飞秒 LASIK（Femto-LASIK）；②飞秒激光制作隧道的角膜基质环植入术（Femto-ICRS）；③飞秒激光角膜基质透镜切除术（femtosecond lenticule extraction，FLEx）；④小切口全飞秒激光角膜基质透镜切除术（small incision lamellar extraction，SMILE）。近年来，飞秒激光不仅应用于角膜屈光手术、晶状体手术、老视手术，还拓展到了角膜移植手术、抗青光眼手术等领域，使这些手术具有更高的精确性。

角膜屈光手术根据手术方式的不同又可以分为：①激光板层角膜屈光手术；②激光表层角膜屈光手术。激光板层角膜屈光手术通常指以机械刀或飞秒激光辅助制作角膜瓣的 LASIK，是目前激光角膜屈光手术的主流术式，也包括仅以飞秒激光完成角膜基质微透镜并取出的术式；激光表层角膜屈光手术是指以机械、化学或激光的方式去除角膜上皮，或者机械制作角膜上皮瓣后，在角膜前弹力层表面及其下角膜基质进行激光切削，包括准分子激光屈光性角膜切削术、准分子激光上皮下角膜磨镶术、机械法 - 准分子激光角膜上皮瓣下磨镶术及经上皮准分子激光角膜切削术。

板层角膜屈光手术相较于表层手术，其优点是保留了角膜上皮层及前弹力层，更为符合角膜的生理，术后不易发生雾状混浊，术后疼痛轻、恢复快，且高度近视术后回退较少。不过，板层角膜屈光手术会引起其他的并发症，如角膜瓣相关并发症（游离瓣、小瓣、碎瓣、纽扣瓣和不全瓣、角膜上皮植入）、气体进入前房、角膜浸润、溃疡、溶解或穿孔（无菌性或感染性）、弥漫性层间角膜炎（diffuse lamellar keratitis，DLK，又称 Sahara 综合征）等。

手术适应证：①年龄一般大于 18 周岁，矫正视力基本正常，近视度数稳定 2 年以上（每年变化≤ 0.5D），自愿接受手术的患者；②排除眼部活动性疾病和引起眼部改变的全身性疾病，如疑似圆锥角膜、已确诊的圆锥角膜或其他类型角膜扩张、糖尿病、未控制的全身结缔组织病和免疫功能抑制等；③对于 LASIK 术式，角膜瓣下剩余基质床厚度要达 280μm 以上，对于 PRK、LASEK 和 Epi-LASIK 术式，术后角膜总厚度保留 360μm 以上，基质层厚度约 300μm；④瞳孔直径过大者（暗室中＞ 7mm）应慎行手术，以免术后眩光和夜间视力障碍等问题；⑤屈光度数：LASIK 矫正手术近视≤ -12D，散光≤ 6D，远视≤ +6D。采用仅以飞秒激光完成角膜基质微透镜并取出术式者，建议矫正屈光度数球镜与柱镜之和≤ -10D；激光表层角膜屈光手术建议屈光度数≤ -8D。

随着技术的不断日新月异，角膜屈光手术已进入“全激光时代”，即单纯准分子激光（Trans PRK）、飞秒激光 + 准分子激光、单纯飞秒激光（基质透镜取出术），全程“无刀”使得手术具有更好的安全性和可预测性，提高术后患者的视觉质量和舒适度，这必然成为未来屈光手术发展的主要方向。

笔记栏

（二）眼内屈光手术（lens based refractive surgery）

眼内屈光手术是在晶状体、前房或后房施行手术以改变眼的屈光状态，达到矫正屈光不正的目的。根据手术时是否保留原有晶状体又分为两大类：①晶状体摘除联合人工晶状体植入，如白内障摘除合并人工晶状体植入术、透明晶状体摘除合并人工晶状体植入术；②保留自身晶状体且植入人工晶状体，称为有晶状体眼人工晶状体植入术（phakic IOL，PIOL），其中前房型（anterior chamber，AC）有虹膜固定型和前房角固定型，后房型（posterior chamber，PC）有睫状沟固定和后房悬浮型。

这两类手术具有很大的区别，即是否维持原有的调节功能。后一类有晶状体眼的人工晶状体植入不破坏原有调节功能，对年轻的超高度近视眼尤其有利；而摘除混浊或透明的晶状体后再植入人工晶状体，患者将失去原有的调节功能，适合高龄的超高度近视。详见下文：

1. 白内障摘除合并人工晶状体植入术 除具有去除眼球光学通路障碍的作用外，还明显地具备屈光手术的特征。白内障手术如何才能成为屈光性手术？①安全性：有目的地采用对眼球损伤最小的术式，从大切口进展至小切口甚至是微切口，冷超声乳化及黏弹剂的使用，最大程度地减少眼球损伤，以提高手术的安全性；②有效性：有目的地通过计算及植入人工晶状体，精确矫正患者术前存在的屈光不正，以提高手术的有效性；③准确性：有目的地设计切口位置、形状、大小、切口与角膜缘距离以及切口缝线等，以精确矫正患者术前散光，而不只是被动地避免引起术后散光，以提高手术的精确性；④适用性：有目的地确定植入人工晶状体的类型和度数，除远视力外，还应充分考虑术后中距离视力和近视力，以提高术眼的适用性；⑤根据患者屈光状态和视觉需求，可选择特殊设计的人工晶状体，如多焦点、调节性、非球面（消球差）、蓝光阻断、环曲面等人工晶状体，以期达到更理想的术后视觉效果。

2. 透明晶状体摘除合并人工晶状体植入术 又称屈光性晶状体置换术。单纯透明晶状体摘除矫治高度近视已有200年的悠久历史，但在术后有视网膜脱离、继发性青光眼和机化膜形成等严重并发症。随着白内障手术的发展，手术并发症明显减少，使之逐步成为安全的、可供选择的以矫正屈光状态为其主要目的的一种屈光手术。

手术方法采用超声乳化术优于囊外摘除术，且有必要植入人工晶状体（包括零屈光度），以利于维持眼球的稳定性、降低术后视网膜脱离和黄斑水肿的发病率。由于手术摘除了晶状体，患者失去其自有的调节功能，引起近距离用眼的不便，因此，人工晶状体植入的度数应适合患者术后用眼的距离要求，如双眼或单眼（非优势眼）留有一定的负度数屈光力，有利患者的近距离用眼。临床实践中，术后患者常常可以获得满意的有用视力。其缺点是术中后囊易破裂，术后仍有一定的后囊混浊和视网膜脱离发生率。

高度近视患者晶状体摘除后应选择相对大的人工晶状体光学部（6mm、6.5mm、7mm）和相对大的人工晶状体全长（13mm、14mm、14.8mm），后凸型设计，无孔和大C袢，这是因为：①大的、后凸的人工晶状体光学部与后囊充分接触，有利于避免后发性白内障；②有利于术后眼底检查；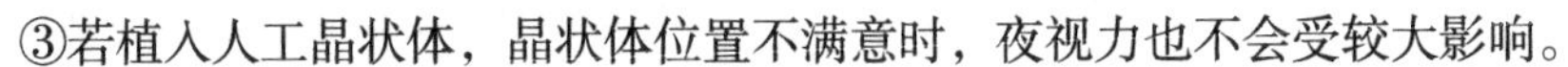③若植入人工晶状体，晶状体位置不满意时，夜视力也不会受较大影响。

高度近视对激素敏感性高于正常眼，故术中、术后要密切监测眼压，发现有升高趋势，要及时调整用药。

3. 虹膜固定的有晶状体眼人工晶状体植入术 是一种前房型有晶状体眼人工晶状体植入，其原理是在前房中央植入一片有屈光力的镜片，两侧夹在虹膜上固定，以矫正原有的屈光不正，见图18-18。

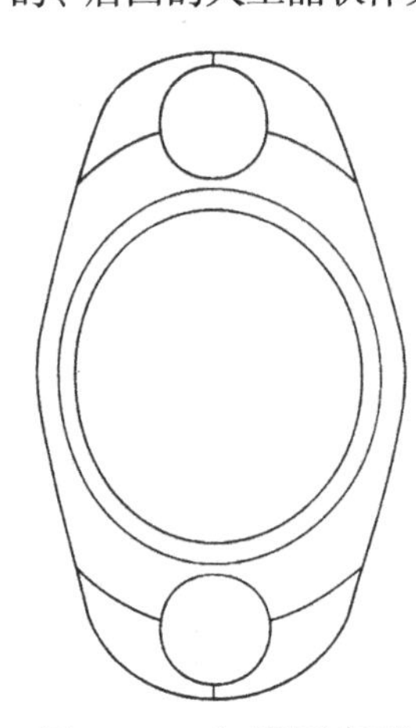

图18-18 虹膜固定型有晶状体眼人工晶状体

4. 前房角固定型有晶状体眼人工晶状体植入术 是一种前房型有晶状体眼人工晶状体植入，其原理是在前房中央植入一片有屈光力的镜片，两侧以开放脚袢支撑在前房角固定，用以矫正原有的屈光不正，见图18-19。

上述两种前房型有晶状体眼人工晶状体植入术的共同特点：①目前常用硬性材料PMMA；②巩膜隧道切口或透明角膜切口，切口较大，需要缝线，对角膜散光影响大；③术时要尽量缩小瞳孔；④白内障发生率低；⑤对前房角、内皮和虹膜有较大影响，近年来使用逐渐减少。

5. 后房型有晶状体眼人工晶状体植入术（posterior chamber phakic IOL，PC PIOL） 又称眼内接触镜（intraocular contact lens，ICL）和后房型有晶状体眼人工晶状体（posterior chamber phakic refractive lens，PC PRL）。其原理是在后房中央植入一片有屈光力的镜片，两侧支撑在睫状沟固定（睫状沟固定）或漂浮在晶状体前（非睫状沟固定），用以矫正原有的屈光不正，见图 18-20。

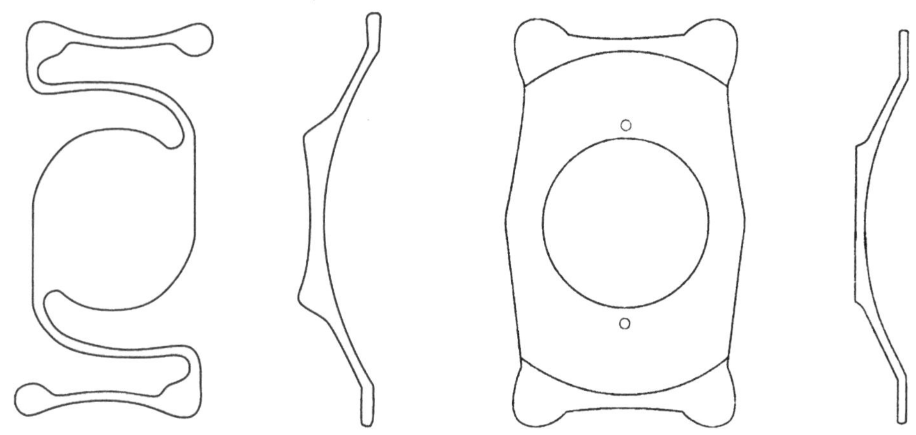

图 18-19 前房角固定型有晶状体眼人工晶状体

图 18-20 后房型有晶状体眼人工晶状体

两种后房型有晶状体眼人工晶状体植入术的共同特点：①目前常用软性材料，组织相容性好，折射性高；②透明角膜切口，切口较小，无须缝线，对角膜散光影响小；③术时要尽量扩大瞳孔；④可能对原有晶状体和虹膜有影响，而对前房角和内皮无明显影响。

有晶状体眼人工晶状体植入术的共同优点：①在原有眼球光学系统中采用“加法”，使系统的光学质量提高；②术后视力和视觉质量大部分比术前提高；③术后屈光力稳定无回退；④术后反应轻、恢复快；⑤可逆，必要时可取出。因此有晶状体眼人工晶状体植入术逐渐代替了其他方法，成为 -10D 以上近视和 +6.00D 以上远视首选的矫正方法。

有晶状体眼人工晶状体植入术的共同缺点：①光晕、眩光；②人工晶状体偏位；③瞳孔变形；④内眼手术的安全性差，如出血、感染和一过性眼压升高；⑤对眼内组织可能具有长期影响。

此外，手术可能带来严重并发症：①前房型人工晶状体前面可能与角膜内皮接触，最终可导致角膜内皮失代偿；②后房型人工晶状体后面可能接触晶状体，引起白内障；③前房角支撑的晶状体脚袢可能损伤前房角结构，引起继发性青光眼；④晶状体光学部分引起瞳孔阻滞等。

但与角膜激光手术相比，有晶状体眼人工晶状体植入仍具有许多优点，见表 18-3。

表 18-3 LASIK 和 PIOL 的比较

项目	LASIK	PIOL
屈光矫正范围 /D		
近视	-12 ～ -1	-23 ～ -3
远视	+1 ～ +6	+3 ～ +17
散光	0.5 ～ 6	散光 PIOL
老视	可行	多焦 PIOL
手术条件	表面麻醉 简易手术室	表面麻醉或球周麻醉 标准手术室
手术复杂程度	对术者依赖少 角膜板层切开 准分子激光	对术者依赖多 器械，手工操作 预定 PIOL
个体化手术	有	无
屈光矫正准确性	很好	好
屈光矫正稳定性	好	极好
术后角膜形态	异常	正常

笔记栏

续表

项目	LASIK	PIOL
术后视觉质量	有下降	更好
术后高阶像差	一般增加	不变 / 下降
可逆性	否	是
影响视力的并发症	继发圆锥角膜 不规则散光 角膜瘢痕 角膜炎	内皮损伤 白内障 眼内炎
并发症处理有效性	较好	好

注：LASIK，准分子激光原位角膜磨镶术；PIOL，有晶状体眼晶状体植入术。

（三）巩膜屈光手术（sclera based refractive surgery）

这一类在巩膜上施行的手术一般不改变屈光状态，严格地说并不能算是屈光手术，但因其都直接或间接与屈光有关，而且这几年出现的这一类手术，不为解决眼科其他眼病，而是为解决近视或老视的问题，因此也归类于屈光手术。

1. 后巩膜加固术 是在高度近视的发病初期，应用异体、自体或人工合成材料，通过加固眼球后部巩膜的方法来加强巩膜的抵抗力，限制后巩膜扩张，防止后巩膜葡萄肿加重，以期阻止或缓解近视发展的一种手术。后巩膜加固术采用的材料分为生物和非生物两类。生物材料包括异体巩膜、硬脑膜、阔筋膜、胎儿脐带等；非生物材料包括硅胶、人工心包补片等。

多年的临床实践和研究证明：①术后 90% 高度近视患者视力稳定，部分患者视力不同程度地提高；②能有效阻止眼轴进行性延长，从而稳定了高度近视患者的屈光度，部分患者屈光度不同程度地降低；③术后视网膜光敏感度提高，尤其是黄斑区光敏感度和黄斑中心相对暗点改善；④视野改善；⑤视网膜电生理和眼底血管荧光造影表明视网膜血液循环得到改善。

手术并发症包括涡静脉离断和受压、眼球穿孔伤、眼压升高、复视、视物变形、恶心呕吐、感染、条带排斥反应、后巩膜葡萄肿破裂等。

2. 老视手术 屈光手术的推广进一步提高了人们的视觉要求，技术的不断创新也确实带来了实现这些要求的可能性。在远视力得到良好的矫正之后，人们进一步要求近视力和中距离视力能同时得到良好的矫正，老视手术因此获得巨大的发展机遇和动力。

目前手术矫正远视根据原理通常有以下几种方式。①单眼视：通过矫正优势眼看远清晰，非优势眼看近清晰；②多焦点模式：通过在角膜切削成多焦点模式或在眼内植入多焦点人工晶状体，利用瞳孔大小的变化从而选择不同光区看清楚不同的距离；③利用巩膜扩张手术提高晶状体赤道部的空间，增加睫状肌收缩时对晶状体的表面牵拉的引力。

真正使眼球调节衰退逆转、重新恢复视近所需调节力的一类手术是真正的老视手术，即通过手术恢复原有晶状体的调节力，这类手术一般在巩膜上施行，如巩膜扩张术（scleral expansion band surgery）、前睫状巩膜切开术（anterior ciliary sclerotomy，ACS）和激光老视逆转术（laser presbyopia reversal，LAPR）等，目前大多处于实验研究和临床试验阶段，还没有应用于眼科临床。

（四）屈光手术的联合手术

角膜厚度的有限性、手术区直径、瞳孔直径的关系，前后房空间的限制、人工晶状体度数的限制等因素决定了角膜屈光手术、眼内屈光手术都不能单独解决所有的屈光不正，某些超高度屈光不正患者需行联合手术。

联合手术分为两种：

（1）角膜与眼内屈光手术的联合，包括：①有晶状体眼人工晶状体植入术联合准分子激光角膜手术；②透明晶状体摘除联合准分子激光角膜手术；③眼内屈光手术联合角膜散光矫正术、散光矫正方法包括散光角膜切开术和角膜松解切开术。

（2）眼内屈光手术联合，即双人工晶状体植入。

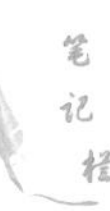

【思考题】

1. 分述近视、远视和散光的屈光状态，并进行比较。
2. 简述检影验光和规范主觉验光的要点和基本步骤。
3. 简述框架眼镜、软性和硬性角膜接触镜矫正屈光不正的优缺点。
4. 简述各种屈光手术的适用范围和优缺点。
5. 比较角膜屈光手术与眼内屈光手术的优劣势。

（王勤美）

笔记栏

第十九章　眼外肌病与弱视

【学习要点】

1. 掌握斜视和弱视的基本知识及治疗方法。
2. 熟悉眼外肌的解剖和生理功能及眼位检查法。
3. 了解眼球震颤的基本知识。

第一节　概　　述

眼外肌是眼球附属器重要的一部分，由于每眼六条眼外肌的作用复杂和多变，眼外肌学在整个眼科领域已经成为一个重要的专业分支。

外界物体在两眼视网膜相应部位（对应点）所形成的像，经过大脑枕叶的视觉中枢融合为一，使人们感觉到不是两个相互分离的物体，而是一个完整的立体形象，这种功能称为双眼视觉或双眼单视。双眼单视功能分为三级，即第一级：同时视，是指两眼对物像有同时接收能力；第二级：融合，是指大脑能综合来自两眼的相同物像，并在知觉水平上形成一个完整印象的能力；第三级：立体视，是指双眼有三度空间知觉的能力。

双眼各有四条直肌、两条斜肌，即：

1. 外直肌　起源于眶尖，附着在距角膜缘 6.9mm 处的巩膜上，由于外直肌肌纤维的平面与眼球的视轴重合，所以肌肉的收缩（当眼球在原在位时）仅能使眼球外转而无其他动作。外直肌的特点是它与眼球的接触弧长，因此做外直肌后徙术时可将外直肌后退 7mm 甚至 8mm。外直肌由展神经支配。

2. 内直肌　是直肌中最肥大、力量最强的眼外肌，起源于眶尖端，附着于鼻侧角膜缘外 5.5mm 处的巩膜上。内直肌由眶尖端向前行进时，肌纤维的平面与眼球的视轴重合，而且与眼球旋转中心在一个平面上，因此当它收缩时，只能使眼球内转而无其他动作。内直肌由动眼神经支配。

3. 上直肌　起源于眶尖端的肌环处，向前、向上、稍向颞侧伸展，经过赤道部时它跨过上斜肌，附着在角膜上缘后 7.7mm 的巩膜上。肌肉平面与眼球的前后轴形成 25° 角，因此当眼球在原在位时，上直肌的主要作用是使眼球上转，次要作用为内转及内旋。上直肌由动眼神经支配。

4. 下直肌　起自眶尖端，向前、向下、向外进行，附着于角膜下缘外 6.5mm 处的巩膜上。肌肉平面与视轴成 25° 角，所以当眼球在原在位时，下直肌的主要作用是使眼球下转，次要作用为内转和外旋。下直肌由动眼神经支配。

5. 上斜肌　起源于眶尖端，顺着眶顶与内侧眶壁之间的内上角向前，穿过滑车后即向后、向外转折，经过上直肌的下面，附着于眼球赤道部后边颞上象限的巩膜上。肌腱的平面与视轴成 51° 角，因此眼球在原在位时，上斜肌的主要作用是使眼球内旋，次要作用是使眼球下转、外转。上斜肌受滑车神经支配。

6. 下斜肌　起源于眶底的鼻下方，在眶缘内下角后面的凹陷处由此处向后及向外上方伸展，在下直肌的下面经过，附着于眼球后部外下象限的巩膜上。下斜肌与视轴成 51° 角，当眼球在原在位时，下斜肌的主要作用为使眼球外旋，次要作用为外转及上转。下斜肌由动眼神经支配。

各眼外肌的作用见表 19-1。

表 19-1　各眼外肌的主要作用及次要作用表

眼外肌	主要作用	次要作用
外直肌	外转眼球	—
内直肌	内转眼球	—
上直肌	上转眼球	内转、内旋
下直肌	下转眼球	内转、外旋
上斜肌	内旋眼球	下转、外转
下斜肌	外旋眼球	外转、上转

笔记栏

两眼 12 条眼外肌力量的平衡及密切合作维持了双眼运动的协调并保持双眼单视。在眼球运动时，必有数条眼外肌协同作用来完成：

（1）协同肌：当眼球向某一诊断眼位运动的时候，除一条主动肌起主要作用外，还有同一眼的其他眼外肌协同完成这一动作，后者称为协同肌。

（2）拮抗肌：单眼某一条眼外肌行使其主要作用时，起制约作用的眼外肌称为拮抗肌。

（3）配偶肌：在两只眼上有一对肌肉同时收缩，能使眼球向某一注视点做共轭运动，这一对肌肉称为配偶肌。在同向共同运动时共有 6 组配偶肌（图 19-1）。

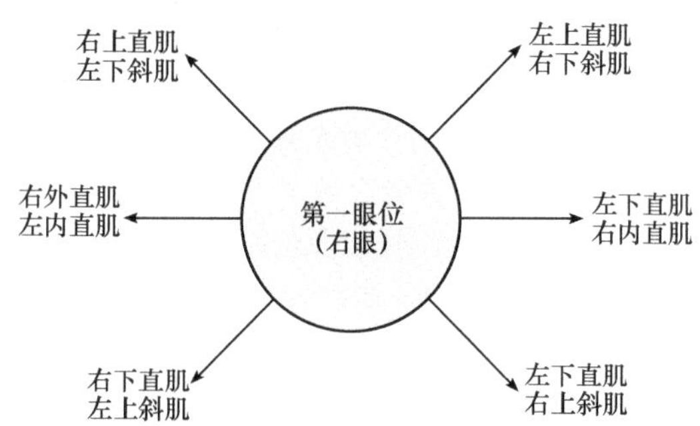

图 19-1　6 个主要注视眼位及 6 对配偶肌在该注视方向的主要作用

第二节　斜　　视

在正常双眼注视的状态下，被注视的物体能同时在双眼的视网膜黄斑中央凹成像。两眼的协调运动由大脑皮质枕叶中枢所管制，当眼球运动系统处于完全平衡状态时，分开的两只眼能成为同一个功能单位，不出现偏斜，称为正位眼。如果中枢管制失调，眼外肌力量不均衡，两眼注视同一目标时，其中一眼的视轴表现不同程度的偏斜现象，称为斜视（strabismus）。斜视眼可以是先天性的，也可以是出生后才形成的，它与眼部解剖、神经支配、调节与屈光（近视、远视、散光）、视系统功能发育及家族遗传有关。其后天的影响因素有很多，如因意外或疾病影响眼神经、眼球肌肉疾病等，都可造成斜视。

斜视不仅影响美观，更重要的是影响单眼的视功能以及双眼单视功能的发育和恢复。斜视对患者的心理、生理、学习和工作的负面影响较大，因此，应充分重视并及时进行正确矫治。

斜视治愈的最终目标是获得功能性治愈，而功能性治愈是指双眼正位并获得双眼单视，具有良好的立体视。此外，美容性治愈是指双眼仅正位但未获得双眼单视，成年人斜视手术治愈常仅获得美容性治愈。

一、斜视检查

（一）病史询问

细致认真的病史收集有助于认识疾病并为进一步选择其他检查提供线索。通过将所获得的资料进行综合、分析、推理和判断，可得出正确的结论。具体如下：

1. 个人史　发病前后有无其他疾病，早期发病者包括生产过程也要仔细询问。

2. 家族史　斜视是否有家族倾向应做详尽调查。

3 发病过程　包括是先天发病还是后天发病，突然还是逐渐发生，是否眼疲劳、复视、斜颈，斜度是否稳定，患病后做过何种治疗等。

4. 发病年龄　斜视发病越早，恢复双眼视觉的预后往往越差。

5. 伴随症状　包括有无复视、恶性、呕吐，有无畏光、视力下降等。

（二）常规检查

常规检查包括单（双）眼视力、远（近）视力、裸眼（矫正）视力、正位（其他诊断眼位，代偿头位）视力等。同时注意检查屈光间质是否透明，是否有造成遮盖性弱视或知觉性斜视的因素，检查眼底时注意有无器质性病变以及黄斑中央凹的注视性质。斜视患者的屈光状态的检查强调客观检查法，要求使用睫状肌麻痹剂以除外调节力的影响。

笔记栏

（三）斜视的检查

1. 眼位检查

（1）角膜映光法：根据角膜反光位置判断眼位分离的状况。嘱被检者注视33cm处光点，检查者从正前方观察角膜反光点的位置。双眼映光均在角膜中心时为正位，当映光在鼻侧时为外斜视，在颞侧时为内斜视。此法适用于儿童等不合作者，当要精确测量时则需要配合使用其他方法，如交替遮盖加三棱镜法，或马氏杆法进行定量斜度检查。一般来讲偏离1mm约相当于7°斜度，也可按瞳孔缘15°、角膜缘45°、角膜缘与瞳孔缘之间为25°～30°来估计。

（2）交替遮盖法：用于发现2°以上某种类型的斜视倾向。嘱被检者分别注视近距离33cm及远距离5m处光点，先用遮挡板遮盖一眼，另一眼注视目标，很快将挡板移向另一眼，观察被遮挡眼的运动情况。被遮眼移向内方者为外隐斜或外斜，被遮眼移向外方者为内隐斜或内斜，被遮眼移向上方者为对侧眼上隐斜或上斜，被遮眼移向下方者为该眼上隐斜或上斜。

（3）遮盖去遮盖法：用于判断隐斜还是斜视以及何眼为注视眼。嘱被检者分别注视近距离33cm及远距离5m处光点，用遮挡板遮盖一眼，另一眼注视目标，遮挡不少于5s后将遮挡板撤离该眼，并观察该眼的注视运动情况，同一方法再遮挡和去遮挡另一眼，观察注视运动的情况。若挡板撤离遮盖眼后，此眼从其他方向很快返回正位，说明患者有隐斜；若挡板撤离遮盖眼后，此眼暴露出斜视并停留此位，说明为斜视；若挡板撤离遮盖眼后，该眼虽为斜视眼，但立刻转到注视位，而另眼原注视目标不能维持而滑向斜视位，说明原遮盖眼为注视眼；若挡板撤离遮盖眼后，该眼停留在斜视位，另眼仍在注视，说明遮盖眼为斜视眼，另眼为注视眼。

（4）交替遮盖加三棱镜法：先用交替遮盖法检查出患者存在斜度，再用三棱镜中和所出现的斜度，所用三棱镜度即为患者的他觉斜视度。若交替遮盖时，发现眼球由内向正位移动时，则用底向外三棱镜中和至眼球不动，此度数即为所测内斜视的三棱镜度；若交替遮盖时，发现眼球由外向正位移动时，则用底向内三棱镜中和至眼球不动，此度数即为所测外斜视的三棱镜度；若交替遮盖时，发现眼球由上或由下向正位移动时，则用底向下或底向上三棱镜中和，直至眼球不动，此度数即为所测上斜视的三棱镜度。

（5）Maddox杆检查：是自觉的斜视度的定量检查。在无杂光的暗室中，嘱被检者分别注视33cm及5m处光点，一眼注视灯光，将Maddox杆置于另一眼前，则该眼可将注视光点看成垂直于Maddox杆方向的一条光线，如水平放置Maddox杆则看到竖光线，此时根据光点和光线的位置判断水平方向斜度。若Maddox杆的光线条与灯光目标合在一起时说明无斜视存在；若Maddox杆光线条在灯光目标同侧位置时，说明有内隐斜或内斜；若Maddox杆光线条在灯光目标交叉位置时，说明有外隐斜或外斜；若Maddox杆光线条在灯光目标上或下方时，说明有垂直斜度或垂直隐斜。

（6）同视机检查法：可以测量看远的主观斜视角与客观斜视角。令患者坐在同视机后，双眼通过镜筒分别注视前方，检查者将一套Ⅰ级画片分别插入两个镜筒内，然后移动镜头角度，直至患者将两张画片重合为一个画面，此时同视机上所示的度数即为患者的主观斜视角。此外，有些患者没有双眼同时视或者有异常视网膜对应，则需要测定客观斜视角。令患者注视其中一张画面，检查者移动斜视眼前的镜头，至光点正落在斜视眼角膜中心时，交替点灭双侧镜头内的光源，注意眼球有无转动，如仍有转动，可调整镜头角度，至双眼完全静止时，此时所示的数字即为客观斜视角。

2. 眼球运动检查

（1）双眼运动：了解双眼一组眼球配偶肌在水平、垂直及旋转方向运动的协调情况（是否不足或过强）。嘱被检者注视正前方33cm处光点，然后将光点移至被检者的右前方、左前方、正上方、正下方、右上方、右下方、左上方和左下方，检查者从正前方观察角膜反光点的位置。当反光点高于瞳孔中心点时，说明该眼位低，低位眼眼外肌功能不足；当反光点低于瞳孔中心点时，说明该眼位高，高位眼眼外肌功能过强。

（2）单眼运动：在双眼运动检查发现异常后，还应进行单眼运动的检查。当眼球内转时，瞳孔内缘到达上、下泪小点连线为内直肌功能正常，超过者为亢进，未达到则为力不足；眼球平行外转时，外侧角膜缘到达外眦角者为外直肌功能正常，不到位或跳跃到达者均为外直肌肌力不足。

（3）Bielschowsky征（歪头试验）：一般用于鉴别上斜肌或对侧眼上直肌麻痹。先以角膜映光法、三棱镜加遮盖法或三棱镜加Maddox杆法记录患者头向低位眼倾斜时的垂直斜度，再以同样方法

笔记栏

测定头向高位眼倾斜时的垂直斜度。比较两次的斜度，若后者高于前者 $4^{\Delta} \sim 5^{\Delta}$，Bielschowsky 征为阳性（图 19-2），提示患者可能存在上斜肌麻痹。

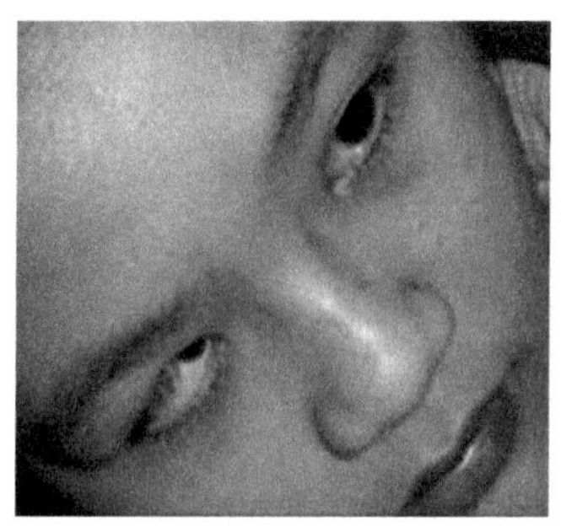
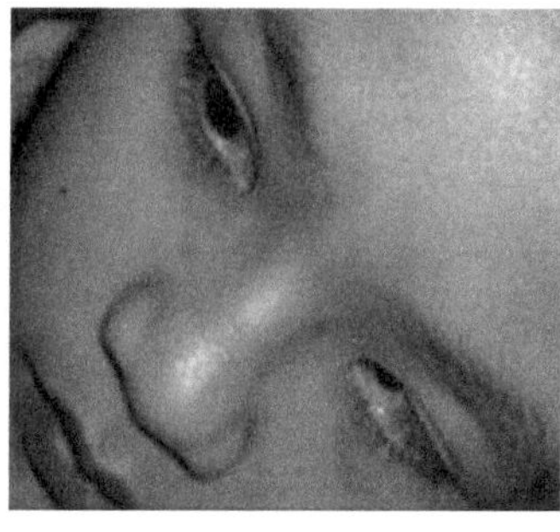

图 19-2　双侧 Bielschowsky 征阳性

（4）Parks 三步检查法（图 19-3）：这是诊断垂直肌麻痹的特殊眼外肌运动检查法，分为三步：①利用角膜映光法或遮盖去遮盖试验找出原在位时的高位眼；②双眼做水平转动，明确向右转动还是向左转动时垂直偏斜更明显；③做歪头试验，令患者头先后向两侧肩部倾斜，观察看向哪侧倾斜时垂直分离更明显。举例说明，若左眼上斜，可能的麻痹肌有左眼的上斜肌和下直肌，右眼的上直肌和下斜肌；令双眼做水平转动，若向右转时分离加大，则可能的麻痹肌中去除了向左转的肌肉，仅剩左眼的上斜肌和右眼的上直肌；再令患者头先后向两侧肩部倾斜，若向左肩倾斜时左眼明显升高，此为 Bielschowsky 征阳性，即可明确诊断左眼上斜肌麻痹，反之若向右肩倾斜时右眼下落明显、分离加大，则麻痹肌为右眼上直肌。

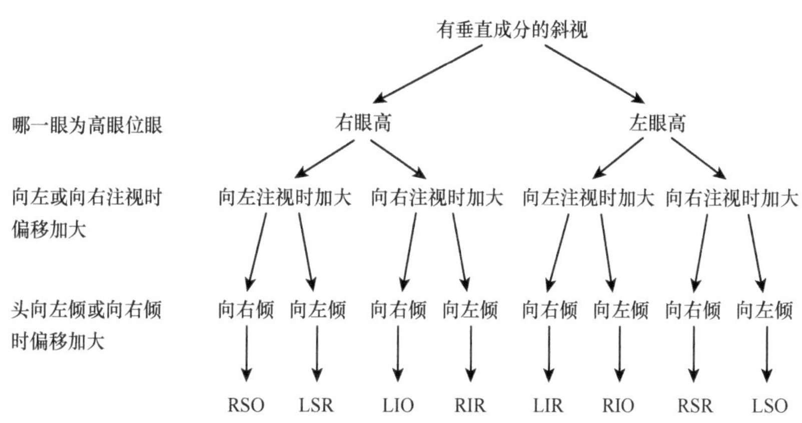

图 19-3　辨别垂直型非共同性斜视麻痹肌的 Parks 三步法流程图

RSO. 右上斜肌；LSR. 左上直肌；LIO. 左下斜肌；RIR. 右下直肌；LIR. 左下直肌；RIO 右下斜肌；RSR. 右上直肌；LSO：左上斜肌

3. 复视检查

（1）红玻璃片法：这是一个比较古老的方法，但方便易行、器材简单，故临床普遍使用。令患者端坐，头位固定，右眼前置红玻璃片，双眼注视眼前 0.5m 或 1m 光源，按下列步骤判断麻痹眼外肌：

1）是否有复像，是水平复像、垂直复像、同侧复像还是交叉复像，并记录复像的距离。

2）将光源分别置于正中、左中、右中、上、左上、右上、下、左下、右下 9 个眼位，找出复像距离最大的角度，记住这一角度所代表的一组配偶肌。

3）周边像属于何眼。

4）进行分析：两像距离最大的方向为麻痹肌的方向；周边像属于麻痹肌受累眼。

（2）Hess 屏检查法：令患者端坐在屏前 50cm 处，头位固定，双眼分别配戴红绿互补颜色的镜片，一般右眼先戴红镜片，手持绿色投射灯去追踪屏上的红灯，使二灯重叠。屏上红灯由检查者控制，按照眼外肌的诊断方位顺序开亮。将绿灯所示图形描在图纸上，记录的为左眼眼外肌状况。然后令患者交换双眼镜片，进行同样检查并记录下右眼眼外肌状况。在图形上向内收缩表示此方向的肌肉功能低下，向外扩张则表示肌肉功能增强。

笔记栏

4. 双眼视功能检查

（1）Worth 四点试验：用于视网膜对应状况以及感觉融像的检查。将红与绿色镜片分置被检眼前，一般为右眼前红片，左眼前绿片，分别注视 33cm 和 5m 远红绿视标，请被检者说出所看到光点的数量、颜色和位置。若仅看到垂直 2 个光点时，说明被检者左眼受抑制，仅能接受到右眼的视觉信息；若仅看到水平和下方 3 个光点时，说明被检者右眼受抑制，仅能接收到左眼的视觉信息；若能看到全部 4 个光点时，说明存在双眼单视，合并斜视时，说明为异常视网膜对应；若能看到 5 个光点时，说明存在双眼复视，为正常视网膜对应。

（2）立体视的检查：可以通过综合验光仪进行定性检查，或用 Titmus 立体图进行定量检查，了解双眼视的立体视锐度，做双眼深度觉的定性及定量检查。

二、斜视的分类

1. 隐斜 眼球仅有偏斜趋向，但能被大脑融合功能所控制，使斜视不出现，并保持双眼单视。这种潜在性眼位偏斜，称为隐斜。绝对正位眼很少，约占 10%，而 90% 的人有隐斜，多为轻度水平性隐斜而无症状。根据眼位潜在性偏斜方向可分为：内隐斜、外隐斜、垂直性隐斜和旋转性隐斜，其中内隐斜和外隐斜（两者亦称为水平性隐斜）在临床上最为常见，垂直性隐斜和旋转性隐斜少见。其病因可能与解剖异常、屈光不正或神经源性因素有关。

2. 共同性斜视 是指在所有的注视方向查得的视轴偏斜角度一致。共同性斜视的病因是多元的，与眼部解剖、神经支配、调节和屈光、视系统功能发育以及家族遗传均有关联。共同性斜视可分为共同性内斜视、共同性外斜视等。

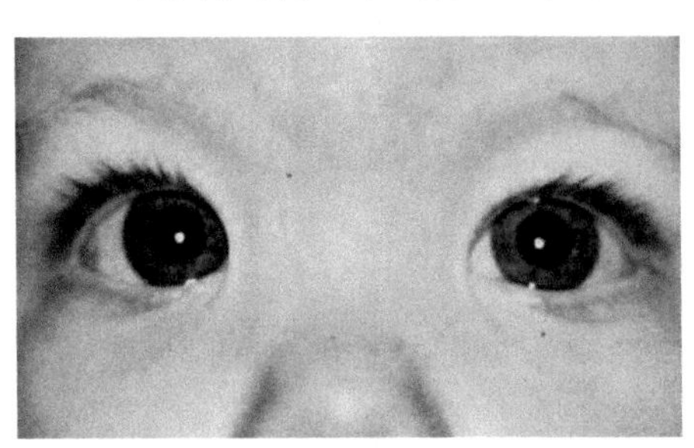

图 19-4 假性内斜

3. 非共同性斜视 眼球运动受限可由肌肉麻痹所致，也可由于肌肉的牵制所引起。由神经核、神经干或肌肉本身器质性病变引起，可以是单根或多根眼外肌的部分或完全性麻痹，偏斜程度随眼位变化而不同，分为先天性和后天性麻痹性斜视两类。

4. 特殊类型斜视 包括眼球后退综合征、上斜肌肌鞘综合征、内分泌肌病、眼外肌纤维化、固定性斜视、分离性垂直性偏斜、A-V 型综合征等。

5. 假性斜视 包括婴幼儿间歇性内斜视、内眦赘皮、瞳孔距离异常和 Kappa 角（图 19-4）。

视窗 斜视除了美容上不雅观和丧失“立体感”（立体视觉）的感观外，更由于脑部对斜视所接收的影像讯息加以抑制，所以若斜视发生在婴儿或儿童时期，大部分都会导致弱视的出现。斜视导致的弱视严重程度各有不同，有些严重的弱视从法律上的定义来看，相当于失明。

三、常见的几种斜视类型

两眼视轴不互相平行，不能同时注视同一目标，以致一眼正位时另一眼偏斜，但各注视方位斜视度无明显差异，称为共同性斜视。根据眼球偏斜方向分为共同性内、外、上、下斜视，其中以共同性内、外斜视最常见，上、下斜视少见。

（一）共同性内斜视

案例 19-1

患者，男性，4 岁，发现内斜视 2 年，未曾治疗。

眼部检查：右 0.5, 左 0.4，双眼前节及眼底检查未见异常改变。

眼位：33cm 照影：OD 注 OS+15°，OS 注 OD+15°；遮盖去遮盖：OD 注 OS+10°，OS 注 OD+10°，眼球运动各方向无受限。验光：右：+2.00DS → 1.0，左：+2.50DS → 1.0。

问题：

1. 该患者的诊断如何？
2. 应首先做何项检查？如何治疗？

笔记栏

【病因】　病因学说不一，虽然各有一定的理论根据，但尚无一种学说能够解释所有的共同性斜视问题。主要有以下学说：

1. 调节学说　眼的调节作用与眼的集合作用是互相联系的，一定的调节带来相应的集合，常由于调节 - 集合反射过强，其内直肌的作用有超出外直肌的趋向，而形成共同性内斜视。近年来很多事实证明，AC/A 值与眼位偏斜有密切关系。

2. 双眼反射学说　双眼单视是一个条件反射，依靠融合功能来完成，是后天获得的。如果在这个条件反射形成的过程中两眼视力不同，一眼视力受到明显的感觉或运动障碍（如单眼高度屈光不正，单眼屈光间质、眼底或视神经的病变等）妨碍了双眼单视的功能，就会产生一种眼位分离状态，即斜视。

3. 解剖学说　某一眼外肌发育过度或发育不全、眼外肌附着点异常、眼眶的发育、眶内筋膜结构的异常等，均可导致肌力不平衡而产生斜视，譬如内斜可能由于内直肌发育过强或外直肌发育不良或两者同时存在而引起。

4. 遗传学说　临床上常见在同一家族中有许多人患有共同性斜视。文献上统计数字不尽相同，有的报道多达 50% 的患者有家族性的倾向，也有报道仅 10% 上下者，这些事实使人们考虑斜视可能与遗传因素有关。

【临床表现与诊断】

1. 先天性（婴儿性）内斜视　出生时或出生后 6 个月内（含 6 个月）发病，斜度大，通常大于 40^{Δ}，多数患者双眼视力相等而呈交替性，少数为单眼性，睫状肌麻痹后验光屈光状态为 +1.00DS ～ +2.00DS，轻度远视，戴眼镜不能矫正眼位，可能有家族史。治疗：当患儿合并有弱视时，应先治疗弱视。行睫状肌麻痹下的散瞳验光，若屈光不正小于 +2.00DS，可不戴镜；若屈光不正大于 +2.00DS，建议戴镜观察 3 ～ 6 个月。对于单眼恒定性内斜视患者应行屈光矫正、遮盖对侧眼或应用阿托品压抑治疗，在患儿能够交替注视之后进行手术治疗。对于手术时机，建议在 24 月龄前进行手术，以尽可能恢复双眼周边的融合功能。对于诊断明确、斜视度稳定者可以在年龄更小时予以手术治疗，两岁之后进行手术者则周边融合形成困难。

2. 调节性内斜视

（1）屈光性调节性内斜视：多为 2 ～ 3 岁发病，个别也可出现在 1 岁以内。发病时多呈间歇性，中高度远视，戴全矫矫正屈光不正的眼镜后能够矫正眼位，可伴有单眼或双眼弱视，AC/A 值正常。

（2）非屈光性调节性内斜视：多在 6 个月至 7 岁发病，轻度远视，看近时斜视角度大于看远时斜视角度 10^{Δ}，AC/A 值高。

3. 部分调节性内斜视。

4. 非调节性内斜视　大多为幼儿早期发病，无明显远视，亦可能有近视，戴镜不能矫正眼位，单眼性者多伴有弱视，可分为：

（1）集合过强型：看近时斜视角大于看远时，AC/A 高，有远视性屈光不正者，戴眼镜后看远时可能接近正位，但看近时仍有明显内斜视。

（2）分开不足型：看远时斜视角大于看近时斜视角。

（3）基本型：看近与看远斜视角相似，AC/A 值正常。

5. 继发性内斜视

（1）外斜视手术过矫。

（2）出生时或出生后早期发生的视力障碍可能引起内斜视，发病年龄平均 2 岁，患儿出生后早期一眼盲或视力低下，单眼视力≤ 0.1，有中重度弱视，可有先天性白内障、角膜白斑、眼底病等。斜视角度平均 $+58^{\Delta}$，可合并垂直斜视或斜肌亢进等，又称知觉性内斜视。

【治疗】　共同性内斜视治疗应早期治疗，使两眼视功能恢复，获得正常眼位，达到功能治愈。因此，必须提高斜视的视力，消除抑制，恢复正常视网膜对应，增强融合能力，矫正眼位，治疗越早，取得双眼单视的机会越多，否则只能达到美容效果。具体处理是矫正屈光不正，应在调节充分麻痹后（用 1% 阿托品眼膏）进行检影验光，远视应全部矫正。若戴镜 3 个月斜视毫无改变，则需行手术矫正斜视；若戴镜后内斜减轻，则残余的内斜视可根据斜视角的大小考虑手术矫正。非屈光性调节性内斜视应配戴双焦点眼镜，充分矫正远视性屈光不正，使视远眼位正位或小于 $+10^{\Delta}$；视近下加 +1.50DS ～ +3.00DS。目前知觉性内斜视国内多主张推迟手术时间，可推迟至学龄前或更晚，且手术

笔记栏

只能解决外观问题。已有大量国外文献证实，任何年龄段的斜弱视患者都能接受弱视训练治疗。

案例 19-1 诊断

根据检查所见，该患者的诊断为：①共同性内斜视；②屈光不正。应行睫状肌麻痹验光检查，确定其屈光状态，给予全矫镜片矫正。该患者经睫状肌麻痹验光结果为右：+4.50DS → 1.0，左：+5.00DS → 1.0，按上述镜方配镜，3 个月后复查眼位：（戴镜）照影正位，遮盖去遮盖：不动，交替遮盖：不动。据此判断本例为调节性内斜视，给予远视全部矫正即可达到内斜视的治愈。

（二）共同性外斜视

【病因】 解剖因素、机械因素及神经支配因素在所有共同性斜视中均起到一定作用，其中神经支配因素很可能起重要的作用。从理论上讲，原发性共同性外斜视，是来自集合和分开间张力不平衡所引起，肌电图研究证明，分开是一主动的生理过程，而不是单纯集合被动抑制的结果。Duane 首先提出外斜是由神经支配不平衡引起，这种不平衡扰乱了集合和分开之间的相互关系。

【临床表现与诊断】

1. 先天性外斜视 1 岁以内发生，在健康儿童中患病率较低。部分患者同时伴有眼部或全身疾病。外斜角度大且稳定，多表现为交替性、恒定性外斜视，眼球运动正常，可合并垂直分离偏斜、A-V 型综合征、斜肌功能亢进等。常有轻微屈光不正，可伴有弱视。多无正常双眼视觉功能。治疗包括：①矫正屈光不正；②治疗弱视，在双眼能够交替注视后可考虑手术治疗；③手术治疗：虽然早期手术很少能获得正常的双眼视功能，但仍然是适应证，可以使患者获得粗略的双眼单视功能。一般 12 ～ 18 月龄进行手术，但若斜视角不稳定，手术可推迟至 18 ～ 24 月龄。注意：手术延迟在 2 岁以后几乎不能形成融合。

2. 间歇性外斜视 是儿童最为常见的外斜视，患病率在各类共同性斜视中占首位，为 35.7%。幼年发病，平均发病年龄 4 ～ 5 岁。女性多发。外隐斜和斜视交替出现，精神不集中或遮盖后可诱发明显外斜（图 19-5）。特点：斜视度不稳定，当视远处、疲劳、注意力不集中或患病时常表现出外斜视；部分患者在明亮处有单眼畏光的特点，喜闭上一只眼睛；多数患者有近立体视觉。

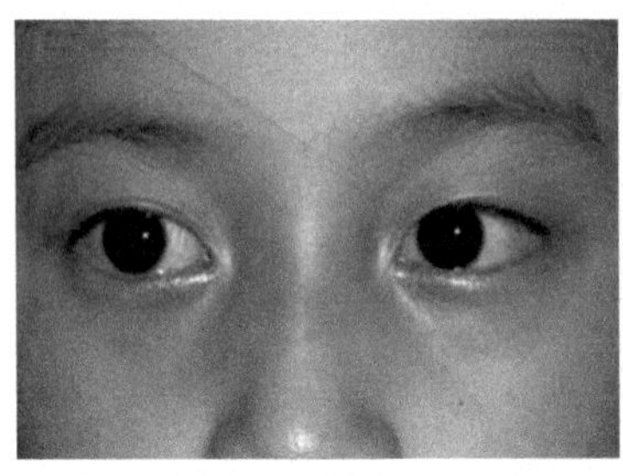
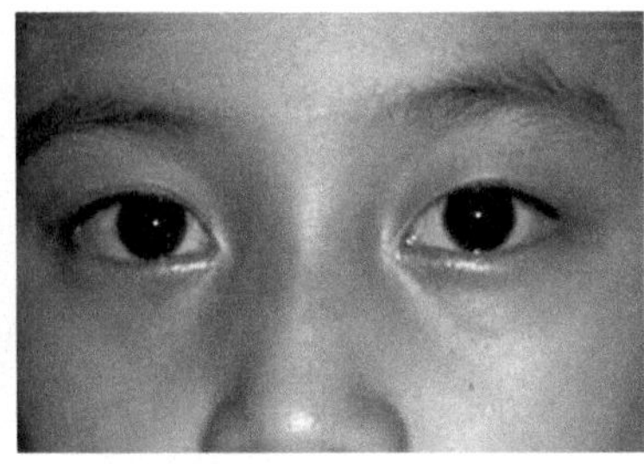

图 19-5 间歇性外斜视

（1）分开过强型：看远时斜视角比看近时大（≥ 15^{Δ}），遮盖一眼 30 ～ 60 分钟后，看远时斜视角仍大于看近时，AC/A 值高。

（2）集合不足型：看近时斜视角比看远时大（> 15^{Δ}），AC/A 值低。

（3）看远与看近时的斜视角基本相等，AC/A 值正常。

（4）类似分开过强型：与（1）相似，但遮盖一眼 30 ～ 60 分钟后，初次检查时视远斜视度比视近大，但遮盖一眼 30 ～ 60 分钟后，视近斜视度增大，与视远相近或更大。

3. 恒定性外斜视 双眼交替性 / 单眼性，斜视角恒定。

4. 继发性外斜视 ①内斜视手术过矫；②知觉性外斜视。

【治疗】

1. 矫正屈光不正，达到最佳视力。
2. 建立双眼视觉，进行正位式训练。
3. 进行弱视治疗，作融合功能训练，提高辐辏能力。
4. 在弱视基本治愈前提下，尽早行手术矫正。
5. 间歇性外斜视治疗：双眼融合功能（外斜视控制力）良好的间歇性外斜视患儿可以不进行手

笔记栏

术治疗，但需随诊观察；若在多数时间内存在眼位偏斜则需要治疗，可通过纽卡斯分数或诊室内6级分级法对间歇性外斜视进行定量分级，决定手术时机。在评估间歇性外斜视的手术时机时，要明确患儿外斜视的发生频率比其斜视度数的大小更为重要。具体包括：①矫正屈光不正，近视患者应做全部矫正，即便轻度近视，矫正后也能改善对外斜视的控制力，一般不合并弱视的轻到中度远视不提倡矫正；②治疗弱视，由于间歇性外斜视合并弱视不常见，因此，原因不明的视力下降应考虑另外的疾病；③配戴三棱镜，年龄过小的患儿等待手术期间，为了保护其双眼视觉功能，可配戴底向内的三棱镜；④正位视训练，包括脱抑制治疗、复视知觉训练及融合训练等，适用于斜视度＜20^{Δ}以及集合不足型间歇性外斜视；⑤手术治疗，能够配合检查、斜视角＞15^{Δ}、同视机检查有运动融合损害、近立体视锐度＞60"者要尽早手术，常用术式包括双眼外直肌等量后退术、单眼外直肌后退联合内直肌缩短术，单眼外直肌后退术可用于治疗小度数斜视患者。

（三）非共同性斜视

案例 19-2

患者，女性，50岁。突然出现视物呈双影1周。既往高血压病史。眼部检查所见：右1.0，左1.0，双眼前节及眼底检查未见异常改变。眼位：33cm照影：OD注OS+15°；遮盖去遮盖：OD注OS+15°，OS注OD+25°；眼球运动：左眼外转受限。复像检查：同侧水平复像，左外侧分离最大，周边像为左眼。血压：160/100mmHg。

问题：

1. 该患者为何种疾病？
2. 如何进行治疗？

非共同性斜视包括麻痹性外斜视、限制性外斜视以及杜安（Duane）眼球后退综合征、先天性眼外肌纤维化等特殊类型的外斜视，其中麻痹性外斜视：常见于动眼神经麻痹。

【病因】 非共同性斜视是指由于支配眼外肌的神经核、神经或眼外肌本身器质性病变而引起的眼位偏斜。其眼球偏斜程度在不同注视方向有所不同，同时伴有不同程度的眼球运动障碍。其病因可分为先天性和后天性两种，先天性者常为眼外肌先天发育异常，后天性病因有：①炎性或中毒（如周围神经炎、一氧化碳中毒）；②代谢性、血管性、退行性病变（如糖尿病、高血压引起）；③肿瘤压迫脑神经或眼外肌；④外伤致脑神经或眼外肌损伤。

【临床表现】

1. 突然发病，有复视，眩晕与步态异常，遮盖一眼症状消失。
2. 眼位偏斜。
3. 第二斜视角大于第一斜视角。
4. 患者向麻痹肌作用方向转动时，完全或部分受限。
5. 常有代偿头位。

麻痹性斜视与共同性斜视的比较见表19-2。

表19-2 麻痹性斜视与共同性斜视的比较

鉴别点	麻痹性斜视	共同性斜视
年龄	任何年龄	＜5岁多见
病因	神经系统；颅脑系统；肌肉疾病；内分泌；外伤	不详
症状	复视	无明显症状
眼球运动	有障碍	正常
斜视度	向受累肌方向运动时斜视角大	各方向斜度相等

【诊断依据】

1. 突然发病。
2. 复视及代偿头位。
3. 眼位偏斜。

笔记栏

4. 第二斜视角＞第一斜视角。

5. 眼球运动障碍。

6. 复像检查可简单快速确定麻痹肌，同视机检查可准确查出麻痹肌肉及其麻痹程度。

【治疗原则】

1. 针对病因治疗，病因不明者可试用抗生素及皮类固醇质类激素。

2. 应用营养神经、促进代谢及血管扩张药物。

3. 针刺及理疗。

4. 遮盖一眼消除复视困扰，对幼儿可两眼轮流遮盖以防发生弱视。遮盖是主要的治疗方法，但遮盖有时无效，且存在依存性和停止后复发等问题。目前许多新的治疗方法，包括知觉学习和双眼治疗，对成人和儿童弱视患者效果更好。同时美国国立卫生研究院发表研究指出，对于中度弱视，每天遮盖 2 小时与每天遮盖 6 小时效果相同。压抑膜及双鼻侧遮盖与传统的眼罩遮盖相比有许多优势。

5. 病因已消除、经药物治疗 6 ～ 12 个月、病情稳定而麻痹肌功能仍无恢复可能者，可考虑行三棱镜或手术矫正。

6. 对于先天性动眼神经麻痹，手术治疗是唯一方法；后天性动眼神经麻痹，则应首先确定病因，重点排除颅内疾病及重症肌无力。

案例 19-2 诊断和治疗

根据临床表现及检查所见，该患者的诊断为左外直肌麻痹，应进一步行血压、血糖及头颅 CT 检查，以确定病因。本例行头颅 CT 未见异常改变，空腹血糖为 5.0mmol/L，血压 160/100mmHg。

治疗：①控制血压；②给予营养神经药物；③若病情稳定半年以上，内斜视无恢复，可考虑手术治疗。

（四）特殊类型的斜视

1. 分离性垂直偏斜（DVD） 当一眼注视时，另一眼上斜，同时伴有外旋和外转，斜视角不固定，注视时或去除遮盖后该眼缓慢下转，多为双眼发病，程度不等，亦可一眼为隐性。

2. Duane 眼球后退综合征 为先天异常，患眼运动受限，以外转受限最为多见，内转时眼球后退、睑裂变小，外转时睑裂开大。有明显代偿头位，被动牵拉试验阳性。

3. 固定性斜视 多为先天异常，眼球固定，运动受限，被动试验有极大抗力。

4. 眼外肌纤维化 为先天性疾病，多条或全部眼外肌纤维化，双眼多固定于下转位，眼睑下垂，被动转动试验阳性，多数患者有家族史。

5. Brown 上斜肌鞘综合征 可为先天性异常或后天获得，患眼内转位上转受限，向鼻上方做被动试验有抗力。

6. A-V 型综合征 为一种亚型水平性斜视，在向上和向下注视时水平斜视角有明显变化。依据双眼向上转 25°、向下转 25° 和原在位的斜视角分为：

（1）外斜 V：向上注视时的斜视角比向下注视时大（≥ 15^{Δ}）。

（2）内斜 V：向上注视时的斜视角比向下注视时小（≤ 15^{Δ}）。

（3）外斜 A：向上注视时的斜视角比向下注视时小（≤ 10^{Δ}）。

（4）内斜 A：向上注视时的斜视角比向下注视时大（≥ 10^{Δ}）。

治疗：合并上、下斜肌亢进的 A-V 型斜视，可酌情行上下斜肌减弱＋水平斜视矫正术。集合不足者，慎行上斜肌减弱术。

7. Moebius 综合征 由于脑干第Ⅵ、Ⅶ对脑神经核发育不全，临床表现为双眼内斜视。双眼外转运动受限，完全麻痹时患眼外转不过中线，上下转运动正常。睑裂闭合不全，双侧鼻唇沟消失，面无表情。双眼内斜视可以手术治疗。

8. 眼眶爆裂性骨折 外伤眶壁骨折所致的眼球运动障碍。临床表现为眼部外伤后眼球内陷，向下注视受限，上转受限轻微，伴疼痛。若骨折在鼻侧，则内直肌嵌入筛窦，因而眼球内转受限，患者有明显的垂直复视，被动牵拉试验阳性。眼科 CT 可明确骨折及组织疝入。治疗争议较大，多数人认为，为了让外伤引起的水肿及出血吸收，伤后两周内不宜手术。可口服抗生素预防感染。若患者在

原在位及下转时有复视或眼球内陷极为明显，可考虑全麻下探查。多数病例在观察 4 ～ 6 个月后，除向上注视外，垂直复视会消失；6 个月以上，如眼球内陷仍然明显，可手术治疗。

视窗　眼睛斜了，医学上叫作“斜视”，向鼻侧斜，称为“内斜视”，向耳侧斜，称为“外斜视”。有些孩子生下来眼睛是很好的，可是到了三四岁，却忽然变成斜眼了，有人说是中了“怪风”，有人说是见了强烈的阳光等，其实这些都是没有依据的。人们的正常眼睛，既能看远近，又能左顾右盼、上下运动，而且两只眼睛总是一起活动，这主要是每只眼球周围有六条肌肉的牵引，互相协作、密切配合的结果。如果某条肌肉的收缩力量过强或过弱，无法与它的对抗肌肉相平衡；或者一条肌肉麻痹失去作用，眼球的牵引力也会失去平衡，这样就会出现眼球偏向一侧的现象。

第三节　弱　　视

弱视（amblyopia）指视觉发育期内由于单眼斜视、屈光参差、高度屈光不正以及形觉剥夺等异常视觉经验引起的单眼或双眼最佳矫正视力低于相应年龄正常儿童，且眼部检查无器质性病变。国内大量中心研究也发现，儿童年龄与视力存在着密切相关性，不同年龄儿童视力的正常值下限：年龄为 3 ～ 5 岁儿童视力的正常值下限为 0.5，6 岁及以上儿童视力的正常值下限为 0.7。

【常见病因】

1. 屈光不正　两眼均有明显的屈光不正，在儿童期或学龄前未经矫正可发生双眼弱视。多见于散光、远视及高度近视。

2. 屈光参差　一眼或两眼屈光不正，两眼相差较大，球镜＞ 3.0D 以上，柱镜＞ 2.0D 以上，致使两眼视网膜成像清晰度不一致，于是视觉中枢主动抑制了模糊的像，只对清晰的像产生反应，久而久之，度数深的那只眼就成了弱视，这就是屈光参差性弱视。

3. 斜视　这种患者有斜视或曾经有过斜视，常同时有屈光不正或屈光参差。为消除或克服斜视所造成的复视和视觉紊乱，大脑皮质就抑制由斜视传入的视觉冲动，斜视眼黄斑功能长期被抑制而形成弱视。

4. 知觉障碍　这是指在出生早期由于某些原因，影响了进入眼的光刺激，使该眼视功能发育受到抑制，逐渐形成斜视及弱视。先天性疾病如先天性白内障、角膜白斑、上睑下垂等，出生后早期眼部手术或外伤后较长时间在遮盖一眼。知觉障碍引起的弱视与前几种相比程度严重，治疗困难、疗效差。

5. 其他　即原因不明者，对这种弱视有人认为与新生儿期眼底及视路的出血有关，此外，眼球震颤、先天性全色盲也是引起弱视的常见原因。

目前已有大量国外文献证实，弱视与眼睛本身无关，双眼竞争才是根源，问题出在大脑视觉中枢神经，即双眼竞争是引起弱视的主要原因。通常认为，超过一定年龄，弱视就无法治愈，然而，一篇综述研究的结论却恰恰相反，视力恢复没有年龄上限。许多文献报道，大龄弱视患者视力仍然能够提高，许多动物和人体试验研究证明，关键期后，大脑神经可塑性依然存在，知觉学习可有效改善视觉功能，帮助提高视力和立体视，所以视觉发育的敏感期在任何年龄都不会停止。

【弱视的危险因素】　单眼斜视、未矫正的屈光参差（双眼远视性球镜屈光度数相差≥ 1.50DS 或柱镜屈光度数相差≥ 1.00DC）、未矫正的屈光不正（远视性屈光度数≥ 5.00DS、散光度数≥ 2.00DC，近视度数≥ 6.00DS）及形觉剥夺（先天性白内障、角膜混浊、完全性上睑下垂等）。

此外，发生弱视的危险因素还包括早产、小于胎龄儿、发育迟缓，患者的一级亲属有弱视及孕期吸烟、喝酒等环境因素。

【弱视的分类】

1. 斜视性弱视　恒定性、非交替性斜视最有可能引起弱视。斜视性弱视被认为是来自双眼的输送非融合信号的神经元之间竞争性或抑制性相互作用的结果，这种情况会导致注视眼的皮质视觉中枢占优势地位，而对非注视眼的输入信号的反应呈慢性下降，造成弱视。交替性斜视因双眼获得视觉刺激的机会均等，一般不会引起弱视。

2. 屈光性弱视

（1）屈光参差性弱视：当双眼的屈光度数不等时，可以引起屈光度较大眼的视网膜影像与对侧

笔记栏

眼相比发生长期离焦，从而导致屈光参差性弱视。屈光参差的程度与弱视发生的可能性和严重程度呈正相关，双眼远视性球镜屈光度数相差≥1.50DS或柱镜屈光度数相差≥1.00DC，屈光度数较高眼易形成弱视。

（2）屈光不正性弱视：双侧屈光不正性（双眼屈光不正程度相等或相近）弱视是屈光性弱视中的一种少见类型，表现为幼儿的双眼视力下降。其发生机制只涉及模糊的视网膜影像作用，多发生于未配戴矫正眼镜的双眼屈光不正程度相等或相近的中高度屈光不正患者。屈光不正主要为双眼高度远视或散光，且双眼最佳矫正视力相等或接近。远视屈光度数≥5.00DS、散光度数≥2.00DC，可增加发生弱视的危险性。近视性屈光不正由于患儿可以获得近处景物的影像而较少引起弱视，只有大于6.00DS的高度近视才有可能导致弱视的发生，因此近视性弱视的诊断需谨慎，大于10.00DS的高度近视尚需排除高度近视性视网膜病变，一般在配戴屈光矫正眼镜3～6个月后视力不能恢复正常可确诊。

3. 形觉剥夺性弱视 是由于眼的屈光间质完全或部分不透明，导致视网膜上影像模糊而引起的。最常见的原因是先天性或出生后早期获得性白内障，角膜混浊、感染性或非感染性眼内炎、玻璃体积血以及上睑下垂也会造成形觉剥夺性弱视。形觉剥夺性弱视是不太常见的弱视类型，但比较严重且难以治疗。由单眼瞳孔区的遮挡所导致的弱视性视力丢失要比同等程度的双眼剥夺性弱视所产生的视力损失更大。对于患有影响视力的单眼白内障的患儿，如果在生后2个月前进行白内障手术并进行光学矫正和视功能训练，预后较好。

医源性遮盖性弱视是形觉剥夺性弱视的一种特殊类型，可在长期眼部遮盖性治疗或以睫状肌麻痹剂进行离焦后发生，这种类型也称为"可逆性弱视"。

【临床表现】 最佳矫正视力年龄为3～5岁儿童视力的正常值下限为0.5，6岁及以上儿童视力的正常值下限为0.7；眼部无明显器质性病变；有光觉异常和拥挤现象；旁中心注视；对比敏感度函数曲线低下；P-VEP振幅下降，潜伏期延长。

【治疗原则】 弱视治疗的成功率随着患者年龄的增加而下降。然而，无论患者的年龄大小都应当进行治疗。

弱视的治疗方法主要有两种，一是消除弱视的危险因素（如矫正屈光不正、手术治疗斜视、治疗形觉剥夺因素等）；二是通过遮盖和压抑优势眼来促使弱视眼的使用。治疗方法应当根据儿童的年龄、视力和既往治疗的依从性决定，也应考虑到儿童的身体、社会和心理状态。

弱视的药物治疗在国内目前尚处于初始阶段，观察例数较少、随访时间短，有关最佳剂量、用药时间、剂型改进、远期疗效及其治疗机制等问题，尚需进一步研究探索。

视窗 最新权威研究表明，弱视和黄斑区视细胞发育滞后有很大的关联性，作为黄斑色素主要成分的叶黄素，在黄斑区视细胞发育中起到非常重要的作用，叶黄素作为黄斑区被发现的唯一类胡萝卜素，能保护黄斑正常发育和免受光损伤、氧化损伤和炎症损伤，如果黄斑区叶黄素含量低于正常值，就会出现弱视等视觉发育障碍，口服体外补充叶黄素，促进黄斑视细胞发育是最新的治疗弱视的办法。

在日常生活中，过于挑食的儿童，如果缺乏某些微量元素会导致近视。如缺钙和铬，就会影响眼球壁的正常生理功能，导致其韧性和成形性发生改变，眼球伸展、前后径增大，进而导致近视和促使近视度的加深。另外，如果长期嗜甜食，使血糖增高、血浆渗透压上升，也会使眼球晶状体和房水渗透压上升，晶状体屈光度增加，同时这还会消耗掉大量维生素B_1，而维生素B_1不足也是造成视力减弱的原因。所以，儿童在日常饮食中应尽量做到营养全面，不挑食、不偏食。

第四节 眼球震颤

眼球震颤是由于中枢神经系统、视觉系统、眼本身及内耳迷路疾病所致的一种有节律、不自主的眼球摆动。

【分类】

1. 眼性眼球震颤 是指黄斑部中心视力障碍使注视反射形成困难而形成的眼球震颤，包括：

笔记栏

（1）生理性注视性眼球震颤：包括斜性眼球震颤、视觉动力性眼球震颤和隐性眼球震颤等。

（2）病理性注视性眼球震颤：包括盲性眼球震颤、弱视性眼球震颤、职业性眼球震颤等。

2. 前庭性眼球震颤。

3. 中枢性眼球震颤。

4. 先天性特发性眼球震颤。

【临床表现】

1. 视力减退　由于黄斑发育不好或因震颤引起的混乱不利于黄斑进行注视，注视反射不能发展。

2. 物体运动感　视外界物体有动荡感，眩晕、恶心、呕吐，常把不动的物体感觉为不停地往返移动。

3. 复视　中枢性眼球震颤多有震颤性复视。

4. 代偿头位　头转向眼球震颤常伴有先天性白内障或白化症等，有明显的视力障碍，震颤的形式多为速度相等的摆动性、水平性震颤。后天性常为垂直性或旋转性震颤。

5. 中枢性眼球震颤　为炎症、肿瘤、变性、外伤、血管性疾病引起前庭或其与小脑干的联系通路发生所致的眼球震颤，多为冲动或水平性眼球震颤，一般无眩晕症状，但有时出现震颤性复视。

6. 先天性特发性眼球震颤　多为冲动或水平性，注视时更明显，无明显器质病变。视力下降多为物像震颤所致，因此在慢相方向某一区内可出现震颤减轻现象，即休止眼位时此处可明显提高视力。

【治疗原则】

1. 病因治疗　眼球震颤不是一个独立的疾病，而是一种临床表现。因此首先要针对病因进行对症治疗。

2. 手术治疗　对先天性特发性眼球震颤，可采取手术治疗。手术原则：将慢相侧两眼外肌后退，减弱其张力，使之与快相侧眼外肌平衡，将静止眼位从侧方转移到正前方位。随年龄增加，患儿的眼球震颤会有改善，手术应考虑在6岁以后进行。

【思考题】

1. 六条眼外肌的起止点及作用。

2. 试述共同性斜视的特点及其与麻痹性斜视的比较。

3. 简述歪头试验的意义及结果判定。

4. 简述弱视的定义及治疗原则。

（刘　丹）

笔记栏

第二十章 眼 眶 病

【学习要点】

1. 熟悉眼球突出的常见病因和检查诊断方法。

2. 熟悉甲状腺相关性免疫眼眶病、眶蜂窝织炎和眼眶炎性假瘤的病因、临床表现及诊断。

3. 了解眼眶的解剖与生理。

第一节 概 述

一、应用解剖和生理

1. 眶内容 眶内有眼球、视神经、眼外肌、泪腺、泪囊、血管、神经、脂肪及骨膜筋膜等。眶内容积为30ml。因被骨性眼眶包绕，一旦眶内组织发生病变如炎症、水肿、出血、肿瘤均会使眶内容物增加，引起眼球突出；眶爆裂性骨折，眶内容物进入鼻窦，或眶脂肪吸收、眶肿瘤摘除术后可引起眼球内陷；因眶内组织复杂，眼眶病多种多样，因而明确诊断比较困难。

2. 眶毗邻 内侧壁与筛窦相邻，下壁与上颌窦相邻，上壁与额窦和颅前窝相邻、后方眶尖部与蝶窦和颅中窝相邻。因此，眼眶与鼻窦、鼻腔和颅腔的病变可相互影响。

3. 眶内间隙 根据解剖结构眼眶分为4个间隙。①骨膜外间隙：位于眶骨与眶骨膜之间，主要病变有先天性皮样或表皮样囊肿、继发于鼻窦的肿瘤、骨源性肿瘤、骨膜下脓肿等，眼球突出并向病变对侧移位；②骨膜直肌间隙：位于眶骨膜与眼直肌及其筋膜之间，主要病变有泪腺肿瘤、炎性假瘤等，眼球突出、移位伴运动受限；③肌锥内间隙：4条眼直肌构成的肌圆锥内，常见病变有血管瘤、视神经胶质瘤、视神经脑膜瘤等，眼球正前方突出可伴视力改变；④巩膜周围表层间隙：巩膜与筋膜之间，眼球内肿瘤或炎症向球外发展时累及此间隙，临床上有眼内病变表现并伴结膜筋膜水肿。

4. 眶裂与孔 眶上裂：位于视神经外侧、眶上壁与外壁分界处，与颅中窝相通。动眼神经、滑车神经、三叉神经第一支、展神经、眼上下静脉、脑膜中动脉眶支、交感神经纤维经此裂通过，眶上裂病变可发生眶上裂综合征，颅内脑膜瘤常经此裂向眶内蔓延。眶下裂：是眶下壁与外壁分界处，有三叉神经第二支、眶下神经血管通过。视神经孔：位于眶尖部，有视神经、眼动脉和交感神经纤维通过。视神经挫伤、出血及血供障碍引起的视神经肿胀因视神经骨管的限制而发生视神经梗死；视神经肿瘤、视网膜母细胞瘤等蔓延而使此孔扩大；后组筛窦及蝶窦炎症可引起急性视神经炎；病变侵犯视神经及眶上裂可引起眶尖综合征。

二、眼眶疾病的检查和诊断

眼眶病病变复杂但表现相似，因此需要病史、体检、眼部检查、影像学检查甚至病理学检查来综合分析判断。

1. 充分利用病史及体征进行初步诊断 ①确定是否为真性眼球突出，排除高度近视、先天性青光眼等眼球增大所致的假性眼球突出；②询问有无外伤、鼻窦炎或全身病等；③询问病程长短及病情进展情况，起病急进展快者多为炎症、出血或恶性肿瘤；④注意有无疼痛，炎症、出血、炎性假瘤，恶性肿瘤往往有疼痛；⑤观察眼球突出方向及眼球运动，初步确定病变位置及所在眶内间隙；⑥触诊肿块注意质地、表面情况、移动度等，触摸耳前、下颌、颈部淋巴结是否肿大；⑦触诊眼球搏动、眶组织搏动，有搏动感见于神经纤维瘤病、脑膜脑膨出、颈内动脉海绵窦瘘等。

2. 影像学检查及诊断 影像学检查的方法包括X线片、超声、CT、MRI和DSA等。

影像学检查可以了解病变的来源、大小、范围、位置、周围组织情况及与周围组织关系，眶腔的大小及有无孔和眶裂的改变，骨壁的情况及有无骨质破坏。通过彩色多普勒影像了解病变组织血管分布、血流速度和血流量；通过CT增强扫描可观察病变密度改变和血供程度；通过T_1加权像和T_2加权像信号对比可较好区别软组织与液体；通过三维影像重建更有助于病变的形态观察及其与周围组织结构关系的判断；通过DSA有助于诊断颈内动脉海绵窦瘘和颅内动脉瘤。

笔记栏

3. 病理学检查及诊断 方法有组织块病理、术中冷冻切片病理和细针穿刺细胞学病理，通过病理学检查可明确病变性质是炎症、良性肿瘤还是恶性肿瘤。

第二节 甲状腺相关性免疫眼眶病

案例 20-1

患者，男性，67 岁，因烦躁、多汗、消瘦、复视 4 个月于 2004 年 11 月 25 日入院。自觉眼球突出，眼睑闭合不全，左侧注视时有重影，饮食增加，体重减轻，出汗多，睡眠差。体格检查：右侧甲状腺Ⅰ度肿大，手颤。眼部检查：双眼视力 1.0。双眼睑肿胀，睑裂增大，上方巩膜露白，眼睑闭合困难，上睑迟滞，结膜充血水肿。眼球轻度突出，外转及下转明显受限，内转及上转轻度受限，眼前节及眼底正常。

问题：

1. 该患者的初步诊断是什么？
2. 需要做哪些检查来进一步明确诊断？
3. 如何处理？

甲状腺相关性免疫眼眶病(thyroid-related immune orbitopathy, TRIO)，又称格雷夫斯眼病(Graves ophthalmopathy ）或甲状腺相关性眼病等，是与甲状腺功能失调和免疫系统失调有关的眼眶炎症反应，与甲状腺疾病密切相关。

【发病机制】 确切的发病机制尚不清楚，可能是一种细胞介导的自身免疫性疾病，同时存在一定的遗传因素影响。发病特点：①是 Graves 病的一部分；②是一种器官特异性自身免疫性疾病，是自身免疫稳定机制失衡引起异常 T 细胞对甲状腺和眼外肌的反应；③促甲状腺激素和局限在眼外肌的异常免疫球蛋白相互作用造成眼球突出；④眼外肌膜上结合的甲状腺球蛋白与眼、甲状腺的共同抗原发生反应而导致本病。

【分类】 临床上将 TRIO 分为Ⅰ型和Ⅱ型，后者又称眼型 Graves 病。Ⅰ型为对称性突眼和眼睑退缩，甲状腺功能亢进，眼眶和眼外肌炎症轻微，肌肉中度肥大；Ⅱ型多为单侧突眼，甲状腺功能低下或正常，眼外肌明显肥大且不对称，眼眶炎症重，常有球结膜水肿、视神经病变、复视等。

【临床表现】 Ⅰ型患者具有甲状腺肿大、甲状腺功能亢进症状和特征性眼征，女性多见，双眼同时或先后发病，病程缓慢，眼球无痛性、渐进性突出，一般不影响视力；Ⅱ型患者缺乏甲状腺肿大和甲状腺功能亢进症状但具明显的特征性眼征，多为中年男性，常单眼先发病，眼球突出显著伴有球结膜水肿，还可有畏光流泪、眼痛、复视、视力下降甚至失明等症状。

特征性 TRIO 眼征：①眼睑退缩：尤以上睑为著，睑裂增大，上方巩膜露白，眼球下转时上睑不随其下落，称为上睑迟滞，瞬目减少，凝视状态（图 20-1），辐辏功能不足；②眼球向前方突出，单侧或双侧；③眼球运动受限及复视，按受累频率依次为下直肌、内直肌、上直肌、外直肌（图 20-1）；④球结膜充血水肿。

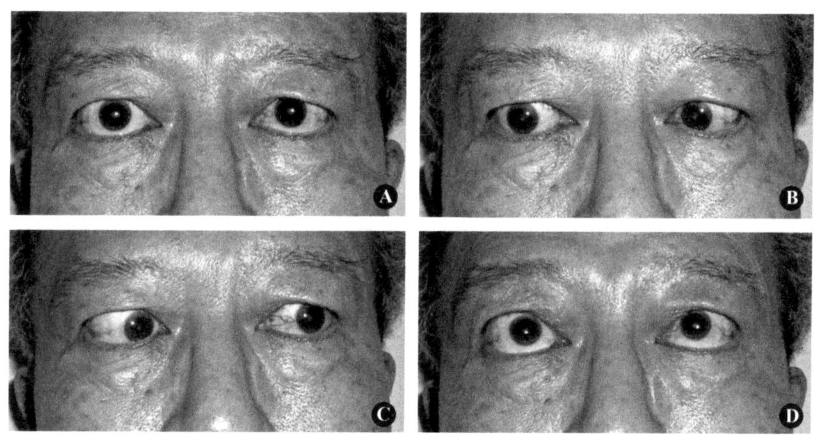

图 20-1 甲状腺相关性免疫眼眶病

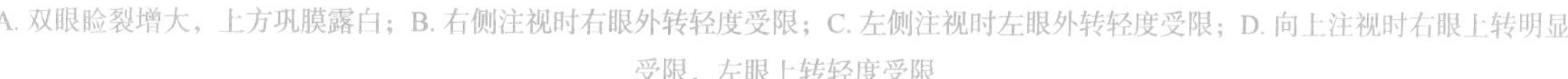

A. 双眼睑裂增大，上方巩膜露白；B. 右侧注视时右眼外转轻度受限；C. 左侧注视时左眼外转轻度受限；D. 向上注视时右眼上转明显受限，左眼上转轻度受限

眼球突出、结膜充血水肿突出于睑裂外可致暴露性角膜炎、角膜溃疡；眼外肌肥大可压迫视神经造成视功能损害。

案例 20-1 临床特点

1. 烦躁、多汗、消瘦、饮食增加、睡眠不好。
2. 甲状腺轻度肿大，手颤。
3. 双眼球突出，眼球运动受限。
4. 眼睑肿胀、睑裂增宽，上方巩膜露白，上睑迟滞。
5. 甲状腺 B 超示甲状腺腺瘤，右侧囊性变。
6. 甲状腺功能示 TSH 0.3，FT_3 10.9 ↑，FT_4 19.1。
7. 眼眶 CT 双眼内直肌明显梭形肥大。
8. 空腹血糖 6.6mmol/L，餐后两小时血糖 11.6mmol/L。

【诊断】 根据眼球突出及眼睑退缩即可考虑 TRIO，若为双眼对称性前突伴甲状腺功能亢进症状可诊断为 TRIO Ⅰ型；若无甲状腺功能亢进症状，甲状腺功能正常或低下，则可诊断为 TRIO Ⅱ型。TRIO Ⅱ型 CT 扫描显示眼外肌梭形肥大，肌止端不受累（图 20-2），而肌炎型炎性假瘤的眼外肌呈均匀肿大并累及肌止端。单独的下直肌肥大应与眶尖肿瘤相鉴别。部分患者开始表现为 TRIO Ⅱ型但以后出现甲状腺功能亢进症状。

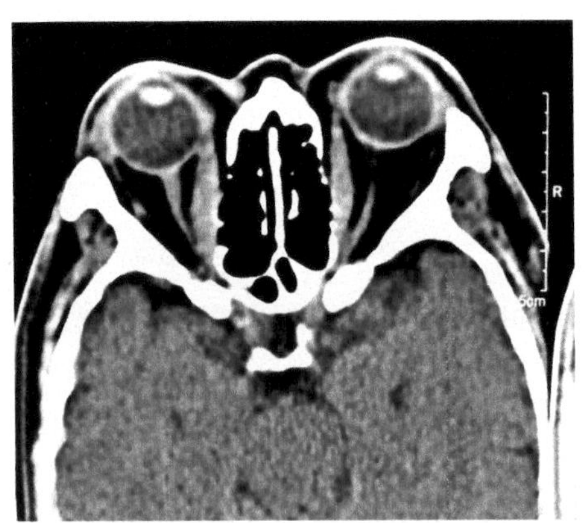

图 20-2 甲状腺相关性免疫眼眶病，CT 扫描示双侧内直肌梭形肥大

案例 20-1 诊断

1. 患者男，烦躁、多汗、消瘦、复视 4 个月。
2. 临床特点 甲状腺肿大，眼球突出，眼球运动受限，睑裂增宽，上方巩膜露白。
3. 辅助检查 B 超示甲状腺腺瘤，FT_3 增高，空腹血糖 6.6mmol/L，餐后两小时血糖 11.6mmol/L，眼眶 CT 示双眼内直肌梭形肿胀。

临床诊断：

1. 甲状腺功能亢进症。
2. 甲状腺相关性免疫眼眶病。
3. 2 型糖尿病。

【治疗】

（1）针对甲状腺功能亢进可采用药物、放射或手术治疗。

（2）针对暴露性角膜炎白天可点人工泪液，晚上涂抗生素眼膏。

（3）针对眼外肌病变可全身使用糖皮质激素或免疫抑制剂，斜视稳定半年以上可行眼外肌手术或局部注射肉毒杆菌毒素，上睑退缩者可行 Müller 肌切除和提上睑肌延长术。

（4）针对视神经病变可采用大剂量糖皮质激素或放射治疗。

（5）若进行性眼球突出威胁到视功能时，在大剂量糖皮质激素及其他疗法不能缓解时可考虑眶减压术。

笔记栏

案例 20-1 治疗

1. 请内科医生会诊控制甲状腺功能亢进及控制血糖。
2. 口服糖皮质激素减轻眼部症状。
3. 一眼遮盖避免复视产生的视觉干扰。
4. 睡眠时涂抗生素眼膏以免发生暴露性角膜炎或角膜溃疡。

案例 20-1 小结

根据烦躁、多汗、消瘦、手颤等甲状腺功能亢进症状结合甲状腺肿大，FT_3 增高可诊断为甲状腺功能亢进。

根据双眼球突出，睑裂增宽，上方巩膜露白，复视及眼球运动障碍可诊断为甲状腺相关性免疫眼眶病。

根据饮食增加，体重减轻，空腹血糖及餐后两小时血糖增高可考虑糖尿病。

该患者在使用丙硫氧嘧啶、糖皮质激素及高渗剂后眼球突出明显减轻，眼球运动有所好转，眼睑肿胀消退，睑裂有所缩小，但复视症状仍然存在，甲状腺功能恢复正常，甲状腺Ⅰ度肿大。

本节中的外眼照片为该患者治疗一年半后的照片，CT 片为初诊时 CT 检查照片。

第三节　眼眶感染性炎症

一、眶蜂窝织炎

眶蜂窝织炎（orbital cellulitis）为眶内软组织急性细菌性感染。若位于眶隔前称眶隔前蜂窝织炎，位于眶隔后称眶深部蜂窝织炎，两者可以相互扩展。

【病因】　大多为邻近组织感染侵及，常来自鼻窦感染。睑缘炎、泪囊炎、泪腺炎、睑皮肤疖肿或蚊虫叮咬可致眶隔前蜂窝织炎。眶外伤、眶内异物存留、化脓性眼内炎、视网膜脱离手术扣带材料等可引起眶深部蜂窝织炎。成人致病菌通常为葡萄球菌、链球菌和厌氧菌；儿童致病菌多为流感嗜血杆菌、链球菌和葡萄球菌。若感染区有气体应考虑梭状芽孢菌、类杆菌属、厌氧链球菌等。

【临床表现】　眶隔前蜂窝织炎主要表现为眼睑红肿，上睑下垂，睑裂变小；眶深部蜂窝织炎除眼睑红肿外，眼球突出，球结膜高度充血水肿（图 20-3），甚至眼球运动受限等。若眼球高度突出可引起暴露性角膜炎；若眶压过高或炎症累及视神经可引起视力和瞳孔异常；若眶尖部受累可引起眶尖综合征，导致视力丧失、眼球固定和瞳孔散大；若感染侵及颅内可引起海绵窦血栓、脑膜炎、脑脓肿等。

患者可有发热、白细胞增高、眼部疼痛等，可有鼻窦感染等原发病的表现。

【诊断】　超声、CT 和 MRI 检查有助于明确炎症部位、有无脓肿形成及原发病灶（图 20-3）。根据眼睑弥漫性红肿、睑裂变小、球结膜充血水肿而无分泌物应考虑眶蜂窝织炎，若有眼球突出应考虑眶深部蜂窝织炎。儿童应与横纹肌肉瘤和白血病眼部浸润相鉴别，成人应与眼眶特发性炎性综合征相鉴别。必要时做感染组织和脓液的细菌培养及活检组织的病理学检查。

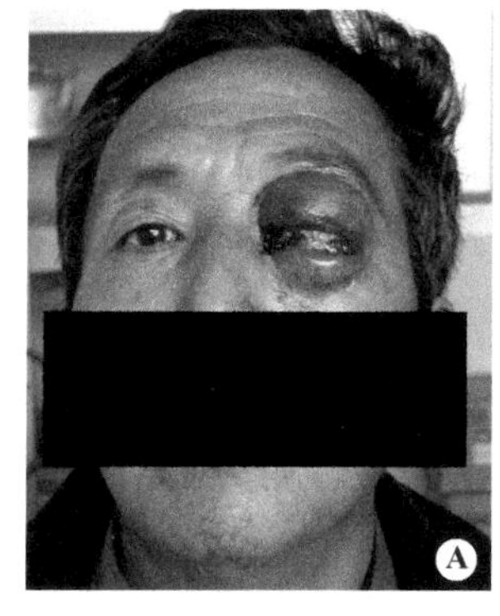

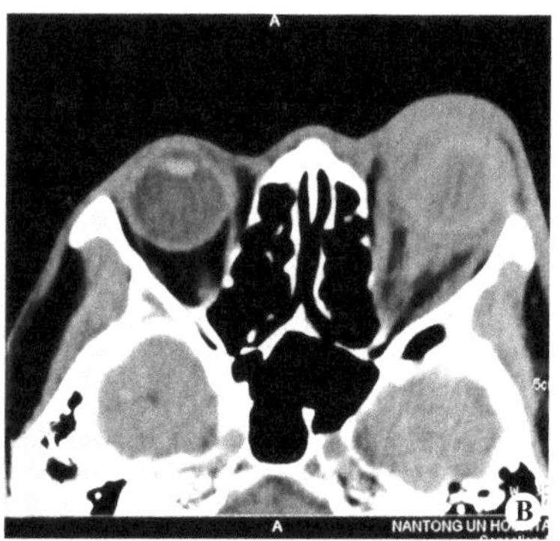

图 20-3　眶深部蜂窝织炎

A. 左眼睑高度肿胀，球结膜充血水肿，眼球突出；B.CT 示左眼球突出，眼睑增厚，眼环明显增宽，眼外肌肿胀，球后脂肪密度增高

（由吴玉宇医师提供）

笔记栏

【治疗】 ①早期足量广谱抗生素，细菌培养结果出来后作适当的调整；②酌情使用糖皮质激素，尤其是炎症累及视神经及眶尖时；③脓肿形成时切开引流或探查引流；④眼部使用抗生素眼膏，注意保护角膜；⑤积极处理原发病灶；⑥积极预防和处理并发症。

二、眶脓肿

眶脓肿（orbital abscess）是脓性物质在眶脂肪内积聚，多数位于肌锥内，少数位于肌锥外。若位于眶骨和骨膜之间称骨膜下脓肿。好发于15岁以下儿童。

【病因】 邻近组织感染蔓延至眶内或眶骨膜下，血源性感染，眼外伤或眶组织外伤及异物存留。常见于筛窦和上颌窦感染，也可由眶蜂窝织炎引起。致病菌多为金黄色葡萄球菌、链球菌、流感嗜血杆菌、类白喉菌和厌氧菌等。

【临床表现】 眼睑红肿，上睑下垂，睑裂小，结膜充血水肿，眼球突出，眼球运动受限，若结膜脱出于睑裂外可致睑裂闭合不全、暴露性角膜炎。若眶压高可引起视网膜中央动脉或静脉循环障碍、视神经炎，导致视力严重下降甚至无光感。患者可有发热、眼痛、头痛等症状。

【诊断】 根据眼部体征，全身症状和鼻窦炎应考虑眶脓肿可能。CT所见有助于与眶深部蜂窝织炎鉴别。早期见眶脂肪内有边界不清的软组织团块影伴较低密度区，后期见低密度区周围逐渐形成环形影。骨膜下脓肿CT见鼻窦病变及邻近眶内半球形或扁平肿块，中等密度的弧形条状影围绕低密度区。

【治疗】 大剂量广谱抗生素单独或联合使用，用药无效、病变加重、威胁视功能时应及时做窦腔和脓肿引流手术。眶内压过高者应紧急行眶减压术（外眦切开，剪断外眦韧带上支）。

三、眶骨髓炎

眶骨髓炎（orbital osteomyelitis）为发生于眶骨壁的化脓性炎症，多为慢性，临床少见。任何年龄均可发病，但常见于儿童。好发于眶上壁，其次为眶外壁。

【病因】 邻近组织感染蔓延，额窦和筛窦炎症蔓延；血源性感染，如感冒发热后；外伤或手术后异物存留于眶内。最常见于鼻窦炎后。致病菌多为金黄色葡萄球菌、链球菌和流感嗜血杆菌。

【临床表现】 发病初期或活动期眼睑皮肤红肿压痛；逐渐瘘道形成，反复流脓；瘘道瘢痕，上睑畸形。因眶骨髓炎多为慢性，一般无全身感染中毒症状。

【诊断】 根据临床表现及影像学检查明确诊断。眶X线片或CT扫描显示局限性眶骨破坏，死骨和低密度脓腔，周围骨质增生或硬化。

【治疗】 急性化脓性骨髓炎或慢性骨髓炎活动期应全身使用抗生素，当抗生素治疗不能痊愈时应考虑手术治疗。

第四节 眼眶特发性炎性综合征

一、眼眶炎性假瘤

案例 20-2

患者，男性，51岁，因左眼红肿1个月，疼痛半个月于2006年3月28日入院。发病后在外院诊为泪腺炎，予以抗生素治疗，疼痛好转，红肿无变化。

体格检查：T 36.7℃；P 78次/分；R 18次/分；BP 120/75mmHg。

眼部检查：右眼视力1.2，外眼正常，前节正常，眼底正常。左眼视力1.0，上睑红肿下垂，呈“S”形。外上方眶内及一蚕豆大小的肿块，质地中等，表面光滑，与周围组织分界清楚，不活动，压痛（++）。睑部泪腺处结膜充血，静脉怒张，颞侧上方球结膜充血。眼球后下方移位，外展轻度受限，上转明显受限，角膜透明，前节及眼底正常。

问题：

1. 根据病史及眼部检查初步考虑何种疾病？应与哪些疾病相鉴别？
2. 诊断明确后如何处理？

笔记栏

眼眶炎性假瘤（orbital inflammatory pseudotumor）又名眼眶特发性炎性假瘤或眼眶假瘤，为发生于眶内软组织的非特异性增生性炎症。可发生于任何年龄，但以中年人为多见。似无性别差异。常为单眼，亦可双眼。炎症可只累及某一组织（如眼外肌、泪腺、巩膜周围组织、视神经周围组织），也可同时累及多种组织。

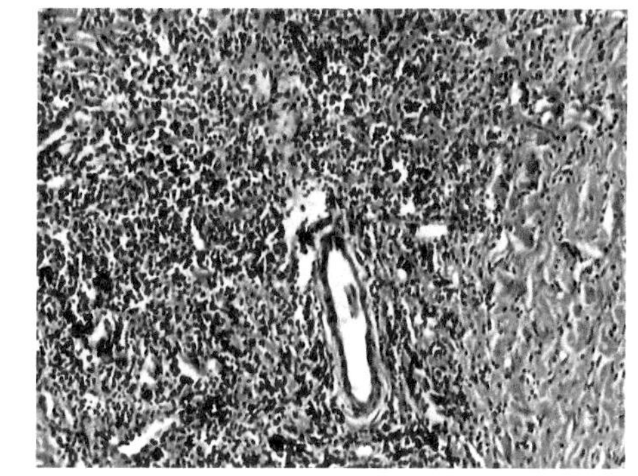

图 20-4 眼眶炎性假瘤

纤维组织增生，大量淋巴细胞、一些浆细胞、少许中性粒细胞和嗜酸性粒细胞浸润，局部血管扩张（HE，100×）

【病因】 许多证据表明眼眶炎性假瘤是一种免疫反应性疾病。组织病理显示多种炎症细胞（淋巴细胞、浆细胞、嗜酸性粒细胞、多形核白细胞）浸润和纤维血管组织反应（图 20-4）。血清学检查发现眼外肌膜蛋白等自身眶组织抗体存在。

【临床表现】 眼眶炎性假瘤的临床表现因炎症侵犯部位、病理类型和病程不同而有较大差异，但基本表现为眼球突出和移位、眼睑结膜充血水肿、眼球运动障碍、眶缘肿物和疼痛、复视、视力减退等。临床上根据起病缓急分为急性、亚急性、慢性和复发性四种类型。

1. 急性眼眶炎性假瘤 起病突然，迅速发生眼周疼痛、眼球运动受限和突眼，眼睑红肿，结膜充血水肿，上睑下垂，复视及视力减退。上述表现的轻重取决于炎症侵犯的部位，即病变类型。若为眼外肌炎型则主要为复视及眼球运动痛；若为泪腺炎型则主要表现为上睑外侧皮肤红肿，上睑缘呈“S”形弯曲，可触及肿块伴触痛；若为弥漫炎症型则主要表现为轴性眼球突出及视力下降。

2. 亚急性炎性假瘤 常在几个月内缓慢出现症状，眼球逐渐前突，眼睑结膜肿胀常不明显。

3. 慢性炎性假瘤 起病潜隐，数月至数年后发生眼球突出及复视，可有眼球运动障碍及视力下降，但没有炎症表现，有时可触及肿块。

4. 复发性炎性假瘤 多为治疗不彻底或治愈后复发病例，糖皮质激素使用时病变消退，糖皮质激素减量或停药后复发。

案例 20-2 临床特点

1. 眼睑红肿及眼部疼痛。
2. 病程较长但又明显加剧。
3. 上睑下垂呈“S”形。
4. 外上方眶内触及肿块，质地中等，境界清楚，压痛（++）。
5. 局部结膜充血及静脉怒张。
6. 眼球移位及运动受限。
7. 血常规正常。
8. CT 示左侧泪腺稍肿大，密度均匀，境界清楚，增强后均匀强化。

【诊断】 典型的临床表现可提示诊断，而 CT 扫描可以助诊、分型及与其他疾病鉴别。根据 CT 扫描将眼眶炎性假瘤分为以下五类（图 20-5）。

（1）肌炎型：肌肉肿大，从肌腹到肌止端均肿大，伴肌缘不清或不规则。需与甲状腺相关性免疫眼眶病、动静脉畸形或动静脉瘘等引起眼外肌肿大的疾病相鉴别。

（2）泪腺炎型：泪腺弥漫性肿大，边界清楚，但无骨质破坏，需与急性泪腺炎、泪腺肿瘤相鉴别。

（3）巩膜周围炎型：眼环增宽，尤以后壁增厚、视神经增粗。

（4）弥漫炎症型：球后点片状阴影、眼外肌和视神经增粗，需与眶深部蜂窝织炎相鉴别。

（5）肿块型：球后局限性软组织块影，边界不清，密度较均匀，需与眶内肿瘤相鉴别。

另外，特发性眼眶硬化型炎症过去亦归属于炎性假瘤，临床表现为眼球前突，眼球活动受限、视功能受损、眼球后阻力增大，CT 示球后弥漫性软组织块影与眼外肌和视神经融合，眼球前凸。

肿块型炎性假瘤有时与眶内肿瘤或转移癌难于鉴别，需要病理学检查来确定。还需注意与 IgG_4 相关性眼病相鉴别。

笔记栏

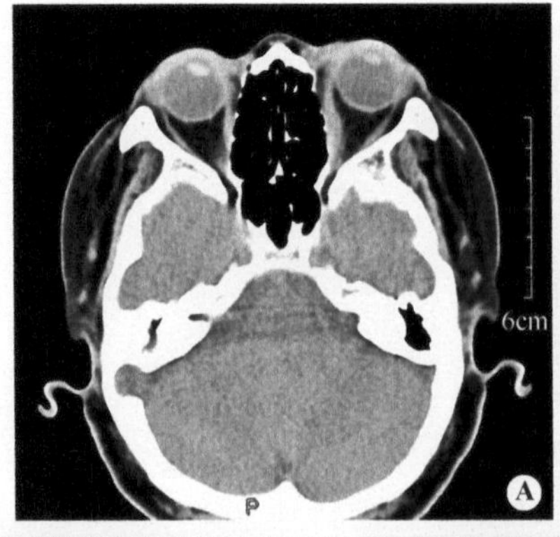

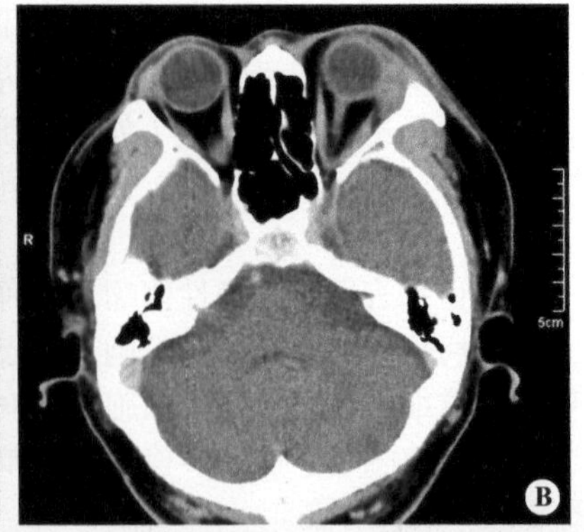

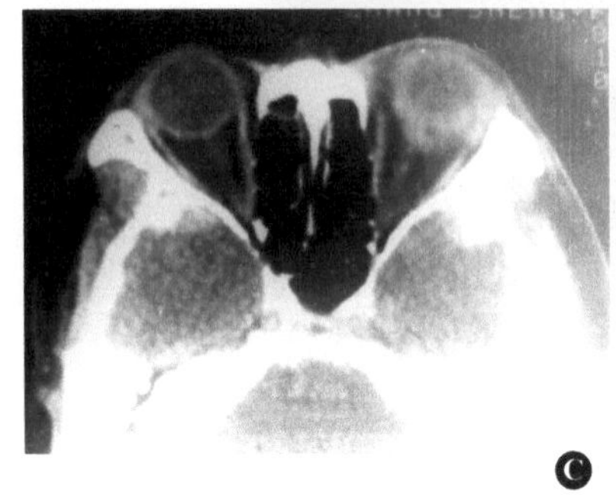

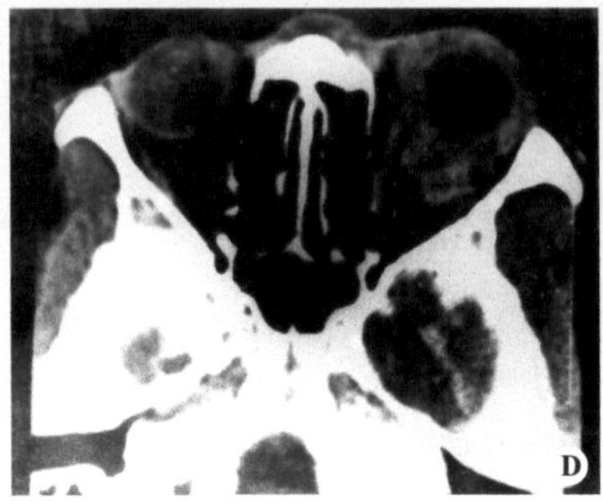

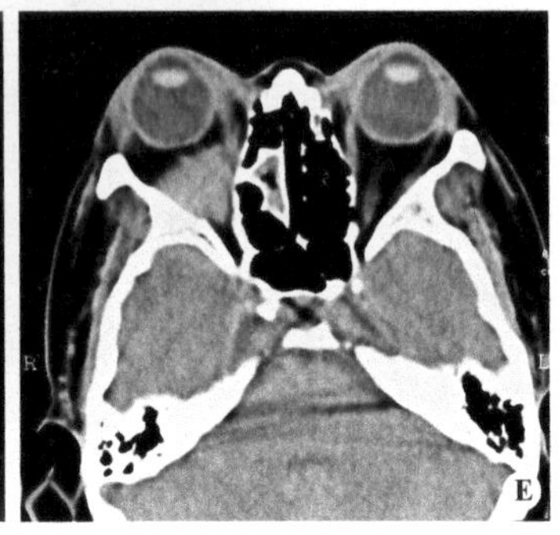

图 20-5 眼眶炎性假瘤 CT 片

A. 肌炎型：左眼内直肌肥大伴肌止端肿胀；B. 泪腺炎型：左侧泪腺肿大，密度均匀，境界清楚；C. 巩膜周围炎型：左眼环弥漫性增宽；D. 弥漫炎症型：左眼环增宽并与眼环相连的球后密度弥漫性增高；E. 肿块型：右球后下方软组织块影，境界较清楚

案例 20-2 诊断

1. 患者，男性，51 岁，左眼红肿 1 个月，疼痛半个月。

2. 临床特点　左眼睑红肿、下垂，睑缘呈“S”形，眶外上方触及质中之肿块，压痛（++），伴结膜充血，眼球外下移位伴运动受限。

3. 辅助检查　CT 示左侧泪腺肿大，密度均匀，境界清楚，均匀强化。血常规：正常。

临床诊断： 左眼眶炎性假瘤（泪腺炎型）。

【治疗】

（1）炎症表现明显者需用大剂量糖皮质激素，数日后疼痛消失，视力改善，眼球突出减轻，肿块缩小，糖皮质激素可逐渐减量。

（2）对糖皮质激素不敏感或禁用者使用免疫抑制剂治疗或进行放疗。

（3）肿块型或需明确诊断者考虑行肿块摘除。

案例 20-2 治疗

1. 使用大剂量糖皮质激素。

2. 肿块摘除行病理学检查。

案例 20-2 小结

根据患者左眼上睑红肿，外上方眶内触及肿块，CT 扫描示泪腺肿大应考虑炎性假瘤泪腺炎型，泪腺炎及泪腺肿瘤。

上睑红肿疼痛，上睑缘呈“S”形弯曲，触及肿块，有压痛，结膜充血，睑部泪腺肿大，颇似急性泪腺炎，但急性泪腺炎主要见于儿童，病程通常短暂，可自行缓解或形成脓肿，而该患者年龄偏大，病程长，没有脓肿形成，可排除急性泪腺炎；慢性泪腺炎多为双侧，泪腺肿大而无疼痛，可触及肿块，但质地较硬，多无压痛，而该患者单侧泪腺肿大伴压痛，上睑红肿伴疼痛，可与慢性泪腺炎相鉴别。泪腺肿瘤以多形性腺瘤为多见，发病缓慢，眶外上方固定包块，质地较硬，

笔记栏

表面不平，没有疼痛，亦无压痛，CT扫描为境界清楚、均匀一致高密度球形肿块，不被强化；泪腺囊腺癌，CT扫描示肿块密度混杂不匀，伴有骨质破坏。本例患者除肿块外有眼睑红肿、结膜充血，肿块有压痛等炎症表现，CT扫描为密度均匀之肿块且均匀强化可予区分。

对于炎性假瘤，尤其炎症表现明显者可大剂量使用糖皮质激素，本例患者入院后使用地塞米松1次后眼睑红肿疼痛明显减轻，肿块缩小，眼球移位减轻，转动自如，复查CT肿块缩小，7天后给予肿块摘除，术中见肿块1.5cm×1.5cm×1.5cm，色灰白，质韧，病理切片证实为炎性假瘤。

二、痛性眼外肌麻痹综合征

痛性眼外肌麻痹综合征（painful ophthalmoplegia syndrome）又称托洛萨 - 亨特综合征或海绵窦眶上裂特发性炎性假瘤，以剧烈的眼球后疼痛伴眼外肌麻痹为特征。可自行缓解，常有复发。40～60岁多见，无性别差异，常为单眼发病。

【病因】 不明，为海绵窦和眶上裂的非特异性肉芽肿性炎症。

【临床表现】

1. 症状 眼眶深部或周围剧烈疼痛，偏头痛，复视，视物模糊或视力减退。少数患者发作时恶心、呕吐。

2. 体征 根据病变部位及范围，表现不完全相同。多条眼外肌运动障碍，动眼神经最常受累，展神经及滑车神经次之。角膜及额部皮肤感觉减退。部分患者瞳孔扩大，对光反射迟钝。当肉芽肿发生于眶内或向眶内蔓延时可有眼球突出、视盘水肿或视神经萎缩。

【诊断】 眼部疼痛及眼外肌麻痹，对糖皮质激素治疗敏感，红细胞沉降率加快，影像学检查发现眶上裂、海绵窦肉芽肿性病变，即可诊断，但需与海绵窦区新生物、后组鼻窦及鼻咽部恶性肿瘤相鉴别。

【治疗】 首先给予冲击剂量糖皮质激素，泼尼松60～80mg/d，症状缓解后渐减量，减至20mg/d时维持数周。复发时重复治疗。

第五节 眼眶慢性炎症

一、眼眶反应性淋巴细胞增生

眼眶反应性淋巴细胞增生（reactive lymphoid hyperplasia of the orbit）是以眶内肿物为特征的良性病变。好发于40～70岁，临床上表现为结膜红肿，眼球突出和移位，眶内可扪及肿物，与炎性假瘤和淋巴细胞性肿瘤难以鉴别。病理学上反应性淋巴细胞增生为成熟的淋巴细胞弥漫性增生和散在的浆细胞和组织细胞增生，具有淋巴滤泡及反应性生发中心。炎性假瘤的细胞呈多形性伴纤维血管增生，而淋巴瘤多为单克隆B细胞增生（图20-6）。CT扫描难以区分这三种病变，通常需肿物活检来确定病变性质。浅表肿物可手术切除，未能切除或未全切除的病变常采用保护眼球的放射治疗。因反应性淋巴细胞增生可转化为淋巴瘤而应对患者进行长期随访，必要时重复活检。

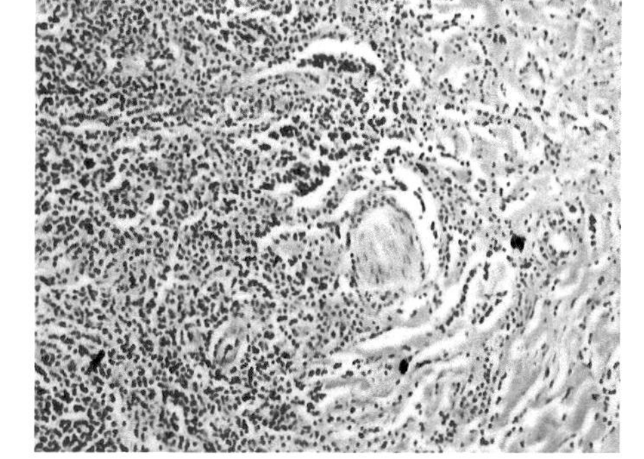

图20-6 淋巴瘤

淋巴细胞弥漫性异形性增生，侵犯神经束（HE，100×）

二、结节性筋膜炎

结节性筋膜炎（nodular fasciitis）是筋膜结缔组织细胞的良性结节性反应性增生，好发于青少年。多位于眼外肌肌腱附近，可见豌豆大小的红色结节，无触痛，病变可迅速肿大并沿眼外肌向后蔓延，侵入眶脂肪。眼睑皮肤病变表现为红肿及肿块，肿块增大迅速，局部皮肤发生坏死性溃疡而周围皮肤隆起如角化性棘皮病。病理学上为大量星状或梭形成纤维细胞和少量炎症细胞浸润，并可见大量毛细血管。诊断要点为年轻患者的眼睑皮肤和巩膜表面出现迅速增大的红色结节，可通过活检来证实。在儿童应与横纹肌肉瘤相鉴别。早期可用糖皮质激素，也可手术切除。

笔记栏

三、韦氏肉芽肿病

韦氏肉芽肿病（Wegener granulomatosis）为多系统性坏死性肉芽肿性血管炎。任何年龄均可发病，但以40～50岁为多见。男女均等。临床上分为全身型和局限型两种。全身型累及上呼吸道、肺、鼻窦、肾脏、眼球和眼眶。严重者表现为坏死性肾小球肾炎、肺下叶空洞、皮疹、口腔咽喉黏膜及腕肘部出血性坏死、胃肠出血等；眼部表现为结膜炎、巩膜炎、角膜缘浸润、角膜溃疡，可伴有葡萄膜炎、视网膜血管炎、视神经病变等；眼眶受累时表现为眼球突出、眼睑皮肤红斑、眼球运动受限、泪腺肿大等，眼眶病变皆由鼻窦病变直接侵犯所致。诊断要点是匐行性角膜溃疡或眼球进行性突出合并肺、肾病变。CT扫描显示脉络膜增厚、眼外肌肥大、鼻窦腔内肿块影伴骨质破坏或硬化等，且肿块侵及眶内，抗中性粒细胞自身抗体（ANCA）常呈阳性，诊断时需与鼻窦恶性肿瘤及中线特发性破坏性病相鉴别。因本病为细胞介导的变态反应，一般采用环磷酰胺与强的松联合治疗。局限型与全身型相比只是没有肾脏病变，主要累及上呼吸道和肺部，眼球及眼眶病变与全身型相似。治疗上以糖皮质激素为首选，当糖皮质激素效果不好时才用免疫抑制剂。

第六节　眼眶先天性畸形

一、颅面骨发育不全

颅面骨发育不全（craniofacial dysostosis）又称Crouzon综合征，属于颅面骨缝过早愈合所致的先天性颅面畸形。病因并不明确，但研究表明本病具有一定的家族遗传性，系常染色体显性遗传。眼部表现为斜睑裂、眼球突出、两眼距离过远，还可有外斜视、视神经萎缩、青光眼、眼球震颤等。头面部表现为额前突、上颌骨发育不全、下颌前突、反咬合、牙齿排列不齐等（图20-7）。CT扫描显示双侧眼球突出、眼眶浅、上颌骨发育不全、视神经管狭窄等。部分患者智力、听力低下。由于畸形程度不同，临床表现也不尽一致。若有颅内高压，需行颅减压术，颌面畸形需颌面外科处理，合并青光眼时应及时作手术治疗。

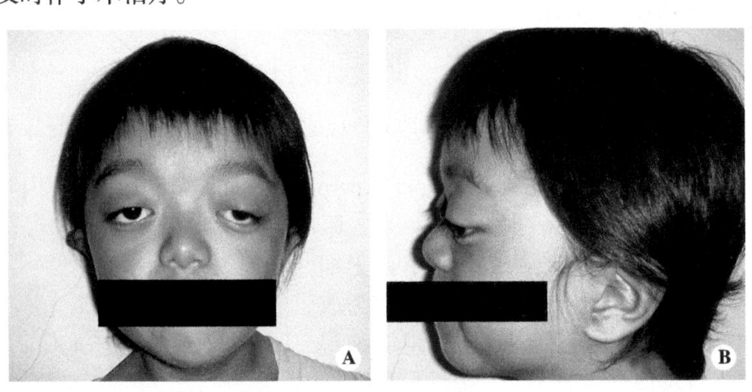

图20-7　颅面骨发育不全

A.正面观，两眼距离过远，外斜视；B.侧面观：眼球突出，下颌前突

（由上海市第九人民医院罗敏医师提供）

二、眶距增宽症

眶距增宽症（orbital hypertelorism）为胚胎期颅面骨性发育不良导致两侧眼眶向正中靠拢不足所致的先天性畸形，又名格雷格头多指/趾综合征，为特发性或家族性疾病。临床表现为双眼过度分开，眶距多在38mm以上，鼻梁宽而平，外斜视，因视神经管狭窄而致视神经萎缩、视力下降，可有眼球运动受限，还可有颅骨畸形、智力迟钝、听力障碍及其他先天异常。需与假性眶距增宽症相鉴别，后者为鼻眶部骨折、内眦韧带断裂所致，CT扫描有助于排除儿童期占位性眶距增宽。出生后3～6个月可做眶距增宽矫正术。

笔记栏

【思考题】

1. 简述眼眶的4个间隙的解剖结构。

2. 一个眼球突出的患者，如何进行检查和诊断?

3. 甲状腺相关性免疫眼眶病分为哪两种类型?两者的临床表现有何不同?

4. 眶蜂窝织炎的临床表现及治疗原则是什么?

5. 眼眶炎性假瘤的CT分型有哪些?

（陈　辉）

第二十一章　眼　肿　瘤

【学习要点】

1. 掌握眼睑常见的三种恶性肿瘤的临床特点；脉络膜血管瘤和脉络膜恶性黑色素瘤的临床特点。
2. 了解结膜良恶性肿瘤、角膜肿瘤的诊断；掌握视网膜母细胞瘤的临床表现、诊断、治疗。
3. 了解常见眼眶肿瘤的诊断。

肿瘤是严重危害人体健康的多发病、常见病，眼组织中除晶状体外都可以发生肿瘤。眼部肿瘤具有不同于其他眼病、其他部位肿瘤的特点：①眼部肿瘤可以导致失明，其中恶性肿瘤可以经血行、淋巴途经向全身转移而致命，所以我们在诊断眼部肿瘤时应争取早期发现、早期诊断和早期治疗，同时还要注意对患者全身情况的检查，在治疗时应在保护患者生命的前提下尽量保存其视力与外观；②眼部与邻近组织关系紧密，所以眼眶肿瘤与鼻旁窦及颅脑的病变可以相互影响并产生复杂的临床表现，因此，诊治眼部肿瘤时要特别注意观察周围组织的结构与异常；③辅助检查的仪器、设备可以帮助诊断眼部肿瘤，如超声波、X 线、CT、MRI 等，眼底荧光血管造影可以帮助诊断视网膜和脉络膜肿瘤，UBM 可以帮助检查睫状体占位等；④手术仍然是治疗眼部肿瘤的重要手段，放射治疗、化学药物治疗、免疫治疗也是部分肿瘤治疗的有效方法，此外，眼内肿瘤还可以采用激光光凝、冷冻、光动力学、经瞳孔温热等方法治疗。

第一节　眼睑肿瘤

一、眼睑良性肿瘤

（一）鳞状细胞乳头状瘤

鳞状细胞乳头状瘤（squamous cell papilloma）是眼睑最常见的良性肿瘤，发生于眼睑皮肤，好发部位为睑缘。

【临床表现】　表面呈乳头状，大小多为数毫米，病变与邻近皮肤颜色相似（图 21-1）。组织病理学检查为增生的鳞状上皮覆盖血管纤维结缔组织，呈指头状突起。

【治疗】　单纯手术切除，切除不彻底者可复发，复发后可再次手术切除，切下组织送病理学检查以确定病变性质。

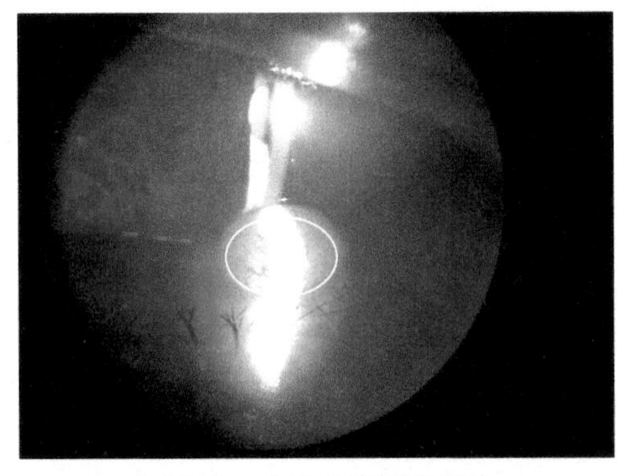

图 21-1　左下睑缘鳞状细胞乳头状瘤（白圈内）

（二）血管瘤

眼睑血管瘤（hemangioma of eyelid）为眼睑常见的良性肿瘤之一，多数为先天性，可单发或多发，多在青春期后逐渐增大。常见的有以下几种类型：

1. 毛细血管瘤　最常见，由增生的毛细血管和内皮细胞组成（图 21-2），于出生后 3 ～ 12 个月迅速增生而后趋于稳定，至 5 ～ 7 岁时常自行退缩。表现为暗红色或鲜红色的斑块或扁平隆起，位置较浅，多在真皮内；皮肤表面粗糙呈乳头状突起者，有草莓痣之称。因毛细血管瘤有自行退缩可能，可以观察一段时间，一般到 5 岁后再治疗。若患者眼部无明显合并症可不予治疗。如有治疗适应证，可以向瘤体内注射糖皮质激素，无效时采用冷冻、表浅或中电压放射治疗或手术切除。

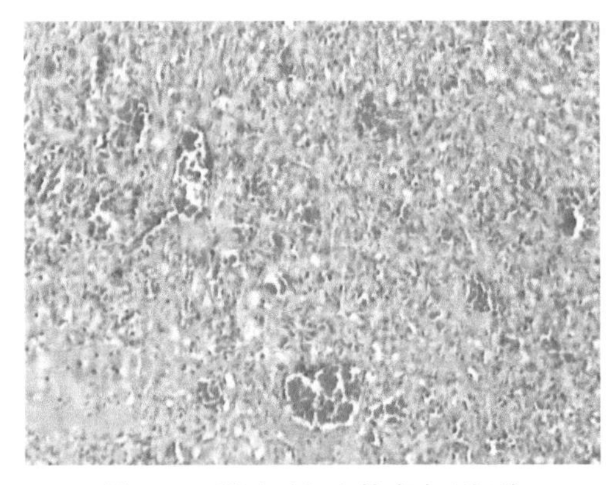

图 21-2　眼睑毛细血管瘤病理切片

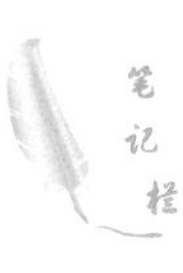

2. 火焰痣 又称葡萄酒色痣，呈紫色，由扩张的窦状血管组成。沿三叉神经分布的火焰痣又称为焰色痣，表现为额部、眼睑或伴同侧面部皮肤的毛细血管扩张，可伴同侧青光眼，脉络膜血管瘤或脑膜血管瘤，称 Sturge-Weber 综合征。为美观，可以考虑激光或手术切除。

3. 海绵状血管瘤 表现为紫红色局限性隆起，质地柔软而略具弹性，触之有搏动感且有压缩性，低头或哭泣时肿瘤可增大且颜色加深，肿瘤边界不清。病变位置较深，多在皮下，由大小不等和形状不规则的血窦所形成，血管瘤进行性发展可以影响视功能，需手术切除。有的海绵状血管瘤可在幼年时期由于瘤内血栓形成或炎症后纤维化而日渐萎缩。

（三）色素痣

眼睑色素痣（pigmented nevus of eyelid）是由眼睑皮下组织内含有的大量色素细胞集结引起（图 21-3），多起源于神经外胚叶。大多与生俱有，婴儿及少年时期生长迅速，成年后静止，少数病例可在青春期出现，出现于中年者则多为具有产生黑色素能力的基底细胞增生的结果，可为癌前病变。

【临床表现】 痣的上面多有毛发生长，进展缓慢，如突然加速生长，应警惕癌变的可能。发生于睑缘的色素痣（图 21-4）以内眦部为多，大小不一，色泽可淡可浓，一般无自觉症状，有些碍于美观，要求手术，以交界痣为常见。

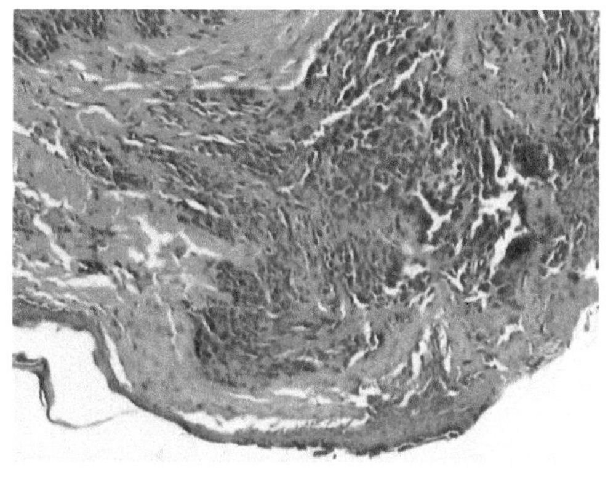

图 21-3 色素痣的病理切片

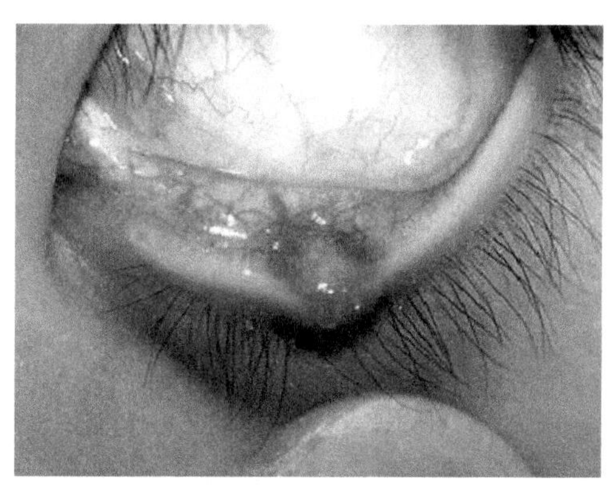

图 21-4 左下睑缘色素痣

根据组织学特点可将其分为：①皮内痣，又称静止痣，痣细胞位于真皮内繁殖，为静止性，不恶变，多见于成年人；②交界痣，又称活动痣，痣细胞集结于基底细胞层和真皮交界处时，有较大生长能力，有转变为恶性黑色素瘤的潜在可能；③复合痣，又称混合痣，为皮内痣与交界痣同时存在的混合型，有一定恶变倾向；④分裂痣，位于上、下睑毗邻处的两个痣，闭合眼睑时合为一个者称为分裂痣（图 21-5）。眼睑皮肤上出现扁平或隆起的肿块，淡棕色或深黑色，面积较小，一般静止。此痣在胚胎时期，上、下睑尚未分开之前即已形成。

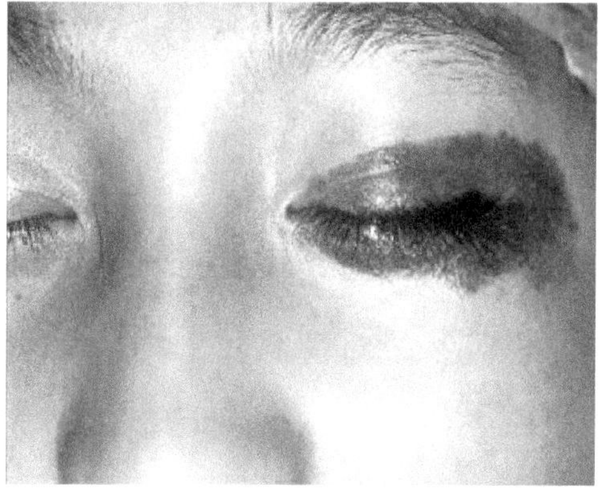

图 21-5 左眼睑分裂痣

【治疗】 色素痣如无迅速增大、变黑以及破溃出血等恶变征象，可不必治疗；迅速增大，怀疑恶变者，宜手术切除，切下的标本送组织病理学检查。

（四）黄色瘤

【临床表现】 黄色瘤（xanthoma）常见于老年人，可发生于血脂过高、高血压、糖尿病或心血管病患者。多发生在上睑或下睑内侧，以上睑多见。表现为柔软的、淡黄或黄色丘疹或斑块，稍隆起，表面平滑，与周围正常皮肤的境界清楚，大小为 2 ～ 15mm，生长缓慢，单个或多个，可逐渐融合成片（图 21-6，图 21-7）。除眼部皮损外，在身体他处亦可找到类似病灶，可多至数块。组织病理学检查为皮下或真皮内环绕血管及皮肤附件周围的大片组织细胞，细胞质充满脂肪。

笔记栏

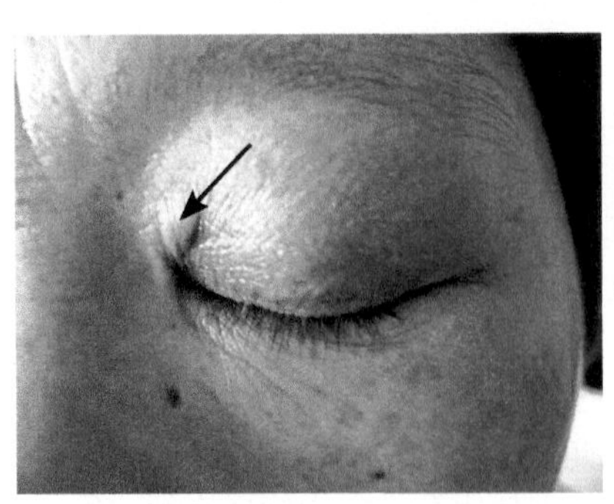

图 21-6 黄色瘤（单个，箭头所示）

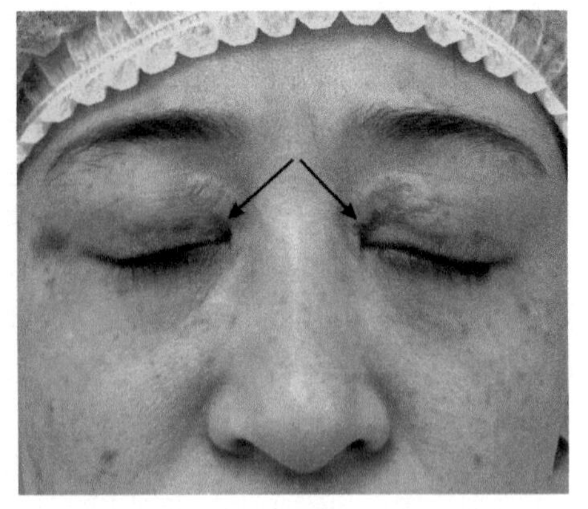

图 21-7 黄色瘤（多个，箭头所示）

【治疗】 为美容可以手术切除，否则不必治疗。切除后有复发的可能。

二、眼睑恶性肿瘤

（一）基底细胞癌

基底细胞癌（basal cell carcinoma，BCC）是眼睑最常见的恶性肿瘤，占所有眼睑恶性上皮肿瘤的 85% ～ 95%，以下睑（50%）和内眦部（21.2%）较多见。多见于中老年人，男性多于女性。发展缓慢，很少发生转移。如发生转移，最常转移至肺、骨、淋巴结、肝、脾和肾上腺。

【临床表现】 病变初起时，呈针头或黄豆大小的微隆起的半透明结节，后逐渐增大，日久中央部形成一浅在性的溃疡。溃疡表面的分泌物开始是稀薄的浆液，后为血性。溃疡基底坚硬、粗糙不平，由癌组织的坏死部分及肉芽组织所构成，表面有棕色痂皮，除去痂皮容易出血，溃疡边缘变性隆起，呈卷曲状，常有色素，参差不齐如蚕食状，故又有蚕蚀性溃疡之称（图 21-8）。溃疡周围的皮肤发光变红，为癌肿向皮下组织浸润扩展的征象，若继续发展，则表面皮肤溃疡穿破。晚期患者其眼睑、结膜及眶内组织可被破坏，甚至向鼻窦或颅内发展。基底细胞癌起源于表皮基底层的原始多能上皮生发细胞，癌细胞类似基底细胞，呈卵圆形或梭形，核深染，胞质少（图 21-9）。

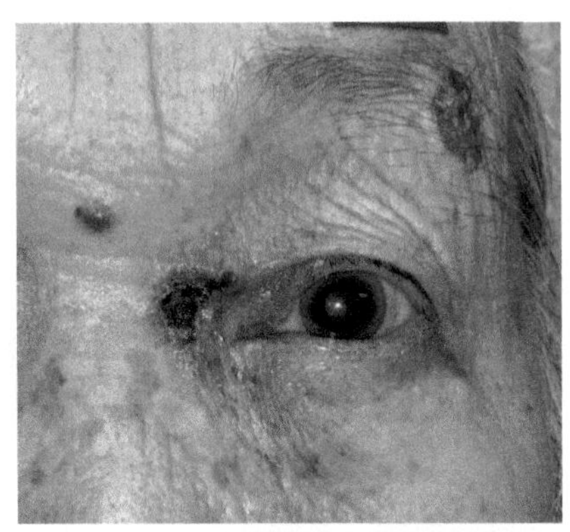

图 21-8 左眼内眦部基底细胞癌

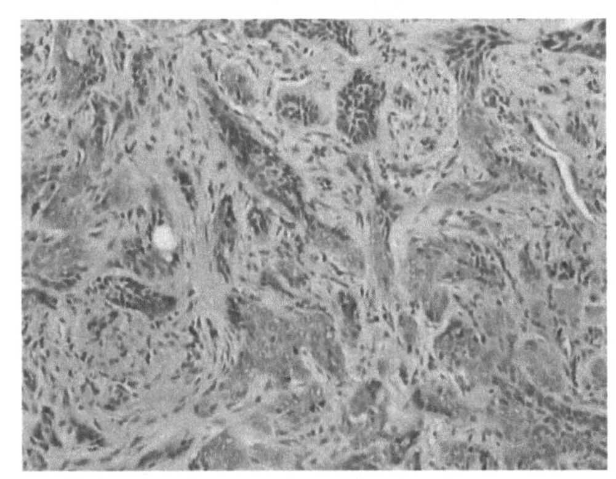

图 21-9 眼睑基底细胞癌的病理切片

【治疗】 肿瘤直径低于 6mm，病理分型为结节型和浅表型，边界清楚的且未行放疗的原发病灶，4mm 的手术切缘将使 5 年治愈率达到 95%；而直径大于 6mm，病理分型为硬斑病样型、硬化型或混合浸润型，或者已行放射治疗的患者，Mohs 显微外科手术或者术中冷冻控制手术切缘将是更有效的治疗方式。基底细胞癌对 X 线，镭或钴放疗敏感，但多限于难以耐受手术的患者，以及肿瘤范围广、预期寿命有限的老年患者。

（二）鳞状细胞癌

鳞状细胞癌（squamous cell carcinoma，SCC）发病率较低，约占眼睑恶性肿瘤的 2.4%。发展较快，恶性程度高。多见于老年男性，好发于睑缘皮肤与黏膜移行处。

【临床表现】 病变初起时，为局限性隆起的小硬结节，可为疣样、乳头状或粗糙角化斑状，肿瘤生长到一定时期后，上皮脱落发生皲裂或结痂，最终则形成溃疡。临床上分为两种类型，①乳头状或菜花状肿块：主要向表面发展，长成巨大肿块，表面呈乳头状，基底宽阔，可合并溃破感染，

发展迅速，高度发展时可形成菜花状肿块，质脆，易破溃出血，散发奇臭；②溃疡型：溃疡边缘隆起，参差不齐，较饱满或外翻，基底高低不平，向深部发展时，呈火山口状外观，晚期病变向眼深部扩展，破坏眼球及眼眶组织，以至蔓延到颅腔。无论哪一型，早期即可引起耳前或颌下淋巴结和全身性转移。眼睑鳞状细胞癌属侵袭性癌，癌细胞向下生长至真皮内，呈不规则的上皮细胞团块，癌细胞根据其分化程度而形态各异。肿瘤表面大于2mm，浸润深度大于6mm，侵犯皮下脂肪、神经纤维或伴免疫抑制等将被视为高风险鳞状细胞癌。

【治疗】 是否有潜在复发和区域转移或远处转移的风险是决定具体治疗方案的最重要因素。对于临床特征风险较低的患者，主要治疗包括手术切除、冷冻疗法和放疗。年龄较大或者机体条件不适于手术者可考虑放疗。原位鳞状细胞癌还可考虑局部化疗，包括光动力疗法（PDT），或者使用5-氟尿嘧啶（5-FU）或咪喹莫特。对于小于2mm的低风险鳞状细胞癌，手术切除范围应超出临床上所见边缘4～6mm。对于高风险鳞状细胞癌，Mohs显微外科手术、全部组织边缘评估的外科切除术并辅以术后放疗将更为合适。

（三）皮脂腺癌

皮脂腺癌（sebaceous gland carcinoma）最常发生于睑板腺，也可发生于近睑缘毛囊周围的Zeis腺。发病率仅次于基底细胞癌，占眼睑恶性肿瘤的第二位。患者多为高龄女性，以上睑较多见。多数病例发展缓慢，少数病例发展较快，早期转移率高。

【临床表现】 患者多无自觉症状，偶尔发现眼睑有肿块而就医。病变早期仅在睑板内有一边缘清楚的、小的无痛性硬结，表面皮肤完整，病变相应部位的结膜变粗糙，并有黄白色斑点，形状类似睑板腺囊肿，应注意鉴别（图21-10）。肿块逐渐增大，可在眼睑皮下触到分叶状硬块。眼睑高度肥厚变形，但皮肤和结膜仍完整。少数病例睑缘增厚、溃烂，临床酷似睑缘炎或结膜炎。病变晚期肿块高度肿大，可致上睑下垂，肿块可向皮肤或结膜面溃破，露出黄白色的癌组织，呈结节状，如向眶内发展，则引起眼球突出和运动障碍。可转移到耳前淋巴结或颌下淋巴结，少数转移到颈部淋巴结，亦可经血液转移至肺、肝、纵隔等处。根据分化程度不同，癌细胞形态不同。

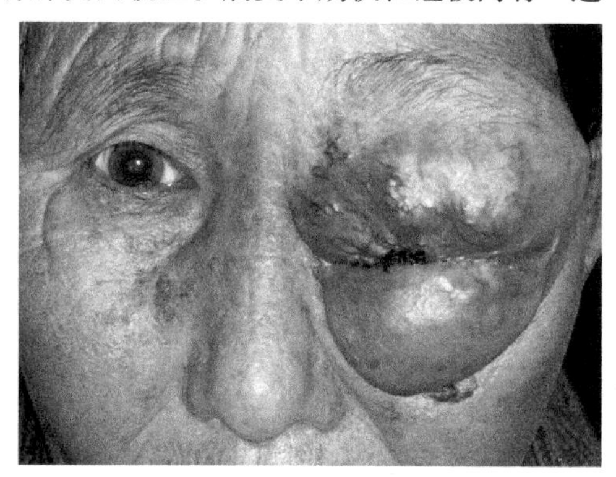

图21-10 左眼上下睑板腺癌

【治疗】 眼睑皮脂腺癌恶性程度高，侵袭性强，易复发，治疗棘手，对放疗和化疗均不敏感，其预后与肿瘤的大小、生长时间及肿瘤细胞的分化程度有关。放射治疗应仅用于年龄较大或者机体条件不适于手术者，或者在未能明确手术切缘具体情况时作为术后辅助治疗。以术中冷冻证实的阴性手术切缘的广泛局部切除或Mohs显微外科手术是确实有效的手术方式。对中老年人发生的眼睑结节或非典型睑缘结膜炎，应及时切除活检，尤其对切除后复发者更应警惕。

（四）恶性黑色素瘤

恶性黑色素瘤（malignant melanoma）是一种发展迅速，易广泛转移的眼睑高度恶性肿瘤。此瘤可原发于眼睑与结膜，亦可由黑痣恶变而来，约占眼睑全部恶性肿瘤的1%，却在由眼睑恶性肿瘤引起的死亡中约占2/3。多发生于老年人，女性略多于男性。黑色素瘤家族史及5个以上皮肤非典型痣被视为高危险因素。

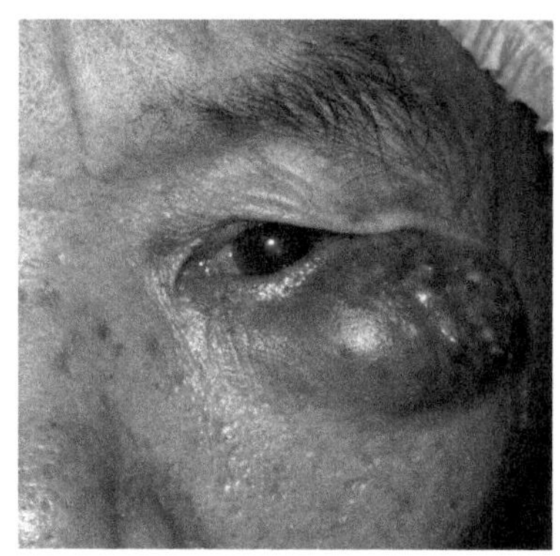

图21-11 眼睑恶性黑色素瘤

【临床表现】 病变多位于睑缘部、内外眦部。早期外观上似色素痣，呈大小和高低不等的黑色素结节（图21-11），以后形成溃疡，基底不平，富有新生血管，触之易出血，伴炎症（红、痛等）。也可在短期内迅速长大成为巨大肿块或菜花样，突出于睑裂之外。病程长短不一，有的多年不变；有的发展缓慢，经过多次手术复发后，发生局部淋巴结转移；有的肿瘤发展很快，短期内有局部淋巴结或脏器（肝、肺等）转移。此瘤恶性程度极高。恶性黑色素瘤起源于表皮的黑色素细胞，瘤细胞类似良性痣细胞，但异形性明显。

【治疗】 对疑为恶性黑色素瘤的患者，局部切除活检不是恰当的选择。对于厚度≤1mm的黑色素瘤，切除范围包括病灶边缘约 1cm 的正常组织；对于厚度＞ 1mm 的黑色素瘤，则切除范围包括病灶边缘约 2cm 的正常组织；对于更厚的瘤体，因尚无确切证据表明更宽的切缘能降低局部复发率或提高总生存率，不建议切除边界大于病灶边缘 2cm，切下标本送病理科作冷冻切片检查，了解边缘有无残存癌组织，以便决定是否进一步切除。若肿瘤已侵犯眼球，应行眶内容摘除术；如附近淋巴结有肿大，则加施淋巴结清扫术；若解剖结构限制，尽管切缘或者近切缘阳性，且进一步再切除被认为难以完成，放疗也可被视为有效的补充治疗手段。

第二节　结膜肿瘤

一、色　素　痣

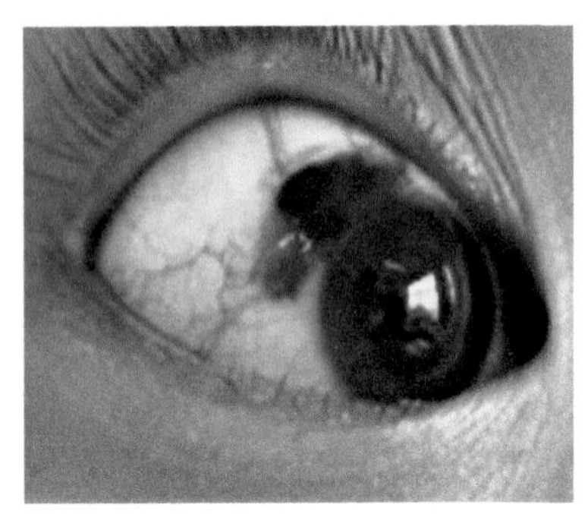

图 21-12　右眼结膜色素痣

色素细胞痣（melanocytic nevus）是结膜最常见的肿瘤，属于结膜的黑色素细胞增生性病变。

【临床表现】　大多数结膜色素细胞痣好发于角膜缘及睑裂部结膜，也可发生于泪阜、睫毛根部及睑缘，较少发生于睑结膜或穹隆。通常表现为边界清楚、扁平状或稍隆起的局限性色素斑块，一般呈深棕色或黑色，表面光滑（图 21-12）。本病生长缓慢，多无不适。但妇女妊娠或青春发育期时增大较快，颜色亦加深。

【治疗】　一般主张定期随访观察，如果色素痣生长较快、表面粗糙、颜色加深或有血管长入时，应予切除并送病理检查以除外恶性黑色素瘤。

二、皮样脂肪瘤

结膜皮样脂肪瘤（conjunctival dermolipoma）多见于颞上象限近外眦部球结膜下，病理上为皮肤样结构，内含脂肪组织、胶原结缔组织，个别病例含有软骨或泪腺小叶。

【临床表现】　位于球结膜下，因含有大量脂肪故瘤体呈黄色，质地较软，表面光滑，呈纺锤状或分叶状，常见有毛发。有的瘤体可以伸延到眶内，界线不清。

【治疗】　由于皮样脂肪瘤常被眼睑遮盖，一般不需切除。如影响美容，可行部分切除。切除时注意勿损伤外直肌和泪腺，勿切除过多眶内脂肪，以免引起眶内出血、睑球粘连、复视等并发症。

三、结膜血管瘤

结膜血管瘤（conjunctival angioma）多为先天性，出生时或出生不久后出现。

【临床表现】　外观表现为孤立的、局限性的或弥漫性毛细血管瘤，也可伴发眼睑或眼眶毛细血管瘤或海绵状血管瘤。患者可能出现反复结膜下出血，裂隙灯下检查可见孤立的或团块状血管瘤。

【治疗】　定期随访观察，如果血管瘤生长较快，可以行局部皮质类固醇、激光光凝或放射治疗。

四、恶性黑色素瘤

结膜恶性黑色素瘤（malignant melanoma of conjunctiva）多发生于成年人。原发性结膜恶性黑色素瘤，可在正常结膜自然发生，也可起源于结膜色素痣或获得性结膜黑变病，部分来源不清。继发性结膜恶性黑色素瘤，主要是眼内或眼睑的恶性黑色素瘤局部侵犯所致。

【临床表现】　病变表面粗糙不平，周围可见卫星灶及大量的新生血管，呈隆起的分叶或结节状。临床上有的表现为多发性、多灶性损害；有的病变位于结膜下，与巩膜紧贴，但易于分离，多数为表浅肿瘤切除不彻底而复发所致。肿瘤可蔓延至角膜，穿入眼球内者罕见，多发生在晚期。结膜有丰富的淋巴组织，所以有时虽然肿瘤比较小，但也有可能扩展到淋巴结。如未得到及时治疗，肿瘤将经血管和淋巴管转移到肝、脑、脊髓而使患者死亡。瘤细胞类似于痣细胞，但异形性明显，大多由梭形细胞和上皮样细胞组成。

【治疗】　对怀疑为恶性黑色素瘤的病灶应完整切除送病理检查明确诊断。确诊后按下述原则处理：①术中冷冻病理检查切缘干净无肿瘤细胞；②不再做补充治疗；③定期随访。切缘残留可疑肿瘤细胞浸润者，在显微镜下对可疑范围做冷冻治疗。结膜广泛受累的病例，眼球摘除没有治疗意义。眶内容摘除术适用于眼内及眶内已被肿瘤累及或治疗后复发的病例。

笔记栏

第三节 角膜肿瘤

一、皮 样 瘤

角膜皮样瘤（corneal dermoid）为先天性的跨越角膜缘部的一种纤维脂肪瘤。单眼或双眼发病，戈尔登哈尔（Goldenhar）综合征可伴发副耳、上睑缺损，或眼部其他异常。

【临床表现】 肿瘤多发于颞下方角巩膜缘（图 21-13）。幼时瘤体小而局限，呈灰黄或粉红色隆起，外表色如皮肤。如表面有毛发生长，患儿可出现眼部刺激症状。肿瘤随年龄增长，常侵犯瞳孔区而影响视力。病理学检查其表层为复层鳞状上皮所构成的表皮，内由脂肪、纤维样组织构成，可以含有毛囊、毛发和皮脂腺（图 21-14）。

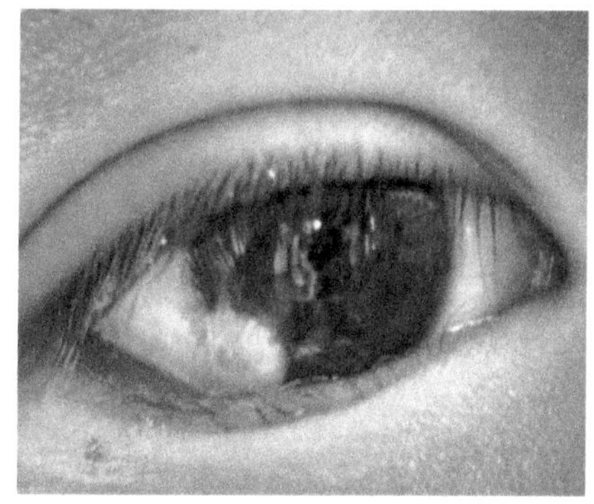
图 21-13 右眼角膜皮样瘤

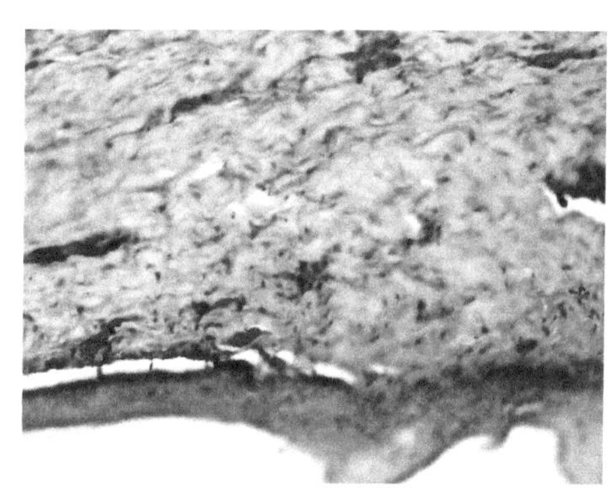
图 21-14 角膜皮样瘤的病理切片

【治疗】 根据角膜皮样瘤的范围、深浅和位置选择不同的手术方式，可以采用单纯手术切除或联合板层角巩膜移植术。

二、原 位 癌

角膜原位癌（corneal carcinoma in situ），亦称 Bowen 病。以中老年男性多见，单眼发病，病程缓慢，常发生于睑裂区的角膜缘。

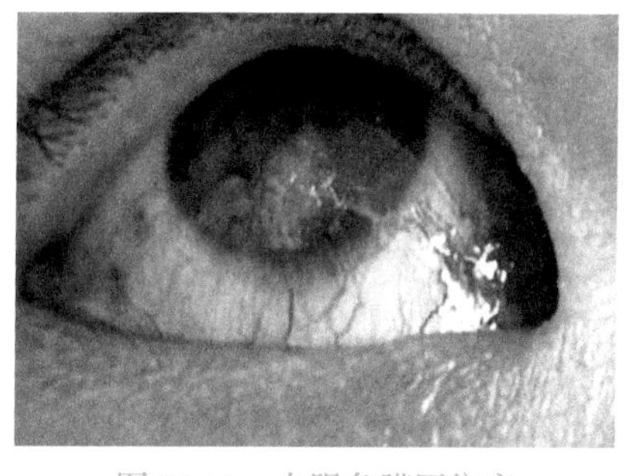
图 21-15 右眼角膜原位癌

【临床表现】 角膜缘处缓慢生长的半透明或胶冻状、轻微隆起的新生物，呈粉红色或霜白色，周围有炎症反应和新生血管伸入。有血管时呈红色胶样扁平隆起，界线清楚。侵犯的范围取决于病程的早晚和有无复发。早期发现者病变仅局限在角结膜交界处，而迁延日久者则见肿瘤呈弥漫性生长，多向角膜内而不向球结膜扩展（图 21-15）。病变过程极不一致，有的若干年仍局限于上皮内，有的突破基底膜向深部发展。病理检查肿瘤部位上皮细胞呈一致性高度增生，棘细胞大小不等，异形性明显，但不突破基底膜。

【治疗】 手术切除。切除范围可在病变边界以外 2mm，以尽可能减少对视功能的损害。对于早期病例，彻底切除肿瘤、行板层角膜移植术，疗效较可靠；若癌变范围较广，可酌情行眼球摘除或眶内容摘除术。

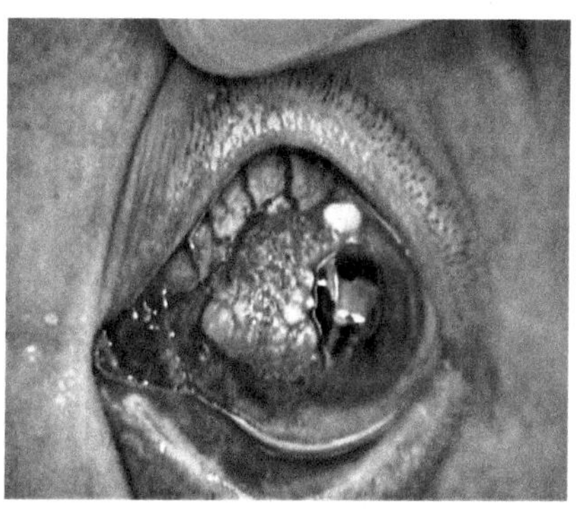
图 21-16 左眼角结膜鳞状细胞癌

三、鳞状细胞癌

角膜鳞状细胞癌（corneal squamous cell carcinoma）多见于 50 ～ 70 岁的中老年男性。好发于睑裂部角膜缘部位，以颞侧最为常见。

【临床表现】 初时肿瘤为灰白色结节，呈胶冻样隆起，基底宽而富有血管，逐渐向角膜内伸展变为胬肉样，呈红色，偶尔沿角膜缘生长而呈新月状（图 21-16），或向深部侵及施莱姆管，并由此经巩膜小梁而侵入眼内，极少数病例甚至穿破眼球侵犯眼眶组织。淋巴结转移者少见。

笔记栏

【治疗】 广泛的结膜和角膜浅层切除，必要时行板层角膜移植术，辅以冷冻治疗。中晚期病例侵及眼内或眶内组织者，可考虑行眼球摘除或眶内容摘除术。有淋巴结转移者，术后可加用化疗。

第四节 葡萄膜肿瘤

一、虹膜睫状体囊肿

虹膜囊肿（iris cyst）根据病因可以分为原发性虹膜囊肿或继发性虹膜囊肿。原发性虹膜囊肿起源于虹膜的神经上皮，即虹膜的两层色素上皮；继发性虹膜囊肿以植入性囊肿最为多见，多为眼内手术或眼球穿通伤后，结膜或角膜上皮通过伤口进入前房，种植于虹膜并不断增生所致，也可有炎症渗出性和寄生虫性等。

【临床表现】 原发性虹膜囊肿，长于瞳孔缘者，可见单个或数个色素小绒球，长于虹膜中间部的，可将虹膜推向前方，使局部虹膜呈现表面光滑的隆起。虹膜与睫状体连接部是囊肿的最好发部位，可致虹膜前移，多个或囊肿较大时，可能导致前房角关闭发生继发性青光眼。继发性虹膜囊肿，多见于虹膜中周或周边，多为单个透明囊肿，亦可有少数色素，需与黑色素瘤相鉴别（图 21-17）。囊肿与角膜内皮接触可导致角膜混浊，大囊肿可占据前房，堵塞前房角引起青光眼。UBM 检查表现为边界清晰的圆形或椭圆形囊样病变，内部为无回声区（图 21-18）。

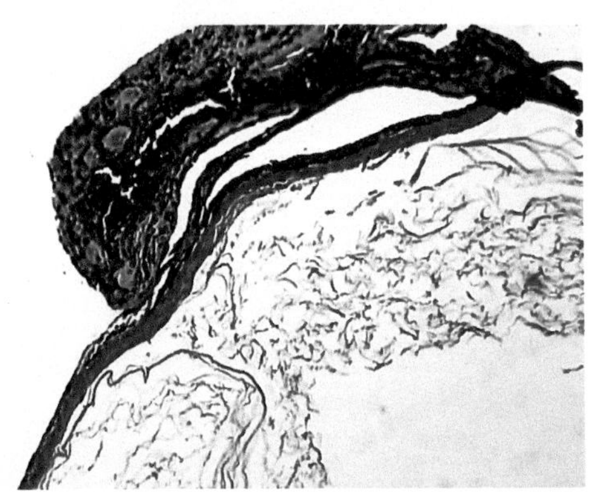

图 21-17 虹膜囊肿的病理切片

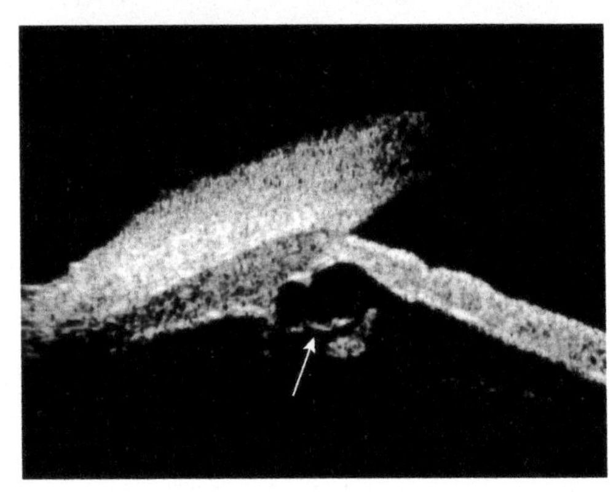

图 21-18 虹膜囊肿 UBM 检查表现

【治疗】 绝大多数原发性囊肿为静止性，仅需随访观察，无须治疗；继发性囊肿，小而薄的虹膜囊肿可采用激光治疗，较大囊肿可以采用囊肿抽吸联合包括囊肿在内的扇形或全部虹膜切除。如发生继发性青光眼，应同时予以抗青光眼药物或手术治疗。

二、虹膜黑色素瘤

虹膜黑色素瘤（iris melanoma）是一类发生于虹膜基质内黑色素细胞的恶性肿瘤。较为少见，好发于白色人种，无明显性别差异，双眼发病者极少。

【临床表现】 一般多无症状，多数是无意中发现虹膜颜色改变或虹膜上有黑点而就诊。部分患者晚期因肿瘤坏死而继发前葡萄膜炎或前房积血、继发性青光眼而出现眼红、眼痛等症状。

根据肿瘤生长的方式，分为局限性和弥漫性两种类型：

1. 局限性虹膜黑色素瘤 最多见，可发生于虹膜任何部分，但好发于下方虹膜，表现为界线清楚、形状不规则的黑色素性肿物，色素分布不均匀，瘤体表面光滑或粗糙，瘤体表面和周围可有较明显的新生血管。瘤体直径一般＞ 3mm，厚度＞ 1mm，有明显的生长倾向。虹膜的小恶性黑色素瘤在临床上与良性虹膜痣和其他类似的虹膜病变难以鉴别，如果虹膜出现广泛的色素上皮外翻、显著的血管化、肿块进展性生长，则提示为恶性肿瘤。

2. 弥漫性虹膜黑色素瘤 比较少见，表现为虹膜弥漫性增厚呈皮革样外观或互相融合的多灶性黑色素性肿物，有的在虹膜表面呈“卫星状”肿瘤结节或种植性生长。大多患眼伴有虹膜色泽逐渐变深、虹膜表面隐窝消失和继发性青光眼。

UBM 检查对诊断虹膜黑色素瘤尤为重要，可清晰地显示病变的形态及范围，病变处可出现虹膜形态改变，局部增厚呈梭形或半球形，边界清晰，内回声较均匀，同时 UBM 检查可了解睫状体是否受累。

【治疗】 对诊断明确的局限性虹膜黑色素瘤，可以采取包括肿瘤在内的虹膜切除，术后定期

笔记栏

随访观察。当肿瘤累及虹膜 1/4 范围且有药物无法控制的青光眼时，可考虑行眼球摘除。

三、睫状体黑色素瘤

睫状体黑色素瘤（ciliary body melanoma）是指来源于睫状体基质内的黑色素细胞的恶性黑色素瘤。由于部位隐蔽，多在较大或侵犯虹膜、角巩膜时才被发现。

【临床表现】 早期瘤体较小，部位隐蔽，难以发现。多数病例需在散瞳后检查，见睫状体区半球形、近似球形的棕色或棕黑色实性肿物，可突向虹膜根部或前房内，表现为虹膜根部向前隆起，虹膜纹理不清，虹膜表面有分布不均匀的黑色素斑点，前房变浅或眼压增高；肿瘤侵犯前房角，可出现前房积血；肿瘤压在晶状体上可引起晶状体脱位、晶状体性散光和白内障。肿瘤内有丰富的新生血管，部分病例邻近的巩膜有“哨兵样”血管，巩膜透照试验示瘤体不透光。有些病例在前房角或晶状体周围有黑色素沉着或飘浮的黑色素颗粒。当瘤体较大、遮挡瞳孔区或伴有继发性视网膜脱离时可引起视力减退或丧失。极少数病例呈弥漫性生长，表现为整个睫状体区弥漫性不规则增厚，称为环状黑色素瘤。

【诊断】 CT 检查可显示较大的睫状体黑色素瘤，表现为病变部位高密度影，并能显示病灶的空间位置、大小形态和密度。B 型超声波可以显示肿瘤的内部结构。眼底荧光血管造影或彩色超声多普勒成像（colour Doppler imaging，CDI）可显示瘤体内有丰富的血供。UBM 检查显示肿瘤呈低至中等回声图像，能较详细显示肿瘤的基底、大小形态、内部情况及其与周围结构的相互关系，也有助于手术设计和肿瘤的完全切除。

【治疗】 凡无玻璃体腔种植、睫状体肿瘤＜ 4 个或 5 个钟点，肿瘤直径＜ 16mm，全身情况良好，无眼部及全身转移，尚有部分视力者，可选择睫状体局部切除术，必要时联合玻璃体视网膜手术，以利于肿瘤的精确定位和完整切除，减少手术并发症，提高手术成功率。门诊定期随访。肿瘤生长较快出现并发症者，可以行眼球摘除术。

四、脉络膜色素痣

脉络膜色素痣（choroidal nevus）是由良性细胞形态的黑色素细胞组成的脉络膜肿物，属于良性黑色素细胞病变。

【临床表现】 一般无自觉症状，位于黄斑部附近的脉络膜色素痣如渗液时可伴有轻度的视物模糊或视物变形。脉络膜色素痣多发生于眼球后极部，表现为扁平状、圆形或椭圆形的棕色斑块，界限比较清楚或边缘不规则，直径一般小于 3mm，个别病例可达 10 mm 左右。有些可轻度隆起，但其厚度一般不超过 2mm。有些色素痣的黑色素分布不均匀，或可伴有局部视网膜色素上皮变性、玻璃疣、橘黄色色素沉着或轻度浆液渗出性视网膜脱离。有的色素痣周围可以围有一个黄色的、不规则的晕环，称为晕轮痣。

【治疗】 脉络膜色素痣一般无须治疗。有些不典型、体积较大或诊断不明确的需定期随访，观察病变的发展变化。

五、脉络膜血管瘤

脉络膜血管瘤（choroidal angioma）为位于脉络膜的良性、血管性、错构瘤性病变。病理结构可分为三型：一为毛细血管型，由毛细血管及疏松结缔组织组成；二为海绵窦型，由管径较大的血管组成，含有少量结缔组织；三为混合型。

【临床表现】 按临床表现可以分为孤立性和弥漫性两类。

1. 孤立性脉络膜血管瘤 发育不良的先天血管形成，临床症状多见于 20 ～ 40 岁青壮年，多为单眼发病，双眼发病少见。瘤体发展缓慢，前期无渗出时患者无临床表现，随病程进展，根据渗出量的不同，表现为视力减退、视物变形甚至失明。肿瘤最常见于视盘周围或黄斑部，典型的表现为圆形或椭圆形、扁平状或轻度隆起的、橘红色脉络膜肿物（图 21-19），表面可有散在的黑色素颗粒沉着，周围往往出现继发性浆液性视网膜脱

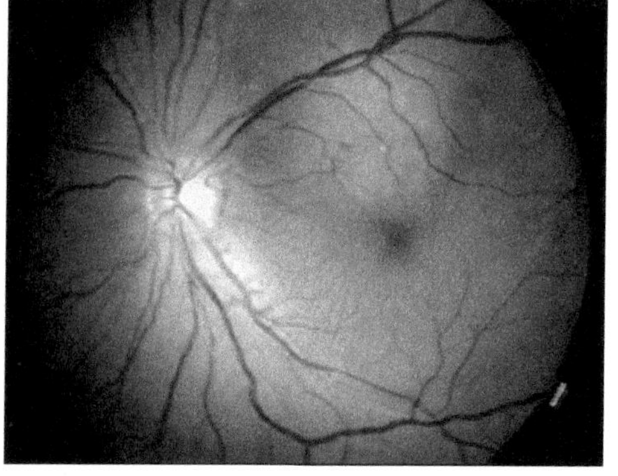

图 21-19 孤立性脉络膜血管瘤眼底表现

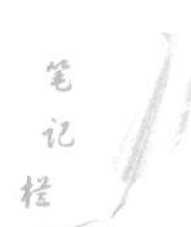

离。B超显示脉络膜实性占位病变，回声与正常脉络膜组织回声一致。MRI检查，T_1WI上的中高信号，T_2WI上的高信号，增强后病灶呈明显强化，边界清楚，信号均匀。CDI可以显示肿瘤内呈“血管池”样充满或弥漫星点分布的丰富血流。FFA早期显示脉络膜血管形态的强荧光，后期荧光素渗漏，ICGA显示早期荧光充盈，后期有“洗净”线性。孤立性脉络膜血管瘤的治疗主要根据患眼临床症状和是否存在继发性视网膜脱离，可采用光凝治疗、经瞳孔温热疗法、光动力疗法或冷冻治疗。

2. 弥漫性脉络膜血管瘤 90%为单眼发病，大多数伴有同侧面部血管瘤。肿瘤多位于眼底后极部，表现为脉络膜弥漫性增厚，橘红色或番茄色，边界不清。有些可伴有表层巩膜或结膜血管扩张、继发性青光眼、继发性白内障。弥漫性脉络膜血管瘤的治疗比较困难，瘤体轻度隆起、无明显并发症者，可以定期随访观察，如视网膜脱离范围广泛可手术治疗。

六、脉络膜黑色素瘤

脉络膜黑色素瘤（choroidal melanoma）是成年人最常见的原发性眼内恶性肿瘤，多见于50～60岁，常为单侧性，儿童罕见。主要起源于葡萄膜组织内的色素细胞和痣细胞。恶性程度高，易经血液转移。

【临床表现】 典型的脉络膜黑色素瘤是一灰黑色或棕色、隆起、穹隆样的视网膜下肿块，亦有肿瘤呈弥漫性生长，肿瘤内色素从无色素到深棕色程度不一。好发于后极部，可出现视力减退、视物变形、视野缺损、中心暗点、进行性远视或眼内飘浮物。在肿瘤表面的视网膜色素上皮层平面上常出现橘红色色素簇，一旦穿破Bruch膜，肿瘤在视网膜下腔内迅速扩大，形成蘑菇状外观，头大、颈狭、底宽，血管丰富，有时可伴视网膜下出血或玻璃体积血；少数穿破视网膜，则肿瘤裸露在玻璃体腔中。瘤体较大者可以伴有广泛视网膜脱离，也可以使晶状体-虹膜隔向前移位，诱发继发性青光眼。在肿瘤生长过程中，肿瘤组织高度坏死可以引起眼内炎或全眼球炎，称为伪装综合征。肿瘤也可以发生于视盘边缘或围绕视盘周围生长。虹膜表面常有较多的色素痣，角膜有局限性扇形知觉减退。部分病例出现虹膜新生血管。

【诊断】 对怀疑脉络膜黑色素瘤的患者，应仔细询问病史并行检查眼底，进行巩膜透照试验、眼底血管造影、超声波检查和CT、MRI等辅助检查可帮助明确诊断，必要时行细针吸取活检法，并行全身检查以排除远处转移。病变初期呈扁平状肿块，穿破玻璃膜后在玻璃体腔形成“蘑菇云”状肿瘤。眼底荧光血管造影早期为局部弱荧光，动静脉期瘤体内荧光增强，与弱荧光区形成强弱相间的斑驳状荧光，部分肿瘤可以出现“双循环”现象（即静脉期瘤体内血管与视网膜血管同时显影的现象）；造影后期呈弥漫性强荧光（图21-20）。B超见眼球内球形或蘑菇状实性肿块，边界清楚，有声空区，压迫巩膜面见球壁凹陷痕（图21-21）。CT扫描见球内密度较高边界清楚的肿块，轻到中度强化。在MRI上的信号变化颇具特征，T_1WI上呈高信号，在T_2WI上呈稍低或低信号。使用脂肪抑制和增强扫描的T_1WI能较好地显示较小肿瘤（厚度小于5mm），并能区分肿瘤及其伴发的视网膜脱离（图21-22）。

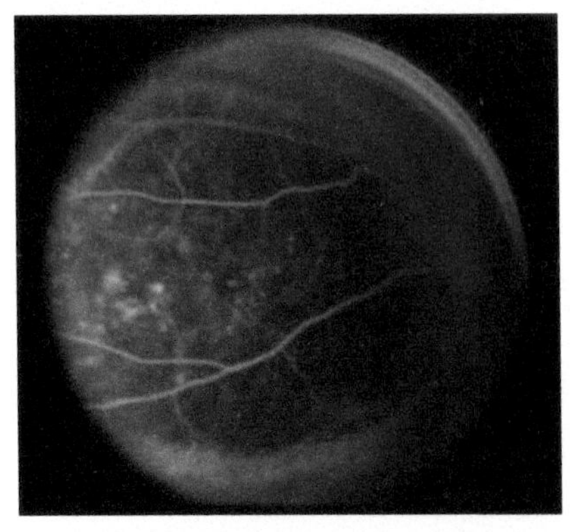

图21-20 脉络膜黑色素瘤的眼底荧光血管造影示动静脉期斑驳状荧光

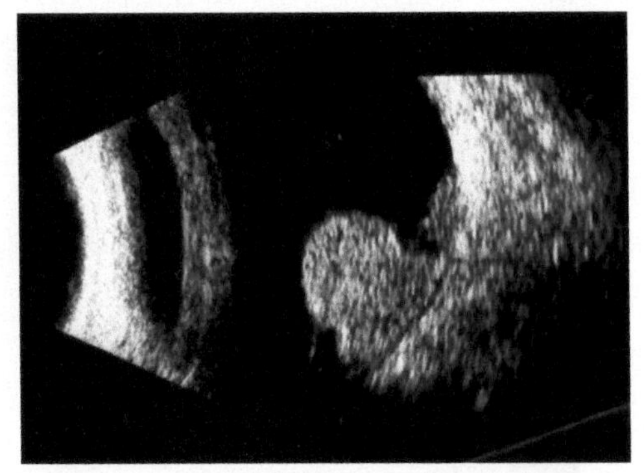

图21-21 脉络膜恶性黑色素瘤的B超见眼球内蘑菇状实性肿块，边界清楚，有声空区

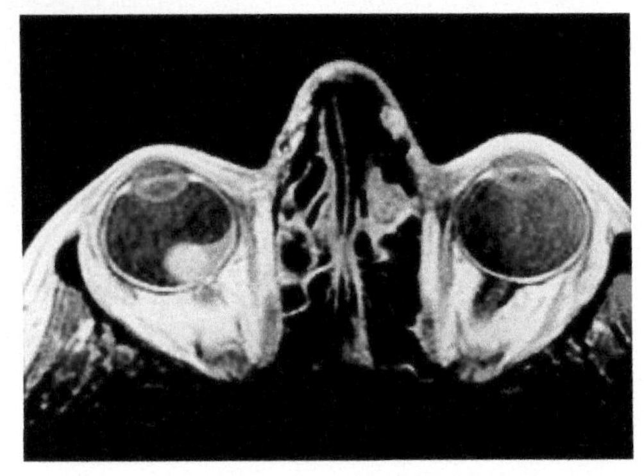

图21-22 脉络膜恶性黑色素瘤的MRI检查可见眼球内肿块

笔记栏

【鉴别诊断】 主要应与可疑脉络膜色素痣、年龄相关性黄斑变性、先天性视网膜色素上皮肥大、脉络膜血管瘤、脉络膜黑色素细胞瘤、出血性脉络膜或色素上皮脱离、脉络膜转移癌等相鉴别。

【分期】 美国癌症联合会（American Joint Committee on Cancer，AJCC）近来根据肿瘤高度、基底部直径、突出于睫状体的程度及是否侵犯巩膜外将睫状体脉络膜黑色素瘤分为 T_1（小）、T_2（中等）、T_3（大）、T_4（很大）。

【治疗】 属高度恶性肿瘤，因此早期诊断、早期治疗尤为重要。对体积较小（面积不超过7mm，厚度小于3mm）的早期病例，特别是尚有部分视力或另眼已经失明者，可以考虑保守治疗，如冷凝治疗、敷贴放射治疗、激光光凝、光动力学疗法、经瞳孔温热疗法、伽玛刀放疗、X刀立体定向放射治疗等。所有超过4个钟点范围的肿瘤，瘤体直径大于15mm、厚度大于10mm的肿瘤以及后极部的肿瘤累及视神经者应行眼球摘除术，眶内已经波及者行眶内容摘除术。

七、脉络膜转移癌

脉络膜转移癌（metastatic carcinoma of the choroid）好发于中年以上患者，女性多见。单眼或双眼发病，左眼常见。女性以乳腺癌转移最为多见，其次为肺癌或支气管癌，男性以肺癌或支气管癌最为多见，其次为肾癌、前列腺癌，其他还有消化道癌、甲状腺癌、肝癌、皮肤恶性黑色素瘤等的转移。

【临床表现】 多位于脉络膜的后极部、视神经黄斑部周围，沿脉络膜平面发展，不穿破Bruch膜，呈弥漫性扁平状生长，不呈“蘑菇云”状向玻璃体腔内生长。以成人多见，患者视力突然明显下降，眼痛出现早。大多数表现为多灶性或弥漫性、扁平状、乳黄色或灰黄色、不规则圆形或椭圆形、无色素性的脉络膜肿物，边界不清，肿物周围伴有渗出性视网膜脱离，常开始于眼底后极部颞侧。伴有广泛视网膜脱离者，可见视网膜下液随患者头位改变而移动。亦可伴有前部葡萄膜炎，引起闭角型或新生血管性青光眼。有些伴有邻近眶内组织的转移癌。双侧转移占20%～25%，多为先后发生，同时发生者罕见。转移癌极少破坏球壁向眶内扩张。源自肺癌的脉络膜转移癌大多以视力骤降、眼痛、眼底扁平实质性占位病灶及继发性视网膜脱离为主要的临床表现（图21-23、图21-24）。

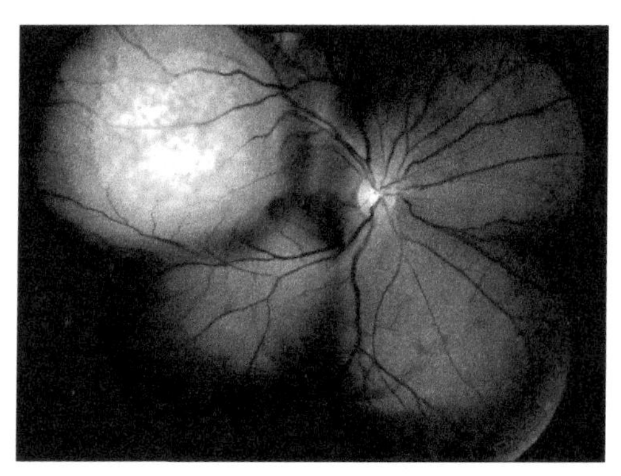

图21-23 源自肺癌的脉络膜转移癌眼底扁平实质性占位病灶

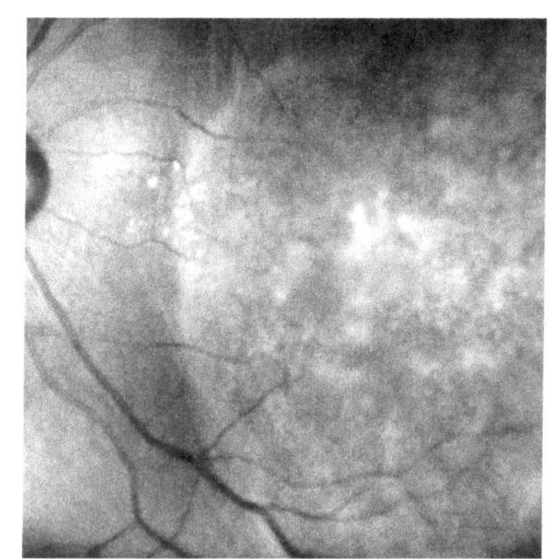

图21-24 无赤光片显示眼底扁平实质性占位病灶

【诊断】 对怀疑脉络膜转移癌的患者，进行超声波检查（图21-25）和CT、MRI检查以帮助诊断，全身检查以发现原发病灶。CT检查可以显示肿块大小、形态。MRI检查在各加权图像上均为稍高信号，无特征性信号变化，增强扫描病变表现为弧形或半圆形强化，与眼球壁呈广基底联系，边界不清，在周围组织及眶内发现其他病灶，对诊断意义很大。

【治疗】 预后差。一般根据肿瘤生长的部位、有无生长倾向、患者全身情况及原发肿瘤的部位决定治疗方案，可以给予放疗、化疗、手术治疗或定期观察。

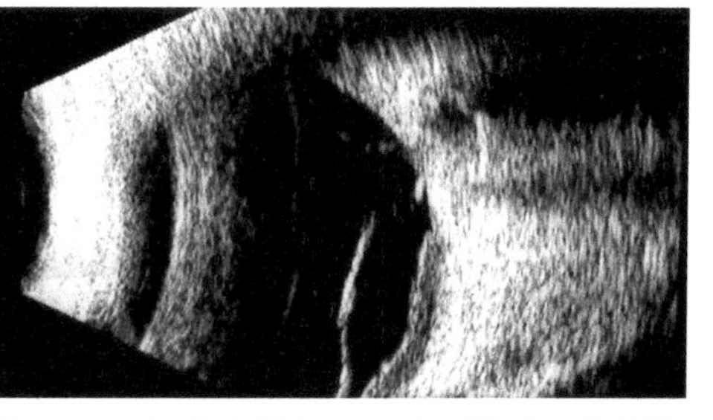

图21-25 脉络膜转移癌B超见眼球内弧形肿块，与眼球壁呈广基底联系

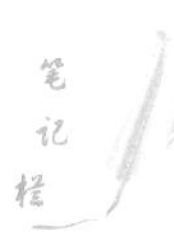

第五节 视网膜肿瘤

案例 21-1

患儿女性，1岁6个月，因发现右眼发白1个月于2005年12月10日入院，其母代述病史。

患儿于1个月前家长发现其无明显原因右眼内发白，进行性加重。无畏寒、发热，无呕吐及腹泻，无咳嗽气喘，无黄疸，无皮肤瘀斑及口鼻出血等，无外伤史。精神尚好，睡眠可，在外未作任何治疗而来院。患儿系第一胎第一产，足月顺产，否认产伤及产后吸氧史。母乳喂养，适时添加辅食。定期做计划免疫。其母亲身体健康，无孕期患病史。其父亲和两个姑姑有类似病史，父亲于1岁半时摘除左眼，两个姑姑幼年时死亡。父母非近亲婚配，其爷爷、奶奶为表兄妹结婚。

眼部检查：患儿视力检查不合作，右眼球结膜不充血，角膜上皮不水肿，前房浅，虹膜纹理不清，上见新生血管，晶状体透明，玻璃体腔内见灰白色隆起的肿块，表面见视网膜血管扩张，玻璃体混浊，眼压指测 T_{+1}。左眼未检及异常。全身体格检查未见异常。

问题： 1. 该患儿患何种眼病？

2. 在明确诊断之前，应做哪些实验室检查？

3. 如何明确诊断？如何治疗？

一、视网膜母细胞瘤

视网膜母细胞瘤（retinoblastoma，RB）是儿童最常见的原发性眼内恶性肿瘤，占15岁以下儿童恶性肿瘤的3%，无种族、地域及性别的差异。视网膜母细胞瘤的发病率随年龄的增长而迅速降低，89%的视网膜母细胞瘤发生在3岁以前。在无家族史的患者中，单眼患者平均诊断年龄为生后25个月，双眼患者的平均诊断年龄为10～15个月；在有家族史的患者中，诊断年龄明显提前，于生后3～9个月出现两个高峰；也有出生后即被发现及成年后才发现的患者，但很少见。

【病因】 RB基因位于染色体13q长臂1区4带，全长200kb，含有27个外显子、26个内含子，是第一个分离出的人类抗癌基因。

35%～45%的病例为遗传型，即由患病的父母或父母为突变基因携带者遗传，或由正常父母的基因突变引起，为常染色体显性遗传。该型发病年龄早，多为双眼，视网膜上可以有多个肿瘤病灶，而且容易发生第二恶性肿瘤。

另外55%～60%的病例属非遗传型，系患者本人的视网膜细胞发生突变引起。该型不遗传，发病较晚，多为单眼，视网膜上仅有单个病灶，不易发生第二恶性肿瘤。

少数患者有体细胞畸变，主要为13号染色体长臂1区4带中间缺失（13q14-），该型患者除有视网膜母细胞瘤外，常伴有智力低下、发育迟滞及其他发育畸形。

案例 21-1 病因

1. 患儿1岁6个月，此年龄为视网膜母细胞瘤好发年龄。
2. 其父亲和两个姑姑有类似病史，提示该病与遗传有关。

【临床表现】 由于视网膜母细胞瘤发生于婴幼儿，早期不易发现，大约50%的患儿是因为出现白瞳症，即瞳孔区出现黄白色反光（“猫眼样反光”）被家长发现而就诊（图21-26），约20%的患儿因视力丧失出现斜视时方引起家长注意而就诊。

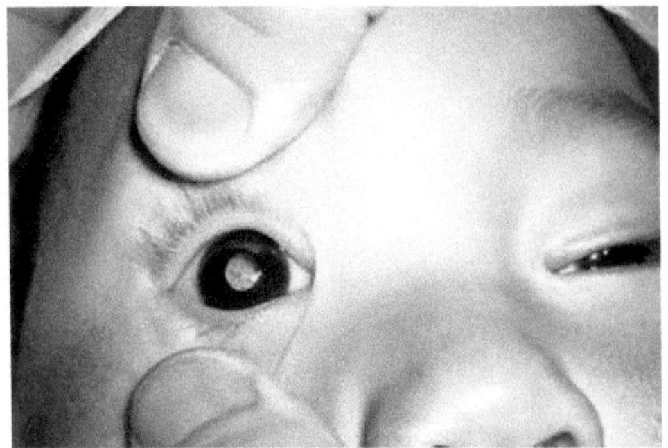

图21-26 案例21-1右眼瞳孔区的黄白色反光

根据视网膜母细胞瘤的发展过程，可将其分为四期：眼内期、青光眼期、眼外期及远处转移期。由于肿瘤的部位、生长速度及分化程度的不同，视网膜母细胞瘤不一定都按这四期的顺序发展。生长在视盘及巩膜导血管附近的肿瘤，早期即可侵犯视神经向颅内或眶内蔓延，并不经过青光眼期而直接进入眼外期。

笔记栏

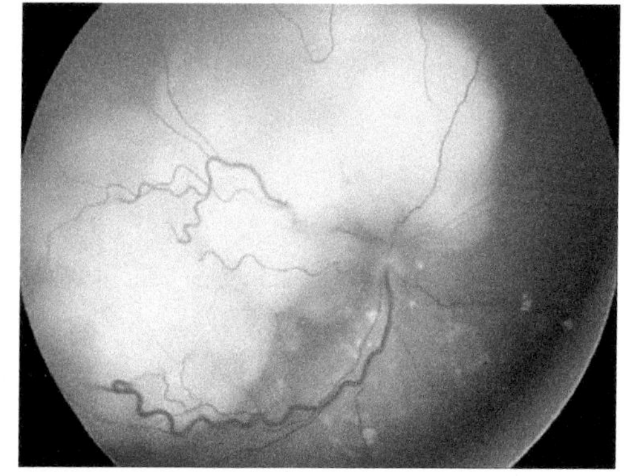

图 21-27　右眼后极部视网膜见巨大黄白色隆起结节样肿物，表面视网膜血管扩张，伴渗出性视网膜脱离

1. 眼内期　可见黄白色、圆形或椭圆形、边界不清的视网膜隆起结节，可发生在视网膜的任何部位，但以后极部偏下方多见，肿瘤的表面有视网膜血管扩张、新生血管或出血，或可伴有浆液性视网膜脱离（图 21-27），肿瘤播散可引起玻璃体混浊、假性前房积脓、角膜后沉着物、虹膜表面灰白色肿瘤结节。

2. 青光眼期　当肿瘤体积不断增大，引起眼内压增高，发生继发性青光眼，出现眼球结膜充血、角膜上皮水肿、角膜变大、眼球膨大，形成“牛眼”或巩膜葡萄肿。患儿眼痛，喜好揉眼，哭闹不安。

3. 眼外期　时间稍长，患儿眼球壁扩张，肿瘤穿破巩膜或角膜突出于睑裂，或沿视神经及巩膜导血管向眶内蔓延而使眼球向前突出，为眼外期。

4. 远处转移期　肿瘤可进一步沿视神经侵入颅内，或经淋巴管转移至局部淋巴结，或经血行全身转移，最后导致患儿死亡。

偶有极少数病例表现特殊，如：①三侧性视网膜母细胞瘤：双眼病例有时同时伴发松果体瘤或蝶鞍区原发性神经母细胞瘤，这些肿瘤组织学上与视网膜母细胞瘤类似，一旦发生预后不佳；②视网膜母细胞瘤自发消退：有 1% ～ 2% 的视网膜母细胞瘤在发展过程中可以发生自发消退或向良性转化，可能与免疫有关，自发消退可使全部肿瘤停止生长，发生坏死及炎症反应，最终发生眼球萎缩，也可是同一个眼球的部分肿瘤发生萎缩，而其他肿瘤仍继续生长；③视网膜细胞瘤：有一部分患者发生肿瘤的良性转化，即形成“视网膜细胞瘤”，有 60% 的患者有家族史或为双眼患者，临床常无自觉症状，多在查体时发现，眼底表现为非进行性透明包块或环形隆起，常伴有钙化和色素紊乱；④第二恶性肿瘤：若干年后发生其他原发性恶性肿瘤，如成骨肉瘤、纤维肉瘤、横纹肌肉瘤、恶性黑色素瘤、神经母细胞瘤等，其中成骨肉瘤最为多见。

【诊断与鉴别诊断】　根据典型临床表现、年龄、病史，并结合临床检查，诊断不难。超声波、眼眶 X 线片、CT、MRI 等其他辅助检查方法，可以帮助诊断。对不典型的病例，需要与 Coats 病、转移性眼内炎、早产儿视网膜病变、先天性白内障、原始玻璃体增生症等鉴别，主要依据病史及辅助检查进行鉴别，详细内容参见相关章节。CT 检查发现肿块内钙化是诊断视网膜母细胞瘤的最主要的证据。MRI 对视网膜母细胞瘤的诊断特异性不如 CT，但在显示肿瘤蔓延、侵犯颅内组织方面优于 CT。

案例 21-1 诊断

1. 病史特点　患儿 1 岁 6 个月，发现右眼发白 1 个月，无畏寒、发热史，无传染病史，无外伤史。足月顺产，非早产儿，无产伤史，无吸氧史。母乳喂养，适时添加辅食。其母亲身体健康，无孕期患病史。其父亲和两个姑姑有类似病史，父亲于 1 岁半时摘除左眼，两个姑姑幼年时死亡。父母非近亲婚配，其爷爷、奶奶为表兄妹结婚。

2. 临床特点　右眼球结膜不充血，角膜上皮不水肿，前房浅，虹膜上见新生血管，晶状体透明，玻璃体腔内见圆形黄白色隆起的肿块，表面见视网膜血管扩张，玻璃体混浊，眼压指测 T_{+1}。左眼未检及异常。

3. 辅助检查　眼 B 超见右眼球内充满等回声光团，内可探及囊性暗区及数个点状稍强回声，提示右眼球内实质性占位（图 21-28）；眼眶 CT 见右眼球内密度不均，玻璃体腔内见不均匀高密度影，晶状体在位，眼环完整，提示右眼球内占位（图 21-29）；MRI 双眼轴位 T_1W_1、T_2W_1 扫描见右眼环光整，晶状体在位，玻璃体正常信号消失，其内见异常信号影，T_1FLASH 呈低信号，内见条片状更低信号，晶状体信号减低，T_2W_1 稍低信号，左眼未见明显异常，提示右眼球内占位，考虑视网膜母细胞瘤可能。

4. 鉴别诊断　根据发病年龄、病史特点与 Coats 病、转移性眼内炎、早产儿视网膜病变、先天性白内障等鉴别。

临床诊断：右眼视网膜母细胞瘤（眼外期可能）。

笔记栏

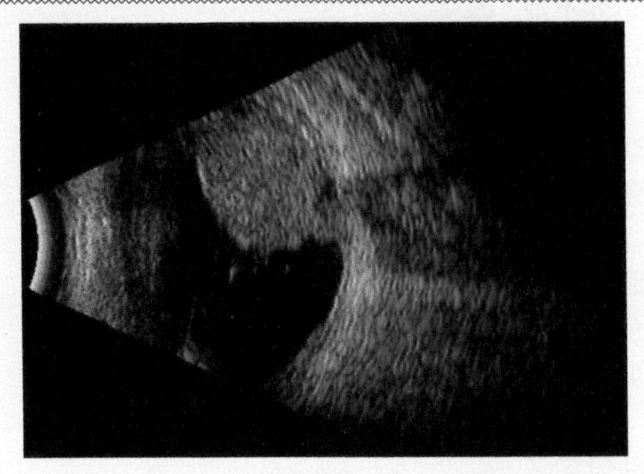
图 21-28 案例 21-1 的 B 超图像

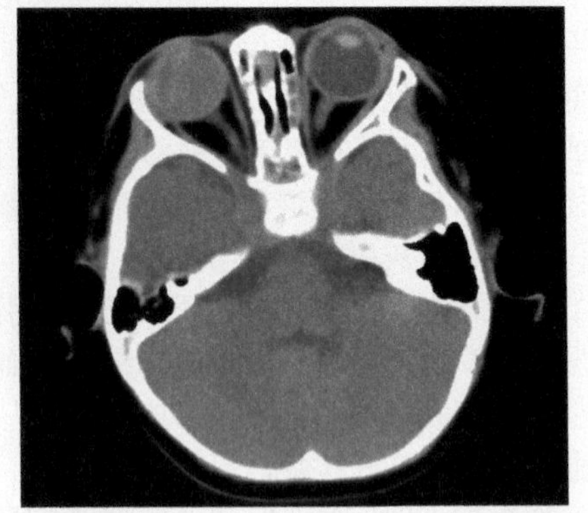
图 21-29 案例 21-1 的 CT 片

【治疗】 首先应考虑控制肿瘤生长、转移，挽救患儿生命，其次才考虑能否保留眼球及保存一定有用视力。

局限于视网膜内的早期小肿瘤，可以采用激光光凝治疗、经瞳孔温热疗法或冷冻治疗。中等大小但较局限者，可以用巩膜浅层敷贴放疗。目前在我国视网膜母细胞瘤的治疗仍以手术为主。若病变局限于眼内但超过一个象限者，以眼球摘除术为首选。手术时，操作应十分轻柔，切断视神经应尽量长，一般应不短于 10mm。若已属眼外期，则行眶内容摘除术并联合放射治疗或化学治疗。若已属远处转移期，则无特殊治疗，可以根据患儿全身情况进行化学治疗。

案例 21-1 治疗

1. 该患儿眼内占位较大，而且视网膜母细胞瘤可能性大，治疗应以眼球摘除术为首选。手术时，操作应十分轻柔，切断视神经应尽量长，一般应不短于 10mm。切下的标本送病理检查，重点观察视神经切断端有无肿瘤浸润。病理检查结果显示：肿瘤细胞占据大部分玻璃体腔，细胞呈圆形、锥形、梭形，异形性明显，核分裂象可见，细胞围绕血管腔排列成假菊花，假菊花间瘤细胞坏死伴炎症细胞浸润。瘤细胞突破玻璃膜和巩膜筛板，侵犯脉络膜和视神经，视神经末端横切面未见瘤细胞。虹膜表面新生血管膜，周边虹膜与后部小梁黏附（图 21-30）。确诊为右眼视网膜母细胞瘤（外生型，眼外期）。建议联合放射治疗或化学治疗。

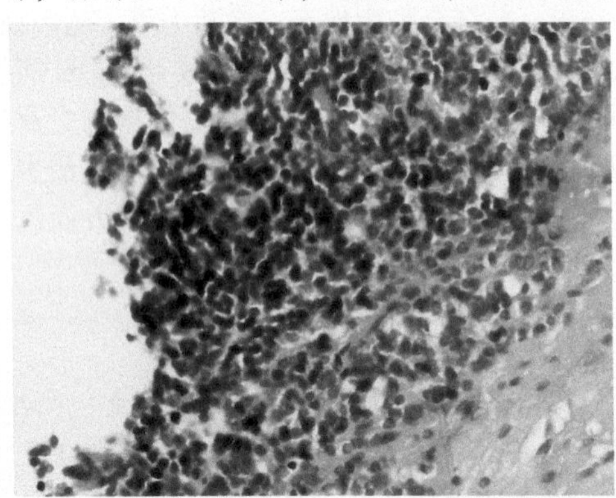
图 21-30 案例 21-1 的病理切片

2. 门诊定期随访、复查。

3. 对患儿的父母应开展遗传咨询，建议绝育。

二、视网膜血管瘤

视网膜血管瘤（retinal hemangioma）是来源于视网膜血管性组织的肿瘤及肿瘤样病变，系中胚层来源的血管异常，有以下几种类型。

（一）视网膜毛细血管瘤

视网膜毛细血管瘤是良性血管瘤，可以是孤立、散发、非遗传型，也可以为常染色体显性遗传。本病常见于青少年，约 50% 为双眼发病。每一只眼可为单发病灶，也可为多发。

【临床表现】 病变早期，肿瘤体积小，未侵犯黄斑部，可以没有任何症状。随着瘤体增长，黄斑区出现渗出、水肿、增殖膜，渗出性视网膜脱离、视网膜下出血或玻璃体积血，导致视力下降、眼前黑影飘动和视物变形。眼底表现为视网膜内的红色或橘黄色的球形包块，有数根粗大迂曲的滋养血管（图 21-31），检眼镜下有时很难区分滋养动脉与回流静脉。有时可能先出现肿瘤包块，无粗大滋养血管，数年后才发生血管变粗。随着病变发展，肿瘤周围出现大量渗出，黄斑部可出现星芒状硬

笔记栏

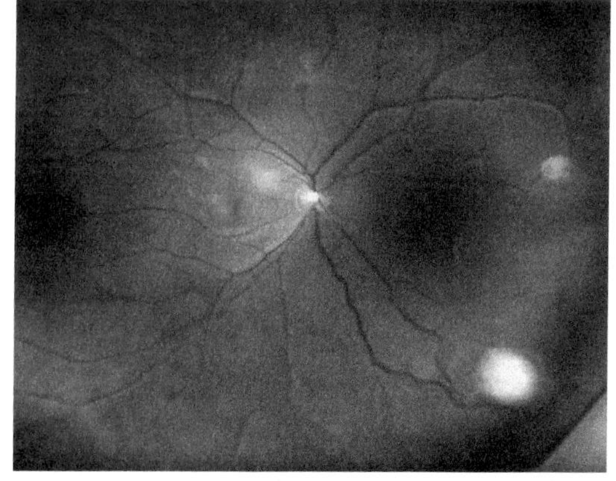
图 21-31 多发性周边部视网膜毛细血管瘤的眼底表现

性渗出或伴出血。血管瘤渗漏增多，形成渗出性视网膜脱离，视网膜下可出现胆固醇结晶。有时，纤维血管组织增殖导致肿瘤表面被灰白色不透明组织覆盖、遮挡，影响诊断，同时增加了玻璃体牵引的因素，可能造成视网膜脱落。眼底荧光血管造影常表现为肿瘤滋养血管和构成瘤体的毛细血管的快速充盈，在动脉期大量的荧光进入瘤体，晚期可出现荧光素渗漏。

视网膜毛细血管瘤多位于视网膜周边部，目前将孤立的视网膜毛细血管瘤称为 von Hippel 病。伴有神经系统血管瘤患者，或其他内脏器官并发症的视网膜血管瘤患者称为 von Hippel-Lindau 综合征（VHL 综合征），为常染色体显性遗传性疾病。VHL 综合征的患者不仅可因发生多个系统的病变而危害健康，而且可因患小脑的血管网状细胞瘤或肾细胞癌等病变致死，所以视网膜血管瘤的患者均应做全面的体检，以确诊或排除 VHL 综合征。

【治疗】 对瘤体小、视力不受影响且不伴渗出及视网膜下液存在的肿瘤可以观察；大的肿瘤作激光光凝治疗，近年来光动力疗法也在视网膜血管瘤的治疗上取得一定疗效；对较大和较周边部的肿瘤可以行巩膜外冷凝治疗；对有广泛视网膜脱离和特别大的肿瘤可以行冷凝联合巩膜扣带术；合并有玻璃体积血、黄斑前膜及牵拉性视网膜脱离时，可进行玻璃体手术。

（二）视网膜海绵状血管瘤

视网膜海绵状血管瘤是一种少见的先天性异常，多为单眼发病。

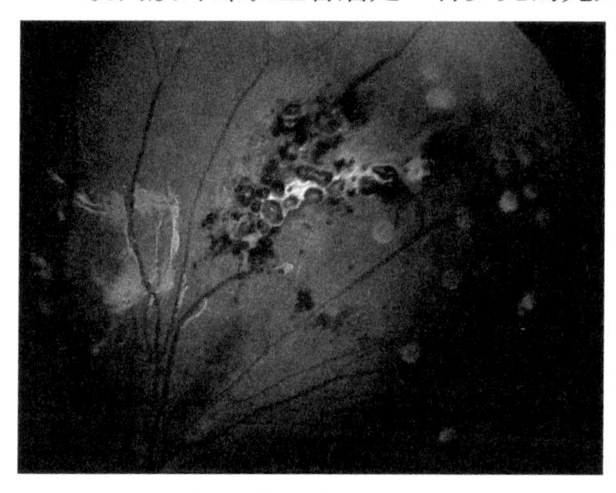
图 21-32 视网膜海绵状血管瘤眼底表现

【临床表现】 眼底表现为多囊样、暗红色，犹如堆积在一起的大小不等的葡萄串样肿瘤，囊壁较薄，部分瘤体表面有白色纤维膜覆盖（图 21-32）。瘤体位于视网膜内层，略显隆起。有时可见囊腔内血浆与血细胞分离的液平面，偶有视网膜下或玻璃体内出血。眼底荧光血管造影常表现为早期肿瘤充盈缓慢，中晚期由于血浆与血细胞分离，荧光素蓄积在瘤体上部呈强荧光，下方呈弱荧光，形成特征性的“帽状荧光”，全程无荧光素渗漏。

【治疗】 一般不需要治疗，门诊定期随访观察，如出现大量玻璃体积血，可行玻璃体手术治疗。

（三）视网膜蔓状血管瘤

视网膜蔓状血管瘤是一种先天性视网膜动静脉的直接吻合，动静脉均极度扩张迂曲，形成血管瘤样畸形，累及部分或全部视网膜血管。如同时伴有眼眶、面部及中枢神经系统的动静脉直接吻合，称为 Wyburn-Mason 综合征。本病多见于青年，多为单眼发病。

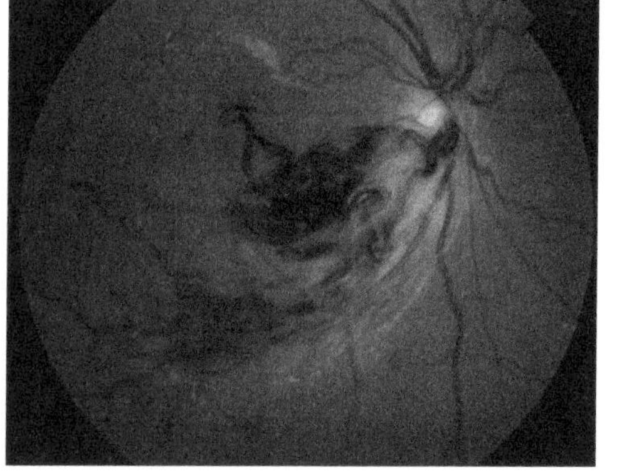
图 21-33 视网膜蔓状血管瘤伴出血

【临床表现】 大多数患者无明显的自觉症状，少部分患者眼底病变范围非常广泛，累及黄斑而出现明显视力下降。眼底表现为视网膜动静脉迂曲、扩张，有的甚至卷曲、盘旋呈蚯蚓状（图 21-33）。动静脉有直接的吻合支，因二者管径均明显增粗，不易区分。眼底无球形包块，无出血及渗出。如同时合并眼眶内动静脉直接吻合，可引起搏动性突眼，听诊可闻及收缩期杂音。眼底荧光血管造影可见动静脉交通所形成的血管，而且动脉和静脉几乎同时快速充盈。

【治疗】 因多数患者病情不发展，无须治疗，门

笔记栏

诊定期随访即可。对出现血管阻塞的患者参考视网膜静脉阻塞的治疗方案进行处理，应特别注意对并发症的治疗。

三、视盘黑色素细胞瘤

视盘黑色素细胞瘤（melanocytoma of optic disc）是一种少见的原发于视盘的良性肿瘤，可累及葡萄膜，生长缓慢、大多数长期不影响视力的肿瘤，多见于中年人，女性较多见。

【临床表现】 大多数患者无明显不适，少数患者出现眼前飘浮物，常于体检时意外发现，易与脉络膜黑色素瘤混淆而造成误摘眼球的后果，所以需注意鉴别。

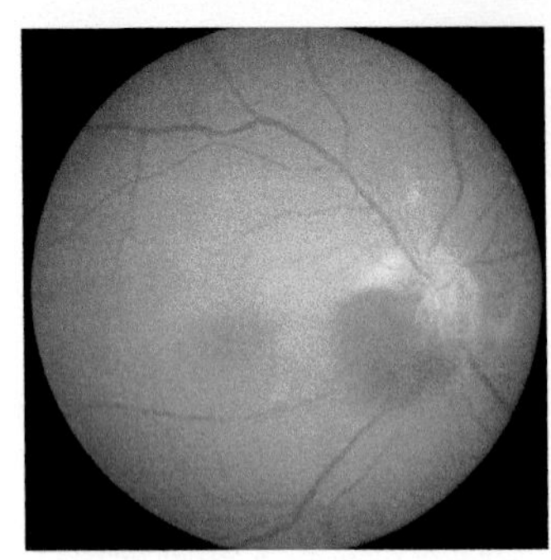

图 21-34 视盘下方的视盘黑色素细胞瘤

检眼镜下眼底表现为视盘处有一黑色或深棕色、稍隆起、边界清楚、形态不规则的肿瘤，多数直径＜2PD，可隆起 1～4D。多位于视盘颞下象限（图 21-34）。肿瘤质地均匀，表面无血管。可向附近视网膜脉络膜发展，也可沿视神经纤维发展达筛板后（图 21-35）。少数患者有黑色素颗粒播散于后极部视网膜或后玻璃体中。极少数在数年后可有缓慢增长，但绝大多数患眼的视力预后良好。较大的肿瘤可伴有视盘水肿，伴视网膜下积液。患者有不同程度的视野缺损，从生理盲点扩大到管状视野不等。若肿瘤压迫视网膜静脉或造成血管阻塞，可以导致不同程度的视力障碍。约 30% 的患眼有相对性传入性瞳孔障碍。眼底荧光血管造影时，多数病例由于肿瘤色素浓密而表现为弱荧光（图 21-36）。

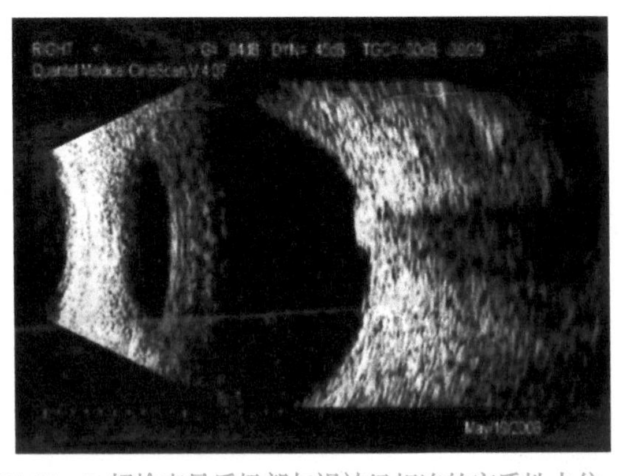

图 21-35 B 超检查见后极部与视神经相连的实质性占位

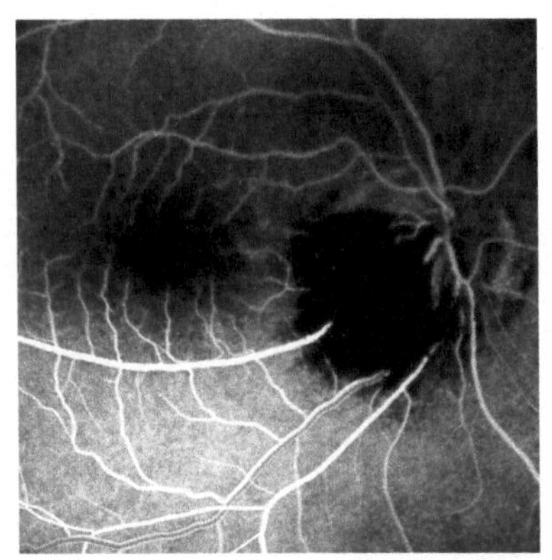

图 21-36 眼底荧光血管造影显示视盘下方弱荧光

【治疗】 本病为良性肿瘤，很少恶变，发展缓慢，一般不需任何治疗，定期进行眼底照相及超声波复查，有助于监测肿瘤的增长速度，如瘤体迅速增长或出现严重视力减退，应考虑到肿瘤恶变可能。

第六节 视神经肿瘤

一、视神经胶质瘤

视神经胶质瘤（optic glioma）是视神经内部神经胶质细胞异常增殖导致的一种良性或低度恶性肿瘤。多发生于 10 岁以下的儿童，发生于成年者恶性程度较儿童高，无明显性别差异。多单侧发生，发展缓慢，不引起血行和淋巴道的转移。视神经的胶质瘤绝大多数为星形细胞胶质瘤，该病与神经纤维瘤病关系密切，有 9%～50% 伴有神经纤维瘤病，可有家族发病史。

【临床表现】 肿瘤发于眶内时，表现为眶内肿瘤的特征；如发生在颅内段，则中枢神经受损的体征较早发生。由于视神经纤维最先被增生的胶质细胞压迫破坏，所以该病与其他肌锥内肿瘤不同，通常视力障碍多先于眼球前突出现。近半数患者有视野缺损，表现为中心或旁中心暗点、周边视野缩小、双颞侧偏盲。由于肿瘤多自肌锥内长出，眼球运动早期多不受影响。当肿瘤较大时可影响眼肌，导致眼球运动障碍。由于患儿单眼视力障碍早期不易被家属发现，故年幼患儿常因突眼为首发症状就诊，表现为非搏动性及不可压回性突眼，还可表现为患儿不明原因的斜

笔记栏

视和眼球震颤。肿瘤较大者，眼底可出现放射状条纹，亦可引起视网膜缺血性改变，与视神经内视网膜中央血管受压迫有关。肿瘤发展至视交叉，可致双眼视力下降及视野缺损，如累及下丘脑，可导致尿崩症，发育障碍等，累及颅内者，可出现头痛，呕吐，视盘水肿或萎缩，颅内压增高等表现。如合并神经纤维瘤病，可出现全身皮肤牛奶咖啡斑、皮肤神经纤维瘤、腋窝色素沉着等表现。

【诊断】 根据眼部症状和体征，结合影像检查可以诊断。CT 和 MRI 等影像学检查是诊断和随访视神经胶质瘤的重要手段。CT 可显示视神经呈梭形扩大，其内可见低密度液化腔，视神经管扩大提示肿瘤向颅内蔓延。MRI 有助于显示病变范围，特别是累及视交叉及脑组织者。MRI 信号与脑白质相比，T_1W_1 呈等信号，T_2W_1 呈高信号（图 21-37）。增强后肿瘤明显强化，能清晰地显示出平扫时呈等密度的病灶轮廓。B 型超声波显示视神经呈梭形肿大，缺乏回声，中等度衰减。注意检查患者及家族成员中有无牛奶咖啡斑、皮肤神经纤维瘤、腋窝色素沉着等表现，以明确是否合并神经纤维瘤病。

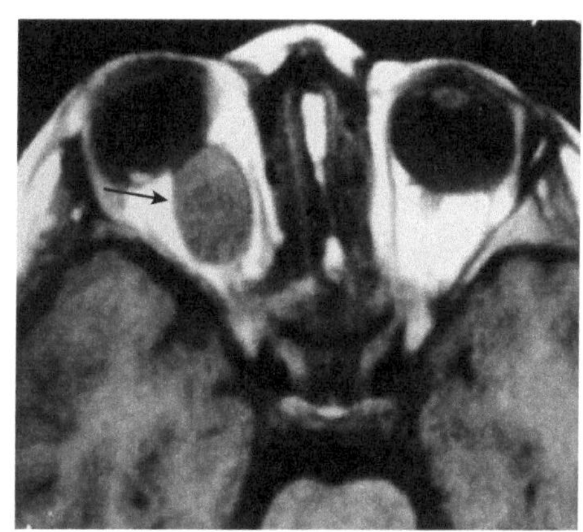
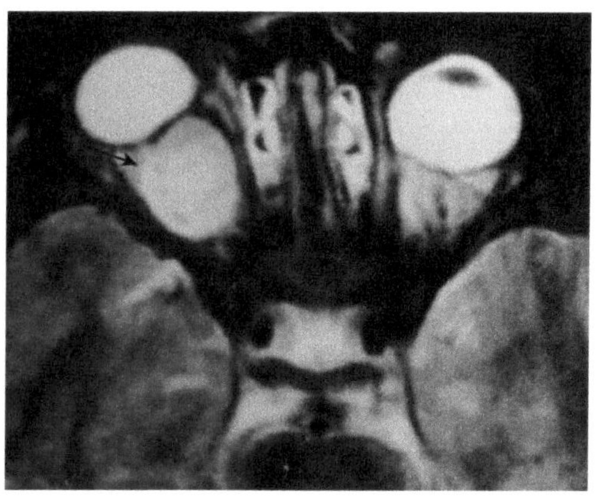

图 21-37 MRI 信号与脑白质相比，T_1WI 呈等信号（左），T_2WI 呈高信号（右）

【治疗】 根据肿瘤的不同起源部位和累及范围分别处理。对无进展的视神经胶质瘤患者一般只需定期进行眼科及影像学检查随访；进展性视神经胶质瘤可采用手术、放疗、化疗或联合治疗，目前尚无公认的最佳方案。早期患者如有部分视功能可保守治疗，密切观察。已丧失视功能，且眼球突出明显者，应尽早手术。位于眶内段者行眶外侧路手术或眶侧壁开眶术；如肿瘤紧贴眼球或已突入眼球内者，需将肿瘤连同眼球一并摘出；位于眶尖或颅内者行开颅术；如已累及视交叉或已蔓延到对侧视神经时，手术难以彻底清除，术后加用放射治疗（图 21-38）。

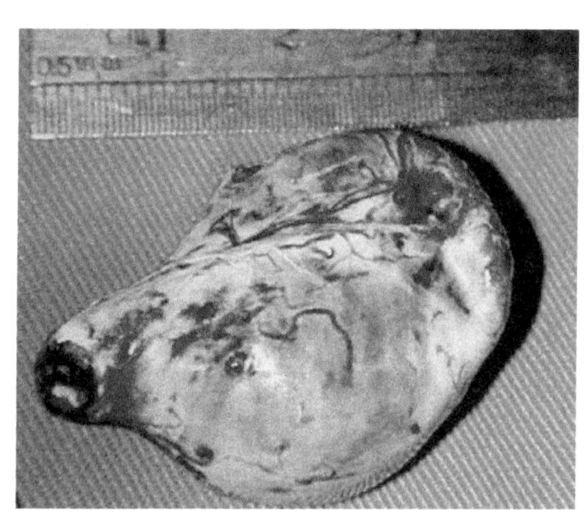

图 21-38 手术切除的视神经胶质瘤

二、视神经鞘脑膜瘤

视神经鞘脑膜瘤（optic nerve sheath meningioma）是起源于视神经外蛛网膜成纤维细胞或硬脑膜内的内皮细胞的一种中胚叶性肿瘤，是常见的良性外周神经肿瘤。常根据其发生部位不同分类，源自视神经鞘者称为视神经鞘脑膜瘤，少部分起源于蝶骨大翼或颅内者，称为蝶骨脑膜瘤或颅内脑膜瘤。肿瘤一般无包膜，发展缓慢，多发生于中年人，40 岁后女性多见，恶变者发展迅速，年龄越小，恶性程度越高。

【临床表现】 进行性眼球突出是较早出现的主要表现，眶内者可致眼球向正前方突出，蝶骨脑膜瘤可致眼球向外下方突出。临床特点，是在发生眼突前视力可正常，眼球逐渐突出后视力才逐渐减退，直至视力丧失。肿瘤侵犯肌锥内的神经组织，可导致早期产生眼球运动障碍，症状较视神经胶质瘤为重。肿瘤沿眼球后部生长时，有时可在眶缘触及质地坚硬的肿块，表面不光滑，活动度差。由于球后视神经受到压迫，可引起视神经萎缩或严重的视盘水肿，视网膜出血、环状视网膜渗出、视网膜皱褶等眼底改变，视盘周围的正常毛细血管扩张可出现视睫状短路血管（图 21-39），以

笔记栏

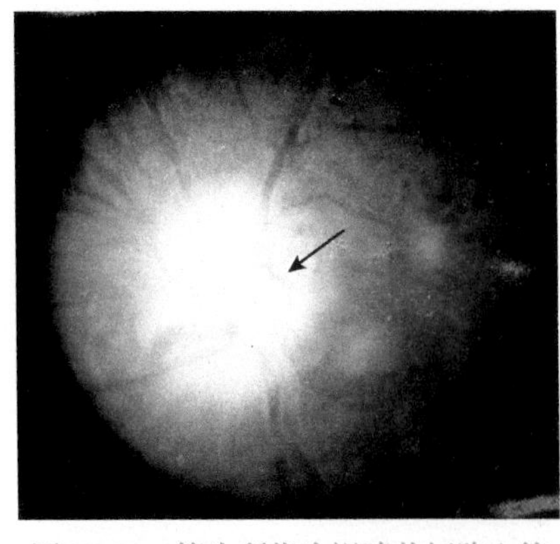

图 21-39　箭头所指为视睫状短路血管

便视网膜静脉的血流绕过筛板处阻塞的视网膜中央静脉，而到达视盘周围的脉络膜静脉所形成的侧支循环。位于视神经管内的肿瘤可引起视野向心性缩小。一般认为，眼球突出、视力丧失、慢性水肿型视神经萎缩及视睫状短路血管可视为视神经鞘脑膜瘤四联征。

【诊断】　根据临床表现及特征，结合影像学检查诊断。X线检查可见视神经孔扩大，眶壁骨质增生或钙化等。CT检查显示肿瘤呈等密度点状或环状钙化，视神经管增粗，肌锥内见梭形、管状、锥形高密度块影，部分患者可出现双轨征（图 21-40）。MRI 检查肿瘤 T_1WI 和 T_2WI 均呈低信号，当肿瘤累及视交叉时，视神经呈结节状增大。增强 MRI 加脂肪抑制技术可显示视神经鞘脑膜瘤，尤其对确定颅内肿瘤是否蔓延来说是目前最好的方法，应将其作为视神经鞘脑膜瘤手术前后的常规检查，以早期发现颅内病变。

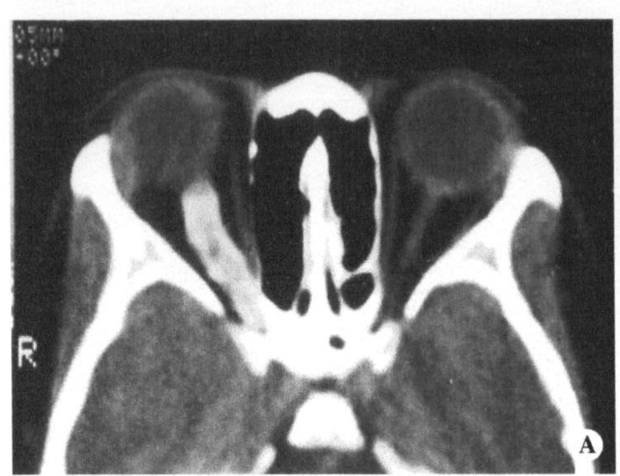

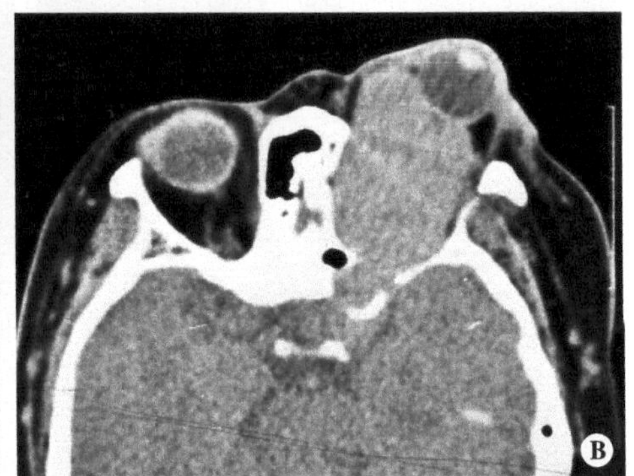

图 21-40　视神经鞘脑膜瘤 CT 表现

A. 右视神经钙化，形成双轨征；B. 肿瘤占据全眼眶，眼球明显前突，视神经管扩大，颅中窝受侵犯

【治疗】　主要采用手术治疗为主，尽早确诊及时手术。对晚期肿瘤组织已经充满眶内、视力丧失者，可行眶内容摘除术。该病对放射治疗不敏感。术后复发率达 15%（图 21-41）。

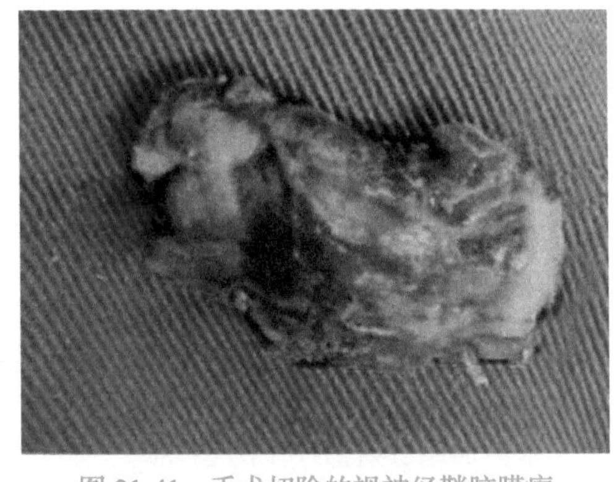

图 21-41　手术切除的视神经鞘脑膜瘤

第七节　眼眶肿瘤

一、皮样囊肿

眼眶皮样囊肿（dermoid cyst）是胚胎时期表皮外胚层植入形成的囊肿。多见于儿童，发生于成年人者多位于眶隔以后。

【临床表现】　多发生于眼眶颞上或鼻上方，家长发现肿块逐渐长大，呈半球形突起，皮肤无充血肿胀。扪诊时包块光滑，中等硬度，较固定，无压痛，一般不引起眼部症状。少数病例肿块胀大，将眼球推向内下或下方，由于病程缓慢，故不发生复视。眼眶深部的皮样囊肿视其发生部位不同，可以产生不同的临床表现，引起眼球前突和移位，压迫眼球和视神经还会引起视力下降。眶深部囊肿长期压迫眶骨可以引起骨质吸收和眶壁缺损，囊肿还可以穿过眶外侧壁进入颞窝，因颞窝囊肿与眶内囊肿相通，可产生咀嚼时眼球突出。囊肿也可穿过眶上壁进入颅内。个别囊肿因囊内压力大而破裂，囊肿内容物溢入眼眶，引起眼眶严重的急性炎症反应，可误诊为眶蜂窝织炎、急性泪囊炎或眼眶横纹肌肉瘤。

【辅助检查】　B 型超声波检查见圆形或椭圆形病灶，边界清楚，透声性强，可压缩，根据囊腔内容物内回声呈多样性。CT、MRI 检查对眶内皮样囊肿具有较准确的定位及定性诊断价值（图 21-42）。CT 检查见肿块密度不均匀，有负 CT 值区、眼眶骨壁压迹，向颞窝侵犯时呈“哑铃”状伸展。MRI 可以准确而清楚地显示眼眶皮样囊肿的位置、形态、大小及其与周围结构的关系，MRI

笔记栏

的 T_1WI 及 T_2WI 均为高信号，对疾病的确诊有一定帮助。

组织病理学检查，囊肿由囊壁与囊内容组成，囊壁为角化的复层鳞状上皮、毛囊和皮脂腺，囊腔内含有脱落上皮、皮脂腺分泌物及毛发（图 21-43）。

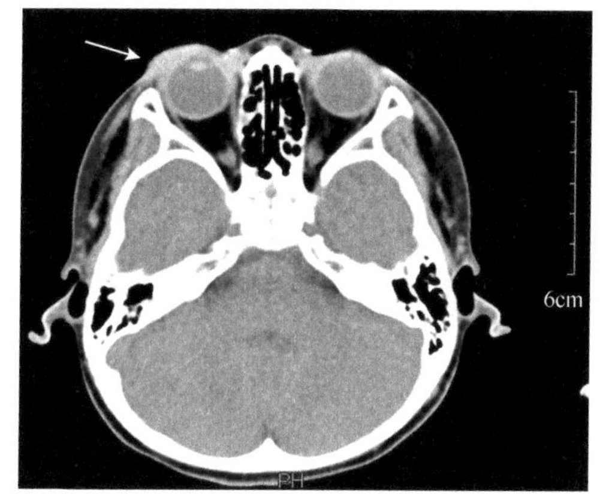

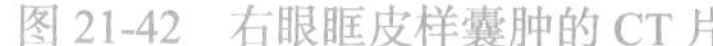
图 21-42 右眼眶皮样囊肿的 CT 片

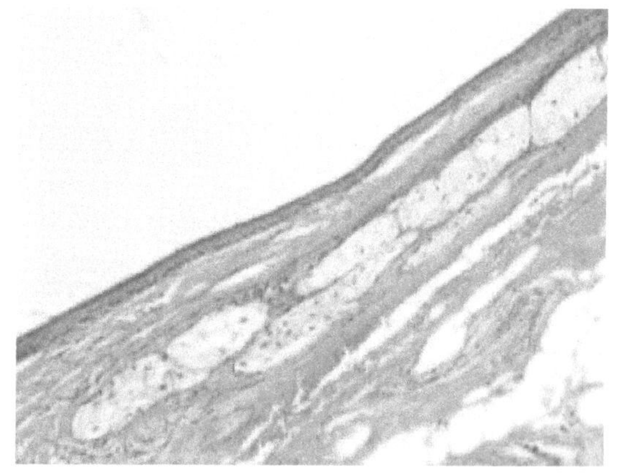
图 21-43 眼眶皮样囊肿的病理切片

【治疗】 位于眼眶前部较小的皮样囊肿，不影响容貌和眼部功能，可定期观察。若囊肿生长快、进行性增大，则行手术完全切除，手术时应将囊壁去除干净，以防复发。

二、纤 维 瘤

眼眶纤维瘤（fibroma）是发生于纤维组织的良性肿瘤，由分化较好的成纤维细胞和胶原纤维组成。可见于任何年龄和任何部位，但以四肢和头颈部皮肤较多见，原发于眼眶者较少。多发生在成年人，男性多于女性。

【临床表现】 一般发生于一侧眼眶，多见于眼眶内侧或内上象限，引起眼球逐渐前突，向下移位，产生散光。眶缘可以扪及肿块，呈圆形，表面光滑，质地较硬，可推动，往往与骨膜有联系，无压痛。发生于眼球以后者，可见眼球突出，眼球运动障碍，压迫视神经引起视盘水肿、萎缩，视力下降。

【辅助检查】 CT 检查显示圆形占位病变，有包膜，常与骨膜和眼外肌粘连。B 型超声波检查见圆形或椭圆形肿块，内回声少，衰减显著。

【治疗】 手术完整切除，但易复发。

三、眼眶海绵状血管瘤

眼眶海绵状血管瘤（cavernous hemangioma）是成人眼眶内最常见的良性肿瘤。好发于女性，约占 70%。

【临床表现】 早期因肿瘤小，位于肌锥内，无眼球突出、视力下降和眼球运动障碍等眼眶肿瘤的一般症状和体征，可以因其他原因做 CT 时才发现眼眶内有肿块。随着肿瘤逐渐长大，眼球缓慢、进行性前突，患者无任何不适，偶然发现眼球前突，所以无痛性、慢性、进行性、轴性前突是大多数海绵状血管瘤的临床特征。少部分肿瘤位于肌肉圆锥外眼眶周围的鼻侧、颞侧或下方，在相应的眶缘扪及边界清楚、质地中等、可活动的肿块，无复视发生。若肿瘤靠近眼球后极部，可压迫眼球产生视网膜脉络膜皱褶，压迫视神经造成视盘水肿。有的肿瘤较大，位于直肌和视神经间，当眼球极度向肿瘤方向转动，肿瘤压迫视神经和视神经中的视网膜中央动脉时，引起暂时性黑朦；眼球转向正前方或离开肿瘤方向，视神经血供恢复，视力复明。当肿瘤位于眶尖时，会很早出现症状，压迫视神经引起视神经萎缩和患眼视力下降，视野检查显示生理盲点扩大或视野缺损，易误诊为球后视神经炎。

【辅助检查】 X 线检查可见眶容积扩大及密度增高。B 型超声波检查见近似圆形肿块，边界清楚，内回声多而强，分布均匀，中等度衰减，病变具有压缩性，是该肿瘤的一种特征 B 超影像。CT 检查见与脑皮质密度一致的类圆形软组织密度影，边界清楚（图 21-44），可伴有眶壁骨质变薄，增强扫描可见病变呈渐进性增强，具有特征性（图 21-45）。MRI 表现为 T_1WI 中信号，T_2WI 为高信号，增强扫描可见病变呈渐进性增强，能提供更准确的定性和定位。

笔记栏

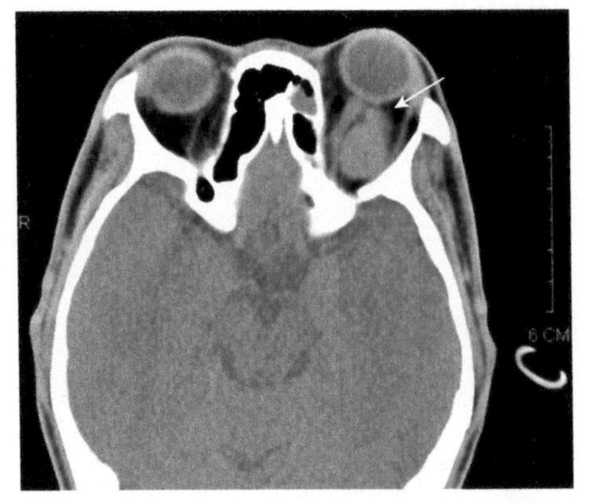

图 21-44　平扫 CT 片

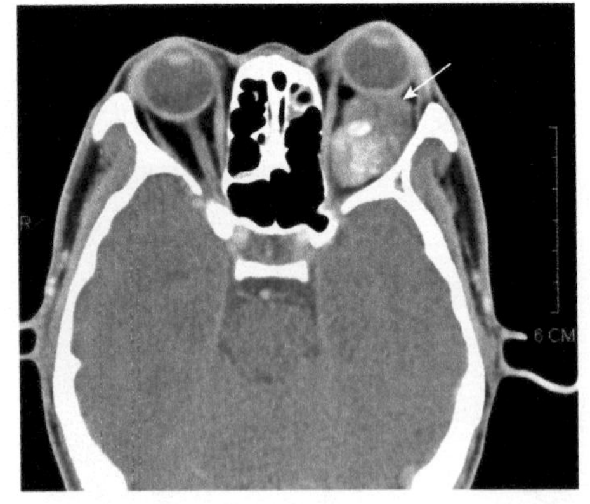

图 21-45　增强扫描 CT

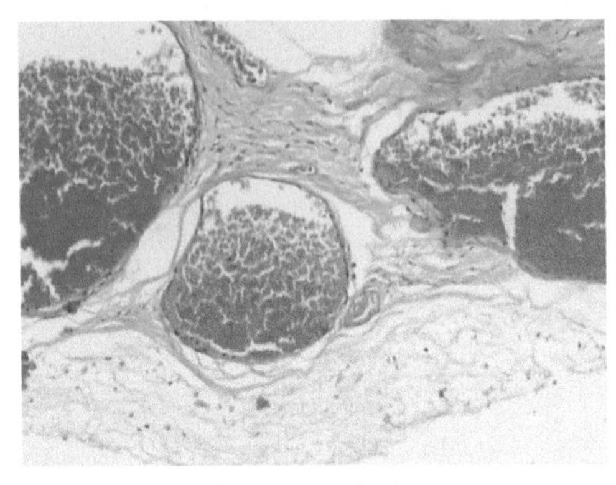

图 21-46　组织病理

组织病理学检查见肿瘤有完整包膜，切面呈海绵状，由大小不等的血管窦构成，窦壁有平滑肌，间质为结缔组织隔（图 21-46）。

【治疗】 对体积小、发展慢、视力好、眼球突出不明显者，可以门诊观察；影响视力或有症状者，可以行手术切除。

四、眼眶神经鞘瘤

神经鞘瘤（neurilemmoma）又名施万细胞瘤，是来源于周围神经鞘细胞的一种良性肿瘤，可发生于眼眶的任何部位，发生在眼眶深部者较多。

【临床表现】 早期无症状，随着肿瘤的生长，眼球渐渐前突或者移位。肿瘤发生于眼眶前部或者晚期就诊者，可在眶缘扪及肿物，边缘清楚、椭圆形、质中。肿瘤位于球后肌锥者，可导致视盘水肿或者萎缩，压迫后巩膜者，可以出现视网膜 - 脉络膜皱襞。起源于第Ⅲ、Ⅳ、Ⅵ对脑神经的，可引起复视或者眼球运动障碍。起源于三叉神经眼支的肿物，可引起感觉障碍或者疼痛。

【辅助检查】 B 超检查见肿瘤呈圆形或者椭圆形，边界清楚，内回声弱且不均匀，有时可呈串珠样改变；彩超提示大部分患者肿物血流丰富。CT 提示肿物多位于眼眶的中后段，边界清楚，可呈圆形、椭圆形或者梭形等形状，密度均匀，CT 值为 20 ～ 40HU，可有囊性液化改变（图 21-47），部分患者可通过眶上裂向颅内蔓延。MRI 更容易显示与周围软组织关系的，表现 T_1WI 中信号（图 21-48A），T_2WI 为高信号（图 21-48B），当肿物通过眶上裂向颅内蔓延时，MRI 也能明确显示颅内病变。

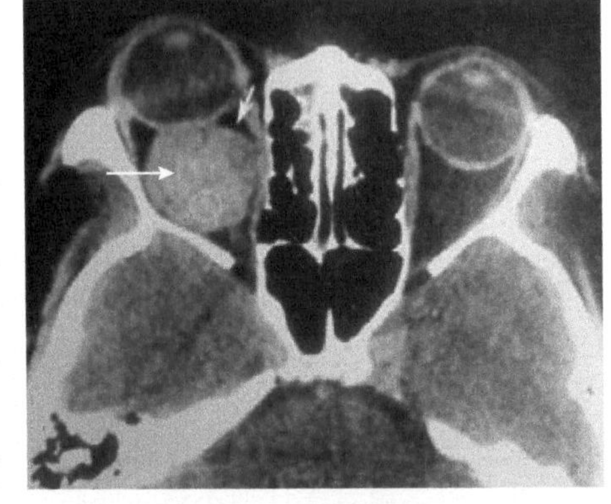

图 21-47　CT 示囊性液化改变

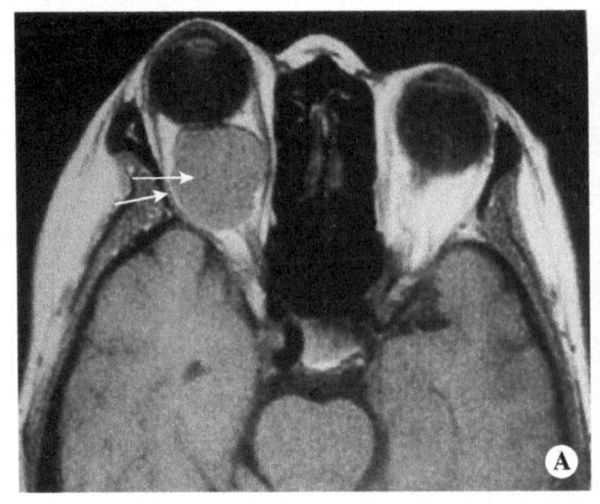

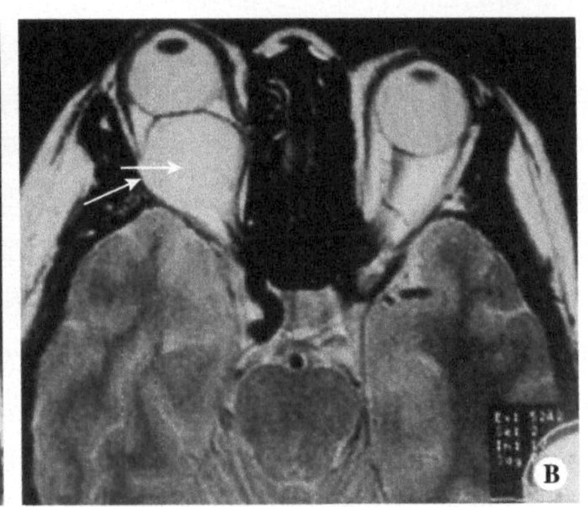

图 21-48　MRI 表现

A. T_1WI 中信号；B. T_2WI 高信号

笔记栏

【治疗】 手术切除是最好的治疗方法，该病对放疗、化疗均不敏感。手术尽量完整摘除肿物，若有残留，γ刀治疗对残存肿瘤有一定的治疗效果。

五、淋 巴 瘤

（一）眼眶 MALT 淋巴瘤

黏膜相关淋巴组织（mucosal-associated lymphoid tissue，MALT）淋巴瘤是一种原发于结外的低度恶性的小 B 细胞淋巴瘤，属于非霍奇金淋巴瘤。眼眶的 MALT 淋巴瘤大部分为原发性，病变仅限于眼部，可累及眼眶、泪腺和结膜等眼附属器结构，发病率在眼眶的恶性肿瘤中占第一位，少部分眼眶 MALT 淋巴瘤可同时伴有其他部位的 MALT 淋巴瘤。

【临床表现】 肿瘤多累及双眼，发病隐匿，无明显炎症，中度眼突，可有眼球活动受限或固定。早期视力正常或下降，晚期视力丧失。肿块靠前时可在眶缘扪及质中等硬度的肿块。瘤累及眼睑，引起上睑下垂。如果病变位于结膜或眶前部，在穹窿结膜见扁平突起、粉红色“鲑肉样”肿块，此征可提示眼部 MALT 淋巴瘤（图 21-49）。

【辅助检查】 CT 轴性扫描见眼眶内不规则肿块，密度较均匀，边界较清楚，围绕眼球呈铸造形生长（图 21-50）。MRI 表现 T_1WI 中信号，T_2WI 为高信号，更容易显示与周围软组织关系。

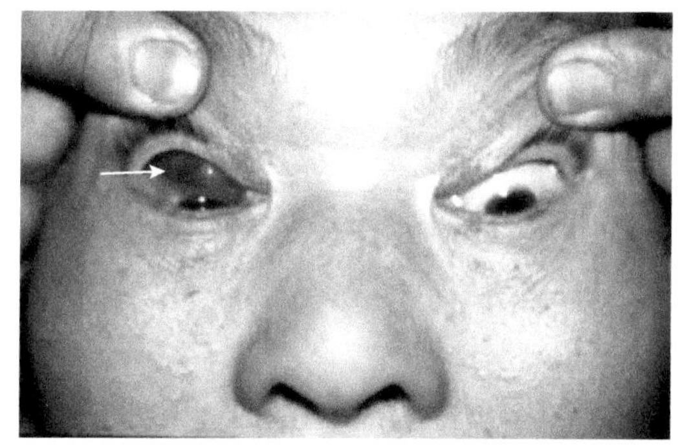

图 21-49 眼部 MALT 淋巴瘤（箭头所示）

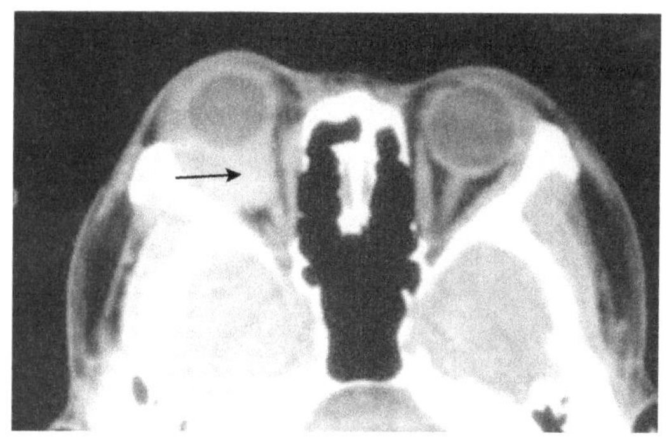

图 21-50 CT（箭头示肿块）

【治疗】 手术治疗活检明确诊断，再予以全身化疗或者局部放疗，预后好。

（二）NK-T 淋巴瘤

NK-T 淋巴瘤来源于 T 淋巴细胞，该类细胞亚群有侵犯面部中线的倾向，曾用名为致死性中线性肉芽肿和多形性网状细胞增多症，面部肿物多起源于筛窦、蝶窦黏膜和泪道系统，恶性程度高，预后较差。

【临床表现】 肿瘤多累及单侧眼，也可累及双眼。多表现为眼睑和眶周的红肿，在眼眶鼻侧可扪及包块，如病变位于泪囊区，可导致溢泪。要注意与眶蜂窝织炎和泪囊炎鉴别。

【辅助检查】 CT 检查见眶周软组织肿胀，眼眶内侧不规则包块与鼻窦包块相连，密度中等，边界不清，伴有骨质破坏。

【治疗】 通过鼻内镜病理活组织检查明确诊断，对于发生于鼻眼眶的 NK-T 淋巴瘤主要采用放射治疗。

（三）Burkitt 恶性淋巴瘤

Burkitt 恶性淋巴瘤是一种分化差的弥散性眼眶淋巴瘤，预后较差，系全身病的一部分，常发生于儿童。

【临床表现】 常引起骨破坏，上颌骨最易受累，其次为脊柱、股骨等，腹部、唾液腺、子宫颈和海绵窦均可受累，一般认为眼眶病变继发于上颌骨的破坏，但眼眶受累而无上颌骨病变也有报道。眼眶受累主要表现为眼睑肿胀、眼球突出、活动受限。

【治疗】 根据患者的全身情况可以采用化疗、放疗和手术治疗。

（四）大细胞性淋巴瘤

眼眶大细胞性淋巴瘤过去称为网织细胞肉瘤或组织细胞淋巴瘤。

【临床表现】 该病发生在成年人，儿童患者在做出眼眶大细胞性淋巴瘤诊断前应考虑白血病（特别是粒细胞性肉瘤），大多数眶内病变像分化较好的淋巴瘤一样引起眼球突出，少数病例有眶内侧壁骨质破坏。其共同点是多见于老年人，起病急，发展快，病情重。表现为结膜充血水肿，眼睑肿胀，眼球突出，移位，活动受限。

笔记栏

【治疗】 根据患者的全身情况可以采用手术治疗、放疗和化疗。

六、横纹肌肉瘤

眼眶横纹肌肉瘤（orbital rhabdomyosarcoma）是儿童最常见的眶内原发性恶性肿瘤，发病年龄多在10岁以下，占儿童软组织肉瘤的5%，15%～25%累及眼眶，转移途径为淋巴及血行播散。无明显性别差异，多为单眼受累，双眼发病极少见。发展快，恶性程度高，预后差。

【临床表现】 好发于眼眶上部，尤其是鼻上象限眼睑处，上睑前膨、肿胀，眶上缘处扪及肿块，眼球向前突出，向下移位。眼球前突迅速，1～2周内突出于眶外，可发生眼球结构破坏，表现为眼睑血管扩张、肿胀明显，上睑下垂，结膜充血、水肿，重者可发生恶臭，要注意与眶蜂窝织炎鉴别。角膜早期不受影响，中晚期结膜突出于睑裂外或眼睑闭合不全，角膜暴露，发生干燥、混浊、坏死、溃疡、疼痛。肿瘤早期视力可以不受影响，中晚期肿瘤压迫视网膜和视神经，引起视盘水肿、视网膜脉络膜皱褶。视盘水肿加之角膜受累，可导致患者视力下降或失明。肿瘤侵及眼外肌，患者眼球运动受限，重者眼球固定。如不及时治疗，肿瘤可以蔓延到整个眼眶，累及鼻旁窦，甚至进入颅内。

【辅助检查】 CT提示肿物多位于眶上部，椭圆形伴密度均匀，如有肿瘤坏死区则密度不均匀，增强扫描密度明显增强，早期伴或不伴骨质破坏，晚期多伴有骨质破坏及附近组织侵犯。MRI显示形状、位置同CT，T_1WI中信号，T_2WI为高信号，若有出血坏死区，T_1WI及T_2WI均为高信号。

【治疗】 联合应用放疗、化疗与局部手术切除相结合的综合治疗。化疗常用药物为放线菌素D和环磷酰胺。绝大多数限于眼眶内的横纹肌肉瘤可避免眶内容摘除术，术后加用放疗50～60Gy。对晚期或难治性眼眶横纹肌肉瘤，可以采用多学科方法治疗（包括眼科、肿瘤科、放疗科和儿科），从而改善存活率。

七、泪腺肿瘤

（一）泪腺混合瘤

泪腺混合瘤（mixed tumor of lacrimal gland）因病变组织中含有外胚叶上皮成分和中胚叶的间质成分，故形态多样，又称泪腺混合瘤（图21-51）。起源于泪腺的导管，包括良性和恶性两种，以良性者占大多数。大多数起源于泪腺的眶叶，极少数可起源于副泪腺和异位泪腺。好发于中年人，男性略多于女性，多为单侧。发展缓慢，病程多在1年以上。

【临床表现】 表现为无痛性眼球缓慢突出，眼球多向内下方移位，少数向下方移位，眼球向颞上方或上方运动受限。少数眼眶颞上方可扪及肿块，呈结节状，质地坚硬，若肿块和眶缘间发生广泛粘连，扪诊时能引起疼痛，则提示肿瘤有向眶骨侵犯和恶变可能。此外，还可伴有上睑皮肤增宽，上睑下垂，少数患者视力减退，眼底见视网膜脉络膜皱褶。

【辅助检查】 B型超声波检查显示，泪腺肿块内回声高低不一，或有囊性变，表面有致密回声，提示有纤维性被膜。眼眶CT扫描是泪腺肿瘤诊断及鉴别诊断有用的方法，采用水平位和冠状位扫描，可以了解泪腺肿瘤的大小、形状与邻近组织的关系及眶骨的改变（图21-52）。良性混合瘤显示为圆形或球形肿块，表面光滑，有包膜，眶顶骨壁可变薄，眼眶可扩大，多无骨质破坏。

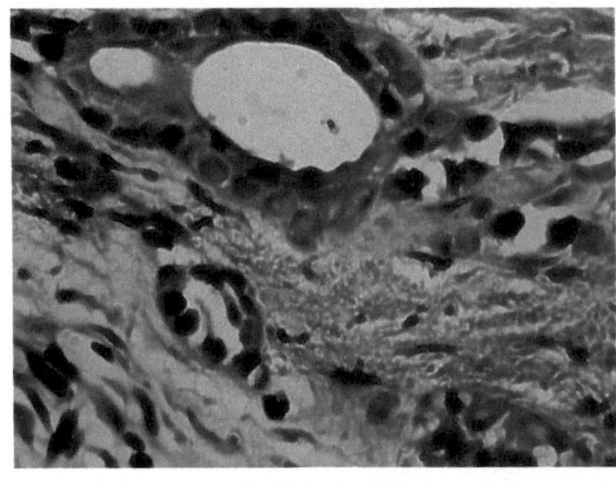

图21-51 泪腺混合瘤的病理切片

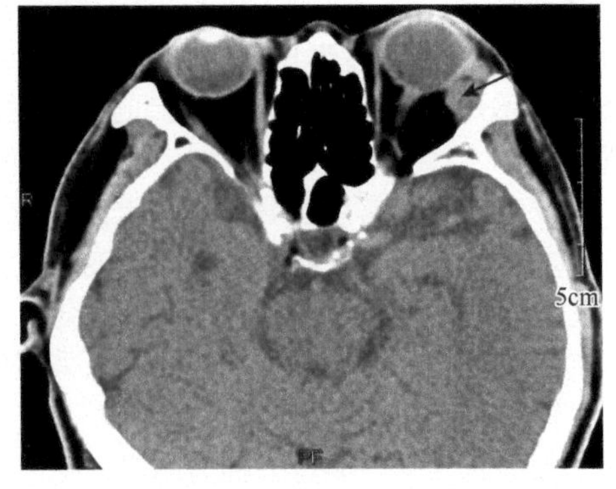

图21-52 左侧泪腺混合瘤的CT片（箭头所示）

【治疗】 一旦明确诊断，可采用开眶手术，连同肿瘤包膜完整切除肿瘤，对邻近可疑受累软组织及骨一并切除。切除肿瘤时，不要切破囊膜或小块切除，以防瘤组织植入眶内而导致复发，增加癌变的风险。

笔记栏

（二）泪腺腺样囊性癌

泪腺腺样囊性癌（adenoid cystic carcinoma of lacrimal gland）是从泪腺导管肌上皮起源的恶性肿瘤，居上皮性肿瘤的第二位，是泪腺最常见的高度恶性肿瘤。好发于中青年女性，恶性程度高，病程较短。

【临床表现】 突眼占92%，半数以上伴眼部疼痛，眼球向前内下方突出，向外上方转动受限，视力减退，部分患者还可有复视及上睑下垂。肿块呈广泛地浸润生长，容易浸润神经和累及眶骨，可向眼眶深部、颅内蔓延，也可向肺、肝和骨骼转移，预后差。

【辅助检查】 眼眶CT扫描常见眶骨破坏。CT扫描见边界不规则软组织肿块，肿块边界可呈锯齿状，显示肿瘤浸润性生长。

【治疗】 除很小的肿瘤作局部切除术外，其余均行眶内容摘除术，包括眼睑、眼球、眶内软组织、眶骨膜以及被侵犯的骨质的根治性手术。术后加以放疗、化疗。对晚期广泛侵及眼眶和颅内的患者，应用眶内容摘除术难于治疗时，可以采用介入治疗。

八、转移性肿瘤

（一）儿童眼眶转移性肿瘤

儿童眼眶转移性肿瘤主要是神经母细胞瘤、Ewing肉瘤。

【临床表现】 眼眶神经母细胞瘤发病年龄最多在3～4岁，其原发灶常在腹部肾上腺内，部分发生在纵隔、颈部交感神经和副交感神经节的患者可伴有Horner综合征。单眼发病者多，但也有20%～50%的患者是双眼发病。患儿发生迅速的、进行性的眼球突出，伴有眼睑皮肤淤血，这是由于肿瘤生长太快，血供不足而发生坏死所致。较多发生在颞侧，常伴有溶骨性改变。

Ewing肉瘤发病年龄一般在10～25岁，原发病变位于四肢长骨、肋骨和躯干骨。常为单眼发病，且在原发骨肉瘤的同侧。突然性眶周和眼睑肿胀，出血，瘀斑，结膜充血、肿胀，部分突出于睑裂外，眼球突出移位和活动受限，眼底可能有视盘水肿、视网膜静脉扩张。

【治疗】 眼眶转移性神经母细胞瘤和Ewing肉瘤可行局部放疗和全身化疗。尽管进行有力的放疗、化疗和其他辅助支持疗法，有眼眶转移者，除原发灶外可能还有其他转移灶，通常预后差，幸存者少。

（二）成人眼眶转移性肿瘤

成人眼眶转移性肿瘤常发生在60～70岁的老人。女性最常见的是乳腺癌，男性常见的为肺癌，男女均可受累者有肺癌、胃肠道肿瘤、肾脏肿瘤、甲状腺肿瘤和皮肤恶性黑色素瘤等恶性肿瘤。乳腺癌转移到眼眶常可引起硬癌性成纤维细胞反应，使眼球内陷、活动受限或固定。

【临床表现】 眼眶转移癌90%以上为单侧，一般来说，眶内转移癌较原发性眼眶肿瘤症状较重，有不成比例的严重主诉。疼痛、眶周肿块、眼球运动障碍及视力减退为较常见的主诉。部分眼眶转移癌生长快，导致供血不足、部分肿瘤组织发生坏死，使眼睑、结膜和眶周组织有类似炎症改变，表现为眼睑红肿、下垂，结膜充血肿胀，角膜水肿、混浊，眶周组织肿胀，眶周皮肤青紫，提示肿瘤出血。肿瘤侵犯眼外肌，可使眼球活动受限，甚至眼球固定，患者出现复视。肿瘤侵犯或压迫视神经，引起视盘水肿，视神经萎缩，肿块压迫眼球壁产生视网膜和脉络膜皱褶，引起视力下降。肿瘤可累及三叉神经的眼支，侵犯眶骨、骨膜和眶周邻近组织，故部分患者早期便出现眼痛和眶周痛，眼和皮肤感觉异常或麻木。肿瘤转移到眼内，可以引起继发性视网膜脱离，此类视网膜脱离患者往往找不到裂孔，视网膜下液体随体位改变而移动。

【治疗】 根据原发肿瘤的部位和患者的全身情况决定治疗方案，一般来说，可以采用化疗、放疗和手术治疗相结合的联合治疗方法。预后较差。

【思考题】

1. 试述眼睑常见的三种恶性肿瘤的临床特点。
2. 脉络膜血管瘤和脉络膜恶性黑色素瘤如何鉴别诊断？
3. 视网膜母细胞瘤的临床表现有哪些？如何诊断和治疗？
4. 眼眶海绵状血管瘤如何诊断？

（张 明）

（文中部分图片由朱蓉嵘医师提供）

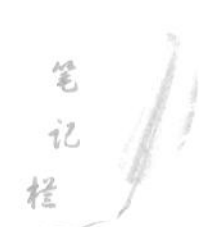

第二十二章　眼外伤

【学习要点】

1 掌握眼外伤的检查与处理原则；酸碱化学伤的急救和治疗。

2. 熟悉眼球穿通伤的治疗与并发症处理；前房积血的治疗措施和预后；角膜异物的处理方法。

3. 了解眼内异物的危害性及处理原则。

第一节　概　　述

外界环境中的机械性、物理性和化学性等因素作用于眼球或其附属器官，引起眼的结构和功能损害，发生各种病理性改变而导致其功能异常者，称为眼外伤（ocular trauma）。由于眼的位置暴露，结构极为精细脆弱，无论平时还是战时，眼外伤都很多见，而且往往造成视力障碍、失明甚至眼球丧失。年轻男性是眼球穿通伤最可能的受害者，工农业生产安全事故、交通事故、家庭暴力、意外伤害、暴力抢劫、爆炸、战争、体育运动等是常见的眼外伤的原因。眼外伤是儿童和青壮年视力损害的主要原因，尤其是单眼失明的首要原因。因此，预防和正确处理眼外伤，对于保护和挽救视功能具有重要的意义。

随着科学的进步，有关眼外伤的观点及治疗，在不断改进和发展。主要表现在以下几个方面：①诊断技术的改进：超声波技术在眼科的应用、视觉电生理走出实验室进入临床应用、眼底荧光血管造影技术的广泛开展、CT 及磁共振成像的组织分辨能力提高，大大提高了诊断正确率。②显微手术：手术显微镜及其配件的出现和改进，显微手术器械、显微缝针、缝线的改进，有力地促进了眼科显微手术的开展和发展，玻璃体手术是一个划时代的进展，它打破了玻璃体是一个手术禁区的陈旧观念，许多过去认为无法医治的眼外伤，如眼球穿通伤后玻璃体内纤维条索形成、增殖性玻璃体视网膜病变、牵引性视网膜脱离等，现在都可以手术处理，以前只能摘除眼球的严重眼外伤，现在不仅可保住眼球，甚至能恢复部分视功能。③抗感染治疗大大改善了眼内感染的预后。此外高分子化合物在眼科的应用，包括角膜接触镜、人工晶状体、硅油、硅胶、重水、黏弹剂、人工角膜等，极大地改善了眼外伤的预后和治疗效果。

一、眼外伤的临床表现

在临床上，眼外伤具有以下特点：①患者多为男性、青少年或壮年，多数为单眼外伤；②多有明确的外伤史；③视功能受损：眼球钝挫伤、眼球穿孔伤、眼内异物、酸或碱化学伤等是常见的、后果严重的眼外伤，可以造成眼屈光间质的混浊或光感受器等神经元的变性坏死，引起视力下降或丧失；④可同时造成眼的多种组织或结构的损伤，并出现疼痛及相应的功能障碍或影响外观，如眼肌受损致眼球运动障碍、眼睑组织缺损致眼睑畸形等，在战时可发生复合伤或多处伤，在平时的爆炸伤或车祸时也会出现伤情非常复杂的情况；⑤伤后并发症多见，如创伤后眼内炎症、感染、增殖性病变，可继续威胁视功能和眼球正常结构的康复。

二、眼外伤的分类

（一）根据其致伤因素分类

1. 机械性眼外伤　指暴力打击及锐器或高速异物的刺伤或弹击伤。可根据眼球受损伤的性质不同分为钝器伤、锐器伤和异物伤；根据损伤的后果分为穿孔伤和非穿孔伤。

2. 非机械性眼外伤　根据致伤性质的不同，可分为化学性和物理性眼外伤。

（二）根据轻重程度分类

1. 轻伤　包括眼睑擦伤及淤血、结膜下出血、结膜及角膜表面异物、角膜上皮擦伤、眼睑Ⅰ度热烧伤和电光性眼炎等。

2. 中度伤　包括眼睑及泪小管撕裂伤、眼睑Ⅱ度烧伤、球结膜撕裂伤、角膜浅层异物等。

3. 重度伤　包括眼睑广泛撕脱和缺损、眼睑Ⅲ度烧伤、眼球穿孔伤、眼内异物、眼球钝挫伤合

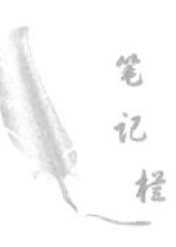

并眼内出血、眼球Ⅱ度以上化学伤、辐射伤和眼眶骨折等。

三、眼外伤的检查与处理原则

（一）眼外伤的检查

眼外伤病情轻重不一，应根据眼外伤的轻重缓急和患者就诊时的条件，在不延误急救、不增加损伤、尽量减少患者痛苦的前提下，有重点地进行。应避免遗漏重要的伤情如眼内异物伤，以免贻误初期处理和挽回视力的时机。

1. 病史询问　包括致伤原因、部位、时间，是否经过处理，以往的视力状况及眼病史，有无全身性疾病等。

2. 全身情况　尤其在车祸、爆炸伤、战伤等有复合伤及多处伤的情况，注意有无重要脏器及其他器官损伤，有无休克及出血，应由有关专科首先检查和处理。

3. 视力　应尽可能准确地记录视力。如不能用视力表检查，可查指数、光感等，判断视力状态。

4. 外眼　在灯光照明下，记录眼睑、结膜、泪器和眼肌等损伤的部位、范围、程度、并发症如出血、感染、异物存留等情况，应描述、绘图，涉及整形时应照相记录。

5. 眼球　眼球位置、突出度，有无破裂，角膜和前部巩膜情况，前房深度，房水有无混浊，晶状体、虹膜有无损伤，瞳孔大小、有无变形、直接对光反射及间接对光反射情况，有无眼内出血及眼内结构损伤，眼底情况等。

6. 影像学检查及其他辅助检查　如超声波、X 线、CT 或 MRI 检查，以确定有无眼内或眶内异物存留，有无眼球后部破裂、视网膜脱离、玻璃体积血及眶骨骨折等。眼底荧光血管造影及吲哚菁绿造影可了解视网膜、脉络膜和视神经的损伤情况，视觉电生理检查可帮助判定视功能情况。

（二）处理原则

1. 有休克和重要脏器损伤时，应首先抢救生命。

2. 对化学伤，应分秒必争地用大量的水冲洗，至少 15 分钟。冲洗后还需用 pH 试纸测定结膜囊泪液的酸碱度以确定下一步治疗方案。

3. 对眼球穿通伤，切忌挤压，可滴 0.5% 丁卡因溶液止痛后，用眼睑拉钩检查。眼球上的异物和血痂，不应随便清除，有条件时进一步行眼科裂隙灯显微镜及眼底等检查，根据病情作进一步处理，没有条件时可滴抗生素眼液，止血、止痛，包扎双眼后就近转往有条件的医院进一步处理。怀疑有眼内异物时应根据情况选择 X 线、CT 或 MRI 检查。

4. 对开放性眼外伤，应肌内注射抗破伤风血清。

5. 眼睑血液循环丰富，组织修复力强，而且一旦缺损或畸形修复会引起严重并发症（如暴露性角膜炎），因此清创缝合时应分层对合复位，不可将组织剪除或丢弃。

6. 对眼球穿孔伤合并眼睑裂伤，应先修复眼球伤口后再考虑行眼睑及其他手术修复。

7. 对眼球破裂伤，眼球壁不规则裂开或有很长裂口、眼球内容物（尤其包括脉络膜、视网膜的组织）大部分脱出、眼球的解剖和功能确无望恢复时，可考虑做眼球摘除术，由于近年来显微手术及玻璃体手术的进步，一些严重的眼球破裂伤也可以得到挽救，因此一般不宜做初期眼球摘除术。伤后无光感也不宜作为眼球摘出的适应证。

8. 合理应用抗生素及糖皮质激素。由于血 - 眼屏障存在，药物不易透入眼内，需选用适当的药物和给药方法，如眼内感染时，可考虑玻璃体内注药、滴眼药及结膜下注射给药，同时全身应用抗生素及糖皮质激素。

四、眼外伤的预防

眼外伤在致盲原因中占有重要地位。由于眼组织遭到破坏后不易修复或重建，视功能的破坏往往难以避免，严重时会引起失明。但是，大多数眼外伤是可以预防的，只要我们思想上重视，做好宣传工作，劳动过程中严格遵守安全操作规程，重视劳动卫生防护，并教育儿童不要玩弄刀、剪和锐利玩具，眼外伤的发生可大大减少。加强卫生宣传教育、制订各项操作规章制度、完善防护措施，能够有效地减少眼外伤。近年对各类眼外伤的流行病学研究，如对体育运动所致的眼外伤、工农业生产中的眼外伤、儿童及老人眼外伤提出了各自的发病特点和预防办法。基层医疗组织对工矿生产单位和执勤部队应加强眼外伤的防治工作，如改善企业和劳动场所的卫生条件和管理，安装适当的照

笔记栏

明和通风设备。配备各种安全防护用品如面罩、防护眼镜等。同时应严格执行技术操作规程、劳动保护制度和安全操作规定，并设置急救站、配备急救箱，一旦发生眼外伤应能及时急救并迅速转院治疗。预防儿童眼外伤是家长、托儿机构、学校和社会有关人员的共同任务，要禁止儿童玩弄危险玩具、乱放鞭炮或乱投弹弓石子等，对儿童眼外伤应及时到有条件的医院眼科治疗，以挽救伤眼，防治弱视的发生。

第二节　眼球钝挫伤

案例 22-1

患者，男性，26 岁，建筑工人，右眼被铁片弹伤后视物不清半小时就诊。

患者于半小时前工作时右眼不慎被铁片弹伤，铁片长约 2cm，伤后自觉视物不清，但神志清晰，无头痛、恶心、呕吐等，急诊收住院治疗。既往无外伤或手术病史，否认有眼病病史。

全身检查未见异常。眼科检查：右眼视力 手动 /30cm，光感光定位准确，非接触式眼压计测眼压：右眼 45mmHg，左眼 19mmHg，右眼混合充血，角膜轻度水肿，瞳孔区偏下的 2mm × 3mm 角膜部分明显混浊水肿、增厚，并见后弹力层皱褶，前房充满新鲜积血，未见眼球穿通伤口，眼内结构窥不清。

问题：

1. 首先应考虑做何诊断？
2. 在明确诊断之前，应做哪些检查？
3. 如何明确诊断？如何给出处理建议？

眼球钝挫伤（blunt ocular trauma）是指机械性的钝力引起的眼外伤，可造成眼组织的损伤，如眼睑肿胀、皮下淤血等。钝挫伤也可造成眼球的损伤，引起眼内多种组织结构的病变。眼球钝挫伤占眼外伤总数的 1/3 以上。

眼球钝挫伤的原因很多，在生产、生活、体育运动和交通事故等情况下，遭受各种物体冲撞，土块、砖石、拳头、弹弓、球类等的击伤等均可致伤。根据暴力大小，伤势可轻可重。因此，眼球钝挫伤的程度不能单凭眼外部的表现就下结论，应该详细检查，做出全面估计，并根据受伤轻重程度而给予适当的处理。

一、角膜挫伤

钝力作用于角膜时，可擦伤角膜表层组织，也可使角膜急剧内陷，从而使角膜内皮层和后弹力层破裂，进而引起角膜基层水肿混浊，严重时可致角膜破裂。严重的角膜挫伤往往合并有眼内其他组织的损伤，如虹膜的挫伤、晶状体的挫伤，甚至视网膜黄斑部的损伤等。

【临床表现】

1. 角膜上皮擦伤　患者伤眼视力减退。因伤眼角膜感觉神经末梢暴露，从而使伤眼出现明显的疼痛、畏光和流泪等症状，用荧光素染色，可确定角膜上皮脱落的范围。如果单纯是角膜上皮损伤，而角膜前弹力层完整时，新的角膜上皮细胞能较快覆盖角膜上皮损伤区域；如角膜前弹力层损伤时，会造成角膜上皮缺损区愈合变慢。还可能伴有球结膜水肿、角膜缘出现睫状充血、瞳孔反射性缩小，若发生感染，可出现角膜溃疡。

2. 角膜基质层损伤　出现疼痛、畏光和流泪等刺激症状较轻。可以发现角膜基质层水肿，增厚及混浊，后弹力层出现皱褶，可呈局限性。有时可出现角膜板层裂伤。

3. 角膜破裂　外力较大时可致角膜破裂，多发生于角膜缘附近，因为此处结构相对薄弱，可有虹膜嵌顿或脱出于伤口，前房变浅或消失，瞳孔呈梨形。由于眼球颞下方没有眶骨的保护，是外力最常作用的部位，根据钝性外力作用于眼球的对角受力原理，鼻上方角膜缘是最常见的破裂部位。

【治疗】　角膜擦伤的治疗原则是止痛、预防感染、促进修复和减少并发症。

对角膜上皮擦伤，可涂抗生素眼膏后包扎，每日换药直至上皮愈合，上皮缺损面较大时可予加压包扎，具有制动、止痛和利于上皮修复的作用。角膜基质层水肿、混浊者，可局部滴用糖皮质类固醇，必要时用散瞳剂。

笔记栏

对角膜板层裂伤，要在裂隙灯显微镜下仔细检查伤口内有无异物，若有要及时取出，同时根据伤口的严重程度行伤眼加压包扎或手术缝合。若伤口对合良好，可结膜下注射抗生素和类固醇皮质激素后加压包扎伤眼；若伤口对合不良，则应手术缝合。

对于角膜破裂伤，按角膜穿孔伤处理。

二、虹膜睫状体挫伤

根据虹膜睫状体受损的部位和程度，可单独或合并出现如下的临床表现。

（一）外伤性虹膜及瞳孔异常

【临床表现】 眼球受到外力打击后，由于眼球是一个不易压缩的球体，钝力可在眼球内传递，虹膜可受到刺激和损伤，出现以下情况：①瞳孔缩小：外伤刺激了分布于瞳孔缘支配瞳孔括约肌的副交感神经，引起暂时性瞳孔括约肌痉挛，瞳孔立即缩小；②瞳孔散大：瞳孔括约肌受损或支配神经麻痹，可造成外伤性瞳孔散大，一般表现为瞳孔中度扩大，瞳孔不圆，对光反射迟钝或消失；③睫状肌或其支配神经受损时，常伴有调节麻痹，患者出现近视状态；④如果瞳孔缘及瞳孔括约肌断裂可造成瞳孔的不规则裂口，虹膜基质也可出现纵行裂口，严重挫伤可造成虹膜根部离断（图 22-1），虹膜根部有半月形缺损，瞳孔呈“D”形，可能出现单眼复视，有时整个虹膜从根部完全离断。

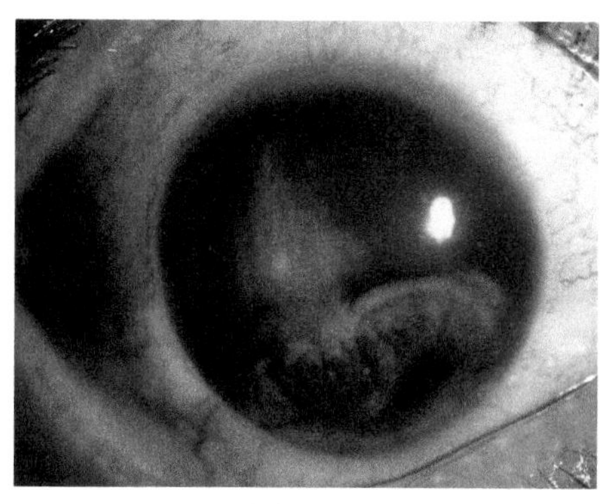

图 22-1 外伤性虹膜根部离断

【治疗】 ①眼部使用糖皮质激素滴眼液或非甾体类抗炎药物；②瞳孔缩小时可考虑滴用睫状肌麻痹剂；③瞳孔散大并有畏光或眩光时，可滴用缩瞳药物或强光下戴有色眼镜以减轻症状，外伤性瞳孔散大时，轻者可能恢复或部分恢复，重者不能恢复；④伴有调节麻痹时，可配戴眼镜矫正近视；⑤外伤性瞳孔缘撕裂或基质裂口时如范围不大，则无需特殊处理，如范围较大时可考虑行瞳孔成形术，严重的虹膜根部离断，特别当有复视症状时，要行虹膜根部缝合术，将离断的虹膜缝合固定于角巩膜缘内侧。

（二）外伤性虹膜睫状体炎

【临床表现】 眼钝挫伤可引起虹膜睫状体的创伤性炎症反应及虹膜血管性变化。首先是小动脉痉挛，继而出现毛细血管扩张、小血管壁渗透性增加，引起血浆渗出，导致虹膜睫状体组织水肿、房水蛋白质含量增加，或前房出现纤维素性渗出物。伤眼视力减退，出现畏光，睫状充血，虹膜水肿、纹理不清，房水混浊，有浮游细胞，角膜后出现色素性或灰白色沉着物。

【治疗】 眼部使用糖皮质激素滴眼液或非甾体类抗炎药物。根据病情需要还需应用睫状肌麻痹剂，必要时还可考虑全身应用糖皮质激素。

（三）前房角后退

【发生机制】 当钝力作用于眼球时，瞳孔发生阻滞，周边巩膜扩张，潴留于前房内的房水受无晶状体支撑的周边虹膜冲击，挫伤力量使睫状肌的环形及放射形肌纤维与纵行肌纤维分离，睫状肌的环行肌纤维、纵行肌纤维及虹膜根部挛缩后退，前房角加宽、变形，前房变深，称前房角后退。

【分级】 前房角后退需在前房角镜下方能看到，根据睫状肌撕裂的程度可将其分为浅度（Ⅰ度）、中度（Ⅱ度）、重度（Ⅲ度）：

Ⅰ度：虹膜末卷及睫状体带撕裂。

Ⅱ度：睫状肌撕裂，睫状体带变宽。

Ⅲ度：睫状肌撕裂加深，前房角明显加宽。

【临床表现】 多数前房角后退的患者可没有任何症状，只是在行裂隙灯及前房角镜检查时发现前房角后退，少数患者可出现眼压升高、继发性青光眼。早期眼压升高的机制可能是小梁水肿，房水渗透性降低或睫状肌自巩膜突分离后造成房水流出受阻。少数人在伤后数月或数年，因房水排出受阻发生继发性青光眼，称前房角后退性青光眼，其发生机制可能是因为小梁组织发生萎缩或退行性变性所致的小梁间隙及巩膜静脉窦的闭塞。有时还可以发现前房角有纤维组织增生形成玻璃膜覆盖在小梁网表面，严重影响房水排出使眼压升高。当然，青光眼的发生还与睫状体撕裂即前房角后

笔记栏

退的程度及范围有关，Ⅰ度的撕裂范围一般较小，Ⅱ度及Ⅲ度的撕裂范围较大，撕裂范围超过180°者有可能发生继发性青光眼。

【治疗】 早期可局部使用糖皮质激素及非甾体类抗炎药物以减轻前房角炎症和水肿，眼压高时加用降压药物，外伤早期的眼压升高经抗炎处理后部分患者眼压会降低。

即使眼压正常，也应定期随诊观察眼压情况，特别对于前房角损伤范围较大者，为部分前房角后退者可能在数月或数年后发生继发性青光眼，一旦出现青光眼，应按开角型青光眼处理。

（四）前房积血

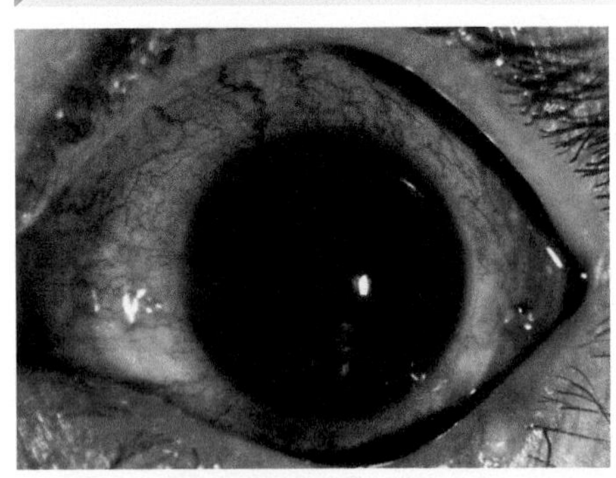
图 22-2 挫伤性前房积血

【临床表现】 前房积血是眼球钝挫伤最常见的表现，为虹膜睫状体血管破裂所致。微量出血仅可见房水中出现红细胞，出血较多时，血液积于前房的下部呈一水平面（图 22-2）。

根据积血占前房的容量可将其分为3级：①少于前房容量的1/3，位于瞳孔缘之下者为Ⅰ级；②介于前房容积1/3～2/3，超过瞳孔下缘者为Ⅱ级；③多于前房容积2/3，甚至充满整个前房者为Ⅲ级。或记录出血平面的实际高度（mm）。临床上通常将外伤后立即发生的出血称为原发性前房积血；积血吸收后或在吸收过程中再次出血者，称继发性出血，继发性出血的量一般较多，多在伤后1周内发生。根据出血量的不同，前房积血多能在1～5天内自行吸收。

如果出现凝血块，吸收时间将延迟至10天左右。前房积血本身并不引起严重后果，但当积血量大或出现继发性出血时，可引起继发性青光眼、角膜血染等严重并发症，损害视力。在前房充满血液及高眼压情况下，容易出现角膜血染（图 22-3），主要由含铁血黄素引起，角膜基质呈棕黄色，中央呈盘状混浊，以后渐变为黄白色，长期不消退，需行角膜移植术，也有极少数在一年后由周边向中央逐渐缓慢变透明。

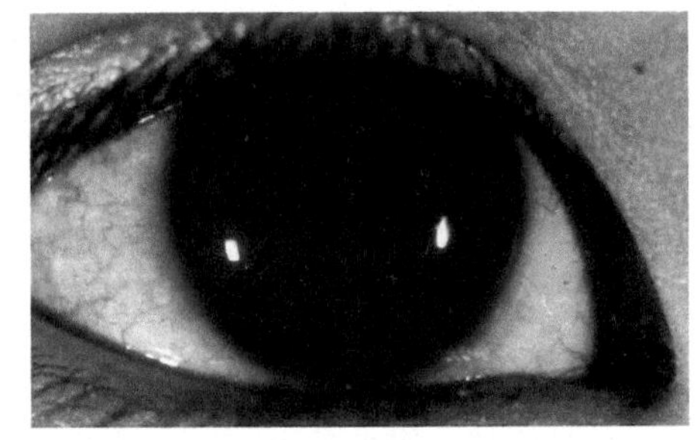
图 22-3 角膜血染

【治疗】 少量的前房积血，只需适当休息，适当应用镇静剂，取半卧位，尽量减少眼球活动，使血液沉积于前房下方，不遮盖瞳孔；适当应用止血药，如垂体后叶素、氨基己酸、酚磺乙胺、云南白药，可联合应用糖皮质激素，原有的出血很快会自行吸收，同时对预防再出血有一定的作用，而且糖皮质激素对前房积血可能存在的视网膜视神经损伤也有治疗作用；可不扩瞳、不散瞳，但出现虹膜刺激症状时可及时散瞳；有继发性青光眼时，可局部及全身应用降眼压药物，必要时手术治疗；如出血过多，眼压升高，经药物治疗未见吸收者，观察3～5天后，可行前房穿刺、分次放血，有较大凝血块时，可使用玻璃体切割仪切除血块，以免形成角膜血染。

（五）外伤性低眼压

【临床表现】 主要因睫状体损伤或睫状体分离引起。主要表现为低眼压，严重者可出现低眼压引起的视力下降、视物变形、浅前房、视盘水肿、视网膜静脉扩张、黄斑水肿及星状皱褶等。

【治疗】 轻者可逐渐恢复，可使用1%阿托品散瞳，局部及全身用糖皮质激素。药物治疗无效时可考虑手术治疗，包括睫状体光凝或热凝固术、缝合术及巩膜外环扎垫压术。

三、晶状体挫伤

【临床表现】 晶状体挫伤可引起晶状体脱位或晶状体混浊。

1. 晶状体脱位 可分为晶状体部分脱位和晶状体全脱位，为晶状体悬韧带全部或部分断裂所致。悬韧带部分断裂时，悬挂晶状体的力量不平衡，晶状体向悬韧带断裂的相对方向移位，晶状体轴偏离视轴。检查时，在瞳孔区可见部分晶状体赤道部（图 22-4），有部分虹膜震颤，患者可有散光或单眼复视。全脱位时，晶状体可向前脱入前房，有时可嵌顿于瞳孔区，这两种情况都易引起继发性青光眼和角膜内皮损伤。晶状体向后可脱入玻璃体，此时前房变深，虹膜震颤，出现高度

笔记栏

远视，可引起继发性青光眼、视网膜脱离等并发症。如果巩膜或角巩膜部破裂，晶状体也可脱位于球结膜下。

2. 挫伤性晶状体混浊　主要有三种类型，即虹膜印环、囊不破裂的挫伤性白内障（图 22-5）和晶状体囊破裂的白内障。其原因是外伤直接或通过房水传导作用于晶状体，引起囊膜破裂、变性或晶状体上皮层损伤，促使晶状体混浊；或外伤后作用于葡萄膜，引起眼内炎症性变化，从而影响晶状体代谢，导致晶状体混浊。

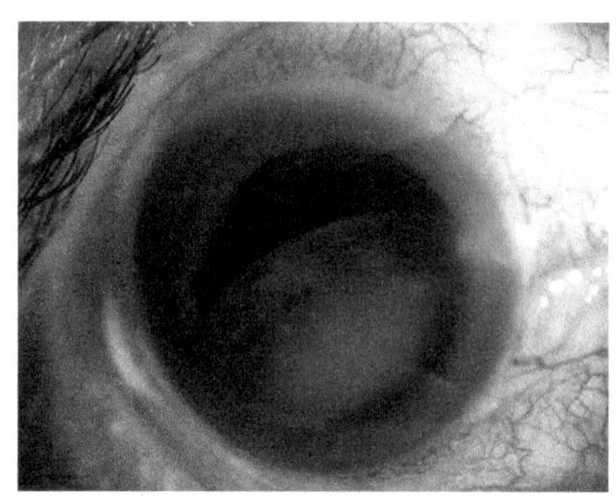

图 22-4　挫伤性晶状体脱位

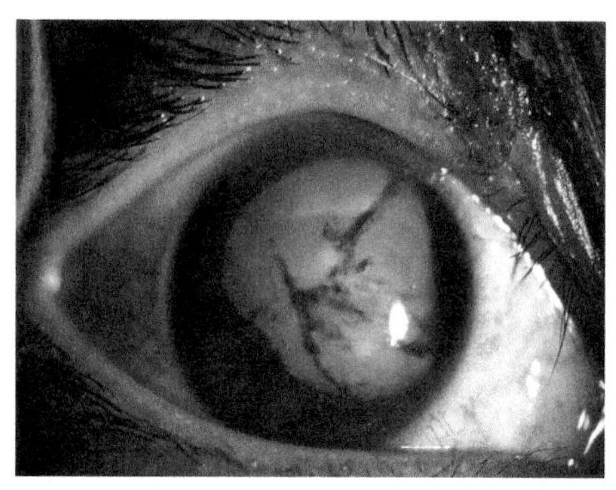

图 22-5　挫伤性白内障

【治疗】

1. 晶状体半脱位明显影响视力或出现单眼复视时应摘除晶状体并植入人工晶状体；晶状体全脱位于前方或嵌顿于瞳孔，宜急诊手术摘除；晶状体全脱位于玻璃体时可行玻璃体切割术。

2. 若挫伤性晶状体混浊较局限，对视力影响不严重，可随诊观察；若晶状体混浊已明显影响视力可行手术治疗。

四、玻璃体积血

【临床表现】　挫伤引起睫状体、脉络膜和视网膜血管破裂，可出现玻璃体积血。如果玻璃体积血量多时，眼底窥不进，视力也会受到严重影响。玻璃体内的积血易使玻璃体变性、液化，含铁血黄素对视网膜也有一定的毒性，此外，积血还会继发血影细胞性青光眼，或呈胆固醇性结晶沉着，或发展为增生性视网膜脉络膜病变，造成视网膜脱离。

【治疗】　少量的玻璃体积血可自行吸收。应用止血药物和促进血液吸收药物的疗效尚不确切。伤后 3 个月以上积血仍不能吸收，可考虑作玻璃体切割术。也有观点认为伤后 2 周内若玻璃体积血未能明显吸收，即可行玻璃体切割术。若玻璃体混浊明显，宜行 B 超检查判断有无视网膜脱离，伴有视网膜脱离时应尽快行玻璃体切割术治疗。

五、脉络膜挫伤

【临床表现】　眼球钝挫伤时外力通过玻璃体传达到脉络膜，主要表现为脉络膜破裂及出血，多见于后极部及视盘周围。裂口呈弧形，凹面对向视盘。伤后早期破裂处常为暗黑色的深层出血掩盖，出血吸收后，显露出弧形的黄白色裂隙，可伴有色素。若破裂位于黄斑部，中心视力会永久丧失。

【治疗】　脉络膜挫伤后无特殊的治疗手段，视力预后往往取决于损伤部位和程度。

六、视网膜挫伤

【临床表现】　眼球钝挫伤引起的视网膜损伤可分为视网膜震荡和视网膜挫伤。前者是指后极部在伤后出现的一过性视网膜水肿，呈白色，中心视力下降。部分患者水肿消退后（1～2 周）视力恢复；部分出现黄斑部色素紊乱，中心视力明显减退，不能恢复。后者是指挫伤造成视网膜外层组织变性、坏死，中心视力严重受损，多伴有视网膜出血或脉络膜破裂。视网膜出血较少时，位于视网膜组织之内；出血较多时，可穿破内界膜形成视网膜前出血。对于这两种视网膜损伤都应在伤后 1～2 周进行密切的随访观察。在伤后 1 周内进行眼底荧光血管造影和视觉电生理检查对鉴别诊断及预后有较大价值。视网膜挫伤多有荧光素渗漏，视网膜电图的 a、b 波有较大幅度下降。挫伤还可造成视网膜从锯齿缘部离断，出现外伤性视网膜脱离。此外，挫伤也可造成黄斑部的水肿、出血和

笔记栏

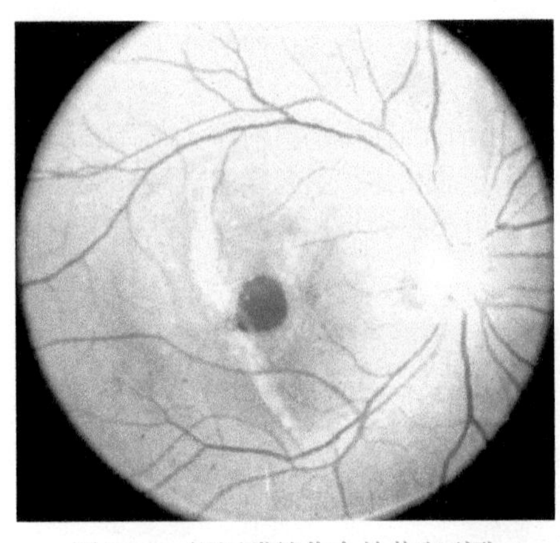
图 22-6 视网膜挫伤合并黄斑裂孔

组织变性及黄斑裂孔（图 22-6），有的患者也发展成为视网膜脱离。

【治疗原则】 对于眼球钝挫伤引起的视网膜损伤，可考虑使用糖皮质激素、血管扩张药、维生素类药物进行治疗。对视网膜出血者可卧床休息，伤后早期使用止血药物。外伤性视网膜脱离者则应手术治疗，争取视网膜复位。

七、视神经挫伤

视神经位于眼球之后，周围有软组织及眼眶骨壁的保护，一般不易被外伤侵犯，但当眼球、眼眶或头颅挫伤时，视神经亦可被挫伤。视神经挫伤为严重的眼外伤之一，对视功能可能造成毁灭性损伤，故后果相当严重。产生视神经挫伤有两种主要的因素：其一为眼球受挫伤时在外力的作用下极度扭转，导致视神经（尤其是球后段）的撕裂伤；其二是在外伤时由于眼眶内容物的挤压而损伤视神经，也可能由于眶后壁骨折而挫伤管内段视神经。

【临床表现】 主要症状为受伤后视力突然下降或完全丧失，眼球转动时疼痛明显。伤眼眼球轻度前突，瞳孔散大，直接对光反射迟钝或消失，但间接对光反射存在。眼底检查早期大致正常，随后显示视盘周围水肿或凹陷，此种凹陷常超出视神经范围。视网膜动脉苍白萎缩，1 个月后可出现眼球塌陷。尚存部分视力者，视野检查可存在中心暗点、环形暗点或管状视野。视网膜电图显示 b 波波幅降低，b 波高低与视力受损程度一致。视神经挫伤时荧光血管造影，早期可见视盘表面毛细血管扩张，染料迅速外漏，视盘及其边缘呈强荧光；外伤后视神经萎缩，荧光血管造影时由于乳头上血管萎缩闭塞，视盘呈弱荧光区，后期偶见筛板处的血管渗漏或巩膜染色，但视盘始终呈弱荧光暗区。

【治疗原则】 对于眼球钝挫伤引起的视神经损伤，宜早期使用糖皮质激素（可使用大剂量的甲泼尼龙冲击治疗）、高渗剂（20% 甘露醇等）、血管扩张药、神经营养药物及维生素类药物进行治疗。如 CT 等影像学检查发现有骨折压迫损伤视神经，则应根据病情尽可能行手术治疗。

八、眼球破裂

严重的眼球钝挫伤可导致眼球破裂。眼球破裂最常见的部位是角巩膜缘。少数患者可发生于球结膜下、直肌下或后部巩膜，甚至视神经周围，因其穿破的部位不易被直接发现，称为隐匿性巩膜破裂。

【临床表现】 眼压降低，角膜变形，眼球塌陷，前房变浅或消失，瞳孔变形，前房及玻璃体积血，球结膜下出血或血肿形成，眼球向破裂方向运动受限。多数患者的视力极差，甚至无光感。

【诊断】 根据临床表现可做出初步诊断。找到创口可确诊，必要时切开球结膜探查。

【治疗】 详细检查伤眼发现裂口，首先尽可能缝合修补伤口，2 周左右可考虑行玻璃体切割术，有部分患者可保留眼球，还可能有一定的有用视力，不主张行一期眼内容摘除术或眼球摘除术。除非眼球结构已经彻底破坏，无法修补，才考虑行眼内容摘除术或眼球摘除术，并根据病情一期植入义眼座。

案例 22-1 诊断

初步诊断：①右眼球钝挫伤；②右眼前房积血；③右眼继发性青光眼；④右眼晶状体挫伤？⑤右眼视神经视网膜挫伤？

诊断依据：①明确的外伤病史：铁片弹伤；②视力差（手动 /30cm）；③眼部混合充血；④瞳孔区偏下的角膜局限性明显混浊、水肿、增厚，并见后弹力层皱褶；⑤前房充满新鲜积血；⑥角膜雾状水肿、眼压高。

案例 22-1 治疗

1. 局部及全身用糖皮质激素，以减轻角膜水肿、抗炎、减少血管渗出及出血，同时对可能存在的视神经视网膜挫伤也有治疗作用。

笔记栏

2. 6-氨基己酸或酚磺乙胺等全身使用。

3. 半卧位以减少静脉回流，进而减少前房积血，并使血液中的有形成分沉积于前房下方，减少其在瞳孔区和晶状体表面的沉积。

4. 20% 甘露醇快速静脉滴注，以促进前房积血吸收并有降眼压的作用，口服乙酰唑胺及滴 0.5% 噻吗洛尔降眼压。

5. 经 4 ～ 5 天治疗后，前房积血未见明显吸收并出现凝血块、眼压高，为减低眼压及防止角膜血染的发生，行前房冲洗积血，并用玻璃体切割仪切除前房凝血块。

6. 术后眼压降低、角膜透明度好转，视力仍为手动 /30cm，瞳孔散大，约 5mm×6mm，对光反射极迟钝，晶状体半脱位，轻度混浊，玻璃体积血，眼底窥不进，B 超示玻璃体尘状、絮状混浊，未见视网膜脱离征。继续原用药，前房未再出现积血，但在术后第 2 天，眼压又升高至 40mmHg 以上，继续全身及局部用降眼压药物 10 天，眼压仍较高，为防止其对视神经造成进一步损伤，即施行了复合小梁切除术，术中使用 0.3mg/ml 浓度的丝裂霉素，术后 5 ～ 10 天拆除角膜缘可调节缝线，眼压在 10 ～ 15mmHg。玻璃体积血逐渐吸收，至伤后 1 个月视力恢复至 0.2，伤后 6 个月复诊时玻璃体混浊明显减轻，视力恢复至 0.5，结膜下滤过泡轻度隆起，眼压维持在 15 ～ 18mmHg，晶状体轻度移位，混浊加重，以后囊下明显，眼底可见，视盘色淡红，视网膜平伏，黄斑区色暗，颞侧可见弧形萎缩斑。

案例 22-1 最后诊断

①右眼球挫伤；②前房积血；③右眼继发性青光眼；④右眼外伤性白内障；⑤右眼晶状体不全脱位；⑥右眼视网膜挫伤；⑦右眼外伤性瞳孔散大。

第三节　眼球穿通伤

案例 22-2

患儿，男性，2 岁 1 个月，右眼被竹签扎伤后疼痛、流泪、视物不见 19 小时。

患儿于 19 小时前在玩耍时，右眼不慎被玩伴用竹签刺伤，当时疼痛、视物不清，并有血水流出，但神志清晰，无恶心、呕吐，即在当地医院就诊，具体诊断不详，因条件所限，未行特殊处理，纱布包盖伤眼后急乘车转来我院。既往无外伤及手术病史。

全身检查未见异常。眼科检查：双眼视力检查不合作，右眼混合充血，鼻侧中央及周边角膜可见一横贯全层穿通伤口，长约 5mm，其中有部分虹膜组织嵌顿，前房充满新鲜积血，眼内结构窥不清。左眼未见异常。

问题：

1. 该患者诊断为何种眼病？
2. 为明确诊断，该患者还要进行哪些辅助检查？
3. 该患者如何进行治疗？

眼球壁全层被锐器或高速飞行的异物穿破，称为眼球穿通伤，可伴有眼内组织损伤或脱出。

【致伤原因】　造成穿通伤的原因很多，如刀、剪子、铅丝、针、钉等刺伤，或敲击金属物件时碎屑穿入眼内等。伤眼的预后主要取决于损伤的严重程度和部位、有无感染或并发症、诊断治疗是否及时和恰当。

【临床表现】　按照眼球穿通的部位，可分为角膜穿通伤、角巩膜穿通伤、巩膜穿通伤、眼球贯通伤。对于眼球结构的损伤可因致伤物的大小、形态、性质、穿透眼球的深度和部位的不同而形成各种不同的结构损伤。

1. 角膜穿通伤　因角膜位于眼球壁最前面，最易受到损伤。如角膜伤口小或斜行伤口，可自行闭合，检查时仅见点状或线状混浊。伤口较大或伤口刺入较深时，常有虹膜组织嵌顿，前房消失、变浅或积血，同时可有瞳孔变形、晶状体混浊、眼内出血等（图 22-7）。伤眼有视物不清及明显的

笔记栏

疼痛、流泪等刺激症状。

2. 角巩膜穿通伤 伤口同时累及角膜和巩膜，可引起虹膜、睫状体、晶状体和玻璃体的损伤、脱出和眼内出血。伤眼可有明显的疼痛和刺激症状。对视力有明显的影响。

3. 巩膜穿通伤 小的伤口因结膜覆盖容易被忽略，穿孔处可能仅见结膜下出血；大的伤口伴有脉络膜、玻璃体和视网膜损伤及玻璃体积血，前房深，结膜水肿明显，眼压低，葡萄膜、视网膜、玻璃体等组织可脱出于巩膜伤口或结膜下（图 22-8），预后较差。常见症状有伤眼疼痛、红肿及视力下降，如果伤及黄斑部可造成中心视力严重受损或丧失。

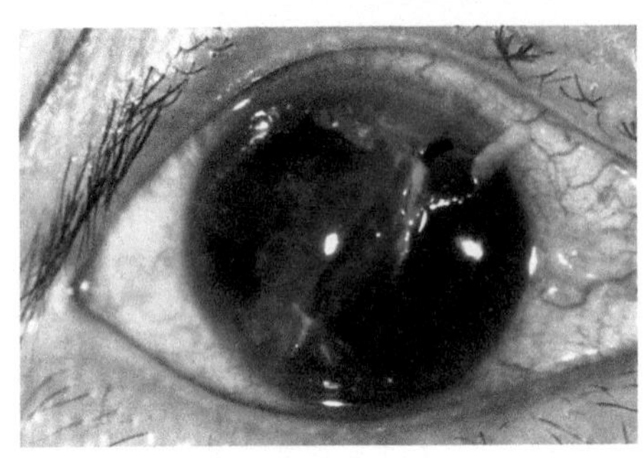
图 22-7 角膜穿通伤

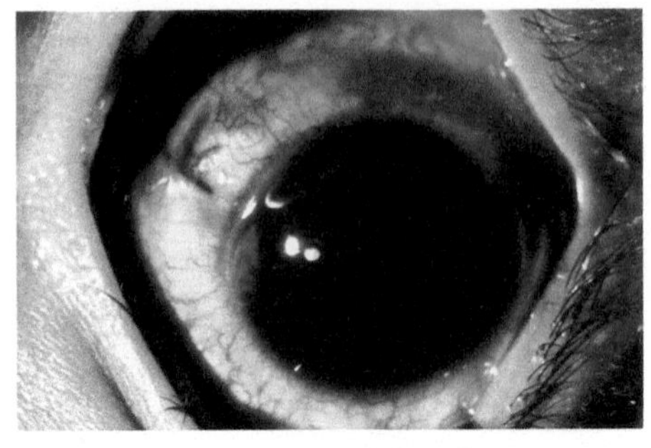
图 22-8 巩膜穿通伤

4. 眼球贯通伤 在临床上也不少见，是指同时有两个伤口，一般一个在前面，一个在后面，前面的伤口因位置表浅容易发现，而后面的伤口则较为隐蔽，往往易被忽略。

【诊断】 根据外伤病史和临床表现多可明确诊断，但应注意儿童的外伤病史有时不够明确。检查时尤其应注意可能存在的巩膜穿通伤口，必要时手术探查。

> **案例 22-2 诊断**
>
> 初步诊断：①右眼球穿通伤；②右眼前房积血；③右眼晶状体损伤？④右眼视网膜挫伤？⑤右眼眼内炎？
>
> 初步诊断依据：①明确的外伤病史：竹签扎伤右眼，伤后有血水自眼内流出；②明确的角膜穿通伤口，并有虹膜组织嵌顿；③前房充满积血，眼内组织看不清；④角膜伤口暴露时间相对较长，超过 24 小时。

【治疗】 治疗原则是尽早缝合伤口，防治感染和炎症，治疗并发症，尽可能恢复眼球的结构和功能。

1. 伤口处理 应尽量争取及早缝合、修补伤口，避免有眼内组织嵌在伤口内或脱出眼外的情况。①角膜伤口：较小的角膜伤口，对合良好，无组织嵌顿，前房存在，可结膜下注射抗生素后加压包扎；伤口较大、对合不良，或有组织嵌顿、前房明显变浅或消失者，宜在显微镜下仔细清洁、板层缝合伤口，脱出的虹膜组织经抗生素溶液冲洗后尽量回复眼内，但如不能回复，或组织破损严重，或污染严重，可予剪除。②角巩膜伤口：应先对合角膜缘，然后再缝合角膜和巩膜伤口，脱出的睫状体应回复，而脱出的晶状体及玻璃体可予以剪除。③巩膜伤口：应由前向后逐渐板层缝合，前面的缝线可作为牵引以利后面伤口的暴露，脱出的玻璃体可予剪除，但脱出的脉络膜及视网膜组织应予回复。少数患者的穿通伤口隐蔽在结膜或直肌下、赤道前后，不易直观发现，应根据临床表现判断，必要时手术探查以确诊和缝合。对于接近后极的巩膜穿孔，一般为贯通伤的后部穿孔，较难暴露，勉强缝合对眼球造成过度牵拉、使玻璃体脱出，可留待 1 ～ 2 周后行玻璃体手术处理。

2. 防治感染和炎症 眼球穿孔后，应常规注射破伤风抗毒素，全身用抗生素及糖皮质激素，局部频滴抗生素滴眼液及甾体和非甾体类滴眼液，同时用散瞳药滴眼。穿通伤易受外界细菌侵袭，引起眼内感染。感染的临床表现多种多样，轻的表现为虹睫炎，前房积脓，重的可以是眼内炎甚至全眼球炎。新鲜的穿孔伤，预后一时较难确定，即使伤势严重，有时经积极抢救，还可以恢复一定视力，所以不应贸然摘除眼球。同时也要注意健眼的安全，预防发生交感性眼炎。总之，外伤一经发生，应尽量争取及早缝合、修补伤口，不允许有眼球内容物嵌在伤口内或脱出眼外的情况。怀疑眼内有异物时，应进一步作影像学检查，确有异物存留者，应尽早手术取出。在修补缝合后，球结膜

笔记栏

下应常规注射抗生素。若有眼内感染可能者，应在手术后的一周内，使用足量的抗生素。阿托品扩瞳以防止虹膜粘连，应列为常规。伤口较深又有被泥土等脏物污染时，除注射抗生素外，还应注射破伤风抗毒素。少数患者出现眼球破裂，但裂口隐蔽在结膜或直肌下、赤道前后甚至视神经周围，不能直观发现，称隐匿性巩膜破裂，应根据临床表现判断，做探查术以确诊和缝合。

3. 玻璃体手术　眼球穿通伤引起的玻璃体积血、视网膜脱离、眼内异物等一般需行二期玻璃体手术，手术时机宜在伤后 10 ～ 14 天。因此时创伤所致的眼球急性炎症反应已趋稳定；出血静止，大多数可发生玻璃体后脱离，可行全玻璃体切割术，使手术更安全；经 1 ～ 2 周观察可避免部分不必要的玻璃体手术；细胞增殖反应在伤后 14 天左右趋明显。

4. 并发症的预防及处理

（1）外伤性虹膜睫状体炎：按一般的虹膜睫状体炎治疗原则处理。

（2）眼内异物：见本章第四节。

（3）感染性眼内炎：为眼球穿通伤较严重的并发症，由细菌、真菌或合并其他致病微生物引起，细菌感染者占大多数，其中表皮葡萄球菌最常见，其次为金黄色葡萄球菌、链球菌和杆菌。伤眼疼痛和刺激症状明显较前加剧并有剧烈头痛。视力急剧下降，直至无光感。球结膜明显水肿、充血，角膜混浊，常伴有前房积脓（图 22-9），玻璃体混浊或有脓肿形成。典型的真菌性眼内炎发病慢、病程长，早期可无明显症状，以后逐渐出现前房或玻璃体腔绒球样混浊。

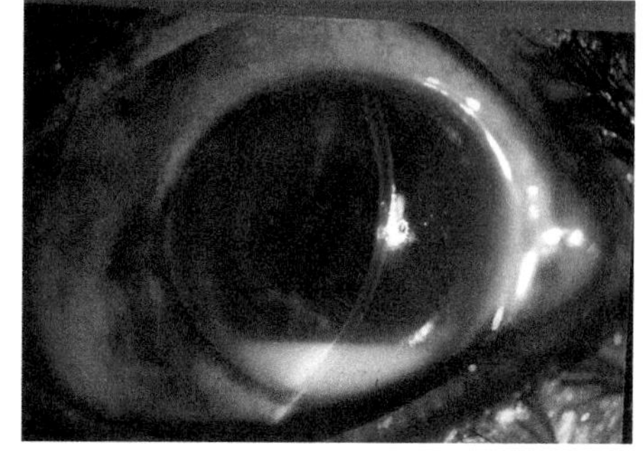

图 22-9　感染性眼内炎、前房积脓

治疗时应眼部和全身用大剂量敏感抗生素，并辅以糖皮质激素及睫状肌麻痹剂散瞳。玻璃体内给药是有效的治疗方法。在玻璃体内注药同时要抽取房水和玻璃体进行细菌、真菌培养和药敏试验，尽可能应用敏感药物进行治疗。真菌感染时禁用糖皮质激素。如用药后无明显好转应尽早行玻璃体切割术。

（4）交感性眼炎：是一种少见的双眼弥漫性肉芽肿性葡萄膜炎，是一种针对由葡萄膜黑色素细胞、视网膜色素上皮细胞和光感受器细胞共有的表面抗原，由 T 淋巴细胞介导的迟发型过敏反应，感染可能参与抗原的激活。

葡萄膜的外伤和嵌顿几乎是所有病例的一个特征，常发生于穿孔性眼外伤或内眼手术后，前者的发生率约为 0.2%，后者约为 0.07 ‰，外伤眼通常叫作诱发眼，另眼叫交感眼。患眼充血、疼痛，前房混浊的反应持续不退，经过 2 ～ 8 周或更长的潜伏期，健眼也发生葡萄膜炎症时，称为交感性眼炎。这种葡萄膜炎症很顽固，对眼内组织破坏严重，同时容易产生继发性青光眼、并发白内障而损伤视力。交感性眼炎的发病率虽不高，但它威胁双眼视力，可能导致双目失明，因此必须予以足够重视。对于交感性眼炎，预防比治疗更为重要。有下述情况时，要提高警惕：①睫状体部位受伤（角膜与巩膜交界处的穿孔伤）；②葡萄膜组织，特别是睫状体脱出于眼外或嵌顿于伤口，未经妥善处理者；③受伤后持续有葡萄膜炎症状，经治疗后仍不消退，特别是眼球内有异物存留者。

及时妥善处理受伤眼是预防交感性眼炎的重要环节，包括尽早缝合伤口、回复或剪除脱出的葡萄膜组织、预防感染等。要密切观察健眼的变化。如受伤眼功能已完全丧失、破损严重、眼内容物大量脱出、估计无法恢复视功能和眼球结构者，应考虑眼球摘除：但当健眼已出现交感性眼炎、而受伤眼还有一定视力时，则不应轻易摘除受伤眼，摘除伤眼多不能终止病程，且伤眼经治疗后也可恢复一定的视力。治疗交感性眼炎，原则上与葡萄膜炎相同，但糖皮质激素用量要大，维持时间要长（至少 6 个月），效果不明显者可选用免疫抑制剂。糖皮质激素的适当应用大大改善了交感性眼炎的预后，多数病例可恢复一定的有用视力。

（5）外伤性增生性玻璃体视网膜病变（PVR）：系外伤后玻璃体纤维组织增生牵拉视网膜所致，可根据病情进行玻璃体切割术，以恢复眼球结构和挽救视力。

案例 22-2 治疗

1. 急诊行角膜伤口修补、虹膜回复及前房积血冲洗，术后全身及局部用广谱抗生素（头孢他啶）及糖皮质激素，同时局部滴抗真菌药物两性霉素 B（因植物损伤以防真菌感染）及散瞳药物（阿托品眼膏）。

笔记栏

2. 术后前房积血吸收后见晶状体混浊。

3. 术后第 5 天发现瞳孔区渗出明显，B 超示玻璃体混浊、视网膜增厚，未见视网膜脱离，高度怀疑化脓性眼内炎，即行玻璃体切割术及晶状体咬切术，术中见玻璃体腔及视网膜表面较多的灰白色絮状渗出，视网膜水肿，部分坏死，抽取玻璃体腔渗出物行细菌及真菌培养 + 药敏试验，彻底切除感染的玻璃体组织，并用万古霉素注入玻璃体腔，最后行硅油填充。术后全身及局部用广谱抗生素（头孢他啶）及糖皮质激素，同时局部滴抗真菌药物两性霉素 B 及散瞳药物（阿托品眼膏）。最终真菌培养阴性，但有葡萄球菌生长，对头孢他啶等药物敏感。患眼感染很快得以控制，角膜透明、视网膜平伏，患者痊愈出院（患儿视力检查不合作，但患眼可追光及触摸到眼前玩具），眼内硅油留待以后取出。

案例 22-2 最后诊断

①右眼球穿通伤；②右眼前房积血；③右眼外伤性白内障；④右眼化脓性眼内炎。

第四节 眼异物伤

案例 22-3

患者，男性，47 岁，工人，左眼被铁片击伤后视物不清 1 小时。

患者于 1 小时前工作时不慎右眼被砂轮上飞起的铁片击伤，伤后自觉疼痛、视物不清，并有血水自眼角流出，但神志清晰，无头痛、恶心、呕吐等，急诊以“左眼球穿通伤、眼内异物”收住院治疗。既往无外伤或手术病史，否认有眼病病史。

全身检查未见异常。眼科检查：左眼视力 0.05，不能矫正，光定位准确，右眼视力 1.2。左眼混合充血，角膜轻度水肿，颞侧角膜缘至瞳孔缘之间可见长约 4mm 的全层角膜穿通伤口，但闭合良好，房水混浊，闪辉（++），前房下方约有 1mm 积血，相应虹膜部位可见穿孔，颞侧晶状体不均匀混浊，散瞳检查可见晶状体颞侧的异物穿通伤道直至玻璃体腔，眼底较模糊，前置镜及间接检眼镜下隐约可见玻璃体内由颞上至鼻下的异物通道，玻璃体中度混浊，8 点钟点距视盘约 3PD 处见一黄褐色金属异物，一端近视网膜，一端位于玻璃体腔，斜向鼻下方，有轻微活动度，周围玻璃体混浊明显，有积血，视网膜面有新鲜出血，未见视网膜脱离。右眼未见异常。

问题：

1. 首先应考虑做何诊断？
2. 在明确诊断之前，应做哪些检查？
3. 如何明确诊断？如何给出处理建议？

一、眼球外异物

眼的异物伤比较常见，根据异物的性质可分为金属异物和非金属异物两类。大多数异物为铁、钢磁性金属异物，也有非磁性金属异物（如铜和铅）。非金属异物包括玻璃、碎石及植物性（如棘、木）和动物性（如毛、刺）异物等。不同性质的异物在眼的不同部位引起的损伤及其处理各有不同。

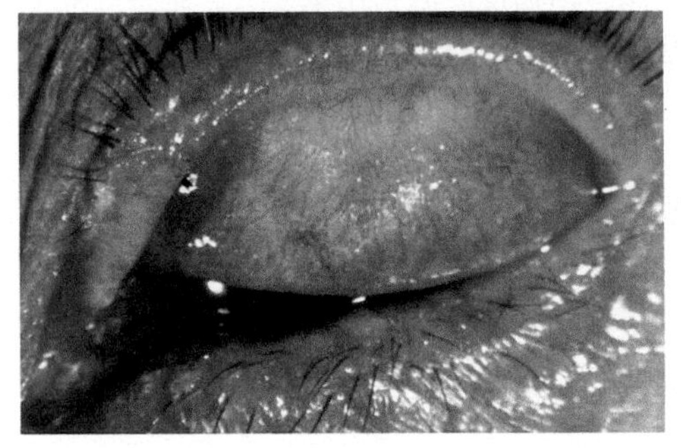

图 22-10　结膜异物

1. 眼睑异物　多见于爆炸伤时，可使上、下眼睑布满细小的火药渣、尘土及沙石，对较大的异物可用镊子夹出。

2. 结膜异物　常见的有灰尘、煤屑等，多隐藏在睑板下沟（图 22-10）、穹窿部及半月皱襞，异物摩擦角膜会引起明显的刺激症状。可在表面麻醉剂滴眼后，充分翻转上睑及暴露上穹窿部进行检查。用无菌湿棉签拭去异物，然后滴抗生素滴眼液。结膜异物可引起角膜上皮擦伤，应在取出结膜异物后结膜囊涂抗生素眼膏包眼，

以预防感染及促进角膜上皮愈合。

3. 角膜异物　是眼外伤中最常见的角膜损伤，也是引起角膜感染、角膜溃疡的常见原因。工厂中多为金属性异物，如铁屑、钢末、煤屑；农村中则以谷粒、麦芒、尘粒等较多见。有明显的刺激症状，如刺痛、流泪、眼睑痉挛等。切记不可用手擦拭。角膜异物较易发现，但细小的异物，则需仔细检查才能找到。异物应尽早取除（铁屑在角膜上停留数小时后即可形成锈斑），但必须严格执行无菌操作，以免发生感染。铁质异物可形成锈斑（图 22-11），植物性异物容易引起真菌感染。对角膜浅层异物，可在表面麻醉下，用盐水湿棉签拭去，较深的异物可用消毒的注射针头剔除，如有锈斑，尽量一次刮除干净。对多个异物，可分期取出，即先取出暴露的浅层异物，对埋在角膜深层的异物可暂不处理，待其逐渐向外排出后再取。如果异物较大，已部分穿透角膜进入前房，应首先缩小瞳孔，在手术室行异物取出术，必要时缝合角膜伤口。挑出角膜异物时应严格执行无菌操作，异物取出后点抗生素滴眼液及眼膏，包扎伤眼，并每日复诊直至角膜创口完全愈合为止，以防出现角膜感染。

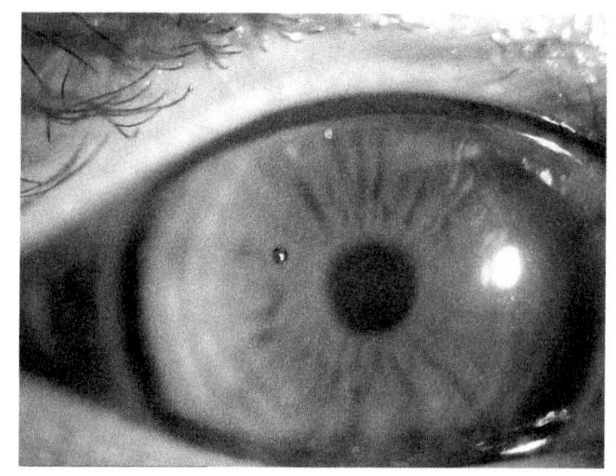

图 22-11　角膜异物

4. 眼眶异物　眶内异物多从前方穿过眼睑，经眼球周围软组织及眶壁之间或贯通眼球进入眼眶深部。常见的眶异物有金属弹片、气枪弹或木、竹碎片。可有局部肿胀、疼痛。若合并化脓性感染时，可引起眶蜂窝织炎或瘘道。由于眶内金属异物多被软组织包裹，加上眶深部有精细的神经、血管和肌肉等组织结构，因此对眶深部的此类异物可不必勉强摘出，但较大的异物包裹机化后会影响眼球运动，应取出；铜异物可引起化脓性炎症，最终需取出；植物性异物会引起慢性化脓性炎症，应尽早完全取出。

二、眼内异物

眼内异物是严重威胁视力的眼外伤。眼球穿孔伤为眼科临床上的急重症，而伴有眼内异物存留者则具有更大的危害性。异物的损伤作用包括异物对眼内不同部位组织结构的机械性破坏、化学及毒性反应、感染以及由此引起的后遗症（如眼铁锈症、铜锈症等）。眼内异物中，磁性异物占 78%，非磁性异物占 22%，非磁性异物中以铜为最多，其次为石、玻璃、铅、植物等。异物可位于眼球内的不同位置，其中前房占 6%，后房、睫状体、晶状体和前部玻璃体占 14%，后部眼球内占 80%，其中有些位于不同部位的眼球壁。例如，异物穿过角膜、晶状体可引起角膜穿孔、葡萄膜嵌顿、角膜混浊及白内障。穿过葡萄膜或视网膜可造成眼内出血。异物带入致病微生物，可引起眼内感染，造成失明。眼内异物的临床表现往往与以上各种因素有关。

【检查与诊断】　诊断上应根据以下几点综合考虑：

1. 外伤史　如敲击金属史、爆炸伤等，少数患者可能无自觉的外伤史。

2. 眼球穿通伤的症状和体征　异物进入眼球内必然先造成眼球穿通伤，眼球穿通伤是眼内异物诊断的重要依据，包括疼痛、流泪、视力下降等症状，以及充血、结膜伤口、角膜伤口、巩膜伤口、低眼压、前房变浅或变深或积血、虹膜穿孔、瞳孔变形、晶状体混浊、眼内容物脱出等。根据异物的大小、性质和致伤情况、就诊的早晚，临床表现多种多样，有的表现并不明显，或完全不出现，或已经自行消失。如长期反复发作不明原因的单眼虹膜睫状体炎或葡萄膜炎，应考虑眼内异物存留的可能。青壮年不明原因的单眼白内障，有时可能是晶状体内异物或异物穿过晶状体引起的，应详细询问病史。还有不明原因的玻璃体混浊、机化膜和条索、增生性玻璃体视网膜病变、单眼不明原因的继发性青光眼、时轻时重的局限性角膜边缘性水肿等，都要高度怀疑眼内异物的可能性。

3. 异物及其伤道的发现　发现穿孔伤道是眼内异物诊断的重要依据。如角膜有线状伤口或全层瘢痕、相应的虹膜部位有小孔、晶状体局限性混浊，表明有异物进入眼内，但巩膜伤口较难发现，应根据眼部检查及辅助检查方法判断。在前房、晶状体、玻璃体以及眼底的异物，如果屈光间质尚透明，可在裂隙灯或检眼镜下直接看到（图 22-12）。必要时应作前房角镜或三面镜检查。屈光间质混浊时，深部异物的发现常常需要影像学检查。

4. 影像学检查　采用 X 线摄片、超声波、CT 扫描及磁共振成像等，可以检查出不同性质的异物。这几种方法各有优点，可根据条件选用。位于前部的异物用 UBM 可以发现，对磁性异物，还可

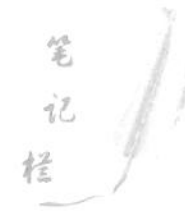

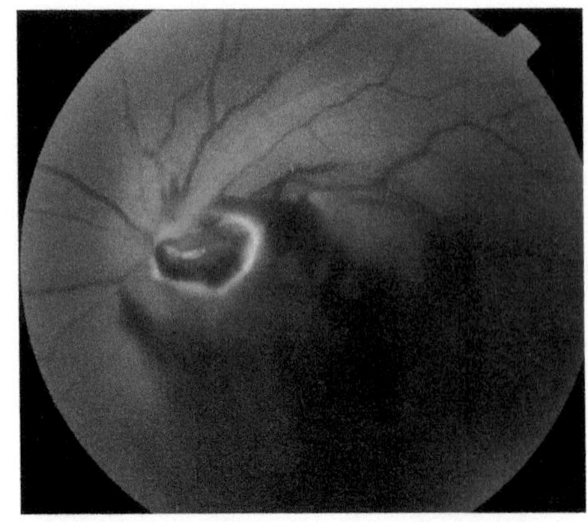

图 22-12 眼内异物（视网膜面）

用电声异物定位器帮助诊断。

【眼内异物的并发症】 眼内异物的并发症是其临床表现的一部分，有些是眼内异物伤，尤其是陈旧性异物伤或临床表现不典型的异物伤的重要诊断依据和线索，包括眼铁质沉着症、眼铜质沉着症、白内障、虹膜睫状体炎等。

1. 眼铁质沉着症 铁质异物在眼内溶解氧化，氧化铁与组织蛋白结合形成不溶性含铁蛋白沉着于各组织，表现为棕色沉着物称为眼铁锈症，包括角膜基质铁锈色沉着、瞳孔散大、晶状体前棕色沉着（图 22-13）、白内障、玻璃体混浊等。眼铁质沉着症对视网膜也有明显的毒性作用，可造成视力丧失。

2. 眼铜质沉着症 含铜量 85% 以上的异物会引起急性无菌性化脓性炎。铜在眼内组织沉着可引起慢性铜质沉着症，在角膜后弹力层有棕黄色色素沉着、虹膜变绿色、晶状体前囊上可出现葵花状混浊、棕红色玻璃体混浊、视网膜血管及黄斑区有金属斑。

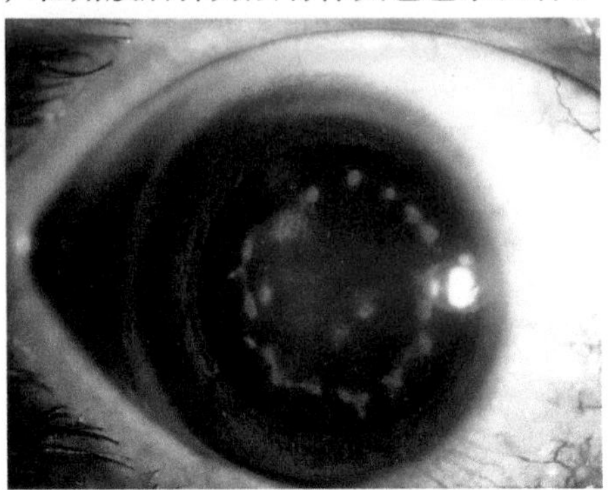

图 22-13 眼铁质沉着症（晶状体前）

3. 虹膜睫状体炎 对于反复发作的不明原因的单眼虹膜睫状体炎或全葡萄膜炎，应详细询问外伤病史并行相应的检查以证实或排除眼内异物的存在。

4. 白内障 不明原因的单眼白内障，应注意有无晶状体内异物或穿过晶状体的异物。

5. 其他并发症 不明原因的玻璃体混浊伴机化膜或条索、增生性玻璃体视网膜病变、单眼继发性视网膜脱离等，应注意有无眼内异物的存在。

案例 22-3 诊断

初步诊断：①左眼球穿通伤；②左眼外伤性白内障；③左眼内异物；④感染性眼内炎？⑤外伤性视网膜裂孔？

诊断依据：

1. 外伤病史：左眼被砂轮上飞起的铁片击伤，伤后疼痛、流泪、视物不清。

2. 左眼视力 0.05，不能矫正，混合充血，角膜水肿。穿通伤口——颞侧角膜可见长约 4mm 的穿通伤口，闭合良好。异物伤道及异物：颞侧虹膜、晶状体、玻璃体腔均见异物穿通伤道，眼底较模糊，玻璃体中度混浊，8 点钟位距视盘约 3DD 处见一黄褐色金属异物，一端位于玻璃体腔，一端斜向鼻下方视网膜，有轻微活动度，周围玻璃体混浊明显，有积血，视网膜面有新鲜出血，未见视网膜脱离。晶状体混浊。房水闪辉（++），玻璃体中度混浊。

【治疗】 眼内异物一般应及早摘出。应该强调的是，手术摘出必须以重建眼球结构和恢复视功能为目的，因此要充分考虑伤眼功能、患者双眼和全身情况。对铁、铜、铅性等眼内异物的病理、生化进行研究的结果表明，除造成机械性损伤外，其引起的眼部铁、铜等金属沉着症和铅对视网膜的毒性作用亦可导致视力丧失或损害，因此应适时将异物取出；石、玻璃和塑料等异物在眼内无明显化学损害，是否摘出及何时摘出应权衡利弊；植物等有机异物滞留眼内，由于其生物效应可引起眼内严重的炎性反应，因此应尽早取出；出现化脓性眼内炎时要及时施行玻璃体手术取出异物。具体如下：

1. 前房及虹膜异物 经靠近异物的方向或在相对方向作角膜缘切口取出，可用电磁铁吸出（磁性异物）或用镊子夹出（非磁性异物）。

2. 晶状体异物 若晶状体大部分透明，可不必立即手术。若晶状体已混浊，可连同异物摘出。

3. 玻璃体内或球壁异物 应根据异物大小、位置、有无磁性、有无玻璃体及视网膜并发症，可采用巩膜外磁铁吸引法或玻璃体手术方法摘出，同时处理并发症。对位于后极部的球壁异物，以采取玻璃体手术方法对视网膜的损伤较小。

笔记栏

案例 22-3 检查与治疗

1. 影像学检查进行异物定位。角膜缝合异物定位环后行 X 线摄片定位，显示异物一端位于后段玻璃体腔，一端位于视网膜面，大小约 4mm×1.5mm，B 超也显示异物位于鼻下方视网膜面和玻璃体腔。

2. 静脉滴注及眼局部滴用广谱抗生素及类固醇皮质激素，以防止感染和炎症。

3. 阿托品眼膏散瞳。

4. 手术取异物。异物定位后于伤后第 3 天行晶状体切除及玻璃体切割术取出异物，异物有磁性，但一端扎在视网膜上，无视网膜脱离，切出异物周围玻璃体及积血后，行异物周围激光光凝，异物镊夹出异物，然后进一步行玻璃体切割术，并取玻璃体组织进行细菌培养及药敏试验。最后行 16% C3F8 眼内填充。

5. 玻璃体组织培养无细菌生长。术后视网膜平伏，玻璃体腔气体吸收后矫正视力达 0.8，可待二期手术植入人工晶状体。

案例 22-3 最后诊断

①左眼球穿通伤；②左眼外伤性白内障；③左眼内金属（铁）异物；④外伤性视网膜裂孔。

第五节　眼附属器外伤

一、眼睑外伤

眼睑位于眼球的前面，起保护眼球的作用，由于其前面全部暴露于体外，因而更易受到外伤。眼睑皮肤薄而疏松、血液循环丰富，眼睑挫伤致小血管破裂，常引起眼睑水肿和出血。出血初为青紫色，以后渐变为黄色，可在 1 ～ 2 周内完全吸收。严重挫伤或为锐器切割伤时可出现眼睑皮肤全层裂伤，甚至深达肌层、睑板和睑结膜。内眦部睑缘撕裂可造成泪小管断裂，如处置不当，愈合后会出现眼睑畸形和溢泪症。眼睑损伤较为常见者有以下几种：

1. 眼睑皮肤擦伤　属于轻度外伤，损伤表浅，若伤面较大，疼痛多较明显，且容易招致感染。

2. 眼睑挫伤　容易发生肿胀和皮下出血（图 22-14），重者形成血肿，血肿一般可在 3 ～ 4 天消退，但皮下淤血斑可保持两周以上。如血肿迟迟不消退，且球结膜下亦有出血时，则可能为眶壁骨折或颅骨骨折所致。后者所引起的眼睑皮下出血多于受伤 12 小时后出现，且常伴有其他颅脑损伤症状。鼻窦处的骨折常引起皮下气肿，触诊时有捻发音。

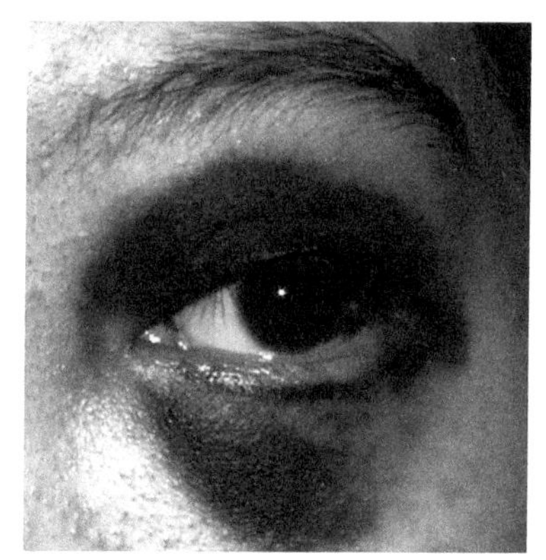

图 22-14　眼睑挫伤

3. 眼睑裂伤　是所有眼睑有伤口的外伤的统称，包括由锐利物体所造成的刺伤、切割伤和撕裂伤，由撞击或碰撞所引起的裂伤，由爆炸、射击或投掷物、碎屑或气浪所致的裂伤等。碰撞或撞击所致者，多为与上方或外侧眶缘一致的全层裂伤。其他各种外伤的部位和深度各异。较重或较大的眼睑裂伤，如处理不当，往往可造成畸形而影响正常功能。眼睑的穿通性裂伤常合并眼球、眼眶甚至颅脑的外伤，危害更为严重。

4. 其他　由于热油、热水或蒸汽等的直接喷溅所致的眼睑热烫伤，损伤多较表浅，一般为Ⅰ～Ⅱ度的皮肤烧伤。由于炽热的金属或熔液以及火焰的直接烧伤所致者，常为较重度的烧伤，多致眼睑畸形，有些合并眼球组织烧伤者，后果更为严重。眼睑由于被强酸、强碱或其他化学物品所致的眼睑化学烧伤，多合并角膜及眼球的化学烧伤，尤其是强碱烧伤，由于皂化作用，损伤容易向深部组织发展，后果多较严重（详见第五节）。

【治疗】　眼睑因挫伤而出现的水肿和出血可自行吸收。淤血和肿胀较明显时，可在伤后 48 小内冷敷、48 小时后热敷。对于眼睑裂伤的处理与一般外科基本相同，如止血、清创、缝合、抗炎等。但由于眼睑本身血液供应丰富、愈合能力强，只要及时将受伤的组织对齐缝合、防止感染，常可

笔记栏

获得满意的愈合，对睑裂伤的修复应及时，并注意功能和美容上的效果。对新鲜伤口应尽早清创缝合，尽量保留可存活的组织，不可切去皮肤，注意仔细对位。对眼睑全层裂伤应分层对位缝合，以减小瘢痕形成和眼睑畸形。提上睑肌断裂时应进行修复，以免上睑下垂。伴有泪小管断裂时，应争取做泪小管吻合术，然后缝合眼睑，否则眼睑的瘢痕收缩可能造成睑外翻，引起睑闭合不全而危害角膜全。

二、泪器外伤

泪器外伤以泪道外伤为主，泪腺因位于泪腺窝内，有眶骨保护，则少发生外伤。眼睑内 1/4 的裂伤，往往伤及泪小管和泪点。上、下泪小管被切断时，均可发生溢泪。泪点的损伤与泪小管的损伤后果相同，如仅为上泪小管或上泪点的损伤，则无明显影响。内眦部骨折或软组织的切割伤或撕裂伤时，常可伤及泪囊。如处理不当，则将发生溢泪或泪囊瘘。上颌骨的骨折，可损伤鼻泪管，可因泪液导流受阻而形成慢性泪囊炎。

泪点及泪小管损伤时应及时在显微镜下进行修复或吻合置管，如泪囊已破碎则应摘除。

三、结膜外伤

结膜撕裂伤时应警惕合并巩膜裂伤的可能性，注意仔细检查伤口，对伴有结膜下出血者，应特别注意。较小的结膜伤口，对合良好者，无须缝合；较大的撕裂伤，特别是裂口不齐或伴有筋膜脱出时，则必须缝合。在缝合结膜时，应注意在缝合结膜时不能将结膜上皮细胞植入结膜下，这样将不利于结膜伤口的愈合，还可能会引起结膜上皮植入性结膜囊肿。

四、眼外肌外伤

眼外肌外伤多伴随于眼眶的挫伤或锐器伤，或眼球穿通伤及颅脑损伤，单独发生者颇为少见。眼眶外伤可直接损伤眼外肌和支配眼外肌的神经，使肌肉离断、撕裂或因神经损伤而致使肌肉的功能严重障碍或丧失。眼肌的损伤可影响与之伴随的前睫状血管，从而影响眼球前段的正常血液供应，个别严重者可发生眼球前段缺血性病变。除了外伤直接造成肌腱撕脱和肌腹的断裂外，眶骨骨折所致的眼肌嵌顿或眼眶软组织的外伤后瘢痕收缩，亦可使眼肌功能障碍。单独损伤支配个别眼肌的神经而致眼肌麻痹则较少见。眶上裂处的损伤出现典型的动眼神经、滑车神经与展神经所支配的眼外肌麻痹的症状（眶上裂综合征）。

眼外肌外伤的治疗：①新鲜外伤，尽可能寻找断端加以缝合，有望恢复功能；②眶壁骨折使眼肌嵌顿者，应行整复手术，解除眼肌嵌顿，多能恢复功能；③由瘢痕收缩引起者，采用组织疗法或局部理疗，辅以针灸等；④晚期可手术治疗眼外肌的瘢痕和粘连；⑤早期药物治疗，促进神经，恢复肌肉功能，主要针对创伤、感染、出血及水肿反应，给予能量合剂、B 族维生素。

五、眼眶外伤

常见的眼眶外伤多由于钝力打击、车祸、从高处跌落等原因致伤，可引起眶骨骨折，或伴有附近的颅骨骨折，或相邻的脑组织损伤。亦可同时发生眼球及视神经挫伤而损害视功能。视神经管处发生骨折可使视神经挫伤而损害视功能，严重的可使视神经及眼动脉受压甚至被切断，而致视力受到严重损害或立即失明。眶上裂或眶尖部的损伤则出现典型的眶上裂综合征，即由于经过该处的动眼神经、滑车神经及展神经的损伤而致眼球运动发生障碍等；或眶尖综合征，即眶上裂综合征合并视神经损伤所致的视力损害。眶下壁的骨折使眼眶组织陷入上颌窦内时，则出现眼球后退、下移或垂直偏移等。筛骨纸板更是容易发生骨折之处。窦的骨折常出现皮下气肿且易致感染，甚至形成眶蜂窝织炎或眶骨髓炎等。若眶内有异物存留，则异物可直接压迫或刺激眶内的神经或肌肉组织而出现一系列相应的症状。

眼眶的锐器切割或穿刺伤常引起眼睑、眼球及眶深部组织的损伤，如果眼外肌及其支配神经损伤，可出现眼球运动障碍。眶内出血可引起急性眶内压升高，需要及时作眶减压术。对软组织损伤，应分层清创缝合，注射破伤风抗毒血清和抗生素预防感染。视神经管骨折时可压迫或损伤视神经，此时瞳孔对光反射消失或迟钝，瞳孔可呈中等度扩大。由于这类损伤所受的暴力很大，应注意伤员有无全身损伤及神经系统障碍。闭合性眶骨折多数不做特殊处理。存在或疑有视神经损伤，应及时作视神经管减压术或同时用大剂量糖皮质激素治疗。眼眶挫伤有时可引起眶内大量出血或球后出血，

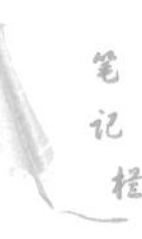

眼睑下垂亦是眼眶挫伤的常见症状。

第六节　眼化学伤

眼化学伤主要是由强酸（硫酸、硝酸、盐酸等）、强碱（石灰、氨水、氢氧化钠等）的溶液、粉尘或气体等接触眼部而发生，多发生于化工厂、施工场所和实验室。眼化学伤的严重与否与化学物质的种类、浓度、剂量、作用方式、受伤部位、接触时间、接触面积、温度、压力和治疗是否合理及时等有关。

【致伤原因和特点】　酸性及碱性化学伤在损伤机制上具有不同的特点：

1. 酸性眼烧伤　化学工业或实验室所用的强酸是常见的致伤物。因为酸性化学物质基本上是水溶性的，当酸性化学物质与眼部组织接触时，可在接触部位使组织蛋白发生凝固，当其浓度低时，对眼部仅有刺激作用；当其浓度高时，可使组织蛋白发生凝固性坏死，在结膜和角膜表面形成焦痂，由于凝固的蛋白质不溶于水，形成一凝固层，从而可减缓酸性化学物质继续向眼组织深部发展，因此组织损伤相对较轻。

2. 碱性眼烧伤　常见的碱性烧伤多由强碱（如氢氧化钠、生石灰、氨水等）引起。碱性烧伤碱能溶解脂肪和蛋白质，具有较强的穿透力，与组织接触后能很快渗透扩散到组织深层和眼内，即使碱性物质未接触的周围组织也可引起病变，造成广泛而较深的组织坏死。因此，碱性烧伤比酸性烧伤更加严重。重烧伤可以使眼球外层腐蚀和穿孔，而且容易导致全眼球炎或继发青光眼、眼球萎缩等，伤愈后形成广泛的瘢痕，可引起结膜囊收缩、睑球粘连、眼睑内翻倒睫等。

【临床表现】　根据酸碱性化学物质烧伤后眼部的组织反应，可分为轻、中、重三种不同程度的烧伤。

1. 轻度烧伤　多由弱酸或稀释的弱碱引起。眼睑结膜轻度充血水肿，角膜上皮可有点状脱落或水肿，角膜缘无缺血或缺血＜ 1/4。数日后水肿消退，上皮修复，不留瘢痕，无明显并发症，视力多不受影响。

2. 中度烧伤　可由强酸或较稀的碱类物质引起。眼睑皮肤可起水疱或糜烂；结膜水肿，出现缺血坏死；角膜实质深层混浊水肿，角膜缘缺血 1/4 ～ 1/2。治愈后可遗留角膜斑翳，影响视力（图 22-15）。

3. 重度烧伤　大多是强碱引起。眼睑、结膜出现广泛的缺血性坏死，呈灰白色混浊；出现巩膜坏死，角膜全层混浊甚至呈瓷白色，甚至穿孔，角膜缘缺血＞ 1/2。伤后 2 周，新生血管可侵入角膜，角膜组织逐渐修复。角膜溃疡愈合后可引起角膜白斑；角膜穿孔愈合后可形成前黏性角膜白斑、角膜葡萄肿或眼球萎缩。由于结膜上皮缺损，在愈合时可形成睑球粘连、假性翼状胬肉等（图 22-16），最终可引起眼表、眼球结构和视功能的严重损坏。眼睑、泪道的酸碱烧伤还可引起眼睑畸形、眼睑闭合不全、溢泪等并发症。

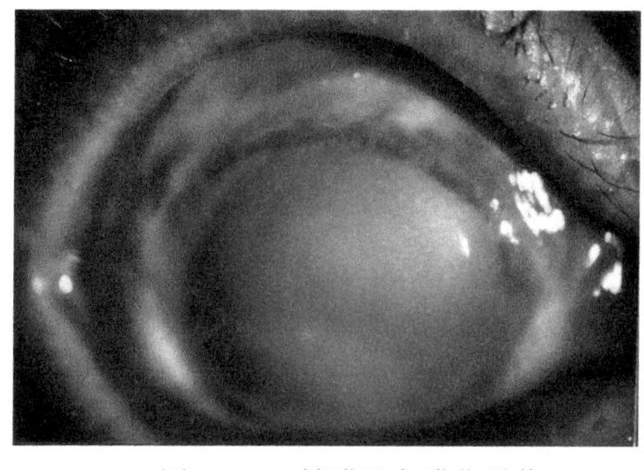
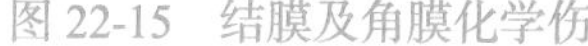
图 22-15　结膜及角膜化学伤

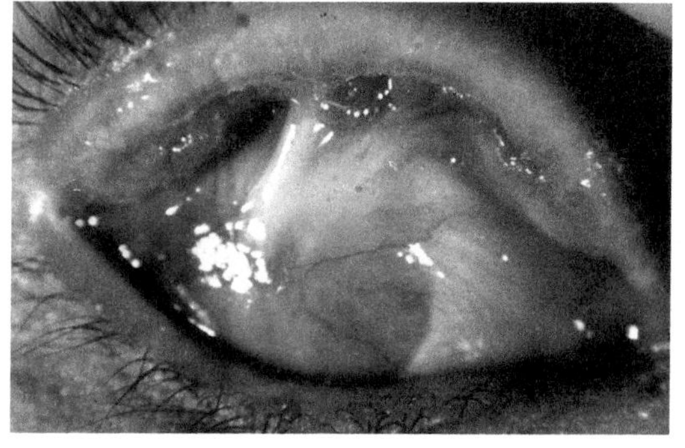
图 22-16　化学伤引起的睑球粘连和假性胬肉

【治疗】　立即就近彻底冲洗，去除残留化学物质，抗炎、散瞳，预防感染，加速创面愈合，防治睑球粘连等并发症。

1. 现场急救　脱离接触致病物、尽快而充分地冲洗是处理酸碱烧伤最重要的一步。及时彻底冲洗能将组织损伤降低到最小的程度。特别是对于碱烧伤，冲洗必须争分夺秒，应立即就地取材，用大量净水反复冲洗。冲洗时应翻转眼睑，转动眼球，暴露穹窿部，将结膜囊内的化学物质彻底洗出。无净水时，用其他水源均可。应至少冲洗 30 分钟，注意冲洗液水流压力不要过大，冲洗要及时、有

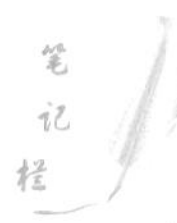
笔记栏

效。如不合并颜面严重污染或灼伤，亦可采取浸洗，即将眼浸入水盆中，频频瞬目，效果也较好。在急救时，应立即去除残留化学物，尤其要仔细检查穹窿结膜有无隐藏的化学物质颗粒，如有石灰等留下的小颗粒，可用粘有眼膏的棉签蘸取之。

2. 中和溶液的应用 酸性物质灼伤可用2%～3%碳酸氢钠中和；碱性则以2%～3%硼酸、0.5%～1%乙酸、1%乳酸、2%枸橼酸或3%氯化铵等弱酸性溶液中和，或结膜下以缓冲液注射。这些为理论上的方法，但实际应用却成效甚少，一般不作为主要措施，仍以清洁水及时、彻底冲洗为主。

3. 前房穿刺 可清除房水中的碱性物质，减少其对角膜内皮细胞及眼内组织的损伤，宜早，最好在24小时之内施行。

4. 球结膜切开 球结膜水肿明显时给予放射状切开，以减轻组织压力、改善循环、排出结膜下毒性液体，并可用于中和冲洗。

5. 局部和全身应用大量维生素C 10%注射剂结膜下注射0.5～1ml，或50～100mg，每日1次。全身可大量口服及静脉输入。口服0.3g/次，每日3～4次，可促使结缔组织的形成，减少角膜溃疡和穿孔的发生率，对组织愈合有一定的作用。

6. 糖皮质激素的应用 近年研究表明，化学灼伤后第1周及第4～5周局部及全身应用糖皮质激素是安全的，能有效减轻组织的急性损害、减少炎性渗出和因渗出物堵塞或机化造成继发性青光眼的机会，但第2～3周为危险期，可能会导致溃疡加剧和穿孔，应避免使用糖皮质激素。

7. 肝素 灼伤后早期结膜下注射肝素，每日一次，每次375U（稀释至0.3ml），对溶解角膜缘血栓、疏通和恢复血液循环、减少角膜溃疡和穿孔的发生率具有一定效果。

8. 切除坏死组织，防止睑球粘连 如果球结膜有广泛坏死或角膜上皮坏死，可做早期清创，只对于坏死接近脱落的组织才予以清除。球结膜缺损较多时可做羊膜移植、黏膜或对侧球结膜移植。每次换药时应用玻璃棒分离睑球粘连或安放隔膜以防止睑球粘连。出现角膜溶解变薄时，需行带角膜缘的全板层角膜移植术以挽救眼球。

9. 自家血疗法 从患者自身静脉抽取1.5ml新鲜血液。立即注入角膜缘的球结膜下0.5～1ml即可。隔日或每3日施行一次，7次为一疗程。可刺激机体增强免疫力，改善局部血液循环和营养状况，加速创面愈合。

10. 胶原酶抑制剂的应用 可滴用10%枸橼酸钠或2.5%～5%半胱氨酸点眼；全身应用四环素类药物，每次0.25；每日4次。

11. 防治感染 眼局部滴抗生素滴眼液，如氯霉素、庆大霉素眼药水等，每日滴眼3～4次，涂抗生素眼膏保护创面，必要时可考虑全身抗感染治疗。

12. 0.5%EDTA（依地酸二钠）可能促使钙质排出，可用于石灰烧伤病例。

13. 1%阿托品每日散瞳。

14. 晚期针对并发症进行治疗，如手术纠正睑外翻，睑球粘连，进行角膜移植术等。

第七节　其他类型的眼外伤

一、眼部热烧伤及冻伤

（一）眼部热烧伤

高温液体如铁水、沸水、热油等溅入眼内，直接引起组织的热烧伤又称接触性热烧伤；战时由凝固汽油弹、火焰喷射等引起的烧伤又称火焰性热烧伤。沸水、沸油的烧伤一般较轻，眼睑发生红斑、水疱，结膜充血水肿，角膜轻度混浊。热烧伤严重时，如铁水溅入眼内，可引起眼睑、结膜、角膜和巩膜的深度烧伤，导致组织坏死。组织愈合后可出现眼睑瘢痕性外翻，闭合不全，角膜瘢痕，睑球粘连甚至眼球萎缩。

眼部热烧伤的治疗原则是防止感染、促进创面愈合、预防睑球粘连等并发症。对轻度烧伤，局部点滴散瞳剂及抗生素；对重度热烧伤，应去除坏死组织，可行角膜移植或带角膜缘的全板层角膜移植术。晚期根据病情治疗并发症。

（二）眼部冻伤

笔记栏

低温性损伤即冻伤，由寒冷引起的原发性组织冻结和继发性血液循环障碍造成。轻度冻伤复温

后皮肤发红，有刺痒发热感，可有水疱出现；重度冻伤可累及深层组织，出现坏死。眼球被冻伤的机会较少，在特殊情况下可能出现眼睑或角膜冻伤。治疗上主要是预防感染和对症处理。

二、眼部辐射性损伤

辐射性损伤包括电磁谱中各种辐射线造成的损害，如微波、红外线、可见光、紫外线、X线、γ射线等。中子或质子束照射也能引起这类损伤。

1. 红外线损伤 玻璃加工和高温环境可产生大量红外线，对眼部的损伤主要是热作用。其中短波红外线（波长800～1200nm）可被晶状体和虹膜吸收，造成白内障（以往称为吹玻璃工人白内障）。接触红外线人员应戴含氧化铁的特制防护眼镜。

2. 可见光损伤 可引起黄斑烧伤，如观察日蚀造成的“日蚀性视网膜炎”。眼科的强光源也可能造成这种损害。对中心视力有不同程度的影响，严重者可形成中心盲点。在强光下应戴有色镜。

3. 紫外线损伤 工业电焊、高原及水面反光都可造成眼部紫外线损伤，因此又将其称为电光性眼炎或雪盲。220～310nm的紫外线照射对组织有光化学作用，可使蛋白质凝固变性、角膜上皮坏死脱落。潜伏期一般为6～8小时，经过48小时后症状自行缓解。本病起病突然，双眼异物感，剧烈疼痛，并伴有怕光、流泪、眼睑痉挛，有些患者还可有眼睑肿胀、眼球充血、角膜上有细点状染色。接触电焊或紫外线是诊断的重要依据。治疗主要是止痛，防止感染。滴用1%丁卡因，涂抗生素眼膏包扎。电焊工或辅助工在工作时必须戴防护面罩或防护镜预防。

紫外线辐射还与老年性皮质性白内障的发生有明显关系。

4. 微波损伤 微波波长为3000～300万MHz频率较低，穿透性较强，可能引起白内障或视网膜出血，应配戴防护眼镜。

5. 离子辐射性损伤 X线、γ线、中子或质子束可引起辐射性白内障、放射性视网膜病变或视神经病变，角膜炎或虹膜睫状体炎等，应注意防护。

三、眼部电击伤

雷电或工业用电均可造成眼部电击伤，主要表现为皮肤烧伤和电击性白内障，白内障发生的时间多为电击后2～6个月或更长些。电击还可产生脉络膜视网膜损伤，多位于后极部，影响视力。

四、应激性眼损伤

应激性眼损伤是指外环境物理性因素（如气压变化、加速度、噪声等）引起的眼部损伤。气压突然减低可出现减压性损伤，表现为结膜下或视网膜出血、视力下降、视野缩小等；加速度也可引起不同程度的视力不清或中心视力丧失；噪声可使光敏感度下降，视野缩小、辨色力降低。这些表现都是视中枢被抑制的结果。

对于这些应激性反应，主要是注意防护。根据病情需要作对症处理。

【思考题】

1. 眼球钝挫伤患者，伤眼出现瞳孔散大，如何判断该瞳孔散大是视神经挫伤引起，还是瞳孔括约肌麻痹引起，还是二者兼而有之？

2. 眼球钝挫伤患者继发青光眼，可能的原因有哪些？

3. 眼球钝挫伤引起的前房积血可能的转归有哪些？

4. 如果遇到眼球穿通伤的患者，现场又无条件做眼科专科进一步处理，应如何处理和转送？如何诊断眼球穿通伤？眼球穿通伤患者施行玻璃体手术的时机及其原因是什么？

5. 角膜异物伤最大的危害是什么？如何诊断眼内异物伤？哪些眼内异物应尽早取出？

6. 真菌性眼内炎与细菌性眼内炎相比，哪一种发展得较快？哪一种治疗起来更棘手？为什么？

7. 酸碱烧伤的损伤机制及治疗措施有何不同？在治疗化学伤的过程中，何时可使用糖皮质激素，为什么？

（徐 军 姜 双）

笔记栏

第二十三章　常见全身病的眼部表现

【学习要点】

1. 掌握糖尿病的眼部表现。

2. 熟悉糖皮质激素应用的眼部并发症，罗特（Roth）斑、角膜色素环的临床特点。

3. 了解颅脑外伤、脑血管病、脑肿瘤的眼部表现，眼部重症肌无力的诊断要点，常见全身病的眼部表现。

第一节　内科疾病的眼部表现

一、动脉硬化

动脉硬化（arteriosclerosis）是指动脉非炎症性、退行性与增生性病变，最终使动脉管壁增厚变硬。动脉硬化包括动脉粥样硬化、动脉中层硬化和小动脉硬化。

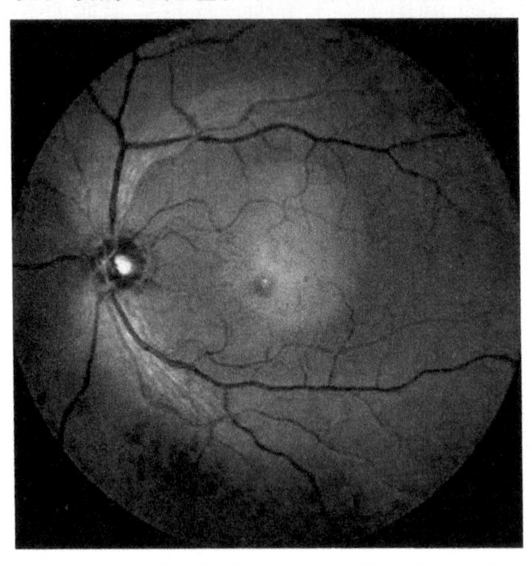

图 23-1　视网膜动脉弯曲，管径粗细不均匀，动脉壁光反射增强，动静脉交叉压迹

动脉粥样硬化（atherosclerosis）是中老年人常见的一种动脉硬化，病变除累及主动脉外，也常侵犯冠状动脉、椎-基底动脉和肾动脉以及四肢和全身的动脉。动脉中层硬化多累及中型动脉，引起管壁中层变性和钙化，但常不引起症状。动脉硬化的共同特点是动脉管壁增厚变硬、弹性减弱和管腔变小。

动脉硬化的眼底表现，早期病变比较轻。视网膜动脉弯曲，管径粗细不均匀，视网膜动脉管壁光反射增强并加宽，视网膜动静脉交叉压迹（图 23-1）。静脉因受硬化的动脉压迫，在动脉的两侧变细，形成毛笔尖状，称为 Gunn 征；或者动脉将静脉向后推，成为 S 状或“乙”状，称为 Salus 征。随着动脉硬化程度逐渐加重，视网膜深层或浅层有出血及渗出。此外，视网膜动脉硬化还可引发各种视网膜病变（参阅第十六章第二节）。

二、高　血　压

高血压是一种原因未明，以体循环动脉压升高，即收缩压≥140mmHg 和（或）舒张压≥90mmHg 为主要表现，以全身细动脉硬化为基本病变，常引起心、脑、肾及眼底病变，并有相应临床表现的全身性疾病。病程进展缓慢者称为缓进型高血压；病情危重进程较快者称为急进性高血压，也称恶性高血压。

缓进型高血压眼底改变一般分为四级。Ⅰ级除视网膜动脉稍细外，其他基本正常；Ⅱ级出现中度视网膜血管病变，即动脉管径狭窄变细，管壁中央对光反射增强和加宽，动静脉交叉压迹；Ⅲ级为除Ⅱ级血管病变外，视网膜有出血和渗出；Ⅳ级包括Ⅲ级的病变，并出现视盘充血、水肿和视网膜重度病变，详见第十六章（图 23-2）。

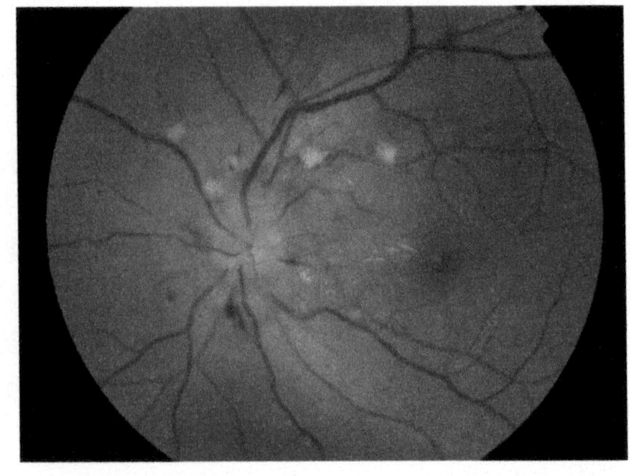

图 23-2　高血压眼底改变：视盘及后极部视网膜水肿，视网膜动脉管细、弯曲，静脉怒张，动静脉交叉压迹，视网膜散在出血，棉绒斑

急进性高血压临床特点是病程发展快，出现高血压性视神经视网膜病变，表现为视盘和视网膜水肿、视网膜火焰状出血、棉绒斑和硬性渗出等。

笔记栏

三、糖　尿　病

糖尿病（diabetes mellitus）是一组由遗传和环境因素相互作用引起的以慢性高血糖为特征的临床综合征。高血糖是由胰岛素分泌或作用缺陷，或两者同时存在而引起。除糖类外，尚有蛋白质和脂肪代谢的异常。随着糖尿病病程发展，多个系统可受到损害，如眼、肾、神经、心脏和血管等组织、器官的慢性进行性病变，引起其功能缺陷及衰竭。糖尿病引起的眼部并发症有很多，如糖尿病性视网膜病变、白内障、屈光不正、虹膜睫状体炎、虹膜红变和新生血管性青光眼等。糖尿病性视网膜病变是糖尿病患者眼部的严重并发症之一，其发生率与糖尿病病程、发病年龄、血糖水平以及遗传因素有关。近年来国内报道，糖尿病病程在 5 年以下者，糖尿病性视网膜病变患病率为 38% ～ 39%，5 ～ 10 年者患病率为 50% ～ 56%，10 年以上者患病率为 69% ～ 90%。

（一）糖尿病性视网膜病变

糖尿病性视网膜病变是糖尿病最严重的并发症之一。正常视网膜微血管包括三种主要成分，即周细胞、内皮细胞和基底膜。糖尿病患者视网膜暴露于高浓度的血浆葡萄糖中，细胞内游离葡萄糖堆积，激活山梨醇代谢的关键酶醛糖还原酶，使山梨醇产生加速，并在毛细血管壁内堆积，从而导致血管壁长期处于高渗状态，刺激基底膜进行性增厚，使其支架作用、细胞附着和滤过功能失常，造成周细胞和内皮细胞受损，使毛细血管失去正常功能，进而引起微动脉瘤和管壁渗漏，造成视网膜水肿、出血和囊样黄斑水肿等。毛细血管进一步损害，可引起毛细血管闭塞和视网膜缺血。大范围视网膜缺血，可促使血管内皮生长因子产生进而引起视网膜新生血管。视网膜和视盘前的新生血管由于受到牵拉，可引起视网膜和玻璃体大量出血，形成增生性病变，并随之引起牵拉性视网膜脱离。糖尿病性视网膜病变如果不能得到及时治疗，最终导致新生血管性青光眼而致失明。

（二）糖尿病性白内障

糖尿病患者常有晶状体的改变，表现为晶状体混浊，称为糖尿病性白内障。糖尿病性白内障是糖尿病常见的并发症，发病率仅次于糖尿病性视网膜病变。山梨醇通路在糖尿病性白内障发病机制中起着重要的作用，该通路由醛糖还原酶（AR）和山梨醇脱氢酶（SDH）组成，前者催化葡萄糖转化为山梨醇，后者催化山梨醇进一步转化为果糖。糖尿病患者血糖升高，房水中葡萄糖浓度接近血糖水平，葡萄糖迅速扩散进入晶状体内。己糖激酶活性达到饱和，AR 被激活，过多的葡萄糖转化为山梨醇和果糖。这类糖醇不易通过晶状体囊膜渗出，因此山梨醇在晶状体内积聚，导致其渗透压升高，过多的水分进入晶状体引起晶状体肿胀，进一步发展则使其细胞的完整性被破坏，细胞膜渗透性改变，Na^+、K^+ 比例失调，谷胱甘肽外漏，ATP 减少，氨基酸及小分子蛋白质丧失，导致晶状体皮质及核混浊，形成白内障。糖尿病性白内障可分为真性糖尿病性白内障和糖尿病患者的年龄相关性白内障。

1. 真性糖尿病性白内障　主要发生于年轻的严重糖尿病患者。临床特点为双眼发病，病情发展迅速，可在数日甚者 48 小时内晶状体完全混浊，很少超过几周。典型表现为晶状体前、后囊膜下出现大小不等的白点状或雪片状混浊，逐渐迅速发展成为晶状体完全混浊。

2. 糖尿病患者的年龄相关性白内障　比非糖尿病的老年患者发病率高，发病更早，且糖尿病发生年龄越早、病程越长，其发生率越高。与年龄相关性白内障临床表现基本相同。

（三）屈光不正

糖尿病可引起屈光改变。当血糖升高时，晶状体渗透压升高，房水渗入晶状体内，使之变凸，形成近视；血糖降低时，晶状体内水分外渗，晶状体变扁平，出现远视。糖尿病病情好转后，屈光状态可恢复，但恢复的速度缓慢，往往需要数周。

（四）虹膜睫状体炎

多见于青少年型糖尿病患者。糖尿病患者在内眼手术后，比较容易使虹膜受刺激，症状往往较重。因此，一旦发生虹膜睫状体炎，常并发前房积脓、虹膜后粘连和瞳孔闭锁。治疗上，除局部应用糖皮质激素和散瞳剂外，应结合全身给药治疗。

（五）虹膜红变和新生血管性青光眼

虹膜表面出现粗细不等、疏密不同的新生血管，或在虹膜周边部出现花环状新生血管网，使虹膜呈红色称虹膜红变。由于新生血管结构异常，管壁很薄，因此易发生前房积血。一旦前房反复发

笔记栏

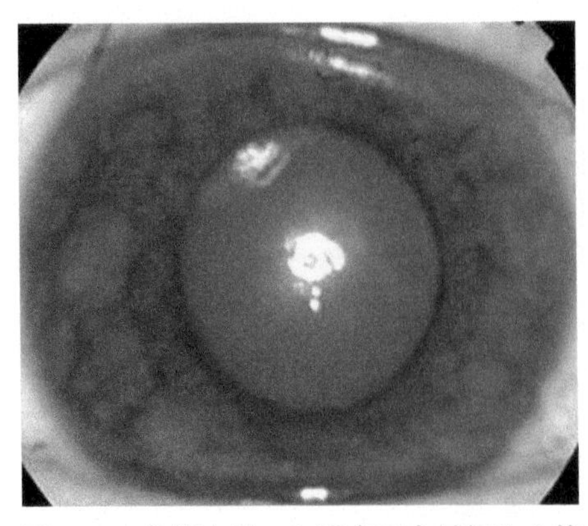
图 23-3 角膜水肿，虹膜表面大量新生血管

生出血，则出血很难吸收。此外，随着新生血管不断长入前房角，使房水排出受阻，导致眼压升高，最终引起新生血管性青光眼（图 23-3）。

（六）糖尿病性脑神经病变

1. 糖尿病性视神经病变 是糖尿病患者失明的原因之一。视神经血液供应受阻时，可产生非特异性的临床表现，如缺血性视神经病变或视神经炎等的类似改变。眼底表现为视盘水肿，视网膜有出血斑，甚至可以有微血管瘤，晚期可见视神经萎缩。视野改变为生理盲点扩大，出现中心暗点或与生理盲点相连的象限性缺损。

2. 其他脑神经病变 糖尿病并发其他脑神经病理性改变者较少见。可有一侧或两侧展神经、动眼神经麻痹，其中以动眼神经损害引起的眼肌麻痹最常见，临床上往往表现为单侧上睑下垂或复视。

四、肾小球肾炎

肾小球肾炎（glomerulonephritis）分为急性肾小球肾炎和慢性肾小球肾炎，两者均可引起眼部变化。

急性肾小球肾炎简称急性肾炎，多见于链球菌感染，以急性肾炎综合征为主要临床表现，男性多于女性，儿童和青年多见。眼部主要表现为眼睑水肿，眼底大致正常。少数因高血压可出现小动脉痉挛及视盘轻度水肿，病情好转后可自愈。

慢性肾小球肾炎简称慢性肾炎，以蛋白尿、血尿、高血压和水肿为基本表现，病情迁延，有不同程度肾功能损害，最终发展为慢性肾衰竭。慢性肾炎病程较长，持续性高血压使小动脉痉挛变细，并逐渐硬化，出现铜丝或银丝样改变以及动静脉交叉压迹现象。血管壁硬化使其通透性增强，造成蛋白质流失，导致血浆白蛋白含量下降、胶体渗透压降低。肾脏功能不良使血液新陈代谢失调，毒性代谢产物集聚，血管壁通透性进一步增强，导致血液成分溢出血管外而发生渗出、出血、水肿等视网膜病理性改变。严重者，视盘充血和水肿。

五、亚急性感染性心内膜炎

亚急性感染性心内膜炎（subacute infectious endocarditis）是由致病力较弱的病原微生物引起的心内膜炎，主要致病菌为草绿色链球菌，其次为 D 族链球菌（包括牛链球菌和肠球菌）。常侵犯已有病变的心内膜，主要见于主动脉瓣和二尖瓣。发病年龄以 20 ～ 30 岁多见。临床上除有心脏体征外，尚有发热、点状出血、栓塞症状、脾肿大及贫血等迁延性败血症表现。

视力一般变化不大，但如果出血或渗出累及黄斑，或伴视网膜中央动脉阻塞，则视力有不同程度下降甚至无光感。眼睑有小出血点，出血点中心呈灰白色。结膜下有出血。如果细菌栓子进入葡萄膜，可引起转移性眼内炎。视网膜出血和渗出多位于视盘及其邻近视网膜，出血数量和形状不一，呈小圆片或火焰状。典型的渗出物称为罗特斑，即出血斑中央的圆形或椭圆形白色渗出，在诊断上具有相当重要的意义。

心瓣膜赘生物一旦脱落形成栓子，可随血流到达视网膜中央动脉或其分支，形成视网膜中央动脉或分支阻塞。患者视力突然严重下降甚至消失。视盘颜色变淡、视网膜水肿、黄斑出现典型的樱桃色，晚期视神经萎缩并出现视野缺损。

六、血液系统疾病

（一）贫血

贫血（hemophthisis）是指人体外周血红细胞容量减少，低于正常范围下限的一种常见临床症状。在海平面地区，如果成年男性 Hb ＜ 120g/L，成年女性（非妊娠）Hb ＜ 110g/L，孕妇 Hb ＜ 100g/L 则为贫血。贫血引起的眼部改变，因贫血程度的不同而不同。贫血引起眼底改变与血液中血红蛋白含量降低使血液携氧量不足导致组织缺氧有关。缺氧使末梢小血管扩张，血液流动变缓，血管内皮

笔记栏

细胞由于缺氧而发生胞质液化，内皮细胞间形成空隙，使血浆和细胞成分溢出管腔，出现视网膜渗出和出血。

急性贫血表现为一过性黑矇或复视。视网膜颜色淡，有不同程度水肿，可见出血和渗出。视网膜血管细。视盘颜色浅淡，轻度水肿，晚期视神经萎缩。周边视野缩小或出现中心暗点。

慢性贫血表现为视力轻度或严重下降。视盘颜色变淡，可发生视神经炎和视神经萎缩。视网膜出血、渗出和水肿，整个眼底颜色浅淡，模糊不清。视网膜动脉管径变细或不均匀，静脉扩张迂曲。视网膜出血呈火焰状、线状、梭状、点状、不规则形或视网膜前出血。视网膜渗出呈棉絮状或硬性白色斑点状，黄斑区渗出为星芒状。

（二）白血病

白血病（leukemia）是一种原发于造血器官、类似恶性肿瘤的疾病。眼部病变主要与患者血液中含有大量恶性增生的白细胞有关，恶性增生的白细胞对血管壁造成浸润与破坏，使血液中血浆及细胞成分溢出血管外，引起出血及渗出。

患者视物模糊或视力减退。结膜色淡，球结膜下出血，房水轻度混浊，虹膜和睫状体内有白细胞浸润。视盘颜色浅淡、水肿。白血病性视网膜病变分为三期：第一期视网膜静脉扩张、充盈；第二期视网膜静脉扩张、充盈，伴有出血和渗出；第三期视网膜出血呈火焰状、线条状，或深层圆点状或不规则状，严重者有视网膜前出血，视网膜渗出呈棉絮状。典型的白血病眼底出血表现为出血斑中心可见白点，称为罗特斑（图 23-4）。眼眶肿块也是白血病常见的眼部体征之一，以淋巴细胞性白血病和绿色瘤最为多见。眼眶内组织因受白细胞浸润而形成局限性肿块，位于眼眶深部、浅部或颞部皮下组织，使眼球突出、活动受限，并伴有眼球疼痛等。绿色瘤对放射线非常敏感，可作为诊断性治疗，但易复发。眼眶出血，形成血肿，引起眼球突出和球结膜水肿，同时常伴有严重的球结膜下出血，故易与眶内单纯性白血病性肿块区别。慢性白血病常出现夜盲和视野缩小症状。

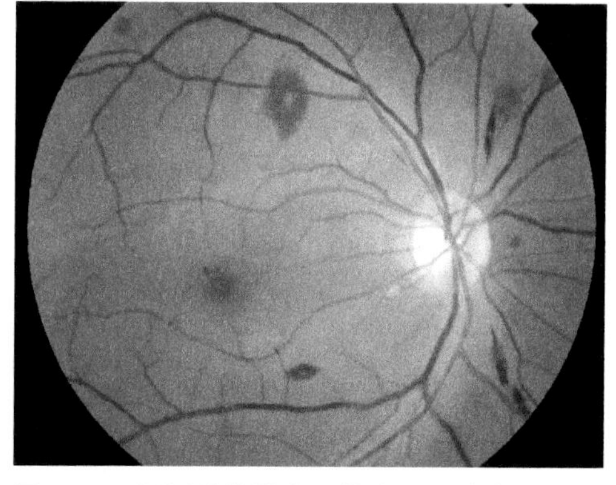

图 23-4　视网膜静脉充盈扩张，有线条状和不规则状出血，可见罗特斑和棉絮状渗出

（三）真性红细胞增多症

真性红细胞增多症（polycythemia vera）是一种慢性骨髓增殖性疾病。患者表现为阵发性视物模糊，视力突然减退或丧失，但可迅速恢复正常。眼睑呈紫红色，结膜和虹膜血管扩张充盈。轻者视网膜颜色比正常红，血管充盈迂曲，呈紫红色；重者视网膜呈深红或紫红色，甚至暗红色，静脉管径显著加宽，出现腊肠状或分节状改变。视盘颜色红，边缘不清晰，严重者出现视盘水肿。

七、甲状腺功能亢进症

甲状腺功能亢进症（hyperthyroidism）是指甲状腺素产生过多而引起的甲状腺毒症，病因主要包括弥漫性毒性甲状腺肿、结节性毒性甲状腺肿和甲状腺高功能自主腺瘤。病理改变主要为眼外肌水肿、淋巴细胞浸润、肌肉变性坏死及纤维化，眶内球后脂肪和结缔组织成纤维细胞活跃，黏多糖沉积和水肿。

眼球突出是甲状腺功能亢进的典型临床表现之一，又称突眼性甲状腺肿。绝大多数患者双眼呈一种独特的神态，眼球呈凝视状，睑裂明显开大（图 23-5、图 23-6）。眼球突出方向以轴性突出最为多见，起病比较迅速。双眼突出程度相同，或一侧眼较另一侧眼突出显著，或仅一侧眼球突出。有的患者出现视力减退、弱视或复视。视野可出现旁中心暗点。患者眼睑肿胀，眼睑运动迟缓。重度眼球突出可表现为球结膜充血和水肿，角膜浸润、混浊或溃疡。少数患者视网膜少量出血或水肿，视网膜动脉管径变细。由于眼眶内组织水肿和细胞浸润，眼眶内容饱满、眼外肌运动减弱或麻痹。

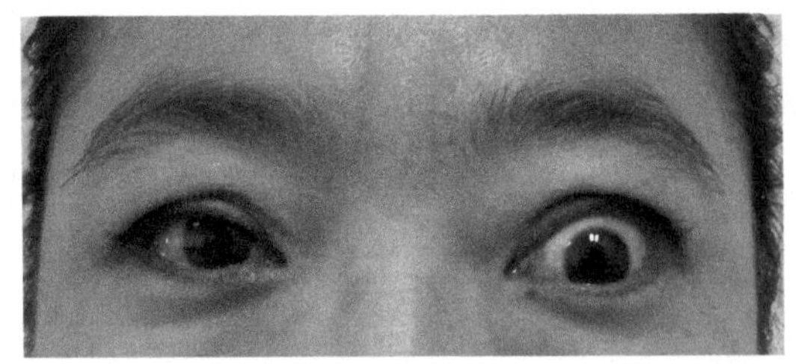

图 23-5 甲状腺功能亢进患者外观像

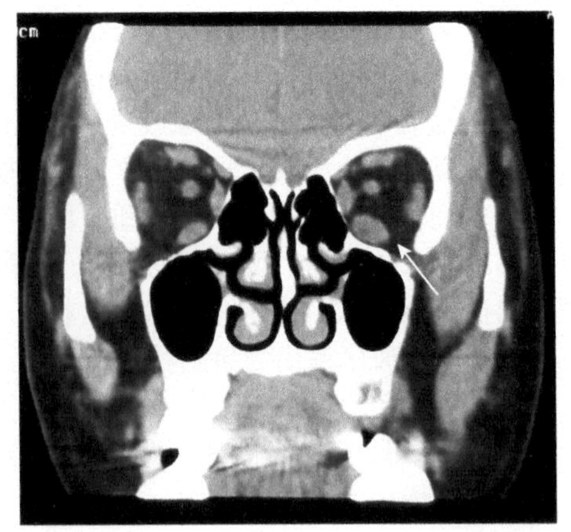

图 23-6 甲状腺功能亢进患者眼眶 CT 表现（白色箭头示增粗的眼肌）

八、结 节 病

结节病（sarcoidosis）是侵犯多器官的肉芽肿性疾病。在眼部以葡萄膜炎为常见，包括急性前葡萄膜炎、慢性前葡萄膜炎和脉络膜视网膜炎。急性前葡萄膜炎多为双侧，突然发病，眼痛伴视力减退，可伴有发热和结节性红斑等。慢性前葡萄膜炎最为多见，自觉症状不明显，有羊脂状 KP、克普结节及布萨卡结节，大的虹膜肉芽肿性结节易被误诊为虹膜肿物。严重病例可发生继发性青光眼和并发性白内障。脉络膜视网膜炎表现为灰黄色或灰白色渗出，多为圆形，大小不等，多见于后极部，沿血管分布，常伴有视网膜静脉周围炎。此外，还可出现眼睑、泪腺、结膜结节病肉芽肿，干燥性角膜炎、玻璃体混浊、视盘水肿和视神经炎等。

九、结 核 病

结核病（tuberculosis）是由结核杆菌引起的一种慢性肉芽肿病。以肺结核最常见，也可见于其他器官，典型的病变为结核结节，并伴有不同程度的干酪样坏死。

结核杆菌主要通过以下三个途径引起眼部病变：①结核杆菌直接感染睑结膜、泪器等组织引起原发病；②结核杆菌通过血行播散到眼部组织引起继发性病变；③结核杆菌感染使机体对结核杆菌或其代谢产物产生过敏反应，再次感染结核杆菌后，通过免疫机制引起发病。

眼睑皮肤结核可为原发性或继发性，起初为大小不等的硬性结节，之后表面溃烂穿孔，形成瘘管，侵及眶骨，形成结核性眼眶骨膜炎或骨髓炎，最终导致瘢痕收缩、形成睑外翻。结膜结核表现为溃疡型、小结节型、乳头增生型、类息肉型、结核瘤和泡性结膜炎等。角膜结核有原发性和继发性，继发性角膜结核比较常见，多继发于邻近组织的结核病变，一般呈角膜实质炎或深层点状浸润。表层巩膜和实质层巩膜均可受累而发生结节性巩膜外层炎或深层巩膜炎。结核性葡萄膜炎分为急性和慢性两种，也可按部位分为虹膜睫状体结核和脉络膜结核。视网膜结核主要表现为结核结节、结核性视网膜炎和视网膜静脉周围炎。眼眶结核以结核性眼眶骨膜炎最常见。

十、流行性出血热

流行性出血热（epidemic hemorrhagic fever）是一种自然疫源性疾病，自然界许多啮齿类动物可能为本病的传染源，多在春、冬季发病，男性青壮年多见。患者视力不同程度下降，眼睑有出血斑或皮下出血。结膜充血为本病早期症状之一，毛细血管扩张迂曲，呈鲜红色球状或囊状，结膜下出血可发生于结膜的任何部位。此外，尚有视网膜出血、水肿和血管痉挛及眶内出血等。

十一、败 血 症

败血症（septicemia）是细菌由局部病灶进入血液后，大量繁殖并产生毒素，引起全身中毒症状和病理变化。眼部表现为眼睑红肿、眼睑蜂窝织炎（图 23-7）、角膜溃疡、前房积脓（图 23-8）、虹膜睫状体炎、化脓性葡萄膜炎、玻璃体脓肿、视神经视网膜炎、转移性眼内炎或全眼球炎，以及眶蜂窝织炎，最终导致眼球萎缩。

笔记栏

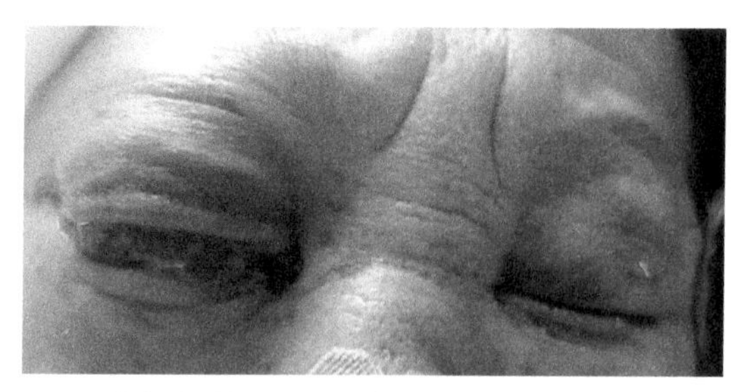

图 23-7　肝脓肿引起双眼眼内炎，右眼合并眶蜂窝织炎

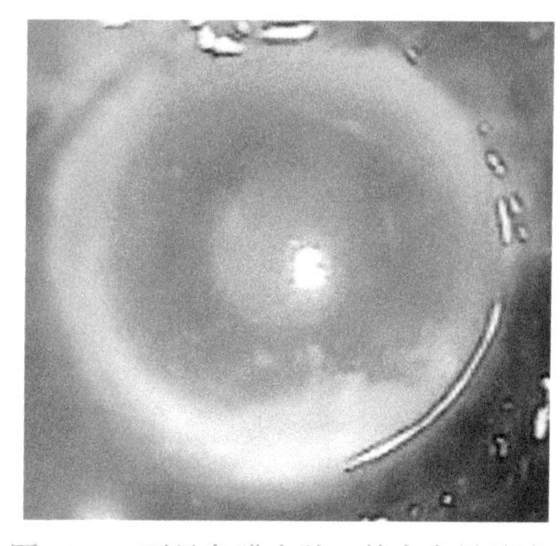

图 23-8　可见角膜水肿，前房大量脓液

十二、钩端螺旋体病

钩端螺旋体病（leptospirosis）是由各种不同型别的致病性钩端螺旋体引起的一种急性传染病，为人畜共患疾病，鼠和猪是主要传染源。绝大多数为双眼患病，以葡萄膜炎为主。视力可有不同程度减退，严重时仅有光感。眼部表现为眼睑痉挛，少数患者上睑下垂；结膜充血，结膜下出血，巩膜黄染，角膜炎，葡萄膜炎，两侧瞳孔不等大；视网膜水肿、出血和渗出；可出现眼外肌麻痹和眼球运动性疼痛等症状；视野缩小或出现暗点。

十三、疟　　疾

疟疾（malaria）是人体被疟原虫感染所引起的疾病。表现为周期性视力障碍，常发生于疟疾发热期。少数患者有色盲或夜盲，视野显著缩小。眼睑充血水肿，结膜苍白，发热时充血。角膜病变表现为角膜缘疱疹，树枝状角膜炎，盘状角膜炎或深层角膜炎，麻痹性角膜炎和角膜溃疡。可伴发虹膜睫状体炎。眼底改变为视网膜出血和水肿，视网膜动脉痉挛、静脉扩张充盈，视网膜色素沉着和视神经炎等。外直肌运动可受限，偶尔发生眶蜂窝织炎。

十四、维生素缺乏

（一）维生素 A 缺乏病

维生素 A 缺乏病属于一种营养不良性疾病。早期表现为暗视力减退，暗适应障碍和夜盲。儿童患者常伴发眼睑痉挛、睑缘炎、泪液减少。比奥斑是维生素 A 缺乏的眼部典型表现之一，为肥皂沫状的三角形干燥斑，位于睑裂部位角膜缘的颞侧和鼻侧球结膜表面，其基底向角巩膜缘、尖端向眦部，特征为湿润后很快又出现干燥（图 23-9）。早期角膜失去正常光泽而呈暗淡无光状，严重者可发生角膜软化，角膜感觉减退或完全消失，如不及时治疗，极易发生角膜穿孔，形成粘连性角膜白斑，因发生继发性青光眼而导致角膜葡萄肿，最终导致失明。维生素 A 缺乏在眼部表现分为三期，第一期为夜盲期；第二期为干燥期；第三期为角膜软化期。此外还表现为视网膜动脉管细，静脉扩张充盈，视盘充血等。

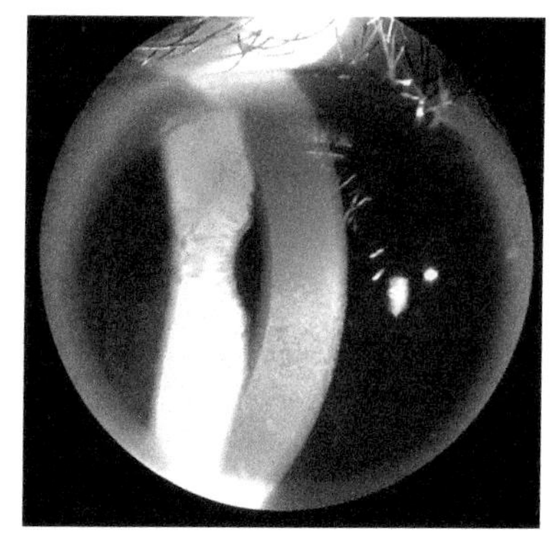

图 23-9　维生素 A 缺乏导致角膜干燥

（二）维生素 B_1 缺乏病

维生素 B_1 缺乏病也称脚气病，是由于维生素 B_1 需要量增加而维生素 B_1 摄取不足或长期患有慢性消耗性疾病而引起。表现为视力减退，弱视，以及视疲劳。可发生慢性结膜炎，弥漫性浅层点状角膜炎，视网膜静脉扩张充盈。如发生轴性球后视神经炎，则视力急剧下降，瞳孔不同程度扩大，对光反射迟钝。视野改变为生理盲点扩大或出现旁中心暗点或哑铃状暗点，周边视野缩小或缺损。

（三）维生素 B_2 缺乏病

维生素 B_2 缺乏病又称核黄素缺乏病，主要是由于饮食中缺乏核黄素所致。眼部表现为畏光，视物模糊，视疲劳，视力不同程度减退。眼睑瘙痒，泪液分泌增多，流泪明显。结膜充血，角膜缘有新生血管，伴虹膜炎和白内障。视网膜出现灰色或棕色斑点，黄斑水肿，并伴球后视神经炎及周边视野缩小。

笔记栏

（四）维生素C缺乏病

维生素C缺乏病又称坏血病，主要由于饮食中缺乏维生素C所致。轻者视力变化不明显。表现为眼睑水肿、出血斑或血肿形成，结膜下出血和慢性结膜炎。角膜病变表现为角膜弥漫性混浊或溃疡、树枝状角膜炎、盘状角膜炎或硬化性角膜炎。可发生虹膜睫状体炎，晶状体混浊，玻璃体积血或视网膜出血。眼球突出多发生于小儿，可伴发眶内和颅骨骨膜下出血。

（五）维生素D缺乏病

维生素D缺乏病又称佝偻病，主要由于维生素D摄取不足所致。常表现为屈光不正、眼睑痉挛和慢性结膜炎。白内障是维生素D缺乏症较常见的并发症之一，是甲状旁腺功能不足和手足搐搦时出现的一种病变，也称低血钙性白内障。初期在晶状体皮质的浅层出现白色点状或条状混浊，多呈放射状排列，有时在晶状体囊膜下可见到彩色的点状结晶。偶有视盘水肿及眼眶骨膜下血肿。

第二节　外科疾病的眼部表现

一、颅脑损伤

颅脑损伤多因重力撞击、挤压、锐器刺穿或弹伤所致。脑创伤的原发性损害包括颅骨骨折、颅底骨折、硬膜外血肿、硬膜下血肿、脑震荡、脑挫伤及脑干损伤等（图23-10）。

1. 颅骨骨折　常波及眶顶，表现为眼睑皮下出血，球结膜下出血和眼球突出等。眼球突出、眼球运动障碍及复视是由于损伤部位水肿、出血、骨折错位等引起的眶内压增高或眶容积减小所造成。颅骨骨折常伴发视神经管骨折，表现为视力完全丧失，瞳孔直接对光反射消失，但间接对光反射存在。

2. 颅底骨折　表现为双侧眼睑及眼眶皮下淤血，结膜下出血。颅前窝骨折可因眶内血肿导致眼球突出或眼眶皮下淤血。

3. 硬膜外血肿　以脑膜中动脉主干损伤产生的颞部血肿最常见。瞳孔改变是本病的重要标志，表现为受伤后同侧瞳孔立即缩小，数分钟后瞳孔散大。严重者可出现眼球运动神经麻痹。

4. 硬膜下血肿　由颅内小静脉破裂引起。眼部表现为同侧瞳孔散大，严重者可出现视盘水肿及视网膜静脉充盈。

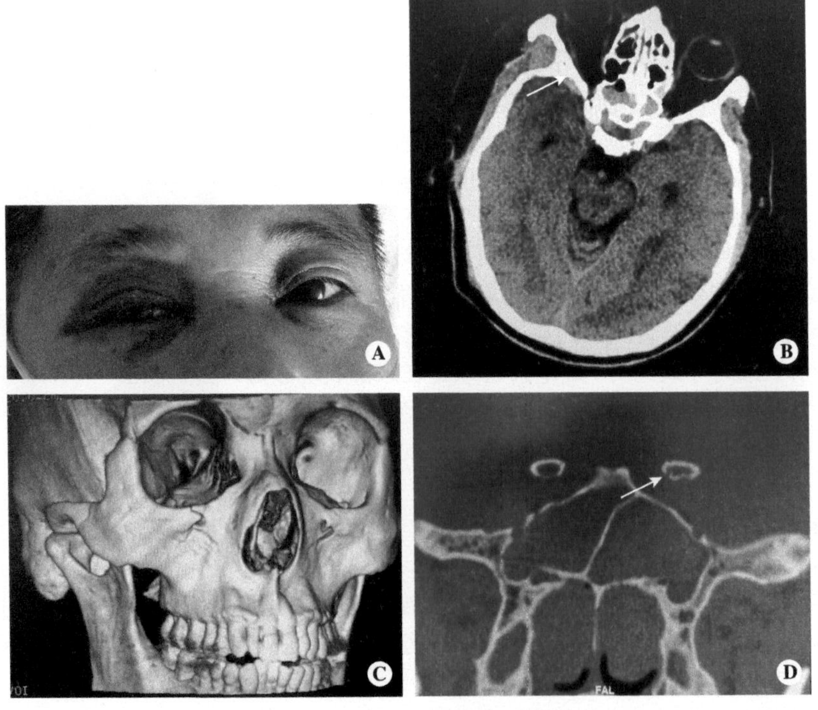

图23-10　颅脑合并眼眶外伤患者

A. “熊猫眼”；B. 颅脑CT是硬膜外血肿（白色箭头所示）；C. 三维重建见眼眶多发骨折；D. 视神经管CT示左眼视神经管内侧壁骨折（白色箭头所示）

笔记栏

二、胸腹部挤压伤

当胸腹部受到严重挤压时，可造成间接性眼部损伤。表现为眼眶软组织水肿，眼球轻度突出，眼睑皮下淤血、肿胀，结膜下出血，瞳孔散大。眼底改变为视盘边界不清、水肿，视网膜出血呈火焰状或圆形，沿视网膜血管有白色棉絮状渗出物，有时伴有玻璃体积血、视网膜中央静脉阻塞及视神经萎缩等。

三、面部疖肿

面部疖肿多发生于眉尖及口角两侧之间的危险三角区。引起面部疖肿的细菌多为金黄色葡萄球菌，其次为溶血性链球菌。眼部表现为溢泪，眼睑痉挛，睑缘炎和结膜炎。严重者可出现海绵窦静脉炎或海绵窦血栓。由于面部血供丰富、静脉无瓣膜，脓性栓子进入血流后，可发生静脉炎；如栓塞于眶内可引起眶蜂窝织炎，使眼球突出、球结膜充血水肿、眼球运动受限并伴有全身中毒症状。也可因败血症引起转移性眼内炎。

第三节　妇产科疾病的眼部表现

一、妊娠高血压综合征

妊娠高血压综合征（pregnancy-induced hypertension syndrome，PIH）常发生于妊娠后期或妊娠第6个月之后，多见于高血压家族史或孕前患有高血压或肾脏疾病者。患者常主诉眼前有黑点飘动，视物模糊，有时出现阵发性视力下降。当视网膜脱离或黄斑出血时，视力严重下降。眼部表现为眼睑水肿，球结膜水肿，结膜小动脉痉挛，小静脉呈颗粒状，毛细血管迂曲。

视网膜病变多发生于妊娠后半期至末期。眼底改变可分为视网膜动脉痉挛期、视网膜动脉硬化期及视网膜病变期。

（1）视网膜动脉痉挛期：由于血压升高使视网膜小动脉功能性收缩，表现为局限性或普遍性小动脉狭窄，动静脉比例可由正常的 2 ∶ 3 变为 1 ∶ 2、1 ∶ 3 或 1 ∶ 4。

（2）视网膜动脉硬化期：由于血压持续升高，血管出现病理性改变，表现为管径变窄、管壁反光增宽及动静脉交叉压迹。

（3）视网膜病变期：动脉持续性痉挛、收缩造成血 - 视网膜屏障破坏，产生视网膜水肿，严重者可出现视盘水肿。视网膜毛细血管扩张或局限闭塞，棉绒斑形成，并伴有火焰状出血。严重者可有黄斑区星芒状渗出（图 23-11）。由于高血压使脉络膜毛细血管及视网膜色素上皮受损，渗出的液体进入视网膜下引起浆液性视网膜脱离，呈球形，多位于下方，重者可累及全视网膜。

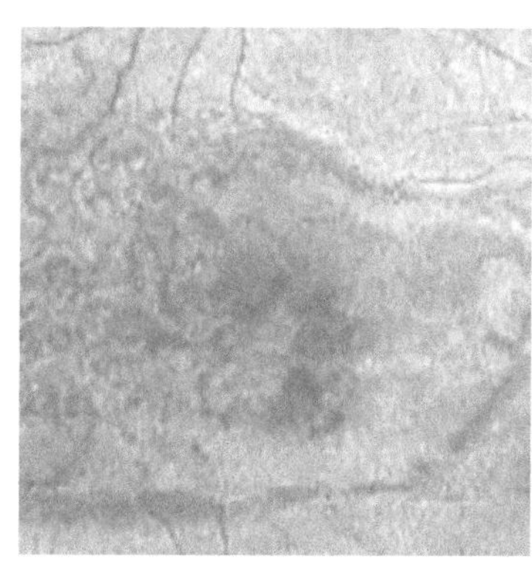

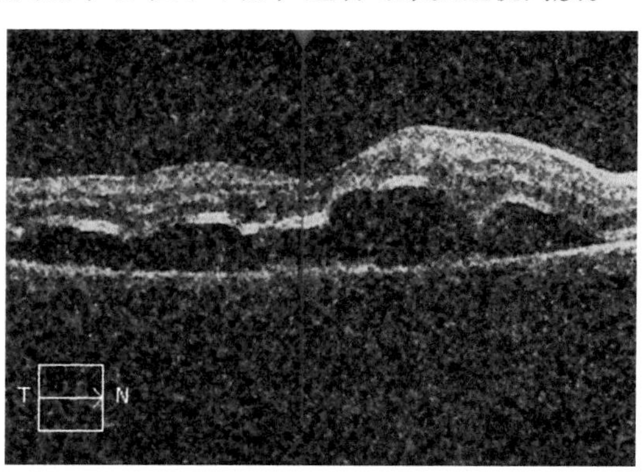

图 23-11　妊娠高血压性视网膜病变

OCT 示双眼黄斑区大量渗出、黄斑水肿

二、分　娩

分娩（delivery）时由于腹压增加，孕妇血压往往随之升高，常引起眼睑皮下出血和球结膜下出血，球结膜下出血多发生于睑裂部。此外还可发生玻璃体积血和视网膜出血、眼眶内出血，并引起眼球突出和眼肌麻痹。眶尖出血可引起眶尖综合征，导致视力突然下降和贫血性视网膜病变。分娩

笔记栏

时由于过度用力，引起玻璃体对视网膜牵拉，形成视网膜裂孔，导致视网膜脱离、视力下降，常需要手术治疗。

第四节 儿科疾病的眼部表现

一、麻　疹

麻疹（measles）是由麻疹病毒引起的一种急性呼吸道传染病，儿童发病率很高，传染性很强，主要病变是眼及呼吸道的卡他性炎、皮疹以及皮肤深层毛细血管增生性、渗出性反应。患儿畏光，视力下降。早期眼睑轻度红肿，出现溢泪或流泪症状。结膜表现为急性卡他性炎，重者伴有结膜下出血及黏液脓性分泌物，并侵及角膜，发生角膜上皮剥脱，甚至角膜穿孔。麻疹患儿常常伴有维生素 A 缺乏症，轻者角膜干燥，严重者角膜软化。少数病例可伴发虹膜睫状体炎、视网膜渗出、视盘炎或球后视神经炎、转移性眼内炎以及眶蜂窝织炎。

二、流行性腮腺炎

流行性腮腺炎（epidemic parotitis）是由腮腺炎病毒引起的急性传染病，多见于儿童及青少年，以腮腺肿大、疼痛为主要临床特征。妊娠期间的妇女若患腮腺炎，生出的婴儿往往眼部有各种先天异常，表现为小眼球、角膜混浊、先天性白内障等。儿童或青年人患腮腺炎时，常出现视物模糊，暂时性复视，眼睑水肿、充血，上睑下垂，睑裂变窄及溢泪等，可伴发泪腺炎、结膜炎、浅层点状角膜炎、角膜溃疡和虹膜睫状体炎等。部分患者出现视网膜静脉充盈迂曲，视神经炎和视神经萎缩。

三、百日咳

百日咳（pertussis）是由百日咳杆菌所致的急性呼吸道传染病，2～4 岁儿童发病率较高，病程长 2～3 个月，幼婴儿易发生窒息以致死亡。眼部表现为眼睑水肿，眼睑皮下出血，结膜下出血。严重者可出现前房积血、玻璃体积血、视网膜出血以及视神经炎等。

四、白　喉

白喉（diphtheria）是由白喉杆菌引起的急性呼吸道传染病。复视是白喉患儿最易发生的眼部症状，主要是由白喉毒素损伤中枢神经及支配眼肌的神经引起。眼部常表现为眼睑红肿、触痛、结膜出血和脓性分泌物等，可伴发结膜炎、角膜炎、睑缘炎、泪腺炎、泪囊炎或眶蜂窝织炎等，偶可出现视神经炎或视神经视网膜炎。白喉毒素可侵及动眼神经，引起上睑下垂。当睫状体受损伤时，常发生调节功能障碍。

五、急性细菌性痢疾

细菌性痢疾（bacillary dysentery）是由志贺菌属引起的肠道传染病，主要通过消化道传播，是我国夏、秋季的常见传染病。患者因脱水引起眼睑皮肤干燥。一般视力无改变，严重者可发生皮质盲，也可引起夜盲症。眼部表现为泪腺炎，急性卡他性结膜炎和慢性结膜炎。少数发生角膜浸润、溃疡或软化，虹膜睫状体炎，视网膜动脉重度痉挛，视网膜水肿，球后视神经炎或视神经视网膜炎等。

六、早产儿视网膜病变

早产儿视网膜病变详见第十六章。

七、产　伤

产伤（birth injury）是指分娩时，由于使用铲钳或助产用力过猛导致的新生儿软组织损伤、骨折、周围神经损伤和内脏损伤。难产时由于新生儿头部受挤压，可引起一系列眼部改变。产钳分娩可造成新生儿眼睑外伤，如眼睑挫伤、皮下出血、眼睑裂伤、上睑下垂、睑裂窄小，以及颜面神经麻痹和交感神经麻痹综合征等。此外还可发生球结膜水肿、出血，角膜线状混浊，前房积血，虹膜根部离断，外伤性白内障或晶状体脱位，脉络膜裂伤及玻璃体积血等。视网膜出血为新生儿比较常见的眼底疾病之一，位于后极部，沿视网膜静脉呈放射状走行，出血形态主要有线状、火焰状、片状以及圆形，如出血位于黄斑，可引起视力严重下降。产伤还可引起斜视与眼球震颤等。

笔记栏

第五节　耳鼻喉科疾病的眼部表现

一、炎症性疾病

（一）扁桃体炎

扁桃体炎是以全身抵抗力降低为诱因，同时感染细菌或病毒而发病。细菌以溶血性链球菌、肺炎球菌、金黄色葡萄球菌为多见，多发生于 10 ～ 30 岁青少年。眼部表现为调节力减退，视觉疲劳，急性结膜炎，角膜溃疡，虹膜睫状体炎，以及视网膜脉络膜炎等。

（二）化脓性中耳炎

化脓性中耳炎是由于细菌侵入中耳而引起的化脓性炎症，有急性和慢性两种。急性化脓性乳突炎时，常累及颞骨岩部致岩尖炎，表现为眼球后疼痛，外直肌麻痹，称为 Gradenigo 综合征。慢性感染患者表现为葡萄膜炎和视网膜炎。严重感染者视盘水肿并有视野缺损。当病变波及内耳时，可产生眼球震颤和眩晕。

（三）鼻窦炎

鼻窦炎是由于全身抵抗力减低，细菌侵入鼻窦而引起。一般分为急性和慢性两种。鼻窦炎在眼部主要引起眶蜂窝织炎，表现为眼睑突然肿胀充血，眼球突出，眼球运动受限，眼眶内侧或内上方常有压痛。此外还可引起眼眶骨膜下脓肿、眼眶内急性炎症、睑缘炎、慢性结膜炎、虹膜睫状体炎、球后视神经炎以及视网膜炎等。

二、肿　　瘤

（一）鼻及鼻窦恶性肿瘤

鼻及鼻窦恶性肿瘤最多见于上颌窦，发病年龄多在 40 岁以上。鼻窦与眼眶间骨壁甚薄，并且有自然孔道和裂隙，利于肿瘤蔓延和侵犯；同时瘤组织也可以破坏骨壁，直接侵入眼眶，出现各种眼部症状。主要表现为视力障碍，眼球突出，眼球运动障碍，溢泪和眼眶内肿物等。

（二）鼻咽癌

鼻咽腔是肿瘤的好发部位，扩散方式包括局部直接浸润、淋巴道转移和血道转移。鼻咽腔恶性肿瘤伴发眼部病变者 25% ～ 42% 由直接浸润而来。主要表现为复视，系由肿物直接侵犯眼外肌的运动神经所致，展神经常首先受累而出现外直肌麻痹。其次为视力减退和视野缺损，是由于肿瘤侵犯视交叉或视神经所致，表现为视盘水肿或视神经萎缩，双侧偏盲或不规则双侧视野改变。此外由于肿物直接侵入眼眶内或海绵窦影响眼眶内静脉回流而产生眼球突出。当肿瘤侵犯三叉神经时，往往在早期即发生眼球及眼眶疼痛和溢泪等症状。部分患者可出现 Horner 综合征，即患侧瞳孔缩小，上睑下垂，眼球内陷，以及同侧面部无汗。

第六节　口腔科疾病的眼部表现

一、炎性疾病

（一）牙槽脓肿

牙槽脓肿是牙根和牙槽骨之间的化脓性炎症，主要原因是牙髓受感染，细菌进入牙根周围，引起牙根脓肿。脓肿的脓液通过上颌骨或上颌窦直接引起眶内感染。眼部表现为葡萄膜炎、视网膜炎、视神经炎以及巩膜炎。眼眶周围可发生蜂窝织炎。

（二）拔牙后感染

拔牙后感染引起菌血症，可发生虹膜睫状体炎、化脓性眼内炎或眶蜂窝织炎。

二、下颌瞬目综合征

下颌瞬目综合征（Marcus-Gunn jaw-winking syndrome）又称 Marcus-Gunn 现象，为先天性上睑下垂与下颌的共同运动。多为常染色体显性遗传，男性多于女性，单眼多见；后天性动眼神经损害恢复时也可发生此种现象。眼部典型表现为当咀嚼、张嘴或将下颌朝向下垂眼对侧方向移动时，下垂眼的上睑可以突然上提，甚至超过对侧眼。该病可能是三叉神经与动眼神经中枢或末梢有异常联系所致。先天性病例还可以有咬肌收缩功能异常、牙釉质发育不全、缺指、足畸形、隐睾、局限性

笔记栏

运动性癫痫等表现。

第七节　皮肤病与性病的眼部表现

一、口、眼干燥和关节炎综合征

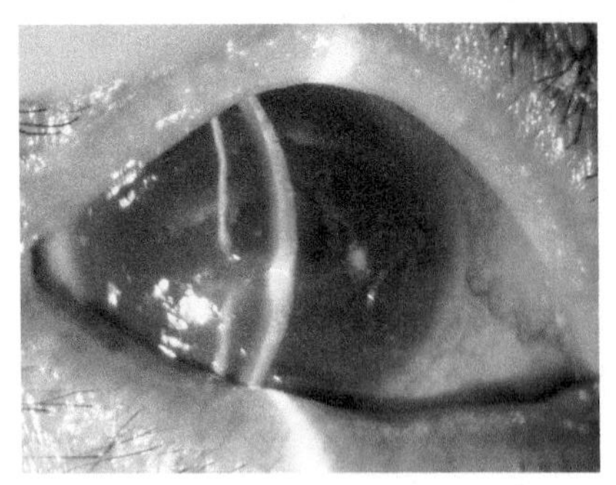

图 23-12　Sjögren 综合征患者眼部表现为重度干眼

口、眼干燥和关节炎综合征又称 Sjögren 综合征，是一种唾液腺、黏膜组织及泪腺的分泌减少，从而发生角膜、结膜和鼻腔口腔黏膜干燥及类风湿关节炎的综合征。多见于中老年女性。眼部主要症状是眼干，有烧灼感，伴有畏光。患者泪液分泌减少，睑结膜充血、粗糙，角膜干燥，上皮点状剥脱无光泽，呈现污灰色，大多开始于角膜下部（图 23-12）。可通过测定泪液分泌量及泪膜破裂时间判断有无眼干燥症，再通过反射泪液分泌试验来鉴别是否为 Sjögren 综合征。

二、系统性红斑狼疮

系统性红斑狼疮（systemic lupus erythematosus）是一种原因不明的多系统损害的自身免疫系统疾病，年轻妇女易患此病。眼部表现为睑缘炎，睑缘干燥伴有鳞屑，睫毛脱落，睑缘萎缩，一般不引起睑内翻或睑外翻。毛囊破坏后，睫毛不再生长。此外还可表现为结膜炎、干燥性角膜炎、巩膜炎。眼底表现为视盘轻度水肿，视网膜出血，棉絮状渗出。视网膜血管可发生栓塞并继发性视神经萎缩。

三、白　化　病

白化病（albinism）是指体内因缺乏酪氨酸酶而使眼、皮肤、毛发不能形成正常量的黑色素，致使全身出现白化现象。临床上分为全身型、皮肤型和眼型三型。全身型为常染色体隐性遗传，皮肤型为常染色体显性遗传，而眼型是性连锁隐性遗传。眼部表现为眉毛、睫毛和眼睑皮肤颜色极淡或呈白色，瞳孔透红光。常伴有眼球震颤，畏光，视力减退等。黄斑部发育不全者眼球震颤严重，视力下降更明显。常有高度近视或复性近视散光。

四、麻　　风

麻风（leprosy）是由麻风分枝杆菌引起的一种慢性传染病，主要侵犯皮肤和周围神经系统。多累及双眼，病变进展缓慢，自觉症状轻微。眼睑有各种不同形状的斑疹、结节、皮疹和结核样皮肤损害，局部感觉消失，瞬目减少，眉毛和睫毛大部分脱落或全部脱落。此外可出现上睑下垂、睑外翻或突眼等。部分患者可出现慢性泪囊炎或泪液减少，卡他性结膜炎，角膜上皮剥脱和角膜溃疡，浅层点状角膜炎，虹膜睫状体炎，视网膜静脉周围炎，玻璃体积血，眼球运动障碍以及复视等。

五、淋　　病

淋病（gonorrhea）是由淋球菌感染引起的性传播疾病，淋病患者通过手指或经污染物将带菌的分泌物感染眼部，主要表现为淋球菌性结膜角膜炎。

新生儿淋球菌性角结膜炎是新生儿眼病中较严重的一种，是通过产道直接感染或生后经污染淋球菌的手、被褥等间接感染引起，一般出生后 2 ～ 3 天发病，病情发展迅速。典型眼部表现为眼红，眼痛，畏光，流泪，眼睑水肿，结膜充血、水肿，乳头增生。浸润期有炎性假膜形成，很快进入脓漏期，眼睑高度红肿，结膜重度充血、水肿伴出血点。周边部角膜基质浅层弧形或环形浸润，浸润与角膜缘间由窄清亮区相隔，治疗不当者形成环形溃疡，严重者全角膜弥漫浸润，后弹力层膨出，溃疡穿孔，以至眼内炎。成人淋球菌性角结膜炎潜伏期为 10 小时至 3 天，症状与新生儿相似。

六、梅　　毒

梅毒（syphilis）是梅毒螺旋体引起的一种全身传染性疾病。先天性梅毒由胎盘传给胎儿，至 4 岁左右出现角膜基质炎、楔状齿、鞍鼻和骨骼异常（图 23-13）；后天性梅毒为直接接触感染，视力呈不同程度减退，晚期发生视神经萎缩，导致视力丧失。

在梅毒第一期，眼睑有米粒或豌豆大小丘疹，呈暗褐色或红铜色，较硬，边缘微隆起。在梅毒

笔记栏

第二期，眼睑出现米粒或豌豆大小红白斑点和丘疹，境界不规则，此外有眼睑水肿、睑缘炎、睫毛或眉毛脱落。可发生梅毒性睑板腺炎、泪腺炎、泪囊炎和巩膜炎，角膜炎和虹膜睫状体炎等。梅毒性脉络膜炎可与视网膜炎同时发生，表现为视网膜出血，视网膜动脉痉挛、阻塞或视网膜静脉阻塞，也可引起视网膜动脉周围炎和静脉周围炎。梅毒患者发生眼肌炎时，可出现各种麻痹性斜视，其中以展神经麻痹较常见。同时可出现各种视野改变，如周边视野缩小、生理性盲点扩大等。在梅毒第三期，视神经受损，最终导致视神经萎缩。

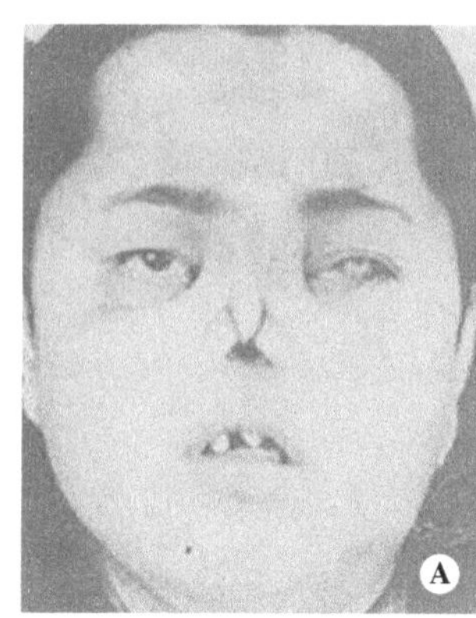

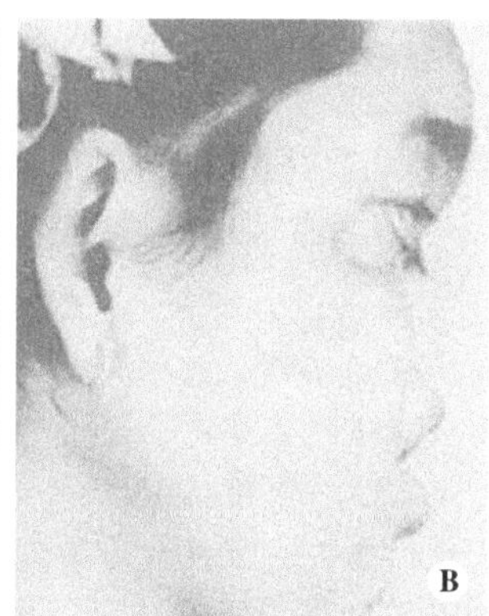

图 23-13　先天性梅毒

A. 正面像；B. 侧面像。右眼下睑粘连性瘢痕，左眼角膜葡萄肿，鞍鼻，楔状齿

七、获得性免疫缺陷综合征

获得性免疫缺陷综合征（acquired immunodeficiency syndrome，AIDS）是人类免疫缺陷病毒（human immunodeficiency virus，HIV）引起的免疫功能障碍性疾病。HIV 原称嗜人类 T 淋巴细胞病毒，进入人体后选择性感染辅助性 T 淋巴细胞（Th 细胞），在 Th 细胞内大量生长繁殖，使之大量破坏，导致机体细胞免疫的严重缺陷，此外还可发生少见的恶性肿瘤，最终导致死亡。75% 以上的 AIDS 患者眼部受累，常见的有巨细胞病毒性视网膜炎、视网膜棉绒斑和眼部卡波西肉瘤。

（一）巨细胞病毒性视网膜炎

巨细胞病毒播散感染是 AIDS 患者死亡的主要原因。有 12 % ～ 51% AIDS 患者并发巨细胞病毒性视网膜炎，常见于 AIDS 晚期，也可在全身其他症状出现之前首先出现。患者视力下降，出现闪光感和眼前飘浮物，后极部视网膜可见大小不一、单个或多发白色颗粒状渗出斑，逐渐融合成斑块状，沿视网膜血管分布的棉絮状渗出斑、出血及血管鞘等，部分患者可出现视网膜脱离（图 23-14）。

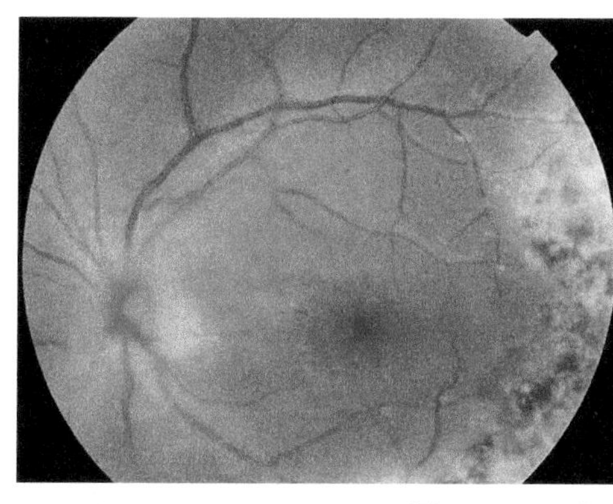

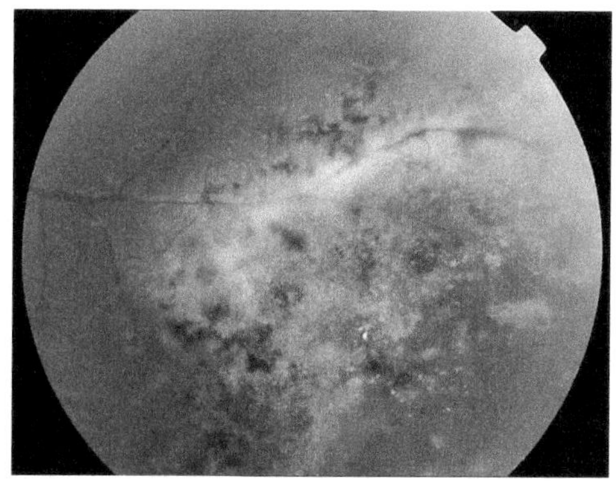

图 23-14　巨细胞病毒性视网膜炎

视盘略充血，黄斑颞侧中周部视网膜颗粒状病灶，颞上支血管末梢可见白色颗粒状渗出斑，其间夹杂出血灶（本图片由李甦雁提供）

（二）视网膜棉绒斑

眼底检查可见后极部视网膜浅层单个或多发白色棉絮状混浊，也可分布在视盘周围。眼底荧光血管造影提示该区域缺乏毛细血管灌注。

（三）眼部卡波西肉瘤

卡波西肉瘤为 AIDS 患者常见的恶性肿瘤，可以是最早期的表现。卡波西肉瘤为多发的血管性

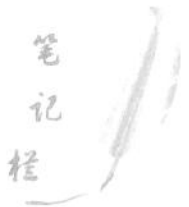

结节，常侵犯眼睑、睑板腺、泪腺、结膜和虹膜等。典型表现为紫罗兰或深蓝色皮肤浸润斑或结节以及边界不清的结膜下出血和血管瘤等。

此外，AIDS 患者还常伴有眼睑、角膜或葡萄膜的带状疱疹病毒感染，单纯疱疹性角膜炎，细菌性角膜溃疡，虹膜睫状体炎，巩膜炎，弓形虫视网膜脉络膜炎，眶内 Burkitt 淋巴瘤，继发性青光眼和眼内外肌麻痹等。

第八节　神经科疾病的眼部表现

一、脱髓鞘和锥体外系疾病

案例 23-1

患者，女性，31 岁，双眼视力下降 6 个月，伴眩晕、言语不清 1 个月就诊。

患者于 6 个月前感觉双眼视力下降，伴眼球转动性疼痛，5 个月前上述症状好转，视力有所提高。近 1 个月来，患者言语不清，伴眩晕、复视和饮水呛咳等症状，因此来院就诊。既往史：患者 7 个月前曾患有上呼吸道感染病史。

体格检查：体温 36.4℃，脉搏 70 次 / 分，呼吸 18 次 / 分，血压 130/80mmHg。右眼视力 0.1，左眼视力 0.4。眼底检查：右眼视盘边界清晰，颜色苍白；左眼视盘边界清晰，颜色稍淡。双眼视野向心性缩小。双眼外展受限。双眼向左注视时可见水平眼球震颤，快相向左。左侧肢体肌力差（Ⅲ级），共济差，感觉正常，巴宾斯基征阳性，双侧腱反射亢进。

问题：

1. 首先应考虑该患者做何诊断？
2. 在明确诊断之前，应做哪些检查？
3. 如何明确诊断？如何给出处理建议？

（一）多发性硬化

多发性硬化（multiple sclerosis，MS）是一种病因未明的以中枢神经系统炎性脱髓鞘为主要特征的疾病。好发于视交叉部位，早期病灶呈脱髓鞘变化，后期轴索也可受累。本病多见于 20 ～ 40 岁女性，10% 的患者有家族史。临床上多数呈反复发作与缓解的病程。病变最常侵犯的部位是脑室周围白质、视神经、脊髓和脑干传导束及小脑白质等。可单眼或双眼发病。球后视神经炎是早期视力减退的常见原因。视盘可以正常或呈急性视盘炎表现，最终导致视神经萎缩。视野出现中心暗点、向心性缩小或扇形缺损。少数病例出现辐辏不全、复视或麻痹性斜视。此外还可出现眼球震颤，上睑下垂和 Horner 综合征等。

案例 23-1 诊断

1. 患者为青年女性。
2. 既往有上呼吸道感染病史。
3. 病程有明显复发缓解特点，两次发作间隔为 1 个月。
4. 出现多灶性脑、脊髓白质损害症状和体征，如言语不清，伴眩晕、复视和饮水呛咳；双眼外展受限。双眼向左注视时可见水平眼球震颤，快相向左。左侧肢体肌力差（Ⅲ级），共济差，感觉正常，巴宾斯基征阳性，双侧腱反射亢进。
5. 辅助检查：脑脊液检查示 24 小时 IgG 合成率增高，并发现有寡克隆带。眼电生理检查 VEP 可见 P100 潜伏期延长。MRI 显示多发脑白质脱髓鞘斑块。

临床诊断：多发性硬化。

案例 23-1 治疗

1. 加强营养，增强抵抗力。
2. 应用维生素及能量合剂营养神经。
3. 使用糖皮质激素和免疫抑制剂治疗急性发作，减轻症状。
4. 使用干扰素减少复发次数及复发严重程度。

笔记栏

（二）视神经脊髓炎

视神经脊髓炎（optical neuromyelitis），又称为 Devic 病或 Devic 综合征，是视神经与脊髓同时或相继受累的急性或亚急性脱髓鞘病变。多呈急性或亚急性起病，发病年龄多在 20 ～ 40 岁，女性多于男性。表现为单眼或双眼视力急剧下降，少数可慢性起病。视神经和脊髓的损害可同时或先后发生，间隔时间不一。病因尚不清楚，部分存在 AQP4 抗体或 MOG 抗体阳性。眼底早期呈急性视盘炎表现，视网膜静脉扩张，视网膜后极部出现少许出血和渗出，数周后视神经萎缩。视野出现不同程度改变，偶有眼外肌麻痹。

（三）帕金森病

帕金森病（Parkinson disease）又称震颤麻痹，多见于老年人，男性多见，起病慢，病情逐渐加重。早期可出现眼睑痉挛，瞬目和眼球活动减少，双眼上转受限，眼轮匝肌反射活跃。个别患者有动眼危象，表现为发作性眼球固定向上偏斜或向下偏斜，瞳孔散大，全身不能活动。

二、肝豆状核变性

肝豆状核变性（hepatolenticular degeneration，HLD）亦称 Wilson 病，是一种常染色体隐性遗传病。本病发病机制主要是铜代谢障碍，血清中铜的含量降低，使铜在脑、内脏以及眼部沉着。本病多发生于 10 ～ 25 岁。临床表现为进行性加重的锥体外系症状、肝硬化、精神症状、肾功能损害及角膜色素环（Kayser-Fleischer ring，K-F 环）。K-F 环是肝豆状核变性的特异性体征，凡已有神经系统症状者均有 K-F 环出现。K-F 环起自角膜缘（图 23-15），2 ～ 3mm 宽，在色素环与巩膜之间往往有一很窄的透明带，此环上下宽两侧窄，也有两侧没有而只有上下两个色素弧者，多为黄绿色。K-F 环由小色素颗粒构成，位于后弹力层的周边部分，周边色浓，近角膜中央色淡。晶状体前囊膜下沉积铜质颗粒，呈现向日葵样白内障。此外，也可发生辐辏不足、眼球震颤和夜盲等。

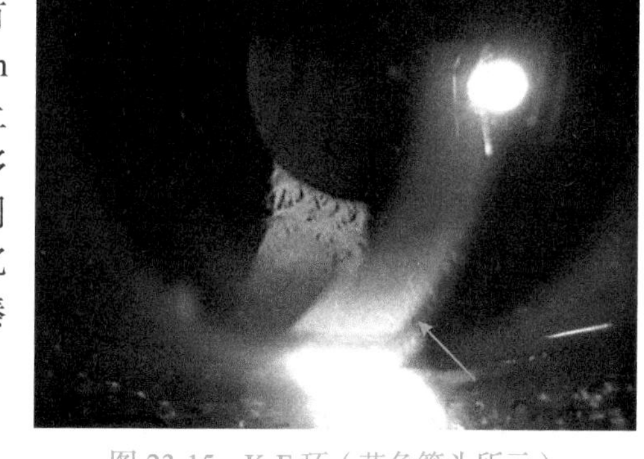

图 23-15　K-F 环（蓝色箭头所示）

三、重症肌无力

重症肌无力（myasthenia gravis）是一种自身免疫性疾病，大多伴有胸腺瘤或胸腺增生。多发生于 15 ～ 35 岁，女性多见。眼部以眼外肌受累常见，病情呈缓解和复发相交替。首先表现为上睑下垂，可先为单侧、后为双侧，其他眼外肌也可受累。此外，上睑下垂还具有频繁瞬目后加重以及晨轻暮重等特点。肌内注射新斯的明可使上睑下垂症状明显缓解（图 23-16），此特点有利于重症肌无力的诊断和治疗。

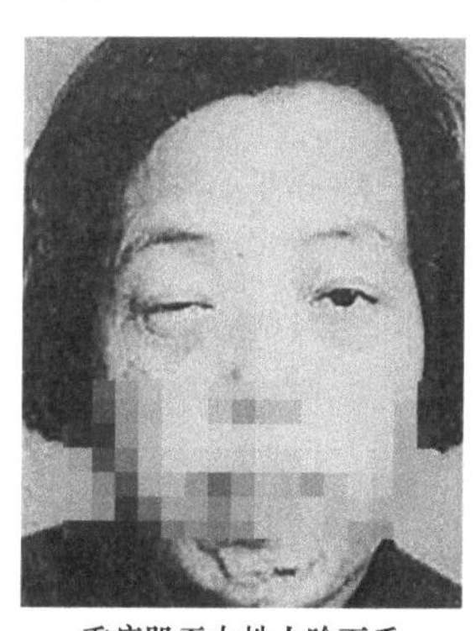

重症肌无力性上睑下垂

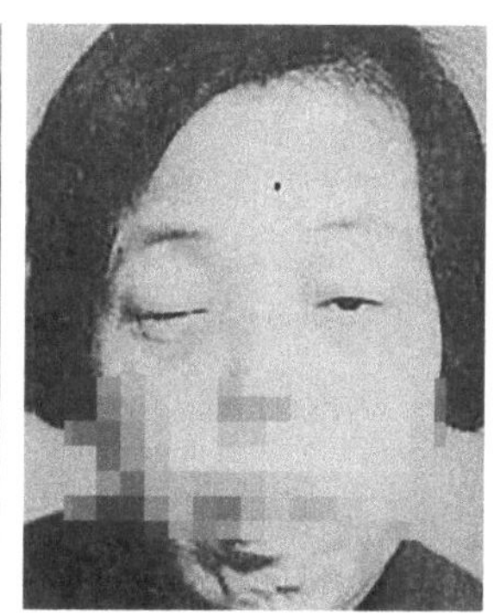

患者活动后，双眼上睑下垂加重

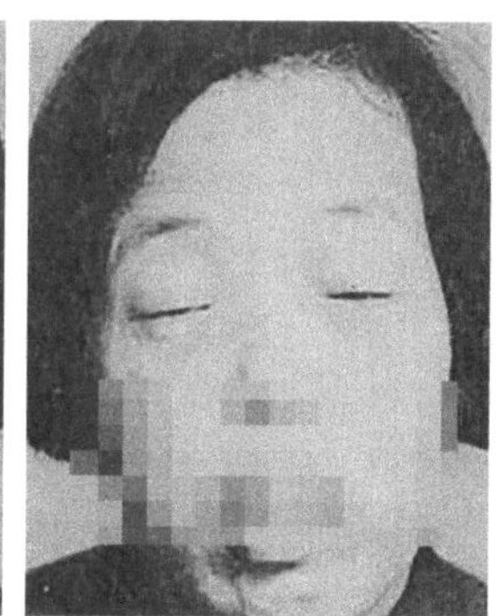

劳累后双眼上睑下垂显著加重

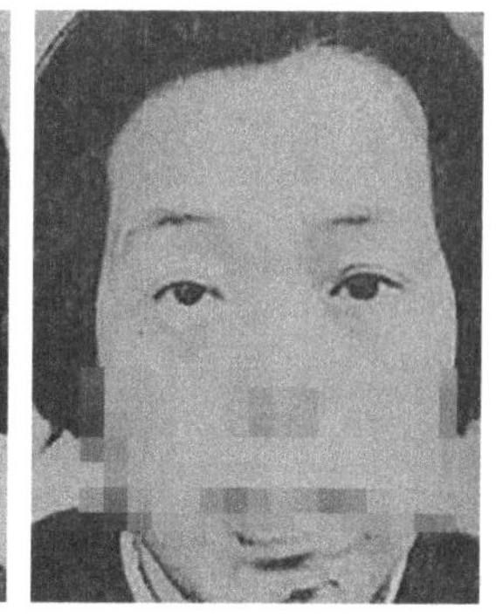

注射新斯的明15分钟后，眼睑下垂症状明显改善

图 23-16　重症肌无力患者应用新斯的明前后

四、脑血管疾病

（一）脑血管栓塞

脑血液供应来自颈内动脉和椎 - 基底动脉。脑血管栓塞是指脑供血动脉阻塞，临床症状与阻塞

笔记栏

动脉及部位有关。颈内动脉栓塞多发生于 40 ～ 70 岁人群，男性多于女性，左侧多于右侧。当病变累及眼动脉时，可使眼动脉发生供血不足，患者出现一过性视力减退，反应性上睑下垂，不完全或完全性 Horner 综合征，角膜混浊，虹膜新生血管或萎缩，白内障，视网膜静脉扩张，小动脉瘤，视网膜出血或渗出以及视神经萎缩等。偶可发生反应性眼肌麻痹和复视。基底动脉栓塞表现为瞳孔缩小及第Ⅲ、Ⅳ、Ⅵ对脑神经麻痹。

（二）颅内动脉瘤

案例 23-2

患者，男性，41 岁，因头痛伴双眼复视 3 个月就诊。

患者于 3 个月前无明显诱因出现头痛和双眼复视，有时能自行好转。近 1 个月来，上述症状持续发作，因此来院就诊。

体格检查：体温 36.5℃，脉搏 75 次 / 分，呼吸 18 次 / 分，血压 130/80mmHg。右眼视力 0.3，左眼视力 0.8。右眼向外下偏斜，眼睑轻度肿胀，上睑下垂，睑裂窄，瞳孔直径 5mm，直接、间接对光反射迟钝，眼底：视盘边界清晰，颜色浅淡。左眼正常。双侧肢体运动及感觉正常。

问题：

1. 首先应考虑做何诊断？
2. 在明确诊断之前，应做哪些检查？
3. 如何明确诊断？如何给出处理建议？

颅内动脉瘤（intracranial aneurysm）是由动脉壁结构异常并继发局部扩张所致，一般呈囊状瘤样膨胀，多见于老年动脉硬化或先天畸形者。动脉瘤向前发展可压迫视神经交叉部，引起视力减退及视野改变。此外还可引起麻痹性上睑下垂，眼睑水肿和静脉扩张，角膜知觉减退或丧失，瞳孔扩大，对光反射迟钝或消失，视网膜动脉硬化伴出血，以及视神经萎缩等。

案例 23-2 诊断要点

1. 症状和体征　头痛伴双眼复视。眼睑肿胀，上睑下垂，睑裂窄，瞳孔直径 5mm，直接、间接对光反射迟钝，视盘颜色浅淡。
2. CT 及 MRI 检查　颅内动脉瘤。
3. 脑血管造影　发现后交通动脉支有一动脉瘤。

临床诊断：颅内动脉瘤。

案例 23-2 治疗

1. 避免一切使血压增高的因素，保持大便通畅。
2. 手术夹闭动脉瘤颈，保持载瘤动脉血流的通畅性。

（三）颅内出血

1. 脑出血　是指脑实质出血，多见于老年人。内囊出血时双眼同侧偏斜并向病灶侧注视，视野改变表现为同侧象限性缺损或偏盲。小脑出血时往往有强迫性头位及眼球震颤，健侧角膜知觉丧失，两侧瞳孔不等大，对光反射存在，视盘水肿。

2. 蛛网膜下腔出血　是指脑血管破裂出血并流入蛛网膜下腔。视力变化一般不明显。由于蛛网膜下腔出血使颅内压增高，可在出血后半小时内发生视网膜前或视网膜出血及视盘水肿。动脉瘤破裂引起的蛛网膜下腔出血，多伴有不同程度的一侧动眼神经麻痹、瞳孔扩大和对光反射迟钝等。偶可发生视野改变和眼球震颤。

五、颅内肿瘤

颅内肿瘤（intracranial tumor）包括起源于颅内组织的原发性良性、恶性肿瘤，以及转移性肿瘤两大类。患者早期出现头痛，呕吐和复视等症状。因颅内肿瘤所在部位和性质不同，其眼部表现也不尽相同，具体包括：①蝶鞍区肿瘤，表现为视神经萎缩和双颞侧偏盲；②颅咽管肿瘤，表现为视

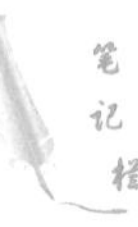

盘水肿、麻痹性斜视以及双颞侧偏盲，但常并不对称；③视交叉胶质瘤，视野改变从单侧或双侧暗点发展为偏盲，或一侧偏盲，另侧全盲；④顶叶肿瘤，可出现对侧视野下 1/4 同侧象限性缺损，视神经萎缩时出现向心性视野缩小；⑤颞叶肿瘤，表现为视力下降，双眼视盘水肿和视神经萎缩，颅内压增高时可引起展神经麻痹，视野改变为肿瘤对侧、同侧偏盲或上方象限盲；⑥枕叶肿瘤，表现为视盘水肿或视神经萎缩、眼外肌麻痹和眼球震颤，视野改变为肿瘤对侧同侧偏盲；⑦额叶肿瘤，患侧视神经萎缩、对侧视盘水肿，视野为向心性缩小，称为福 - 肯综合征；⑧小脑肿瘤，视力减退或丧失，早期出现视盘水肿，晚期视神经萎缩，视野改变为早期生理盲点扩大，晚期向心性缩小。

六、颅内炎症

（一）脑炎

以流行性乙型脑炎最常见，夏、秋季流行，由蚊叮咬致病。眼部表现为眼痛、畏光，结膜充血，瞳孔扩大或缩小，两侧不等大，对光反射迟钝或消失，视盘充血水肿，视网膜中央动脉变细，视网膜中央静脉迂曲扩张，视网膜水肿，深层有黄色小点，少数有视盘炎或视神经萎缩。此外，可有动眼神经不全麻痹，表现为上睑下垂、斜视和复视。面神经受累时，因眼轮匝肌麻痹而使眼睑闭合不全。

（二）脑膜炎

1. 化脓性脑膜炎　约 1/3 脑膜炎由脑膜炎球菌引起。视神经受损以视神经管内段最显著，表现为视力减退或丧失。第三脑室扩大可压迫视神经、视交叉或视束并出现不同视野改变。炎症刺激动眼神经时瞳孔缩小，动眼神经受压麻痹时则病变侧瞳孔扩大。此外，还可出现展神经麻痹。

2. 结核性脑膜炎　因发生视神经炎和视神经萎缩，视力减退，可出现偏盲和周边视野缩小。由于炎症渗出物阻塞视神经鞘，因此颅内高压未能影响视神经，故视盘水肿不多见。瞳孔可扩大，也可两侧不等大。双侧动眼神经和展神经麻痹多为不完全性。此外也可出现因小脑脑桥角粘连引起的眼球震颤。

七、癔　　症

癔症（hysteria）是大脑皮质受强烈刺激而引起的脑皮质和皮质下中枢功能失调，属神经症。患者多感情脆弱、情绪不稳定。精神刺激为疾病的诱因。多发生于年轻人，单眼或双眼发病。其特征为情绪激动后视力突然丧失，但患者行动不感困难。瞳孔不扩大，对光反射正常。癔症性视野改变为向心性缩小或螺旋形缩小，加大检测距离或加大视标，视野并不扩大。偶见瞳孔扩大，眼睑痉挛，不规则眼球震颤及调节痉挛。部分患者眼睑、结膜、角膜痛觉丧失或敏感，眼眶后疼痛，色觉异常及眼球运动障碍等。

第九节　药源性眼病

一、糖皮质激素

1. 激素性青光眼　长期应用糖皮质激素，特别是局部应用糖皮质激素治疗眼病，可使部分患者眼压升高，称为激素性青光眼。临床表现为无痛性高眼压，视力不同程度下降，前房角正常，瞳孔轻度散大，视盘苍白伴有不典型凹陷以及视野缺损等。视野缺损最初是可逆的，如能及时停药，视野缺损可在 2 个月内逐渐恢复。

2. 激素性白内障　长期使用糖皮质激素可引起后囊下白内障，发生率与药物剂量和疗程有关。最初混浊局限于晶状体后囊下，形态不规则，患者症状轻微，一般不影响视力。随着病情发展，混浊向后皮质及后囊前表面扩散，视力呈不同程度下降。

二、吩噻嗪类药物

在吩噻嗪类药物中，通常引起药源性眼病的主要有氯丙嗪、奋乃静和三氟拉嗪等。药源性眼病均发生于大剂量长期用药后。眼睑呈灰蓝或紫色，结膜暴露部分呈铜棕色，角膜内皮和后弹力层出现棕色或白色沉着物，进一步发展至实质层。初期晶状体前囊呈点状混浊，后期为棕褐色或白色混浊。视盘充血，视网膜水肿。此外，患者可出现夜盲症状。

笔记栏

三、心血管系统药物

（一）强心苷

对眼部影响最常见的为视物模糊和色觉紊乱。患者自觉视物为绿色或黄色，有闪光感或畏光。此外常出现轻度结膜炎，眼球突出，眼球震颤，球后视神经炎和眼肌麻痹等。停药后眼部症状通常在数周后消退。

（二）胺碘酮

长期应用胺碘酮后，60岁以上患者可产生角膜色素沉着症，即在双眼角膜上皮层有数条黄棕色或淡褐色的色素沉着带，自角膜中央向周边部呈放射状。色素出现时间为用药后6天或更长，停药后角膜色素沉着在6～18个月内逐渐消退。晶状体前囊下色素沉着呈黄白色或棕色，位于瞳孔区，一般不影响视力。临床症状表现为蓝视或虹视，畏光，流泪，异物感，视力减退，角膜溃疡以及黄斑色泽减退等。

四、非甾体类抗炎药

长期大剂量服用非甾体类抗炎药（如吲哚美辛）可在眼部出现不良反应，主要表现为视力减退、角膜沉着物，偶见角膜实质层和后弹力层混浊，视盘呈蜡黄色，视网膜电流图异常和视野缩小等。停药后2周内视力恢复，角膜沉着物消退，视网膜病变逐渐恢复。此外还可引起瞳孔散大、复视和中毒性弱视。

五、口服避孕药

口服避孕药的副作用在眼部的主要表现为急性黄斑水肿、视网膜中央或分支动脉阻塞和中央静脉阻塞、闭塞性视网膜血管炎或动脉炎以及中心性浆液性脉络膜视网膜病变等。此外，还可引起球后视神经炎、视盘水肿、葡萄膜炎、白内障、青光眼、玻璃体积血、偏盲、夜盲、色觉障碍和近视等。一旦发生眼部并发症，应立即停药，对症治疗。除个别严重病例外，绝大多数患者停药并经治疗后，均可迅速好转并恢复正常。

六、其他药物

（一）乙胺丁醇

乙胺丁醇可引起球后视神经炎。患者视物模糊，视疲劳，眼球运动时疼痛加重，部分患者有眼干涩和灼热感。也有因视交叉受损，引起双眼颞侧偏盲。凡确诊为乙胺丁醇中毒性视神经炎，应立即停药，并给予血管扩张药及各种维生素，必要时可加用糖皮质激素治疗。乙胺丁醇中毒性视神经炎是可逆的。

（二）氯喹

长期应用此药，可产生明显视功能损害。角膜出现弥漫性上皮混浊，患者出现虹视和畏光症状。晶状体后囊下有白色细小片状混浊，视盘颜色苍白，视网膜小动脉狭窄，偶有节段性血管收缩，而视网膜损害则累及黄斑和周边部视网膜。黄斑损害是氯喹中毒的早期表现，荧光血管造影可见中央凹周围有卵圆形环带。视野改变为双眼颞上象限缺损。

（三）奎宁

长期大量服用奎宁，可发生视网膜变性，出现周边视野缩小和中心暗点。此外，还可发生中毒性弱视、复视和虹膜萎缩。有些人对此药较为敏感，服用小剂量即出现眼部反应。

【思考题】

1. 糖尿病常见的眼部并发症有哪些？
2. 一个脑外伤的患者，如何从他的眼部表现判断其颅脑外伤的部位？
3. AIDS的眼部表现有哪些？
4. 长期应用激素时，眼部会有哪些表现？

笔记栏

（颜　华）

第二十四章　眼保健与防盲治盲

【学习要点】

1. 掌握眼保健的概念与分级，盲和低视力的定义与分类标准。
2. 熟悉常见致盲眼病的流行病学和群体防治方法。
3. 了解低视力康复的方法。

视觉功能在人类感觉和认识世界的活动中有着极其重要的作用。盲和视力损伤是世界范围内的严重公共卫生、社会和经济问题。在人类社会进入信息和知识经济时代的21世纪，人们更加渴望拥有健康的眼睛、敏锐的视觉。眼病是影响人类健康的常见病、多发病，然而，很多眼病是可以防治的。其实，只要增强预防意识、了解眼保健知识，就可以避免不少眼病的发生。即使发生了眼病，只要早发现、早诊断、早治疗，也可以挽救视功能。据统计，80%的致盲眼病是可以避免或根治的。为实现世界卫生组织发起的“人人享有看得见的权利”的宏伟目标，眼健康问题不仅需要医学生、医务工作者的关注，而且还需要眼病患者及其家庭乃至全社会的共同参与。

第一节　眼保健与眼病预防

一、眼保健的概念与分级

以往的观念认为无病就是健康（health）。但新的健康概念不仅是指没有疾病或虚弱，而且是要有健全的机体、精神状态及社会适应能力。世界卫生组织（WHO）提出的衡量人体健康的10条具体标志之一即为眼睛明亮、反应敏锐、眼睑不发炎。所以说，眼的健康应为眼组织的结构和功能正常且对环境中各种因素变化具有应变能力。

眼保健（eye care）的主要内容是预防眼病、提高眼的健康水平，故现在又称为眼健康。广义的眼保健还包括眼病的调查、诊断、治疗。国际上将眼保健分为三个级别：初级眼保健、二级眼保健、三级眼保健。眼保健和防盲工作的重点在乡村和社区水平的初级眼保健。因为基层初级眼保健工作不仅最有益于广大群众，而且还有助于眼病的预防、一般眼病的及时诊治和致盲眼病的及时转诊。当然也应积极发展二、三级眼保健机构，以培训初级眼保健人员、充实和发展眼保健的其他部分项目，并处理复杂的致盲眼病，提高整个眼保健和眼病防治水平。

（一）初级眼保健

初级眼保健也就是基本眼保健，包括社区眼保健在内，是最基本的眼卫生保健和眼病预防的服务，是初级卫生保健的一个重要的组成部分。其内容包括提高眼的健康水平、预防和治疗可导致视力丧失的疾病。初级眼保健机构主要是乡村卫生机构、厂矿及学校卫生室、城市社区卫生服务站，甚至个体诊所等，整个工作可以由经过眼病防治知识培训过的乡村医生、初级卫生保健工作者及其他辅助人员来完成，通过社会、家庭和个人的积极参与，使人人都能掌握眼睛卫生知识，提高对眼睛的自我保健能力，实现“人人享有看得见的权利”。

初级卫生保健的开展有利于改善眼部的卫生状况，减少眼病的发生。例如，开展眼的健康教育有利于降低所有疾病的患病率；提供清洁的水源、改进环境卫生有利于减少沙眼、维生素A缺乏症的发生；合理饮食、调整营养可减少维生素A缺乏症、白内障和糖尿病性视网膜病变的发生；加强妇幼保健和改善居住环境对维生素A缺乏症有积极的影响；开展预防接种麻疹疫苗可预防维生素A缺乏症所致的盲；控制传染性疾病的流行可减少麻风病、沙眼、维生素A缺乏症、后天性盲；控制地方病（如碘缺乏症）可减少先天性盲的发生；提供必要的药物可减少麻风病、沙眼、维生素A缺乏症等。

社区眼科与临床眼科不同，社区眼科关注的对象是人群而不是个别患者；临床眼科主要由眼科医生担当，社区眼科则可以由眼科医生、公共卫生人员、新闻媒体人员、社会工作者共同参与；临床眼科主要在医院解除患者痛苦，社区眼科则主要在社区确定致盲原因、评价人群需要、选择适当

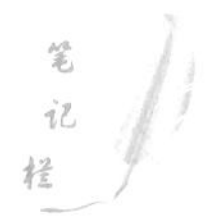

干预、注意成本效益、分析防盲治盲模式等。

（二）二级眼保健

二级眼保健比初级眼保健具有更高的水平和更广泛的保健活动范围。二级眼保健活动主要在医院进行，机构主要是县医院，也包括地区（市）级医院。工作人员包括眼科医生、眼科辅助人员及其他受过培训的专业技术人员。

在二级眼保健水平，应能处理常见致盲性眼病如白内障、青光眼、眼外伤、角膜溃疡及眼内感染等。二级眼保健机构在接受初级眼保健机构转诊的患者方面起着重要作用。二级和初级眼保健人员之间应有密切的联系。此外，二级眼保健工作者还应积极培训和监督初级眼保健人员的工作。

（三）三级眼保健

三级眼保健主要指高等院校附属医院或类似的省级以上高级医疗机构（三级医院）所从事的眼保健活动。主要任务是诊断和治疗复杂的眼病、少见眼病，开展高难度的手术。三级眼保健机构应能在公共卫生和预防眼科疾病方面提供技术指导。

以上眼保健的分级是国际比较公认的。此外，根据中国国情，有人将我国农村的三级眼医疗卫生网也分为初级眼保健（由村卫生室负责）、二级眼保健（由乡卫生院负责）、三级眼保健（由县医院承担）。

二、眼病的三级预防

预防眼科学是以人群眼健康为主要研究对象，采用现代科学技术和方法，研究环境等因素对人群眼健康和疾病的作用规律，分析和评价环境中的致病因素对人群眼健康的影响，提出改善不良环境因素的卫生要求，并通过公共卫生措施达到预防眼病、增进健康的一门科学。

预防眼科学与预防医学一样经历了以个体–群体–人类为对象的三个阶段。以个体为对象预防疾病的科学称为卫生学，以群体为对象预防疾病的科学称为公共卫生学。眼公共卫生学是通过有组织的社会努力来达到预防眼病、增进视功能、提高工作效率的科学和技术。

视觉器官从健康无病到发生疾病，从出现疾病到功能障碍，其发生发展都有一定的规律。针对无病期、发病期及障碍期开展的眼病预防称为眼病的三级预防。

1. 一级预防 又称为病因学预防，主要针对无病期，通过采取各种消除和控制危害眼健康的因素、增进眼健康的措施，以防止健康人群发生眼病。例如，对病因明确的传染性眼病、外伤与职业性眼病、维生素A缺乏症等，开展以消除病因为主的预防措施；用免疫接种预防累及眼部的传染病；改善环境、消除污染；贯彻执行环境和劳动卫生标准和法规等措施预防职业眼病和眼外伤。

2. 二级预防 又称为临床前期预防，即在疾病的临床前期做好早期发现、早期诊断、早期治疗的“三早”预防措施，以预防眼病的发展和恶化，防止复发和转变为慢性病等。对于致病因素不完全明确或致病因素经过长期作用而发生的慢性眼病，如白内障、青光眼、视网膜病、眼肿瘤、盘尾丝虫病等，特别应该以二级预防为重点。达到“三早”的三个关键措施为普及宣传眼病知识，提高眼科工作者的眼病诊断水平，开发实用、敏感的诊断技术。实践已证明一些眼病的普查、高危人群筛检、特定人群的定期健康检查等是二级预防的有效措施。

3. 三级预防 又称为临床预防，主要是对已患病者进行及时治疗，防止恶化，预防并发症和致盲致残，促进康复等恢复劳动和生活能力的预防措施，如白内障、角膜混浊、低视力的防治等。

眼科工作者的医疗活动不仅要治疗眼病，而且要做好二、三级预防工作，同时还应该积极参与一级预防活动，为控制或消灭眼病、增进人类健康而努力。

第二节 防盲治盲

盲和视力损伤不仅对患者造成巨大的痛苦和损失，而且还加重家庭和社会的负担，因此眼保健和防盲、治盲工作具有十分重要的意义。防盲治盲既是社会公共卫生事业的一部分，也是眼科学的重要组成部分。从广义上来说，眼科人员所从事的工作都是为了防盲、复明。当然，防盲治盲工作还有其特定含义，它的研究对象是人群，包括对盲和视力损伤进行流行病学调查，对引起盲和视力损伤的主要眼病进行病因和防治方法的研究，对盲和视力损伤的防治进行规划、组织和实施等。目前，防治盲和视力损伤是全世界主要的公共卫生课题之一，面临着“人人享有看得见的权利”的巨大任务。

笔记栏

一、盲和低视力的标准和分类

案例 24-1

患者，男性，21 岁。因双目失明要申领盲人证明来我院检查鉴定。

患者 3 年前曾有青光眼病史，经手术治疗后视力未明显改善。近 1 年来视力明显减退，行动不便，因申领盲人证明来诊。全身检查无特殊。右眼视力 0.04，左眼视力 0.01，双眼压 17.3mmHg。双眼青光眼手术滤过泡弥散，眼前段未见异常，瞳孔对光反射迟钝，双眼视神经苍白，C/D=0.8，血管屈膝征明显，黄斑及视网膜未见明显异常。

问题：

1. 该患者是否达到我国的盲人标准？
2. 在作出鉴定前需要做哪些进一步的检查？

世界卫生组织（WHO）于 1973 年提出的盲和视力损伤的分类标准（表 24-1）将盲和视力损伤分为 5 级，规定一个人较好眼的最好矫正视力＜ 0.05 时为盲人，较好眼的最好矫正视力＜ 0.3、但≥ 0.05 时为低视力者。该标准还考虑到视野状况，指出不论中心视力是否损伤，如果以中央注视点为中心，视野半径≤ 10°、但＞ 5° 时为 3 级盲，视野半径≤ 5° 时为 4 级盲。目前，我国政府也采用 WHO 标准。事实上，不少通过验光配镜能矫正提高视力的屈光不正患者在实际工作生活中并未配戴眼镜等。因此，目前有人提出了“日常生活视力”这一概念。日常生活视力是指受检者在日常屈光状态下的视力，即受检者未经常配戴远用矫正眼镜时（不管其已经配镜与否），则为裸眼视力；受检者经常配戴远用矫正眼镜，则为戴镜后的视力。换句话说，“日常生活视力”是指人的功能性视力，即每天开车、工作和从事其他活动时的视力。它和最好矫正视力的区别在于对屈光设施的需求和是否已配戴眼镜、接触镜或其他矫正工具。

表 24-1　盲和视力损伤的标准和分类（WHO，1973）

视力损伤		最好矫正视力	
类别	级别	较好眼	较差眼
低视力	1	＜ 0.3	≥ 0.1
	2	＜ 0.1	≥ 0.05（3m 指数）
盲	3	＜ 0.05	≥ 0.02（1m 指数）
	4	＜ 0.02	光感
	5	无光感	

需要指出的是，目前对盲人的定义并不十分严格，不同国家、组织、行业制定的盲的标准并不一致。1999 年 WHO 曾指出，盲人的定义是指因视力损伤不能独自行走的人，通常需要职业和（或）社会的扶持。由于各国社会经济状况不同，采用的盲和视力损伤的标准也有所不同。目前，一些国家采用下列标准：①视力正常者：双眼中较差眼的视力≥ 0.3 者；②视力损伤者：双眼中较差眼的视力＜ 0.3、但≥ 0.1 者；③单眼盲者：双眼中较差眼的视力＜ 0.1，较好眼的视力≥ 0.1 者；④经济盲者：双眼中较好眼的视力＜ 0.1 者，但≥ 0.05 者；⑤社会盲者：双眼中较好眼的视力＜ 0.05 者。

案例 24-1 判断标准

患者的右眼视力 0.04，左眼视力 0.01，未配戴眼镜，从日常生活视力角度看该患者属于盲人。但我国政府目前采用的是 WHO 的盲和视力损伤的标准。该标准以好的一只眼的最佳矫正视力为标准，所以，要确立患者是否符合盲人标准，需要作验光检查矫正视力。

案例 24-1 验光检查

验光结果：右眼 –3.0DS= 0.1，左眼 –2.5DS= 0.05。从验光检查的矫正视力看，该患者不符合盲人标准，而是低视力患者。但是，盲人还有一个视野标准，所以，要确立患者是否盲人，尚需要作视野检查。

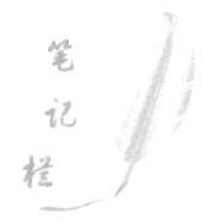

案例 24-1 视野检查

Humphery 自动视野检查结果：双眼管状视野，右眼视野半径 9°，左眼视野半径 5°。根据 WHO 的盲和视力损伤的标准，该患者属于盲人（3 级盲）。

1973 年 WHO 视力损伤标准是采用最好矫正视力来判断。而实际生活中，未矫正屈光不正引起的视力损伤广泛存在。鉴于现实情况，WHO 于 2006 年公布了新的视力损伤分类标准（表 24-2），这一标准以日常生活视力（presenting visual acuity，PVA）代替最好矫正视力来判断视力损伤。日常生活视力是指一个人在日常屈光状态下所拥有的视力。日常生活视力包括以下几种情况：①如果一个人平时不配戴眼镜，则裸眼视力被认为是日常生活视力；②如果一个人平时配戴眼镜，则配戴这副眼镜的视力被认为是日常生活视力；③如果一个人平时已配有眼镜，但是他在日常生活的大部分时间并不配戴眼镜，则裸眼视力被认为是日常生活视力。

表 24-2　视力损伤分类（WHO，2006）

类别	日常生活视力	
	低于	大于或等于
0 级，轻度或无视力损伤		0.3
1 级，中度视力损伤	0.3	0.1
2 级，重度视力损伤	0.1	0.05
3 级，盲	0.05	0.02 或 1m 指数
4 级，盲	0.02 或 1m 指数	光感
5 级，盲	无光感	
9	不能确定或不能检查	

二、国内外防盲治盲的简史与现状

（一）世界防盲治盲简史与现状

根据 2010 年 WHO 报告，全球视力损伤的总人数为 2.85 亿人，其中超过 3900 万人是盲人。2017 年 WHO 最新数据显示，全球视力损伤人数为 2.53 亿人，盲人达到 3600 万人。

社会经济状况和可利用的健康和眼保健服务是影响盲患病率的主要因素（表 24-3）。全世界盲人总患病率约为 0.7%，其中，经济状况和保健服务良好的地区盲人患病率为 0.25%，比较好的地区为 0.5%，差的地区为 0.75%，很差的地区为 1.0% 以上。发展中国家的情况更为严重，全世界 9/10 的盲人生活在发展中国家，如大约 60% 的盲人生活在非洲撒哈拉地区、中国和印度。随着人口的增长和老龄化的加剧，世界盲人负担将大幅度地增加。WHO 预测，到 2050 年全球盲人人数将会达到 1.15 亿人。

表 24-3　全球盲发生情况比较

鉴别点	经济和保健良好的地区	经济和保健差的地区
盲率	0.1% ～ 0.4%（0.25%）	0.5% ～ 1.5%（0.75%）
主要原因	年龄相关性黄斑变性	白内障
	青光眼	青光眼
	糖尿病	沙眼
	先天性眼病	盘尾丝虫病
	遗传性眼病	维生素 A 缺乏症等儿童盲
原发部位	眼后段为主	眼前段为主
可避免率	20%	80%

全世界 50 岁以上人群致盲的原因、盲人数构成比见图 24-1（2015 年）。在所有致盲眼病中，如果及时应用足够的知识和采取恰当的措施，沙眼和盘尾丝虫病等能被预防或控制；白内障、角膜

笔记栏

瘢痕等能被成功地治疗而复明。

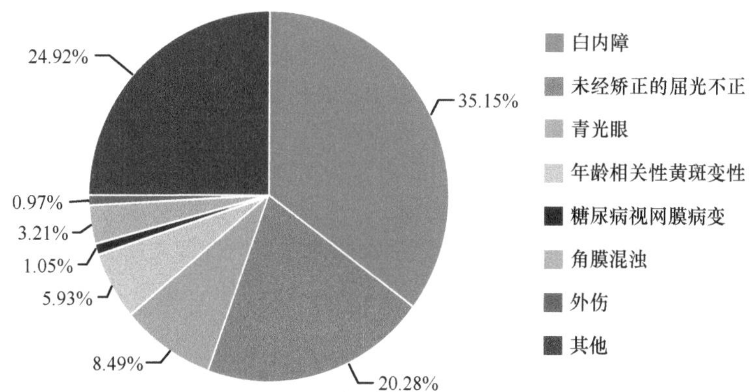

图 24-1　全世界致盲原因与盲人数构成比

世界范围内的盲具有以下特点：①不同经济地区的盲患病率明显不同，盲患病率在发达国家约为 0.25%，而在发展中国家为 0.75% 以上；②不同年龄人群中盲患病率明显不同，老年人群中明显增高；③低视力的患病率高于盲的患病率，前者约为后者的 2.9 倍，如果不做好低视力患者的防治，盲人数将会急剧增加；④不同经济地区盲的主要原因明显不同，经济发达地区为年龄相关性黄斑变性、糖尿病性视网膜病变等，而发展中国家以老年性白内障和感染性眼病为主；⑤白内障是全球第一位的致盲性眼病，全球每年新发生白内障盲大约有 500 万，全球视力低于 0.1 的白内障患者有 1 亿，而视力低于 0.3 的白内障患者有 3 亿～ 4 亿；⑥由于世界人口的增长和寿命的延长，白内障、年龄相关性黄斑变性、糖尿病性视网膜病变等所致的盲人数将继续增加。

全球 80% 的盲是可以避免的或预防的。WHO 等国际组织和各国已为防盲治盲做了不少有益的工作。WHO 和一些非政府组织联合于 1999 年 2 月发起“人人享有看得见的权利”行动，目标是在 2020 年全球根治可避免盲。“人人享有看得见的权利”行动将通过以下 5 项措施来解决可避免盲：①预防和控制疾病；②培训人员；③加强现有的眼保健设施和机构；④采用适当和能负担得起的技术；⑤动员和开发资源用于防盲治盲等。目前已确定白内障、沙眼、盘尾丝虫病、儿童盲、屈光不正和低视力等五种疾病作为“人人享有看得见的权利”行动的重点。具体目标是 2020 年根治白内障；应用 SAFE 战略消灭致盲性沙眼；消灭盘尾丝虫病；控制儿童盲、散光、弱视。

（二）我国防盲治盲的简史与现状

中华人民共和国成立前，我国人民生活贫困，卫生条件极差，眼科医生仅有百余人，眼病非常普遍。沙眼、维生素 A 缺乏症、外伤和青光眼是致盲的主要原因。其中，沙眼广泛流行，是致盲的首要原因，沙眼患病率高达 50% ～ 90%。中华人民共和国成立后，各级政府大力组织防治沙眼。沙眼被列为紧急防治的疾病之一。全国眼科医师响应政府号召，积极参与防治沙眼，使全国沙眼患病率和严重程度明显下降。1984 年国家成立了全国防盲指导组，统筹全国防盲治盲工作，制定了《全国防盲计划大纲》等。1987 年，进行全国眼病流行病学调查，明确白内障为致盲的主要原因。各地积极开展筛查和手术治疗白内障。全国残疾人联合会把白内障复明纳入工作范围，极大地推动了防盲治盲工作的进展。1988 年国务院批准实施的《中国残疾人事业五年工作纲要》将白内障手术复明列为抢救性的残疾人三项康复工作之一。1991 年国务院批准的《中国残疾人事业“八五”计划纲要》又明确规定了白内障复明任务。全国各省（自治区、直辖市）也相继成立了防盲指导组，认真规划防盲治盲工作，建立和健全防盲治盲网络，根据各自实际情况，运用各种方式积极开展工作。眼科事业得到很大发展，许多地方除了诊治眼科常见病之外，还能开展先进和复杂的手术。1996 年卫生部等国家部委发出通知，规定每年的 6 月 6 日为“全国爱眼日”。1999 年，世界卫生组织发起“人人享有看得见的权利”行动后，中国政府立刻向世界做出承诺，决定从 2000 年起通过 4 个五年计划来实施该行动。卫生部制定了《全国防盲治盲规划（2006—2010 年）》，2006 年我国进行全国第二次视力残疾抽样调查和全国眼病流行病学调查，发现我国视力残疾患病率为 1.53%。2012 年由卫生部和中国残联组织制定了《全国防盲治盲规划（2012—2015 年）》提出了“十二五”我国防盲治盲工作目标：到 2015 年年底，85% 县级综合医院眼科能开展白内障复明手术；为 50 万名低视力患者免费配用助视器，培训低视力儿童家长 20 万名；力争根治致盲性沙眼等。2016 年，国家卫生和计划

笔记栏

生育委员会制定了《"十三五"全国眼健康规划（2016—2020年）》，继续做好白内障患者复明工作，尤其是贫困人口的白内障复明工作；要求增强白内障复明意识，大力提高白内障手术数量和覆盖率，完善白内障手术质量评价和术后随访制度；进一步提高百万人口白内障手术率（cataract surgical rate，CSR），到2020年底全国CSR达到2000以上，农村贫困白内障患者得到有效救治。根据1980年以后我国各地陆续进行的盲和视力损伤流行病学调查，估计我国盲患病率为0.5%～0.6%，盲人数为700万人，双眼低视力患病率为0.99%，患者数为1200万人。盲和低视力的患病率随年龄增加而明显增加，女性比男性高，农村地区比城市高。

现阶段，我国每年新增盲人约为45万，几乎每分钟有1例新盲人病例出现。中国仍然是世界上盲人最多的一个国家，占世界盲人总数的18%～20%。1987年，我国开展的第一次全国残疾人抽样调查，共调查1579 316人，查出视力残疾15 923人，盲及低视力的患病率为1.01%。导致盲及低视力的主要眼病依次为白内障（46.07%）、角膜病（11.44%）、沙眼（10.12%）、屈光不正及弱视（9.73%）、视网膜和葡萄膜病变（5.89%）、青光眼（5.11%）。2000年的中国眼病调查数据统计分析报告调查结果显示我国医院门诊就诊眼病中，白内障患者所占比例最高，为20.29%，其次为屈光眼肌13.27%、眼外伤9.48%、眼底病7.88%、青光眼4.45%，主要致盲原因依次为白内障（46.1%）、角膜病（15.4%）、沙眼（10.9%）、青光眼（8.8%）、视网膜脉络膜病（5.5%）、先天性或遗传性眼病（5.1%）、视神经病（2.9%）、屈光不正（或）弱视（2.9%）和眼外伤（2.1%）。其中，半数以上盲和视力损伤是可以预防和治疗的。

2006年，卫生部组织全国九省（自治区、直辖市）50岁及以上人群眼病流行病学调查，选取我国有代表性的北京、江苏、广东、黑龙江、河北、江西、云南、重庆、新疆各1个中等县，采用随机整群抽样方法，通过认真检录、广泛培训、严格预试验等质量控制，计划检查50 395人，实际检查45 747人（受检率90.8%），结果表明50岁及以上人群按日常生活视力标准：盲2.29%，低视力10.8%；按WHO标准：盲1.93%，低视力5.30%；依此推算全国50岁及以上盲人（WHO标准）有532.4万人（其中白内障盲人291万人），低视力2120万人。盲和视力损伤主要与老年、女性、缺乏教育等因素有关。盲的主要原因为白内障（54.70%），白内障手术覆盖率为36.26%，白内障术后视力＞0.3占57.5%。其他主要的致盲原因有角膜混浊（7.50%）、视网膜疾病（7.40%）、高度近视（7.30%）、眼球缺失/萎缩（6.00%）、青光眼（5.30%）等。2006年由国家16个部委联合开展的第二次全国残疾人抽样调查，调查人群为31个省（自治区、直辖市）、734个县（市、区）、2980乡（街道）、5964个调查小区（每小区420人左右），采用分层、多阶段、整群概率比例抽样方法，于2006年4月1日至5月31日集中调查。2006年12月1日国家统计局公布了主要数据：计划调查2 526 145人（抽样比为1.93‰），实际调查2 108 410人（受检率83.46%），总计残疾161 479人（7.66%），单纯视力残疾（不包括多系统复合性残疾人）23 840人，视力残疾占调查人群的1.13%，占残疾人的14.76%，主要致视力残疾的眼病有白内障（56.7%）、视网膜葡萄膜病（14.1%）、角膜病（10.3%）、屈光不正（7.2%）、青光眼（6.6%）。目前，视网膜和葡萄膜病变在我国已上升为（5.89%）主要致残眼病。从全国眼病和视力残疾人调查可见，近20年来，我国的盲及低视力的患病率略有增加，视力残疾人平均年新增25万。2022年1月，国家卫生健康委员会制定了"十四五"全国眼健康规划（2021—2025年），该规划要求到2025年，我国力争实现以下目标：①0～6岁儿童每年眼保健和视力检查覆盖率达到90%以上，儿童青少年眼健康整体水平不断提升。②有效屈光不正矫正覆盖率不断提高，高度近视导致的视觉损伤人数逐步减少。③全国CSR达到3500以上，有效白内障手术覆盖率不断提高。

第三节 常见致盲性眼病的流行病学和群体防治

一、白 内 障

白内障（cataract）是包括我国在内的全世界致盲和视力障碍的主要原因。随着人口的增长和老龄化，白内障引起的视力障碍将越来越多。目前全球有白内障盲人2000万左右，如果没有新的有效的防治方法介入，到2025年，预计可有4000万人因白内障而失明。我国农村50岁及以上人群白内障的患病率大约为20%，白内障盲人290万。美国报道43～80岁白人核性白内障的患病率为17.3%，皮质性白内障的患病率为16.3%，后囊下混浊的患病率为6.0%。我国有报道，45岁以上

笔记栏

人群核性白内障的患病率为 28.6%，皮质性白内障的患病率为 30.3%，后囊下混浊的患病率为 8.7%（图 24-2）。影响白内障的患病率和发病率的因素很多，主要有以下几种：①不同年龄人的白内障患病率和发病率不同；②女性白内障患病率高于男性；③不同国家和地区白内障的患病率和发病率盲情有所差别。在发展中国家和地区如印度、中国等亚洲国家和西太平洋地区，非洲的下撒哈拉地区、拉美和加勒比海、东地中海地区，白内障是致盲的主要原因。中国致盲的主要原因是白内障，而且承受着未手术白内障病例的重大负担。

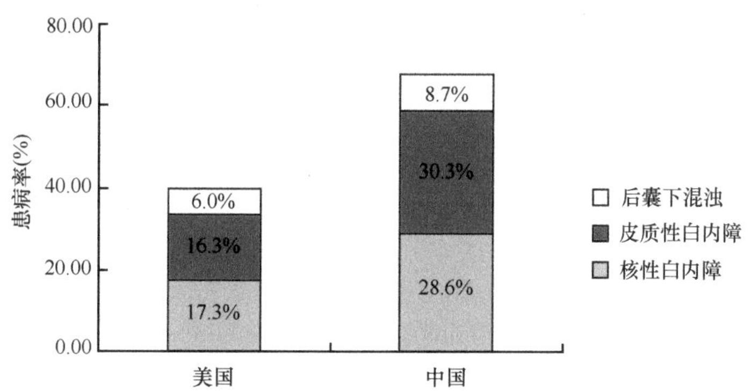

图 24-2 中美两国年龄相关性白内障三种类型患病

迄今还没有有效预防白内障的方法。吸烟和暴露在紫外线下是白内障的两个危险因素（共约占白内障的 15%）。因此，要加大对这两个危险因素的公共卫生宣传力度。此外，应用阿司匹林和女性激素替代疗法也许可预防白内障的发生。

手术是治疗白内障的有效手段。乡村初级眼保健人员早期发现适合手术的白内障、动员患者手术并转给有条件的医院行白内障手术治疗是控制白内障盲的关键措施。

白内障是防盲治盲最优先考虑的眼病。每年每百万人口所做的白内障手术称为白内障手术率（CSR），它是表示不同地区眼保健水平的测量指标。目前各国之间 CSR 的差别很大，美国在 5500 以上，而我国 2018 年仅约 2600。影响 CSR 的因素很多，其中一个主要的因素是年龄，随着人口的增加和社会的老龄化，需要接受白内障手术的人数也相应增加。现代白内障手术加人工晶状体植入显著提高了白内障手术后的视觉质量，而且它同时大大改变了需要白内障手术的患者的视力界限。由于手术的视力界限下降，需要做白内障的手术量呈指数增加。白内障手术是所有卫生干预措施中经济效益和社会效益最高的措施之一，它与计划免疫一样具有相似的效益，可以显著和迅速地减少可避免盲的全球负担。在发展中国家，白内障手术的障碍主要是费用、路途、缺乏对手术收益的认识、手术效果不佳、缺乏诊断和治疗白内障的人力资源等。解决白内障手术服务的主要措施：①提高手术的成功率，最大可能恢复白内障患者的视力；②降低手术费用，面向所有患者特别是贫困人群；③集中手术积储的白内障盲人，定期处理新的盲人，优先治疗双眼盲人；④扩大社会市场的作用，开展大规模手术以提高白内障手术设备的利用率和 CSR 及手术质量。今后，我们不仅要追求 CSR 的提高，还要注重有效白内障手术率覆盖率（eCSC）的提升。

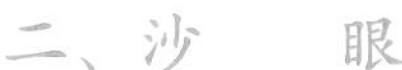

二、沙眼

沙眼（trochoma）是世界上缺少住房、水和卫生设施等基本需要的发展中的国家和地区可预防的常见致盲眼病，目前主要在非洲、东地中海、东南亚和西太平洋地区的 49 个国家流行。估计全球约有 5 亿人患有沙眼，其中 1.46 亿人为需要治疗的活动性沙眼，其中有 560 万人是盲人。在我国沙眼曾是致盲的主要原因，经过 50 多年的努力，我国沙眼的患病率和严重程度明显下降，1987 年的抽样调查显示，沙眼致盲占盲人总数的 10.87%。目前沙眼在我国很少致盲，受影响的主要是无法接受公共卫生服务的边远、贫困地区的人群。我国活动性沙眼、沙眼性倒睫患病率远低于 WHO 确定的致盲性沙眼流行区标准，并已向全球宣告我国已消失致盲性沙眼。

促使沙眼传播的流行病学因素有以下几方面：①免疫力低下且持续时间短，易于形成沙眼衣原体的重复感染，而重复感染和反复发作可以加重病情；②沙眼大多在贫穷、过分拥挤的地区传播，这些地区卫生条件较差，而过分拥挤往往引起相互间的接触增加；③不良的个人卫生和洗脸习惯是重要的决定性因素，共用毛巾和其他私人纺织品是危险的传播沙眼的途径；④缺水也是沙眼发病的重要因素；⑤嗜眼家蝇可把沙眼衣原体从一个人传给另一个人，是沙眼传播的媒介之一；⑥灰尘等直接刺激眼睛可加重沙眼的炎症反应。

改善卫生环境和水供应可显著降低沙眼的发病率。沙眼致盲性的并发症主要发生于成年后，主要是结膜瘢痕化，所有眼保健人员都应该十分重视治疗睑内翻和倒睫的沙眼患者。如果一个地区的滤泡期沙眼患病率超过 20% 或进展期沙眼患病率超过 5%，则表明这一地区沙眼流行。如果倒睫期沙眼的患病率超过 1%，则应该对这个地区提供眼外科服务。SAFE 战略是成功控制沙眼的关键。SAFE 战略即睑内翻和倒睫的手术矫正、急性感染时的抗生素应用、充分地洗脸即面部清洁、改善环境等。

三、青 光 眼

青光眼（glaucoma）是一种常见的致盲眼病，有研究表明每 10 个人中就有 1 个最终可能会发生青光眼。世界各地青光眼的发病情况有所不同。我国在 1989 年由胡铮等在北京顺义进行的青光眼流行病调查结果显示各类青光眼的患病率为 0.6%，40 岁以上人群的患病率为 1.68%，同年丹麦、芬兰、冰岛的调查显示，40 岁以上人群各类青光眼的患病率分别为 0.76%、1.7%、2.03%。胡铮等的调查结果还显示，40 岁以上人群中原发性闭角型青光眼的患病率为 1.37%，高于白种人 14 倍。WHO 资料（2009 年）显示原发性开角型青光眼全球患病率约为 2.6%，非洲裔的患病率（4.16%）最高，视神经损害较重；欧洲裔的患者最多，占全球患者的 23.9%。近年来的调查数据显示，我国原发性开角型青光眼的总患病率达到 0.8%。

青光眼早期的改变并不很明显，开角型青光眼会在患者毫无知觉的情况下致盲。干预青光眼的有效途径之一是建立青光眼筛查规划，对 40 岁以上的个体和易发生青光眼的高危人群（如青光眼患者的亲属、糖尿病患者）都应经常进行筛查。所以早期筛查青光眼的任务十分艰巨。眼压检查应当被作为常规体格检查，应当给所有医院提供眼压计和检眼镜。倍频视野检查、视盘照相、光学相干断层成像、激光扫描检眼镜及人工智能技术都为在人群中筛查青光眼提供了更敏感和特异的新方法，再加上对有确切家族史和有青光眼相关基因的人群的重视，有望显著减少青光眼诊治疑难病例的人数。

对于青光眼的防治，我们应该注意以下几方面：①训练各级医务人员，以早期发现青光眼。在初级眼保健水平早期识别它的危险信号并及时转给眼科医生是十分重要的；②为青光眼患者提供合适的药物、激光或手术治疗；③寻找合适的诊断试验，促进青光眼的早期筛选；④提高眼科医生的手术技术和基础设施，并可应用于边远、贫困地区青光眼防治。

四、角 膜 病

角膜病（corneal disease）引起的角膜混浊是致盲的主要原因之一。角膜盲是除白内障以外的第二位的致盲性眼病。角膜病的发病年龄以 0 ～ 9 岁儿童（23.48%）和 20 ～ 59 岁青壮年（46.91%）居多，男性多于女性（2 ∶ 1），乡村（82.98%）高于城市（17.02%），青壮年男性的好发性使角膜病成为严重影响我国生产劳动力的眼病。

在角膜病中，目前以感染性角膜炎居第一位，此外，糖尿病性角膜病变、角膜软化症、角膜变性、外伤、接触镜及屈光性角膜手术并发症等也是较常见的致盲性角膜病。角膜盲一般需作角膜移植术才有可能复明，其治疗比白内障更为困难。

感染性角膜炎是可以预防的。积极预防和治疗细菌性、真菌性、病毒性角膜炎是减少角膜病致盲的重要措施。治疗角膜病的方法虽多，病情大多也能控制，但病变后留下的角膜瘢痕目前只有通过透明的角膜替代移植才能恢复视力。可以说，角膜移植术是目前治疗角膜盲唯一有效的方法。施行该手术的前提是要有透明角膜供体。解决角膜供体和角膜病的致盲问题的关键在于以下几个方面：①开拓供体角膜材料，健全器官移植法规是当前我国开展角膜移植术最迫切需要解决的问题；②加强科普教育，提倡身后捐眼；③加强眼库建设，提高眼库效率，尽快形成完善的角膜供体网络系统。

五、儿 童 盲

虽然儿童盲的数量不多，但致残的时间长，对社会和家庭是沉重的负担。儿童盲的主要原因有维生素 A 缺乏、新生儿眼炎、沙眼、先天性或遗传性疾病（如先天性白内障）和早产儿视网膜病变等。在发达国家，遗传性因素是致儿童盲的主要原因；而在发展中国家，营养不良和感染性疾病（角

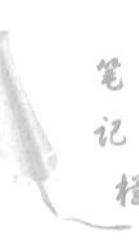

膜盲）是常见的致盲原因。

大部分儿童盲是可以预防的，预防措施主要有：①为刚出生的新生儿提供广谱抗生素点眼，预防新生儿眼炎；②出生时即做眼部检查，并做好学龄前儿童眼病，特别是早产儿视网膜病变和白内障的筛查工作；③早期处理先天性白内障、青光眼等；④加强遗传咨询，防止近亲结婚；⑤预防接种麻疹和风疹疫苗；⑥早期诊断和治疗细菌性角膜溃疡；⑦防治沙眼；⑧提高饮食质量，必要时添加维生素 A；⑨教育人们停止使用有损眼睛的传统药物及没有处方的药物；⑩教育儿童避免进行危险游戏，预防眼外伤；⑪教育孕期慎重用药；⑫加强眼库建设，提供儿童角膜移植供体；⑬为患有屈光不正、低视力的学生进行矫正帮助；⑭定期检查盲校儿童，以便及早发现、及时治疗某些可治儿童盲；⑮在学校卫生课中介绍眼保健知识，提高学生的爱眼意识。

六、未矫正的屈光不正

澳大利亚等国家的眼病流行病调查发现屈光不正（ametropia）占据 1/4 的盲和 1/2 的低视力的比例，未矫正的屈光不正占视力损伤的 53%（大于 6/12），占“法律盲”（小于 6/60）的 24%。然而，作为视力损伤原因的屈光不正的患病率和重要性，长期以来一直被人们所忽视。

屈光不正主要为近视，其发生率世界各地不一。西方人的近视发生率较低。不同国家的近视发生率不尽相同。亚洲地区的近视不仅发生率高而且发生年龄正逐步年轻化。我国近视人数在总人群中约为 30%，6 ～ 7 岁学龄前儿童为 3.9% ～ 9.1%，小学生约为 35%，中学生约为 50%，大学生约为 70%。远视约为 10%。白内障手术后的屈光问题约为 70%。1998 年北京顺义区以人群为基础的调查发现 15 岁青少年男、女近视眼的患病率分别为 37.6% 和 55.0%。近视往往可以矫正，但高度近视并发症可导致视力损伤和盲，且治疗费用昂贵。近几年，我国政府高度重视青少年近视眼的防控，拟通过加强青少年户外活动、减少学习负担、低浓度阿托品点滴、角膜塑形镜配戴等措施来降低青少年近视眼的发生率。

未矫正的屈光不正在各个年龄段都是导致视力损伤的主要原因之一。不少研究显示相当多的人屈光不正并未予以矫正。调查发现 40 岁及以上人群中，20% 的日常生活视力低于 20/200 的人都可以通过矫正，使视力大于 20/20；73% 的日常生活视力低于 20/40 的人可以经过矫正提高。

虽然目前屈光不正还难以预防，但解决屈光不正的方法却较简单，只需一副合适的眼镜即可。消灭屈光不正所致的低视力和盲需要处理两个方面的问题，即①开发验光配镜的人力资源、生产实用便宜的眼镜、提供方便正确的验光服务；②加强高度近视特别是病理性近视眼部并发症的防治。

我国眼镜的需求量巨大，但眼镜的质量却不容乐观。因此，国家应该制定切实可行的眼镜卫生质量标准，建立健全眼镜卫生质量监督管理体系，加强眼镜的卫生质量管理，使所有屈光不正患者都能得到及时、恰当的矫正，都能配到一副合适的眼镜。此外，“人人享有看得见的权力”行动将努力通过初级卫生保健设施、学校中的视力检查以及生产成本低廉的眼镜，使全世界绝大多数屈光不正均可获得经济上可承受的屈光服务和矫正眼镜。

七、眼　外　伤

眼外伤（ocular trauma）是致单眼盲的主要原因，也是双眼视力损伤的原因之一。尽管外伤的原因各有不同，但眼外伤可以发生在各个年龄组。儿童的眼外伤较常见的原因是危险的运动和带尖的玩具，而成年人的眼外伤大多由职业和交通事故造成。在农村地区，农业性眼外伤相当常见。地雷多的国家眼外伤是盲的主要原因。我国的眼外伤也十分常见，以机械性眼外伤和眼内异物最多见。激素类传统药物的滥用是导致眼外伤后角膜溃疡的常见原因。

防护眼镜的使用、避免液体溅入眼内和不玩带有危险性的玩具对于预防眼外伤十分重要。对于初级卫生保健人员来说，眼外伤的初步处理一般包括：用棉棒而不是锐器小心剔除表面的异物，如果化学物质溅入眼内应用大量的清水进行冲洗，如果没有穿通伤则在眼科专科检查之前应当用眼膏及眼垫进行包扎，有眼球穿通伤应当及时转诊。组织实施眼保健教育项目以预防眼外伤的灾难性后果十分重要而有效。加强道路安全教育，避免交通事故也是预防眼外伤的有效措施。

八、糖尿病性视网膜病变

笔记栏

目前人类面临着糖尿病的全球性流行的严重问题。过去，糖尿病主要是工业化国家的公共卫生问题，而现在在发展中国家和地区，糖尿病也呈现迅速增长势头。发展中国家和发达国家同样面临着由于糖尿病流行造成的视网膜病变引起的视力损伤。我国有4000万以上的糖尿病患者和4000万以上的糖耐量受损者，而且我国糖尿病患者的未诊断率高达70%。2003年全国糖尿病调查结果显示我国住院患者糖尿病慢性并发症中眼部并发症为34.3%，糖尿病双目失明占1.1%。研究表明，病程10～14年的糖尿病患者有26%发生糖尿病视网膜病变，病程15年以上的则为63%。目前，我国糖尿病患者中糖尿病视网膜病变的患病率达44.0%～51.3%，所以糖尿病性视网膜病变是眼公共卫生领域的重要课题。

及时有效的治疗会降低由于糖尿病性视网膜病变所致的98%的视力损害。但现状是只有少于一半的人定期做眼部视网膜的检查和治疗。因此，加强糖尿病患者的教育、定期筛查眼部改变，对预防糖尿病视力损害十分重要。筛查包括视力检查和眼底检查。训练有素的眼底筛查人员主要是眼科医生，也可以是验光师、全科医生或内科医生。非扩瞳下的眼底照相机及人工智能处理为广大卫生工作者参与筛查工作提供了方便。如果发现病变，早期应用激光治疗可防治糖尿病性视网膜病变所致的不可逆的视力损害。

九、年龄相关性黄斑变性

年龄相关性黄斑变性（AMD）在发达国家是致盲的首要原因。AMD多发生在50岁以上的患者，起病缓慢。其患病率随着年龄增长而显著提高，75岁以上患病率达到40%以上；而到了90岁，2/3的人将发生AMD，1/4的患者可造成视力损伤。

吸烟是唯一的一个已被证实的AMD的危险因素。吸烟者患年龄相关性黄斑变性的危险性是不吸烟者的3～5倍。因此，要加大宣传力度、鼓励戒烟。早期的康复治疗和低视力的服务可以大大改善低视力患者的视功能。现有的助视器，从简单的放大工具到闭路电视阅读系统都能提高低视力患者的视功能。尽管如此，仍有超过2/3的低视力患者没有使用助视器，直到完全盲还没有使用过助视器的例子屡见不鲜。因此提高助视器在AMD患者中的应用非常必要。当然，对理性AMD，眼内注射抗VEGF药物可阻止AMD的进展并提高其视功能。

十、盘尾丝虫病

盘尾丝虫病（onchocerciasis）或称河盲症，主要在非洲国家流行，并可见于拉美国家和也门的小面积疫源地内。目前全世界估计有1800万人患盘尾丝虫病，其中约30万人因该病失明。

西非盘尾丝虫病控制规划通过控制传媒和散发伊维菌素取得了巨大的进展，对卫生、经济与社会发展都具有重大意义。全身治疗盘尾丝虫病可以控制盘尾丝虫感染的扩散，但不能挽回疾病所导致的盲和视力损伤。在盘尾丝虫病流行区切断疾病传播途径，才能降低致盲率。用杀虫剂控制黑蝇数量、切断传播媒介行之有效，是预防盘尾丝虫病致盲的关键。最近制定和采用了具有社区针对性、每年服用一剂伊维菌素的治疗方法，这将有可能减轻在该病流行国家消灭这种致盲性疾病的负担。

第四节　低视力及其康复

一、概　　述

1. 定义　低视力（low vision）广义上的定义是视力和视野均低于正常，狭义上的概念是指视力和视野损害不能用普通眼镜矫正，使患者的日常生活发生困难，其经典定义是用手术、药物治疗或常规屈光矫正无法改善的视力下降，其中大部分患者可以靠助视器提高视力，并用残余视力去工作、学习以获得较高质量的生活。WHO于1977年提出低视力的概念，经确诊的视力障碍、但仍具有可使用的残存视力，并推荐低视力的标准为最佳矫正视力≥0.05且＜0.3。

2. 分类　低视力可分为双眼低视力和单眼低视力。如果一个人双眼最好矫正视力都＜0.3但≥0.05时，则为双眼低视力，这与WHO标准是一致的；如果一个人一只眼最好矫正视力＜0.3但≥0.05，另一只眼≥0.3时则为单眼低视力。

3. 流行病学　低视力是世界范围内的严重公共卫生、社会和经济问题。根据美国国家卫生统计中心调查，低视力的患病率为1.73%，其中在85岁以上老人中为2.06%，17岁以下青少年为0.15%。美国共有430万的低视力患者，其中有50万生活在疗养院里，90%的人群仍保存一些残余视力，可以通过康复治疗提高。我国双眼低视力患病率0.99%，患者数超过1200万人，低视力的患病率随年

龄增加而明显增加，女性比男性高，农村地区比城市高。我国低视力原因以老年性白内障、角膜病、屈光不正为多见。

二、低视力康复

低视力患者应当采取康复措施，尽可能地使这些患者能过着接近正常人的生活。眼科医生的责任不仅在于诊断、治疗和预防眼病，而且应当关注低视力状态患者的康复。低视力康复的主要方法是配用助视器。

助视器是用于提高低视力者视力的设备或装置，它通过扩大物体影像、增加清晰度、扩大投射的视网膜范围尽可能兴奋更多的视细胞、向大脑传递更多的信息，以达到辨认物体的目的。助视器的放大原理有：①相对体积放大，通过增加物体的体积产生放大；②相对距离放大，通过将物体移近眼而产生放大；③角性放大，通过光学系统后产生的射出角（视网膜成像），系镜片对射入角的放大作用；④投影放大，在屏幕上得到放大的投射像，如电影、幻灯、电视助视器等。

助视器可分为光学性助视器、非光学性助视器、电子助视器、非视觉性装置。

（一）光学性助视器

光学性助视器的使用最广泛，它借助于光学性能来提高低视力患者视觉，如凸透镜、三棱镜等。凸透镜是对物体产生放大效应，其放大能力与该透镜的屈光度数大小有关，平面镜或三棱镜则在于改变视网膜上成像的位置。

光学性助视器还分为远用和近用，多数低视力患者使用近用助视器，占 50%，手持或架式放大镜约各占 15%，合计达 80% 以上，而使用远用助视器约占 20%。

1. 近用光学性助视器

（1）眼镜式助视器：适用于远视力 0.05 以上、需要长时间近距离工作或阅读书写者，包括两种类型。①普通正透镜，其原理与一般眼镜相同，但屈光度较大，如一般老视眼为 +1.0 ～ +4.0D，而助视器则可达 +4 ～ 40D（图 24-3）；②正透镜加三棱镜，是一种双眼用的眼镜助视器，它的屈光度一般不超过 +14D，其作用是为了维持患者的双眼单视，使之不易产生视疲劳，以延长阅读及工作时间。眼镜式助视器的优点是视野较放大镜大 2.5 ～ 3 倍，最大放大倍数单眼可达 12 倍，双手自由、阅读时间长、放大倍数不变。缺点为阅读距离过近，尤其对老年人不便，瞳距要求较精确。

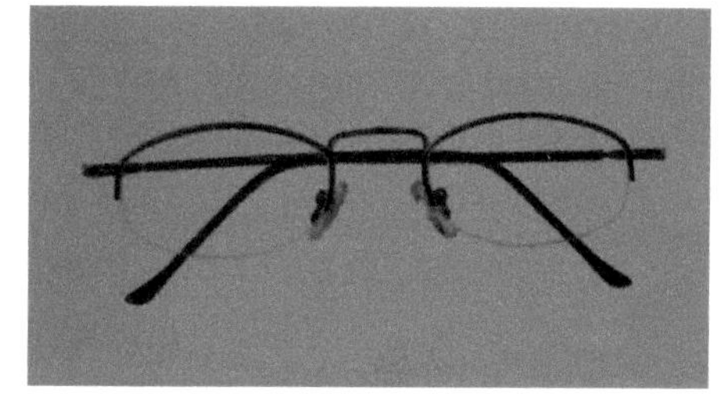

图 24-3　眼镜式凸透镜助视器

（2）非眼镜式助视器：如手持放大镜、附照明放大镜等主要用于短期或小范围的阅读。优点是使用者可在正常距离阅读，也可距眼较近，廉价，易得到。缺点为视野小，要一手握持，对共济失调者不适用。非眼镜式助视器有立式放大镜、手持式放大镜等类型。

（3）近用望远镜：由望远镜加以阅读用的镜帽作近距离工作用。其优点为增加阅读距离，缺点是视野小。

2. 远用光学性助视器　①眼镜助视器：经过精确验光后一部分低视力患者能增进视力，但度数常很高；②望远镜：有视野小、需移动放大等缺点（图 24-4）。

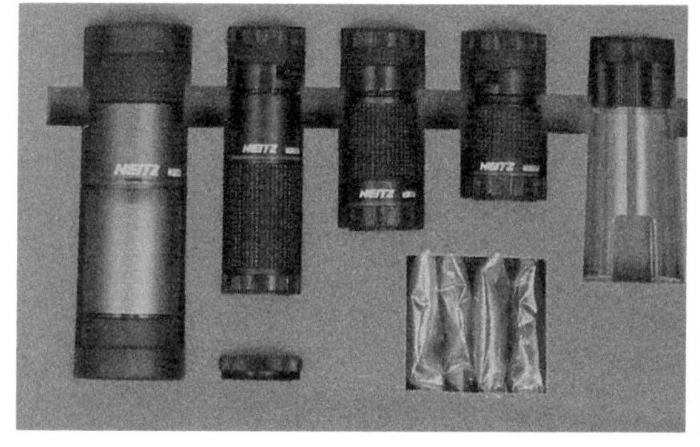

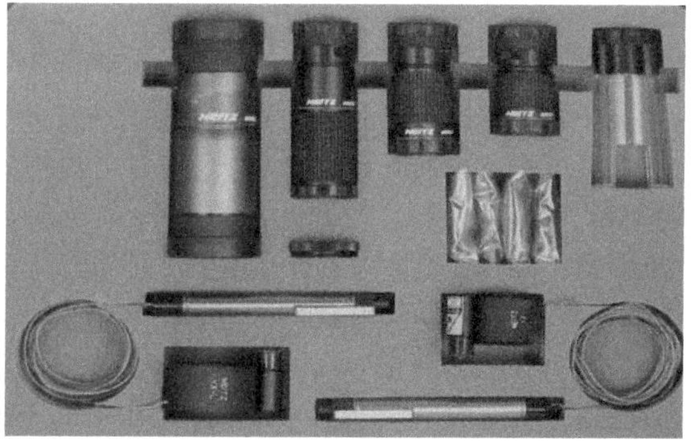

图 24-4　远用光学性助视器

笔记栏

（二）非光学性助视器

非光学性助视器通过改变周围环境来改善视力。此类助视器通过线性放大，改善照度，增加对比度，改变光的传递，控制光反射等来改善低视力的视功能。如特殊照明、放大印刷字体等。

（三）电子助视器

电子助视器是20世纪70年代后应用现代电子技术新发展起来的助视器装置，经逐步推广，已为低视力者所接受。主要用于视力在1/400～3/200的患者，可借闭路电视阅读精制印刷品如图表、照片、地图等（图24-5）。优点：①正常阅读距离；②通过电视摄像镜头或移近屏幕，迅速增加放大；③可获得放大率较大的双眼视；④容易阅读；⑤阅读范围大；⑥可转换白或黑背底使患者更舒适；⑦视野无缩小而中心视力优于20/100者也可用。缺点：价格昂贵，不便携带。

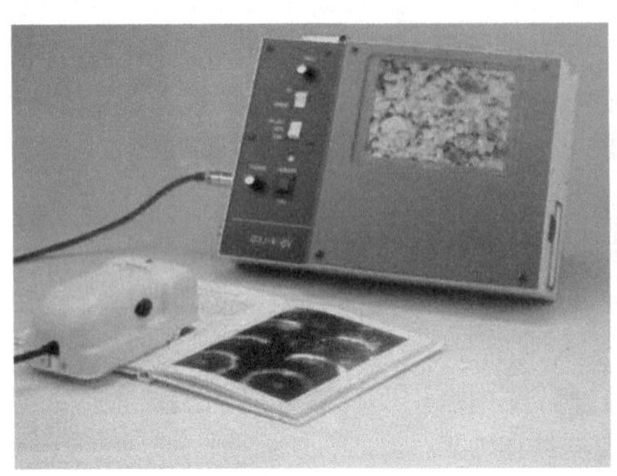
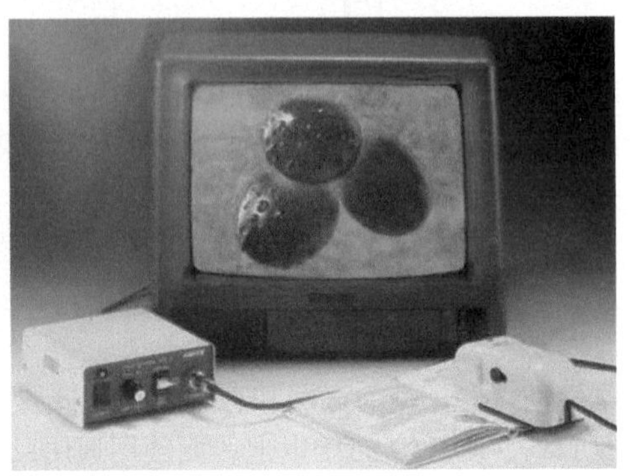

图24-5 闭路电视助视器

（四）非视觉性装置

非视觉性装置是视觉以外的补充，如声呐眼镜、激光杖、触觉机、对话计算机、导盲犬等。

配戴远距离助视器要具备两个条件：①必须在验光的基础上；②周边视野正常或基本正常。配戴中等距离（50～100cm）的助视器，可用三焦点眼镜，较低放大倍数和半眼镜加压纸放大镜，手持放大镜及望远镜加阅读帽。配戴近距离助视器要具备三个条件：①患者有看远的眼镜度数；②阅读字体大小要合适；③有很好的照明。对于有中心视野缺损，但范围不大者，近用望远镜、放大镜的使用可使视力得到满意改善，同时增加光照，利用线性放大，增加对比也是一种有用的帮助形式。

对于中心性视野缺损范围较大者，应训练用旁中心固视，发挥旁中心视网膜的功能。伴有周边视野范围缩窄的，不仅有视物范围变小，还有夜盲的，对于这些患者用望远镜及眼镜式放大镜是不合适的，因为这类助视器可缩小视野，使患者无法寻找目标。若中心视力较好者，有人推荐用低度凹透镜片（手持缩小镜）来扩大视物范围，主要以非光学性助视器来增视，增加对比，增加光照，放大物体本身及移近物体等。视网膜色素变性患者平时在强光下应戴可阻断400nm以下紫外线的眼镜，在夜间用帮助其行动的宽角夜视灯等。偏盲患者可使用三棱镜或平面反射镜，反射盲侧物体入眼增加看的范围。老年人一般多接受近用助视器，青年人希望用远用助视器扩大他们的活动圈，小儿用助视器时，还应考虑尽量不破坏眼的正常调节与运动。为了使低视力者能用助视器，除了较简单的近用助视器给予一般的示范外，通常都要帮助其训练。

三、功能性视力训练

为了特殊目的而去使用的视力或为了有目的的行为而去使用的视力，这种“有目的的行为”包括日常生活中的各种行为，如阅读、工作、游戏等，或日常生活里人们在各种行为或活动中如何使用他们的视力，以上均称为功能性视力。许多因素如视觉、心理、生理和环境等都会对功能性视力产生影响。盲人和低视力患者也需要进行功能性视力的训练。

（一）近距离功能性视力的训练

1. 注视训练 注视即集中注意力看清一个目标。包括：①固定注视的训练：训练的方法是让患者看清指导者的脸，让患者注视物体；②定位注视的训练：训练的方法是让患者触到物体，练习在不同距离、不同方位注视自己的手或其他人的面孔，按指令看各方位上的图形（物品）。

笔记栏

2. 视觉认识训练　指导观看物体、指导看图、认识及模仿面部表情、对物体大小进行配对、比较。

3. 视觉追踪训练　包括：①练习追随移动的目标，如铅笔操、摆动纱线球、“搬棋子”游戏；②练习用眼描线：如走迷宫等。

4. 视觉辨认训练　包括相似实物的辨认、相似动作的辨认、相似图形的辨认。

5. 视觉搜寻训练　包括：①按数字顺序练习扫描（图 24-6）；②提供图的一个细节，让患者在几个图形中找出具有这个细节的图形；③从两幅近似图中，找出不同的地方；④在隐蔽状态中练习搜寻。

6. 视觉记忆训练。

（二）远距离功能性视力的训练

1. 注视训练　包括学会注视远处一个目标、学会注视远处不同方位的目标、学会用助视器练习注视。

2. 视觉识别训练　包括在控制的环境中练习识别技能、在缺乏控制的环境如室外进行训练。

3. 视觉跟踪训练。

4. 视觉追踪训练。

5. 视觉搜寻训练　掌握搜寻技能和实地训练。后者的做法是练习在拥挤人群中搜寻熟悉的人、十字路口的红绿灯、街道牌、各种不同的建筑物，如商店、影剧院、办公楼及天空中飞鸟等。

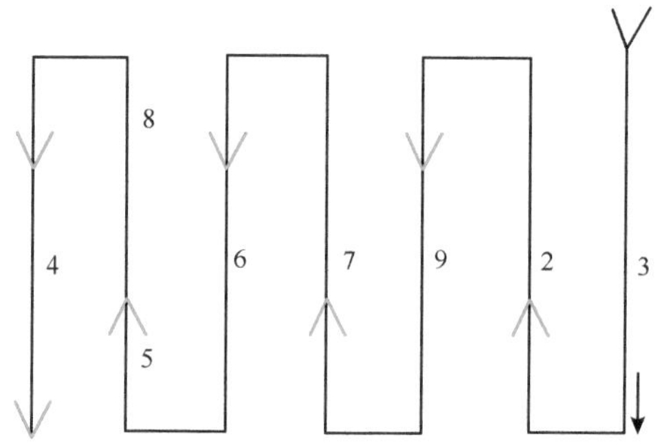

图 24-6　功能性视觉搜寻训练：练习扫描

视窗　近 20 年来，我国的防盲治盲工作特别是白内障复明手术取得了不少成绩。在白内障方面，CSR 虽然完成了国家任务，但仍然显著低于发达国家（CSR 5000 ～ 10 000），甚至低于印度等发展中国家。我们应长期坚持初级眼保健和白内障复明等防盲工作，采取“高质量、低价格、可持续性”服务模式，继续高效率开展白内障手术。此外，通过全面落实“SAFE”战略、消灭沙眼，通过社区人群筛检、早期诊断和干预措施控制青光眼和糖尿病视网膜病变等致盲眼病，通过各级低视力康复部广泛开展助视器验配，使我国“人人享有看得见的权利”。此外，今后我们应充分利用我国人群、种族、家系等优势，开展具有我国特色的原创性流行病学研究，特别是要逐步开展代表流行病学新方向的眼科分子流行病学研究，调查我国人群眼病的遗传多态性、易感 / 保护相关基因等生物标志及基因 - 环境交互作用，从分子水平上探讨眼病的病因和发病机制，从基因层面上筛选、确定和监测眼病高危人群，早期发现患者，筛选有效药物，为将来实施有针对性的个体化眼病预防和控制奠定基础。

【思考题】

1. 眼保健和眼病的预防分哪几级？
2. 世界卫生组织制定的盲和低视力标准有哪些？
3. 全球及我国的防盲治盲的现状如何？
4. 常见致盲眼病有哪些？如何防治？如何防控青少年近视？
5. 助视器有哪些种类？

（管怀进）

笔记栏

主要参考文献

葛坚 . 2021. 临床青光眼 . 3 版 . 北京 : 人民卫生出版社 .

葛坚 , 王宁利 . 2017. 眼科学 . 3 版 . 北京 : 人民卫生出版社 .

管怀进 . 2013. 眼科学 . 2 版 . 北京 : 科学出版社 .

李凤鸣 , 谢立信 . 2014. 中华眼科学 . 3 版 . 北京 : 人民卫生出版社 .

量子云图翻译组 . 2019. 眼视光医学科普经典译丛　斜视与弱视 . 北京 : 人民卫生出版社 .

刘文 . 2015. 临床眼底病 . 北京 : 人民卫生出版社 .

刘祖国 . 2018. 眼科学基础 . 3 版 . 北京 : 人民卫生出版社 .

瞿佳 . 2021. 眼科学 . 2 版 . 北京 : 高等教育出版社 .

杨培增 , 范先群 . 2018. 眼科学 . 9 版 . 北京 : 人民卫生出版社 .

杨智宽 . 2021. 临床视光学 . 2 版 . 北京 : 科学出版社 .

姚克 , 毕宏生 . 2019. 屈光性白内障学 . 北京 : 人民卫生出版社 .

中国免疫学会神经免疫学分会 . 2016. 中国视神经脊髓炎谱系疾病诊断与治疗指南 . 中国神经免疫学和神经病学杂志 , 23(5): 155-166.

中华医学会眼科学分会 , 赵家良 . 2021. 眼科临床指南 . 北京 : 人民卫生出版社 .

中华医学会眼科学分会神经眼科学组 . 2014. 视神经炎诊断和治疗专家共识 . 中华眼科杂志 , 50(6): 459-463.

中华医学会眼科学会眼底病学组 . 2014. 我国糖尿病视网膜病变临床诊疗指南 (2014 年) . 中华眼科杂志 , 50(11): 851-865.

Al-Janabi A, El N A, Sharief L, et al. 2020. Long-term outcomes of treatment with biological agents in eyes with refractory, active, noninfectious intermediate uveitis, posterior uveitis, or panuveitis. Ophthalmology, 127(3): 410-416.

Ang M J, Afshari N A. 2021. Cataract and systemic disease: a review. Clin Exp Ophthalmol, 49(2): 118-127.

Couret C, Ducloyer J B, Touhami S, et al. 2020. Treatment of noninfectious intermediate uveitis, posterior uveitis, or panuveitis. J Fr Ophtalmol, 43(4): 341-361.

Delbarre M, Froussart-Maille F. 2020. Signs, symptoms, and clinical forms of cataract in adults. J Fr Ophtalmol, 43(7): 653-659.

Fan X Q, Zhou H F. 2020. A summary of oculoplastic and orbital surgery in China in the past 70 years. Zhonghua Yan Ke Za Zhi, 56(11): 805-810.

Gagrani M, Garg I, Ghate D. 2020. Surgical interventions for primary congenital glaucoma. Cochrane Database Syst Rev, 8: CD008213.

Goldschmidt P. 2015. Social sciences for the prevention of blindness. Trop Med Health, 43(2): 141-148.

Hashemi H, Pakzad R, Yekta A, et al. 2020. Global and regional prevalence of age-related cataract: a comprehensive systematic review and meta-analysis. Eye (Lond), 34(8): 1357-1370.

Holland D, Rüfer F. 2020. New intraocular lens designs for femtosecond laser-assisted cataract operations : Chances and benefits. Ophthalmologe, 117(5): 424-430.

Hoon M, Okawa H, Della S L, et al. 2014. Functional architecture of the retina: development and disease. Prog Retin Eye Res, 42: 44-84.

Kang J M, Tanna A P. 2021. Glaucoma. Med Clin North Am, 105(3): 493-510.

Laios K, Michaleas S N, Karamanou M, et al. 2021. Melanosis, melanoma, and melanosarcoma: concepts and terms in 19th century ophthalmology. J Buon, 26(3): 1176-1178.

Leffler C T, Klebanov A, Samara W A, et al. 2020. The history of cataract surgery: from couching to phacoemulsification. Ann Transl Med, 8(22): 1551.

Lisch W, Weiss J S. 2021. Early and late clinical landmarks of corneal dystrophies. Exp Eye Res, 198: 108139.

Mathews P M, Lindsley K, Aldave A J, et al. 2018. Etiology of global corneal blindness and current practices of corneal transplantation: a focused review. Cornea, 37(9): 1198-1203.

笔记栏

Ong H S, Ang M, Mehta J. 2021. Evolution of therapies for the corneal endothelium: past, present and future approaches. Br J Ophthalmol, 105(4): 454-467.

Scolozzi P. 2020. Orbital fractures: enigmatic and insidious entities. Rev Med Suisse, 16(699): 1281-1286.

Singh R B, Sinha S, Saini C, et al. 2020. Recent advances in the management of non-infectious posterior uveitis. Int Ophthalmol, 40(11): 3187-3207.

Valdes L M, Sobrin L. 2020. Uveitis therapy: the corticosteroid options. Drugs, 80(8): 765-773.

Valenzuela R A, Flores I, Urrutia B, et al. 2020. New pharmacological strategies for the treatment of non-infectious uveitis. A Minireview. Front Pharmacol, 11: 655.

Viriya E, Mah F. 2021. Postrefractive infectious keratitis: prevention, diagnosis, management, and prognosis. Curr Opin Ophthalmol, 32(4): 309-314.

笔记栏

附录 眼科有关正常值

一、眼解剖生理部分

眼球 前后径 24mm 垂直径 23mm 水平径 23.5mm
眼球内轴长 22.12mm 赤道部周长 74.91mm 容积 6.5ml 重量 7g
突出度 12 ～ 14mm 两眼相差不超过 2mm

泪膜 厚度 7μm 总量 7.4μl 更新速度 12% ～ 16%/min
渗透压 296 ～ 308mOsm/L

角膜 横径 11.5 ～ 12mm 垂直径 10.5 ～ 11.0mm
厚度 中央部 0.5 ～ 0.57mm 周边部 1.0 mm
曲率半径：前面 7.8mm 后面 6.8mm
屈光力：前面 +48.83D 后面 −5.88D 总屈光力 +43D
屈光指数 1.377
内皮细胞数 2899±410/mm^2

角膜缘 宽度：上方 1.9 ～ 2.67mm 平均 2.37mm 下方 1.83 ～ 2.4mm 平均 2.15mm
颞侧 1 ～ 1.67mm 平均 1.35mm 鼻侧 0.83 ～ 1.58mm 平均 1.29mm

巩膜 厚度：眼外肌附着处 0.3mm 赤道部 0.4 ～ 0.6mm 视神经周围 1.0mm

瞳孔 直径 2.5 ～ 4mm（双眼差＜ 0.25mm）
瞳距：男 60.9mm 女 58.3mm

睫状体 宽度 6 ～ 7mm

脉络膜 平均厚度 约 0.25mm 脉络膜上腔间隙 10 ～ 35μm

视网膜
视盘直径 1.5mm×1.75mm
黄斑直径 2mm 中央凹位于视盘颞侧缘 3mm 视盘中心水平线下 0.8mm
视网膜动静脉直径比例 动脉：静脉＝2 ： 3
视网膜中央动脉：收缩压 60 ～ 75mmHg 舒张压 36 ～ 45mmHg

视神经 全长 40mm（眼内段 1mm 眶内段 25 ～ 30mm 管内段 6 ～ 10mm 颅内段 10mm）

前房 中央深度 2.5 ～ 3mm

房水 容积 0.15 ～ 0.3ml 前房 0.2ml 后房 0.06ml
比重 1.002 ～ 1.012 pH 7.3 ～ 7.5
屈光指数 1.4371
生成速率（2 ～ 3）μl/min 流出易度 0.22 ～ 0.28μl/（min · mmHg）
氧分压 55mmHg 二氧化碳分压 40 ～ 60mmHg

晶状体 直径 9 ～ 10mm 厚度 4 ～ 5mm
曲率半径：前面 10mm 后面 6mm
屈光指数 1.3336 ～ 1.336
屈光力：前面 +7D 后面 +11.66D 总屈光力 +18.46D

玻璃体 容积 4.5ml 屈光指数 1.336

睑裂 平视时高 7 ～ 10mm（平均 8mm） 上睑遮盖角膜 1 ～ 2mm 长度 26 ～ 30mm 平均 28mm
内眦间距 30 ～ 35mm（平均 34mm）
外眦间距 88 ～ 92mm（平均 90mm）

睑板 中央部宽度：上睑 6 ～ 9mm 下睑 5mm 厚度 1mm

睫毛 上睑 100 ～ 150 根 下睑 50 ～ 75 根
平视时睫毛倾斜度：上睑 110° ～ 130° 下睑 100° ～ 120° 寿命 3 ～ 5 个月（拔除后 1 周生长 1 ～ 2mm，10 周可达正常长度）

结膜 结膜囊深度（睑缘至穹窿部深处）：上方 20mm 下方 10mm

穹窿结膜与角膜缘距离上下方均为 8 ～ 10mm　颞侧 14mm　鼻侧 7mm

泪器

泪点：直径 0.2 ～ 0.3mm　距内眦 6 ～ 6.5mm

泪小管：直径 0.5 ～ 0.8mm　垂直部 1 ～ 2mm　水平部 8mm
直径可扩张 3 倍

泪囊：长 12mm　前后宽 4 ～ 7mm　左右宽 2 ～ 3mm　上 1/3 位于内眦韧带以上

鼻泪管：骨内部长 12.4mm　鼻内部长 5.32mm　全长 18mm
下口位于下鼻甲前端之后 16mm　鼻孔外侧缘后方 30 ～ 40mm

泪囊窝：长 17.86mm　宽 8.01mm

泪腺：眶部 20mm×11mm×5mm　重 0.75g
睑部 15mm×7mm×3mm　重 0.2g

泪液：正常清醒状态下　每分钟分泌 0.9 ～ 2.2μl
每眼泪液量 7 ～ 12μl
比重 1.008　pH 7.35 ～ 7.45　屈光指数 1 336
渗透压 295 ～ 309mOsm/L　平均 305mOsm/L

眼眶　深 40 ～ 50mm　容积 25 ～ 28ml

视神经孔　直径 4 ～ 6mm　视神经管长 4 ～ 9mm

有关的其他数据

眼外肌肌腱宽度：内直肌 10.3mm　外直肌 9.2mm　上直肌 10.8mm　下直肌 9.8mm
上斜肌 9.4mm　下斜肌 9.4mm

直肌止点距角膜：内直肌 5.5mm　下直肌 6.5mm　外直肌 6.9mm　上直肌 7.7mm

锯齿缘距角膜缘 7 ～ 8mm

赤道部距角膜缘 14.5mm

黄斑部距下斜肌最短距离（下斜肌止端鼻侧缘内上）2.2mm　距角膜缘 14 ～ 25mm
距赤道 18 ～ 22mm

涡静脉 4 ～ 6 条

二、眼科检查

视野　用直径为 3mm 的白色视标　检查周边视野正常：颞侧 90°　鼻侧 60°　上方 55°
下方 70°
用蓝、红、绿色视标检查　周边视野依次递减 10°

立体视觉　立体视敏度＜ 60 弧秒

对比敏感度　函数曲线呈倒“U”形 也称为山形或钟形

泪液检查

泪膜破裂时间 10 ～ 45s，＜ 10s 为泪膜不稳定

Schirmer 试验（10 ～ 15）mm/5min，＜ 10mm/5min 为低分泌，＜ 5mm/5min 为干眼

眼压和青光眼的有关数据

平均值 10 ～ 21mmHg　病理值＞ 21mmHg　双眼差异不应大于 5mmHg

24 小时波动范围不应大于 8mmHg

房水流畅系数（C）：正常值 0.19 ～ 0.65μl/（min · mmHg）
病理值≤ 0.12μl/（min · mmHg）

房水流量（F）：正常值 1.84 ± 0.05ml/min　＞ 4.5μl/min 为分泌过高

压畅比（P/C）正常值≤ 100　病理值≥ 120

巩膜硬度（E）：正常值 0.0215

C/D 比值：正常≤ 0.3　两眼相差≤ 0.2　C/D 比值≥ 0.6 为异常

饮水试验：饮水前后相差　正常值≤ 5mmHg　病理值≥ 8mmHg

暗室试验：试验前后眼压相差　正常值≤ 5mmHg　病理值≥ 8mmHg

暗室加俯卧试验：试验前后眼压相差　正常值≤ 5mmHg　病理值≥ 8mmHg

笔记栏

眼底荧光血管造影	臂 - 视网膜循环时间为 10 ～ 15s
视网膜厚度测量（OCT/μm）	颞侧 90.09±10.81　鼻侧 85.03±14.01 上方 140.26±10.60　下方 140.27±9.70

笔记栏